Checkliste Interdisziplinäre Intensivmedizin

Checklisten der aktuellen Medizin

Begründet von F. Largiadèr, A. Sturm, O. Wicki

Georg Thieme Verlag
Stuttgart · New York

F.

Inhaltsübersicht

Grauer Teil: Diagnostische Grundlagen und Arbeitstechniken

1	Körperliche Untersuchung	1
2	Monitoring: Grundlagen	9
3	Kardiovaskuläres Monitoring	10
4	Respiratorisches Monitoring	43
5	Gastrointestinales Monitoring	67
6	Harnblasenkatheter	71
7	Neurologisches Monitoring	73
8	Bildgebende Verfahren	80
9	Scoring (Schweregradklassifikation)	98
10	Innerklinischer Transport	103
11	Ethische Aspekte	106
12	Forensische Aspekte	110

Grüner Teil: Therapieprinzipien

13	Kardiopulmonale Reanimation	112
14	Elektrische Therapie von Herzrhythmusstörungen	123
15	Notfälle nach Defibrillator-Implantation	129
16	Analgosedierung, Narkose und Muskelrelaxation	133
17	Respiratortherapie	154
18	Extrakorporale Lungenunterstützung (ECLA)	176
19	Infusionstherapie	180
20	Transfusionstherapie	188
21	Ernährungstherapie	199
22	Antikoagulation	217
23	Nierenersatzverfahren	222
24	Antimikrobielle Therapie	237
25	Allgemeine perioperative Intensivmedizin	260
26	Spezielle postoperative Intensivmedizin	263
27	Intensivtherapie nach Organtransplantation	286
28	Tod des Patienten, Organspende	302
29	Delirprophylaxe	307

Blauer Teil: Intensivmedizinisch relevante Krankheitsbilder

30	Intensivmedizinische Syndrome	310
31	Erkrankungen des Herz-Kreislaufsystems	334
32	Erkrankungen von Lunge, Bronchien und Pleura	390
33	Endokrinologische Erkrankungen	410
34	Störungen des Wasser-, Elektrolyt- und Säure-Basen-Haushalts	424
35	Gastrointestinale/abdominelle Erkrankungen	450
36	Erkrankungen des Nervensystems	497
37	Polytrauma	553
38	Verbrennungskrankheit	562
39	Hyperthermie-Syndrome und Fieber	568
40	Hypothermie	577
41	Intensivtherapie in der Geburtshilfe	582
42	Intensivmedizinisch relevante Infektionskrankheiten	589
43	Intoxikationen	607

Roter Teil: Medikamente

44	Pharmakotherapie	643

Anhang: Formeln und Normalwerte 731

Checklisten der aktuellen Medizin

Der Grundgedanke:

- Anfänger und Profis benötigen handlungsrelevante Informationen – alles kann man nicht im Kopf haben.
- Der Zugriff zu den Informationen soll einfach und schnell möglich sein.
- Die Fakten müssen dabei umfassend und konkret dargestellt werden.

Das Konzept:

- Ein Stichwort wird *einmal ausführlich* behandelt.
- Die Checklisten sind trotz der Faktenfülle handlich, kompakt und übersichtlich.
- Das ausführliche Sachregister mit Erklärung der verwendeten Abkürzungen ermöglicht einen raschen Informationszugriff.
- Die Informationen lassen sich direkt in die Praxis umsetzen.
- Die Untergliederung in Farbteile erleichtert die Orientierung.

In der Checkliste Interdisziplinäre Intensivmedizin finden Sie:

im grauen Teil:
Diagnostische Grundlagen und Arbeitstechniken
- Körperliche Untersuchung und Arbeitstechniken (z. B. Gefäß-Zugänge, Thoraxdrainage, Atemwegsmanagement, Bildgebung).
- Monitoringverfahren: Kardiovaskulär, respiratorisch, neurologisch, gastrointestinal.
- Scoringsysteme, innerklinischer Transport, forensische und ethische Aspekte.

im grünen Teil:
Therapieprinzipien, z. B. zu
- Beatmung, Analgesie und Sedierung.
- Infusion, Transfusion, Ernährung.
- antimikrobieller Therapie.
- Nierenersatzverfahren.
- speziellem Vorgehen nach bestimmten Operationen und Transplantationen.

im blauen Teil:
Alle intensivmedizinisch relevanten Krankheitsbilder
- Genaue und praxisrelevante Hinweise zu Pathogenese, Pathophysiologie, Diagnostik, Differentialdiagnose, Therapie und Prognose.

im roten Teil:
Medikamente
- Alle Medikamente in einem Abschnitt in alphabetischer Reihenfolge.

im Anhang:
Formeln und Normalwerte
- Abkürzungen werden erklärt, Formeln zur Berechnung bestimmter Parameter genannt (z. B. gemischtvenöse Sauerstoffsättigung).
- Alle Laborparameter übersichtlich in Tabellenform.

Checkliste Interdisziplinäre Intensivmedizin

M. Leuwer, T. H. Schürmeyer, H. J. Trappe, O. Zuzan

Unter Mitarbeit von
M. André, M. Bertram, T. Beyer, B. Grabensee, G. Haeseler, J. M. Hahn, J. Heine, M. Jankowski, M. Karst, K. Kattenbeck, E. Keller, K. F. Klotz, C. Knothe, G. Köhn, E.-R. Kuse, M. Max, J. Neuberger, A. Osthaus, H.-C. Pape, T. R. Payk, S. Piepenbrock, J. Rathgeber, H. P. Reiffen, E. Rickels, R. Rossaint, H. Rückoldt, H. Ruschulte, F. Salomon, G. Scheumann, P. Schmucker, K. Schulze, S. Schwab, S. Schwarz, C. G. Stief, M. Strüber, P. Thum, B. Vangerow, A. Voiculescu, P. Weismüller, M. Winterhalter

80 Abbildungen
123 Tabellen

1999
Georg Thieme Verlag
Stuttgart · New York

Zeichnungen: Karin Baum, Altrip
Barbara Gay, Stuttgart
Umschlagsgrafik: Cyclus DTP Loenicker, Stuttgart

Die Deutsche Bibliothek – CIP-Einheitsaufnahme

Checkliste interdisziplinäre Intensivmedizin : 123 Tabellen / M. Leuwer ... Unter Mitarb. von M. André ... – Stuttgart ; New York : Thieme, 1999
(Checklisten der aktuellen Medizin)

Wichtiger Hinweis:

Wie jede Wissenschaft ist die Medizin ständigen Entwicklungen unterworfen. Forschung und klinische Erfahrung erweitern unsere Erkenntnisse, insbesondere was Behandlung und medikamentöse Therapie anbelangt. Soweit in diesem Werk eine Dosierung oder eine Applikation erwähnt wird, darf der Leser zwar darauf vertrauen, daß Autoren, Herausgeber und Verlag große Sorgfalt darauf verwandt haben, daß diese Angabe dem **Wissensstand bei Fertigstellung des Werkes** entspricht.

Für Angaben über Dosierungsanweisungen und Applikationsformen kann vom Verlag jedoch keine Gewähr übernommen werden. **Jeder Benutzer ist angehalten,** durch sorgfältige Prüfung der Beipackzettel der verwendeten Präparate und gegebenenfalls nach Konsultation eines Spezialisten festzustellen, ob die dort gegebene Empfehlung für Dosierungen oder die Beachtung von Kontraindikationen gegenüber der Angabe in diesem Buch abweicht. Eine solche Prüfung ist besonders wichtig bei selten verwendeten Präparaten oder solchen, die neu auf den Markt gebracht worden sind. **Jede Dosierung oder Applikation erfolgt auf eigene Gefahr des Benutzers.** Autoren und Verlag appellieren an jeden Benutzer, ihm etwa auffallende Ungenauigkeiten dem Verlag mitzuteilen.

Unsere Homepage: http://www.thieme.de

Satz und Druck: Druckhaus Götz GmbH, Ludwigsburg
Gesetzt auf CCS Textline (Linotronic 630)

ISBN 3-13-116911-7 1 2 3 4 5 6

Mit dieser Checkliste wird der Versuch unternommen, praxisnahe Informationen zu allen Bereichen der Intensivmedizin mit Ausnahme der Pädiatrie in einer kompakten Form darzustellen. Unser Buch wendet sich in erster Linie an Medizinstudenten und Ärztinnen bzw. Ärzte während ihrer intensivmedizinischen Ausbildung. Gleichzeitig hoffen wir, daß hier auch erfahrene Intensivmediziner benötigte Informationen rasch finden werden. Die Checkliste Interdisziplinäre Intensivmedizin soll kein umfangreiches Lehrbuch ersetzen, sondern während der praktischen Tätigkeit auftauchende Fragen beantworten. Neben Arbeitstechniken und allgemeinen Therapiemaßnahmen werden Symptomatik, Diagnostik und Therapie einer Vielzahl von Krankheitsbildern dargestellt. Da die Anwendung gängiger Therapiekonzepte in jedem einzelnen Fall das Ergebnis eines ärztlichen Entscheidungsprozesses ist, werden als unverzichtbare Hintergrundinformation auch akzeptierte pathophysiologische Vorstellungen skizziert.

Allen Mitautoren dieses Buches möchten wir für ihr Engagement besonders danken. Sie haben ihr Wissen und ihre langjährigen persönlichen Erfahrungen eingebracht und gleichzeitig den Text auf einen wissenschaftlich gesicherten Boden gestellt. Die gemeinsame Arbeit mit ihnen war für uns außerordentlich fruchtbar.
Wichtig für das Gelingen eines Buchprojektes ist die Betreuung von Seiten des Verlags. An dieser Stelle danken wir Frau Dr. Bettina Hansen und Herrn Dr. Jochen Neuberger vom Georg Thieme Verlag herzlich für die ambitionierte, von fachlicher und redaktioneller Kompetenz geprägte Zusammenarbeit in freundlicher und kollegialer Atmosphäre.

Hannover, Bochum, Trier im Juli 1999

M. Leuwer
T. H. Schürmeyer
H.-J. Trappe
O. Zuzan

Anschriften

Autoren

Prof. Dr. Martin Leuwer
Medizinische Hochschule Hannover
Zentrum Anästhesiologie
Carl-Neuberg-Straße 1
30625 Hannover

Prof. Dr. Hans-Joachim Trappe
Medizinische Klinik II
Universitätsklinikum Marienhospital Herne
der Ruhr-Universität Bochum
Hölkeskampring 40
44625 Herne

Prof. Dr. Thomas H. Schürmeyer
Innere Medizin II
Herz-Jesu-Krankenhaus
Friedrich-Wilhelm-Straße 29
54290 Trier

Dr. Oliver Zuzan
Medizinische Hochschule Hannover
Zentrum Anästhesiologie
Carl-Neuberg-Straße 1
30625 Hannover
Email: Oliver.Zuzan@t-online.de

Koautoren

Dr. M. André
Dr. G. Haeseler
Dr. J. Heine
Dr. M. Jankowski
Dr. M. Karst
Dr. G. Köhn
A. Osthaus
Prof. Dr. S. Piepenbrock
Dr. H. P. Reiffen
Dr. H. Rückoldt
Dr. H. Ruschulte
Dr. K. Schulze
Dr. P. Thum
Dr. B. Vangerow
Dr. M. Winterhalter
Medizinische Hochschule Hannover
Zentrum Anästhesiologie
Carl-Neuberg-Straße 1
30625 Hannover

PD K. Kattenbeck
PD Dr. P. Weismüller
Medizinische Klinik II
Universitätsklinikum
Marienhospital Herne
der Ruhr-Universität Bochum
Hölkeskampring 40
44625 Herne

Dr. J. M. Hahn
Kreisklinik Hechingen
Weilheimer Straße 31
72379 Hechingen

PD Dr. F. Salomon
Klinik für Anästhesiologie und operative Intensivmedizin
Rintelner Str. 85
32657 Lemgo

Prof. Dr. Dr. T. R. Payk
Westfälisches Zentrum für Psychiatrie und Psychotherapie Bochum
Universitätsklinik
Alexandrinenstraße 1
44791 Bochum

PD Dr. J. Rathgeber
Zentrum Anaesthesiologie, Rettungs- und Intensivmedizin
Georg-August-Universität Göttingen
Robert-Koch-Straße 40
37075 Göttingen

Dr. M. Max
Prof. Dr. R. Rossaint
Klinik für Anästhesie
Medizinische Einrichtungen der Rheinisch-Westfälischen Technischen Hochschule Aachen
Pauwelsstraße 30
52074 Aachen

Prof. Dr. B. Grabensee
Dr. A. Voiculescu
Medizinische Universitätsklinik
Klinik für Nephrologie und Rheumatologie
Moorenstraße 5
40225 Düsseldorf

PD Dr. C. Knothe
Institut für Anästhesiologie und operative Intensivmedizin
Klinikum Rosenheim
Pettenkoferstr. 7
83022 Rosenheim

Prof. Dr. C. G. Stief
Medizinische Hochschule Hannover
Urologische Klinik
Carl-Neuberg-Straße 1
30625 Hannover

Prof. Dr. K. F. Klotz
Prof. Dr. P. Schmucker
Klinik für Anästhesiologie der Medizinischen Universität zu Lübeck
Ratzeburger Allee 160
23538 Lübeck

Dr. J. Neuberger
Kopernikusstr. 24
71726 Benningen

Dr. M. Strüber
Klinik für Thorax-, Herz- und Gefäßchirurgie
Medizinische Hochschule Hannover
Carl-Neuberg-Str.1
30625 Hannover

PD Dr. E.-R. Kuse
PD Dr. G. Scheumann
Klinik für Abdominal- und Transplantationschirurgie
Medizinische Hochschule Hannover
Carl-Neuberg-Str.1
30625 Hannover

Prof. Dr. E. Rickels
Klinik für Neurochirurgie
Medizinische Hochschule Hannover
Carl-Neuberg-Str. 1
30625 Hannover

Dr. M. Bertram
Dr. E. Keller
Dr. S. Schwab
Dr. S. Schwarz
Neurologische Klinik
Klinikum der Ruprecht-Karls-Universität Heidelberg
Im Neuenheimer Feld 400
69120 Heidelberg

PD Dr. H.-C. Pape
Unfallchirurgische Klinik
Medizinische Hochschule Hannover
Karl-Neuberg-Straße 1
30625 Hannover

Dr. T. Beyer
Abteilung für Gynäkologie und Geburtshilfe
Universitätsklinikum
Theodor-Stern-Kai 7
60590 Frankfurt am Main

Inhaltsverzeichnis

Grauer Teil: Diagnostische Grundlagen und Arbeitstechniken

1 Körperliche Untersuchung *(H. J. Trappe)* 1

2 Monitoring: Grundlagen *(H. J. Trappe)* 9

3 Kardiovaskuläres Monitoring 10
3.1 EKG, Telemetrie *(H. J. Trappe)* 10
3.2 EKG-Differentialdiagnose *(H. J. Trappe)* 14
3.3 Arterielle Kanülierung *(J. Heine, M. André)* 19
3.4 Arterielle Blutdruckmessung *(J. Heine, M. André)* 22
3.5 Zentralvenöser Katheter, zentraler Venendruck *(J. Heine, M. André)* 25
3.6 Pulmonalarterienkatheter *(J. Heine, M. André)* 33
3.7 Perikardpunktion *(J. M. Hahn)* 42

4 Respiratorisches Monitoring 43
4.1 Meßmethoden *(G. Haeseler, G. Köhn)* 43
4.2 Pleurapunktion *(H. J. Trappe)* 52
4.3 Anlage einer Thoraxdrainage *(H. Rückoldt, B. Vangerow)* 54
4.4 Atemwegsmanagement in der Intensivmedizin *(M. Leuwer, S. Piepenbrock, O. Zuzan)* 58

5 Gastrointestinales Monitoring 67
5.1 Ernährungssonden *(T. H. Schürmeyer)* 67
5.2 Ösophaguskompressionssonden *(J. M. Hahn)* 69

6 Harnblasenkatheter *(K. Kattenbeck)* 71

7 Neurologisches Monitoring *(E. Rickels)* 73

8 Bildgebende Verfahren *(K. Kattenbeck)* 80

9 Scoring (Schweregradklassifikation) *(M. Winterhalter)* 98

10 Innerklinischer Transport *(M. Jankowski)* 103

11 Ethische Aspekte *(F. Salomon)* 106

12 Forensische Aspekte *(T. R. Payk)* 110

Grüner Teil: Therapieprinzipien

13 Kardiopulmonale Reanimation *(O. Zuzan)* 112

14 Elektrische Therapie von Herzrhythmusstörungen 123
14.1 Tachykarde Herzrhythmusstörungen *(P. Weismüller)* 123
14.2 Bradykarde Herzrhythmusstörungen *(P. Weismüller)* 126

15 Notfälle nach Defibrillator-Implantation *(H. J. Trappe)* 129

16 Analgosedierung, Narkose und Muskelrelaxation 133
16.1 Analgosedierung *(M. Leuwer, O. Zuzan)* 133
16.2 Analgesie *(M. Leuwer, O. Zuzan)* 136
16.3 Sedierung *(M. Leuwer, O. Zuzan)* 141
16.4 Narkose auf der Intensivstation *(M. Leuwer, O. Zuzan)* 146
16.5 Muskelrelaxation *(M. Leuwer, O. Zuzan)* 148
16.6 Regionalanästhesie – Periduralkatheter *(M. Leuwer, O. Zuzan)* 151

17 Respiratortherapie 154
17.1 Grundlagen und Indikation *(J. Rathgeber)* 154
17.2 Parameter + Sonderformen der Respiratortherapie *(J. Rathgeber)* 158
17.3 Kontrollierte Beatmung *(J. Rathgeber)* 162
17.4 Maschinell unterstützte Spontanatmung *(J. Rathgeber)* 165
17.5 Physikalische Maßnahmen *(J. Rathgeber)* 171
17.6 Weaning und Extubation *(J. Rathgeber)* 173

18 Extrakorporale Lungenunterstützung (ECLA) *(M. Max, R. Rossaint)* 176

19 Infusionstherapie 180
19.1 Flüssigkeitsbedarf *(P. Thum)* 180
19.2 Kristalloide Lösungen *(P. Thum)* 182
19.3 Kolloidale Lösungen *(P. Thum)* 184

20 Transfusionstherapie 188
20.1 Blut und Blutkomponenten *(O. Zuzan, M. Leuwer, S. Piepenbrock)* 188
20.2 Durchführung der Transfusion *(O. Zuzan, M. Leuwer, S. Piepenbrock)* 193
20.3 Komplikationen der Therapie mit Blutbestandteilen *(O. Zuzan, M. Leuwer, S. Piepenbrock)* 196

21 Ernährungstherapie 199
21.1 Ernährungstherapie – künstliche Ernährung *(T. H. Schürmeyer)* 199
21.2 Zusammensetzung der Ernährung *(T. H. Schürmeyer)* 202
21.3 Spezielle Ernährungen *(T. H. Schürmeyer)* 213
21.4 Konzepte zur enteralen Ernährung *(T. H. Schürmeyer)* 214
21.5 Konzepte zur parenteralen Ernährung *(T. H. Schürmeyer)* 216

22 Antikoagulation *(J. M. Hahn)* 217

23 Nierenersatzverfahren 222
23.1 Hämodialyse (HD) *(A. Voiculescu, B. Grabensee)* 222
23.2 Hämofiltration (HF) *(A. Voiculescu, B. Grabensee)* 226
23.3 Hämodiafiltration (HDF) *(A. Voiculescu, B. Grabensee)* 227
23.4 Peritonealdialyse *(A. Voiculescu, B. Grabensee)* 228
23.5 Nierenersatztherapie bei akutem Nierenversagen (ANV) *(A. Voiculescu, B. Grabensee)* 231
23.6 Hämoperfusion (HP) *(A. Voiculescu, B. Grabensee)* 234

24 Antimikrobielle Therapie 237
24.1 Antimikrobielle Therapie: Grundlagen *(C. Knothe)* 237
24.2 Toxizität der Substanzen *(C. Knothe)* 240
24.3 Antimikrobielle Therapie bei Organinsuffizienz *(C. Knothe)* 242
24.4 Einzelne antimikrobielle Substanzen *(C. Knothe)* 246
24.5 Antimykotika und Virostatika *(C. Knothe)* 256

25 Allgemeine perioperative Intensivmedizin *(G. Marx, O. Zuzan)* 260

26 Spezielle postoperative Intensivmedizin 263
26.1 Abdominalchirurgische Operationen *(G. Scheumann)* 263
26.2 Neurochirurgische Operationen *(B. Vangerow, H. Rückoldt)* 265
26.3 Herz-Thorax-Gefäß-Operationen *(K. E. Klotz, P. Schmucker)* 268
26.4 Urologische Operationen *(C. G. Stief, K. Schulze)* 283

27 Intensivtherapie nach Organtransplantation ... 286
27.1 Herztransplantation *(M. Strüber)* ... 286
27.2 Lungentransplantation *(M. Strüber)* ... 290
27.3 Knochenmarktransplantation (KMT) *(K. Kattenbeck)* ... 294
27.4 Intensivtherapie nach Lebertransplantation *(E. R. Kuse)* ... 296
27.5 Intensivtherapie nach Nierentransplantation *(E. R. Kuse)* ... 300

28 Tod des Patienten, Organspende ... 302
28.1 Todesfeststellung, Todesbescheinigung *(E. R. Hahn)* ... 302
28.2 Hirntod *(E. Rickels)* ... 303
28.3 Organspende *(J. Neuberger)* ... 305

29 Delirprophylaxe *(H. Ruschulte)* ... 307

Blauer Teil: Intensivmedizinisch relevante Krankheitsbilder

30 Intensivmedizinische Syndrome ... 310
30.1 Akutes Lungenversagen (ARDS) *(K. Schulze)* ... 310
30.2 Schock *(K. Schulze)* ... 312
30.3 Sepsis *(K. Schulze)* ... 317
30.4 Multiorganversagen *(K. Schulze)* ... 323
30.5 Akutes Nierenversagen (ANV) *(O. Zuzan)* ... 325
30.6 Disseminierte intravasale Gerinnung *(J. M. Hahn)* ... 330
30.7 Polyneuropathie/Myopathie bei Intensivpatienten *(M. Leuwer, O. Zuzan)* ... 331

31 Erkrankungen des Herz-Kreislaufsystems ... 334
31.1 Herzinfarkt *(H. J. Trappe)* ... 334
31.2 Angina pectoris *(H. J. Trappe)* ... 345
31.3 Akute Herzinsuffizienz, kardiales Lungenödem *(H. J. Trappe)* ... 349
31.4 Herzrhythmusstörungen – Übersicht *(H. J. Trappe)* ... 353
31.5 Bradykarde Herzrhythmusstörungen *(H. J. Trappe)* ... 355
31.6 Tachykarde Herzrhythmusstörungen *(H. J. Trappe)* ... 359
31.7 Hypertensive Notfälle *(H. J. Trappe)* ... 370
31.8 Akute Venenthrombosen *(H. J. Trappe)* ... 372
31.9 Lungenembolie (akutes Cor pulmonale) *(H. J. Trappe)* ... 375
31.10 Aortendissektion, Aortenaneurysma *(H. J. Trappe)* ... 382
31.11 Herzbeuteltamponade *(H. J. Trappe)* ... 385
31.12 Akuter arterieller Verschluß *(H. J. Trappe)* ... 387

32 Erkrankungen von Lungen, Bronchien und Pleura ... 390
32.1 Aspirationssyndrom *(P. Weismüller)* ... 390
32.2 Pneumonie *(P. Weismüller)* ... 392
32.3 Asthma bronchiale, akute bronchiale Obstruktion *(P. Weismüller)* ... 397
32.4 Pneumothorax *(P. Weismüller)* ... 400
32.5 Pleuraerguß *(P. Weismüller)* ... 402
32.6 Pleuraempyem *(P. Weismüller)* ... 404
32.7 Lungenblutung *(P. Weismüller)* ... 405
32.8 Inhalationstrauma *(M. Leuwer, O. Zuzan)* ... 406
32.9 Beinahe-Ertrinken *(O. Zuzan, M. Leuwer)* ... 408

33 Endokrinologische Erkrankungen 410
33.1 Coma diabeticum *(T. H. Schürmeyer)* 410
33.2 Hypoglykämisches Koma *(T. H. Schürmeyer)* 413
33.3 Hyperthyreose (Thyreotoxische Krise) *(T. H. Schürmeyer)* 414
33.4 Hypothyreotes Koma (Myxödem-Koma) *(T. H. Schürmeyer)* 416
33.5 Phäochromozytom *(T. H. Schürmeyer)* 418
33.6 Nebennierenrinden-Insuffizienz (Addison-Krise) *(T. H. Schürmeyer)* 420
33.7 Hypophysenvorderlappen-Insuffizienz (hypophysäres Koma) *(T. H. Schürmeyer)* 422
33.8 Diabetes insipidus *(T. H. Schürmeyer)* 423

34 Störungen des Wasser-, Elektrolyt- und Säure-Basen-Haushalts 424
34.1 Störungen des Wasser- und Natriumhaushalts *(M. Karst)* 424
34.2 Störungen des Kalium-Haushalts *(H. Ruschulte)* 432
34.3 Störungen des Kalzium-Haushalts *(H. Ruschulte)* 435
34.4 Störungen des Phosphat-Haushalts *(M. Karst)* 438
34.5 Störungen des Magnesium-Haushalts *(O. Zuzan)* 441
34.6 Säure-Basen-Haushalt : Grundlagen *(M. Karst)* 444
34.7 Säure-Basen-Haushalt: Azidose *(M. Karst)* 445
34.8 Säure-Basen-Haushalt: Alkalose *(M. Karst)* 447

35 Gastrointestinale/abdominelle Erkrankungen 450
35.1 Dysphagie *(T. H. Schürmeyer)* 450
35.2 Übelkeit und Erbrechen *(T. H. Schürmeyer)* 452
35.3 Ösophagus-Verätzung *(T. H. Schürmeyer)* 455
35.4 Ösophagus-Fremdkörper und -Verletzung *(T. H. Schürmeyer)* 457
35.5 Akute Obstipation *(T. H. Schürmeyer)* 458
35.6 Mechanischer Ileus *(T. H. Schürmeyer)* 459
35.7 Paralytischer Ileus *(T. H. Schürmeyer)* 462
35.8 Beschleunigte Darmpassage, akute Diarrhö *(T. H. Schürmeyer)* 464
35.9 Akutes Abdomen *(F. Largiadèr)* 468
35.10 Obere gastrointestinale Blutung *(T. H. Schürmeyer)* 474
35.11 Untere gastrointestinale Blutung *(T. H. Schürmeyer)* 478
35.12 Akute Pankreatitis *(T. H. Schürmeyer)* 480
35.13 Leberversagen, portosystemische Enzephalopathie *(T. H. Schürmeyer)* . 484
35.14 Ikterus *(T. H. Schürmeyer)* 489
35.15 Aszites *(T. H. Schürmeyer)* 492
35.16 Hepatorenales Syndrom *(T. H. Schürmeyer)* 495

36 Erkrankungen des Nervensystems 497
36.1 Koma *(J. M. Hahn)* 497
36.2 Schädel-Hirn-Trauma (SHT) *(E. Rickels)* 501
36.3 Hirnödem, erhöhter intrakranieller Druck (ICP) *(O. Zuzan, E. Rickels)* 505
36.4 Subarachnoidalblutung (SAB) *(S. Schwab, E. Rickels)* 509
36.5 Intrazerebrale Blutung (ICB) *(S. Schwarz, S. Schwab)* 514
36.6 Hirninfarkt *(S. Schwab)* 517
36.7 Basilaristhrombose *(S. Schwarz, S. Schwab)* 522
36.8 Sinusvenenthrombose (SVT) *(S. Schwarz, S. Schwab)* 525
36.9 Status epilepticus *(S. Schwarz, S. Schwab)* 527
36.10 Bakterielle Meningitis *(M. Bertram, S. Schwab)* 531
36.11 Enzephalitis *(M. Bertram, S. Schwab)* 535
36.12 Zentrales anticholinerges Syndrom *(E. Keller, S. Schwab)* 537

36.13 Spinale Verletzungen *(E. Rickels)* 539
36.14 Polyradikulitis Guillain-Barré *(M. Bertram, S. Schwab)* 542
36.15 Myasthene Syndrome *(S. Schwab)* 545
36.16 Erregungszustand, akute Verwirrtheit, Suizidalität *(T. R. Payk)* 548
36.17 Alkoholentzugssyndrom *(E. Keller, S. Schwab)* 550
36.18 Entzugssyndrome bei Medikamenten- und Opiatabhängigkeit *(E. Keller, S. Schwab)* 552

37 Polytrauma *(H. C. Pape, M. Leuwer, O. Zuzan)* 553

38 Verbrennungskrankheit *(B. Vangerow, H. Rückoldt)* 562

39 Hyperthermie-Syndrome und Fieber 568
39.1 Maligne Hyperthermie (MH) *(H. Ruschulte)* 568
39.2 Malignes neuroleptisches Syndrom (MNS) *(H. Ruschulte)* 572
39.3 Hitzschlag *(H. Ruschulte)* 574
39.4 Fieber beim Intensivpatienten *(H. Ruschulte)* 575

40 Hypothermie *(O. Zuzan, M. Leuwer)* 577

41 Intensivtherapie in der Geburtshilfe 582
41.1 Präeklampsie, Eklampsie *(T. Beyer)* 582
41.2 Fruchtwasserembolie *(T. Beyer)* 586
41.3 Postpartale Blutungen *(T. Beyer)* 587

42 Intensivmedizinisch relevante Infektionskrankheiten 589
42.1 Infektionskrankheiten – Übersicht 589
42.2 HIV-Infektion *(J. M. Hahn)* 590
42.3 Akute Virushepatitis *(J. M. Hahn)* 594
42.4 Zytomegalievirus(CMV)-Infektionen *(J. M. Hahn)* 599
42.5 Tetanus *(J. M. Hahn)* 600
42.6 Toxoplasmose *(J. M. Hahn)* 601
42.7 Sonstige Infektionskrankheiten *(C. Knothe)* 602

43 Intoxikationen 607
43.1 Intoxikationen – Grundlagen *(H. P. Reiffen)* 607
43.2 Spezielle Intoxikationen *(H. P. Reiffen)* 611

Roter Teil: Medikamente

44 Pharmakotherapie 643
44.1 Pharmakotherapie bei Niereninsuffizienz *(J. M. Hahn)* 643
44.2 Pharmakotherapie bei Leberschädigung *(J. M. Hahn)* 645
44.3 Pharmakotherapie in der Schwangerschaft und Stillzeit *(J. M. Hahn)* ... 646
44.4 Pharmakotherapie: Einzelne Wirkstoffe *(M. Lumpe, A. Osthaus, O. Zuzan)* 647

Anhang

Anhang: Formeln und Normalwerte 731
Sachverzeichnis 738
Bildnachweis 776

H. J. Trappe

Grundlagen

- **Prinzip:** Regelmäßige klinische Untersuchungen des Patienten auf interdisziplinären Intensivstationen zur frühzeitigen Erfassung pathologischer Befunde und/oder klinischer Veränderungen.
- **Ablauf:**
  - Die Untersuchung sollte 2mal täglich vor und/oder während der Visiten durchgeführt werden (klar strukturierter systematischer Untersuchungsablauf [„individueller Untersuchungsplan", s.u.]). Bei desorientierten oder bewußtseinsgestörten Patienten ergänzend Fremdanamnese einholen.
  - Erfassung und Dokumentation der erhobenen Befunde ins Krankenblatt.
  - Festlegung des weiteren diagnostischen und therapeutischen Vorgehens:
    - Vorerkrankungen, Vor-Medikation ([Fremd-]Anamnese)?
    - Nahrungskarenz, parenterale Ernährung (geplante OP, invasive Diagnostik)?
    - Analgesie (*cave* Symptomverschleierung), Sedierung?
    - Beatmung, Intubation (BGA, Kriterien s. S. 155)?
    - Spezielles Monitoring (s. u.)?
    - Welche Untersuchungen müssen schnell durchgeführt werden (Rö, CT, Angio? → anmelden!)?

Allgemeine klinische Untersuchung

- **Allgemein:**
  - *Allgemeinzustand (AZ), Ernährungszustand (EZ):* Gut, reduziert, schlecht?
  - *Körperhaltung:* Liegend, sitzend, Fehlhaltungen der Extremitäten?
  - *Bewußtseinszustand:* Orientierung zu Zeit, Ort, Person und Situation?
  - *Geruch:* z.B. Foetor alcoholicus, Azetongeruch (diabetische Ketoazidose?), Obstgeruch, Bittermandelgeruch (Zyanidintoxikation?), Lebergeruch (Leberkoma?), Uringeruch (Urämie?)?
  - *Ödeme:* Prätibial, periorbital, sakral, einseitig, beidseitig, Anasarka?
  - Fieber?
  - *Pulspalpation (A. carotis, radialis, femoralis):* Qualität, Frequenz (> 100/min = Tachykardie, < 60/min = Bradykardie), Rhythmus (regelmäßig, Pulsdefizit?)?
  - Blutdruckmessung an beiden Armen und am Bein (Seitendifferenz > 20 mmHg ist pathologisch)
- **Haut + Schleimhäute:**
  - *Exsikkose-Zeichen:* „Stehende Hautfalten, trockene Haut, trockene Schleimhäute, borkige Zunge, weiche Augenbulbi, flacher Puls, Hypotonie?
  - *Farbe:* Rosig, blaß (Anämie? – blasse Konjunktiven bei Hb < 9 g/dl), ikterisch (Sklerenikterus ab Bili > 2 mg/dl), zyanotisch (peripher = Zunge rosig, zentral = auch Zunge zyanotisch), kaltschweißig, Pigmentierung, Spider naevi, Enantheme, Exantheme, Petechien?
- **Kopf:**
  - *Gesichtsform:* Äußerlich erkennbare Veränderungen (Frakturen, periorbitales Hämatom, Monokelhämatom, neurologische Zeichen)?
  - *Meningismus?* (Passive Kopfbeugung → Schmerz und Nackensteifigkeit; *Brudzinski-Zeichen* = zusätzlich Anbeugen der Beine; *Kernig-Zeichen* = Schmerzen beim passiven Strecken der Beine in den Kniegelenken bei zuvor 90°-Beugung in Hüften und Knien). *Cave:* u.U. fehlender Meningismus bei Bewußtlosigkeit!

- *Augen:* Konjunktiven, Pupillenreaktion (Isokorie, Licht- und Konvergenzreaktion), Beurteilung des Augenhintergrundes (*cave* Mydriatika bei Glaukomgefahr – hypertensive, diabetische Retinopathie, neurologische Erkrankungen, vor Liquorpunktion [Stauungspapille]?).
- *Liquorrhoe* (Austritt von Liquor aus Nase und/oder Ohr)?
- Druck- und Klopfschmerzhaftigkeit von Nervenaustrittspunkten?

➤ **Hals:**

- *Beurteilung von Mundhöhle und Zunge:* Farbe, Feuchtigkeit, Motilität, Atrophie, Beläge, Ulzera, Aphthen, Soor, Tonsillen, Zahnstatus, Uvuladeviation, Foetor ex ore (s. o.)?
- Vergrößert tastbare Lymphknoten, Struma?
- Halsvenenstauung, Halsvenenpulsationen, „Froschzeichen" bei Tachykardien (AV-Reentry-Tachykardie, Tachykardie bei akzessorischen Leitungsbahnen)?
- Strömungsgeräusche über den Karotiden? Temporalarterien schmerzhaft, verhärtet, geschlängelt?

➤ **Lunge, Thorax:**

- *Inspektion:* Form und Beweglichkeit des Thorax, Zeichen von Faßthorax oder Trichterbrust?; Analyse von Atmungstyp (z.B. paradoxe Atmung, Schnappatmung , Kussmaul-Atmung) und Atemfrequenz (s. Abb. 1).
- *Palpation:* Knöcherner Thorax (Rippen, BWS, HWS), Lymphknoten, Mammae, Herzspitzenstoß, Stimmfremitus, Pulse.
- *Perkussion:* Klopfschall im Bereich der Lunge (sonor, gedämpft, hypersonor, tympanitisch?), Analyse der Atemverschieblichkeit und Bestimmung der Lungengrenzen, Festlegung der Herzgröße (besser: Echokardiographie, s.S. 88).
- *Auskultation:*
  - Atemgeräusch: Vesikulär (normal), abgeschwächt (verminderte Entfaltung, Infiltration), fehlend (Pleuraerguß, Pneumothorax), verschärft (beginnende Infiltration), pfeifend (Einengung der oberen Atemwege), Bronchialatmen (Infiltration oder Lungenfibrose)?
  - Trockene Rasselgeräusche: Pfeifen, Giemen, Brummen (Asthma bronchiale, obstruktive Bronchitis).
  - Feuchte Rasselgeräusche: *a)* grobblasig = tieffrequent (akutes Lungenödem, Bronchiektasen), *b)* feinblasig = hochfrequent (chronische Linksherzinsuffizienz, Lungenstauung), *c)* klingend = ohrnah (Infiltration), *d)* nichtklingend = ohrfern (Stauung).

➤ **Herz:**

- *Herztöne:* Systematische Beurteilung der Auskultationsphänomene im II., III., IV. und V. ICR rechts und links parasternal (s. Abb. 2). Erfassung von Herztönen und Herzgeräuschen:
  - *1. Herzton* (Schlußton der Atrioventrikularklappen): Paukend bei Mitralstenose; gedämpft bei Linksherzinsuffizienz, Myokarditis, Myokardinfarkt, Perikarderguß; gespalten bei Schenkelblock; laut bei erhöhtem Herzzeit-Volumen (z.B. Fieber, Anämie, Schwangerschaft).
  - *2. Herzton* (Schlußton der Semilunarklappen): Laut (arterielle Hypertonie oder Aortensklerose); gedämpft (Aortenstenose); fixiert gespalten (Vorhofseptumdefekt); paradoxe Spaltung (Linksschenkelblock, arterielle Hypertonie); physiologische Spaltung (verstärkte Inspiration).
  - *3. Herzton* (bei Erwachsenen pathologischer Extraton in der frühen Diastole, bei Kindern und Jugendlichen häufig physiologisch): Linksventrikuläre Funktionsstörung: Schwere Herzinsuffizienz, Mitralinsuffizienz.

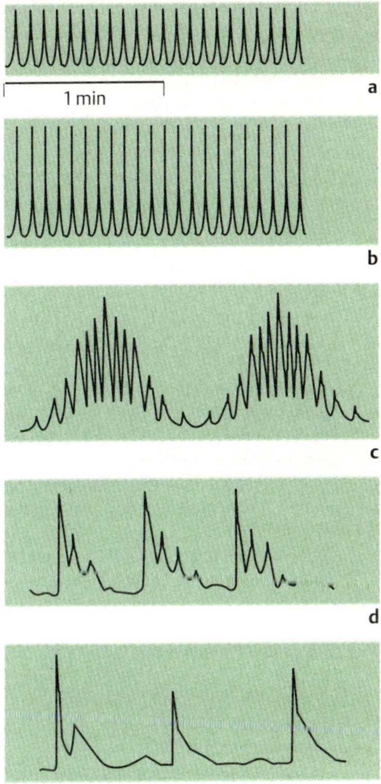

Abb. 1 Spirogramme pathologischer Atemtypen. a) normale Atmung; b) Kussmaul-Atmung; c) Cheyne-Stokes-Atmung; d) Seufzeratmung (Pickwickier-Syndrom); e) Biot-Atmung

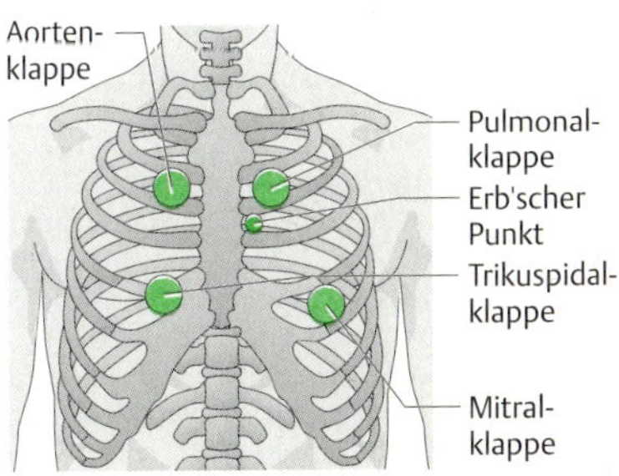

Abb. 2 Auskultationsareale bei der Herzauskultation

  - *4. Herzton* (niederfrequenter Vorhofkontraktions- und Myokardfüllungston kurz vor dem 1. Herzton; bei Erwachsenen pathologisch, bei Kindern und Jugendlichen häufig physiologisch): Arterielle Hypertonie, Aortenstenose, Myokardinfarkt, Herzinsuffizienz.
- *Herzgeräusche* (Zuordnung nach Auskultationspunkten [„Punctum maximum"] und Lautstärkegraden (1/6 – 6/6-Geräusch):
  - Systolische Geräusche (zwischen 1. und 2. Herzton): Aortenstenose, Mitralinsuffizienz, Pulmonalstenose, Ventrikelseptumdefekt, Vorhofseptumdefekt, offener Ductus Botalli, Aortenisthmusstenose, Trikuspidalinsuffizienz.
  - Diastolische Geräusche (zwischen 2. und 1. Herzton): Mitralstenose, Aorteninsuffizienz, Pulmonalinsuffizienz, Trikuspidalstenose.
  - Systolisch-diastolische Geräusche (Perikardreiben).

➤ **Abdomen:**
- *Inspektion:* Sichtbare Pulsationen?; aufgetriebenes Abdomen: Aszites, Tumor, Luftansammlung?; Zeichen der Lebererkrankung („Abdominalglatze"), Venenzeichnungen?
- *Palpation:* Bauchdecken (Form und Beschaffenheit; Bruchpforten?); tastbare Resistenzen (Courvoisier-Zeichen)?; druckschmerzhafte Areale?; Palpation von Leber und Milz (Größe, Form, Konsistenz); rektale Untersuchung.
- *Perkussion:* Lebergrenzen (Kratzauskultation); Abschätzung der Flüssigkeitsmenge bei Aszites (Perkussion und Palpation der fortgeleiteten Flüssigkeitswelle); Analyse des abdominellen Klopfschalls (normal tympanitisch, gedämpft).
- *Auskultation:* Darmgeräusche hochgestellt, metallisch (mechanischer Ileus); totenstill (paralytischer Ileus).

➤ **Nieren und ableitende Harnwege:**
- *Inspektion des äußeren Genitale:* Sichtbare Veränderungen (Tumoren)?
- *Palpation:* Pathologische Resistenzen, Klopfschmerzhaftigkeit des Nierenlagers?
- *Auskultation* (periumbilikal): Nierenarterienstenose?

➤ **Wirbelsäule und Extremitäten:**
- *Allgemein:* Form und Beweglichkeit, Stauchungs-, Bewegungs- und/oder Klopfschmerz?; Muskelverspannungen?; trophische Störungen?; Ödeme?; Temperatur- und Umfangsmessung, Palpation, Auskultation der Gefäße.
- *Hände:* Trommelschlegelfinger (chronische Hypoxämie?), Färbung (Nikotin?), Palmarerythem (Lebererkrankung?), Dupuytren-Kontraktur?, Schwellungen (Arthritis, Arthrose)?, Tremor (Ruhe, Aktion, Intention)?

Neurologische Untersuchung

➤ Obligater Bestandteil der Untersuchung jedes Intensivpatienten! Befunde bei z. B. zerebralen Durchblutungsstörungen, Embolien bei Vorhofflimmern usw. können nur bei sorgfältiger täglicher Untersuchung aufgedeckt werden!

➤ **Inspektion:**
- Körperhaltung: Abweichungen im Sitzen und Stehen?
- Kopfhaltung? Deviation conjugée?
- Gangbild: Hinken, Abweichen zur einen oder anderen Seite?
- Spontanbewegungen: Tremor, hyperkinetische Bewegungen, Hypokinese (als Hinweise auf Parese)?
- Bewußtseinsstatus: Orientierung zu Zeit, Ort, Person und Situation?
- Stimmung: Manisch, depressiv, agressiv?

➤ **Prüfung der Hirnnerven I–XII** (s. Tab. 1).

Tabelle 1 Hirnnerven – Funktion und klinische Untersuchung

Hirnnerv	Funktion	klinische Untersuchung
I N. olfactorius	Riechen	aromatische Riechstoffe
II N. opticus	Sehen	Visus-Testtafel oder Text lesen lassen
	Gesichtsfeld	orientierend Fingerperimetrie
	Augenhintergrund	Funduskopie
III N. oculomotorius	Augenmotilität	Augenfolgebewegungen, Frage nach Doppelbildern
IV N. trochlearis		
VI N. abducens		
V N. trigeminus	Sensibilität im Gesichtsbereich, motorisch Kaumuskulatur	Sensibilität im Gesicht prüfen (inkl. Kornealreflex), zubeißen lassen
VII N. facialis	mimische Muskulatur, Geschmack vordere $^2/_3$ der Zunge	Stirn runzeln, Nase rümpfen, Mund spitzen, Backen aufblasen, Zähne zeigen *peripher:* Lagophthalmus, Bell-Phänomen, Stirnast betroffen *zentral:* kein Lagophthalmus oder Bell-Phänomen, Stirnast ± intakt
VIII N. vestibulo cochlearis	Hören, Gleichgewicht	orientierende Hörprüfung, Nystagmus, Augenfolgebewegung
IX N. glosso pharyngeus	Würgreflex, Pharynxsensibilität, Geschmack/Sens. hinteres $^1/_3$ der Zunge	Berührung der Rachenhinterwand
X N. vagus	Würgreflex, Schlucken	s. N. IX + Schluckversuch
XI N. accessorius	M. sternocleidomastoideus, M. trapezius	Kopfdrehung zur Gegenseite, Schulterhebung
XII N. hypoglossus	Zungenmotilität	Herausstrecken der Zunge (Symmetrie, Atrophie, Faszikulationen?)

- **Reflexstatus:**
  - *Hirnstammreflexe:* Okulozephaler, vestibulookulärer, ziliospinaler Reflex, Pupillenreaktion?
  - *Pyramidenbahnzeichen:*
    - Babinski-Reflex (Bestreichen der lateralen Fußsohle): Bei einer „positiven" Reflexantwort kommt es zur Dorsalflexion der großen Zehe.
    - Gordon-Reflex (Kneten der Wadenmuskulatur) → wie „positiver" Babinski-Reflex (s. o.).
    - Oppenheim-Reflex (kräftiges Streichen entlang der Tibiakante von proximal nach distal) → wie „positiver" Babinski-Reflex (s. o.).
  - *Muskeleigenreflexe:* S. Tab. 2.
- **Sensibilitätsprüfung** (Einteilung der Befunde nach Dermatomen, s. Abb. 3).

Tabelle 2 Physiologische Muskeleigen- und Fremdreflexe

Reflex	Wurzel
Muskeleigenreflexe	
Patellarsehnenreflex (PSR)	L 3 – 4
Achillessehnenreflex (ASR)	S 1 – 2
Adduktorenreflex (ADDR)	L 2 – 4
Bizepssehnenreflex (BSR)	C 5 – 6
Radiusperiostreflex (RPR)	C 5 – 6
Trizepssehnenreflex (TSR)	C 7 – 8
Fremdreflexe	
Kornealreflex	N. V (Afferenz), N. VII (Efferenz)
Bauchhautreflex (BHR)	Th 6 – 12
Kremasterreflex	L 1 – 2
Analreflex	S 3 – 5

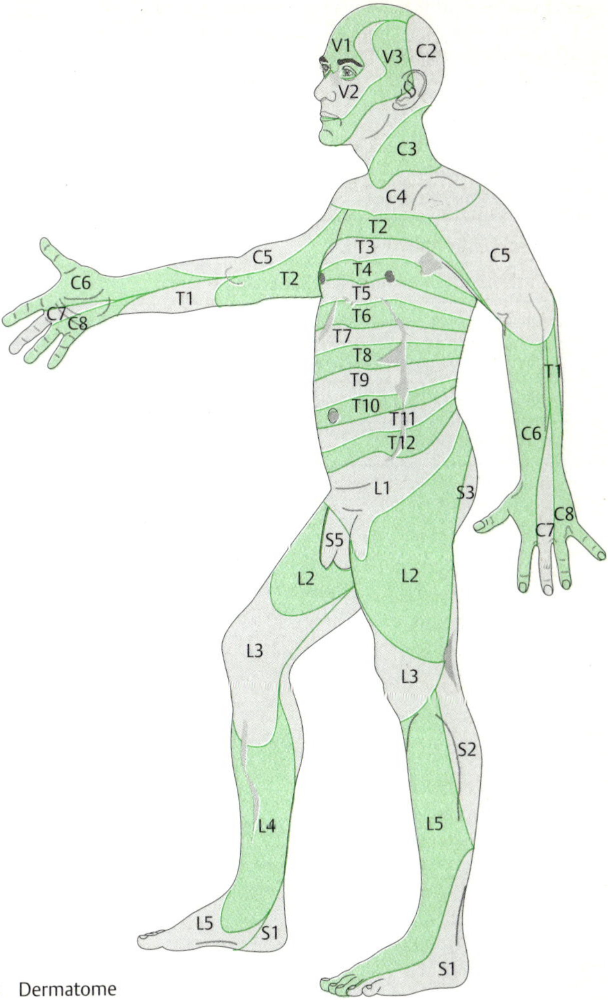

Abb. 3 Dermatome

- **Koordinationsprüfung** (Finger-Nase-Versuch = FNV, Knie-Hacke-Versuch = KHV, Diadochokinese).
- **Trophik** (z.B. Atrophien, Faszikulationen?), **Kraft-/Motorikprüfung** (seitengleiche Beurteilung, s. Tab. 3)

Tabelle 3 Kraftgradskala – Paresegrade

Grad	klinische Kriterien
0	keine Muskelaktivität
1	sichtbare Kontraktion ohne Bewegungseffekt
2	Bewegung nur unter Ausschaltung der Schwerkraft möglich
3	Bewegung gegen die Schwerkraft möglich
4	Bewegung auch gegen leichten Widerstand möglich
5	normal

H. J. Trappe

Grundlagen

- **Prinzip:** Möglichst nichtinvasiv und automatisiert kontinuierliche Überwachung kardiovaskulärer Funktionen mit Verlaufsdarstellung der gemessenen Parameter.
- **Indikationen:**
  - *Grundüberwachung* bei jedem intensivmedizinischen Patienten
  - *Erweitertes Monitoring* zusätzlich bei kardiovaskulären Erkrankungen (z. B. Myokardinfarkt, Herzinsuffizienz, Lungenembolie, Rhythmusstörungen).

Grundüberwachung

- EKG-Monitoring: Frequenz + Rhythmus (kontinuierlich (mit Alarmgrenzen; S. 10).
- Blutdruck (mindestens stündlich; S. 22).
- Atemfrequenz (kontinuierlich).
- Temperatur.
- Urinausscheidung (stündlich).
- Blutgasanalyse (bei Beatmung stündlich, sonst 6 – 12 stündlich; S. 45).
- Flüssigkeitsbilanz (12stündlich; s. S. 31, 180).
- Pulsoxymetrie (kontinuierlich; s. S. 46, 48).
- Röntgen-Thorax (je nach Klinik und Grunderkrankung; S. 80).
- Evtl. Gewichtskontrolle (24stündlich).
- Labor: Kreatinin, Elektrolyte, BB, BZ, Gerinnung (täglich).

Erweitertes Monitoring

- Echokardiographie (s. S. 88).
- Intraarterielle RR-Messung (kontinuierlich; s. S. 23).
- ZVD-Messung (s. S. 31).
- Pulmonalarteriendruck (Pulmonalarterienkatheter; s. S. 33).
- Intrakranielle Druckmessung (kontinuierlich; s. S. 73).

3.1 EKG, Telemetrie

H. J. Trappe

EKG – Elektrokardiogramm

➤ **Grundlagen:**
- *Ableitungen:* 6 Extremitäten-Ableitungen nach Einthoven (Frontalebene), 6 Brustwandableitungen nach Wilson (Horizontalebene).
- *Material:* EKG-Elektroden mit Kabelverbindungen, möglichst 12 Kanal-EKG-Gerät, EKG-Lineal, Zirkel.
- *Anlegen der Elektroden – Extremitätenableitungen:*
  - Rotes Kabel → rechter Arm.
  - Gelbes Kabel → linker Arm.
  - Grünes Kabel → linkes Bein.
  - Schwarzes Kabel (Erdung) → rechtes Bein.
- *Anlegen der Elektroden – Brustwandableitungen (s. Abb. 4):*
  - V_1: 4. ICR rechts parasternal.
  - V_2: 4. ICR links parasternal.
  - V_3: Zwischen V_2 und V_4.
  - V_4: 5. ICR Medioklavikularlinie links.
  - V_5: 5. ICR vordere Axillarlinie links.
  - V_6: 5. ICR mittlere Axillarlinie links.
- *Zusätzliche Ableitungen:*
  - V_7: Hintere Axillarlinie links.
  - V_8: Mittlere Skapularlinie.
  - V_9: Paravertebrallinie links.
  - V_3R–V_6R: Spiegelbildlich zu den entsprechenden linksseitigen Ableitungen.
  - Nehb: Rote Elektrode → 2. ICR rechts parasternal; grüne Elektrode → Herzspitze; gelbe Elektrode → untere Spitze der linken Skapula.

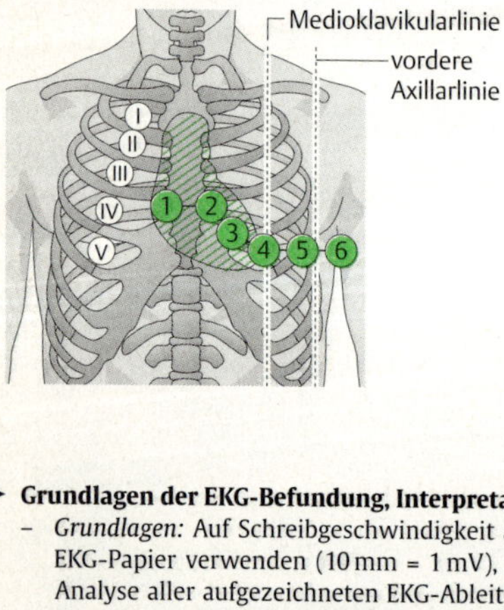

Abb. 4 Ableitungspunkte der Brustwandelektroden

➤ **Grundlagen der EKG-Befundung, Interpretation:**
- *Grundlagen:* Auf Schreibgeschwindigkeit achten (meist 50 mm/s), kalibriertes EKG-Papier verwenden (10 mm = 1 mV), systematische EKG-Befundung und Analyse aller aufgezeichneten EKG-Ableitungen (P-Welle, PQ-Zeit, QRS-Komplex, ST-Strecke, T-Welle und QT-Zeit; s. Abb. 5).
- *Rhythmus:* Sinusrhythmus, regelmäßig, unregelmäßig (= Variabilität > 10 %)?
- *Herzfrequenz:* Tachykardie (> 100/min), Bradykardie (< 50/min)?

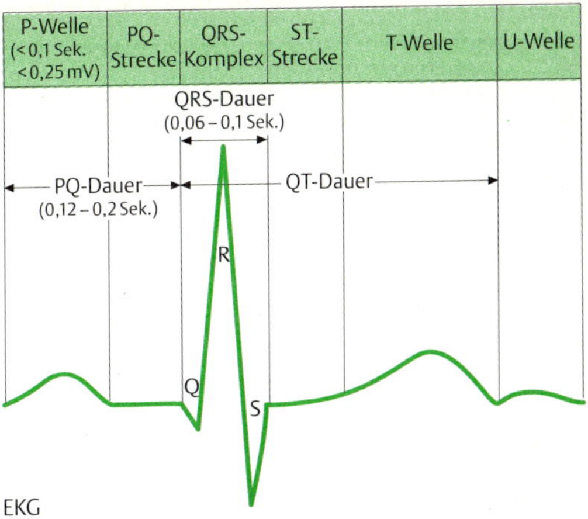

Abb. 5 Normales EKG

- *Lagetyp* (aus QRS-Komplexen der 6 Extremitäten-Ableitungen im Cabrera-Kreis, s. Abb. 6):
- *Niedervoltage:* QRS-Komplex-Amplitude < 0,6 mV (z. B. bei Perikarderguß, Lungenemphysem, Adipositas).
- *Zeitwerte:* Für Normwerte s. Abb. 5, für die frequenzabhängige QT-Zeit s. Tab. 4 (normal 0,25 – 0,4 s).

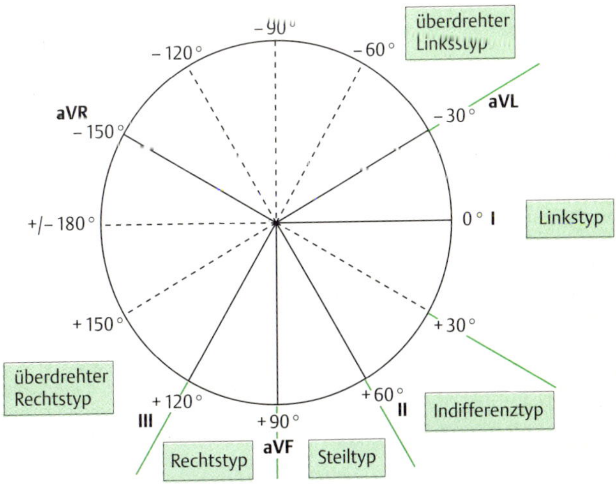

Abb. 6 Lagetypen und EKG-Ableitungen der Frontalebene im Cabrera-Kreis

Tabelle 4 QT-Zeiten (in ms) und Herzfrequenz (nach Hegglin und Holzmann)

HF	untere Grenze (80%)	Mittelwert	obere Grenze (120%)
40	385	480	576
50	344	430	516
60	312	390	468
70	288	360	432
80	272	340	408
90	256	320	384
100	240	300	360
110	232	290	348
120	224	280	336
130	216	270	324
150	200	250	300
160	192	240	288

Telemetrie

- **Prinzip:** Kontinuierliche EKG-Registrierung mit drahtloser Übermittlung eines EKGs von Normalstation auf Überwachungs- oder Intensivstationen oder über größere Distanzen (bis zu 20 km) an ein Registriersystem. EKG-Veränderungen während Ruhe und/oder körperlicher Aktivitäten werden fortlaufend beobachtet.
- **Indikationen:** Supraventrikuläre/ventrikuläre Rhythmusstörungen, Überwachung nach interventionellen Eingriffen (z. B. Ballondilatation, Katheterablation), spezielle Fragestellungen aus dem Bereich Notfall-, Katastrophen- und Raumfahrtmedizin.
- **Material:** EKG-Elektroden mit Kabelverbindungen und transportablem Sender; Batterien für Sendeeinheit, stationärer Empfänger, Oszilloskop (Monitor) zur EKG-Aufzeichnung, Registriereinheit zur Dokumentation wichtiger Episoden.
- **Voraussetzungen:** Sorgfältige Plazierung der Elektroden und des Sendesystems, Überprüfung des abgeleiteten EKGs (möglichst großer QRS-Komplex, Amplitude der T-Welle möglichst klein (bei Artefakten Elektroden und Kabel überprüfen), geschultes pflegerisches und ärztliches Personal zur EKG-Analyse, sofortige und kontinuierliche Auswertung übertragener Signale, schnelle Kommunikationsmöglichkeit zwischen Sende- und Registriereinheit, gute Organisation bei Auftreten schwerwiegender pathologischer Befunde (Asystolie, Kammerflimmern) → Reanimationsteam.

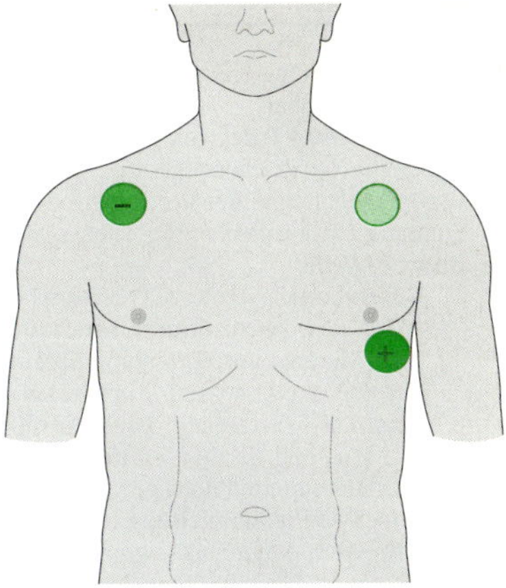

Abb. 7 Elektrodenpositionierung zur Telemetrie

- **Durchführung:**
  - *Vorbereitungen zur Elektrodenplazierung* (am besten über knöchernen Strukturen): Haare entfernen, Haut mit Alkohol reinigen
  - *Anlegen der Elektroden* (s. Abb. 7; mit Pflaster gut befestigen!):
    - Rotes Kabel → rechte Schulter (Arm).
    - Gelbes Kabel → linke Schulter (Arm).
    - Grünes Kabel → linke untere Thoraxhälfte.
- **Fehlermöglichkeiten:**
  - Bei Einkanal-EKG-Übertragung häufig nur mäßige EKG-Qualität, Ausfall der Übertragung bei erschöpften Batterien.
  - Fehlinterpretationen bei artefaktreichen EKGs.
  - Keine/schlechte EKG-Aufzeichnung bei mangelnder Fixation von EKG-Elektroden, Kabelsystem und Sendeeinheit.
  - Mangelnde Organisation im Ablauf bei Auftreten schwerwiegender EKG-Veränderungen.
  - Nur visuelle Beobachtung und Beurteilung des Empfängeroszilloskopes.
  - Mangelnde Aufmerksamkeit des Untersucherteams.

3.2 EKG-Differentialdiagnose

H. J. Trappe

P-Welle

- **Normwerte:** Höhe 0,25 mV, Dauer (Breite) ≤ 100 ms. Am besten in Ableitung II und V_2 beurteilbar.
- **Hohe P-Welle – P dextroatriale/P-pulmonale** (Höhe ≥ 0,25 mV in II, III, aVF, > 0,15 mV in V_1): Zeichen einer Überlastung des rechten Vorhofes bei chronischem Cor pulmonale, pulmonaler Hypertonie, Lungenembolie, kongenitalem Vitium, Pulmonal-, Trikuspidalvitium, Thoraxdeformitäten, (vegetativ).
- **Breite P-Welle:**
  - *P-sinistroatriale* (Dauer > 110 ms; in I, II doppelgipflig; in V_1, (V_2) breite negative 2. Welle): Zeichen einer Überlastungdes linken Vorhofes bei Kardiomyopathien, Mitralvitium, Aortenvitium, deutlich eingeschränkter linksventrikulärer Funktion, akuter atrialer Druck- u. Volumenbelastung.
  - *P-biatriale* (= P-cardiale; Dauer in I/II > 110 ms bzw. in III > 200 ms, Höhe ≥ 0,25 mV in II, III, aVF; > 0,15 mV in V_1): Bei Überlastung beider Vorhöfe (Mitralstenose mit pulmonaler Hypertonie, biventrikuläre Hypertrophie).
- **Negative P-Welle in Ableitung I:**
  - *Linker Vorhofrhythmus* (ektope Reizbildung im linken Vorhof): P in I und V_6 negativ, in V_1 von flachpositiv nach steilpositiv ansteigend.
  - *Falsche Polung:* P negativ in I, tiefes S in I, hohes R in III durch Vertauschen der Kabel an den Extremitäten.
  - *Situs inversus cordis:* P negativ in I, tiefes S und negatives T in I. Hohes R in III, häufig auch in V_1 – in V_5, V_6 jedoch klein. Normale Zeitintervalle.
- **Negative P-Welle in II, III und aVF:**
  - *Basaler Vorhofrhythmus* (früher: oberer AV-Knotenrhythmus): Negative P-Welle in II, III und aVF; P in V_1 spitz positiv. Kurze PQ-Zeit bei Myokarditis, Mitralklappenprolapssyndrom, KHK, vegetativ.
  - *AV-junktionaler-Rhythmus:* P-Welle im QRS-Kompex verborgen oder negative P-Welle in II, III und aVF *nach* dem QRS-Komplex.
  - „*Wandernder Schrittmacher*" (Vagusreiz bei Bradykardie): P in II, III und aVF zunächst positiv, dann Negativierung und PQ-Verkürzung. Dieser Vorgang ist auch umgekehrt möglich.
- **P-Welle nicht erkennbar:**
  - SA-Block II. oder III. Grades.
  - Hochfrequentes Vorhofflimmern. Auf unregelmäßige RR-Abstände achten!
  - AV-junktionaler Rhythmus; AV-Knoten-Reentrytachykardie.
  - Fusion von P-und T-Welle bei Sinustachykardie (v. a. bei AV-Block I°).

PQ-Zeit, PQ-Strecke

- **Grundlagen:**
  - *PQ-Zeit* (frequenzabhängig): Beginn P-Welle bis Beginn QRS-Komplex. Normal 120 – 200 ms. Am besten in II, V_1 abgrenzbar.
  - *PQ-Strecke:* P-Ende bis Beginn QRS-Komplex. Normal 20 – 100 ms.
- **PQ-Zeit:**
  - *Verkürzung (< 120 ms):* Wolff-Parkinson-White-Syndrom (WPW-Syndrom), LGL-Syndrom, AV-Knoten-Reentrytachykardie, basaler Vorhofrhythmus.
  - *Verlängerung (> 200 ms): Normvariante* (selten) mit Normalisierung der PQ-Zeit bei leichter Belastung; *Pathologisch* bei AV-Block I°, Digitalis, β-Blockern, anderen Antiarrhythmika, kongenitalen Vitien (v. a. ASD).
- **PQ-Strecke:** Klinisch nicht relevant.

Q-Zacke

- **Normwerte:** Breite ≤ 40 ms; Tiefe ≤ 0,3 mV bzw. ≤ 1/4 der maximalen R-Amplitude in den Extremitätenableitungen.
- **Lagetyp und normale (physiologische) Q-Zacken** (nicht obligat):
  - Linkstyp: Physiologisch in Ableitung I und aVL.
  - Steiltyp: Physiologisch in Ableitung II, III und aVF.
  - Indifferenztyp: Ggf. kleine Q-Zacke in allen Extremitätenableitungen.

Hinweis: Q-Zacke tritt normalerweise *nie* in den Ableitungen V_1–V_2 auf.

- **Pathologische Q-Zacke:**
  - Bei Myokardinfarkt = Pardée-Q: > 1/4 R, ≥ 40 ms.
  - Sagittaltyp bei Cor pulmonale, rechtsventrikulärer Hypertrophie, Trichterbrust, Asthenikern: Q in I, II und III (< 40 ms und < 1/4 der R-Amplitude).
  - S_IQ_{III}-Typ: S in I, Q in III (im Verlauf! → H.a. akute Rechtsherzbelastung).
  - Hypertrophie-Q: Betonte Q-Zacken in den Ableitungen V_1, V_2, V_3–V_5 (jedoch meist schmaler als das Infarkt-Q).
  - Hemiblock: *LAH* → evtl. Q in V_1–V_3; *LPH* → ggf. Q in II, III und aVF.

R-Zacke, S-Zacke

- **R-Zacke** (erste positive Schwankung des QRS-Komplexes *a)* nach der Q-Zacke; *b)* bei fehlender Q-Zacke nach dem Ende der PQ-Strecke): In V_1 erhöht (> 0,7 mV) bei Rechtshypertrophie, in V_5, V_6 (> 2,6 mV) bei Linkshypertrophie.
- **S-Zacke** (erste negative Schwankung des QRS-Komplexes nach der R-Zacke):
  - *Normwerte:* Dauer ≤ 60 ms, Tiefe *a)* Extremitäten: Variabel je nach Lagetyp; *b)* Brustwand: Fließender Übergang mit tiefsten S-Zacken in V_1 und V_2.
  - *Vorkommen:* Inkompletter/kompletter RSB (s. u.), rechts- und linksventrikuläre Hypertrophie (s. u.), S_IQ_{III}-Typ (s. o.); Sagittaltyp (s. S.).

QRS-Komplex

- **Grundlagen:**
  - *Nomenklatur:* Große/kleine Amplituden = große/kleine Buchstaben. Eine zweite R- bzw. S-Zacke wird mit R bzw. S bezeichnet. Ausschließlich negative Komplexe werden als QS-Komplexe bezeichnet.
  - *Normwert:* QRS-Dauer (Breite): 80 – 100 ms
- **Hypertrophiezeichen:**
  - *Rechtsherzhypertrophie:* Steil- bis Rechtstyp. In V_1 R > 0,7 mV und S < 0,3 mV; P dextroatriale. Repolarisationsstörungen. *Sokolow-Lyon-Index:* $R_{V1} + S_{V5}$ > 1,05 mV (selten erreicht!)
  - *Linksherzhypertrophie:* Linkstyp. Hohes R in I, aVL, V_5, V_6. Tiefes S in V_1–V_3. Repolarisationsstörungen. *Sokolow-Lyon-Index :* $R_{V5} + S_{V1}$ > 3,5 mV.
- **Kompletter Schenkelblock (QRS-Komplex-Dauer ≥ 120 ms):**
  - *Rechtsschenkelblock (RSB)*; (Rhythmus + Frequenz sind normal):
    - V. a. in V_1 QRS-Aufsplitterung (rSR, RsR, rR); in V_5, V_6 schlankes R.
    - S in I, aVL, V_5, V_6 breit und plump.
    - Oberer Umschlagspunkt (OUP) in V_1 > 30 ms.
    - ST-Senkung, T-Negativierung (v. a. in V_1, V_2).

3.2 EKG-Differentialdiagnose

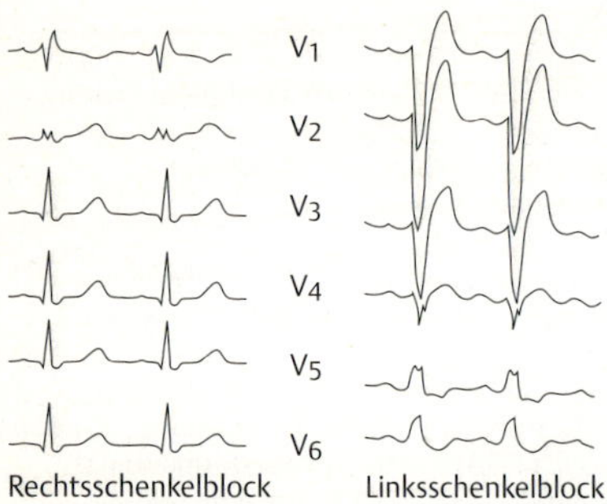

Abb. 8 Rechts- und Linksschenkelblock im EKG

- *Linksschenkelblock (LSB)*; (Rhythmus + Frequenz sind normal):
  - Ausgeprägte Kerbung bzw. M-förmige Aufsplitterung.
  - OUP > 50 ms in V_4–V_6.
  - Tiefes S in III, aVF, V_1–V_3, V_{r3} und V_{r4}.
  - ST-Streckensenkung/-hebung, negatives T.

➤ **Inkompletter Schenkelblock (= QRS-Komplex-Dauer ≥ 100 und < 120 ms):**
- *Inkompletter RSB:* Häufige Normvariante! EKG-Kennzeichen wie bei komplettem RSB. Weniger ausgeprägte Erregungsrückbildungsstörungen.
- *Inkompletter LSB:* Wie bei komplettem LSB. Weniger ausgeprägte Erregungsrückbildungsstörungen.

➤ **Linksanteriorer Hemiblock** (LAH; bei KHK, kongenital): Überdrehter Linkstyp (*DD z. B. Linkshypertrophie, Hinterwandinfarkt*), normale QRS-Dauer (< 100 ms); qR in I und aVL; rS in II, III und aVF; niedriges R in V_1–V_3, evtl. Q in V_1–V_3. Repolarisationsstörungen (ST-Strecke ↑/↓, T-Wellen-Veränderungen).

➤ **Linksposteriorer Hemiblock (LPH):** Überdrehter Rechtstyp, Rechtstyp (evtl. Lagetypänderung; *DD Rechtsherzbelastung!*). Normale QRS-Dauer; rS in I und aVL; qR in II, III und aVF. OUP in aVF > 0,045 s.

➤ **Bifaszikulärer Block:** LAH + RSB (bei normaler links-post. Leitung nur selten höhergradige Blockierung) *oder* LPH + RSB (schlechte Prognose) *oder* LSB.

➤ **Bifaszikulärer Block + AV-Block** (→ relative SM-Indikation): AV-Block I°/II° + LSB *oder* AV-Block I°/II ° + RSB + LAH *oder* AV-Block I°/II° + RSB + LPH.

➤ **Oberer Umschlagpunkt (OUP)** = Beginn der endgültigen Negativitätsbewegung. Gemessen wird vom Beginn der Q-Zacke bis zum OUP. Ein verspäteter OUP ist Ausdruck einer Erregungsverspätung, häufig erstes Zeichen eines beginnenden Schenkelblockbildes → Verlaufskontrollen durchführen!

➤ **QRS-Knotung:**
- *Physiologisch* bei normaler QRS-Breite.
- *Pathologisch mit Verlängerung der QRS-Dauer:* Beginnende intraventrikuläre Erregungsleitungsstörung.
- *Fokalblock* = Kerbung in 1 – 2 Ableitungen (fakultativ verspäteter OUP bei normal breitem QRS-Komplex).

- **QRS-Amplitude ↓:**
  - *Periphere Niedervoltage* (low voltage): In Ableitung I, II und III je ≤ 0,5 mV.
  - *Zentrale Niedervoltage:* Zusätzlich zur peripheren Niedervoltage in den Brustwandableitungen jeweils ≤ 0,6 mV.
  - *Ursachen:* Perikarderguß, Pleuraerguß, Pleuraschwarte, Adipositas, Lungenemphysem, Myxödem, Pneumothorax, Myokardschäden.
- **QRS-Amplitude ↑:**
  - Physiologisch bei Sympathikotonus, Asthenikern.
  - Pathologisch bei links- und rechtsventrikulärer Hypertrophie.
- **Wechselnde QRS-Amplitude (QRS-Alternans):**
  - *Kennzeichen:* QRS-Amplitude wechselt bei erhaltener elektrischer Achse und Grundfrequenz von einer Aktion zur anderen.
  - *Ursachen:* Perikarderguß („swinging-heart-syndrome"), orthodrome Reentry-Tachykardien bei WPW-Syndrom, AV-Knoten-Tachykardien.
- **QRS-Ausrichtung (→ RS-Umschlag):** Normal in V_3–V_4, in den Extremitätenableitungen lagetypabhängig.

ST-Strecke

- **Grundlagen:** Normal isoelektrische Linie (Nullinie).

J-Punkt: Ende der S-Zacke (= „Knickpunkt" am Übergang zur ST-Strecke)!

- **ST-Strecken-Senkung:**
  - *Physiologisch:*
    - Horizontal. In den Extremitätenableitungen ≤ 1 mm (0,1 mV), in V_4–V_6 ≤ 5 mm (0,5 mV) unterhalb der PQ-Strecke (als Referenz).
    - Aszendierend bei Sinustachykardie bzw. unter Belastung.
  - *Pathologisch:*
    - Deszendierend bei KHK, Hypertrophie, Blockbildern, K^+ ↓, Digitalis.
    - Muldenförmig unter Digitalismedikation („normale NW).
    - Horizontal (> 1 mm) bei KHK, unter Belastung, Digitalis.
    - Konvexbogig bei KHK, Blockbildern, Hypertrophie.
- **ST-Strecken-Hebung:**
  - *Physiologisch – frühe Repolarisation:* Erhöhter Abgang der ST-Strecke aus dem J-Punkt, v. a. bei jungen Patienten bzw. vegetativ bedingt.
  - *Pathologisch:*
    - Plateauförmig, z. B. bei Myokardinfarkt, ausgehend vom absteigenden Schenkel von R.
    - Konkav, z. B. bei Perikarditis (selten > 0,2 mV) ausgehend vom aufsteigenden Schenkel der S-Zacke.
    - Konvex, z. B. bei Myokard-Aneurysma (T negativ; breite, tiefe Q-Zacken).

T-Welle

- **Grundlagen:** Entspricht der Repolarisation des rechten und linken Ventrikels. Normal ist der Anstieg flacher als der Abfall (→ asymmetrisch).
- **Flach:** Physiologisch bei Untrainierten; unter Digitalismedikation.
- **Positiv:** Physiologisch in II, III, aVL, aVF und V_1–V_3 positiv.

3.2 EKG-Differentialdiagnose

- **Negativ:**
  - *Physiologisch* in aVR, als präterminal negative T-Wellen in nur einer Ableitung, gelegentlich bei jungen Frauen, nach Hyperventilation, nach Tachykardien (Posttachykardie-Syndrom).
  - *Pathologisch* = gleichschenklig negative T-Wellen – Ursachen:
    - Kardial: Akuter Angina-pectoris-Anfall (Vergleich zum Vor-EKG!), akuter Myokardinfarkt, akute Lungenembolie, Schenkelblock, Perikarditis, Myokarditis, hypertrophe obstruktive Kardiomyopathie, Mitralklappenprolaps, Wolff-Parkinson-White(WPW)-Syndrom.
    - Extrakardial: Akute Pankreatitis, Hämodialyse, zerebrovaskuläre (Hirndruck, Blutungen), endokrine (Hypothyreose), neuromuskuläre Erkrankungen (Friedreich-Ataxie), Kollagenosen.
- **Diskordanz:** Andere Ausrichtung als der QRS-Komplex?
- **Hoch positiv:**
  - *Asymmetrisch:* z.B. bei Vagotonie und Bradykardie.
  - *Symmetrisch:* Bei Hyperkaliämie; als Erstickungs-T im initialen Herzinfarktstadium (vgl. S. 11), Linksherzhypertrophie.
- **Flach:** Bei Hypokaliämie, Myokarditis/Myokardschäden, Myokardbeteiligung bei Systemerkrankungen oder Speicherkrankheiten, Koronarinsuffizienz, orthostatischer Dysregulation.
- **Terminal negativ:** Im Zwischenstadium des Myokardinfarktes (gleichschenkelig negativ), bei Myokarditis, Perikarditis, Intoxikationen.
- **Präterminal negativ:** In nur 1 Ableitung = physiologisch; in > 1 Ableitung bei Linksherzhypertrophie, Koronarinsuffizienz, orthostatischer Dysregulation.

QT-Zeit

- **Grundlagen:** Beinhaltet die Depolarisation und Repolarisation der Kammern.
- **Normwerte:** HF-abhängig → Frequenzkorrektur nötig (= QT_c) nach der Formel nach Bazett. QT_c-Normwert: 350 – 440 ms (s. S.).
- **QT-Zeit ↑ :**
  - *Erworben:* Antiarrhythmika oder andere Medikamente (z.B. Antidepressiva, Erythromycin), Elektrolytstörungen (Ca^{2+} ↓ , K^+ ↓), Myokarditis, Perikarditis, Linkshypertrophie, Schenkelblock, Vagotonie, Hypothyreose.
  - *Angeboren:* Romano-Ward-Syndrom (ohne kongenitale Taubheit), Jervell-Lange-Nielsen-Syndrom (mit kongenitaler Taubheit).
- **QT-Zeit ↓ :** Bei Ca^{2+} ↑ , Digitalis, Sympathikotonus (z.B. Fieber, Hyperthyreose).

U-Welle

- **Grundlagen:** Fakultative Schwankung nach der T-Welle, am besten erkennbar in II, aVL, V_2–V_3 (gleiche Polarität wie T-Welle; häufig als TU-Verschmelzungswelle). Die genaue QT-Zeit-Bestimmung ist dann erschwert.
- **Vorkommen:** QT-Syndrome, Vagotonie, Bradykardien, Hypokaliämie, Mitralklappenprolaps, Subarachnoidalblutung, Hirntumor.
- **Klinische Bedeutung** im wesentlichen bei verlängerter QT-Zeit.

J. Heine, M. André

Grundlagen

- **Indikationen:**
  - Kontinuierliche invasive Blutdruckmessung (hämodynamisch instabile Patienten, größere operative Eingriffe mit Volumenverschiebungen, Risikopatienten, Schock).
  - Gewinnung arterieller Blutproben für Blutgasanalysen.
- **Kontraindikationen:**
  - Infektion/Wunde im Bereich der Punktionsstelle.
  - Erhöhte Blutungsneigung (relative Kontraindikation!).
  - Pathologischer Allen- oder Brodsky- Test (bei Punktion der A. radialis, s. S. 20).
- **Risikofaktoren:** pAVK, endogene oder medikamentöse Vasokonstriktion, arterielle Embolien, thoracic-outlet-Syndrom.
- **Geeignete Punktionsstellen + Bewertung:**
  - A. radialis: Guter Kollateralkreislauf.
  - A. femoralis: Höheres Infektionsrisiko.
  - A. dorsalis pedis (Rarität): Überhöhung der systolischen Werte, *cave* Diabetiker!
  - A. brachialis: Schlechte Kollateralisierung, deshalb nur, wenn die anderen Gefäße nicht punktiert werden können.
- **Liegedauer:** Es gibt kein zeitliches Limit, Katheter erst wechseln bei Infektionszeichen oder Funktionsverlust (nicht mehr rückläufig, kein Drucksignal).

Allgemeines Vorgehen

- Information und Aufklärung des wachen Patienten.
- Hautdesinfektion, sterile Handschuhe, steriles Abdecken mit Lochtuch.
- Bei wachen Patienten ausreichend Lokalanästhesie (z. B. 2 ml Lidocain 2 %) durch Hautquaddel (aber: Zu große Lokalanästhesie-Depots schaffen unübersichtliche Verhältnisse!).
- Spezielles Vorgehen bei den einzelnen Gefäßen s. u.
- Bei korrekter intravasaler Lage ist ein leichter, widerstandsloser Vorschub des Seldinger-Drahtes (mit dem weichen Ende voran) durch die Kanüle möglich (zur *Seldinger-Technik* s. Abb. 9).
- Kanüle über Seldinger-Draht zurückziehen und entfernen.
- Katheter auf Seldinger-Draht auffädeln.
- Den Katheter erst einführen, wenn das äußere Ende des Seldinger-Drahtes während des Kathetervorschubes sicher zu fassen ist.

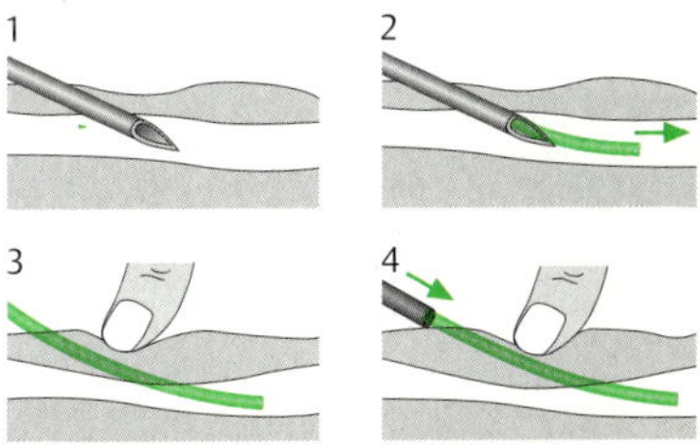

Abb. 9 Seldinger-Technik

3.3 Arterielle Kanülierung

- Sorgfältige Fixierung (evtl. annähen).
- Unmißverständliche und deutliche Kennzeichnung als arteriellen Zugang („Arterie“, rote Verschlußstöpsel und Dreiwegehähne)!

Hinweis: Für die Kanülierung der A. radialis können alternativ zur Seldinger-Technik auch Venenverweilkanülen (20 G) verwendet werden.

A. radialis

- **Überprüfung eines ausreichenden ulnaren Kollateralkreislaufs:**
  - *Allen-Test:* A. radialis und A. ulnaris der hochgehaltenen Hand bei festem Faustschluß gleichzeitig abdrücken. Nach dem Erblassen der Hand nur A. ulnaris freigeben. Reperfusion ≤ 15 Sekunden spricht für eine ausreichende arterielle Versorgung der Hand über die A. ulnaris (= Allen-Test negativ).

    Beachte: Falsch negative Ergebnisse für den Allen-Test sind beschrieben, der Brodsky-Test ist aussagekräftiger!
  - *Brodsky-Test:* Sensor eines Pulsoximeters auf Daumenkuppe anbringen, Pulskurve darstellen. Kompression der A. ulnaris und A. radialis. Nach Freigabe der A. ulnaris muß Pulskurve wieder sichtbar sein.
- **Spezielles Vorgehen** (s. Abb. 10):
  - Bei Rechtshändern Punktion der linken A. radialis bevorzugen.
  - Supinierte Hand überstrecken und durch Unterlegen von Zellstoff fixieren (z. B. mit Klebeband).
  - A. radialis mit der Spitze des Zeige- und Mittelfingers der nicht punktierenden Hand in ihrem Verlauf proximal des Radiusköpfchens palpieren.

  Beachte: Möglichst weit distal punktieren, um bei Fehlversuch nochmals weiter proximal punktieren zu können!
  - Kanüle (20 G) in einer gedachten Verlängerung der A. radialis nahe dem Lig. carpale in einem Winkel von 30 – 40° langsam auf die Arterie vorschieben.
  - Sobald arterielles Blut zurückfließt (pulsatiler Fluß), sofort Kanüle senken (Einstichwinkel verkleinern). Weiteres Vorschieben ist bei arterieller Punktion nicht erforderlich.
  - Die Durchstichtechnik ist bei Erwachsenen akzeptabel.

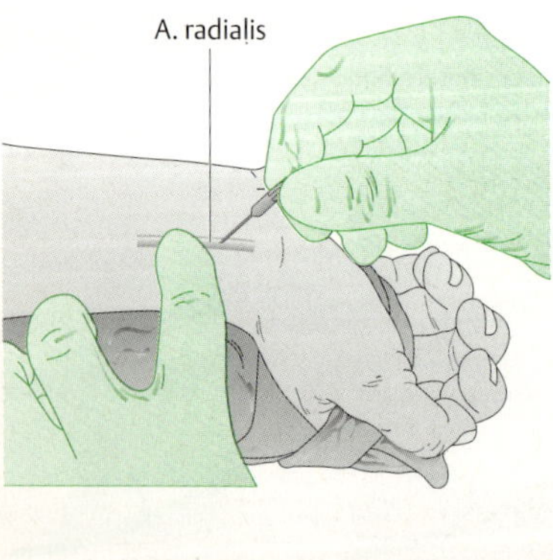

Abb. 10 Punktion der A. radialis

A. femoralis

- **Allgemeines Vorgehen** s. S. 19.
- **Spezielles Vorgehen:**
  - Bein in der Hüfte strecken, Oberschenkel leicht abduzieren und außenrotieren, ggf. Rasur.
  - A. femoralis mit Zeige- und Mittelfinger der nicht punktierenden Hand unterhalb des Lig. inguinale in ihrem Verlauf palpieren. (*IVAN* = *I*nnen, *V*ene, *A*rterie, *N*erv).
  - Kanüle (20 G, 18 G) im 45°-Winkel auf die A. femoralis vorschieben.
  - Die A. femoralis liegt meist in 3 – 5 cm Tiefe.
  - → Weiteres Vorgehen = Seldinger-Technik (s. Abb. 9 S. 19).

A. brachialis

- **Allgemeines Vorgehen** s. S. 19.
- **Spezielles Vorgehen:**
  - ***Achtung:*** Endarterie, keine Kollateralisierung! Nur indiziert, wenn die Punktion anderer Arterien nicht möglich ist!
  - Nicht-dominanten Arm bevorzugen, Arm abduzieren und leicht überstrecken.
  - A. brachialis mit Zeige- und Mittelfinger der nicht punktierenden Hand in der Ellenbeuge in ihrem Verlauf palpieren.
  - Kanüle in spitzem Winkel auf die A. brachialis zuführen, sobald arterielles Blut zurückfließt, Seldinger-Draht einführen oder Verweilkanüle vorschieben (bei korrekter intravasaler Lage leicht und widerstandslos möglich).
  - Bei Seldinger-Technik Katheter über Seldinger-Draht einführen (s. Abb. 9 S. 19).

Komplikationen + Akuttherapie

- Blutung: Bildet sich während der Punktion an der Eintrittsstelle ein Hämatom, Kanüle sofort entfernen, Punktionsstelle mit sterilem Tupfer komprimieren und nach einigen Minuten erneut proximal versuchen oder andere Arterie wählen.
- Thrombose: Die Inzidenz steigt mit Liegezeit, Katheterlumen, fehlender kontinuierlicher Spülung. *Maßnahmen:* Katheter unter Aspiration entfernen, Vollheparinisierung, engmaschige Überwachung auf Ischämiezeichen; bei Ischämie evtl. Thrombolyse oder chirurgische Intervention erwägen.
- Infektion.
- Verletzung benachbarter Strukturen (Nerven, Venen).
- Aneurysma (insbesondere bei Punktion der A. femoralis).
- Diskonnektion.
- Zerebrale Luftembolie (Luft im Spülsystem; v. a. bei Kindern gefährlich!).
- Arterienverschluß mit ischämischen Nekrosen → siehe Thrombose.

Versehentliche intraarterielle Injektion – Klinik + Vorgehen:
- *Symptomatik:* Abblassen der Extremität, Verlust des Pulsoxymetersignals, Schmerzen, Parästhesien.
- *Vorgehen:*
  - Kanüle/Katheter belassen.
  - Intraarterielle Lidocain- oder Kortisongabe erwägen.
  - Ausschaltung der sympathischen Innervation durch Plexusblockade (Plexus brachialis bei A. radialis) erwägen.
  - Sofortige Kontaktaufnahme mit Gefäßchirurgie (konsiliarische Mitbetreuung, Dopplersonographie, ggf. weitere Maßnahmen).

3.4 Arterielle Blutdruckmessung

J. Heine, M. André

Grundlagen

➤ **Definitionen, altersabhängige Normwerte:**
- *Systolischer arterieller Druck (SAP):* 100 – 150 mm Hg.
- *Diastolischer arterieller Druck (DAP):* 60 – 90 mm Hg.
- *Mittlerer arterieller Druck (MAP):* Produkt aus Fluß (cardiac output, Herzzeitvolumen) und Widerstand (SVR, systemischer Gefäßwiderstand): MAP = CO × SVR. Normwerte: 80 – 100 mm Hg (näherungsweise: DAP + [SAP – DAP] ÷ 3).

Hinweis: Der systolische Druck wird zur Peripherie hin höher (die sytolische Druckdifferenz von Aorta zu A. dorsalis pedis beträgt 15 – 20 mmHg), der MAP bleibt aber unverändert (s. Abb. 11).

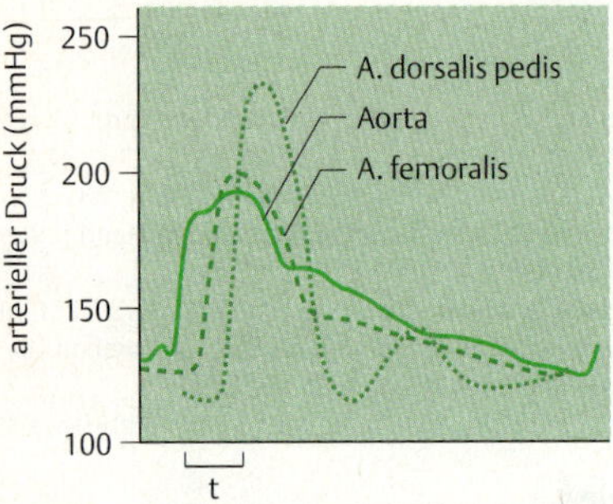

Abb. 11 Arterielle Druckkurven in Abhängigkeit von der Entfernung zum Herzen

Nichtinvasive Blutdruckmessung

➤ **Methoden:**
- *Meßmethode nach Korotkow* mit Armmanschette (2/3 des Oberarmes oder Oberschenkels müssen durch die Luftkammer bedeckt sein). Beginn der Korotkow-Töne = systolischer, Verschwinden der Töne = diastolischer Wert).
- *Automatische oszillometrische Blutdruckmessung:* Elektronische Auskultation und oszillometrische Registrierung des systolischen und diastolischen Blutdruckwertes in vorwählbaren Zeitabständen über eine sich automatisch aufblasende Oberarm- bzw. Oberschenkelmanschette.

➤ **Nachteil:** Keine „Beat To Beat“ Messung, deshalb ist eine kontinuierliche Überwachung unmöglich.

➤ **Fehlerquellen:** Falsche Manschettengröße (zu klein → falsch hohe diastolische Werte), schlecht hörbare Korotkow-Töne (RR falsch niedrig, v. a. bei Hypotension und ausgeprägter Herzinsuffizienz), Auskultation bzw. oszillometrische Messung erfolgt nicht über der Arterie (RR falsch niedrig), Messung erfolgt an hängender Extremität (RR falsch hoch).

Invasive arterielle Blutdruckmessung

- **Vorteile:**
  - Kontinuierliche „Online"-Messung.
  - Arterielle Blutproben für Blutgasanalysen stehen jederzeit zur Verfügung.
- **Indikationen:**
  - Risikopatienten, die einer kontinuierlichen arteriellen Blutdrucküberwachung bedürfen.
  - Stark schwankende Blutdruckwerte.
  - Katecholamintherapie.
  - Schockzustände mit nichtinvasiv nur unzureichend meßbaren Blutdruckwerten.
- **Meßprinzip** (s. Abb. 12):
  - Ein arterieller Katheter ist über ein luftleeres, mit isotoner Kochsalzlösung gefülltes dünnlumiges Schlauchsystem mit einem Druckwandler verbunden. Im Druckaufnehmer werden die ankommenden Druckwellen über eine Membran in elektrische Impulse umgewandelt, die dann über einen Verstärker auf einem Monitor als Kurve sichtbar werden.

  Beachte: Auf luftleeres Schlauchsystem achten! (Gefahr der Luftembolie beim Spülen [bei Kindern besonders hoch], der Signaldämpfung sowie der Verfälschung von Blutgasen).
  - Der Druckaufnehmer ist mit einem unter Druck (300 mmHg) stehenden Spülsystem verbunden (zum Offenhalten des Systems), das ebenfalls mit isotoner Kochsalzlösung gefüllt ist und dem Heparin (1 IE Heparin/ml) zugesetzt werden sollte (bessere Durchgängigkeit und damit verbesserte Druckmessung).
  - *Eichung, Nullabgleich:*
    - Prinzip: Vor der Messung muß der Druckaufnehmer auf Höhe des rechten Vorhofes (2/5 des sagittalen anterior-posterioren Thoraxdurchmessers) geeicht (= Nullabgleich) und der Verstärker auf den zu messenden Bereich (z. B. bis 200 mmHg) kalibriert werden. Bei Patienten mit erhöhtem intrakraniellem Druck erfolgt der Nullabgleich auf Höhe des Kopfes (äußerer Gehörgang), um den zerebralen Perfusionsdruck abschätzen zu können.
    - Vorgehen: Zum Nullabgleich Dreiwegehahn am Transducer öffnen, um eine offene Verbindung zwischen Druckwandler und Raumluft zu schaffen.
    - Wann, wie häufig Nullabgleich? → Nach jedem Neuanschluß, nach jedem Systemwechsel, nach Wechsel des Monitors.
  - Systolischer und diastolischer Druck werden gemessen, der mittlere arterielle Druck wird aus der Kurvenfläche berechnet.
- **Blutentnahmen aus dem System:** Für BGAs gut geeignet, danach über angeschlossenes Spülsystem (s. o.) System wieder freispülen.
- **Vorgehen bei Thrombosierung:** Theoretisch nur Aspiration erlaubt.
- **Fehlerquellen:**
  - *Fehlerhafter Nullabgleich:* Zu niedrige/hohe Werte bei Eichung unter/über Vorhofniveau.
  - *Anliegen des arteriellen Katheters, Luftblasen:* Gedämpfte Kurve mit zu niedrigen systolischen und zu hohen diastolischen Werten → spülen und, wenn ohne Erfolg, Lage des Katheters verändern.
  - *Überlänge der Zuleitung (> 100 cm):* „Schleuderzacken" mit zu hohen systolischen Werten → Verbindung Katheter–Druckwandler kürzen (wenn möglich).

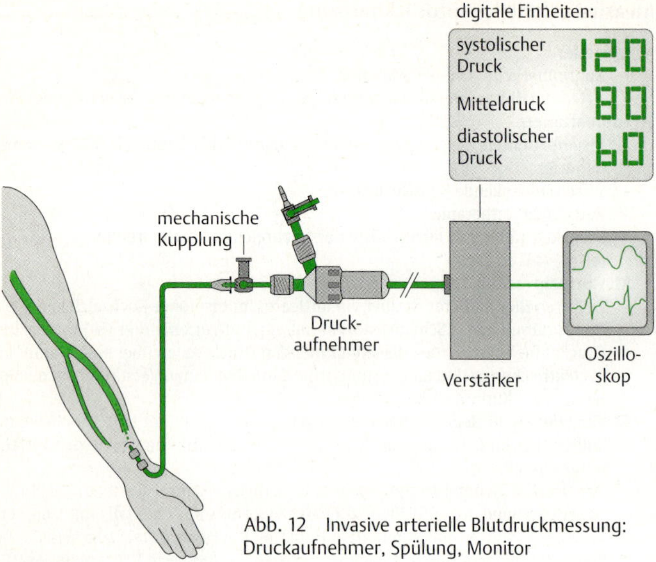

Abb. 12 Invasive arterielle Blutdruckmessung: Druckaufnehmer, Spülung, Monitor

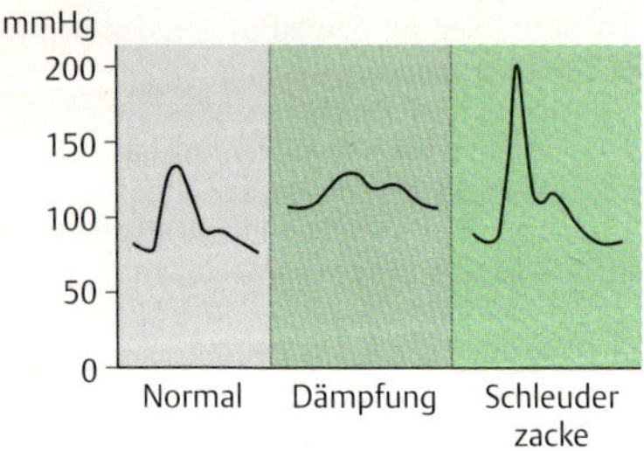

Abb. 13 Fehlerquellen bei invasiver arterieller Blutdruckmessung

3.5 Zentralvenöser Katheter, zentraler Venendruck

J. Heine, M. André

Grundlagen

- **Indikationen:**
  - Infusion hyperosmolarer Lösungen (z.B. hochprozentige Glukose bei parenteraler Ernährung, kolloidhaltige Flüssigkeiten) oder von anderen venenreizenden Substanzen (z.B. Chemotherapie, Katecholamine).
  - Venöser Zugang in Notfallsituationen, wenn periphere Venenpunktionen nicht oder nur unzureichend möglich sind.
  - Messung des zentralen Venendruckes (s.S. 31).
  - Beurteilung der Druckwerte im Bereich des rechten Herzens (s.S. 33).
  - Anlage eines passageren Schrittmachers.
- **Kontraindikationen:**
  - Schwere Gerinnungsstörungen (wenn ZVK unbedingt erforderlich, dann wegen besserer Kompressionsmöglichkeit Armvene oder V. jugularis ext./int. bevorzugen). *Grenzwerte („50–50–50"):* PTT < 50 sek, Quick > 50%, Thrombos > 50000/µl.
  - Infektion im Bereich der Punktionsstelle.
  - KI für V. subclavia-Punktion: Vorausgegangener Punktionsversuch der Gegenseite ohne sicheren Ausschluß eines Pneumothorax, ausgeprägtes Lungenemphysem.
  - KI für V. jugularis interna-Punktion: Vorausgegangener Punktionsversuch der Gegenseite mit akzidenteller Punktion der A. carotis und relevanter Hämatombildung (= sichtbares oder tastbares Hämatom).

  Hinweis: Eine bekannte kontralaterale Karotisstenose ist keine KI!
- **Liegedauer, Katheterentfernung:** ZVK immer bei lokaler oder systemischer Infektion entfernen; grundsätzlich Katheterspitze in die Mikrobiologie schicken!
- **Punktionsstellen:** s. Tab. 5.

Tabelle 5 Vor- und Nachteile der verschiedenen Punktionsorte für die ZVK-Anlage

Gefäß	Vorteil	Nachteile
V. basilica, cephalica	– kein Pneumothoraxrisiko – Blutungsgefahr minimal	– zentrale Plazierung häufig schwierig – keine großlumigen Katheter – Thrombophlebitis
V. jugularis externa	– Gefäß sichtbar – geringes Risiko für arterielle Punktion und Pneumothorax	– zentrale Plazierung häufig schwierig
V. jugularis interna	– meist sicher zu punktieren – sichere zentrale Plazierung – Pneumothoraxrisiko gering	– Punktion der A. carotis mit Gefahr der Fistelbildung – Stellatum-Blockade (Horner-Syndrom) – von wachen Pat. schlecht toleriert

Fortsetzung Tabelle 5, S. 26 ▸

Tabelle 5 Fortsetzung

Gefäß	Vorteil	Nachteile
V. jugularis interna	– Blutung komprimierbar	– V. jug. int. links: Ductus-thoracicus-Verletzung
V. subclavia	– auch im Schock gut zu punktieren, knöcherne Leitstruktur – hohe Erfolgsquote für zentrale Plazierung	– Pneumothorax (am höchsten bei supraklavikulärem Zugang) – A. subclavia-Punktion – Hämatothorax (cave Gerinnungsstörungen) – Blutung nicht komprimierbar
V. femoralis	– kein Pneumothoraxrisiko – auch im Schock meist gut zu punktieren – Blutung komprimierbar	– Thromboserisiko relativ hoch – Infektionsrisiko erhöht – Fehlpunktion der A. femoralis mit Aneurysma- bzw. AV- Fistelbildung – Hüft-/Beinbewegung eingeschränkt – Röntgenkontrolle schlecht zu beurteilen – ZVK-Messung nicht sicher möglich – nur als ultima ratio, wenn andere Punktionsstellen nicht möglich sind

Allgemeines Vorgehen

- **Bei wachen Patienten ausführliche Aufklärung** (auch während der Punktion mit dem Patienten reden und das Vorgehen erklären).
- **Lagerung des Patienten:** Bevorzugt Trendelenburg-Lagerung mit um 15 – 25° gesenktem Oberkörper (bessere Venenfüllung, Prophylaxe von Luftembolien).
- **Infusion:** Bei dehydrierten Patienten sollten vor der Punktion 500 – 1000 ml einer kristalloiden Lösung infundiert werden (wenn möglich).
- **EKG-Überwachung:** Dringend zu empfehlen – durch den Seldinger-Draht werden häufig VES ausgelöst.
- **Infektionsprophylaxe:** Gründliche Hautdesinfektion, Haube, Mundschutz, steriler Kittel und Handschuhe, Umgebung der Punktionsstelle großzügig mit Tüchern oder Lochtuch (mind. 100 × 150 cm) steril abdecken, damit eine Kontamination von Seldinger-Draht oder Katheter ausgeschlossen ist.
- **Lokalanästhesie** (bei wachen Patienten): 5 – 10 ml 1 %iges Lidocain.

- **Punktion des Gefäßes mit Hilfsperson** (gefäßspezifische Details s. u.), Seldinger-Draht einführen, Katheter vorschieben und sorgfältig fixieren (i.d.R. Annaht), vor Verwendung des ZVK obligat Lagekontrolle durchführen.
- **Lagekontrolle:**
  - *Intrakardiale EKG-Ableitung mit hochprozentiger (10%) NaCl-Lösung:* Katheter bewußt intraatrial plazieren bis zum Auftreten von hohen, zeltförmigen P-Wellen → Katheter zurückziehen, bis sich die P-Welle wieder unauffällig darstellt (Nachteil: Funktioniert nicht bei Vorhofflimmern/-flattern, kein Pneumothoraxausschluß).
  - *Röntgen-Thorax:* Katheterspitze soll sich in Höhe der Carina auf die V. cava superior projizieren. Auf Pneumothorax achten (*cave* ggf. erst nach Latenz von mehreren Stunden erkennbar! Bei Liegendaufnahmen ventral zu erwarten!). Nach Subklavia-Punktion immer in Exspirationsstellung!

Achtung: Auch bei Gefäßperforation mit extravasaler Lage kann sich die Katheterspitze im Röntgenbild auf die V. cava superior projizieren!

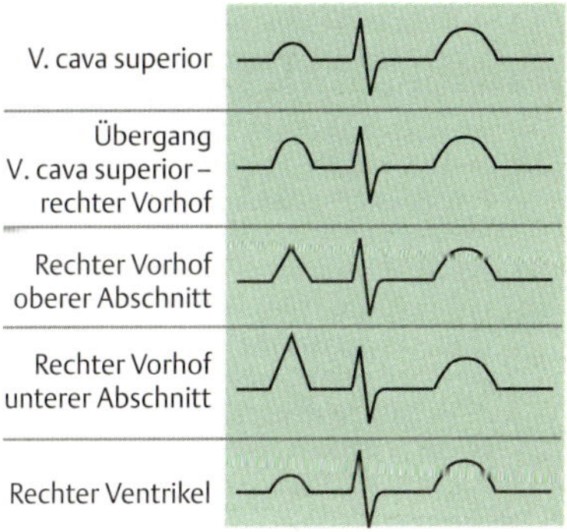

Abb. 14 Intrakardiale EKG-Ableitung

- Anschluß des Katheters an Meßvorrichtung und Infusionslösung (NaCl 0,9%).
- Meßvorrichtung ausrichten (z. B. Thoraxlineal, rechter Vorhof = 0 cm, entspricht 3/5 des Abstandes von der Wirbelsäule zum Sternum beim liegenden Patienten).
- Dreiwegehahn zum Patienten öffnen und Wert des atemabhängigen zentralen Venendruckes (ZVD) in cm Wassersäule (s. S. 31) ablesen.

V. cephalica, V. basilica

- Vorteile, Nachteile, spezielle Indikationen s. Tab. 5.
- Lagerung: Arm überstrecken und außenrotieren.
- Vene mit Stauschlauch oder Manschette stauen und unter Sicht punktieren.

Hinweis: V. basilica bevorzugen (wegen des Verlaufs der V. cephalica)! Läßt sich der Katheter nicht über die V. axillaris hinaus vorschieben: Arm abduzieren und erneut versuchen.

- Spezielle Punktions-Sets verwenden!
- Punktionsort dort, wo die Vene gut tastbar ist (Blindpunktion ist kaum erfolgreich).

V. jugularis externa

- Vorteile, Nachteile, spezielle Indikationen s. Tab. 5.
- Punktionsort: Posterolateral des M. sternocleidomastoideus.
- Lagerung: Oberkörpertieflage, der Kopf ist überstreckt und leicht zur Gegenseite gedreht; der Zeigefinger der nicht punktierenden Hand staut und fixiert die Vene durch leichten Druck proximal der Einstichstelle.

Hinweis: Die Vene ist im Unterhautfettgewebe schlecht fixiert und neigt bei langsamem Nadelvorschub dazu, auszuweichen. Daher beherztes Zustechen (flacher Winkel)!

V. jugularis interna

- Rechte Seite bevorzugen (hier für Rechtshänder am einfachsten, links Mündung des Ductus thoracicus).
- Vorteile, Nachteile s. Tab. 5.
- **Anteriorer Zugang:**
  - *Lagerung:* Oberkörper-Tieflage, kleines Kissen unter die Schultern legen, Kopf leicht überstrecken, der Patient blickt geradeaus oder leicht zur Gegenseite.
  - In Höhe des Cricoids A. carotis im Verlauf mit drei Fingern der linken Hand palpieren. Während der Punktion keine Palpation der A.carotis.
  - Bei wachen Patienten Lokalanästhesie der Einstichstelle (nur ca. 2 – 4 ml Lidocain 0,5 – 1 % zur besseren Übersichtlichkeit!).
  - *Punktionsort, -richtung:* Mit Punktionsnadel und aufgesetzter steriler Spritze in Höhe des Cricoids unmittelbar lateral der A. carotis, am medialen Rand des M. sternocleidomastoideus einstechen und langsam und unter ständiger Aspiration in einem Winkel von 30° zur Haut paralell zur Wirbelsäule vorschieben.
  - Häufig findet sich die Vene (dicht an der A. carotis) bereits in 1 – 2 cm Tiefe und wird bei schnellem Kanülenvorschub unbemerkt durchstochen; deshalb in 3 – 4 cm Tiefe stoppen und Kanüle langsam unter Aspiration zurück ziehen.
  - Ist die Punktion nicht gelungen, Nadel zurückziehen und erneut über gleiche Punktionsstelle mit veränderter Stichrichtung mehr nach lateral versuchen.
- **Posteriorer Zugang:**
  - *Lagerung:* Oberkörper-Tieflagerung, kleines Kissen unter die Schultern legen, Kopf leicht überstrecken und etwas zur Gegenseite drehen.
  - A. carotis in Höhe des Schildknorpels palpieren.
  - Bei wachen Patienten Lokalanästhesie der Einstichstelle (s. o.).
  - *Punktionsstelle:* Kanüle mit aufgesetzter steriler Spritze etwa 1 cm posterior der Kreuzung von V. jugularis externa und M. sternocleidomastoideus einstechen.
  - *Punktionsrichtung:* Sternoklavikulargelenk, in 30° zur Hautoberfläche.
  - Unter ständiger Aspiration wird nach 3 – 5 cm die V. jugularis interna erreicht. Weiteres Vorgehen s. o.
- **Zentraler Zugang:**
  - *Lagerung:* Oberkörper-Tieflagerung, kleines Kissen unter die Schultern legen, Kopf leicht überstrecken, der Patient blickt geradeaus oder leicht zur Gegenseite.
  - Palpation und Identifikation der beiden Schenkel des M. sternocleidomastoideus.
  - Palpation der A. carotis in dem von beiden Schenkeln gebildeten Dreieck.

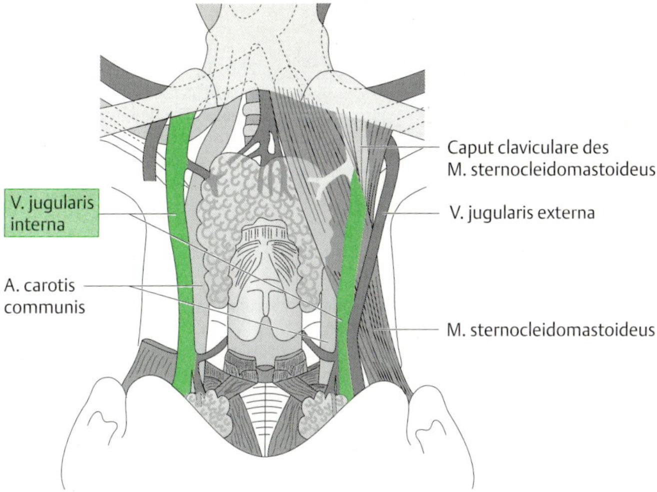

Abb. 15 Punktion der V. jugularis

- Bei wachen Patienten Lokalanästhesie von Einstichstelle und Subkutangewebe.
- *Punktionsstelle, -richtung:* Kanüle mit aufgesetzter Spritze an der Spitze des von beiden Mm. sternocleidomastoideus gebildeten Dreiecks einstechen (Winkel zur Haut ca. 30°), Stichrichtung parallel zur Wirbelsäule. Wenn die Vene verfehlt wird, die Kanüle unter Aspiration langsam zurückziehen und mit leicht nach lateral oder medial (hier Gefahr der Karotispunktion ↑) veränderter Stichrichtung erneut vorschieben.

V. subclavia

- Vorteile, Nachteile, spezielle Indikationen s. Tab. 5.
- **Lagerung:** Oberkörper-Tieflage, gerolltes Tuch zwischen die Schulterblätter legen, Schultern sollen entspannt „hinten unten liegen" („als wenn ein schwerer Koffer gezogen würde"), Arm leicht abduziert und außenrotiert lagern.
- **Supraklavikulärer Zugang:** Höchstes Pneumothoraxrisiko, deshalb vermeiden! (Wird deshalb hier nicht beschrieben).
- **Infraklavikulärer Zugang:**
  - Korrekte Lagerung wie oben beschrieben.
  - Großzügige Lokalanästhesie bis an das Klavikula-Periost.
  - *Punktionsstelle:* Etwa 1,5 – 2 cm unterhalb des Übergangs vom mittleren zum lateralen Klavikuladrittel.
  - *Punktionsrichtung:* Jugulum bzw. Sternoklavikulargelenk, bis zur Clavicula.
  - Bei knöchernem Kontakt Nadelspitze unter die Clavicula vorschieben, dabei ständigen Kochenkontakt halten.
  - Nach Überwinden eines Widerstandes (Ligamentum costoclaviculare) wird die V. subclavia in 4 – 6 cm Tiefe erreicht.

3.5 Zentralvenöser Katheter, zentraler Venendruck

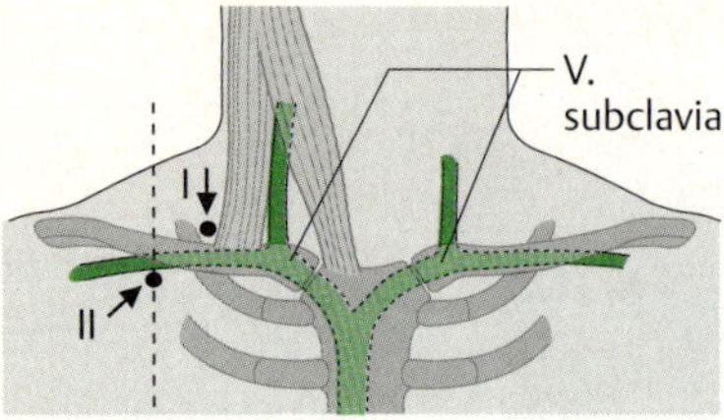

Abb. 16 Punktion der V. subclavia
I = supraklavikulärer Punktionsort (höchstes Pneumothoraxrisiko → vermeiden!)
II= infraklavikulärer Punktionsort (Zugang der Wahl)

Hinweis:
- Läßt sich die Nadel nicht unter das Schlüsselbein schieben, Arm durch Hilfsperson nach unten ziehen lassen.
- Wenn die Vene nicht auffindbar ist, Stichrichtung nach kranial (nicht nach dorsal!) verändern und dabei stets Kontakt zur Klavikula halten.
- *Immer nur auf einer Seite Punktionsversuch!*

V. femoralis

- **Anatomie:** Die Vene liegt medial der A. femoralis („IVAN" = Innen Vene Arterie Nerv).
- **Lagerung:** Flache Rückenlage, Bein der betreffenden Seite leicht außenrotiert. Rechtshänder stehen rechts, Linkshänder links seitlich neben dem Patienten.
- Bei wachen Patienten Lokalanästhesie der Einstichstelle und des Subkutangewebes (z. B. 2 – 4 ml Lidocain 2 %).
- Palpation und Identifikation der A. femoralis in der Leiste.
- **Punktion:** Kanüle mit aufgesetzter Spritze 1 – 2 cm kaudal der Beuge-Hautfalte in der Leiste unmittelbar medial der A. femoralis einführen (Winkel zur Haut 30 – 45°) und unter Aspiration nach kranial und leicht medial vorschieben.

Achtung: Die Spitze der Punktionskanüle niemals über das Leistenband hinaus nach kranial vorschieben (Gefahr eines retroperitonealen Hämatoms)!

Komplikationen

- Arterielle Gefäßverletzungen (Fehlpunktionen in 5 – 10 % der Fälle), Hämatome: Sofort für 5 – 10 min komprimieren.
- Nervenverletzungen (Fehlpunktionen).
- Luftembolie (in etwa 1‰ der Fälle): Kopftieflage, Kanüle mit Finger verschließen.
- Pleura- und Lungenverletzungen, Pneumothorax (in 1 – 5 % der Fälle): s. S. 400.
- Rhythmusstörungen: Lagekorrektur.
- Fehllagen.
- Bei liegendem Katheter: Thrombose, Infektion/Sepsis (in 0,5 – 10 % der Fälle), Katheterembolie durch Abscheren, AV-Fistel.

3.5 Zentralvenöser Katheter, zentraler Venendruck

ZVD-Messung (Zentraler Venendruck)

- **Definition „ZVD“:** Druck in der V. cava am Übergang zum rechten Vorhof.
- *Beachte:* Wird sowohl in *cm H_2O* als auch in *mm Hg* angegeben (Umrechnung: 1 cm H_2O = 0,74 mm Hg). Aussagekräftig ist vor allem der Verlauf des ZVD, weniger der Einzelwert!
- **Normbereich:** 1 – 10 mm Hg (Mittelwert 5 mm Hg) bzw. 2 – 12 cm H_2O.
- **Indikationen:** Schockzustände, zu erwartende größere Flüssigkeitsverschiebungen, Überwachung des Flüssigkeitshaushaltes.
- **Einflußfaktoren:** Druckschwankungen im Thorax (z. B. Spontanatmung, maschinelle Beatmung), erhöhter intrathorakaler Druck (z. B.: Husten, Pressen, PEEP-Beatmung, Pneumothorax), erhöhter intraabdomineller Druck (z. B. Adipositas, Schwangerschaft), erhöhter pulmonaler Widerstand (z. B. Lungenödem, Lungenembolie), erhöhter rechtsventrikulärer Druck (z. B. Herzrhythmusstörungen, Rechtsherzinsuffizienz).
- **Durchführung** am flach liegenden Patienten über einen zentral liegenden Venenkatheter (Ende der Katheterspitze im Bereich der V. cava superior vor dem rechten Vorhof). Zur Katheter-Anlage s. S. 26.
- **Meßmethoden:**
  - *Steigrohrmethode (Werte in cm H_2O):* Der Venenkatheter ist blasenfrei mit einem mit Infusionslösung (NaCl 0,9%) gefüllten Steigrohr verbunden, welches auf den rechten Vorhof kalibriert wurde. Die Wassersäule sinkt im Steigrohr bis auf den jeweiligen ZVD-Wert ab (ca, 1 – 2 min warten), wobei atemsynchrone Schwankungen des Wasserspiegels zu beobachten sind (bei Inspiration: *Abfall* unter Spontanatmung; *Anstieg* unter maschineller Beatmung).

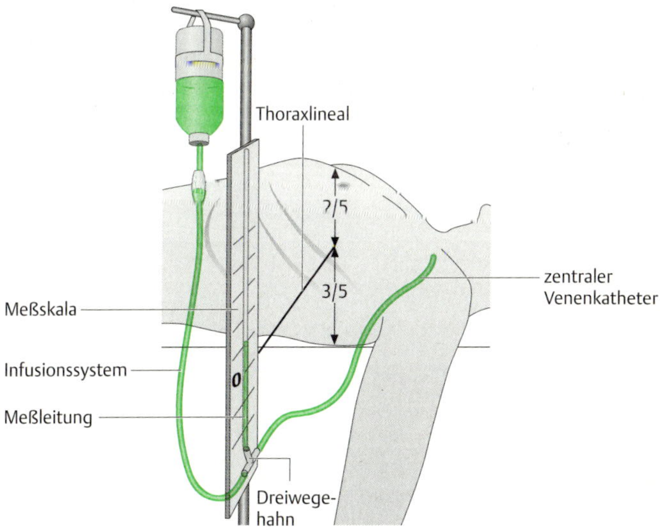

Abb. 17 ZVD-Messung

- *Druckaufnehmer (Werte in mm Hg): Kontinuierliche* Messung des ZVD mit Darstellung der Druckkurve auf einem Monitor (Methode wie invasive arterielle Druckmessung, s. S. 23), Nullabgleich des Druckwandlers auf Höhe des rechten Vorhofes und Kalibrierung des Verstärkers auf Niederdruckbereich (bis 30 mm Hg).

Beachte: Die Bestimmung von ZVD und Pulmonalarteriendruck sollte am Ende der Exspiration erfolgen, wenn der intrapleurale Druck nahe dem atmosphärischen Druck ist (kurzfristig ist auch eine Messung in Apnoe möglich).

Zentrale Venendruckkurve (s. Abb. 18)

➤ **Komponenten:** 3 positive (a, c, v) und 2 negative (x, y) Wellen, die in direkter Beziehung zum EKG stehen:
- *a-Welle:* Kontraktion des rechten Vorhofs.
- *c-Welle:* Vorwölben der Trikuspidalkappe zu Beginn der Ventrikelkontraktion.
- *x-Welle:* Erschlaffung des Vorhofs während Kammersystole.
- *v-Welle:* Füllung des rechten Vorhofs bei geschlossener Trikuspidalklappe.
- *y-Welle:* Füllung bei geöffneter Trikuspidalklappe.

ZVD-Befunde und mögliche Ursachen

➤ **ZVD-Erhöhung:**
- *Plötzlich:* Lungenembolie, Perikardtamponade, unkoordinierte Kontraktion von Vorhof und Ventrikel (akut aufgetretene AV-Blockierung, ventrikuläre Tachykardie, absolute Arrhythmie), Spannungspneumothorax.
- *Langsam, kontinuierlich:* Hypervolämie, Rechtsherzinsuffizienz, Erhöhung des Widerstands im pulmonalen Kreislauf (z. B. durch Lungenödem, ARDS), Linksherzinsuffizienz (sekundär), Venentonus (endogene oder exogene Katecholamine).

➤ **ZVD-Erniedrigung:** Hypovolämie (Blutvolumen, Extrazellulärflüssigkeit).

Temporärer Gefäßzugang zur Hämodialyse

➤ Siehe Kapitel zu Nierenersatzverfahren ab S. 222.

J. Heine, M. André

Grundlagen

- **Synonyme:** Swan-Ganz-Katheter, Balloneinschwemmkatheter.
- **Indikationen:**
  - Bestimmung der Widerstände im kleinen und großen Kreislauf.
  - Operationen mit erheblichen Volumenverschiebungen.
  - Steuerung der Volumentherapie im Schock.
  - Durchführung einer differenzierten Katecholamintherapie.
  - Kardiogener Schock (z. B. ausgedehnter Myokardinfarkt).
  - Lungenödem unklarer Genese.
  - Differenzierung zwischen Hypovolämie und peripherem Widerstandsverlust.
- **Direkt meßbare Parameter** (s. Abb. 18):
  - Zentraler Venendruck (ZVD) = rechtsatrialer Druck (RAP).
  - Rechtsventrikulärer Druck.
  - Pulmonalarteriendruck (PAP).
  - Pulmonaler kapillärer Verschlußdruck (PCWP = pulmonary capillary wedge pressure).
  - Herzzeitvolumen (HZV) durch Thermodilution (s. Abb. 19).
  - Bestimmung der gemischt-venösen Sauerstoffsättigung, entweder durch periodische Blutentnahme aus der Arteria pulmonalis oder kontinuierlich mittels Fiberoptik.

Anlage und Positionierung

- **Allgemein:** EKG-Überwachung, peripherer Zugang mit laufender Infusion, Xylocain-Gabe vorbereiten, Reanimationsbereitschaft.
- **Infektionsprophylaxe:** Mundschutz, Haube, steriler Kittel, sterile Handschuhe nach Händedesinfektion, großzügiges steriles Abdecken der Punktionsstelle nach gründlicher Hautdesinfektion.
- **Bevorzugte Punktionsstellen:** V. jugularis interna rechts (kürzeste Strecke) und V. subclavia links (geringere Biegung als von rechts).
- **Punktion, Anlage des Introducers (Schleuse):**
  - Nach Punktion (s. S. 26) und Vorschieben des Seldinger-Drahtes kleine Hautinzision mit spitzem Skalpell, ausgehend vom liegenden Seldinger-Draht.
  - Introducer (1 French [F] stärker als PA-Katheter) und Dilatator mit bereits aufgeschraubtem Sideport (= seitlicher Anschluß) gemeinsam einführen.
  - Zur Lagekontrolle und Entfernung der Luft über Sideport Blut aspirieren und dann mit NaCl 0,9% spülen (*cave* Verstopfung). Introducer durch Annaht fixieren.
- **Einführen des PA-Katheters:**
  - 3-lumige Ballonkatheter (s. Abb. 19) verwenden, um auch die Herzzeitvolumen-Messung mittels Thermodilution zu ermöglichen.
  - Ballondichtigkeit mit 1,5 ml Luft überprüfen (*cave* bei Patienten mit Rechts-Links-Shunt Ballon mit CO_2 füllen, um eine Luftembolie bei Platzen des Ballons zu verhindern), alle Katheter-Lumen mit NaCl 0,9 % füllen.
  - Distales Lumen an den Druckwandler und Verstärker anschließen → kontinuierliche Druckregistrierung.
  - Nullabgleich des Druckwandlers auf rechtes Vorhofniveau.
  - Vor Einführen des Katheters Plastikschutz überziehen (ermöglicht die spätere Lageveränderung unter sterilen Bedingungen).

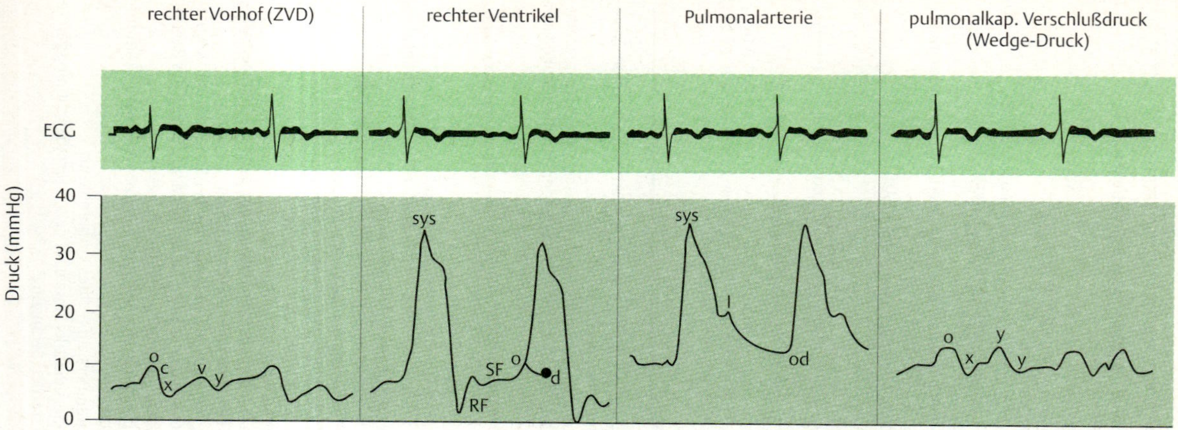

Abb. 18 Druckkurven und Normalwerte

– Den ungeblockten Katheter mit vorgegebener Katheter-Krümmung vorschieben in Richtung der rechten Ausflußbahn bis in Höhe der V. cava superior (entspricht bei V. jugularis interna etwa der 20 cm-Markierung auf dem Katheter = 2 schmale schwarze Striche).
– Mit 1,5 – 2 ml Luft blocken und langsam, aber kontinuierlich vorschieben.

Hinweis: Stets geblockt vorschieben und nur ungeblockt zurückziehen, um Verletzungen im Herzen zu vermeiden!

- **Katheterpositionierung:**
  – *Ziel-Katheterlage:* Unterhalb des linken Vorhofs in abhängigen Lungenpartien.
  – *Identifizierung der Katheterlage anhand der Druckkurven (s. Abb. 19):*
    - Rechter Ventrikel: Plötzlicher Anstieg des systolischen Druckes und Abfall des diastolischen Druckes gegen Null.
    - A. pulmonalis: Anstieg des diastolischen Druckes, zweigipflige Kurvenform.
    - Wedge-Position: Drucksignal ohne systolische und diastolische Schwankung, Mitteldruck ist dabei kleiner oder gleich dem systolischen Pulmonalisdruck.
    - Bei korrekter Lage erscheint nach Entblocken des Katheters erneut das Signal der A. pulmonalis.
    - Der Katheter bleibt dann entblockt und wird nur immer kurzfristig zur Messung des Wedge-Drucks geblockt.

  Hinweis:
    - Katheter nicht zu weit peripher plazieren, da sonst die Gefahr einer Spontan-Wedge-Position mit hohem Lungeninfarktrisiko besteht!
    - Wenn nach 40 – 50 cm von der Punktionsstelle der *rechten* V. jugularis interna entfernt kein A. pulmonalis-Signal erscheint, Ballon entlüften und Katheter zurückziehen (*cave* Gefahr der Verknotung).

  – *C-Bogen-Röntgenkontrolle* (optional, wenn verfügbar).
- **Kontinuierliche Messung des rechten Vorhofdruckes** (right atrial pressure RAP = ZVD, über das *proximale* Ende des PA-Katheters) und des Pulmonalarteriendrucks (über das *distale* Ende des PA-Katheters) über Druckwandler und Verstärker analog zur invasiven Blutdruckmessung (s. S. 23).
- **Fixation des PA-Katheters:** Wird durch die Gummilippen des Introducers in der Position gehalten (PA-Katheter wird nicht angenäht!).
- **Röntgen-Thorax-Kontrolle** (zusätzlich zur C-Bogen-Kontrolle): Spitze des PA-Katheters muß unterhalb es linken Vorhofniveaus liegen.

Komplikationen

- Pneumothorax: s. S. 400.
- Luftembolie.
- Katheterembolie, Schleifen-, Knotenbildung im Katheter: Operative Entfernung.
- Okklusion des Sinus coronarius: Katheter entfernen.
- Infektion und Sepsis; Phlebitis: Katheter entfernen.
- Gefäßruptur, Perforation einer Pulmonalarterie (< 0,2 %): Thorakotomie.
- Herzrhythmusstörungen: Lagekorrektur, ggf. Katheter entfernen.
- Ballonruptur: Keine Therapie erforderlich (aber ggf. Katheterwechsel).
- Lungeninfarkt (deshalb kontinuierliche Darstellung des PA-Druckes auf dem Monitor!): Katheter entfernen.

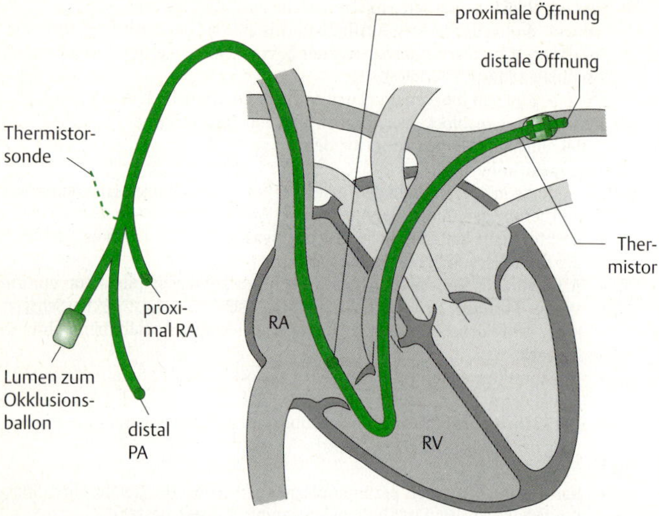

Abb. 19 Pulmonaliskatheter

Übersicht über mögliche Befunde (s. Tab. 6)

Tabelle 6 Pulmonalarterielle Meßparamter und Normwerte

RA (rechter Vorhof)	*a-Welle:* 3 – 9 mm Hg *v-Welle:* 4 – 6 mm Hg *mittel:* 4 – 5 mm Hg	– *Erhöhung:* Rechtsherzversagen, Rechtsherzinfarkt, Lungenembolie, pulmonale Hypertonie, Perikardtamponade, Hypervolämie – *Erniedrigung:* Hypovolämie
RV (rechter Ventrikel)	*systolisch:* 20 – 30 mm Hg *frühdiastolisch:* 0 mm Hg *enddiastiastolisch:* 4 – 7 mm Hg	– *Erhöhung:* Pulmonalstenose, erhöhter pulmonalarterieller Druck. – *Erniedrigung:* Hypovolämie.
PAP (Pulmonalarteriendruck)	*systolisch:* 15 – 25 mm Hg *diastolisch:* 8 – 15 mm Hg *mittel:* 10 – 20 mm Hg	– *Erhöhung:* Chronisch obstruktive Lungenerkrankung, Lungenembolie, Ventrikelseptumdefekt. – *Erniedrigung:* Hypovolämie

Tabelle 6 Fortsetzung

PCWP (pulmonal-kapillärer Verschlußdruck, Wedge-Druck; s. u.)	*a-Welle:* 8 – 10 mm Hg *v-Welle:* 8 – 12 mm Hg *mittel:* 4 – 12 mm Hg	– *Erhöhung:* Linksventrikuläre Funktionsstörung bei fehlender Mitralstenose, Myokardinfarkt, kardiogener Schock, Überwässerung, Mitralvitien, Perikardtamponade – *Erniedrigung:* Hypovolämie
Herzzeitvolumen, cardiac output (HZV, CO; vgl. S. 38)	4 – 8 l/min	– *Erhöhung:* Sepsis, Fieber, Anämie, Hyperthyreose – *Erniedrigung:* Hypovolämie, kardiogener Schock, Herzinsuffizienz
Cardiac index (CI; vgl. S. 39)	2,5 – 4 l/min/m²	– *Erhöhung:* Sepsis, Fieber, Anämie, Hyperthyreose – *Erniedrigung:* Hypovolämie, kardiogener Schock, Herzinsuffizienz
Pulmonaler Gefäßwiderstand (PVR; vgl. S. 39)	< 250 dyn × s × cm^{-5}	– *Erhöhung:* Dekompensierte Herzinsuffizienz, Shuntvitien – *Erniedrigung:* Sepsis
Systemischer Gefäßwiderstand (SVR; vgl. S. 39)	800 – 1 200 dyn × s × cm^{-5}	– *Erhöhung:* Hypovolämie, kardiogener Schock, Lungenembolie – *Erniedrigung:* Sepsis, AV-Fistel, Anämie, Hyperthyreose

Pulmonalarteriendruck (pulmonal arterial pressure, PAP)

- **Definition, Messung:** Arterieller Druck in der Pulmonalarterie, gemessen über das distale Lumen des PA-Katheters bei *entblocktem* Ballon.
- **Normbereich** für PAP s. Tab. 6.

Hinweis: *a)* Bei HF > 120/min wird der mittlere PAP aufgrund der Trägheit des Meßsystems zu hoch angegeben. *b)* Der diastolische PAP entspricht in etwa dem PCWP, deshalb kann der diastolische PAP näherungsweise benutzt werden, wenn der PCWP nicht abgeleitet werden kann.

Pulmonal-kapillärer Verschlußdruck (pulmonary capillary wedge pressure, PCWP)

- **Definition, Messung:** Arterieller Druck in der Pulmonalarterie, gemessen über das distale Lumen des PA-Katheters bei *gefülltem + geblocktem* Ballon (s. Abb. 19)
- **Normbereich** für PCWP s. Tab. 6.

3.6 Pulmonalarterienkatheter

➤ **Aussage:**
- Bei Herzgesunden: PCWP ≈ linker Vorhofdruck (left arterial pressure LAP ≈ linksventrikulärer enddiastolischer Druck LVEDP. (Der PCWP korreliert aber nur dann mit dem LAP, wenn die Spitze des PA-Katheters unterhalb des linken Vorhofniveaus liegt [Röntgen-Kontrolle]; nur in diesen basalen Lungenabschnitten übersteigt der Kapillardruck den Alveolardruck. Zeichen für Fehllage oberhalb des linken Vorhofniveaus: Starke respiratorische Schwankungen in der PCWP-Kurve, PCWP nimmt unter PEEP um ≥ 50% des PEEP-Wertes zu).
- Abschätzung des intravaskulären Volumens, der linksventrikulären Funktion sowie der linksventrikulären Vorlast.

Hinweis: Wenn der PCWP über dem diastolischen PAP liegt, ist der Ballon zu stark aufgeblasen → Gefahr der Gefäßruptur!

➤ **Einschränkungen der PCWP-Messung:**
- Erhöhter intrathorakaler Druck (PEEP, deshalb Messung ohne PEEP oder in kurzfristiger Apnoe).
- Linksatrialer Druck (LAP) > 25 mmHg (z. B. Mitralvitium).
- Aorteninsuffizienz.

Tabelle 7 Druckveränderungen im Lungenkreislauf bei pathologischen Zustandsbildern

	primäre pulmonale Hypertonie	sekundäre pulmonale Hypertonie	Hypovolämie	Lungenembolie
ZVD	↑	↑	↓	↑
PAP	↑	↑	↓	↑
PCWP	normal	↑	↓	↓

primäre pulmonale Hypertonie = Widerstandserhöhungen durch Lungenerkrankungen
sekundäre pulmonale Hypertonie = Auswirkung einer Linksherzstörung auf pulmonale Strombahn (Myokardinsuffizienz, Mitralvitium, Volumenbelastung durch Aorteninsuffizienz, Hypervolämie, kardiale AV-Fisteln)

Herzzeitvolumen (HZV, cardiac output — CO)

➤ **Berechnung:** CO (bzw. HZV) = (HF × SV) ÷ 1000 (in l/min); HF = Herzfrequenz (in 1/min), SV = Schlagvolumen (in ml); zur Bestimmung des SV s. u.

➤ **Normbereich** s. Tab. 6.

Beachte: CO daher immer in Bezug zur HF bewerten! (Identischer CO-Wert durch hohes SV und niedrige HF, aber auch durch niedriges SV und hohe HF).

➤ **Meßverfahren:**
- *Fick-Prinzip:* Der Sauerstoff wird als natürlicher Indikator zur Messung herangezogen. Das HZV läßt sich nach der Formel CO = VO_2 ÷ $avDO_2$; *VO_2* = O_2-Verbrauch berechnen (Ganzkörperplethysmograph oder Normwerttabellen [abhängig von Körperoberfläche und Alter]); *$avDO_2$* = arterio-venöse O_2-Differenz (durch arterielle/gemischtvenöse BGA berechenbar).

- *Thermodilution (s. Abb. 19):*
  - Prinzip: Nach schneller Injektion (4–5 sek) einer definierten Menge einer kalten Lösung (in der Regel 5–10 ml NaCl 0,9%; Temperatur deutlich niedriger als Körpertemperatur) über den proximalen Schenkel des PA-Katheters wird die Änderung der Bluttemperatur über den Thermistor an der Katheterspitze gemessen; dabei ist der Fluß pro Zeit (= CO) indirekt proportional zur Fläche unter der Temperaturkurve (d. h. hoher CO → kleine Fläche).
  - Drei Messungen durchführen und daraus Mittelwert bilden und verwenden.
  - Fehlermöglichkeiten: Messung in unterschiedlichen Phasen des Atemzyklus (endexspiratorisch am günstigsten); zu langsame Bolusapplikation; schlechte Durchmischung; Blutdruck- und Herzfrequenzschwankungen; Indikatortemperatur entspricht nicht dem vorgewählten Wert (Problem kann durch sog. „in-line-Systeme vermieden werden, hier erfolgt die Messung der Injektattemperatur direkt am Injektionsort); Injektatvolumen entspricht nicht dem vorgewählten Wert; falsch gewählte Katheterkonstante.
  - Gefahren: Auslösung von Bradykardien und Vorhofflimmern durch das kalte Injektat, Überwässerung bei häufiger Messung (daher Volumen der HZV-Messungen mitbilanzieren!).
- *Bestimmung des Schlagvolumens (SV) → daraus Berechnung des CO:*
  - Transösophagealer Doppler: Nach Plazierung einer transösophagealen Dopplersonde kann das Schlagvolumen „beat-to-beat durch Messung des Flusses in der Aorta und Bestimmung des Aortenquerschnitts berechnet werden.
  - Thoraxbioimpedanz: Das Schlagvolumen direkt proportional zur Änderung der pulsatilen Änderung der elektrischen Leitfähigkeit des Thorax (= Impedanz).

➤ **Mit dem CO berechenbare Parameter** (Normwerte s. Tab. 6):
- Schlagvolumen (in ml): SV = 1000 × CO ÷ HF.
- Systemischer Gefäßwiderstand (SVR, systemic vascular resistance): SVR = 80 × (MAP – ZVD) ÷ CO (s. Tab. 6)
- Pulmonaler Gefäßwiderstand (PVR): PVR = 80 × (PAP - PCWP) ÷ CO (s. Tab. 6).
- Linksventrikuläre Arbeit (LCW, left cardiac work): LCW = CO × (MAP - ZVD).
- Rechtsventrikuläre Arbeit (RCW, right cardiac work): RCW = CO × (PAP - PCWP).

➤ **Einbeziehung der Körperoberfläche (KOF, BSA) → Indexberechnung:**
- *Ziel.* Berücksichtigung individueller Abweichungen in Form von Index-Werten: Herzindex (CI), Schlagvolumenindex (SVI), systemischer Gefäßwiderstandsindex (SVRI), pulmonaler Gefäßwiderstandsindex (PVRI), linksventrikulärer Arbeitsindex (LCWI), rechtsventrikulärer Arbeitsindex (RCWI).
- *Vorgehen:* Errechnete Parameter durch Körperoberfläche dividieren.
- *Berechnung der Körperoberfläche* (BSA, body surface area in m^2) aus Körpergewicht (KG in kg) und Körperlänge (L in cm) nach der Formel von Du-Bois: BSA = $167{,}2 \times (KG \times L)^{1/2}$ (in m^2).

Gemischt-venöse Sauerstoffsättigung (S_VO_2)

➤ **Definition:** Sauerstoffsättigung in der A. pulmonalis.

➤ **Indikation für Messung der S_VO_2:** Überwachung eines ausreichenden O_2-Angebots, Therapiekontrolle bei Änderung der Katecholamintherapie, Finden des „optimalen PEEP".

➤ **Normwert:** 75%.

3.6 Pulmonalarterienkatheter

- **Messung:**
  - *In vivo:* Siehe Blutgasanalyse, intraarterielle Sensoren S. 45.
  - *In vitro:* Diskontinuierlich durch BGA aus dem distalen Ende des PA-Katheters (mit einer akzeptablen Korrelation auch über ZVK möglich).

  Beachte: Gemischt-venöse BGA-Abnahme nicht in Wedge-Position, da es sonst zu einer Verfälschung der S_VO_2 durch oxigeniertes Blut aus den pulmonalen Kapillaren kommen kann!
- **Mögliche Aussage:** Globaler, durchschnittlicher O_2-Verbrauch. Sie ist *kein* Parameter des regionalen Blutflusses und des organspezifischen O_2-Verbrauchs! Für die Beurteilung der spezifischen Organdurchblutung ist die Messung der regionalen O_2-Sättigung aussagekräftiger (lebervenöse Sättigung während leberchirurgischer Eingriffe, Bulbus venae jugularis-Sättigung [S.41] zur Überwachung bei SHT).
- **Berechenbare Parameter:** C_aO_2, C_vO_2, arterio-venöse O_2-Differenz s. S. 48.

Achtung: Eine Zunahme der S_VO_2 bei gleichbleibender O_2-Aufnahme stellt keine Verbesserung der Oxygenierung dar, sondern ist ein Zeichen für die Zunahme der Shuntfraktion aufgrund der Abnahme der Gewebsperfusion.

Interpretation, klinische Anwendung

- Vergleich des diagnostischen Stellenwerts von Pulmonaliskatheter-Befunden mit Echokardiographie: Siehe Tabelle 8.
- **Differentialdiagnose des Schocks** anhand von hämodynamischen Parametern: S. Tab. 9.

Tabelle 8 Vergleich des diagnostischen Stellenwerts von Pulmonaliskatheter-Befunden mit Echokardiographie

	PAP	Echo
Myokardinfarkt:		
rechtsventrikulär	++	(+)
linksventrikulär	++	+
Lokalisation	(+)	++
Ausdehnung	(+)	++
Infarktkomplikationen:		
Septumruptur	+	++
Mitralinsuffizienz	+	++
Lungenödem	++	(+)
Schock	++	–
Lungenembolie	++	(+)
Volumenmangel	++	–

Stellenwert für Diagnostik und Therapie: ++ = hoch; + = niedrig; (+) = eingeschränkt; – = kein Stellenwert

Tabelle 9 Differentialdiagnose des Schocks anhand von hämodynamischen Parametern

HZV	RA (ZVD)	PAPm	PCWPm	Ursache	siehe
↓	↑	↑	↑ ↑	Myokardinfarkt (LV)	S. 334
↓	↑ ↑	↓	↓	Myokardinfarkt (RV)	S. 334
↓ ↓	↑ ↑	↑ ↑	↑ ↑	Myokardinfarkt + Schock	S. 312 + 334
↓	↑	↑ ↑	↑ ↑	Myokardinfarkt + Lungenödem	S. 334 + 349
↓	↑ ↑	↑	↑ ↑	Perikardtamponade	S. 385
(↓)	↑	↑ ↑	↑ ↓	Lungenembolie	S. 375
↓ ↓	↓	(↓)	↓	Hypovolämie	S. 425

HZV = Herzzeitvolumen, RA(ZVD) = rechter Vorhofdruck, PAPm = mittlerer Pulmonalarteriendruck, PCWPm = mittlerer Pulmonalkapillardruck; ↑ ↑ = stark erhöht, ↑ = erhöht, ↑ ↓ = unterschiedlich, ↓ ↓ = stark erniedrigt, ↓ = erniedrigt, (↓) = leicht erniedrigt

3.7 Perikardpunktion

J. M. Hahn

Grundlagen

- **Indikationen:** (Drohende) Herzbeuteltamponade bei Hämoperikard nach Herzwandruptur oder bei großem Perikarderguß.
- **Komplikationen:** Herzrhythmusstörungen, Pneumothorax.
- **Material:** Punktions-Set oder mindestens 6–8 cm lange Punktionskanülen (z. B. graue oder gelbe Braunüle), Verbindungsschläuche (z. B. Infusionssystem), Dreiwegehahn, Auffangbehälter, sterile Tupfer, sterile Handschuhe, sterile Abdecktücher, Desinfektionslösung, 10 ml Lokalanästhetikum (z. B. Lidocain 1 %), Spritzen, Verbandsmaterial.

Durchführung (s. Abb. 20):

- Lagerung: Halbsitzend.
- Hautdesinfektion, sterile Handschuhe anziehen, Abdecken, Lokalanästhesie.
- Punktion (Ultraschallkontrolle):
  - *Einstichstelle:* Zwischen Xiphoid und linkem Rippenbogen.
  - *Punktionsrichtung:* Retrosternal nach kranial in Richtung des sonographisch sichtbaren Perikardergusses.
  - Wiederholte Aspirationen während der Punktion. Läßt sich (blutiger) Perikarderguß aspirieren, Stahlkanüle etwas zurückziehen und Plastikkanüle vorschieben.
- Dreiwegehahn, Spritze und Ableitungsschlauch anschließen und Erguß entweder passiv oder durch wiederholte Aspirationen mit der Spritze ablassen.

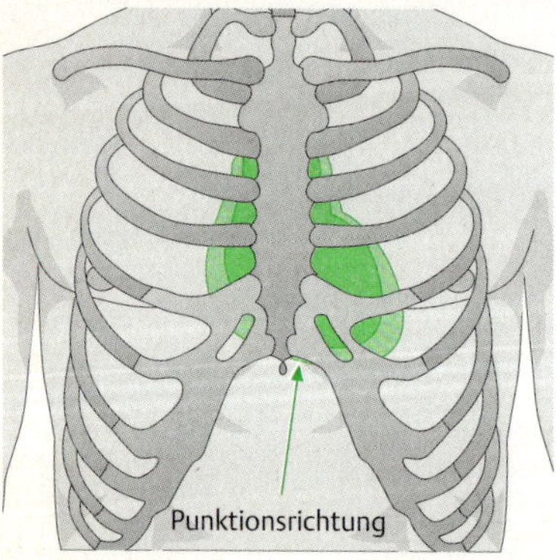

Abb. 20 Perikardpunktion

G. Haeseler, G. Köhn

Parameter der Atemphysiologie – Grundlagen und Begriffe

- **Sauerstoffpartialdruck (pO_2):** Partialdruck des Sauerstoffs in einem Gasgemisch, mit dem das Blut im Gleichgewicht steht (in kPa oder mmHg; 1 kPa ≈ 7,5 mmHg).
- **Physikalisch gelöster Sauerstoff ($cO_{2(phys)}$):** Anteil des physikalisch gelösten Sauerstoffes im Blut. Liegt bei Raumluftatmung unter 0,3 ml/dl Blut. Berechnung: $cO_{2(phys)} = \alpha O_2 \times pO_2$ (αO_2 = Löslichkeitskoeffizient für O_2 im Blut bei 37 °C = 0,0031; in ml/dl Blut).
- **Sauerstofftransportkapazität (BO_2):** Sauerstoffmenge, die pro Volumeneinheit Blut an Hämoglobin gebunden maximal transportiert werden kann (Angabe in ml/dl). Berechnung: BO_2 (in ml/dl) = $\beta O_2 \times$ (Hb – DysHb); βO_2 (Hüfner-Zahl) = Vol. O_2 (in ml), welches von 1 g Hb gebunden werden kann (1,34 ml/g). DysHb = Dyshämoglobin (s. u.).
- **Sauerstoffgehalt (cO_2):** Hämoglobin-gebundener Sauerstoff + physikalisch gelöster Sauerstoff (Angabe in ml/dl). Berechnung: cO_2 (in ml/dl) = ($\beta O_2 \times$ Hb [in g/dl] $\times SO_2$) ÷ 100 + $cO_{2\,(phys)}$.
- **Desoxy-Hb:** Desoxygeniertes Hämoglobin.
- **Oxy-Hb, HbO_2:** Oxygeniertes Hämoglobin.
- **Dyshämoglobin (DysHb):** Hämoglobin, das seine Fähigkeit zur reversiblen Sauerstoffbindung verloren hat:
  - *Methämoglobin (Met-Hb):* Autooxidation, medikamentös induzierte Oxidation (Prilocain, NO u. a.), verminderte Reduktion durch Cytochrom B5-Reduktase-Mangel, Cytochrom B5-Mangel, NADH-Mangel, erhöhte Empfindlichkeit des Hämoglobins für Oxidation (z. B. M-Hämoglobine).
  - *Carboxyhämoglobin (CO-Hb):* Kohlenmonoxid (CO) bindet mit 200fach höherer Affinität an Hb als O_2 (erhöhte O_2-Affinität, schlechtere O_2-Abgabe ans Gewebe + CO diffundiert nur langsam vom Hb ab [($t_{1/2}$ = 4 – 5 h]): Endogene Entstehung bei Hb-Abbau (normal < 0,5 % CO-Hb), exogene Vergiftungen (unvollständige Verbrennung organischen Materials).
  - *Sulfhämoglobin (Sulf-Hb):* Ab einer Konzentration von 0,5 g/dl extrem seltene Ursache für schwere Zyanosen nach Medikamentenintoxikation (Acetanilid, Phenacetin u. a.)

Beachte: Dyshämoglobinämien wirken sich durch Reduktion der O_2-Transportkapazität und gleichzeitig Veränderung der O_2-Affinität deletär auf das O_2-Angebot des Gewebes aus.

- **Sauerstoffsättigung (SO_2).**
  - *SaO_2:* Anteil des HbO_2 am Gesamthämoglobin.
  - *$pSaO_2$:* Prozentualer Anteil des HbO_2 an der Summe von HbO_2 + DesoxyHb.
- **Sauerstoffaffinität des Hämoglobins:** Maß für die Sauerstoffsättigung beim jeweils aktuellen pO_2. Die Beziehung zwischen p_aO_2 und S_aO_2 ist charakterisiert durch die S-förmige Sauerstoffbindungskurve (SBK, s. Abb. 21).
  - *Halbsättigung (= p_{50}):* pO_2 bei 50%iger Sauerstoffsättigung (normal 27 mmHg). Der Wert dient zur Charakterisierung der Sauerstoffbindungskurve. (Berechnung nur möglich bei einer SO_2 < 97 % und aus gemischt-venösen Proben unter Standardbedingungen: Plasma-pH = 7,4; pCO_2 = 5,33 kPa (= 40 mmHg); T = 37 °C.
  - *Einflußfaktoren auf die Sauerstoffbindungskurve:*
    - Zu Ursachen von Rechts- und Linksverschiebungen s. Tab. 10.
    - Abnorme Häm-Varianten mit veränderter O_2-Affinität (z. B. CO-Hb verschlechtert die Gewebeoxigenierung zusätzlich, indem es die Sauerstoffaffinität der anderen Bindungsstellen erhöht).

4.1 Meßmethoden

Tabelle 10 Einflußfaktoren auf die Sauerstoffbindungskurve

Rechtsverschiebung (periphere O_2-Abgabe ↑)	**Linksverschiebung (periphere O_2-Abgabe ↓)**
– Azidose – pCO_2-Anstieg (Hyperkapnie) – Hyperthermie (Fieber) – pH-Abfall – Anämie	– Alkalose – pCO_2-Abfall (Hypokapnie) – Hypothermie – 2,3-Diphosphoglycerat(2,3-DPG-) Mangel – pH-Anstieg – fetales Hämoglobin (HbF)

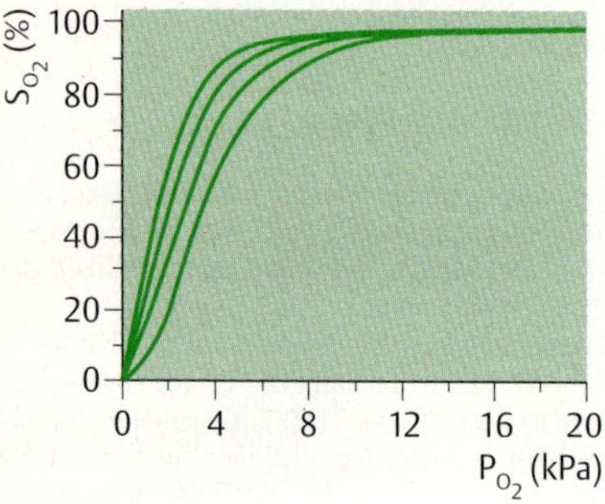

Abb. 21 Veränderungen der Sauerstoffbindungskurve (von rechts nach links) CO-Hb < 1%; CO-Hb 14,6; 32,5 und 50,8%

- **Arterieller pH-Wert:** Negativer dekadischer Logarithmus der H^+-Ionen-Konzentration, Referenzbereich: 7,35 – 7,45.
- **CO_2-Partialdruck:**
  - *Arterieller CO_2-Partialdruck (p_aCO_2):* Partialdruck von CO_2 in einem Gasgemisch, mit dem das Blut im Gleichgewicht steht. Referenzbereich für p_aCO_2 35 – 45 mmHg (4,7 – 6 kPa).
  - *Endexspiratorischer CO_2-Partialdruck ($p_{et}CO_2$):* Kohlendioxidpartialdruck im Exspirationsgas am Ende der Exspiration. Referenzbereich wie arterieller CO_2-Partialdruck.
  - *Differenz zwischen arteriellem und endexspiratorischem pCO_2:* Im Idealfall < 5 mmHg (junger, lungengesunder Nichtraucher, physiologisches lageabhängiges Ventilations-Perfusions-Verhältnis).
- **Base excess (BE):** Menge einer starken Säure (in mmol/l), die benötigt wird, um eine Blutprobe auf einen pH von 7,4 zu titrieren (bei pCO_2 = 40 mmHg und T = 37 °C). Referenzbereich – 3 bis + 3 mmol/l.

- **Bikarbonatkonzentration (HCO_3^-):**
  - *Plasma-Bikarbonatkonzentration ($cHCO_3^-$):* Referenzbereich 22–26 mmol/l.
  - *Standardbikarbonatkonzentration ($sHCO_3^-$):* $cHCO_3^-$ im mit pCO_2 5,33 kPa äquilibrierten Plasma bei 37 °C.
- **Pufferbasen:** Anionen mit Pufferfunktion im physiologischen pH-Bereich, Gesamtkonzentration 44–48 mmol/l. Zusammensetzung: HCO_3^- + Hb + Protein$^-$ + PO_4^-. Abhängigkeit der Pufferbasen vom Hb: Pufferbase = 41,7 + 0,42 × Hb (in g/dl).

Blutgasanalyse

- **Elektrochemische Blutgasanalysegeräte:**
  - *Prinzip: Bestimmung* von pH, pO_2 und pCO_2 in der Probe und daraus *Berechnung* von O_2-Sättigung und Säure-Basen-Status (BE, Standard-HCO_3^-).
  - *Mögliche Fehlerquellen:*
    - Luftblasen in der Probe (Fehler abhängig vom pO_2 in der Probe).
    - Starker Unterdruck bei Aspiration (führt zum Entweichen von Gasen aus der Lösung und zur Aspiration von Luft in die Probe).
    - Heparinüberschuß in der Probe (pO_2, pCO_2 und pH falsch niedrig; bei hohen Heparinkonzentrationen pCO_2 falsch erhöht).
    - Längere Lagerung der Probe in der Plastikspritze (durch Äquilibrierungsvorgänge).
    - Metabolismus in der Blutprobe (pO_2 ↓, pH ↓, pCO_2 ↑; besonders ausgeprägt bei Leukämie und Thrombozytose).
    - Schlechte Durchmischung (Proteinablagerungen auf Meßelektroden).
    - Technische Probleme: O_2-Verbrauch an der Meßelektrode (Unterschätzung des pO_2 um 2–6%), Proteinablagerungen (s. o.).
- **Hämoxymetrie:**
  - *Prinzip*: Messung der Absorption von Licht verschiedener Wellenlängen durch die hämolysierte Probe. Oxymeter mit 4/6 Wellenlängen ermöglichen Bestimmung von Hb, HbO_2, Met-, Carboxy-, und Sulfhämoglobin (fetales Hämoglobin fakultativ, s. u.).
  - *Mögliche Fehlerquellen:*
    - Met-Hb > 10% kann im pH-Bereich < 7 und > 7,4 Veränderungen der Absorption aller 4/6 Wellenlängen verursachen.
    - Hohe Lipidkonzentrationen verursachen Streuungseffekte.
    - Farbstoffe (z. B. Methylenblau [Überschätzung von Desoxy- und Met-Hb], Bilirubin > 20 mg/dl]): Mögliche Meßfehler bei der Bestimmung von Desoxy-Hb, HbO_2, Met- und CO-Hb.
    - Bildung von Cyan-Met-Hb (z. B. nach Therapie einer Cyanidvergiftung mit dem Methämoglobinbildner 4-Dimethylaminophenol) kann die Erfassung von Met-Hb beeinträchtigen.
    - Ähnliche Absorptionsspektren von NO- und CO-Hämoglobin können zu falsch positiven CO-Hb-Bestimmungen unter NO-Therapie führen.
    - HbF kann falsch positive CO-Hb Messungen bewirken!
  - *Beurteilung* s. S. 48.
- **Intraarterielle Sensoren:**
  - *Prinzip:* Ein Indikator an der Spitze einer Fiberoptik verändert sein Absorptionsspektrum oder Fluoreszenzverhalten in Abhängigkeit von Protonierung/Deprotonierung (pH-, in modifizierter Form pCO_2-Messung).
  - *Anwendung:* Kein Routinemonitoring auf der Intensivstation! Nur für Situationen, in denen andere Verfahren zu unzuverlässig (z. B. Pulsoxymetrie) oder zu zeitraubend (arterielle BGA) sind.

4.1 Meßmethoden

Pulsoxymetrie

- **Definition, Prinzip:** Kontinuierliche nicht-invasive Bestimmung der partiellen Sauerstoffsättigung im arteriellen Blut (pS_aO_2). Grundlage sind die unterschiedlichen Absorptionsmaxima von oxygeniertem (HbO_2) und desoxygeniertem (Hb) Hämoglobin im roten und infraroten Wellenlängenbereich. Die angezeigte Sättigung setzt voraus, daß kein Met-Hb oder CO-Hb in der Probe vorhanden ist.
- **Fehlerquellen:**
  - *Im Niedrigsättigungsbereich* sind Pulsoxymetrie-Werte mit einem hohen Fehler behaftet (schwierige Kalibrierung), im Sättigungsbereich > 80% besteht gute Übereinstimmung mit in vitro ermittelten Werten.
  - *Bewegungsartefakte, Diathermie, Vasopressortherapie, rasche Infusion* kalter Lösungen können die Signalqualität beeinträchtigen.
  - *Erniedrigung des peripheren Widerstandes* kann zur Unterschätzung führen (z. B. bei septischem Schock).
  - *Farbstoffe* (z. B. Methylenblau, Indigokarmin) können kurzfristig Entsättigungen vortäuschen (*cave* Fehlmessungen dann auch mit in vitro messenden Hämoxymetern möglich, s. o.).
  - *Starke Pigmentierungen* (z. B. pigmentierte Patienten, Nagellack).
  - *Dyshämoglobinämien* (häufig und klinisch relevant, z. B. Raucher und Verbrennungsopfer):
    - CO-Hb verhält sich pulsoxymetrisch überwiegend (90%) wie HbO_2. Die pulsoxymetrisch ermittelte Sättigung ist bei einer CO-Vergiftung gegenüber der tatsächlichen Sättigung immer falsch hoch!
    - Bei Met-Hb-Vergiftung zeigt das Pulsoxymeter immer eine Tendenz zu 85%iger Sättigung, daher Überschätzung der tatsächlichen fraktionellen Sättigung. Bei niedriger Met-Hb-Konzentration wird die normalerweise hohe Sättigung um ca. die Hälfte der Met-Hb-Konzentration reduziert.
    - HbF: Auch hohe HbF-Konzentrationen haben keinen signifikanten Einfluß auf die Messung.
- **Beurteilung:** S. 48.

Kapnometrie

- **Definitionen:** Messung der Kohlendioxidkonzentration im Atemgas.
- **Einheiten der Meßwerte:** pCO_2 (in mmHg oder kPa) oder CO_2-Konzentration im Atemgas (in % – entspricht im wesentlichen dem Partialdruck in kPa).
- **Meßverfahren:** CO_2 absorbiert Infrarotstrahlung; gemessen werden entweder Gasproben aus dem *Seitenstrom* (Nachteil: Verzögerung durch Ansaugen, Meßungenauigkeit bei niedrigen Atemzugvolumina) oder *Hauptstrom* (Vorteil: schnellere CO_2-Antwort; Nachteil: Drucknekrosen bei Hautkontakt, leichtes Abknicken des Tubus, Transducer vulnerabel, Sputumansammlung in der Küvette kann Meßfehler bewirken) des Atemstromes.

Beachte: Wenn der Patient über ein Narkosekreisteil beatmet wird, muß die Ansaugrate von Seitenstrom-Kapnometern bei der Einstellung des Frischgasflusses berücksichtigt werden.

- **Darstellung der Meßwerte:**
  - *„Single Breath Test:* Exspiratorische CO_2-Konzentration gegen das Volumen → ermöglicht Messung der CO_2-Elimination/min.
  - *Kapnogramm*: Graphische Darstellung der CO_2-Konzentration oder des pCO_2 im Atemgas gegen die Zeit (s. Abb. 22).

- **Phasen des Kapnogramms:**
  - *Phase I:* Anatomischer Totraum = Volumen vom Atemwegseingang bis Alveolargas (Frischgas-Interface).
  - *Phase II:* Markiert Eintritt von Alveolargas in Atemwegsausgang.
  - *Phase III:* Reines Alveolargas, bei gleichmäßiger, ungestörter CO_2-Abatmung im Idealfall plateauförmig.

Anmerkung: Ursprünglich bezieht sich die Phaseneinteilung auf den „Single Breath Test, läßt sich jedoch auf beide Darstellungsformen anwenden. Im Einzelfall kann ein Beinahe-Plateau in Phase III der pCO_2-Zeit-Kurve eine massive Steigung in der pCO_2-Volumen-Kurve unterschätzen, wenn das exspirierte Volumen gegen Null geht, z. B. bei einer massiven Obstruktion.

- **Fehlerquellen:**
  - Intermolekulare Effekte mit anderen Gasen (insbes. veränderte O_2-Konzentrationen in Kombination mit N_2O in der Probe).
  - Veränderungen des Atmosphärendrucks.
  - Wasserdampf (Hauptstrommeßgeräte messen Feuchtgas; durch die Tubuspassage kühlt das Gas ab und der pH_2O sinkt, daher wird der $p_{et}CO_2$ falsch zu hoch gemessen).
  - Falsche Temperaturkorrektur bei Berechnung des $p_aCO_2/p_{et}CO_2$-Gradienten (Aufwärmen der Probe auf 37 °C im Analysator würde p_aCO_2 überschätzen).
- **Beurteilung:** S. 49.

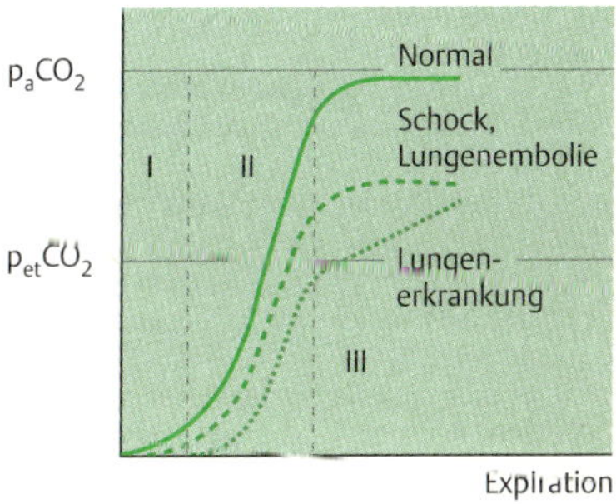

Abb. 22 Normale und pathologische Kapnogramme. Der $p_{et}CO_2$ weicht beim Lungengesunden nur geringfügig vom p_aCO_2 ab, Phase III ist annähernd plateauförmig. Steiler Phase III-Anstieg ist Ausdruck primärer Lungenerkrankungen, Plateau in Phase III bei gleichzeitiger großer $p_aCO_2/p_{et}CO_2$-Differenz ist Hinweis auf Totraumventilation bei nicht ausreichender Perfusion (s. u.)

Klinische Anwendung und Interpretation

- **Arterieller pO_2:**
  - Im flachen Teil der Sauerstoffbindungskurve wesentlich empfindlicherer Parameter als die O_2-Sättigung. Er dient daher zur Beurteilung der Oxygenierungsleistung der Lunge unter Berücksichtigung der O_2-Fraktion im Inspirationsgas (FiO_2).
  - Der arterielle pO_2 zeigt an, ob in der Lunge eine Diffusion von Sauerstoff ins Blut stattgefunden hat (bester Indikator für das Ausmaß einer pulmonalen O_2-Diffusionsstörungist die alveolo-arterielle Sauerstoffpartialdruckdifferenz $AaDO_2$, s. u.).

- *Entscheidende Parameter für die Versorgung der Gewebe mit Sauerstoff:*
  - O_2-Gehalt im arteriellen Blut und Herzzeitvolumen (→ arterielles O_2-Angebot = pro Zeiteinheit dem Gewebe zur Verfügung stehende O_2-Menge).
  - Der pO_2 im arteriellen Blut bzw. in der kapillären Endstrombahn (treibende Kraft für die Diffusion von Sauerstoff ins Gewebe).
  - Die Sauerstoffaffinität des Hämoglobins (Sauerstoffabgabe des Hämoglobins in der kapillären Endstrombahn, s. Tab. 10). Abweichungen der aus dem gemessenen pO_2 berechneten Sättigung (Voraussetzung: pCO_2-, pH- und Temperaturanpassung) von pulsoxymetrisch oder hämoxymetrisch ermittelten Werten weisen auf eine veränderte Sauerstoffaffinität des Hämoglobins hin (vgl. Tab. 10 S. 44, 45): Erhöhung der 2,3-DPG-Konzentration bei chronischer Hypoxie: Berechnete SO_2 ist zu hoch.
- Mit elektrochemischen BGA-Geräten gemessener pO_2 dient als Kontrolle bei Puls- und Hämoxymeter-Fehlmessungen durch Farbstoffe (Methylenblau) oder Hyperbilirubinämie.

➤ **Pulsoxymetrie:**
- Unverzichtbares Verfahren zur Überwachung der arteriellen Oxygenierung.
- Deutlich erhöhte Rate erkannter Hypoxämien mit deutlicher Reduktion von Myokardischämien.
- Frühzeitiges Erkennen von Veränderungen der respiratorischen Situation (Lagerung, Absaugen, Respirator-Einstellung, bei versehentlicher endobronchialer Intubation sensibler als Kapnometrie, s. u.).
- In Kombination mit arteriellen Blutgasanalysen zusätzliche diagnostische Möglichkeiten (s. o.).

➤ **Hämoxymetrie:**
- Validierung pulsoxymetrischer Messungen.
- Abklärung und Differentialdiagnose einer *Zyanose* (*Hb* > 5 g/dl, *Met-Hb* > 1,5 g/dl, *Sulf-Hb* > 0,5 g/dl).
- Diagnostik und Verlaufsbeobachtung der CO-Vergiftung (auch Massivtransfusion, Hämolyse, Erythrozyten-Sequestration in Leber oder Milz können durch vermehrten Hämoglobinabbau zu signifikanten CO-Hb-Anstiegen führen [insbes. bei zusätzlichem Vorliegen von Hämoglobinvarianten mit erhöhter Affinität für CO]).
- Vergiftung oder Therapie mit potentiell Methämoglobin-bildenden Substanzen (Benzocain, Prilocain, Sulfonamide, Chloroquin, Primaquin, Chinin, Dapson, Nitrate, Nitrite, Nitrofurantoin, NO, Na-Nitroprussid, Phenacetin, Phenobarbital, Phenytoin).

➤ **Rechnerisch bestimmte Parameter:**
- *Sauerstoffgehalt:*
  - Arterieller Sauerstoffgehalt (c_aO_2 in ml/dl) = S_aO_2 (%) × Hb (g/dl) × 1,34 (ml/dl) + p_aO_2 (mmHg) × 0,0031(ml/dl × mmHg).
  - Gemischt-venöser Sauerstoffgehalt (cvO_2 in ml/dl) = S_vO_2 (%) × Hb (g/dl) × 1,34 (ml/dl) + p_vO_2 (mmHg) × 0,0031 (ml/dl mmHg).
  - Pulmonalkapillärer Sauerstoffgehalt (c_cO_2 in ml/dl) = 100% × Hb (g/dl) × 1,34 (ml/dl) + p_AO_2 (mmHg) × 0,0031 (ml/dl × mmHg).

- *Intrapulmonaler Shunt*: Anteil des Blutstroms, der bei der Lungenpassage nicht oxygeniert wird. Gibt wichtige Auskünfte über die Oxygenierungsleistung der Lunge. Kann nur berechnet werden, wenn über einen Pulmonalarterienkatheter der gemischt-venöse Sauerstoffgehalt ermittelt wird. Bestimmung erfolgt unter Beatmung mit reinem Sauerstoff:
  - Shunt $< 10\%$: Physiologisch bei Lungengesunden.
  - Shunt 10 – 19%: Pathologischer Zustand, der selten wesentliche Therapiemaßnahmen erfordert.
  - Shunt 20 – 29%: Potentiell lebensbedrohliche Störung bei Patienten mit relevanten kardiovaskulären oder zerebralen Erkrankungen.
  - Shunt $> 30\%$: Potentiell lebensbedrohliche Störung, die normalerweise umfassende Therapiemaßnahmen zur kardiopulmonalen Stabilisierung erfordert.
- *Alveolo-arterielle Sauerstoffpartialdruckdifferenz ($AaDO_2$):* Differenz zwischen alveolärem und arteriellem Sauerstoffpartialdruck. Maß für die Oxygenierungsleistung der Lunge.
- *Arterieller pH:* Dient zu Diagnose und Verlaufsbeobachtung einer respiratorischen/metabolischen Azidose oder Alkalose (s. S. 444).
- *Base excess (BE):* Anhalt für das Ausmaß der metabolischen Komponente einer Alkalose oder Azidose (s. S. 444).
- *Aktuelle HCO_3^--Konzentration:* Erlaubt die Berechnung der Anionenlücke (Kationen – Anionen = $Na^+ + K^+ - [Cl^- + HCO_3^-]$): Differenzierung der Ursachen einer metabolischen Azidose (siehe S. 444).

➤ **Arterieller pCO_2:**
- $pCO_2 > 45$ mmHg → Hypoventilation; $pCO_2 > 35$ mmHg → Hyperventilation.
- Bei der Beatmungstherapie wird üblicherweise die Einstellung von Atemfrequenz und Atemzugvolumen so modifiziert, daß der arterielle pCO_2 im physiologischen Bereich zwischen 35 und 45 mmHg liegt.
- Bei Anpassung der Respiratortherapie ist etwa 10 Minuten nach Umstellung des Respirators ein neuer Steady-State-p_aCO_2 zu erwarten.
- pCO_2 dient zusammen mit pH und BE zur Differenzierung von Störungen des Säure-Basen-Haushalts.

➤ **Kapnometrie:**
- *$p_aCO_2/p_{et}CO_2$-Differenz*: Eine Differenz von 2 – 5 mmHg ist physiologisch (intrapulmonale Shunts und lageabhängige Ventilations-Perfusions-Mißverhältnisse). Höhere Werte reflektieren den Schweregrad einer Ventilations/Perfusionsstörung.
- *Kurvenform im Kapnogramm:*
  - Steiler Phase III-Anstieg: Ausdruck unterschiedlicher Atemzeitkonstanten (Compliance × Resistance) einzelner Lungenbezirke (z. B. schwere bronchopulmonale Obstruktion) und Repräsentation der Schwankungsbreite des Ventilations-Perfusions-Mißverhältnisses der einzelnen Lungenabschnitte (z. B. ARDS).
  - Plateau in Phase III bei großer $p_aCO_2/p_{et}CO_2$-Differenz ($p_{et}CO_2 \ll p_aCO_2$): Respiratorisch (Leckage, Zunahme der Totraumventilation) oder hämodynamisch (pulmonale Embolie [$p_{et}CO_2$ plötzlich ↓], Herzzeitvolumen plötzlich ↓ [Rhythmusstörung, Infarkt, starke Blutung, protrahierte Hypovolämie], intrakardialer R-L-Shunt [$p_aCO_2/p_{et}CO_2$-Differenz ↑, z. B. chronisch-hypoxämische Kinder mit Polyzythämie, Hyperkapnie]).

4.1 Meßmethoden

- *Anwendungsbeispiele:*
  - Erkennen von Störungen bei Beatmung und vn Tubusfehllagen: Diskonnektion, Cuffdruckverlust oder Cuffhernie, Erfassung einer (s. Abb. 23, Abb. 24).
  - Sofortige Erfolgskontrolle therapeutischer Maßnahmen (Steilheit des Phase III-Anstiegs und $p_aCO_2/p_{et}CO_2$-Differenz reflektieren direkt Verbesserung oder Verschlechterung der Oxygenierung): PEEP-Optimierung (→ $p_aCO_2/p_{et}CO_2$-Differenz ↓), Optimierung von Tidalvolumen und Atem-Zeit-Verhältnis (→ Steigung in Phase III ↓), Erfolgskontrolle nach Lagerungsmaßnahmen (besserer Sekretabfluß, Rückgang von Atelektasen, Verbesserung der Ventilation gut perfundierter Areale → Phase III-Anstieg und $p_aCO_2/p_{et}CO_2$-Differenz ↓), Erfolgskontrolle bronchospasmolytischer Therapie (Phase III-Anstieg ↓).
  - Beitrag zum hämodynamisch-metabolischen Monitoring.

Tabelle 11 Verlauf des endexspiratorischen pCO_2 und mögliche Ursachen

Abfall des $p_{et}CO_2$	Anstieg des $p_{et}CO_2$
– pulmonale Embolie (plötzlicher Abfall) – HZV-Abfall bei Blutung oder Rhythmusstörung (wichtige Hilfe bei Schrittmachereinstellung) – Rückgang der CO2-Produktion des Gewebes (Hypothermie, Mikrozirkulationsstörung) – überwiegend Fetternährung	– hyperdyname Zirkulationsstörung (Sepsis) – Zunahme der CO2-Produktion des Gewebes (Frühzeichen der malignen Hyperthermie, Myotonie, Shivering) – überwiegend Kohlenhydraternährung – Hypoventilation

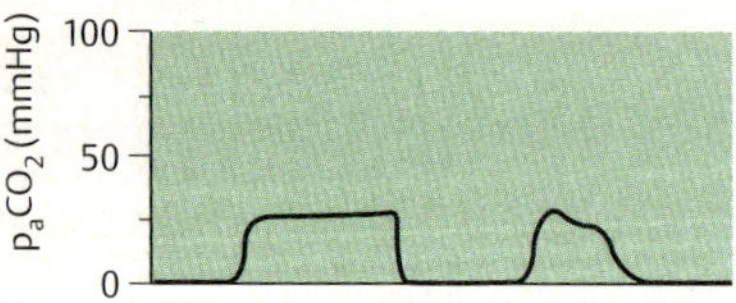

Abb. 23 Partielle Diskonnektion, Cuffdruckverlust oder Cuffhernie

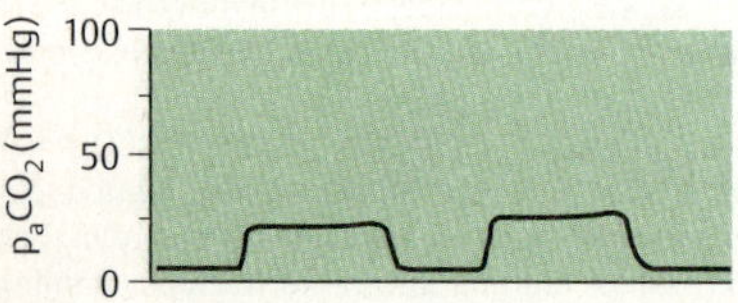

Abb. 24 CO_2-Rückatmung

Monitoring unter NO-Applikation

- **Anmerkung**: Derzeit ist NO in Deutschland kein zugelassenes Medikament, wird jedoch in ausgewählten Fällen therapeutisch eingesetzt.
- **Indikationen:** ARDS (S. 310), pulmonale Hypertension nach Lungentransplantation.
- **Toxizität:**
  - *Methämoglobinbildung:* Das Ausmaß der Met-Hb-Bildung ist abhängig von NO-Konzentration, Hb-Konzentration, O_2-Sättigung, Met-Hb-Reduktaseaktivität.
  - *Intrapulmonale NO_2-Bildung:* NO reagiert schnell zu NO_2 in Anwesenheit von O_2 (mögliche toxische Auswirkungen beim Menschen: Alveoläre Permeabilitätsstörung, Lungenödem, Hämorrhagien, Surfactant-Depletion, Reduktion der Alveolenzahl). NO_2-Bildung steigt mit FiO_2, NO-Konzentration, Abnahme des Atemminutenvolumens bzw. Flows im Inspirationsschenkel, intrapulmonaler Verweildauer (obstruktive Ventilationsstörung), Kontaktzeit von NO mit Raumluft oder Sauerstoff (wichtig: Lokalisation der NO-Einspeisung in Beatmungssystem).
- **NO-Applikation:** Herstellung des NO-Frischgasgemisches und Einspeisung direkt in Inspirationsschenkel oder Y-Stück (Vorteil: Geringe Kontaktzeit O_2/NO; Nachteil: Erschwerte NO- und NO_2-Messung, mögliche Veränderung des eingestellten Tidalvolumes und FiO_2, keine konstante NO-Konzentration bei unterschiedlichen Hubvolumina garantiert).
- **Monitoring von NO und NO_2:** Chemilumineszenz (Seitenstrom vor Y-Stück); elektrochemisch (Hauptstrom) – derzeit nicht im klinischen Einsatz.

Beachte: Die exspiratorische NO_2-Messung ist kein genaues Maß für die tatsächliche intrapulmonale Bildung durch Reaktion von NO_2 zu HNO_3 mit irreversibler Absorption durch den Oberflächenfilm auf dem Lungenepithel.

4.2 Pleurapunktion

H. J. Trappe

Grundlagen

- **Definition:** Diagnostische oder therapeutische Punktion des Pleuraraumes.
- **Indikationen:**
  - *Diagnostisch:* Pleuraerguß, Pleuraempyem.
  - *Therapeutisch* (ab Ergußvolumen > 300 ml): Pleuraerguß, Pleuraempyem, Pneumothorax, Pleurodese mit Einbringen von Medikamenten in den Pleuraraum.
- **Kontraindikationen:** Gerinnungsstörungen (Quick < 50%, PTT > 60 sek, Fibrinogen < 100 mg/dl, Thrombozyten < 50 000/ µl), Volumen < 300 ml.
- **Erforderliches Material:** Punktionsset oder Punktionskanüle mit Rotanda-Spritze oder 50 ml-Spritze, Verbindungsschläuche (z. B. Infusionssystem), Dreiwegehahn, Auffangbehälter, sterile Tupfer, Handschuhe, Abdecktücher, Hautdesinfektionsmittel, Lokalanästhetikum (z. B. Lidocain 2–4%, Mepivacain 0,5–1%), 4–5 Probenröhrchen, Blutkulturflaschen (aerob, anaerob), Kanülen, Spritzen.

Vorgehen

- **Vorbereitung:**
  - *Aufklärung* des Patienten.
  - *Prämedikation:* Ca. 30 min vorher Antitussivum, bei zu erwartender vagaler Reaktion 0,5–1 mg Atropin i. v. Evtl. Sauerstoff über Magensonde.
  - *Lagerung des Patienten:*
    - Sitzend: Abstützen des Oberkörpers nach vorn durch Kissen, Stuhllehne etc. (s. Abb. 25). Hilfsperson!
    - Liegend: Auf der Seite des Ergusses mit dem Rücken am Bettrand. Der Erguß sammelt sich am tiefsten Punkt im Bereich der Axillarlinien.
  - *Genaue Lokalisation des Pleuraergusses:* Klinische Untersuchung (Perkussion, Auskultation), Sonographie.

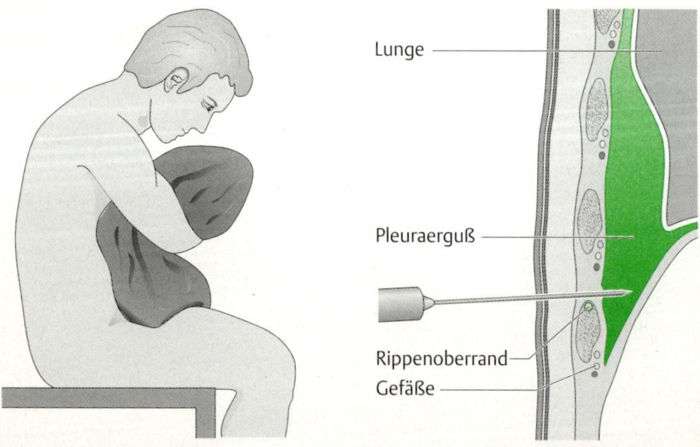

Abb. 25 Pleurapunktion

- *Markierung der Punktionsstelle:* Am Rippenoberrand zur Verhinderung einer Verletzung der Interkostalgefäße und/oder Interkostalnerven (diese befinden sich am Rippenunterrand; s. Abb. 25) – meist in der hinteren Axillarlinie oder Skapularlinie.

Cave: Nicht tiefer als 5.–6. ICR punktieren (→ Leber- u. Milzverletzungen)!

- *Probenröhrchen beschriften* (für Pathologie, Chemie, Mikrobiologie).

➤ **Durchführung:**
- *Hautdesinfektion* im Bereich der Punktionsstelle (hintere Axillarlinie oder Skapularlinie) und *Lokalanästhesie s. c.*
- *Sterile Handschuhe* anziehen, Punktionstelle steril abdecken.
- *Punktionsnadel senkrecht zur Hautoberfläche* unter ständiger Aspiration mit aufgesetzter Spritze vorschieben, bis sich Pleuraerguß aspirieren läßt. Dann während Exspiration (Valsalva-Manöver) Stahlnadel zurückziehen (Pneumothorax-Gefahr!) und Plastikkanüle vorschieben (wie beim Legen eines Abbocaths).
- *Dreiwegehahn befestigen,* Proben für Diagnostik (s. u.) entnehmen, Ableitungsschlauch anschließen und Pleuraflüssigkeit mit 50 ml-Spritze langsam wiederholt abziehen.

Hinweis: Erguß *langsam* ablassen, bei großem Erguß (> 1000 ml) Resterguß belassen und ggf. mehrmals punktieren (*cave* Entlastungs-Lungenödem).

- *Punktionsende:* Während Exspiration Kanüle entfernen, Punktionsstelle mit sterilem Pflaster abdecken und einige Minuten komprimieren.
- *Röntgen-Thorax-Kontrolle in Exspiration (Pneumothorax, Resterguß?):* Bei klinisch stabiler Situation nach 1–2 h, bei klinischen Auffälligkeiten (Dyspnoe, Tachykardie etc.) sofort.
- Gegebenenfalls Erfolgskontrolle durch Sonographie.

Cave:
- Hustenreiz kann Hinweis auf die vollständige Entfernung des Ergusses sein (Aneinanderreihen der Pleurablätter).
- Bei heftigem Hustenreiz Kanüle zurückziehen, evtl. Punktion abbrechen.
- Immer Stellung des Dreiwegehahnes beachten, damit das System geschlossen bleibt (*cave* Luftaspiration → Pneumothorax).

Komplikationen

- ➤ Pneumothorax (s. S. 400).
- ➤ Hämatothorax.
- ➤ Verletzung der Interkostalgefäße.
- ➤ Lungenödem bei zu schneller bzw. zu großer Entlastung (> 1000 ml Erguß, s. o.).
- ➤ Verletzung abdominieller Organe (Leber, Milz).
- ➤ Hypotonie, Bradykardie.
- ➤ Pleuraempyem (S. 402).

Punktat-Analyse

➤ **Folgende Parameter sollten erfaßt und analysiert werden (3 Röhrchen):**
- *Klinische Chemie:* Protein, spezifisches Gewicht (Transsudat, Exsudat?), Laktat, Glukose, Cholesterin, Triglyzeride, LDH, pH.
- *Zytologie:* Pathologische Zellen (Tumorzellen)?; Differenzierung nachgewiesener Zellen.
- *Mikrobiologie:* Zellkulturen, Tbc, Pilze.

4.3 Anlage einer Thoraxdrainage

H. Rückoldt, B. Vangerow

Grundlagen

- **Definition Thoraxdrainage:** Drainage des Pleuraraums über einen großlumigen Drain.
- **Indikationen:**
  - *Pneumothorax:* Nach Thoraxtrauma, spontan aufgetreten, bei hohen Beatmungsdrücken oder iatrogen (z.B. bei ZVK-Anlage), wenn größer als Mantelpneu, bei Progredienz, klinischen Symptomem (z.B. Atemnot).
  - *Hämatothorax:* Nach Thoraxtrauma.
  - *Pleuraerguß:* Nach Operationen, bei Herzinsuffizienz, Hypoproteinämie, Infektionen, Tumoren.
  - *Chylothorax:* Nach Verletzung des Ductus thoracicus.
  - *Hydrothorax:* Bei Fehllage/Perforation eines zentralen Venenkatheters.
  - *Schwere Thoraxverletzungen:* Als Prophylaxe bei Beatmungsindikation.

Diagnostik

- Klinischer Befund – Pneumothorax s. S. 400.
- **Röntgen-Thorax** in *Exspirations*stellung:

Hinweis: Inspirationsaufnahmen sind zum Ausschluß eines Pneumothorax nicht geeignet! Auf den üblichen a.p.-Thoraxaufnahmen kann ein ventraler Pneumothoraxoft nur vermutet werden → im Verdachtsfall CT (s.u.)! Röntgenanatomisch stellen sich Pleuraergüsse bei Liegendaufnahmen anders dar als bei Stehendaufnahmen, da die Flüssigkeit „ausläuft“.

- **Sonographie:** Ergußnachweis und Abschätzung der Ergußmenge.
- **Thorax-CT:** Ventrale Pneumothoraces oder gekammerte Pleuraergüsse können oft nur mittels Computertomographie dargestellt werden. Immer indiziert bei klinischem Verdacht auf Pneumothorax und unauffälligem Rö-Thorax im Liegen (und wenn Aufnahme im Stehen nicht möglich ist).

Material

- **Allgemein:** Lokalanästhetikum (z.B. 20 – 40 ml Lidocain 2 – 4%), steriler Kittel, sterile Handschuhe, Haube, Mundschutz, sterile Abdecktücher, Skalpell, Schere, Thoraxklemme, Nahtmaterial und ein nach dem Wasserschlossprinzip funktionierender Auffangbehälter, Sogeinrichtung.
- **Wahl der Drainage:**
  - Pneumothorax: Drainagengröße 24 – 28 Ch.
  - Pleuraerguß/Hämatothorax: Drainagengröße 28 – 32 Ch.

Vorgehen (s. Abb. 26)

- **Vorbereitung:**
  - Aufklärung des Patienten.

  Hinweis: Wenn möglich (z.B. bei Pleuraerguß) sollten während eines Zeitraumes von 8 Stunden vor Anlage der Thoraxdrainage keine Antikoagulantien verabreicht werden!

  - *Lagerung:* Rückenlage, Arm abduziert.
  - Sterile Bedingungen einhalten.
  - *Lokalanästhesie* immer dann, wenn der Patient nicht tief analgosediert ist. Die Lokalanästhesie muß auch das Periost der Rippe im Bereich des geplanten Zugangsweges sowie die Pleura umfassen (Ort s. bei Punktion).

➤ **Vordere Axillarlinie = lateraler Zugangsweg:**
- *Inzision mit dem Skalpell* auf Höhe der 5. oder 6. Rippe in der vorderen/mittleren Axillarlinie im Verlauf der Rippen. Mit der Schere wird die Thoraxmuskulatur bis auf die Rippe gespreizt (s. Abb. 26a).
- *Stumpfes Durchstoßen der Interkostalmuskulatur am Rippenoberrand* (das Gefäß-Nervenbündel befindet sich am Rippenunterrand) mit der Thoraxklemme. Die Öffnung wird durch Aufspreizen der Branchen etwas erweitert. Bei Vorliegen eines Spannungspneumothorax entweicht die Luft hörbar bei Eröffnung der Pleura parietalis, gleichzeitig kommt es zu einer schlagartigen Verbesserung des Zustands von Kreislauf und Respiration (s. Abb. 26b).
- *Den Pleuraspalt mit dem Finger austasten (sehr wichtig!):* Atemsynchron stößt die Lunge an den Finger an, durch Drehen des Fingers können Pleuraverwachsungen ertastet werden (s. Abb. 26c).
- *Den Trokar der Thoraxdrainage etwa 15 cm zurückziehen* und die Drainage entweder mit einem Finger als Leitschiene oder zwischen den gespreizten Branchen der Thoraxklemme in den Brustkorb einführen (s. Abb. 26d).
- *Die Drainage ca. 20 cm tief einführen,* zur Ableitung von Flüssigkeit wird eine dorsale/kaudale Position angestrebt. Zur Entlastung eines Pneumothorax ist eine ventrale Lage der Drainage nicht zwingend erforderlich (wenn keine Verwachsungen vorhanden sind, überträgt sich der Sog der Drainage auf den ganzen Pleuraspalt).
- *Dichter Wundverschluß* mit durchgreifenden Einzelknopfnähten, wobei die Wundränder eng an der Drainage anliegen sollten. Die Drainage wird mit einer Naht am Thorax fixiert.
- *Drainage mit Auffangsystem verbinden* und einen *Sog* von 10 – 20 cm Wassersäule einstellen.

Hinweis:
- Der Wasserspiegel im Auffangsystem bewegt sich bei korrekter Lage der Drainage atemsynchron; bei Pneumothoraxentlastung entweicht Luft.
- Ein persistierendes „Blubbern" im Auffangsystem weist entweder auf ein Fortbestehen eines Luftlecks oder auf einen ungenügend festgesteckten Konnektor im Drainagesystem hin. Wenn bei einem persistierenden Luftleck die Drainage plötzlich keine Luft mehr fördert, muß ein Verschluß der Drainage, der einen Spannungspneumothorax zur Folge hätte, ausgeschlossen werden (→ Anspülen mit Blasenspritze + NaCl 0,9% als Notlösung).
- Durch Blutkoagel kann es immer wieder zu einem Verschluß der Drainage kommen, oft kann man diese durch Ausstreifen der Drainageschläuche in Richtung des Auffangsystems entfernen.

➤ **Medioklavikularlinie = anteriorer Zugangsweg (Monaldi-Drainage):** Alternativer Zugangsweg, der sich allerdings *nur zur Entlastung eines Pneumothorax* eignet (2. ICR in der Medioklavikularlinie). Die Technik zum Einbringen der Drainage unterscheidet sich nicht vom Zugangsweg in der Axillarlinie, aufgrund der Nähe großer Gefäße sollte die Präparation sehr sorgfältig erfolgen.

4.3 Anlage einer Thoraxdrainage

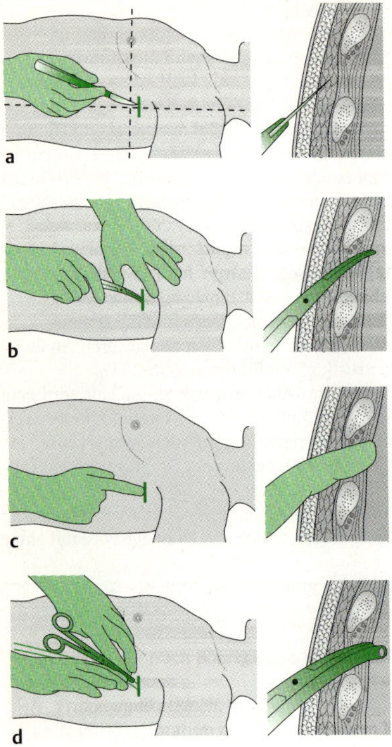

Abb. 26 Anlage einer Thoraxdrainage

Komplikationen/Fehllagen

➤ **Organverletzungen** (Zwerchfellhochstand oder zu tiefe Anlage der Drainage):
- *Besonders gefährdet* sind Leber und Milz, aber auch durch Verletzung des Zwerchfelles selbst kann es zu schweren Blutungen kommen.
- *Prävention:* Austasten (s. o.) und stumpfes Einführen der Drainage stellen einen gewissen Sicherheitsfaktor dar, schließen aber eine akzidentelle Organverletzung nicht aus.

➤ **Lungenparenchymverletzung/intrapulmonale Fehllage:**
- *Ursachen:* Möglicherweise durch die zum Durchstoßen der Interkostalmuskulatur verwendete Thoraxklemme oder auch durch die Drainage selbst. Besonders gefährdet sind Patienten mit subpleuralen Emphysemblasen oder Pleuraadhäsionen.
- *Klinik:* Luftleck, häufig kommt es auch zu einem ausgeprägten Hautemphysem.

Beachte: Wenn die Luft nicht über die eingebrachte Drainage entweichen kann, resultiert ein lebensbedrohlicher Spannungspneumothorax!

- In einigen Fällen kann eine intrapulmonale Fehllage der Thoraxdrainage erst auf dem Röntgenbild erkannt werden.

- **Subkutane Fehllage:** Ein massives Hautemphysem kann eine nicht weit genug eingeführte Drainage aus dem Thorax dislozieren (v.a. dann, wenn die Drainage sehr dicht am Hautniveau festgenäht wurde).
- **Blutung:**
  - *Blutungsquelle:* Häufig kleine Gefäße im Subkutangewebe. Bei schweren Blutungen Interkostalgefäße (am Unterrand der Rippe), A. mammaria interna (beim Zugang in der Medioklavikularlinie).
  - *Therapie:* Meist reicht eine tiefgreifende Naht mit sorgfältiger Adaptation der Wundränder zur Blutstillung aus, gegebenenfalls muß die Blutungsquelle direkt umstochen oder elektrokoaguliert werden.
  - *Prävention:* Während eines Zeitraumes von 8 Stunden vor Anlage der Thoraxdrainage keine Antikoagulantien (s.o.)!

Dauer der Behandlung

- **Pneumothorax:** Wenn aus der Drainage keine Luft mehr entweicht, kann sie zunächst abgeklemmt werden. Danach wird nach einigen Stunden mittels Röntgenaufnahme (Exspiration!) kontrolliert, ob erneut ein Pneumothorax vorhanden ist. Bei abgeklemmter Drainage muß sorgfältig auf Zeichen eines sich entwickelnden Spannungspneumothorax geachtet werden.
- **Erguß:** Wenn die Drainage weniger als ca. 100 ml Erguß/Tag fördert, kann sie entfernt werden. Häufig handelt es sich bei dieser geringen Menge nur noch um einen durch die Drainage bedingten Reizerguß.

Entfernen der Drainage

- Sorgfältige Desinfektion, dann U-Naht um die Drainage (z.B. Mersilene 2.0). Ein Knoten wird vorgelegt und die Enden des Fadens unter Spannung gehalten.
- Ein spontan atmender Patient sollte während des Herausziehens der Drainage *nicht* einatmen.
- Die Drainage kann nun von einer Hilfsperson entfernt werden. Gleichzeitig Knoten zuziehen, Wundränder dicht adaptieren und sterilen Verband anlegen.
- Die Spitze der Drainage mit einer sterilen Schere abtrennen und zur mikrobiologischen Untersuchung weiterleiten.

4.4 Atemwegsmanagement in der Intensivmedizin

M. Leuwer, S. Piepenbrock, O. Zuzan

Orotracheale Intubation

- **Indikationen:**
  - Akute Notfallsituationen (Notfallintubation): Atemstillstand, respiratorische Insuffizienz, Herz-Kreislauf-Stillstand, Bewußtlosigkeit und Aspirationsgefahr, ausgeprägter Schock, schwere Verletzungen.
  - Notwendigkeit zur Respiratortherapie (s. S. 155).
- **Kontraindikationen:** Mundöffnung aus anatomischen Gründen nicht möglich.
- **Instrumentarium:**
  - *Laryngoskop* (Standardspatel = *Macintosh-Spatel* – bei fast allen Patienten die beste Einstellung des Kehlkopfeingangs möglich). *Spatelgröße:* Nr. 1 (Säuglinge), Nr. 2 (Kleinkinder), Nr. 3 (Standardgröße für die meisten Erwachsenen, Jugendlichen und älteren Kinder), Nr. 4 (nur für sehr große Patienten bzw. bei Patienten mit sehr langem Hals).
  - *Geeigneter Endotrachealtubus* (mit sogenanntem Niederdruck-Blockungsballon [High Volume/Low Pressure-Cuff], der seltener zu Schädigungen der Trachealwand führt. Für die orale Intubation stehen Magill-Tuben und Oxford-Tuben zur Verfügung). Zur *Tubusgröße* s. Tab. 12.
  - Führungsstab, 10 ml-Blockungsspritze, Absauggerät, Magill-Zange, Mullbinde bzw. Pflaster zur Fixation, Stethoskop, Gleitmittel, Cuffdruckmesser.

Tabelle 12 Tubusgrößen für orale Intubation

Gewicht (kg)	Alter	ID (mm)	Charrière	Einführtiefe ab Zahnreihe (cm)
< 2,5	Frühgeborene	2,5	12	10
2,5 – 5	Neugeborene	3,0	14	11
5 – 8	ca. 1/2 Jahr	3,5	16	11
8 – 10	ca. 1 Jahr	4,0	18	12
10 – 15	ca. 2 – 3 Jahre	4,5	20	13
15 – 20	ca. 4 – 5 Jahre	5,0	22	14
20 – 25	ca. 6 Jahre	5,5	24	15 – 16
25 – 30	ca. 8 Jahre	6,0	26	16 – 17
30 – 45	ca. 10 Jahre	6,5	28	17 – 18
45 – 60	ca. 12 Jahre	7,0	30	18 – 22
Frauen	> 14 Jahre	7,0 – 8,0	30 – 34	20 – 24
Männer	> 14 Jahre	8,0 – 9,0	34 – 38	20 – 24

ID = Innendurchmesser; 1 Charrière = 1/3 mm

➤ **Durchführung:**

- Funktionsfähigkeit von Laryngoskop und Absauggerät überprüfen.
- Tubus vorbereiten: Blockung prüfen, gleitfähig machen; Führungsstab gleitfähig machen und einführen (*cave* dieser darf nicht über das distale Ende hinausragen!).
- *Venösen Zugang legen,* Narkoseeinleitung/Muskelrelaxation (s. S. 146).
- Zahnprothesen entfernen.
- *Lagerung:* Kopf des Patienten etwa 10 cm über der Unterlage erhöht lagern (durch Unterpolsterung) und leicht überstrecken = sog. „Schnüffelstellung" (*cave* modifiziertes Vorgehen bei Anhalt für HWS-Verletzung! → S. 63, 540).
- Mund des Patienten mit Daumen und Zeigefinger der rechten Hand weit öffnen und geöffnet halten. Bei Kiefersperre fiberoptische Intubation (S. 63).
- Laryngoskop mit der linken Hand am rechten Rand der Zunge vorsichtig einführen und am Zungenrand entlang bis in den Hypopharynx vorschieben. Zunge dabei nach links schieben.
- Spatel dann in die Mittellinie bringen und vorsichtigen Zug in Griffrichtung des Laryngoskopes ausüben.

Achtung: Auf keinen Fall darf mit dem Laryngoskopgriff eine hebelnde Bewegung ausgeübt werden! *Cave* Schäden an den Oberkieferfrontzähnen!

- Im Idealfall wird jetzt die Epiglottis und bei weiterem Zug der Kehlkopfeingang sichtbar. Gegebenenfalls muß die Position der Spatelspitze korrigiert werden. Sie sollte in der Vallecula epiglottica zwischen Kehldeckel und Zungengrund liegen.

Hinweis: Bei schlechter Sicht auf den Kehlkopfeingang kann sanfter Druck auf den Kehlkopf von außen durch eine Hilfsperson die Bedingungen verbessern.

- Wenn der Kehlkopfeingang eingestellt ist, den Tubus mit der rechten Hand von der rechten Seite aus durch den Kehlkopfeingang in die Trachea einführen. Der Cuff sollte 2 – 3 cm unterhalb der Stimmbänder liegen.

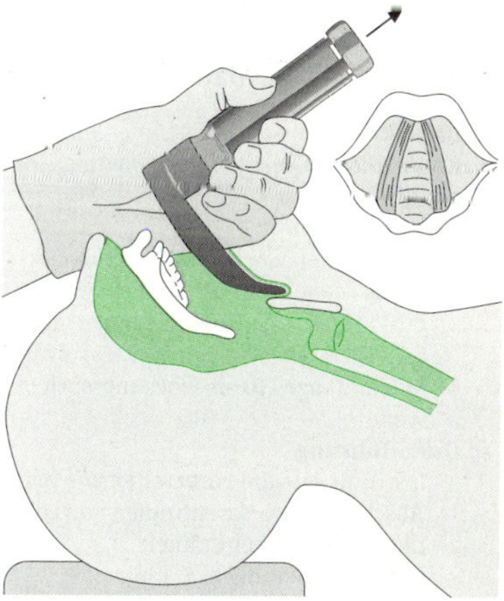

Abb. 27 Orotracheale Intubation

- Cuff mit Luft (5 – 10 ml) blocken, bis der Tubus bei der Beatmung gegenüber der Luftröhre abgedichtet ist = bei normalen Beatmungsspitzendrücken (20 – 30 cmH_2O) entstehen keine Nebengeräusche durch aus der Trachea ausweichendes Atemgas. (Cuffdruckmessung wünschenswert – nicht über 20 – 30 cmH_2O).
- *Beatmungs-Beutel* aufsetzen.
- *Kontrolle der Tubuslage:* Symmetrische Thoraxexkursionen bei der Beatmung, auskultatorisch keine Strömungsgeräusche über dem Epigastrium („Blubbern" bei Ösophagusintubation), seitengleiche Strömungsgeräusche über der lateralen Thoraxwand. Falls links kein Atemgeräusch (einseitige Intubation): Tubus entblocken und etwas zurückziehen!

Achtung: Eine einseitige Intubation muß unbedingt vermieden werden! Sie kann rasch zu einer kompletten Atelektase einer Lunge führen, die oft schwer zu behandeln ist. Im atelektatischen, unbelüfteten Gebiet kann sich leicht eine Infektion entwickeln, die bis zu einem schweren generalisierten Erkrankungsbild mit Sepsis und ARDS führen kann.

- Beißschutz einführen und Tubus sicher mit Pflaster fixieren. Nach dem Fixieren erneut Tubuslage kontrollieren (s. o.).

Achtung: Dauer eines Intubationsversuchs nicht länger als 30 sek!

Bei Fehlintubation:

1. Ruhe bewahren!
2. Hilfe rufen (Erfahrenen).
3. Tubus ziehen.
4. Maskenbeatmung.
5. Erneuter Versuch.

- **(Früh-)Komplikationen:** Erfolglose Intubation oder Fehlintubation des Ösophagus (Hypoxie, Aspiration); einseitige Intubation eines Stammbronchus → Atelektase (s. o.); Tubusobstruktion; Zahnschäden; Kehlkopfschäden; Schäden der Luftröhre; Kreislaufreaktionen (Herzfrequenz, Blutdruck).
- **Spätkomplikationen:** Trachealstenose, Tracheomalazie, Ringknorpelstenose, Stimmbandgranulome.

Nasotracheale Intubation

- **Indikation:** Notwendigkeit einer längerfristigen Respiratortherapie.
- **Kontraindikationen:** Koagulopathie, frontobasale Schädelfrakturen, nasale Liquorfistel.
- **Instrumentarium:**
  - *Laryngoskop* wie bei oraler Intubation (s. S. 58).
  - *Tubus* (nahezu ausschließlich Magill-Tuben): Für die nasale Intubation wird der Tubus 1 – 2 Größen kleiner als bei der oralen Intubation gewählt (ID 6,5 – 7,0 mm bei Frauen, ID 7,0 – 7,5 mm bei Männern).
  - Magill-Zange, 10 ml-Blockungsspritze, Absauggerät (kein Führungsstab notwendig).
- **Durchführung:**
  - Instrumentarium vorbereiten wie bei oraler Intubation (s. S. 58).
  - Abschwellende Nasentropfen und Lokalanästhetikum (z. B. Lidocain 4%) in beide Nasenlöcher einträufeln.
  - Narkoseeinleitung (s. S. 146).
  - Laryngoskopie wie bei oraler Intubation (s. S. 59).
  - Tubus vorsichtig durch den unteren Nasengang einführen (nach hinten und unten).

- Meist kann der Tubus, sobald er im Hypopharynx zu sehen ist, mit einer drehenden Bewegung am äußeren Tubusende unter Sicht durch den Kehlkopfeingang in die Trachea eingeführt werden. Gelegentlich benötigt man eine Magill-Zange, mit der man den Tubus im Hypopharynx faßt und unter Sicht in die Trachea einführt (*cave* Cuff-Läsion durch die Metallzange).
- Blocken des Tubus und Kontrolle der Tubuslage (s. S. 60).
- Tubus an der Nase durch Pflaster sicher fixieren.
- Bei eindeutig kontrollierter Tubuslage (ggf. durch Thorax-Röntgen) sollte der Tubus in Höhe des Naseneingangs markiert werden. Damit ist im weiteren Verlauf leicht erkennbar, ob der Tubus zu weit in das Tracheobronchialsystem hineingeglitten ist (Problem der einseitigen Intubation, s. S. 62 u.).

Hinweis: Für die nasale Tubuspassage ist die Verwendung einer Einführhilfe zu empfehlen (gleichzeitig Leitschiene für den Tubus und Schutz für Tubusspitze und Cuff). Der Einsatz von einfachen Cuff-Schonern in Form von auf die Tubusspitze gestülpten Kunststoffhüllen oder Fingerlingen ist abzulehnen. (*cave* Aspirationsgefahr dieser Hüllen!).

➤ **Komplikationen:** Wie bei oraler Intubation (s. S. 60), zusätzlich: Epistaxis, Perforation der Pharynxwand, bakterielle Sinusitis (*cave* infektiöser Fokus), Ulzerationen in der Nase und am Naseneingang (bei längerer Lagedauer).

Nasotracheale Umintubation:
- *Indikation:* Geplantes „Weaning" (nasaler Tubus wird besser toleriert); nach primärer Intubation mit high-pressure-Cuff (Vermeidung von Schäden an der Trachealschleimhaut); längere Beatmungsdauer (nasaler Tubus besser toleriert, bessere Mundpflege); Tubusprobleme (Cuff-Defekt, Obstruktion durch Sekretverkrustungen etc.).
- *Voraussetzungen:* Nur bei stabilem hämodynamischem und respiratorischem Zustand und nur wenn die Umintubation unproblematisch ist (Vorsicht bei Schwellung von Gesicht, Zunge, Hypopharynx, Larynx, Halsweichteilen; Mittelgesichts- und Kieferfrakturen; instabilen HWS-Verletzungen; Hirndruckproblematik).

Maskenbeatmung

➤ **Indikation:** Notfallbeatmung in Akutsituationen zur Überbrückung bis zur Intubation bzw. bei komplizierter oder unmöglicher Intubation.

➤ **Einschränkungen:** Der Patient ist nicht nüchtern bzw. hat ein hohes Aspirationsrisiko, Verletzungen im Gesichtsbereich, Verletzungen der Halswirbelsäule, Schwellungen, Raumforderungen oder Fremdkörper im Bereich der Atemwege (Mund, Pharynx, Hypopharynx, Larynx).

Hinweis: Die Maskenbeatmung ist in der Intensiv- und Notfallmedizin als echte Notfallmaßnahme zu verstehen. Gerade deshalb ist es wichtig, daß jeder intensivmedizinisch Tätige eine Maskenbeatmung durchführen kann. Die Maskenbeatmung ist technisch nicht einfach; Übung ist unverzichtbar.

➤ **Durchführung:**
- Geeignete Gesichtsmaske: Die Maske sollte von der Nasenwurzel bis unter die Unterlippe reichen. Evtl. verschiedene Maskengrößen ausprobieren.
- Auf freie Atemwege achten: Vor Beginn kurz Mund und Rachen inspizieren, Fremdkörper entfernen, Sekret absaugen.
- Kopf leicht überstrecken (*cave* Kontraindikationen!), mit einer Hand den Unterkiefer fassen, kinnwärts ziehen und in dieser Stellung halten.

4.4 Atemwegsmanagement in der Intensivmedizin

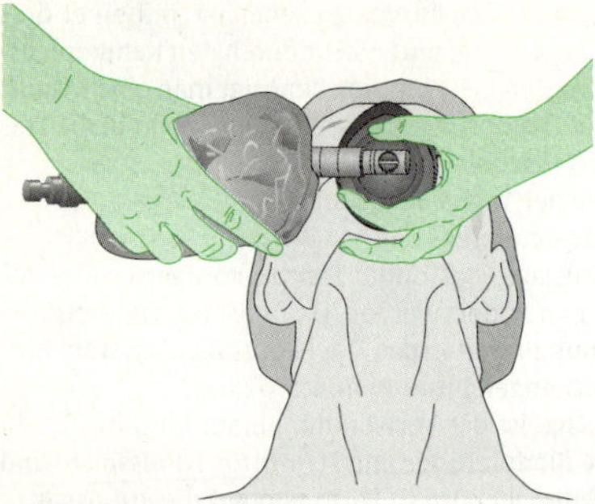

Abb. 28 Maskenbeatmung

- Maske auf das Gesicht aufsetzen, so daß Nasenwurzel, Unterlippe und Mundwinkel vom Maskenwulst umschlossen werden.
- Maske mit der Hand, die noch den Unterkiefer in Position hält, fassen und fest gegen das Gesicht drücken; Unterkiefer dabei nicht loslassen.
- Mit der anderen Hand den Beatmungsbeutel komprimieren (keine stoßartige Beatmung, *cave* Gefahr der Magenaufblähung). Den Beatmungserfolg anhand der Thoraxexkursionen kontrollieren.

➤ **Sauerstoffzufuhr:** In Notfallsituationen möglichst hohe Sauerstoffkonzentration über einen Schlauch in den Beatmungsbeutel zuführen. Damit ist aber maximal nur eine Sauerstoffkonzentration von 40–50% möglich, da der Beatmungsbeutel zusätzlich noch Raumluft ansaugt. Um Sauerstoffkonzentration > 90% applizieren zu können, muß ein ausreichend hoher Sauerstofffluß (größer als das Atemminutenvolumen des Patienten = meist > 10 l/min) über ein sogenanntes Reservoir dem Beatmungsbeutel zugeführt werden.

Tips:
- Bei schwieriger Maskenbeatmung kann das Einlegen eines oropharyngealen Tubus (Guedel-Tubus) und/oder eines nasopharyngealen Tubus (Wendl-Tubus) die Bedingungen entscheidend verbessern.
- Wenn es nicht gelingt, die Maske ausreichend abzudichten, dann sollte man Maske und Unterkiefer mit beiden Händen fassen und den Beatmungsbeutel von einer Hilfsperson komprimieren lassen.

Probleme im Rahmen des Atemwegsmanagements

➤ **Schwierige Intubationsbedingungen:** Eingeschränkte Mundöffnung, kurzer dicker Hals, große Zunge (Zunge verdeckt bei Inspektion am sitzenden Patienten die Sicht auf die Uvula), prominente Schneidezähne, Retro- oder Prognathie, eingeschränkte HWS-Beweglichkeit, Verletzung, Schwellung, Raumforderung im Bereich von Gesichtsschädel, Kiefer, Hypopharynx, Larynx.

➤ **Vorgehen bei Komplikationen am intubierten Patienten:**
- *Einseitige Intubation:* Tubus entblocken + zurückziehen, intensives endobronchiales Absaugen mit Lagerung und Thoraxvibration, ggf. fiberbronchoskopische Kontrolle.

- *Atelektase:* Tubuslage überprüfen (S. 60), intensive Tracheobronchialtoilette, Absaugen in Kombination mit Lagerungsdrainage und Thoraxvibration, intermittierendes Beatmen und Blähen mit dem Beatmungsbeutel, Fiberbronchoskopie mit Freisaugung verlegter Bronchialpartien.
- *Blockade der Luftwege bei liegendem Tubus:* Bei totaler Verlegung sofortiger Tubuswechsel, alternativ Durchgängigkeit des Tubus mittels Absaugkatheter überprüfen (Tubus und Trachea absaugen), Cuff entblocken (möglicherweise Cuff-Hernie mit Blockungsballon vor der Tubusöffnung), bei anhaltender Verlegung Umintubation (s. S. 61).
- *Aspiration* (s. S. 390): Rachenraum und tracheobronchial absaugen (fiberbronchoskopisch bei Aspiration von soliden Elementen), engmaschige Überwachung (Blutgase, Röntgen-Thorax, Mikrobiologie etc.).

Achtung: Keine routinemäßige Bronchiallavage (flüssiges Aspirat kann nicht mehr herausgespült werden), keine Kortikoide, keine routinemäßige antibiotische Prophylaxe; Antibiose nur bei Aspiration hochinfektiösen Materials (z. B. Stuhl bei Ileus) oder nach Antibiogramm bei Anhalt für eine Infektion.

Fiberoptische Intubation

- **Indikation:**Erwartete schwierige Intubationbedingungen bei planbarer endotrachealer Intubation, Mißlingen der konventionellen Intubation.
- **Technik:** Ein flexibles Fiberbronchoskop wird nasal oder oral unter Sicht in die Trachea eingeführt. Ein vorher auf das Bronchoskop aufgeschobener Endotrachealtubus wird dann über das Bronchoskop als Leitschiene in die Trachea vorgeschoben. Eine direkte Kontrolle der Tubuslage ist durch das Bronchoskop möglich.
- **Vorteile:** Auch bei – für die konventionelle Intubation – schwierigen Bedingungen durchführbar; kann bei entsprechendem Management unter Spontanatmung durchgeführt werden → erhöhte Sicherheit, keine hämodynamischen Probleme durch Anästhetika → nicht-invasives schonendes Verfahren.
- **Nachteile:** Spezielles Instrumentarium, spezielle Fertigkeiten erforderlich.

Alternative Techniken zur Notfallbeatmung

- **Combitubus:** Tubus mit zwei Lumen und zwei Blockungs-Ballons. Er wird blind durch den Mund eingeführt; nach dem Blocken beider Cuffs kann man in der Regel über eines der beiden Lumen den Patienten beatmen. *1.* Lage in der Trachea → Ventilation wie bei einem Trachealtubus; *2.* Lage im Ösophagus → über das zweite Lumen beatmen, dessen Öffnungen jetzt im Hypopharynx liegen (das Entweichen von Luft durch Mund oder Nase wird durch den zweiten großen Cuff verhindert).
- **Larynxmaske:** Kleine Maske mit aufblasbarem Wulst und Verlängerungstubus. Wird unter digitaler Führung in den Hypopharynx bis vor den Kehlkopfeingang eingeführt. Nach Aufblasen des Blockungswulstes dichtet sich die Maske gegen Ösophagus und Hypopharynx weitgehend ab.
- **Koniotomie:**
  - *Indikation:* Atemstillstand, Maskenbeatmung/Intubation sind nicht durchführbar.
  - *Technik:* Kopf lagern (Reklination, Nackenrolle); Hautdesinfektion; streng medianer Längschnitt durch die Haut über Schild- und Ringknorpel; Blutstillung durch Druck mit steriler Kompresse; Quere Stichinzision des Lig. cricothyroideum; Inzision mit einem sterilen Nasenspekulum oder mit dem sterilen Skalpellgriff spreizen und sterilen Endotrachealtubus (5 – 6 mm Innendurchmesser) einführen; blocken und Tubuslage kontrollieren (s. S. 60).

- *Komplikationen:* Asphyxie/Hypoxie, Aspiration (Blut), Bahnen einer Via falsa ins Gewebe, Trachealverletzungen, Kehlkopfschäden, Verletzung großer Gefäße (A.carotis, V. jugularis interna), Ösophagusperforation, Mediastinalemphysem.

Achtung: Zur Vermeidung von Kehlkopfschäden muß eine erfolgreiche Koniotomie möglichst bald HNO-ärztlich versorgt und ggf. in eine Tracheotomie umgewandelt werden!

Tracheotomie

- **Indikationen:** Verengung von Kehlkopf oder Hypopharynx durch Schwellung, Trauma, Verbrennung, Verätzung, Tumor; Notwendigkeit einer längerdauernden Beatmung (länger als 1 Woche).
- **Vorteile:** Bessere Toleranz durch den Patienten, erleichterte Bronchialtoilette, einfacherer Tubuswechsel, Entlastung von Kehlkopf und Nasenrachenraum.
- **Nachteile:** Operativer Eingriff (Invasivität); mögliche Komplikationen (s. u.).
- **Technik (Prinzip):** Kopf überstreckt lagern; Hautdesinfektion, steril abdecken; Lokalanästhesie mit Vasokonstriktorzusatz; streng medianer Hautschnitt vom Unterrand des Schildknorpels bis zum Jugulum; Trachea bis mindestens zur vierten Trachealspange freilegen; Trachea eröffnen; Trachealkanüle einführen (ggf. vorher Tracheostoma mit langem Nasenspekulum aufspreizen), evtl. Hautnaht.
- **Komplikationen:** Kanülenfehllage, Kanülenobstruktion, Blutung bzw. Nachblutung aus dem Tracheostoma, Wundinfektion, subkutanes Emphysem, Mediastinalemphysem, Pneumothorax.
- **Spätkomplikationen:** Arrosionsblutung, Trachealstenose, tracheoösophageale Fistel.

Perkutane Dilatationstracheotomie

- **Indikationen:** Alternative zur konventionellen Tracheotomie (s. o.). Keine Indikation: Notfallmäßige Sicherung der Atemwege.
- **Vorteile:** Geringe Rate an Blutungskomplikationen und Stomainfektionen, gutes kosmetisches Ergebnis nach spontanem Tracheostomaverschluß.
- **Kontraindikationen:** Manifeste Gerinnungsstörungen, Kinder und Jugendliche, schwierige Intubationsbedingungen (bei Kanülendislokation zunächst endotracheale Intubation notwendig, da Aufsuchen des Stomakanals und Rekanülierung in den ersten Tagen schwierig bis unmöglich), Struma.
- **Voraussetzungen:** 6 h Nahrungskarenz (gilt auch für Sondennahrung); Ausschluß manifester Gerinnungsstörungen und Thrombopenie (→ ggf. vor Anlage Substitution); zweiter Arzt zur Durchführung von Narkose und Beatmung, nach Möglichkeit Erfahrung in der konventionellen Tracheotomie.
- **Technik:**

  Hinweis: Eine kontinuierliche bronchoskopische Kontrolle des Kanülierungsvorgangs ist zu empfehlen!

  - Fiberbronchoskop einführen.
  - Liegenden Endotrachealtubus bis in den Larynx zurückziehen. Die Position der Tubuspitze kann dabei von außen durch Diaphanoskopie (mit dem Bronchoskop) kontrolliert werden.
  - Hautdesinfektion, steril abdecken.
  - Etwa 2 cm lange horizontale Hautinzision 1 – 2 cm kaudal des Ringknorpels.
  - Subkutangewebe stumpf spreizen (Kocherklemme, Präparierschere) bis zur eindeutigen Identifizierung der Trachea.

- Punktion der Trachea mit 14 G-Teflon-Kanüle; Bestätigung der intratrachalen Lage durch Aspiration mit NaCl 0,9%-gefüllter Spritze.
- Seldinger-Draht mit J-förmiger Spitze einführen.
- Kunststoffkatheter zur Armierung des Seldinger-Drahtes (Knickschutz).
- Schrittweise Dilatation des Tracheostomas durch über den Seldinger-Draht eingeführte Bougies.
- Trachealkanüle mit eingeführtem passendem Dilatator über Seldinger-Draht einführen (dabei Dilatator ausreichend mit Gleitmittel versehen).
- Seldinger-Draht, Kunststoffarmierung und Dilatator entfernen, Cuff der Trachealkanüle blocken, über Trachealkanüle beatmen.

➤ **Komplikationen:** Fehllage der Kanüle; Tracheahinterwandperforation; Pneumothorax, Pneumomediastinum; Stomainfektionen; Verletzungen großer Gefäße mit relevanten Blutungen; Kehlkopfverletzungen; Trachealstenose als Spätkomplikation.

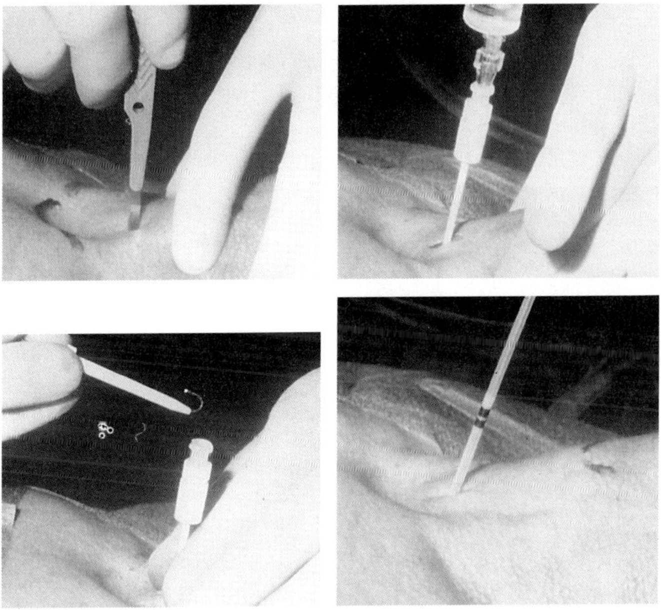

a b c d

Abb. 29 a–d Perkutane Dilatationstracheotomie
a Hautinzision
b Punktion der Trachea
c Einführen des Seldinger-Drahtes mit J-förmiger Spitze
d Kunststoffkatheter zur Armierung des Seldinger-Drahtes

Fortsetzung Abbildung 29, S. 66 ▸

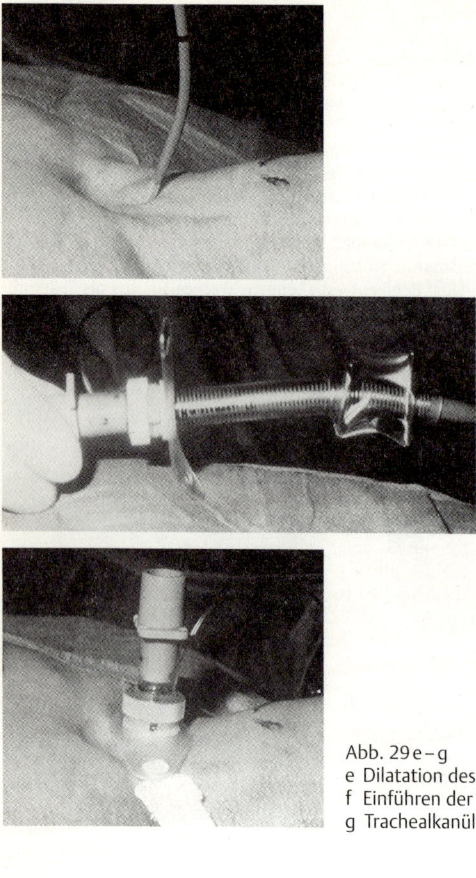

e

f

g

Abb. 29 e–g
e Dilatation des Tracheostomas
f Einführen der Trachealkanüle
g Trachealkanüle in situ

T. H. Schürmeyer

Grundlagen

- **Sonden-Material und -Dicke:** Polyurethan und Silikon-Kautschuk, nicht PVC oder Latex (zu hart) 7 – 18 Charrière (2,3 – 6 mm).
- **Sondenlage:**
  - *Gastral:* Physiologischste Ernährung (!), kontraindiziert bei Magenentleerungsstörungen (z. B. Pylorusstenose), Magenatonie (z. B. postoperativ, Diabetes mellitus), erhöhter Aspiratiosgefahr (z. B. Bewußtlosigkeit).
  - *Duodenal:* Bei normaler Dünndarmmotilität und persistierender Magenatonie (oft nach abdominalchirurgischen Eingriffen).
  - *Jejunal:* Bei Stenosen, Resektionen im Bereich von Magen und Duodenum.

Transnasale Sondenführung

- **Dauer:** Maximal 3 Wochen.
- **Gefahren:** Entzündungen an Nasenflügel, Septum, Rachen, Refluxösophagtis, Aspiration, unbemerkte Lageänderung und Fehllokation (z. B. intratracheale Lage nach Würgen oder Erbrechen).
- **Lagekontrolle wiederholt erforderlich:**
  - Markierung der Sonde bei korrekter Lage mit Filzstift (→ Anhaltspunkt).
  - Röntgen (Auskultation und pH-Messung sind zu unsicher).

Perkutane Sondenführung

- **PEG (perkutane endoskopische Gastroenterostomie):**
  - *Indikationen:* Enterale künstliche Ernährung für > 3 Wochen (z. B. Langzeitbeatmung); Stenosen im Mund, Rachen, Ösophagus oder Kardiabereich, Schluckstörungen (z. B. bei neurologischen Erkrankungen).
  - *Kontraindikationen:* Peritonealkarzinose, Morbus Crohn (Fistelbildung!); schwere Magenerkrankung (Ulkus, Karzinom); fehlende Darstellbarkeit des Magens (z. B. upside-down-Magen); schwere Gerinnungsstörungen (Thrombozyten < 50 000/µl, Quick < 30 %).
  - *Anlage (mit Faden-Durchzugsmethode):*
    1. Gastroskopisch den optimalen Punktionsort wählen, Magen unter endoskopischer Sicht punktieren.
    2. Führungsfaden mit dem Endoskop durchziehen.
    3. Führungsfaden und Sonde verknüpfen.
    4. Sonde mit dem Führungsfaden bis zur Arretierung der Gegenhalteplatte im Magen durchziehen.
    5. Äußere Halteplatte fixieren und konnektieren.
    6. Für 24 h auf eine festere Adaptation der äußeren Halteplatte achten.
    7. Danach äußere Halteplatte lockern (Spielraum von ca. 5 mm zur Haut) für Kompressenverband.
    8. Die erste Nutzung mit Nährlösung kann nach 24 h erfolgen.
  - *Komplikationen:* Blutung, Magenwandnekrose, Infektion, Abszedierung, Peritonitis, Leckage, Lockerung der Halteplatten, Materialermüdung und Sondenbruch, Einwachsen der inneren Halteplatte, Sondenverstopfung.
  - *Liegezeit der Sonden:* Mehr als 5 Jahre sind möglich.
- **PSG** (perkutane sonographische Gastroenterostomie): Indikationen wie bei PEG, aber fehlender Endoskopie-Möglichkeit (z. B. bei unmöglicher Pharynx-, Ösophagus- oder Kardia-Passage).

5.1 Ernährungssonden

- **Jejunostomie** (z. B. FKJ = Feinnadel-Katheter-Jejunostomie):
  - *Indikation:* Mittel- bis langfristige enterale künstliche Ernährung nach größeren Oberbauch-Operationen (z. B. nach Whipple-OP).
  - *Anlage:* Intraoperative Fixierung des Jejunums an das Peritoneum ca. 15 – 30 cm jenseits des Treitzschen Bandes mit Einlage einer Sonde.

Sondenpflege

- **Spülung der Sonde** mit 40 – 50 ml Mineralwasser alle 6 h und nach jeder Unterbrechung der Nahrungszufuhr.
- **Hygiene:** Inhalt einer Flasche nicht länger als 8 h infundieren, angebrochene Flaschen im Kühlschrank für max. 24 h aufbewahren, das Überleitungssystem alle 24 h erneuern, Konnektion und Dekonnektion nur mit Handschuhen.

  Cave:
  - Schwarzer Tee → Ablagerungen in der Sonde.
  - Zu heiße Flüssigkeit → zerstört Vitamine.
  - Kalte Tees → oft keimreich.
  - Fruchtsäfte → Eiweiße der Sondennahrung gerinnen.
  - Gabe von Medikamenten gemeinsam mit Sondennahrung → chemische Wechselwirkungen, Ausflockungen, Sondenverstopfung.

Ernährungsapplikation (s. S. 214)

- **Bolus-Gabe:** Nie bei duodenalen oder jejunalen Sonden, da dann Dumping-Syndrom (mit Kreislaufkollaps, Erbrechen und Diarrhoe bewirkt wird.
- **Tropfinfusion:** Immer bei duodenalen und jejunalen Sonden.
- **Ernährungspumpe:** Am besten verträglich.

Komplikationen der Sondenernährung

- **Aspiration:**
  - *Vorkommen:* Besonders bei bewußtlosen Patienten (!), Erbrechen, ösophagealem oder gastralem Reflux von > 1 l/d (z. B. bei Subileus, Magenausgangsstenose), PEEP-Beatmung (behindert Magenentleerung).
  - *Vermeidung:* Hochlagerung der Oberkörpers (30°), duodenale oder jejunale Sondenlage.
- **Tube-feeding-Syndrom:** Kombination von osmotischer Diarrhö und Dehydratation.
- **Verstopfung der Sonde:**
  - *Ursachen:* Abknickung, Ablagerungen, Ausflockungen, Verklebungen.
  - *Therapie:* Vorsichtig mit Wasser anspülen, Führungsdraht möglichst unter Durchleuchtung einführen, im Zweifelsfall Neuanlage der Sonde.

  Cave: Nie gewaltsam spülen oder sondieren!
- **Siehe auch Konzept zur enteralen Ernährung** S. 214.

5.2 Ösophaguskompressionssonden

J. M. Hahn

Sondentypen

- **Sengstaken-Sonde:** Zwei Ballons – Ösophagusballon + Magenballon (s. Abb. 30).
- **Linton-Sonde:** Nur ein Ballon (s. Abb. 31).

Technik zur Sondenanlage

- **Bei beiden Sonden:**
  - Zuvor Ballons durch Aufblasen auf Dichtigkeit prüfen, dann komplett leersaugen und Plastikpfropfen verschließen.
  - Oberkörperhochlagerung auf ca. 45°.
  - Nasen- und Rachenraum mit Lokalanästhetikum (z. B. Xylocain-Spray) betäuben.
  - Sonde und Ballons mit anästhesierendem Gleitmittel (z. B. Xylocain-Gel) großzügig bestreichen.
  - Einführen der Sonde durch die Nase unter aktiver Mithilfe (= Schlucken) des Patienten bis etwa 50 – 55 cm.
  - Lagekontrolle durch Luftinsufflation mit Sondenspritze bei gleichzeitiger Auskultation des Epigastriums (hörbares „Gurgeln").
  - Sonden maximal 24 h belassen.
- **Sengstaken-Sonde** (Indikation: Ösophagusvarizen; s. Abb. 30):
  - Aufblasen des Magenballons mit ca. 100 ml Luft (z. B. mit Sondenspritze).
  - Zurückziehen der Sonde: Muß zunächst leicht und dann gegen federnden Widerstand möglich sein.
  - Anschließend Ösophagusballon mit Luft auf 35 – 45 mmHg blocken (z. B. mit Pump/Manometer-Einheit des Blutdruckmeßgeräts).
  - Röntgenkontrolle der Sondenlage.
  - Alle 4 h Ösophagusballon für 5 min entleeren.

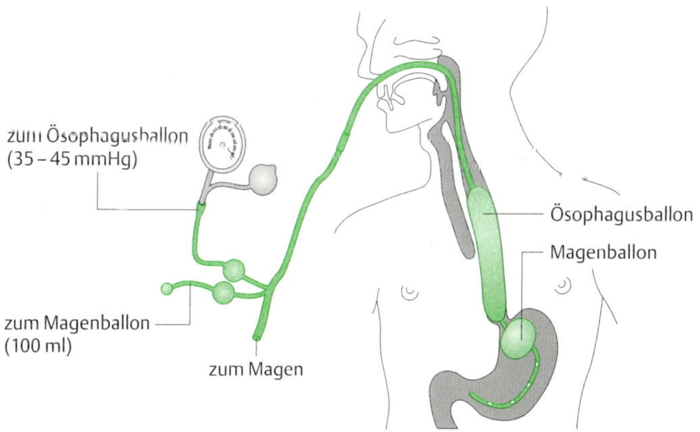

Abb. 30 Sengstaken-Sonde

5.2 Ösophaguskompressionssonden

- **Linton-Sonde** (Indikation: Fundusvarizen; s. Abb. 31):
  - Aufblasen des Magenballons mit ca. 100 ml Luft (s. o.).
  - Zurückziehen der Sonde: Muß zunächst leicht und dann gegen federnden Widerstand möglich sein.
  - Röntgenkontrolle, dann Nachblocken mit ca. 400 ml (ca. 500 ml Gesamtvolumen).
  - Zugseil und Gewicht (500 g) befestigen.
- **Nach korrekter Sondenlage** Kompressionserfolg durch regelmäßige Spülungen des Magens mit NaCl 0,9% prüfen.

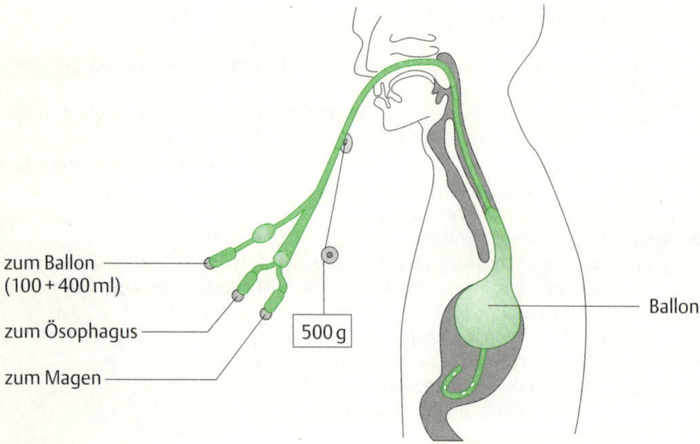

Abb. 31 Linton-Sonde

K. Kattenbeck

Transurethraler Harnblasenkatheter

- **Indikation:**
  - *Diagnostisch:* Bilanzierung, Restharnbestimmung, mikrobiologische Harnuntersuchung, Nierenfunktionsprüfungen.
  - *Therapeutisch:* Harnretention, Harninkontinenz, Blasenspülungen, präoperative Vorbereitung.
- **Komplikationen**: Harnwegsinfektionen, Verletzung der Harnwege.
- **Katheterarten:**
  - *Einmalkatheter:* Vorwiegend zur diagnostischen Katheterisierung sowie bei absehbarem kurzfristigem Harnverhalt (z. B. nach Koronarangiographie im Druckverband).
  - *Dauerkatheter:* Nelaton-Katheter (ohne endständige Krümmung) Tiemann-Katheter (mit endständiger Krümmung bei schwieriger Katheterisation), ein- oder zweilumig mit Blockballon.
  - *Spülkatheter:* Zwei- oder dreilumig, einem Eingangs- und Ausgangskanal sowie einem Blockballon.
- **Material zum Legen eines Blasenkatheters:** Steriler Katheter (14, 16, 18 Ch.), Urinbeutel, steriles Lochtuch, sterile Tupfer und Handschuhe, Nierenschale, Desinfektionsmittel, Spritze mit anästhesierendem Gleitmittel, 10 ml-Spritze gefüllt mit NaCl 0,9%.
- **Legen eines transurethralen Harnblasenkatheters bei Frauen:**
  - Rückenlage, Fersen aneinander, Knie gespreizt.
  - Sterile Handschuhe (rechte Hand bleibt steril, linke Hand wird unsteril).
  - Steriles Lochtuch so plazieren, daß die Harnröhrenöffnung sichtbar ist.
  - Desinfektion (von ventral nach dorsal, Tupfer immer nur einmal verwenden): Vulva → dann mit der linken Hand die großen Labien spreizen und kleine Labien desinfizieren → Harnröhrenöffnung → den letzten Desinfektionstupfer in den Vaginaleingang legen.
  - Harnblasenkatheter unter sterilen Bedingungen ca. 5 cm einführen, Blockballon mit 5 – 10 ml NaCl 0,9% füllen (darf keine Schmerzen verursachen!) Urinbeutel anschließen, Vaginaltupfer entfernen.
- **Legen eines transurethralen Harnblasenkatheters bei Männern:**
  - Lagerung s. o.; äußeres Genitale zunächst ohne Handschuhe desinfizieren.
  - Sterile Handschuhe anziehen; Lochtuch plazieren und Penis durch die Öffnung legen.
  - Penisschaft mit der linken Hand fassen, Vorhaut zurückziehen, Glans penis und Harnröhrenöffnung desinfizieren.
  - Anästhesierendes Gleitmittel in die Harnröhre einbringen sowie Katheterspitze mit Gleitmittel versehen.
  - Sterilen Katheter mit der rechten Hand ca. 5 cm von der Spitze entfernt fassen. Penis mit der linken Hand fassen und nach oben strecken, Katheter ca. 10 – 15 cm einbringen (mit der rechten Hand immer wieder nachfassen), bei der Passage des Sphinkter externus ist ein leichter Widerstand zu spüren, Penis jetzt absenken und Katheter vorsichtig weitervorschieben bis Urin aus dem Katheterende fließt, den Katheter weiter voschieben, bis ein leichter Wiederstand spürbar ist (Harnblasenwand), dann den Blockballon füllen (darf keine Schmerzen verursachen) und den Katheter vorsichtig bis zu einem federnden Widerstand zurückziehen, Vorhaut zurückstreifen und Urinbeutel konnektieren.
  - Bei schwieriger Passage einen dünneren Katheter verwenden.

6.1 Harnblasenkatheter

Cave: Katheter niemals mit Gewalt vorschieben (Verletzungsgefahr!) Harnblasenkatheter so früh wie möglich entfernen, bei längerer Verweildauer mindestens jede zweite Woche Katheterwechsel (Infektionsgefahr!). Bei Harnverhalt nicht mehr als 500 ml auf einmal ablassen.

Suprapubischer Harnblasenkatheter

➤ **Indikation:**
- *Diagnostisch:* Sterile Harngewinnung z. B. für mikrobiologische Untersuchungen.
- *Therapeutisch:* Wenn transurethrale Katheterisierung nicht möglich (Urethralstrikturen und -verletzungen), dauerhafte Harnableitung.

➤ **Kontraindikationen:** Blasenkarzinom.

➤ **Komplikationen**: Verletzung intraabdomineller Organe, Peritonitis.

➤ **Material**: Zystotomie-Set mit Katheter, ca. 10 ml Lokalanästhetikum in einer Spritze mit steriler Kanüle, Skalpell, sterile Tücher, Tupfer, Handschuhe und Verbandmaterial, Einmalrasierer.

➤ **Anlage – Durchführung:**

Cave: Die Blase muß gefüllt sein! → Palpation, Perkussion, Sonographie; ggf. Flüssigkeit 500 – 1000 ml p. o. oder i. v. appliziert werden und solange gewartet werden bis die Blase gefüllt ist. Liegt schon ein transurethraler Harnkatheter kann die Harnblase über diesen retrograd gefüllt werden.
- Die Punktionsstelle (Medianlinie 2 – 3 cm oberhalb der Symphyse) großzügig rasieren und desinfizieren.
- *Lokalanästhesie* bis zur Harnblasenwand unter wiederholter Aspiration; dabei senkrecht einstechen; wenn Urin zurückfließt Einstichtiefe merken.
- *Stichinzision* der Haut mit dem Skalpell.
- *Punktion* mit der Stahlkanüle mit innenliegendem Katheter senkrecht zur Körperoberfläche, bis Urin zurückfließt. Kanüle dann an der Perforationsstelle aufreißen und entfernen, Katheter ggf. mit 5 ml NaCl 0,9% blocken und bis zu einem leichten Widerstand zurückziehen (je nach Punktionsset Katheter bis zur Markierung zurückziehen und fixieren, ggf. Hautnaht).
- *Sterilen Verband* anlegen und Urinbeutel anschließen.

Cave: Suprapubische Harnblasenkatheter mindestens alle 2 Monate in Seldinger-Technik (S. 19) wechseln (es gibt spezielle Wechselsets). Bei akutem Harnverhalt nicht mehr als 500 ml auf einmal ablassen.

E. Rickels

Intrakranielle Druckmessung

- **Definitionen:**
  - *Intrakranieller Druck (ICP):* Unter physiologischen Bedingungen ca. 15 mmHg (s. Abb. 32). (Die epidurale Druckmessung ist ungenauer als die subdurale bzw. intraparenchymatöse).
  - *Arterieller Mitteldruck (MAP).*
  - *Zerebraler Perfusionsdruck (CPP): Bei Erwachsenen ≥ 60 – 70 mmHg. Der ICP wirkt hierbei dem antreibenden arteriellen Mitteldruck entgegen (CPP = MAP – ICP).*

Hinweis: Die Messung des intrakraniellen Drucks (ICP) ist zusammen mit dem arteriellen Mitteldruck (MAP) entscheidend für die Beurteilung des zerebralen Perfusionsdrucks (CPP). Nur unter Messung des ICP läßt sich eine den Erfordernissen angepaßte Hirndrucktherapie durchführen.

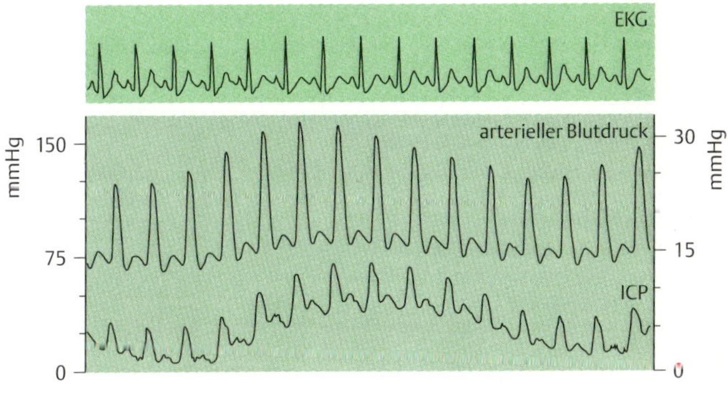

Abb. 32 Typische ICP-Druckkurve

- **Indikation:** Jeder komatöse oder narkotisierte Patient, bei dem ein ICP-Anstieg (*cave* sekundärer Hirnschaden) zu erwarten ist.
- **Technische Verfahren:**
  - *Epidurale, subdurale oder intraparenchymatöse Drucksonde:*
    - Vorteile: Standardisiertes einfaches Implantationsverfahren, konfektionierte Sonden garantieren eine stabile Messung über einen Zeitraum von mindestens einer Woche, insbesondere bei epiduralen Sonden ist die Infektionsgefahr sehr gering, die Messung ist auch bei offener Ventrikeldrainage und bei maximal ausgedrückten Ventrikeln möglich, die Messung wird nicht durch Massenverlagerungen (z. B. Blutungen) beeinflußt.
    - Nachteile: Teuer, in der Regel als Einmalartikel konzipiert; die Wiederverwendung ist möglich, erfordert aber die Überprüfung der Sonde auf Meßgenauigkeit vor der schonenden Sterilisation; die meisten Sonden ermöglichen es nicht, während der Messung den Nullpunkt und damit die Plausibilität und Meßgenauigkeit zu kontrollieren (Nullpunktsimulatoren erzeugen einen virtuellen Nullpunkt, der nur dem Eichen des Monitors dient.)

- *Liegende Ventrikelkatheter mit angeschlossenem Druckaufnehmer:*
  - Vorteile: Preiswert, der Nullpunkt und damit die Plausibilität der Messung kann durch einfachen Abgleich gegen Luft geprüft werden.
  - Nachteile: Infektionsgefahr (die Inzidenz von Infektionen steigt ab etwa 10 Tagen Liegedauer sprunghaft an); das abwechselnde Schließen und Öffnen bei bestimmten intrakraniellen Drücken birgt die Gefahr einer Meßwertverfälschung in sich; die Messung ist nur bei intakter Flüssigkeitssäule möglich; bei maximaler Entleerung der Ventrikel kann dies zu falsch niedrigen Werten führen; blutiger Liquor oder Hirndetritus können das System verstopfen.

➤ **Praktische Aspekte:**
- Zur Plausibilitätskontrolle der Meßwerte sollte der gemessene intrakranielle Druck kontinuierlich als Kurve am Monitor dargestellt werden. Optimal sind Mehrkanal-Monitore, auf denen zeitgleich das EKG, der invasiv gemessene arterielle Blutdruck und der intrakranielle Druck dargestellt werden können. Die typische Druckkurve des intrakraniellen Drucks zeigt hierbei pulssynchrone Schwankungen und eine Atemabhängigkeit (s. Abb. 32).
- Neben der Eichung oder dem Nullabgleich kann die Funktionsfähigkeit auch geprüft werden, indem durch Kompression der Jugularvenen kurzfristig eine Abflußbehinderung mit Erhöhung des intrakraniellen Drucks provoziert wird, die sich dann in der intrakraniellen Druckkurve widerspiegeln muß (s. Abb. 32).
- Für eine effektive Bestimmung des zerebralen Perfusionsdrucks muß der Druckaufnehmer für den arteriellen Mitteldruck in Höhe des äußeren Gehörgangs positioniert sein. Anderenfalls müßte die hydrostatische Differenz zwischen dem Kopf und einem anderen Meßort (Herzhöhe oder A. radialis) berücksichtigt werden. Diese Differenz kann bei 30° Oberkörperhochlage bis zu 40 mmHg betragen!
- Gewonnener Liquor kann uneingeschränkt verwendet werden (z. B. Zytologie).

Bulbus venae jugularis-Oximetrie

➤ **Prinzip:** Die Messung der Sauerstoffsättigung im Bulbus venae jugularis erlaubt eine Aussage über die globale Sauerstoffausschöpfung im Gehirn, da bis zum Bulbus noch keine weiteren Venen aus dem Halsbereich einmünden. Werte < 50% zeigen hierbei eine gefährliche Ausschöpfung infolge einer Minderperfusion an. Eine venöse Sättigung von mehr als 95% muß als fehlende Ausschöpfung gewertet werden.

➤ **Normalwert** (bzw. normales Intervall): 50 – 95%.

➤ **Material:** Pädiatrischer Swan-Ganz-Katheter (z. B. 5,5 Fr), intravasales Einführbesteck (Schleuse), Durchmesser 6,5 oder 7,5 Fr, mit „Contamination Shield", Abdeckmaterial, Nahtmaterial, Skalpell, Spritzen, NaCl 0,9%, Heparinperfusor (Dosierung + Laufrate s. u.).

➤ **Vorgehen:**
- Nach Desinfektion und Abdecken der Umgebung mit sterilem Material wird die Vena jugularis interna an üblicher Stelle *retrograd* punktiert (s. S. 26, 28). Über einen Seldinger-Draht wird das Einführbesteck intravasal plaziert. Der Katheter wird mit NaCl 0,9% gespült bzw. gefüllt, der Sättigungsmesser wird nach Anleitung des Herstellers mit dem Meßgerät verbunden und geeicht (gerätespezifisch). Anschließend wird der Katheter durch die Schleuse vorgeschoben, bis ein Widerstand spürbar wird. Bei Verwendung größerer Katheter sollte der

Ballon mit ca. 0,5 ml Luft gefüllt werden *a)* damit der Sättigungsmesser ein wenig in das Gefäßlumen hineingewinkelt wird und *b)* um die Bildung wandständiger Thromben zu vermeiden.

- *Antikoagulation:* Nach Plazierung des Katheters Heparin-Perfusor zur Prophylaxe von Thrombenbildungen.
- *Lagekontrolle des Katheters* durch eine Röntgenaufnahme des Schädels. Die Katheterspitze soll unmittelbar unter der Schädelbasis liegen.
- *Weitere Eichung:* Über den Katheter venöse Blutprobe entnehmen und Sauerstoffsättigung messen. Diesen Wert am Monitor einstellen.
- Die Lage des Katheters kann und muß gegebenenfalls mehrfach korrigiert werden. Jede Lageveränderung des Patienten kann die Katheterposition verändern.

Hinweis: Häufig schlechte Meßqualität!

➤ **Bewertung, Beurteilung:** Erlaubt eine globale Abschätzung der Hirndurchblutung; Rückschlüsse auf die Läsion sind deshalb schwierig. Die Methode ist nur in der Zusammenschau mit anderen Monitoring-Parametern (ICP, p_tO_2) verwertbar.

EEG

➤ **Prinzip:** Von der Hirnoberfläche ausgehende Potentialschwankungen zwischen 50 μV und 200 μV werden über Klebe- oder Nadelelektroden an der Kalottenoberfläche abgeleitet. Die Aktivitäten lassen sich anhand der Frequenz klassifizieren (s. Tab. 13).

Tabelle 13 EEG-Grundaktivitäten

Rhythmus	Symbol	Frequenz (Hz)
Delta	δ	0–3
Theta	ϕ	4–7
Alpha	α	8–13
Beta	β	> 13

➤ **Burst suppression:** Isoelektrische Intervalle, unterbrochen von „bursts" mit einer Frequenz von 8–12 Hz bis zu 1–4 Hz kurz vor der elektrischen Stille.

➤ **Intensivmedizinische Anwendung:**
- Überwachung der Sedierungstiefe (z. B. als Therapie-Kontrolle). Hierzu sind im Gegensatz zu den sonst üblichen 16–24 Ableitungen nur 1–2 Ableitungen pro Seite ausreichend.
- Als Diagnostikum, um die Schwere einer Läsion zu bestimmen, dem CCT, MRT deutlich unterlegen.

Evozierte Potentiale

➤ **Prinzip:** Aufzeichnung von Spannungsänderungen im Nervengewebe, die in einem engen zeitlichen Zusammenhang mit vorübergehenden externen elektrischen Reizen stehen. Die Ableitung erfolgt mit Oberflächen- oder Nadelelektroden an der Schädelkalotte. Die Potentiale haben mehrere „Peaks", deren Amplituden und Latenzen gemessen werden.

7.1 Neurologisches Monitoring

- **Akustisch evozierte Potentiale (AEP):** Setzt beim komatösen Patienten die Kenntnis über die Hörfähigkeit vor dem Koma voraus. *Intensivmedizinisch relevante Anwendungen:* Diagnostik von Hirnstamm-, Pons und Mittelhirnprozessen, Hirndruckmonitoring.
- **Somatosensorisch evozierte Potentiale (SEP):** Sinnvoll, um bei komatösen Patienten eine Querschnitts-Symptomatik zu erkennen.

Transkranielle Dopplersonographie (TCD)

- **Prinzip:** Dopplersonographische Abschätzung der Flußgeschwindigkeitin intrakraniellen Blutgefäßen. Nur in bestimmten Arealen durch Knochenfenster möglich (*temporal* → A. cerebri media, anterior, posterior; *nuchal* → A. basilaris).
- **Anwendung:** *a)* Vasospasmusdiagnostik; *b)* Hirntoddiagnostik; *c)* Differentialdiagnose Hyperämie – erhöhter intrakranieller Druck.
- **Interpretation:** Flußgeschwindigkeiten > 120 cm/s sind charakteristisch für einen Vasospasmus (z. B. bei SAB; s. S. 512). Weitere Aussagen setzen eine lange Erfahrung des Untersuchers voraus (z. B. DD erhöhter intrakranieller Druck – Hyperämie; Perfusionsstillstand).

Liquorpunktion

- **Definition:** Diagnostische oder therapeutische Punktion des lumbalen oder okzipitalen Liquorraumes.
- **Indikationen:**
  - *Diagnostisch:* Meningitis, Enzephalitis, Subarachnoidalblutung, Multiple Sklerose, unklare komatöse Zustände.
  - *Therapeutisch:* Intrathekale Injektion von Medikamenten.
- **Kontraindikationen:** Erhöhter Hirndruck, Gerinnungsstörungen(Quick < 60%; PTT > 60 sek).
- **Erforderliches Material:**
  - *Für Lumbalpunktion:* Atraumatische Punktionskanüle (Länge ca. 8 – 10 cm) mit Mandrin.
  - *Für Subokzipitalpunktion:* Punktionsnadel mit kurzgeschliffener Spitze und Reiter (= Maß für Eindringtiefe).
  - *Allgemein:* Sterile Tupfer, Handschuhe, Abdecktücher, Hautdesinfektionsmittel, Lokalanästhetikum (Lidocain 2 – 4%, Mepivacain 0,5 – 1%), Kanülen, Spritzen, Steigrohr mit Verbindungsschlauch zur Druckmessung, Pandy-Reagens (1%ige Carbolsäure), Ammoniumsulfatlösung (zur Durchführung der Nonne-Apelt-Reaktion), Probenröhrchen (1 × für Zellzahl + klinische Chemie [Glukose, Eiweiß, Elektrophorese, IgG, IgM, ggf. Laktat], 1 × für Zytologie, 1 × für Mikrobiologie.

  Hinweis: Für klinische Chemie immer auch Blutprobe (Serum-Röhrchen) mitliefern (Vergleich von Liquor- + Serumwerten); bei eitrigem Liquor Blutkulturflaschen.
- **Vorgehen:**
  - *Immer erhöhten Hirndruck ausschließen:* Stauungspapille?

  Cave: Das Papillenödem kann später als der erhöhte Hirndruck auftreten! → Bei komatösen Patienten oder bei akut aufgetretener Erkrankung mit Meningismus (z. B. SAB) muß vor der LP eine Raumforderung durch ein CCT ausgeschlossen werden – *Cave* Einklemmung!

LP trotz Stauungspapille: Bei wachen Patienten nach langsam einsetzendem Krankheitsverlauf, die Fieber und Meningismus zeigen → Diagnosesicherung einer Meningitis/Enzephalitis.

- *Blutentnahme* (s.o.) ca. 30 min vor der Punktion.
- *Lumbalpunktion:*
  - Aufklärung des Patienten und Orientierung über das Vorgehen (schriftliche Einwilligung), Lagerung in sitzender oder liegender Position mit stark gekrümmtem Rücken, angezogenen Knien und gebeugtem Nacken (s. Abb. 33), Hautdesinfektion der Punktionstelle (in Höhe von L 3/4 oder L 4/5; s. Abb. 34).

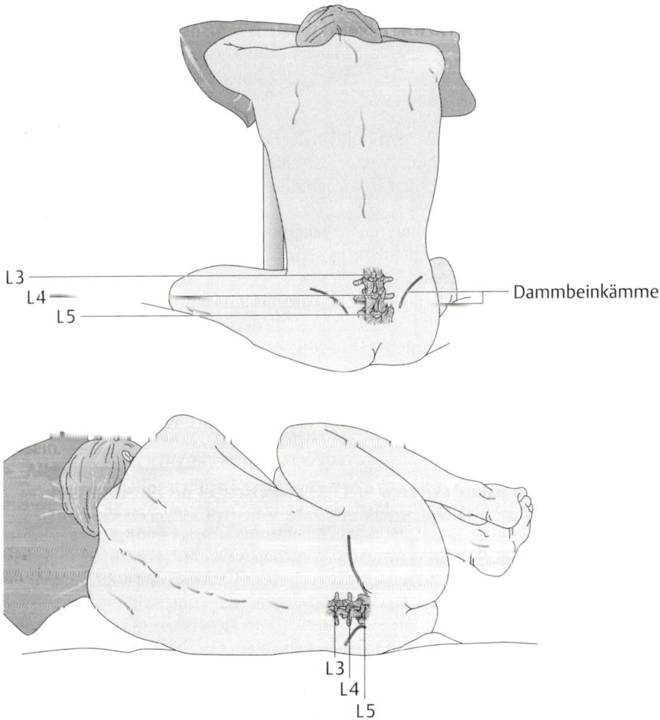

Abb. 33 Lumbalpunktion – Lagerung

  - Lokalanästhesie s.c. (z.B. Lidocain 2–4%, Mepivacain 0,5–1%), sterile Handschuhe anziehen, Punktionsstelle steril abdecken.
  - Spinalnadel mit Mandrin im Bereich L 3/4 oder L 4/5 (unterhalb des Conus medullaris) leicht nach kranial gerichtet vorschieben, zwischendurch Mandrin herausziehen und prüfen, ob Liquor abtropft. Bei Passage des Ligamen-

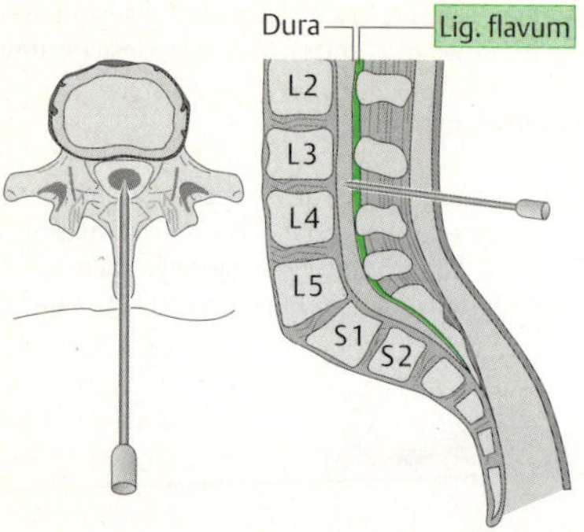

Abb. 34 Lumbalpunktion – anatomische Verhältnisse

tum flavum (in ca. 4–5 cm Tiefe) in der Regel spürbarer Widerstand. Spinalnadel noch ca. 4–7 mm weiter vorschieben und spontanes Abtropfen des Liquors abwarten. Liquor in vorbereitete Probenröhrchen abtropfen lassen (ca. 3–5 ml).

- Jugularvenen komprimieren = Queckenstedt-Versuch → hierdurch Erhöhung des intrakraniellen Drucks (Rückstauung des venösen Abflusses aus dem Schädelinneren).
- Steigrohr anschließen → zeigt Liquordruck im ZNS (normal 15 cm H_2O).
- Erhöhter Fluß (Wert ↑) bei Kompression der Jugularvenen zeigt Durchgängigkeit des Liquor-Systems Hirn-Rückenmark an → keine Raumforderung im Rückenmarksbereich.
- Spinalnadel entfernen, steriles Pflaster, Punktionsstelle einige Minuten komprimieren. Strenge Bettruhe für 24 Stunden.
- Punktat-Analyse (s. u.).

– *Subokzipitalpunktion:*
  - Indikation: Nur, wenn eine LP unmöglich ist. Deutlich höheres Risiko als bei LP (*cave* Verletzung der Medulla oblongata oder von Arachnoidalgefäßen mit Einblutung in die Cisterna cerebello-medullaris → SAB).
  - Aufklärung des Patienten, das Vorgehen erklären (schriftliche Einwilligung), Lagerung in sitzender oder liegender Position (den Kopf beugen, das Kinn etwas anziehen), Rasur im Bereich der Punktionsstelle.
  - Punktionsstelle: Zwischen Protuberantia occipitalis externa und dem Dornfortsatz des 2. HWK (als nächstem palpablem Knochenpunkt darunter).
  - Hautdesinfektion, Lokalanästhesie s.c. (z. B. Lidocain 2–4%, Mepivacain 0,5–1%), sterile Handschuhe anziehen, Punktionsstelle steril abdecken.
  - Punktionsnadel mit Mandrin leicht aufwärts in Richtung Nasenwurzel vorschieben, zwischendurch Mandrin herausziehen und prüfen, ob Liquor abtropft. Bei Passage der Membrana atlantooccipitalis in der Regel spürbarer Widerstand. Punktionsnadel noch ca. 4–7 mm weiter vorschieben und spontanes Abtropfen des Liquors abwarten.
  - Liquor in vorbereitete Probenröhrchen abtropfen lassen (jeweils ca. 3–5 ml).
  - Punktionsnadel entfernen, steriles Pflaster, Punktionstelle einige Minuten komprimieren. Strenge Bettruhe für 24 Stunden.
  - Untersuchung des Liquors auf Zellen, Eiweiß, Glukose, Laktat.

- **Komplikationen** (insgesamt selten, bei Subokzipitalpunktion > Lumbalpunktion): Diffuse Kopfschmerzen, Übelkeit, Ohnmachtsneigung für 1 – 2 Tage, Hämatome im Punktionsbereich, Wurzelreizung, Verletzung der Medulla oblongata oder der Arachnoidalgefäße bei subokzipitaler Punktion.
- **Punktat-Analyse** (s. Tab. 14): Inspektion (klar, blutig, eitrig trübe?), Beurteilung der intrakraniellen Drücke, Analyse des Queckenstedt-Versuches.

Tabelle 14 Liquor-Beurteilung

Parameter	Normalbefund
Druck:	
– Lumbalpunktion (liegend)	5 – 20 cm H_2O
– Okzipitalpunktion	0 cm H_2O
Farbe	wasserklar
Zellzahl	< 4/µl (< 12/3-Zellen)
Laktat	< 2,0 mmol/l
Gesamteiweiß	15 – 45 mg/dl
Albumin	10 – 30 mg/dl
Eiweißquotient (Globuline ÷ Albumine)	0,1 – 0,45
Pandy-Reaktion	leichte Trübung
Nonne-Reaktion	negativ
Kolloidkurven	keine Trübung, keine Ausfällung
Glukose	45 – 75 mg/dl (50 – 80 % des Blutzuckers)
Luesreaktion	negativ

8.1 Bildgebende Verfahren

K. Kattenbeck

Thoraxübersicht

- **Methoden:**
  - *Standard* = Thorax in 2 Ebenen p.a. und seitlich in Inspiration.
  - *Thorax im Liegen* a.p. in Inspiration („Intensivaufnahme").
  - *Thorax in Exspiration* – Pneumothorax?
  - *Thorax in Seitenlage* – Kleiner, frei auslaufender Pleuraerguß? (Der Patient liegt auf der Seite des vermuteten Ergusses).
  - *Thoraxdurchleuchtung:* Lagezuordnung unklarer Herde, Zwerchfellbeweglichkeit, bei V.a. auf Sondendislokation bei Schrittmacher- oder ICD-Patienten.

  Bettaufnahme auf Intensivstation: Trotz der schlechteren Qualität dennoch bei folgenden Fragestellungen wichtig und indiziert:
  - Lagekontrolle: ZVK, Tubus.
  - Pneumothorax, Hämatothorax, Atelektasen?
  - Links-/Rechtsherzdekompensationen (im Verlauf)?
  - Überwässerung, Ergüsse (im Verlauf)?
  - Entzündliche Infiltrate (im Verlauf)?
- **Beurteilung:**
  - *Zwerchfelle:* Glatte Begrenzung, Höhe, Wölbung, Adhäsion?
  - *Sinus phrenicocostalis:* Einsehbar? Ergüsse, Verschwartungen?
  - *Herzsilhouette:*
    - Herzgröße: Durchmesser Herz/Thorax: normal < 50%.
    - Linker Herzrand (linker Ventrikel) recher Herzrand (rechter Vorhof).
    - Herztaille: Verstrichen bei vergrößertem linken Vorhof.
    - Pulmonalisbogen, Aortensilhouette : (Sklerose, Ektasie, Aneurysma).
    - Retrokardialraum (linker Vorhof und Retrostemalraum rechter Ventrikel) in der seitlichen Aufhahme.
  - *Lungenhili, Pulmonalarterien, Pulmonalvenen, Lymphknoten, Bronchien:* Breite, Konfiguration.
  - *Lungenperipherie:*
    - Verschattungen: Flächenhaft, retikulär, fleckförmig, ringförmig, Rundherde.

    Cave: Hinter jeder Verschattung kann sich ein Karzinom verbergen!
    - Aufhellungen
    - Pneumothorax
  - *Mediastinum:* Breite, Verlagerung, Trachealverlauf, retrosternale Struma, Hiatushernie, Aneurysma?
  - *Skelettsystem:* Deformitäten, degenerative Veränderungen (WS), Osteoporose, Osteolysen, Frakturen?
- **Häufige pathologische Veränderungen:**
  - *Einseitige, flächige Verschattungen:*
    - Pneumonien (S. 393).
    - Pleuraerguß (S. 402): Bei diffusen homogenen Verschattungen an Ergüsse oder bei der Liegendaufnahme an auslaufende Ergüsse denken (Sonographie!).
    - Atelektase: Homogene luftleere Lungenabschnitte, bei entsprechender Ausdehnung gleichseitiger Zwerchfellhochstand mit Verlagerung des Mediastinums zur erkrankten Seite. Vorkommen bei Verlegung der Bronchien durch Tumor, Schleimpfropf oder Fremdkörper.

- *Beidseitige flächige Verschattungen:*
  - Kardiales Lungenödem (S. 350): Kleinfleckig konfluierend, Herzvergrößerung.
  - Beidseitige Pneumonie (S. 393).
  - ARDS (S. 310).
  - Interstitielle Lungenerkrankungen, Lymphangiosis carcinomatosa, Sarkoidose, Strahlenpneumonitis, toxisches Lungenödem.
- *Isolierter Lungenrundherd:*
  Hinweis: Bei Hinweisen auf Malignom (Alter < 40 Jahre, Raucheranamnese, Durchmesser > 2 cm, Größenzunahme im Verlauf) weitere Diagnostik und Tumorsuche!
  - Mamillenschatten (symmetrisch auch kontralateral).
  - Bronchialkarzinom.
  - Metastase.
  - Tuberkulom.
  - Chondrom, Neurinom, Fibrom, Adenom, u. a.
- *Multiple Lungenrundherde:* Meist Metastasen.
- *Pulmonale Ringschatten:* Emphysemblase, Brochiecktasien, tuberkulöse Kaverne, dysontogenetische Lungenzysten, Lungenabszeß, zerfallender Tumor, Echinokokkuszyste, Aspergillom, auch als Summationseffekt normaler Streifenzeichnung auftretend.
- *Hilusverbreiterung:*
  - Zentrales Brochialkarzinom.
  - Lymphknotenvergrößerung (z. B. Tbc, malignes Lymphom, Brochial-Ca, Sarkoidose).
  - Zentrale Stauung.
- *Zwerchfellhochstand:*
  - Rechts: Hepatomegalie, Chalaiditi-Syndrom (= Koloninterposition zwischen Leber und Zwerchfell).
  - Links: Splenomegalie.
  - Beidseits, rechts und/oder links: Adipositas, Aszites, Gravidität, subphrenischer Abszeß, Phrenikusparese.

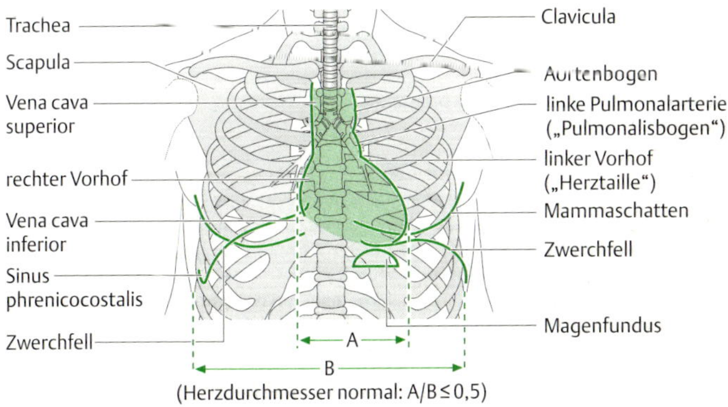

Abb. 35 Röntgen-Thorax p.a.

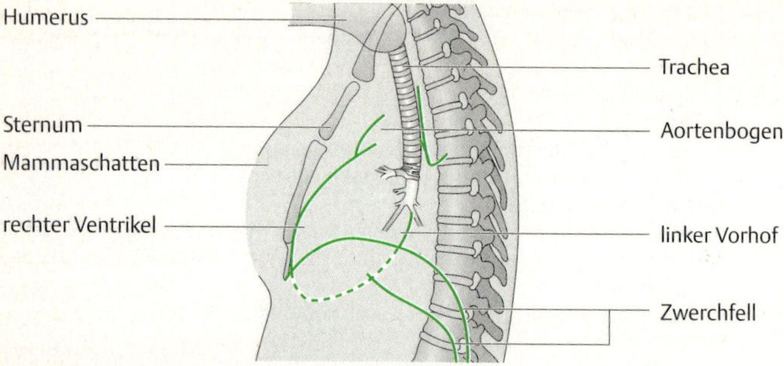

Abb. 36 Röntgen-Thorax seitlich

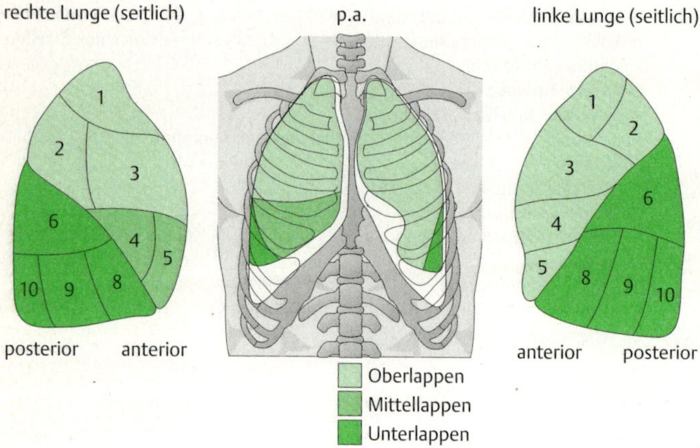

Abb. 37 Lungenlappen und -segmente

- *Verbreiterung des Herzschattens nach links,* Herzspitze nach unten und lateral verlagert (p.a.-Strahlengang), Verlagerung des linken Ventrikels nach posterior und kaudal mit Einengung des kaudalen Retrokardialraumes (seitliche Aufnahme) → *Vergrößerung des linken Ventrikels.*
- *Verstreichen der Herztaille,* Verlagerung des linken Hauptbronchus nach kranial und Spreizung des Bifurkationswinkels der Trachea p.a.-Strahlengang) → *Vergrößerung des linken Vorhofes.*

- *Verbreiterung des Herzschattens nach links oben* mit Abrundung der Herzspitze am Diaphragma (Schuhform des Herzens) (p.a.-Strahlengang) → *Vergrößerung des rechten Ventrikels.*
- *Verbreiterung des Herzschattens nach rechts* meist in Verbindung mit einer Verbreiterung der Vena cava superior im p.a.-Strahlengang → *Vergrößerung des rechten Vorhofes.*

Abdomenübersicht

- **Durchführung:**
  - *Stehend:* Standarduntersuchung.
  - *In Linksseitenlage:* Besserer Nachweis kleinerer Mengen Luft.
- **Hauptfragestellungen:**
  - *Freie Luft?* → Luftsicheln subdiaphragmal bzw. unter der seitlichen Bauchwand bei freier Perforation oder postoperativ.
  - *Flüssigkeitsspiegel im Darmlumen?* → Hinweis auf Ileus (S. 459).
- **Weitere häufige Fragestellungen:**
  - *Verkalkungen?* → Gallen- oder Nierensteine, Pankreasverkalkungen (nach chronischer Pankreatitis, Lymphknotenverkalkungen (z.B. nach Tbc), Gefäßverkalkungen (Arteriosklerose), Hämatome, Tumoren, Zysten, Abszesse.
  - *Unscharfe Psoasrandkontur?* → retroperitoneale Hämatome, Abszeßbildungen und Fibrose.
  - *Pathologische Veränderungen in den abgebildeten Skelettanteilen?* → s.u.
  - *Sonstiges:* Verschluckte Fremdkörper, Kontrastmittelreste.

Röntgenuntersuchung des Skeletts

- **Durchführung:** Aufnahmen in 2 Ebenen, je nach Untersuchungsregion zusätzlich Spezialaufnahmen.
- **Vermehrte Transparenz der Knochenstrukturen** (Beispiele):
  - *Diffus:* Osteoporose, Osteomalazie, diffuse Veränderungen maligner Genese (z.B. Plasmozytom, diffuse Knochenmetastasen).
  - *Umschrieben:* Zysten (scharf abgegrenzt), akute Osteomyelitis (verwaschene diaphysäre Aufhellung, unscharfe Randkonturen, später sklerotische Umbaureaktionen), Sudeck-Syndrom (fleckige Aufhellung nach Trauma), osteolytische Metastasen und Plasmazytom (unregelmäßig begrenzte lochförmige Defekte), primäre Knochentumoren (evtl. zusätzliche Knochenauftreibung).
- **Verminderte Transparenz der Knochenstrukturen** (Beispiele):
  - *Diffus:* Fluorintoxikation, A- und D-Hypervitaminosen, Osteomyelosklerose, diffuse osteoplastische Metastasierung.
  - *Umschrieben:* Kompaktainsel (glatt abgegrenzt), osteoplastische Metastasen (unscharf begrenzt z.B. bei Prostatakarzinom), Knocheninfarkt (schollige Verkalkungen, chronische Osteomyelitis).
- **Frakturen:**
  - *Extremitäten:* Frakturspalt, Dislokation der Knochenfragmente.
  - *Schädel:* Frakturlinie, Impressionsfraktur, intrakranielle Luftansammlung, Verkalkungen.
  - *Wirbelsäule:* Kompression des Wirbelkörpers mit Einbruch der Deck- und Bodenplatten, Wirbelkörperluxationen.

8.1 Bildgebende Verfahren

Grundlagen der Untersuchung mit Kontrastmitteln

- **Positive Röntgenkontrastmittel:**
  - *Klassische Röntgenkontrastmittel:* Bariumsulfathaltig (Magen-Darm-Trakt [werden nicht resorbiert und besitzten eine gute Schleimhauthaftung]), jodhaltige wasserlösliche (Magen-Darm-Trakt: Fistelfüllungen; Nieren: Urogramm; Angiographie; Myelographie; Leber: Cholegraphie; KM-Suspension: Bronchographie) und ölige Kontrastmittel (Lymphographie).

  Cave:
    - Bariumhaltige KM ausschließlich enteral anwenden!
    - Ölige KM dürfen nicht in Blutgefäße injiziert werden → Ölembolie!
  - *Paramagnetische Kontrastmittel für MRT:* Gadolinium-DTPA, Magnetite (Eisenpartikel).
- **Negative Röntgenkontrastmittel:** Gase (Luft, O_2, CO_2) in Verbindung mit positiven Röntgenkontrastmitteln im Doppelkontrastverfahren.

Untersuchungen mit *jodhaltigen* Kontrastmitteln

- **Voraussetzungen:** Sicherer venöser Zugang, der Patient sollte vor KM-Applikation mindestens 3 h nüchtern sein, Patientenaufklärung, griffbereite Notfallmedikamente (siehe „Kontrastmittelreaktion").
- **Komplikationen, Kontraindikationen und spezielles Vorgehen:**
  - *Kontrastmittel-Reaktion:*
    - Klinik: Von leichter allergischer Reaktion mit Übelkeit, Brechreiz, Hitzegefühl, Niesen und Hustenreiz über allergische Hautreaktion mit generalisierten oder lokalen Urtikaria/Quaddeln bis zum lebensbedrohlichen anaphylaktischen Schock mit Schüttelfrost, Bewußtseinsverlust, Bronchospasmus, Bradykardie und Blutdruckabfall.
    - Prophylaxe (bei Risikopatienten):
    - Glukokortikoide: 250 mgPrednisolon i. v. (z. B. Solu-Decortin-H)
    - H_1-Antagonist langsam über 2 min i. v. (z. B. 2 Amp. Fenistil o. Tavegil).
    - H_2-Antagonist langsam über 4 min i. v. (z. B. 2 Amp. Tagamet).

    Hinweis: Kontrastmittelapplikation 30 min nach Prophylaxe beginnen.
    - Behandlung des anaphylaktischen Schocks s. S. 315.
  - *Hyperthyreose, Schilddrüsenautonomie.* (Durch Aufnahme von Jodid in die Schilddrüse werden die Schilddrüsen-Tests gestört. Die Aufnahme von Radioisotopen in die Schilddrüse ist bis zu 2 Monate nach KM-Belastung vermindert) → Schilddrüse mit Perchlorat blockieren, z. B. Irenat 3 × 15 Tropfen/d über 7 Tage.
  - *Niereninsuffizienz* → vor KM-Applikation sorgfältige Anamnese: Bekannte KM-Allergie, Hyperthyreose, Radiojodtherapie geplant?; Ggf TSH, fT_3, fT_4. Bei Dialysepflichtigkeit Dialyse *nach* KM-Belastung!
  - *Gefahr der Überwässerung,* z. B. bei Herz- und/oder Niereninsuffizienz, Paraproteinämie → sorgfältige Flüssigkeits-Bilanzierung!

Kontrastmitteluntersuchungen des Verdauungstraktes

- **Grundlagen:**
  - *Voraussetzungen:* Nüchterner Patient, bei Untersuchung des Kolons Darmreinigung am Vortag mit Laxans (z.B. X-Prep) und oraler Flüssigkeit.
  - *Kontrastmittel:* Bariumsulfat, bei Perforationsverdacht wasserlösliches KM (z.B. Gastrografin).
  - *Komplikationen bei bariumhaltige KM:* Perforation (Barium-Peritonitis), Verschlimmerung einer vorbestehenden Ileussymptomatik durch Eindickung des Bariumsulfates.
  - *Kontraindikationen für bariumhaltige KM:* Akutes Abdomen, V.a. Perforation, Peritonitis, Ileus.

  Hinweis: Außerhalb des Verdauungstraktes verursacht Barium schwere Fremdkörperreaktionen. Daher muß eine Perforation oder Fistel vor Bariumapplikation sicher ausgeschlossen werden!
- **Ösophagus-Breischluck:**
  - *Indikation:* V.a. Divertikel, Hernien, Entzündungen, Varizen, Tumoren.
  - *Durchführung:* Beurteilung der KM-Passage während Durchleuchtung unter Beachtung der physiologischen Engen (Übergang Larynx/Ösophagus, in Höhe der Trachealbifurkation, Durchtritt durch das Diaphragma).
- **Magen-Darm-Passage (MDP):**
  - *Indikation:* Entzündungen, Ulzerationen oder Tumoren?
  - *Durchführung:* Orale KM-Applikation, während Durchleuchtung sukzessive Untersuchung von Magen, Duodenum und Dünndarm. Je nach Fragestellung Untersuchung in gastraler Hypotonie (Entfaltung des Magens, z.B. mit Buscopan) oder Passagebeschleunigung (mit Metoclopramid, z.B. Paspertin oder Gastrosil).
- **Enteroklysma nach Sellink:**
  - *Indikation:* V.a. Tumor oder intestinale Lymphknoten, Diarrhö (unklarer Genese), Morbus Crohn.
  - *Durchführung:* Doppelkontrastdarstellung des Dünndarms über eine nasojejunale Sonde (distales Ende jenseits des Treitz-Bandes), Applikation eines Bariumsulfat-Wasser-Gemisches (1:2), danach Methylzellulose-Gemisch als Doppelkontrastmittel.
  - *Kontraindikation:* Ileus.
- **Kolon-Kontrasteinlauf:**
  - *Prinzip:* Retrograde Darstellung des Dickdarms mit Anteilen des terminalen Ileums nach vorheriger Darmreinigung (s.o.).
  - *Indikation:* V.a. Tumoren, Polypen, Divertikel, Entzündungen.
  - *Durchführung:* KM-Applikation über einen Katheter, Luftinsufflation zur Doppelkontrastierung und retrograde Darstellung des gesamten Kolons.

Cholegraphie

- **Prinzip:** Untersuchung der Gallenwege entweder durch orale (fettlösliche) oder i.v. (wasserlösliche jodhaltige) Applikation eines gallegängigen Kontrastmittels.
- **Indikationen:**
  - *Orale Cholegraphie* (nur Gallenblase ausreichend darstellbar): Vor Chemolitholyse, sonographisch unklare Befunde.
  - *I.v.-Cholegraphie* (*cave:* Besonders hohes KM-Allergie-Risiko): In Einzelfällen bei unklarer Sonographie, wenn ERC nicht möglich ist.

- **Voraussetzungen:** Bilirubin < 3 mg/dl.
- **Komplikationen:** Biläre Ausscheidung ist von der Leberfunktion abhängig. Liegt eine Leberfunktionsstörung vor, wird der größte Teil des Kontrastmittels renal ausgeschieden und eine Darstellung der Gallenwege ist nicht mehr möglich.

Endoskopisch-retrograde Cholangio-Pankreatographie (ERCP)

- **Prinzip:** Während einer Duodenoskopie wird die Papilla Vateri sondiert. Je nach Katheterlage wird KM in den Ductus pancreaticus bzw. den Ductus choledochus mit Darstellung der intra- und extrahepatischen Gallenwege appliziert. Ggf. Papillotomie, Stenteinlage, Drainage, Steinextraktion.
- **Indikation:** Ikterus (wenn Sonographie und Abdomen-CT nicht aussagekräftig), Steinextraktion, Cholestase (therapeutisch), Differenzierung zwischen fokal-entzündlichen und malignen Raumforderungen.
- **Kontraindikationen:** Akute Pankreatitis, Entzündungen im Bereich des Gallengangsystems, Gallenblasenhydrops, -empyem.

Perkutane transhepatische Cholangiographie (PTC)

- **Prinzip:** Invasive Methode zur Darstellung der Gallenwege mittels perkutaner, sonographisch kontrollierter Leberpunktion (Shiba-Nadel) und unmittelbarer KM-Injektion. Ggf externe Drainage oder Schienung der Gallenwege.
- **Indikationen:** Intra- bzw. posthepatische Cholestase, unklare Befunde anderer Untersuchungsmthoden, ECR nicht möglich, in Verbindung mit perkutaner Gallenwegsdrainage (z. B. palliativ bei Gallenwegstumoren).
- **Kontraindikationen:** Gerinnungsstörung, Koloninterposition.
- **Voraussetzungen:** Patientenaufklärung, ausreichende Gerinnung (Quick > 50%, PTT < 50 sek), ausreichend dilatierte intrahepatische Gallenwege zur Drainageanlage.
- **Komplikationen:** Blutung, biliovenöse Fistel, Peritonitis, Pneumothorax.

Urographie

- **Prinzip:** Untersuchung der Nieren und der ableitenden Harnwege nach i. v.-Applikation eines wasserlöslichenjodhaltigen Kontrastmittels → gute Darstellung der Niere und der ableitenden Harnwege.
- **Indikationen:** Steine, Tumoren, Stenosen, Ausscheidungsfunktion der Nieren, Abflußverhältnisse von Ureteren/Harnblase?
- **Kontraindikationen:** Kreatinin > 3 mg/dl.
- **Voraussetzungen:** Abführmaßnahmen zur Entblähung, keine vorherigen Bariumsulfat-Applikationen (ggf vorher Abdomen-Leeraufnahme).
- **Durchführung:** *1. Aufnahme* 10 min p.i. (nephrographische Phase). *2. Aufnahme* ca. 20 min p.i. (urographische Phase). *Abschließende Aufnahme* stehend nach Miktion. *Spätaufnahmen* ca. 24 h p.i. bei verzögerter oder fehlender Ausscheidung einer Niere.

Angiographie

- **Methoden:**
  - *Konventionelle Angiographie:* Direkte Darstellung von Arterien (Arteriographie), Venen (Phlebographie) oder Lymphgefäßen (Lymphographie) mit wasserlöslichen Kontrastmitteln.
  - *Digitale Subtraktionsangiographie (DSA):* Rechnergestützte Aufbereitung der digital aufgezeichneten Bilder.
  - *i.v.-DSA:* Intravenöse KM-Appplikation und sekundäre Darstellung der arteriellen Gefäße.
  - *i.a.-DSA:* Intraarterielle KM-Applikation. Aussagekräftiger, aber invasiver als i.v.-DSA, gegenüber konventioneller Angiographie aber Reduktion der KM-Menge und damit weniger Zwischenfälle.
- **Indikationen:** Nachweis und Lokalisation von Gefäßstenosen, -verschlüssen und -mißbildungen (Aneurysma, Angiom, Fistel); Thrombosenachweis, Tumordiagnostik, Gefäßversorgung (z.B. Operationsplanung); nach Trauma; okkulte Blutungen; Erfolgskontrolle nach interventionellen, chirurgischen oder medikamentösen Behandlungsmaßnahmen.
- **Voraussetzungen:** Gerinnungsstatus (Quick, PTT, Thrombozyten).
- **Durchführung:** Je nach zu untersuchender Region erfolgt die Injektion des KM in das punktierte Gefäß direkt oder mittels Katheter (s. S. 19). (Bei peripheren Gefäßen sollte eine Doppleruntersuchung vorangehen).
- **Komplikationen:** s. S. 21, Blutung, Thrombose, Embolie, Gefäßperforation oder -dissektion, Fistel- und Aneurysmabildung, Infektion.

Myelographie

- **Prinzip:** Darstellung des spinalen Subarachnoidalraumes durch intrathekale Applikation eines wasserlöslichen Kontrastmittels nach lumbaler oder zervikaler Punktion (vgl. S. 76).
- **Indikation:** Nachweis von Raumforderungen, Fehlbildungen oder multilokulären Prozessen im Spinalkanal, wenn die neurologische Symptomatik keine eindeutige Höhenlokalisation zuläßt und CT und MRT nicht aussagekräftig sind.
- **Komplikationen:** Kopfschmerz, Meninigismus, Lähmungserscheinungen, Einklemmung des Himstammes nach Entlastung bei erhöhtem Liquordruck.
- **Kontraindikationen:** Erhöhter Liquordruck (Stauungspapille? → Funduskopie, CCT).

Computertomographie (CT)

- **Prinzip:**
  - Ein Röntgenstrahler rotiert in einer Ebene senkrecht zur Körperachse. Die Schwächung der Röntgenstrahlung wird auf der gegenüberliegenden Seite durch Detektoren registriert, in elektrische Impulse konvertiert und so computerunterstützt in transversale Querschnittsbilder der verschiedenen Körperebenen umgesetzt (hohe Strahlenbelastung).
  - Bei vielen Fragestellungen wird jodhaltiges Kontrastmittel eingesetzt: Abgrenzung von Gefäßen, Enhancement im Gewebe (z.B. zur Malignomabgrenzung), Blut-Hirnschrankenstörungen.
  - Einheit der CT-Dichtewerte: Hounsfield-Einheiten (HE).

- **Einschränkungen:** Kontrastmittelallergie, Klaustrophobie, Progredienz einer vorbestehenden Niereninsuffizienz bei KM-Belastung, KM-Reste bei kürzlich vorausgegangener KM-Untersuchung des Gastrointestinaltraktes, Strahlenbelastung, Transport des Intensivpatienten in die Röntgenabteilung unter Sicherung und Kontrolle der Vitalfunktionen.

Magnetresonanztomographie (MRT)

- **Prinzip:** Wasserstoffatome, die in einem homogenen Magnetfeld ausgerichtet sind, werden durch ein senkrecht zum Magnetfeld einfallenden Hochfrequenzimpuls angeregt (Kernresonanz). Gemessen wird der Antwortimpuls, der durch die gewebetypische Relaxationszeit entsteht, in der die Atomkeme nach Abgabe des Hochfrequenzimpulses wieder in ihren Ausgangszustand zurückkehren.
- **Vorteile gegenüber CT:** Keine Knochenartefakte, bessere Auflösung von pathologischen Gewebsveränderungen, Aufnahmen sind in allen Körperebenen möglich, keine Strahlenbelastung.
- **Kontraindikationen:** Metallhaltig Implantate (Herzschrittmacher, ICDs, insbesondere Metallclips auf Gefäßnähten, Granatsplitter); Klaustrophobie.

Cave: Intrakranielle Metallsplitter oder -clips! Gegebenenfalls vorher seitliche Schädel- Röntgenaufnahme!

- **Einschränkungen:** Klaustrophobie, Transport des Intensivpatienten in die Röntgenabteilung unter Sicherung und Kontrolle der Vitalfunktionen.

Echokardiographie

- **Indikationen:** Verdacht auf Perikarderguß/Hämoperikard, Lungenembolie, Endokarditis, Herztumoren, Aortendissektion, Kardiomyopathien, vor Kardioversion zum Ausschluß kardialer Thromben, bei systematischer Embolie zur Evaluierung der Emboliequelle, akute Aorten- oder Mitralinsuffizienz, zur Kontrolle künstlicher Herzklappen, Abschätzung der Ventrikelfunktion, bei Myokardinfarkt, Ischämiediagnostik (Belastungs-Echokardiogramm).
- **M-Mode (time motion)** des bewegten Herzens (X-Achse = Zeit, Y-Achse = Schnitt durch Vorhöfe und Ventrikel während des Herzzyklus. Aussagen über (siehe Abb. 38; für Normwerte s. Tab. 15):
  - Größe der Vorhöfe und Ventrikel sowie der Aortenwurzel
  - Durchmesser der Herzwände und ihr Verhalten im Herzzyklus.
  - Klappenapparat.
  - Perikarderguß.
  - Abschätzung der Ventrikelfunktion.
- **B-Mode** (s. Abb. 38): Zweidimensionale (= 2 D-) Schnittbilddarstellung. Im Vergleich zum M-Mode bessere Beuteilbarkeit anatomischer Strukturen, v. a. bei intrakardialen Thromben oder Tumoren, bei Herzvitien und bei Kontrolle von künstlichen Herzklappen bzw. der Abklärung intrakardialer Shunts.
- **Doppler** (→ Informationen über intrakardiale Blutflußverhältnisse = z. B. Qualität und Quantität von Klappenvitien, Druckgradienten, Shunts):
  - *CW-(continuous-wave)Doppler:* Eine Strömung in Richtung auf den Schallkopf wird oberhalb der Nullinie angezeigt, vom Schallkopf weg unterhalb der Nullinie. V. a. zur Analyse hoher Geschwindigkeiten (linksventrikuläre Ausstrombahn, Klappeninsuffizienzen)?
  - *PW-(pulsed-wave)Doppler:* Ermöglicht eine Darstellung von Dopplersignalen in einem wählbaren Tiefenbereich.

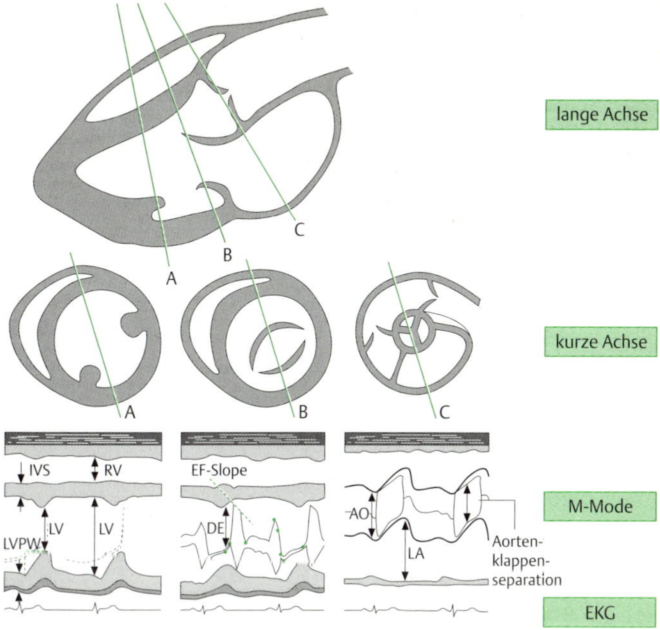

Abb. 38 B-Mode in der langen und kurzen Achse sowie M-Mode parasternal (vgl. Tab. 15 S. 90)

- *Farb-Doppler:* Strömungen werdenfarblich kodiert – *rot* = auf den Schallkopf zu; *blau* = vom Schallkopf weg.

➤ **Kontrastmittel-Echokardiographie:**
- *Prinzip:* Mittels i. v. appliziertem Ultraschall-KM (Suspension von z. B. Galaktose-Mikropartikeln) kann das Herzbinnenecho verstärkt werden.
- *Anwendung:* Gute Methode zur Abschätzung von Vorhof- und Ventrikelseptumdefekten.

Hinweis: Nur für die rechten Herzhöhlen anwendbar, da nach der Lungenpassage die Partikeldichte deutlich reduziert ist!

➤ **Transösophageale Echokardiographie** (TEE): Echokardiogramm über eine in den Ösophagus vorgeschobene Echosonde.

Tabelle 15 Normwerte der M-Mode-Echokardiographie (nach Hahn)

A (Papillarsehnenebene)	B (Mitralsegelebene)	C (Aortenklappenebene)
enddiastolisch: – interventrikuläres Septum (IVS): 6 – 12 – linksventrikuläre posteriore Wand (LVPW): 6 – 12 – rechter Ventrikel (RV): < 30 – linksventrikulärer Durchmesser: (LVEDD): 33 – 56 *endsystolisch:* – Septum (IVS): Variabel – LVPW: Variabel – linksventrikulärer Durchmesser (LVESD): 26 – 42 – Verkürzungsfraktion (VF): (LVEDD – LVESD) ÷ LVEDD = 0,25 – 0,4 *(25 – 40%)*	DE-Amplitude (= Öffnungsamplitude): *18 – 35* EF-Slope (= mesodiastolische Rückschlagbewegung des vorderen Mitralsegels) *70 – 170 mm/s* E-Septum-Abstand < 10	– Aortenwurzel: *20 – 38* – linker Vorhof (LA): *20 – 40* – Aortenklappenseparation: *15 – 26*

soweit nicht anders angegeben Angabe in *mm*

Tabelle 16 Doppler-Normwerte (nach Böhmeke, Weber)

transmitraler Fluß	0,90 (0,6 – 1,3) m/s
linksventrikuläre Ausstrombahn	0,90 (0,7 – 1,1) m/s
Aortenklappe bzw. Aorta ascendens	1,35 (1,0 – 1,7) m/s
transtrikuspidaler Fluß	0,5 (0,3 – 0,7) m/s
Pulmonalklappe	0,75 (0,6 – 0,9) m/s

Sonographie

- **Grundlagen:**
  - *Achtung:* Um nichts zu übersehen, empfiehlt sich eine schematisierte Untersuchung in stets gleicher Reihenfolge (auch bei Notfalluntersuchungen).
  - *Untersuchung aller Organe in 2 Ebenen.* Die Darstellung der Organe kann durch Atemmanöver des Patienten (z.B. tief einatmen und Luft anhalten lassen) und einen dosierten, langsam zunehmenden Anpreßdruck des Schallkopfes verbessert werden.
  - Je höher die Ultraschallfrequenz, desto höher das Auflösungsvermögen und desto geringer die Eindringtiefe und umgekehrt: Für die Abdomensonographie wird meist ein 3,5-MHz-Schallkopf verwendet.
  - Da bei der Abdomensonographie Darmgasüberlagerung die Untersuchungsbedingungen einschränkt und eine gefüllte Gallenblase erwünscht ist, Untersuchung möglichst morgens im nüchternen Zustand. Der Wert sog. Entschäumungsmittel ist zweifelhaft.
- **Abdomensonographie – Beurteilung:**
  - *Gefäße:*
    - Aorta: Normale Lumenweite (kranialer Teil < 2,5 cm, kaudaler Teil < 2 cm); Ektasie (Lumenweite 2,5 – 3,0 cm); Aneurysma (Lumenweite > 3,0 cm [evtl. mit wandständigem Thrombus]); Arteriosklerose (Verkalkungen, Kaliberschwankungen, Kinking = Knickbildung).
    - Vena cava inferior normal: Lumenweite < 2,5 cm sowie atem- und pulsvariable Lumenschwankung (sonst V.a. Rechtsherzinsuffizienz).
    - Femoralvenen normal: Komprimierbares, echofreies Venenlumen (sonst V.a. Thrombosierung).
  - *Lymphknoten:* Beurteilung zusammen mit Gefäßen. Jeder gut sichtbare Lymphknoten ist zunächst als suspekt anzusehen. Typischer Befund: Rundliche, echoarme bis echofreie Gebilde, die bei Bewegung des Schallkopfes „kurz aufblinken" (im Gegensatz zu den Gefäßen).
  - *Pfortader:* Max. Durchmesser < 15 mm (sonst V.a. portale Hypertension).
  - *Gallenblase* (normal Länge < 10 cm, Dicke < 4 cm, Wand < 3 mm, echofrei):
    - Konkrement: Typischer Kuppenreflex mit dorsalem Schallschatten.
    - Cholezystitis: Verwaschen gezeichnete mehrschichtige Wand > 4 mm, echoarmer Randsaum, evtl. Hydrops und Zystikus- oder Choledochuskonkrement.
    - Gedeckte Steinperforation: Echoarme, unscharf begrenzte Raumforderung im Leberbett (= Abszeß) evtl. mit Steinreflex.
    - Steinperforation in den Darm: Aerobilie → helle Reflexe mit Schallschatten in den Gallenwegen und in der Leber (DD: Z.n. Papillotomie).
    - Chronische Cholezystitis: Schrumpfgallenblase (kleine Gallenblase ohne Lumen, evtl. echodicht mit Schallschatten), Porzellangallenblase (großer bogiger ventral gelegener Reflex mit breitem homogenem dorsalen Schatten).
    - *Achtung:* Bei schwieriger Darstellung: Unter maximaler Inspiration des Patienten Leber von subkostal langsam durchfächern, Versuch von interkostal, ggf. Wiederholungsuntersuchung in nüchternem Zustand.

- *Gallenwege* (normal Ductus choledochus Durchmesser < 7 mm an der weitesten Stelle, nach Cholezystektomie < 10 mm; intrahepatische Gallenwege sind nur bei Obstruktion der Gallenwege sichtbar):
  - Zystikusverschluß: Gallenblasenhydrops (Organ > 10 × 4 cm).
  - Choledocholithiasis: Ductus choledochus erweitert (> 7 mm bzw. 10 mm nach Cholezystektomie. Evtl. Galleblasenhydrops, „Doppelflintenphänomen“ in der Leber, evtl. sichtbares präpapilläres Konkrement, ggf. Zeichen einer akuten Pankreatitis.

  Achtung: Darstellung des Ductus choledochus im Längsschnitt (z. B.): Zunächst Darstellung der Pfortader vom Leberhilus bis zum Pankreas im Längsschnitt, dann Schallkopf leicht im Uhrzeigersinn drehen und gegen die Bauchdecke nach kranial kippen.
- *Pankreas* (normal Durchmesser Pankreaskopf < 3 cm, Korpus < 2 cm, Schwanzabschnitt < 3 cm, Ductus pancreaticus < 3 mm; Binnenreflexmuster entspricht etwa dem der gesunden Leber, im Alter wird es echoreicher) – pathologische Befunde s. S. 481.

  Achtung: Bei schlechter Abgrenzbarkeit Patienten leicht einatmen oder Bauchdecke „herausdrücken“ lassen, zunächst Pfortader vom Leberhilus aus, dann V. lienalis darstellen, Schallkopf im Uhrzeigersinn drehen bis er genau quer im Oberbauch aufliegt und Vena lienalis längs sowie A. mesenterica superior quer sichtbar sind. Ggf. Versuch in Seitenlage oder im Stehen.
- *Milz* (normal Dicke < 4 cm, Breite < 7 cm, Länge < 11 cm („4711“):
  - Splenomegalie: Mindestens 2 Parameter vergrößert.
  - Milzinfarkt: Zunächst echoarme, später echoreichere häufig keilförmige Parenchymveränderung.
  - Nebenmilz: Häufige Normvariante mit rundlicher Form, meist im Milzhilus gelegen.
- *Nieren* (normal Länge 9 – 12 cm, Parenchymbreite > 1,5 cm [altersabhängig]) – häufige Zufallsbefunde:
  - Nierenzysten: Wie Leberzysten.
  - Angiomyolipom: Gutartiger Nierentumor, sehr echoreich und glatt begrenzt, meist < 2 cm groß.
  - Einseitige Nierenagenesie (meist links) oder Hypoplasie.
  - Ektope Niere: Meist Beckenniere.
  - Hufeisenniere: Parenchymbrücke zwischen beiden Nierenunterpolen.
  - Doppelbildungen: Sog. Parenchymbrücke als Zeichen eines doppelt angelegten Nierenbeckens.
- *Harnblase (Untersuchung in gefülltem Zustand;* normal im Querschnitt meist ovale, im Längsschnitt dreieckige Form):
  - Divertikel: Umschriebene Wandaussackung.
  - Konkremente: Echodicht mit Schallschatten, bei Positionswechsel des Patienten beweglich.
  - Harnblasentumor: Unregelmäßig begrenzt, evtl. polypenartige Form, ggf. Harnstau nachweisbar.

  Restharnbestimmung (nach spontaner Miktion) nach der vereinfachten Volumenformel: Restharn = Länge × Breite × Höhe × 0,5 ml (normal < 30 ml).

- *Prostata* (Untersuchung bei gefüllter Harnblase; normal Durchmesser quer < 5 cm, kraniokaudal < 3 cm, tief bzw. sagittal < 3 cm; Volumen < 25 ml (vereinfachte Volumenformel: s. o.):
  - Adenom: Diffuse oder lokalisierte (z. B. Mittellappen) Organvergrößerung, homogene oder inhomogene Struktur evtl. mit Verkalkungen, bei Stenosierung der Urethra verdickte Harnblasenwand.
  - Karzinom: Meist im Außenbereich entstehend, inhomogene Struktur, evtl. Infiltration der Harnblasenwand oder knolliges Vorwachsen in das Harnblasenlumen.
- *Uterus* (Untersuchung bei gefüllter Harnblase; normal bei Nullipara Durchmesser längs < 8 cm, quer < 3 cm. Schwangerschaft: Verdicktes Endometrium, sichtbare Fruchthöhle mit Flüssigkeitsansammlung):
  - Uterus myomatosus, maligner Tumor: Inhomogene Raumforderung (ggf. gynäkologische Untersuchung).
  - Intrauterinpessar: Sehr heller länglicher Reflex im Cavum uteri.
- *Adnexe* (Untersuchung bei gefüllter Harnblase): bei zufälligem Nachweis parauterin gelegener bis 3 cm großer zystischer Strukturen Kontrolle in einer anderen Zyklusphase, sonst gynäkologische Untersuchung.
- *Darm* (normal Wandstärke Dünndarm < 3 mm, Dickdarm < 5 mm):
  - Ileus: Dilatierte, vermehrt flüssigkeitsgefüllte Darmschlingen mit Pendelperistaltik bei mechanischem oder fehlender Peristaltik bei paralytischem Ileus.
  - Darmwandverdickungen (= pathologisches Kokardenphänomen): Bei Kolontumoren kurzstreckig bei entzündlichen Darmerkrankungen langstreckig, bei Morbus Crohn evtl. auch „Kokarden Konglomerate" sichtbar.
  - Akute Appendizitis: Punkt des Druckschmerzmaximums aufsuchen, dort bei entsprechenden Untersuchungsbedingungen kleine, aperistaltische, wandverdickte Darmschlinge mit echoarmem Saum sichtbar.
- *Ergüsse, Aszites:* Zu jeder Abdomensonographie gehört der Ausschluß von Aszites, Perikard- und Pleuraergüßen. Kleinere Aszitesmengen finden sich in den abhängigen Regionen, insbesondere zwischen Niere und Leber sowie an der lateralen Bauchwand.

Doppler-/Duplexsonographie

➤ **Dopplersonographie:** Prinzip und Anwendung siehe S. 88.

➤ **Duplexsonographie:**
- Kombination von zweidimensionalem Ultraschallbild (B-Bild) und Dopplersonographie, bei Farbduplexsonographie einschließlich Farbkodierung (vgl. Echokardiographie S. 88).
- Ermöglicht im Vergleich zur konventionellen Doppler-Untersuchung eine schnellere anatomische Orientierung sowie zusätzliche Informationen bei der ätiologischen Einordnung von arteriellen und venösen Durchblutungsstörungen, der Beurteilung hämodynamischer Auswirkungen sowie der Erfolgskontrolle nach gefäßchirurgischen Eingriffen oder medikamentösen Behandlungsmaßnahmen (z. B. Thrombolyse).

8.1 Bildgebende Verfahren

Bronchoskopie

- **Methoden:**
  - *Flexible Bronchoskopie* nach Prämedikation und Lokalanästhesie; Zugangswege sind die Nase oder der Mund unter gleichzeitiger O_2-Zufuhr. Beurteilung der Brochien bis zur Segment-, ggf. auch Subsegmentebene.
  - *Starre Bronchoskopie* obligat in Vollnarkose (deutlich invasiver). Das starre Metallrohr mit entsprechender Optik ermöglicht differenzierte diagnostische und therapeutische Maßnahmen.
- **Indikationen zur Diagnostik:**
  - *Keimnachweis* bei Patienten mit vorausgegangener erfolgloser antibiotischer Therapie oder bei immunsupprimierten Patienten.
  - *Abklärung* unklarer Lungenrundherde, Atelektasen, Infiltrate und Hilusveränderungen.
  - *Verdacht auf Bronchialkarzinom,* z.B. bei chronischem Husten, Hämoptysen, Pleuraerguß oder Zwerchfellparese unklarer Genese (zur Gewinnung histologischer Proben, Lokalisationsdiagnostik, ggf. Klärung der Operabilität).
  - *Bronchoalveoläre Lavage (BAL):* Diagnostik interstitieller oder entzündlicher Lungenerkrankungen (zur Gewinnung histologischer Proben, makroskopischer Aspekt, ggf. Keimnachweis).
  - *Transbronchiale Lungenbiopsie:* Diagnostik interstitieller Lungenerkrankungen oder extrabronchialer Rundherde.
  - *Transbronchiale Lymphknotenbiopsie:* Gewinnung histologischer Proben bei unklaren mediastinalen Lymphknotenschwellungen.
  - *Bronchographie:* Bronchoskopisches Einbringen von jodhaltigem Kontrastmittel (z.B. Hytrast) zur Abklärung von Brochusanomalien und Bronchiektasien.
- **Indikationen zur Therapie:**
  - *Endobronchiale Fremdkörperentfernung* mittels Faßzange.
  - *Absaugen von Aspiraten und Sekreten:* Bei Atelektasen oder schwerem Asthmaanfall mit Versagen der konservativen Therapie oder bei Intensivpatienten.
  - *Lokale Blutstillung* mittels endoskopischer Blockade (Ballonkatheter), Tamponade (Gazestreifen) oder Laserkoagulation.
  - *Endobronchiale* Lasertherapie, Strahlentherapie, Stent-Implantation (Afterloading) bei Brochialkarzinom.
  - *Therapeutische Lavage,* z.B. bei alveolärer Proteinose.
- **Kontraindikationen (relativ = Bronchoskopie nur bei vitaler Indikation):** Respiratorische Globalinsuffizienz, kardiale Dekompensation, akuter Myokardinfarkt, hochgradige Trachealstenose, Gerinnungsstörungen (Thrombozyten $< 100000/\mu l$; PTT $>$ 50 sek, Quick $<$ 50%), bei starrer Bronchoskopie normale Narkose-Kontraindikationen.
- **Komplikationen:** Brochospasmus (→ Theophyllin 200 mg i.v., Prednisolon 100 mg i.v.), Blutungen (→ *peripher:* Bronchoskop liegen lassen + maximaler Sog; *zentral:* Absaugen, auf die betroffene Seite lagern), Hypoxämie (→ ggf. abbrechen), Pneumothorax (S. 400), Myokardinfarkt (bei bekannter KHK; S. 334).

➤ **Vorgehen:**
- *Voraussetzungen:* Röntgen-Thorax in 2 Ebenen, EKG, Lungenfunktion, Gerinnungsstatus, BGA, Pulsoxymetrie, EKG-Monitor, O_2-Anschluß, Patient muß nüchtern sein (Nahrungskarenz > 4 h), bei starrer Brochoskopie Standard-Narkosevorbereitung.
- *Prämedikation:* Bei bronchialer Hyperreagibilität Prednison 50 mg i. v. am Vorabend und 2 Hübe eines β_2-Mimetikums 1 h vor Beginn der Untersuchung. 30 min vor Bronchoskopie Atropin 0,5 mg s. c. und Hydrocodon 7,5 – 15 mg s. c.; direkt zur Untersuchung Midazolam 2 – 10 mg i. v.; Lokalanästhesie (z. B. Novesine 0,4%) 5 ml über Vernebler; O_2-Insufflation 2 l/min.
- *Ablauf der Untersuchung:*
  - Inspektion: Intubationsweg, Glottis, Trachea, Segmente, Subsegmente.
  - Bronchoalveoläre Lavage (BAL): Für zytologische Untersuchungen (→ Entzündungen, Infektionen, maligne Zellen, interstitielle Erkrankungen?) werden fraktioniert über Spülkatheter (das Bronchoskop befindet sich in Verschlußposition) jeweils 20 – 60 ml NaCl 0,9% instilliert und abgesaugt (insgesamt ca. 100 – 300 ml).

  Hinweis: Verwerfen der ersten Portion erhöht die Qualität der BAL.
  - Transbronchiale Biopsie (TBB) bei disseminierten Lungenparenchymerkrankungen, Infiltraten, Tumoren nach CT-Thorax-Befund und unter Durchleuchtung. Bei intubierten Patienten PEEP = 0 und mit 100% O_2 beatmen.

  Hinweis: Immer Lavage (BAL) vor Biopsie (TBB)!

Intestinoskopie

➤ **Ösophago-Gastro-Duodenoskopie:**
- *Methode:* Untersuchung des Ösophagus, Magens und oberen Duodenums (ggf. auch bis Flexura duodenojejunalis) mit einem flexiblen Endoskop.
- *Vorbereitung:* Patientenaufklärung, nüchterner Patient, Gerinnungsstatus, bei gefährdeten Patienten Pulsoxymetrie und EKG-Monitoring.
  Prämedikation: Notwendigkeit abwägen, z. B. mit 2,5 – 5 mg Midazolam (Dormicum), dabei Benzodiazepinantagonist Flumazenil (Anexate) bereithalten und Nachüberwachung des Patienten. Bei Rachenanästhesie Nahrungs- und Flüssigkeitskarenz bis 2 h nach der Untersuchung (Aspirationsgefahr).
- *Indikationen:*
  - *Diagnostisch:* Dysphagie, persistierende Oberbauchbeschwerden, Anämieabklärung, Tumorsuche, Tumorvorsorge (z. B. Patienten mit Typ-A-Gastritis), Tumornachsorge, Therapiekontrolle z. B. bei Ulzera, Z. n. Magenresektion, akute gastrointestinale Blutung, portale Hypertension u. a.
  - *Therapeutisch:* Endoskopische Blutstillung (Injektionsbehandlung, Laser- und Elektrokoagulation, Klipptechnik, Gummibandligatur), Polypektomie, Ösphagusvarizensklerosierung in der Sekundärprophylaxe nach Blutung, endoskopische Behandlung (peptischer) Stenosen, Entfernung verschluckter Fremdkörper u. a.
- *Kontraindikationen:* Unkooperativer Patient. Vorsicht bei Patienten mit Dysphagie (insbesondere bei Ösophagusdivertikeln, Endoskop unter Sicht einführen), bei Biopsieentnahme oder Polypektomie schlechte Blutgerinnung.
- *Komplikationen* (selten): kardiopulmonale Komplikationen insbesondere bei prämedizierten Patienten, Perforation, Blutungen nach Biopsien oder Polypektomien, Aspirationspneumonie.

8.1 Bildgebende Verfahren

➤ **Endoskopische retrograde Cholangio-Pankreatikographie (ERCP):**

- *Methode:* Untersuchung des Duodenums bzw. der Papillenregion mit gleichzeitiger radiologischer Darstellung (mit Kontrastmittel) von Gallenwegs- und/ oder Pankreasgangsystem (ERC bzw. ERP) mit einem flexiblen Seitblickendoskop oder, in Spezialfällen (z. B. B-II-Resektion), mit prograder Optik. Zunehmend sind zur direkten Inspektion beider Gangsysteme auch Feinkaliberendoskope im Einsatz (Cholangioskopie und Pankreatikoskopie mittels „Mother-Babyscope-System“). Therapeutisch sind Eingriffe wie z. B. Papillotomie mit Steinextraktion oder Implantation biliärer Drainagen oder Stents möglich.
- *Vorbereitung:* Patientenaufklärung, nüchterner Patient, Gerinnungsstatus, Blutbild, Blutgruppe, Cholestasewerte und Lipase; Strahlenschutzmaßnahmen, bei gefährdeten Patienten Pulsoxymetrie und EKG-Monitoring.
- *Prämedikation:* Wie Gastroskopie (s. o., einschließlich Nachüberwachung), evtl. zusätzlich 0,5 mg Atropin und 50 mg Pethidin (Dolantin), dabei Opioidantagonisten Naloxon (Narcanti) bereithalten; bei starker Peristaltik 20 – 40 mg Buscopan.
- *Indikationen:*
  - ERC: Choledocholithiasis, V. a. Tumoren der Papille und der Gallenwege, akute biliäre Pankreatitis, Cholestase unklarer Genese, benigne Stenosen der Gallenwege und Papille
  - ERP: chronische Pankreatitis, V. a. Pankreaskarzinom, traumatische oder p. o. Pankreasläsionen, Pankreasmißbildungen, vor Pankreasoperationen.
- *Kontraindikationen:*
  - Absolut: Unkooperativer Patient.
  - Relativ: Schwere Gerinnungsstörung, schwere Herzrhythmusstörungen, schwere Herzinsuffizienz, kurz zurückliegender Herzinfarkt, akut-hämorrhagische Pankreatitis.
- *Komplikationen:* Häufig passagere Amylase/Lipaseerhöhung, selten „Post-ERCP-Pankreatitis“, Cholangitis, Blutungen oder Perforationen nach Papillotomie.

Alternative: Magnetresonanz-Cholangiopankreatographie (MRCP), ermöglicht nichtinvasive Darstellung der Gallengänge und des Pankreasgangs. Im Gegensatz zur ERCP aber keine therapeutische Intervention möglich.

➤ **Koloskopie:**

- *Methode:* Untersuchung des Kolons üblicherweise einschließlich des terminalen Ileums mit einem flexiblen Endoskop mit oder ohne Röntgenkontrolle.
- *Vorbereitung:*
  - Patientenaufklärung (auch über mögliche Polypektomie), Gerinnungsstatus, Blutgruppe bei evtl. Polypektomie, bei gefährdeten Patienten Pulsoxymetrie und EKG-Monitoring, ggf. Strahlenschutzmaßnahmen
  - Darmreinigung mit Laxans (z. B. x-Prep) und ausreichend Flüssigkeit oder (besser) mit Golytely-Lösung (3 – 4 l), welche kaum intestinal resorbiert wird (Herzinsuffizienz!): mindestens die Hälfte der Flüssigkeit sollte am Abend vor der Untersuchung eingenommen werden. Ziel: Entleerung klarer Flüssigkeit.
  - Bei V. a. Darmobstruktion keine peroralen Abführmaßnahmen sondern hohe Reinigungseinläufe.

- *Prämedikation:* Wie bei der Gastroskopie (s. o.); nicht unbedingt erforderlich.
- *Indikationen:*
  - *Diagnostisch*: Peranale Blutungen, Änderungen der Stuhlgewohnheiten, Tumorsuche, Tumornachsorge, Tumorvorsorge (z. B. Präkanzerosen, familiäre Belastung) unklare abdominelle Beschwerden, Subileuserscheinungen, unklarer radiologischer Befund, V. a. chronisch entzündliche Darmerkrankungen
  - *Therapeutisch*: Polypektomie, palliative Lasertherapie maligner Tumoren u. a.
- *Kontraindikationen:* Hochakute Kolitis bzw. Divertikulitis, toxisches Megakolon, schwere kardiopulmonale Erkrankungen, unkooperativer Patient.
- *Komplikationen:* Kardiopulmonale Komplikationen insbesondere bei prämedizierten Patienten, Perforation, Postpolypektomieblutung.

➤ **Rektoskopie – Proktoskopie:**
- *Methode:* Untersuchung des Rektums und des Analkanals mit starrem Instrument (Rektoskop bzw. Proktoskop) meist in Knie-Ellenbogen-Lage oder Linksseitenlage.
- *Vorbereitung:* Patientenaufklärung, Gerinnungsstatus, Reinigung des Enddarmes mit Einmalklysma 30 min vor der Untersuchung, Analinspektion, rektal-digitale Austastung.
- *Indikationen:* Peranale Blutungen, Beschwerden im Analbereich, Krebsvorsorgeuntersuchung, ergänzende Untersuchung des Analkanals nach Koloskopie.
- *Kontraindikationen:* Keine absoluten, erschwerte schmerzhafte Untersuchung bei Analfissuren, periproktitischen Abszessen oder Analstenosen.
- *Komplikationen:* Perforation, Blutung insbesondere nach Polypektomie.

➤ **Laparoskopie:** Spiegelung der Abdominalhöhle mit starrem Endoskop in Lokalanästhesie nach vorheriger Anlage eine Pneumoperitoneums. Indikationsbereich wurde in den letzten Jahren im Bereich der Inneren Medizin durch neuere Methoden (z. B. Sono, CT, ERCP) deutlich eingeschränkt. Einsatz z. B. in der Diagnostik chronischer Lebererkrankungen, bei Aszites unklarer Genese oder im Rahmen des Stagings maligner Lymphome.

9.1 Scoring (Schweregradklassifikation)

M. Winterhalter

Grundlagen und Ziele

- **Möglichst objektive Bestimmung des Schweregrades** einer Erkrankung mit Berechnung von „Outcome“ und Prognose eines Patienten vor Behandlungsbeginn. Darüber hinaus wird die multizentrische und multinationale Vergleichbarkeit unterschiedlicher Intensivpatienten und die Qualitätskontrolle (interner Vergleich und mit externen Intensiveinheiten) erleichtert.
- **Charakterisierung standardisierter Patientengruppen** bei der Einführung neuer Medikamente und Therapieverfahren, wobei für Studienzwecke zwischen Therapie-„Respondern“ und „Non Respondern“ unterschieden wird.
- **Kosten/Nutzen-Analyse von Therapiemaßnahmen** mit optimaler Einbeziehung aller Ressourcen (Personal, Apparate, Bettenkapazität, Medikamente etc.).

Achtung: „Outcome“-Vorhersagen beziehen sich immer nur auf Patientengruppen, das individuelle Patientenschicksal kann nicht vorhergesagt werden. Die „klinische“ Beurteilung eines Patienten und ärztliche Entscheidungen dürfen nicht durch Scorepunktewert ersetzt werden. Auch die individuelle Lebensqualität wird nicht erfaßt.

- **Methodik:** Pathophysiologische und biochemische Variablen sowie morphologische und anatomische Gegebenheiten, z.T. auch therapeutische Parameter bzw. Parameter aus verschiedenen Bereichen, werden erfaßt. Das Ausmaß der Normabweichung eines Parameters wird mit Punkten bewertet (Je größer die Abweichung, desto schwerer ist die Erkrankung und umso schlechter die Prognose).

Anwendung

- Zur spezifischen Anwendung einzelner Scoringsysteme s. Tab. 17.

Tabelle 17 Spezifische Anwendung bestimmter Scoringsysteme

Notfallaufnahme/ Unfallort (Prognose, Triage)	Intensivstation (Aufnahme, initiale 24 h (Prognose)	Intensivstation (tägliche Verlaufs- und Therapiekontrolle)	Allgemeinpatienten	chirurgische Patienten
GCS, TS, RTS, PTS,TRISS, ISS	SAPS, APACHE, POSSUM, MPM, PSI	APACHE, SAPS, HIS, TISS, SSS, SS, PSI, MOF	APACHE, SAPS, HIS, TISS, MPM	TS, RTS, TRISS, PTS, ISS, POSSUM, SSS

GCS = Glasgow Coma Scale; TS = Trauma Score; RTS = Revised Trauma Score; PTS = Poly Trauma Score; TRISS = Trauma Score Injury Severity Score; ISS = Injury Severity Score; SAPS, APACHE, POSSUM, MPM, PSI, HIS, TISS, SSS, SS, MOF s. u.

- **Apache II** (s. Tab. 18, 19, 20) = 3 teiliger „Standard-Intensivscore“:
  - *A. Physiologischer Score:* Normabweichungen von 12 physiologischen/biochemischen Parametern innerhalb der ersten 24 h nach Aufnahme auf eine Intensivstation werden mit Punktwerten von 1–4 bewertet. Die Glasgow Coma Scale (GCS, S. 501) als Meßparameter für die neurologische Funktion wird stärker gewichtet (s.u., max. 12 Punkte). Auch ein akutes Nierenversagen wird besonders

Tabelle 18 APACHE II – physiologischer Score (Teil A)

physiologische Variablen	erhöhter Wertebereich				erniedrigter Wertebereich				
	+ 4	+ 3	+ 2	+ 1	0	+ 1	+ 2	+ 3	+ 4
Temperatur rektal (°C)	≥ 41	39 – 40,9		38,5 – 38,9	36 – 38,4	34 – 35,9	32 – 33,9	30 – 31,9	≤ 29,9
arterieller Mitteldruck (mm Hg)	≥ 160	130 – 159	110 – 129		70 – 109		50 – 69		≤ 49
Herzfrequenz (min^{-1})	≥ 180	140 – 179	110 – 139		70 – 109		55 – 69	40 – 54	≤ 39
Atemfrequenz (spontan oder beatmet; min^{-1})	≥ 50	35 – 49		25 – 34	12 – 24	10 – 11	6 – 9		≤ 5
Oxigenation ($AaDO_2$ oder p_aO_2)									
a. $FiO_2 > 0,5$ (→$AaDO_2$)	≥ 500	350 – 499	200 – 349		< 200				
b. $FiO_2 < 0,5$ (→p_aO_2)					> 70	61 – 70		55 – 60	< 55
arterieller pH	≥ 7,7	7,6 – 7,69		7,5 – 7,59	7,33 – 7,49		7,25 – 7,32	7,15 – 7,24	< 7,15
Serum-Natrium (mmol/l)	≥ 180	160 – 179	155 – 159	150 – 154	130 – 149		120 – 129	111 – 119	≤ 110
Serum-Kalium (mmol/l)	≥ 7	6 – 6,9		5,5 – 5,9	3,5 – 5,4	3 – 3,4	2,5 – 2,9		<2,5
Serum-Kreatinin (mg/dl); bei ANV: Wert × 2	≥ 3,5	2 – 3,4	1,5 – 1,9		0,6 – 1,4		< 0,6		

Fortsetzung Tabelle 18, S. 100 ▶

Tabelle 18 Fortsetzung

physiologische Variablen	erhöhter Wertebereich					erniedrigter Wertebereich			
	+4	+3	+2	+1	0	+1	+2	+3	+4
Hämatokrit (in %)	≥ 60		50 – 59,9	46 – 49,9	30 – 45,9		20 – 29,9		< 20
Leukozyten (1 000/mm³)	≥ 40		20 – 39,9	15 – 19,9	3 – 14,9		1 – 2,9		< 1
Glasgow Coma-Scale (S. 501)	Punktwert = 15 minus aktueller GCS-Punkterang								
HCO_3^- (mmol/l); nur wenn keine BGA!	≥ 52	41 – 51,9		32 – 40,9	22 – 31,9		18 – 21,9	15 – 17,9	< 15

Tabelle 19 APACHE II – Alterspunkte (Teil B)

Alter	Punkte
≤44	0
45–54	+2
55–64	+3
65–74	+5
≥75	+6

Tabelle 20 APACHE II – Berücksichtigung vorbestehender chronischer Erkrankungen (Teil C)

Organsystem	Erkrankung
Leber	Zirrhose mit portaler Hypertension, frühere Episoden oberer gastrointestinaler Blutung bei portaler Hypertension, frühere Episoden von Leberversagen, Leberkoma, hepatische Enzephalopathie
Herz/Kreislauf	Herzinsuffizienz NYHA IV
Lunge	schwere chronisch obstruktive, restriktive o. vaskuläre Lungenerkrankung, chronische Hypoxie, Hyperkapnie, sek. Polyzythämie, pulmonale Hypertension > 40, Respiratorabhängigkeit
Niere	chronische Dialysepflichtigkeit
Immunschwäche	immunsuppressive Therapie, Radiatio, Chemotherapie, AIDS, Leukämie, malignes Lymphom etc.

gewertet, die Punkte für die Normabweichungen des S-Kreatinins werden in diesem Falle verdoppelt.

- *B. Alter* (s. Tab. 19): Höheres Alter geht einher mit reduzierten physiologischen Reserven. Je nach Altersgruppe 0–6 Punkte.
- *C. Vorbestehende chronische Erkrankungen* (s. Tab. 20): Für schwere Organinsuffizienzen werden zusätzliche Punkte vergeben. Nichtoperative Patienten oder postoperative Notfallpatienten mit einer der genannten Erkrankungen werden mit 5 Punkten bewertet, Patienten nach einem Elektiveingriff erhalten 2 Punkte.
- *Gesamt-Punktewert = A + B + C* (maximal 71 Punkte). Die Letalität nimmt mit steigender Punktezahl zu.

9.1 Scoring (Schweregradklassifikation)

- **SAPS II (Simplified Acute Physiology Score):** Dem APACHE-System sehr ähnlich (17 Variablen): *a)* physiologische Variablen (HF, RR_{syst}, Temp., Diurese, Harnstoff, Leukozyten, Na^+, K^+, HCO_3^-, Bilirubin, GCS, p_aO_2/FiO_2), *b)* Alter, *c)* Grunderkrankungen (AIDS, maligne hämatolog. Erkrankung, Metastasen), *d)* Notfall?, chirurgischer Wahl- oder Notfalleingriff in der Anamnese? Die Letalität nimmt mit steigender Punktezahl zu.
- **Sepsis Score (SS):**
  - Zur Schweregradbeurteilung einer *Sepsis* und zu deren Verlaufskontrolle.
  - Vier Bereiche werden erfaßt (pro Parameter werden 1 – 6 Punkte vergeben): *a)* lokale Infektzeichen (Wundinfekte, Peritonitis, Pneumonie, Abszesse, Osteomyelitis), *b)* Körpertemperatur, *c)* Laborwerte (Blutkultur, Leukozytenzahl, Hämoglobin, Thrombozyten, Serumprotein), *d)* Sekundärfolgen der Sepsis (Ikterus, Azidose, Nierenversagen, neurologische Störung, DIC).
  - Je schwerer die Sepsis, desto höher die Punktezahl. Werte > 20 gehen mit einer stark erhöhten Letalität einher.
- **SSS (Sepsis Severity Score):** Erfassung des Ausmaßes und Schweregrades eines *septischen Prozesses*. Erfaßt werden Lunge, Niere, Gerinnung, Herzkreislaufsystem, Leber, Gastrointestinaltrakt, ZNS. Je nach Dysfunktion werden 1 – 5 Punkte vergeben.
- **MOF (Multi Organ Failure Score):** Für Patienten mit *Multiorganversagen*. Bewertet werden Lunge, Herz-Kreislauf, Niere, Leber, Thrombozyten- und Leukozytenfunktion, Gastrointestinaltrakt, ZNS. Je nach Grad der Dysfunktion werden pro Organsystem 0 – 2 Punkte vergeben. Je höher die Punktezahl, umso ausgeprägter das Multiorganversagen. Die maximal erreichbare Punktezahl beträgt 14 Punkte.
- **POSSUM (Physiological and Operative Severity Score For The Enumeration Of Mortality And Morbidity):** Zur Abschätzung von *postoperativer Mortalität und Morbidität. A)* 14 physiol. Parameter (Alter, EKG, Rö-Thorax, GCS, RR, HF, Hb, Leukozyten, Harnstoff, Na^+, K^+, kardiale u. pulmonale Anamnese), *b)* 6 operative Parameter (Blutverlust; Größe, Art und Anzahl des Eingriffs, maligner Tumor?, peritoneale Kontamination?).
- **HIS (Hannover Intensiv Score):** Zur *Verlaufsbeobachtung und Prognosestellung.* Erfaßt werden 22 Parameter von 6 Organsystemen (Lunge, Herzkreislaufsystem, ZNS, Niere, hämatologisch-immunologisches System, Gastrointestinaltrakt) Pro Organsystem werden dabei je nach Funktionseinschränkung 0 – 3 Punkte vergeben (bei besonderen Komplikationen Extrapunkte). Insgesamt sind maximal 32 Punkte möglich.
- **TISS (Therapeutic Intervention Scoring System):** Rein *therapiebezogener* Score, der mehr als 70 therapeutische und pflegerische Maßnahmen erfaßt. Damit indirekte Erfassung des Erkrankungsschweregrades am Ausmaß der durchgeführten Maßnahmen und der Pflegeintensität. Er dient zur Leistungserfassung und ist Grundlage von Personalbedarfsberechnungen. Einteilung in 4 Intensivpflegekategorien: I (< 10 Punkte), II (10 – 19 Punkte), III (20 – 39 Punkte), IV (> 40 Punkte).
- **MPM II (Mortality Probability Score):** Statistischer Score zur *Vorhersage der Sterbewahrscheinlichkeit.*
- **PSI (Physiology Stability Index):** *Pädiatrischer Intensivscore,* wobei Säuglinge gesondert erfaßt werden. Bewertet werden 7 Organsysteme mit insgesamt 34 Parametern. Zusammen mit modifiziertem TISS läßt sich die Interaktion zwischen Dysfunktionen und therapeutischen Maßnahmen bewerten (PSI/TISS-Index).

10.1 Innerklinischer Transport

M. Jankowski

Grundlagen

➤ **Vorbemerkung:** Wegen des erheblichen Risikos für den Patienten muß vor jedem Transport (Notaufnahme → Intensivstation, OP, Diagnostikabteilungen) eine Nutzen-Risiko-Abwägung erfolgen!

➤ **Logistische Voraussetzungen:**
- *Personal:* Idealerweise mindestens zwei intensivmedizinisch Erfahrene. Arztbegleitung bei instabilen und/oder intubierten Patienten bzw. wenn eine akute Intervention zu erwarten ist.
- *Monitoring:* Kleine, robuste multifunktionelle Geräte mit langer netzunabhängiger Betriebsdauer und einfacher Bedienung sowie einem bei jeder Beleuchtung gut ablesbaren Monitor/Bedienteil (s. u.).
- *Beatmung:* In der Regel mit einfachen Transportbeatmungsgeräten (z. B. Oxylog, Oxylog 2000, Medumat). Der Sauerstoffvorrat muß für mindestens 30 min ausreichen. Zusätzlich immer Beatmungsbeutel mit Reservoir + Beatmungsmaske mitnehmen! Eine Absaugeinrichtung ist nicht in jedem Fall notwendig, sie sollte aber innerhalb von 4 min erreichbar sein.

➤ **Transportvorbereitung:**
- *Genaue Absprache mit Zielort* (keine unnötigen Wartezeiten), optimale Stabilisierung des Patienten (Volumensubstitution, angepaßte Katecholamingabe und Optimierung der Beatmung).
- *Übergabe des Patienten an abholenden Arzt/Pflegekraft* (→ kurze Anamnese inklusive der aktuellen Situation, Orientierung über den Verlauf der Vitalparameter der letzten 24 h und über die aktuelle Medikation), kurze Untersuchung (Auskultation, Pupillenkontrolle, Sedierungstiefe).
- *An Transportmonitoring anschließen:* Schritt für Schritt Intensivmonitoring abbauen. Kontrollieren, ob die danach gemessenen Werte plausibel sind. Beatmungsgerät überprüfen, ggf. Probebeatmungsphase bei respiratorisch schlechten Patienten (= den Patienten auf der Intensivstation mit dem Transportbeatmungsgerät beatmen, um dort den Beatmungserfolg überprüfen oder ggf. Korrekturen vornehmen zu können; evtl. BGA-Kontrolle).

Monitoring

➤ **Basismonitoring:** EKG, Pulsoxymetrie, nichtinvasive Blutdruckmessung (s. S. 22), Atemfrequenz, evtl. Defibrillator.

➤ **Erweitertes Monitoring:**
- *Beatmete Patienten:* Beatmungsdruck, exspiratorisches Atemminutenvolumen, Kapnometrie wünschenswert (s. S. 16).
- *Instabile Patienten:* Invasive Blutdruckmessung (s. S. 23).
- *Kritisch erhöhter intrakranieller Druck:* Messung des intrakraniellen Drucks möglichst fortführen.

Cave: Bei liegendem Pulmonalarterienkatheter besteht die Gefahr, daß der Katheter in eine sogenannte „Spontan-Wedge"-Position rutscht. Hierdurch kann ein Lungeninfarkt verursacht werden. Daher ist ein kontinuierliches Monitoring des Pulmonalarteriendrucks empfehlenswert. Bei einem „Spontan-Wedge" ist die Druckamplitude stark vermindert (s. S. 37).

Medikamente

- Vorübergehend alle nicht zwingend erforderlichen Medikamente pausieren.
- **Analgosedierung** zum Schutz des Patienten (unangenehmes Erlebnis von Transport und Diagnostik, Vermeidung von Streßreaktionen, Husten und Würgen), zur Beatmung. Substanzen s. S. 133.
  - *Cave:* Umlagerungen des Patienten führen häufig zu ausgeprägten Streßreaktionen. Die ideale Dosis ist schwierig zu ermitteln, da es durch eine Langzeitsedierung zu einer veränderten Reaktion kommen kann (→ keine Wirkung bei üblicher Dosierung). Andererseits kann die Vertiefung der Analgosedierung für den Transport bei instabilen Patienten zu hämodynamischen Problemen führen.
- **Infusionstherapie:** Kontinuierliche Infusion von Flüssigkeit zur Sicherung des Basisbedarfs; bei Volumenmangel zusätzliche Volumenzufuhr (s. S. 180).
- **Vasoaktive Substanzen und Katecholamine:** Essentielle Dauerinfusionen wie Katecholamine müssen ausreichend vorbereitet sein (Perfusor-Akkus!, ggf. Netzteil mitnehmen), Reservespritzen mitnehmen.
  - *Hinweis:* Bei Patienten mit hohem Katecholaminbedarf auf Ausfall vorbereitet sein und Katecholamine zur Handinfusion in geeigneter Verdünnung bereithalten (z. B. 1 mg Suprarenin/100 ml NaCl 0,9% → 1 ml = 10 μg Suprarenin.)
- **Notfallmedikamente:** Je nach Zustand des Patienten Notfallmedikamente mitnehmen (z. B. Suprarenin, Lidocain, Atropin, Antiarrhythmika, Antihypertensiva).

Komplikationen

- *Achtung:* Komplikationen treten häufiger bei beatmeten Patienten auf und bei Patienten, die bereits vor dem Transport instabil waren!
- **Hämodynamisch:** Hypotension, Arrhythmien (S. 353), Hypertension (S. 370), Myokardischämie (S. 334), Herzversagen.
- **Respiratorisch:** Hypoxämie, Hypoventilation, Hyperventilation, akzidentelle Extubation, einseitige Intubation, Schleimverlegung, Aspiration (S. 390), unbemerkter PEEP, Barotrauma, Fehlfunktion des Beatmungsgerätes.
- **Hypothermie** (S. 577).
- **Unterbrechung von Monitoring oder Therapie:** Batterieausfall oder Diskonnektion des Monitors, Diskonnektion venöser oder arterieller Zugänge, Unterbrechung der Medikamentenzufuhr, unkontrollierte Flüssigkeitszufuhr, „Kabelsalat".

Zustandsverschlechterung während des Transports

- **Klinische Zeichen:**
  - *Allgemein:* Agitation, Schwitzen.
  - *Kardial:* Tachykardie, Bradykardie, Arrhythmie, Hypotension.
  - *Zentral:* Somnolenz, Koma, Krampfanfälle.
  - *Respiratorisch:* Zyanose, Tachypnoe, Apnoe, suprasternale und interkostale Einziehungen, paradoxe Bewegung von Brustkorb und Abdomen.
- **Vorgehen:**
  1. Beatmung prüfen, Oxigenierung und Ventilation sicherstellen.
  2. Sedierungstiefe prüfen, adäquate Analgesie und Sedierung sicherstellen.
  3. Volumenstatus prüfen, suffizienten Volumenersatz sicherstellen.
  4. Kontinuierliche Katecholaminzufuhr prüfen (Dreiwegehähne geöffnet, Zuleitung abgeknickt, Injektionspumpe korrekt eingestellt und eingeschaltet?).

Spezielle Situationen

- **Neurochirurgische Patienten:**
  - Bei erhöhtem intrakraniellem Druck ggf. Monitoring des ICP (s. S. 73).
  - Nicht routinemäßig aggressiv hyperventilieren (*cave* zerebrale Ischämie)!
  - Hypoventilation unbedingt vermeiden (*cave* kritischer Anstieg des intrakraniellen Drucks)!
  - Kapnometrie ist daher besonders wünschenswert (s. S. 46).
- **Kernspintomographie:** Ferromagnetisches Material (Herzschrittmacher, implantierter Kardioverter-Defibrillator [ICD], Metallfremdkörper, EKG-Kabel, Spiraltuben) dürfen nicht in die Nähe des Geräts gelangen! Ein *spezielles Beatmungsgerät* und besonders lange Schläuche für Blutdruckmessgerät, Pulsoxymetrie und Kapnometrie sind erforderlich!

11.1 Ethische Aspekte

F. Salomon

Grundlagen

- **Definition „Ethik":** Beurteilung einer Handlung unter dem Gesichtspunkt ihrer Humanität. Eine Handlung gewinnt ihren Wert nicht aus sich selbst, sondern dadurch, wie durch sie die Menschen, die von ihr betroffen sind, als Menschen geachtet oder mißachtet werden.
- **Ethik in der Medizin** beschäftigt sich mit den ethischen Problemen und Herausforderungen, die sich aus dem helfenden Umgang mit Menschen ergeben. Die wachsenden Möglichkeiten der Medizin eröffnen immer neue Problemfelder mit Entscheidungskonflikten.
- **Ethische Prinzipien:** Autonomie und Selbstbestimmung, Menschenwürde, Leben verantwortlich achten; Schaden vermeiden; Gutes tun; gerecht sein, wahrhaftig sein.

Allgemeine medizinethische Problemfelder

- **Zwang zur Entscheidung:** Die moderne Medizin erleichtert die Hilfe in lebensbedrohlichen Situationen, die zunehmenden Fähigkeiten führen aber zu Entscheidungskonflikten. Handeln *können* bedeutet zwingend, sich auch *entscheiden zu müssen*. Bei einer abwartenden Haltung („jetzt noch nicht") kann es für eine wirksame Hilfe zu spät sein.
- **Notwendigkeit der Verantwortung:**
  - Die Fülle der medizinischen Möglichkeiten verleiht dem medizinischen Personal Macht. Bei der ärztlichen und pflegerischen Tätigkeit müssen die Entscheidungen (Handeln und Unterlassen) begründet werden können.
  - *Für eine verantwortliche Entscheidung zu bedenkende Fragen:*
    - Die *Situation:* Diagnose, Prognose, Zustand des Patienten, mögliche Therapie und ihre Erfolgsaussichten, Aussichten bei Verzicht auf die mögliche Therapie?
    - Das *Interesse des Patienten:* Profitiert der Patient, wird die Therapie die Prognose verbessern, wird die Therapie dem Patienten schaden, wie sind Nutzen und Schaden abzuwägen?
    - Die *Wertvorstellungen des Patienten:* Welche Orientierungen hat der Patient für sein Leben, welche Werte sind ihm wichtig, welche Pläne hat der Patient für seine Zukunft, widerspricht die mögliche Behandlung diesen Vorstellungen oder steht sie mit ihnen im Einklang?
    - Die *Pflichten des medizinischen Personals* dem Patienten, den eigenen Wertvorstellungen, Dritten (z. B. Angehörige, andere Patienten, Kostenträger, Gesellschaft) gegenüber; gibt es Konflikte zwischen diesen Pflichten, wie würde der Einzelne diese Konflikte lösen?
    - Welche *ethischen Prinzipien* berührt die anstehende Entscheidung, welche Werte stehen im Konflikt miteinander, lassen sich die Konflikte vermindern oder lösen?
    - Die *Entscheidung:* Welche Aspekte sind für die Entscheidung vorrangig, was könnte man übersehen haben, wie entscheidet man sich?

Spezielle intensivmedizinische Problemfelder

- **Ziele der Intensivmedizin:** (Voller Einsatz für die) Erhaltung und Wiederherstellung eines ganzheitlichen menschlichen Lebens. Überwinden lebensbedrohlicher Situationen, um das Grundleiden behandeln und dadurch ein weiteres Leben unter Bedingungen zu gewährleisten, die für den Betroffenen tragbar sind. Erhaltung oder Wiederherstellung der Voraussetzungen für die Entfaltung der Persönlichkeit.
- **Indikation für eine Intensivtherapie:** Immer dann, wenn zu erwarten ist, daß sie die genannten Ziele erreichen kann.
- **Kontraindikationen gegen eine Intensivtherapie:** Die genannten Ziele sind nicht erreichbar → Reduktion der eingesetzten Mittel, Abbruch der Intensivtherapie, Verlegung von der Intensivstation, Sterbebegleitung statt Intensivtherapie. Stufenschema der Intensivtherapie s. Tab. 21.

Tabelle 21 Stufenschema der Intensivtherapie

Stufe	Therapieform	Indikation
1	Maximaltherapie	gute Prognose, unklare Situation
2	Therapieerhalt	kritische Prognose mit sehr geringen Überlebenschancen
3	Therapiereduktion	wenn nach menschlichem Ermessen keine Überlebenschancen bestehen
4	Therapieabbruch	irreversibles Hirnversagen („Hirntod")

Maximaltherapie: Alle verfügbaren Mittel einsetzen
Therapieerhalt: Die bestehende Therapieintensität beibehalten (z. B. die laufende Antibiose anpassen, Beatmungsparameter verändern, Katecholamindosis modifizieren). Eine zusätzlich auftretende Problematik wird aber nicht mehr behandelt (z. B. keine Dialyse bei zusätzlich auftretendem Nierenversagen, keine Reanimation bei Herzstillstand, keine Antibiose, wenn vorher keine eingesetzt war).
Therapiereduktion: Katecholamine abstellen, Kardiaka und Antibiotika absetzen, die inspiratorische O_2-Konzentration auf 21 % reduzieren, keine Transfusionen mehr. Eine optimale Basistherapie bleibt aber bestehen (s. u.)!
Therapieabbruch: Abstellen aller Hilfsmittel oder begrenzte Weiterführung bis zur Organentnahme zu Transplantationszwecken.

Aber optimale Basistherapie auch bei Therapiereduktion: Flüssigkeitsgabe, Atemwege freihalten und absaugen, Analgesie, persönliche Zuwendung (Angehörige, Begleitung durch das therapeutische Team), gute Pflege.

- **Festlegung der Therapiestufe** (durch Verantwortlichen für Station/Patient):
  - Gespräch mit allen Beteiligten unter Beachtung aller bestehenden Aspekte und der bei Diagnostik und Therapie beteiligten Fachvertreter.
  - Informationen über den (mutmaßlichen) Willen des Patienten einholen: Patientengespräch, Patientenverfügungen (s. u.), Angehörige.

11.1 Ethische Aspekte

- Ergebnis schriftlich im Klartext mit knapper Begründung in der Verlaufskurve des Patienten fixieren (z.B. „keine Reanimation, weil ... ", „Katecholamine absetzen und inspiratorische O_2-Konzentration auf 21% reduzieren wegen ...") mit Unterschrift des Verantwortlichen. Keine mißverständlichen symbolischen Verschlüsselungen!
- Mit Änderung der Situation Therapiestufe neu überdenken, Rücknahme einer Therapiebegrenzung schriftlich klar festlegen.
- Angehörige über Entscheidung informieren, aber nicht entscheiden lassen!

➤ **Patientenwille:**
- *Orientierter Patient:* Der Patient darf zu keiner Maßnahme gezwungen oder überredet werden. Ausführliche Informationen sind wichtig (informed consent). Zeit zum Gespräch nehmen, Alternativen abwägen, Patientenwillen schriftlich festhalten. Die Unterschrift des Patienten ist nicht nötig, aber auf Belegbarkeit der Willensäußerung achten (Zeugen).
- *Verwirrter, desorientierter Patient:*
  - Wirklich desorientiert und entscheidungsunfähig? Oder nur angesichts der ungewohnten Umstände und der Streßsituation verunsichert und verwirrt wirkend? (v.a. bei alten Menschen → Zeit nehmen, beruhigen, vertraute Person hinzuziehen, Willen des Patienten beachten).
  - Bei fehlender Geschäftsfähigkeit versuchen, den mutmaßlichen Willen herauszufinden (s.o.). Vorübergehende Betreuung einrichten (s.S. 110).
- *Komatöser Patient:* Versuchen, den mutmaßlichen Willen herauszufinden (s.o.), vorübergehend Betreuung über Vormundschaftsgericht einrichten.

➤ **Patientenverfügung:**
- Eine schriftliche Ablehnung bestimmter Maßnahmen, wie z.B. der Intensivtherapie, setzt voraus, daß der Patient ausreichend informiert ist. Das unbestimmte negative Bild von der Intensivmedizin (z.B. Apparatemedizin) sollte nicht Grund für eine Patientenverfügung sein.
- Je konkreter in der schriftlichen Festlegung die Krankheitssituation beschrieben ist, in der eine weitergehende Diagnostik oder Therapie abgelehnt wird, desto bindender ist der bei Gesundheit festgelegte Wille.
- Verfügungen als Ausdruck von Angst vor einem untragbaren Leidensweg ernstnehmen. Nur selten ist ein *nur passagerer* Einsatz von Intensivmedizin zur Wiederherstellung eines erträglichen Lebens gemeint.
- Der Arzt muß Diagnose und Prognose verantwortlich abwägen. Bei zweifelhaften Aussichten Verfügungen als Kontraindikation gegen eine Maßnahme bedenken.

Allgemeines Verhalten auf der Intensivstation

➤ **Informieren des Patienten:**
- *Aktuelle Situation:* Bei absehbarer Intensivtherapie vorher über die Umstände und Gegebenheiten informieren; ansonsten wiederholt mit klaren Sätzen darstellen und Sicherheit vermitteln. Betonen, daß die Apparate Hilfsmittel sind und die persönliche Zuwendung nicht verdrängen. Für Orientierung im Tagesablauf sorgen (große Uhr im Sichtfeld, Tag-/Nacht-Rhythmus – Licht und Geräuschpegel anpassen).
- *Diagnose:* Auch belastende Diagnosen nicht verheimlichen, v.a. den Patienten informieren und nicht die Angehörigen (ggf. gemeinsames Gespräch). Die Mitteilung einer belastenden Diagnose einbetten in einen Prozeß der Begleitung (schrittweise, Zeit nehmen, Zeit zum Nachdenken lassen, Emotionen zulassen, eigene Betroffenheit und Anteilnahme zeigen).

- *Prognose:* Mut machen, Hoffnungen nicht zerstören; keine unrealistischen Hoffnungen wecken oder stärken; dem Patienten helfen, seine eigenen Ressourcen im Umgang mit Bedrohungen zu erschließen; geplante Untersuchungen und Therapien offen und ehrlich besprechen; Risiken abwägend darstellen, versichern, daß man als Arzt auch dann helfen wird, wenn der Tod naht (z.B. Schmerztherapie).

➤ **Kommunikation:**
- *Möglichkeiten:* Regelmäßiges Gespräch *mit* dem Patienten, nicht *über* ihn am Bett; auch einem Bewußtlosen erklären, was man tut; Zeichen für „Ja"/„Nein" verabreden (z.B. Händedruck, Augenschließen) und mit einfachen Fragen herausfinden, was der Patient möchte; von den Lippen ablesen; Buchstabentafel mit einer Liste wichtiger Begriffe (z.B. Durst, kalt, heiß, Schmerz); Bildertafeln (Piktogramme) mit wichtigen Symbolen für die Patientensituation; dicker Schreibstift und Papier auf fester Schreibunterlage; spezielle Schreibmaschine mit großen Tasten.
- *Voraussetzungen im Team:* Bereitschaft zur Kommunikation; Geduld; umfassende Information über den Patienten (Erkrankung, Untersuchungen, Therapien, was ist geplant, was soll unterlassen werden, Risiken bei dem Patienten, was weiß der Patient über Diagnose und Prognose, was soll er wissen, welche Ängste hat er, was gibt ihm Halt und Hoffnung, welche Hilfen braucht er [Hörgerät, Brille], Gewohnheiten, was wissen die Angehörigen, was sollen die Angehörigen wissen?).

➤ **Angehörige:** Besuche sind eine wichtige Verbindung zur gewohnten Umwelt. Auch bei Bewußtlosen können Angehörige stabilisierend auf die Psyche einwirken. Angehörigenbesuche dürfen nicht durch Besuchszeiten eingeschränkt sein, sondern nur auf Wunsch des Patienten und durch die Rücksicht auf Persönlichkeitsrechte des Patienten und seiner Mitpatienten.

Sterben, Sterbehilfe

➤ **Passive Sterbehilfe (erlaubt):** Verzicht auf therapeutische Maßnahmen, wenn damit keine Hilfe mehr zu einem tragbaren Leben möglich ist.

➤ **Indirekte Sterbehilfe (erlaubt):** Inkaufnehmen eines früheren Todeseintritts als Nebenwirkung eines zur Schmerzbehandlung notwendigen Analgetikums und einer Sedierung.

➤ **Aktive Sterbehilfe bzw. Tötung auf Verlangen (verboten):** Tötung durch Gabe von Medikamenten o.ä.

➤ **Therapieverweigerung durch den Patienten:** Die Ablehnung einer Therapie durch einen ausführlich informierten, bewußtseinsklaren, mündigen Patienten ist zu beachten, auch wenn der Verzicht den Tod nach sich zieht. Bei Gewissenskonflikten des Arztes kann der Arzt die Behandlung auf einen anderen Arzt übertragen oder im Vorfeld den Behandlungsvertrag ablehnen (z.B. bei Verweigerung von Bluttransfusionen). Patientenverfügungen s.S. 108.

➤ **Sterbebegleitung** ist eine seelsorgerliche, pflegerische *und* ärztliche Aufgabe und als Hilfe im Sterben essentiell. Ziel ist es, Raum und Gelegenheit zu einem menschenwürdigen Sterben zu schaffen; Angehörige müssen vom Toten Abschied nehmen können (innerhalb/außerhalb der Intensivstation).

➤ **Bearbeitung im Team:** Über belastende Intensivbehandlungen und Todesfälle im Team reden (Fallbesprechungen, Supervision).

12.1 Forensische Aspekte

T. R. Payk

Zwangseinweisung, Unterbringung

- **Voraussetzungen:** Bei aktueller Fremd- oder Selbstgefährdung (oder bei bedrohlich aggressivem Verhalten z.B. durch Suizidalität gemäß dem Unterbringungsgesetz des jeweiligen Bundeslandes). Ansonsten (z.B. bei Verwahrlosung mit Nahrungsverweigerung) muß ein Antrag auf Eilbetreuung (s.u. unter „Betreuung") beim zuständigen Vormundschaftsgericht gestellt werden!
- **Mögliche Indikationen:** Suizidalität, Erregungszustand, Aggressivität, delirantes Syndrom, Dämmerzustand, maniformes Syndrom, pathologischer Rausch, schwerer Stupor, Wahn.
- **Formen:**
  - *Sofortige Unterbringung:* Diese kann aufgrund einer aktuellen ärztlichen Untersuchung (Vollapprobation!) – auch ohne vorherige richterliche Entscheidung (Amtsgericht) – durch die Ordnungsbehörde (Polizei, Amt für öffentliche Ordnung) veranlaßt werden. Die richterliche Entscheidung muß aber bis zum Ablauf des folgenden Tages eingeholt werden.
  - *Einstweilige Unterbringung:* Nach Gerichtsbeschluß bis zu einer Dauer von 2 Monaten (nach Anhörung eines Sachverständigen bis zu 3 Monaten). Wird die Unterbringung nicht aufgehoben, muß ein entsprechendes fachärztliches Gutachten vorgelegt werden.
- **Folgerungen:**
  - Der Patient wird auf einer geschlossenen Station untergebracht und sofort untersucht und behandelt. Stets versuchen, den Patienten zu einem freiwilligen Verbleiben zu bewegen (durch schriftliche Erklärung zu bestätigen!).
  - Bei Wegfall der rechtlichen Voraussetzungen (Besserung des psychopathologischen Befundes) muß die Aufhebung der Unterbringung beantragt werden.
  - Nach Ablauf der Frist ist der Patient zu entlassen (→ rechtzeitig an eventuelle Notwendigkeit einer Verlängerung denken!).
  - *Erlaubte ärztliche Zwangsmaßnahmen zur Gefahrenabwehr und Heilung:* Körperliche Untersuchung, Maßnahmen zur Ernährung und gesundheitlichen Betreuung, Sedierung, mechanische Fixierung.

  Hinweis: Alle anderen Maßnahmen bedürfen grundsätzlich der Einwilligung des Untergebrachten oder seines Betreuers!

Betreuung

- **Voraussetzungen:**
  - *A.* Volljährigkeit.
  - *B.* Psychische Krankheit und/oder körperliche, geistige, seelische Behinderung.
  - *C.* Der Patient ist aufgrund der unter *B.* genannten Störungen nicht in der Lage, seine persönlichen Angelegenheiten ganz oder teilweise zu besorgen.
- **Vorgehen:**
  - Voraussetzungen genau prüfen.
  - Als Betreuer kommen meist Verwandte in Frage, z.B. Ehepartner, Geschwister, Kinder; Wünsche des zu Betreuenden sind zu berücksichtigen.
  - Beim zuständigen Amtsgericht kann formlos (auch per Fax möglich) die Betreuung beantragt werden unter Angabe der Patientendaten, der Diagnose und der Daten des Betreuers. Das Gericht holt hierzu ein psychiatrisches Gutachten ein.

- **Folgerungen:**
  - Alle ärztlichen Maßnahmen dürfen nur mit Einwilligung des Betroffenen vorgenommen werden (nach entsprechender Aufklärung und Einwilligung; s. u.).
  - Die Zustimmung des Betreuers (nach entsprechender Aufklärung und schriftlicher Einwilligung) bedarf der zusätzlichen Genehmigung des Vormundschaftsgerichts, wenn der Betreute aufgrund einer ärztlichen Maßnahme zur Diagnostik oder Therapie gesundheitlichen Schaden erleiden oder sterben könnte.
  - Ohne diese Genehmigung darf nur im Notfall (Gefahr durch Aufschub) gehandelt werden.
  - Bei drohender Gefahr ist ansonsten über eine einstweilige Anordnung die Einrichtung einer sog. *Eilbetreuung* für 6 Monate bis maximal 1 Jahr möglich.
  - Die Dauer der Betreuung darf das erforderliche Maß nicht überschreiten. Sie muß bis zum Ablauf einer Frist von 5 Jahren überprüft werden.

Hinweis: Betreuung hat keinen Einfluß auf die Geschäftsfähigkeit des Betreuten!

Aufklärung, Einwilligung

- **Aufklärung eines Patienten vor einer geplanten Behandlung:**
  - Das genaue Vorgehen bei Diagnostik und Therapie schildern.
  - Mögliche Folgen und Risiken einer Behandlung inklusive der Folgen und Risiken von Behandlungsalternativen besprechen.
  - Auf die Folgen einer Nichtbehandlung eingehen.
  - Einwilligungsfähigkeit überprüfen (s. u.).

  Cave: Das Aufklärungsgespräch mit Unterschrift des Patienten und eventuellen Zeugen schriftlich dokumentieren!
- **Einwilligung des Patienten:**
  - *Kriterien der Einwilligungsfähigkeit:* Ist der Patient in der Lage, den besprochenen Sachverhalt angemessen zu verstehen, zu verarbeiten und zu bewerten? Besteht die Fähigkeit, aufgrund dieser Überlegungen den eigenen Willen zu bestimmen?
  - Bei Kindern und Jugendlichen immer die Erziehungsberechtigten miteinbeziehen und auch unterschreiben lassen!
  - Bei fehlender Einwilligungsfähigkeit (z. B. bei Bewußtseinstrübung) ist der gesetzliche Vertreter zuständig (Betreuer [s.o.], Eltern bzw. Erziehungsberechtigte).

  Im Notfall: Hier muß der behandelnde Arzt die mutmaßliche Einwilligung des Patienten voraussetzen unter Berücksichtigung der subjektiven Wertmaßstäbe des Betroffenen – soweit diese ihm bekannt sind. Nach Möglichkeit die Angehörigen über das geplante Vorgehen informieren!

13.1 Kardiopulmonale Reanimation

O. Zuzan

Grundlagen

- **Indikation:** Kreislaufstillstand.
- **Kontraindikation:** Sichere Todeszeichen, Finalstadium einer unheilbaren Erkrankung.

Achtung: Im Zweifelsfall initial immer Reanimationsmaßnahmen einleiten!

- **Prinzipien:**
  1. Erhaltung einer Minimalperfusion und -oxigenierung vitaler Organe durch Beatmung und Herzdruckmassage.
  2. Elektrotherapie von Kammerflimmern und pulslosen tachykarden Rhythmusstörungen. *„See fib defib"* → wichtigste Maßnahme bei Kammerflimmern!
  3. Medikamentöse Unterstützung von 1. und 2.
- **Ziele:** Wiederherstellen eines Spontankreislaufs, Verhindern von Organschäden, Verhindern von Sekundärkomplikationen.
- **Klinische Symptomatik des Kreislaufstillstands:**
  - *Bewußtlosigkeit*: Ansprechen/Schmerzreiz auslösen → fehlende Reaktion.
  - *Atemstillstand*: Keine sichtbaren Thoraxbewegungen, keine Atemgeräusche zu hören, kein spürbarer Luftstrom, fehlende Atemexkursionen (Palpation im Bereich des Epigastriums und der Rippenbogen).
  - *Pulslosigkeit*: Kein tastbarer Karotispuls. Wenn bei Bewußtlosigkeit und Vorliegen eines Atemstillstands Unsicherheit über den Puls besteht, sollte im Zweifel ohne Zeitverlust mit der Reanimation begonnen werden.
  - *Zyanose bzw. gräuliche Hautfarbe* (häufig).
- **ABCD-Schema** als mnestische Hilfe für das weitere Vorgehen: S. Tab. 22.

Tabelle 22 Übersicht über die Maßnahmen: ABCD-Schema

	Basis-ABCD-Schema	→ erweitertes ABCD-Schema
A	*Atemwege:* – Kopf überstrecken und Kinn anheben – Freiräumen und Absaugen des Mund-Rachen-Raumes	→ endotracheale Intubation
B	*Beatmung:* – Mund-zu-Mund bzw. Mund-zu-Nase (ggf. mit einfachen Hilfsmitteln) – Maske + Beatmungsbeutel	→ über den Endotrachealtubus mittels Beatmungsbeutel oder Notfallrespirator
C	*Circulation:* Herzdruckmassage	→ venöser Zugang, kardiovaskulär wirksame Medikamente
D	*Defibrillation:* Elektroschock bei Kammerflimmern und pulsloser Kammertachykardie	→ *Differentialdiagnose:* Gründe des Kreislaufstillstands identifizieren, behandelbare Ursachen erwägen

A – Atemwege freimachen und freihalten

Achtung: Bei geladenem Defibrillator EKG-Analyse → bei Kammerflimmern oder pulsloser Kammertachykardie sofort defibrillieren (s. S. 115) → erst dann ABCD!

- **Erstmaßnahmen:** Ggf. zuerst den Mund-Rachen-Raum manuell ausräumen (grobe Speisereste, Fremdkörper, Prothesen) und Sekret absaugen!
- **Intubation:** So früh wie möglich endotracheal intubieren (Technik s. S. 59) → Optimierung von Ventilation und Oxigenierung, Aspirationsschutz, Zugangsweg zur endobronchialen Applikation elementarer Medikamente.
- **Atemspende oder Beatmungsbeutel und -maske:** Zur Beatmung muß der Kopf überstreckt und das Kinn angehoben werden (Esmarch-Handgriff). Bei problematischer Maskenbeatmung kann ein Guedel- oder Wendl-Tubus hilfreich sein (Technik s. S. 61).

B – Beatmung

- **Varianten:**
  - *Mund-zu-Mund- oder Mund-zu-Nase-Beatmung* kommt in der Klinik nur ausnahmsweise zum Einsatz (muß aber von jedem beherrscht werden!).
  - *Beatmungsmaske + Beatmungsbeutel:* In medizinischen Einrichtungen bei Reanimationen die übliche Beatmungsform bis zur Intubation. Diese Technik erfordert ebensoviel Übung wie die endotracheale Intubation (s. S. 59).
  - *Nach der endotrachealen Intubation* kann der Patient alternativ weiter mit dem Beatmungsbeutel oder mit einem Respirator beatmet werden (bei der Beutelbeatmung ist eine Koordination mit den Thorax-Kompressionen möglich).
- **Vorgehen:**
  - *Kontrollparameter* sind sichtbare Thoraxbewegungen. Beim nicht intubierten Patienten müssen große Atemzugvolumina und hohe Beatmungsdrücke wegen der Möglichkeit der Magenüberblähung und der damit verbundenen Aspirationsgefahr vermieden werden (bei einem Drittel der reanimierten Patienten finden sich Zeichen einer Aspiration!).
  - *O_2-Zufuhr:* Idealerweise wird während der Reanimation mit 100% Sauerstoff beatmet. Hierzu ist bei der Beutelbeatmung die Zufuhr eines hohen Sauerstoffflusses (8 – 10 l/min) in den Beutel notwendig (über einen Sauerstoff-Reservoirbeutel oder sog. „100%-Beutel" mit Demand-Ventil; vgl. S. 62).

Achtung:
Bei Verwendung eines Beatmungsgeräts während der Reanimation immer auf eine ausreichende Ventilation des Patienten achten!

- Bei einzelnen Patienten kann es bei der Beatmung im Rahmen der Reanimation durch Air Trapping zu einer dynamischen Überblähung der Lungen kommen, die die Reanimationsmaßnahmen erfolglos werden läßt → keine zu hohen Atemfrequenzen, ggf. Beatmungspause für eine komplette Exspiration einlegen.
- *Atemfrequenz* 10/min; *Atemzugvolumen* 10 ml/kg KG.

C – Circulation (Thorax-Kompression)

- **Prinzip:** Durch externe Kompression des Thorax wird über die direkte Herzkompression und einen thorakalen Pumpeffekt ein gewisses Herzzeitvolumen aufrechterhalten.
- **Druckpunkt:** Beim Erwachsenen 3 Querfinger oberhalb des Xiphoid-Fortsatzes bzw. am Übergang vom unteren zum mittleren Sternumdrittel; bei kleineren Kindern in der Sternummitte bzw. zwischen den Mamillen (s. Abb. 39).
- **Drucktechnik** (s. Abb. 40):
  - Harte Unterlage! (z. B. Boden; im Bett „Reanimationsbrett" unter den Oberkörper des Patienten legen).
  - Die Hände werden so übereinander gelegt, daß die obere Hand Druck auf den Handrücken der unteren ausüben kann; um das Risiko von Rippenfrakturen möglichst klein zu halten, streng in der Mittellinie (tastbare Rinne) und nicht mit der ganzen Handfläche komprimieren.
  - Die Arme sind gestreckt, die Thoraxkompression entsteht durch Bewegungen des Oberkörpers.
  - Druck- und Entlastungsphase sind in etwa gleich lang (ruckartige kurze Kompressionen sind hämodynamisch weniger effektiv).
  - Effektivitätskontrolle = Tasten des Femoralispulses in der Leiste (*cave* mechanische Erschütterungen können als Puls fehlinterpretiert werden!).
- **Kompressionsfrequenz:** Beim Erwachsenen 80 – 100/min, nicht langsamer!

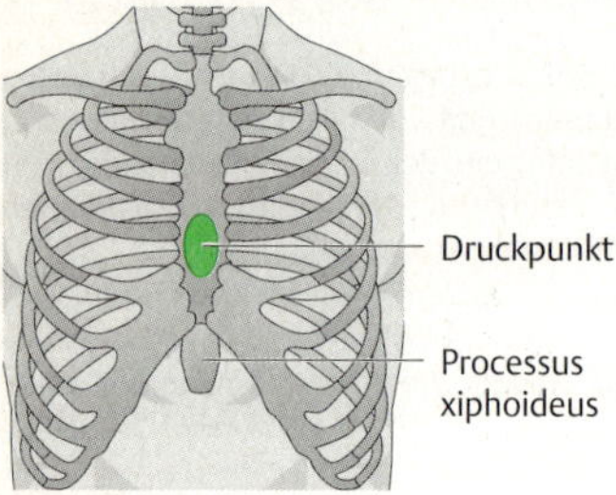

Abb. 39 Druckpunkt bei Herzdruckmassage

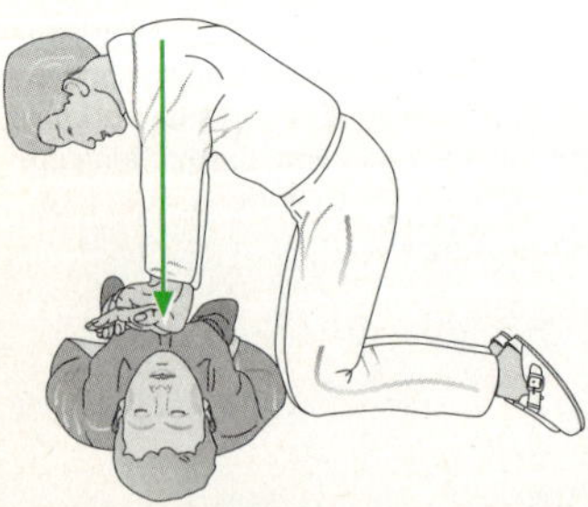

Abb. 40 Herzdruckmassage

- **Koordination von Kompression und Ventilation:**
  - *Intubierte Patienten:* Hier ist die Koordination der Beatmung mit den Kompressionen nicht zwingend notwendig; die Kompressionen erfolgen durchgehend in einem festen Rhythmus und werden für die Beatmung möglichst nicht unterbrochen.
  - *Nicht intubierte Patienten* (Atemzüge zwischen die Kompressionen interponieren; oft ist hierfür eine minimale Kompressionspause unvermeidbar):
    - Ein-Helfer-Methode: Nach 15 Kompressionen 2 Beatmungzüge (15 : 2).
    - Zwei-Helfer-Methode: Nach 5 Kompressionen eine Beatmung (5 : 1).

    Hinweis: Alternativ wird auch bei Reanimation durch zwei Personen bis zur Intubation ein 15 : 2-Verhältnis vorgeschlagen. Hierdurch kann die beatmende Person ohne Unterbrechung der Basis-Reanimation in der Zeit zwischen den Beatmungszyklen andere Maßnahmen wie Defibrillation und Intubation vorbereiten. Zudem ist beim nicht intubierten Patienten und einem Ventilations-/Kompressionsverhältnis von 1 : 5 die interponierende Beatmung nicht einfach. Bei einem 2 : 15-Verhältnis können die Beatmungen in der Kompressionspause sicherer und effektiver durchgeführt werden.
- **Präkordialer Faustschlag:**
  - *Technik, Prinzip:* Mit der flachen Hand kräftig auf das Sternum schlagen. Gelegentlich kann damit Kammerflimmern beendet werden.
  - *Indikation:* Beobachteter Kollaps bei Kammerflimmern, wenn ein Defibrillator nicht schnell genug einsatzbereit ist.

D – Defibrillation

- **Allgemeine Vorbemerkungen:**
  - Die Defibrillation ist die einzige effektive Maßnahme bei Kammerflimmern oder pulsloser Kammertachykardie → immer zuerst defibrillieren, wenn bereits zu Beginn einer Reanimation ein einsatzbereiter Defibrillator zur Verfügung steht!
  - Die Defibrillation hat hier oberste Priorität und muß so früh wie möglich erfolgen. Die Basismaßnahmen Beatmung und Thoraxkompressionen dienen initial nur zur Überbrückung, bis ein Defibrillator angeschlossen und schockbereit ist.

  „Never meet your defibrillator the first time at a cardiac arrest"! Die Bedienung des vorhandenen Geräts muß bekannt sein → regelmäßig üben!
  - Je länger das Intervall bis zur Defibrillation, desto geringer ist die Überlebensrate (auch unter suffizienter Beatmung und Thoraxkompression)!
  - Wenn die erste Defibrillation nicht erfolgreich ist, dann sollte unmittelbar ein zweiter und ggf. auch dritter Schock folgen (Senkung der Thoraximpedanz durch den ersten Versuch → Chance einer erfolgreichen Defibrillation ↑).
  - Deshalb nach einer Schockabgabe den Ladevorgang sofort wieder starten (ggf. mit der nächsthöheren Energiestufe).
  - Bei optimaler Koordination können so 3 Defibrillationen innerhalb von 30 – 45 Sekunden abgegeben werden, ohne daß die Sequenz durch Basisreanimation unterbrochen wird. Bei verzögerter Ladung des Defibrillators müssen allerdings während der Wartezeit Thoraxkompression und Beatmung erfolgen.
- **Technik und Ablauf der Defibrillation:**
  1. Fortführen der Basis-Reanimation („ABCD"); Pausen so kurz wie möglich.
  2. Rhythmusanalyse (über Oberflächen-EKG oder Defibrillator-Elektroden).
  3. Defibrillator-Elektroden mit Elektrodengel bestreichen.
  4. Defibrillator laden (initial 200 J).

Achtung: Nach einiger Zeit entladen sich die Defi-Kondensatoren intern → dann nachladen, sonst wird keine Energie abgegeben!

5. Defibrillationselektroden aufsetzen (Apex-Elektrode lateral der Herzspitze in der vorderen Axillarlinie, Sternum-Elektrode rechts unterhalb der Clavicula in der Medioklavikularlinie).
6. Sicherstellen, daß niemand Kontakt zum Patienten hat (laut rufen!).
7. Entladen – hierzu die entsprechenden Knöpfe an beiden Defibrillationselektroden drücken.
8. Sofort neu aufladen.
9. Rhythmusanalyse → evtl. höhere Energie vorwählen (dann 360 J) + weiter mit Punkt 5.

- **Energiewahl** bei Kammerflimmern und pulsloser Kammertachykardie:
  - *Erwachsene:* 200 J → 200 J → 360 J → danach immer 360 J.
  - *Kinder:* Initial 2 J/kg Körpergewicht, bei fehlendem Erfolg 4 J/kg KG.
  - *Nach initial erfolgreicher Defibrillation* wird bei einer erneuten Defibrillation/Kardioversion zunächst die Energie des letzten erfolgreichen Schocks gewählt.

  Cave: Bei einigen Defibrillatoren (z. B. Corpuls) können aufgesetzte Kinderpaddles (= Elektroden) zu einer Reduktion der Energie führen!
- **EKG-synchronisierte Entladung:**
  - *Prinzip:* R-Zacken-getriggerte Auslösung des Defibrillators. Der Defibrillator gibt dann innerhalb von 40 ms nach registrierter R-Zacke die Energie ab, um die Induktion von Kammerflimmern durch den Elektroschock zu vermeiden.
  - *Indikation:* Kardioversion tachykarder Herzrhythmusstörungen, die *nicht* mit einem reanimationspflichtigen Zustand einhergehen (s. S. 123).

  Achtung: Bei versehentlicher Aktivierung des Synchron-Modus wird bei Kammerflimmern und schnellen oder unregelmäßigen Tachykardien keine R-Zacke registriert und folglich die Entladung verweigert. Das ist keine Geräte-Fehlfunktion!

Medikamente für die Reanimation

- **Applikationsformen:**
  - *Periphervenös:*
    - Ein periphervenöser Zugang reicht für die Medikamentenapplikation aus, wenn diese durch entsprechendes Nachinjizieren oder -infundieren von Flüssigkeit in die zentrale Zirkulation eingespült werden.
    - Gefäße: V. jugularis externa (bei Reanimationen häufig gut gefüllt und punktierbar mit dem Vorteil einer relativ herznahen Lage), Kubitalvenen (ebenfalls gut punktierbar).
  - *Zentralvenös:* Nur in den seltensten Fällen (s. u.) erforderlich. *Nachteil:* Die Thorax-Kompressionen müssen für die Punktion unterbrochen werden (→ u. U. lange Reanimations-Pausen!). Daher in der Regel nur indiziert, wenn es nicht gelingt, einen periphervenösen Zugang zu legen.
  - *Endobronchial:*
    - Für die initial wichtigen Medikamente (Adrenalin, Lidocain, Atropin) ist ein venöser Zugang nicht zwingend erforderlich. Diese Medikamente sind bei Applikation über einen Endotrachealtubus ebenfalls wirksam.
    - Dosierung: i. v.-Dosis × Faktor 2 – 3; zur besseren Verteilung mit physiologischer Kochsalzlösung (10 ml) verdünnen!

- **Adrenalin** (s. S. 637): Bei nahezu jeder Reanimationssituation indiziert. *KI:* Sofort erfolgreich defibrilliertes Kammerflimmern/-flattern mit stabiler Hämodynamik; Reanimation bei tiefer Hypothermie (< 30 °C) → dann wirkungslos. *Dosierung:*
  - *Aktuelles Standardschema:* 1 mg i. v. alle 3 – 5 min.
  - *Alternative Dosierungen bei fehlendem Effekt des Standardschemas:*
    1. Intermediate dose: 2 – 5 mg i. v. alle 3 – 5 min.
    2. Escalating dose: Erst 1 mg, dann 3 mg und dann 5 mg i. v. alle 3 – 5 min.
    3. High dose: 0,1 mg/kg i. v. alle 3 – 5 min.
  - *Bei Kindern:* 0,01 mg/kg i. v. als Initialbolus. Bei fehlendem Erfolg nach 3 min die 10fache Dosis (0,1 mg/kg i. v.), diese dann alle 3 min wiederholen.
  - *Intratracheal:* Bei Erwachsenen 3 mg, 3 : 10 mit NaCl 0,9 % verdünnt (s. o.).

Achtung:
  - Nur kurze Wirkdauer, deshalb alle 3 – 5 min wiederholen! In der Praxis wird oft nicht rechtzeitig an die Wiederholungsdosis gedacht.
  - Die adäquate Dosierung ist von Patient zu Patient unterschiedlich (abhängig u. a. von Hypoxiezeit, Säure-Basen-Status etc.).
  - Die bei hohen Dosierungen auftretende Mydriasis durch β-adrenerge Wirkung auf den M. dilatator pupillae kann als erfolglose Reanimation fehlinterpretiert werden.
  - Wird durch $NaHCO_3$ inaktiviert → nicht mit $NaHCO_3$ mischen, nicht parallel dazu infundieren!

- **Atropin** (s. S. 645): Indiziert bei hochgradigen Bradykardien *mit* hämodynamischer Instabilität; Asystolie. *KI:* Tachykardien. *Dosierung:*
  - *Bei Bradykardie* 0,5 mg (= 1 ml = 1 Amp.) i. v. alle 3 – 5 min bis maximal 3 mg.
  - *Bei Asystolie* einmalige Applikation eines Bolus von 3 mg i. v.
- **Lidocain** (s. S. 677): Indiziert bei Kammerflimmern oder pulsloser Kammertachykardie, wenn Elektrotherapie auch nach Adrenalingabe erfolglos bleibt. *KI:* Ventrikuläre Ersatzaktionen bzw. Escape-Rhythmen bei höhergradigen AV-Blockierungen. *Dosierung:*
  - 1,0 – 1,5 mg/kg KG i. v. als Initialdosis, bei fehlendem Effekt alle 2 – 10 min 0,5 – 0,75 mg/kg KG i. v. als Repetitionsdosis bis zur Maximaldosis von 3 mg/kg KG (= 3 – 4 Wiederholungsdosen). Als Faustregel *100 mg* initial i. v.
  - Infusion (über Perfusor) nach erfolgreicher Defibrillation: 30 – 50 μg/kgKG/min bzw. 2 – 4 mg/min.

  Perfusor – Lidocain 20 %: 5 ml (= 1000 mg) + 45 ml NaCl 0,9 %, LR 6 – 12 ml/h.

Hinweis: Wenn vor der erfolgreichen Defibrillation ein anderes Antiarrhythmikum eingesetzt wurde, dann dieses an Stelle einer Lidocain-Infusion verwenden!

- **Natriumbikarbonat ($NaHCO_3$ 8,4 %** , s. S. 445): Indiziert bei protrahierter Reanimation, schwerer metabolischer Azidose, Hyperkaliämie, Überdosierung mit trizyklischen Antidepressiva. *Dosierung:*
  - *Blindpufferung* (bei fehlender Blutgasdiagnostik): 1 mmol/kg KG i. v.
  - *Nach Blutgasanalyse:* Negativer Base excess (BE) × 0,3 × Körpergewicht = mmol $NaHCO_3$. Von der so berechneten Dosis zunächst nur die Hälfte infundieren, danach erneut BE kontrollieren (Ziel-BE: + 3 bis – 3 mmol/l).
  - *Probleme:* Schnelle CO_2-Freisetzung → paradoxe intrazelluläre Azidose, negativ inotrope Wirkung; Hypernatriämie und Hyperosmolalität; Linksverschiebung der Sauerstoffbindungskurve → verschlechterte O_2-Abgabe im Gewebe.
- **Ultima-ratio-Maßnahmen** bei refraktärem Kammerflimmern s. S. 119.

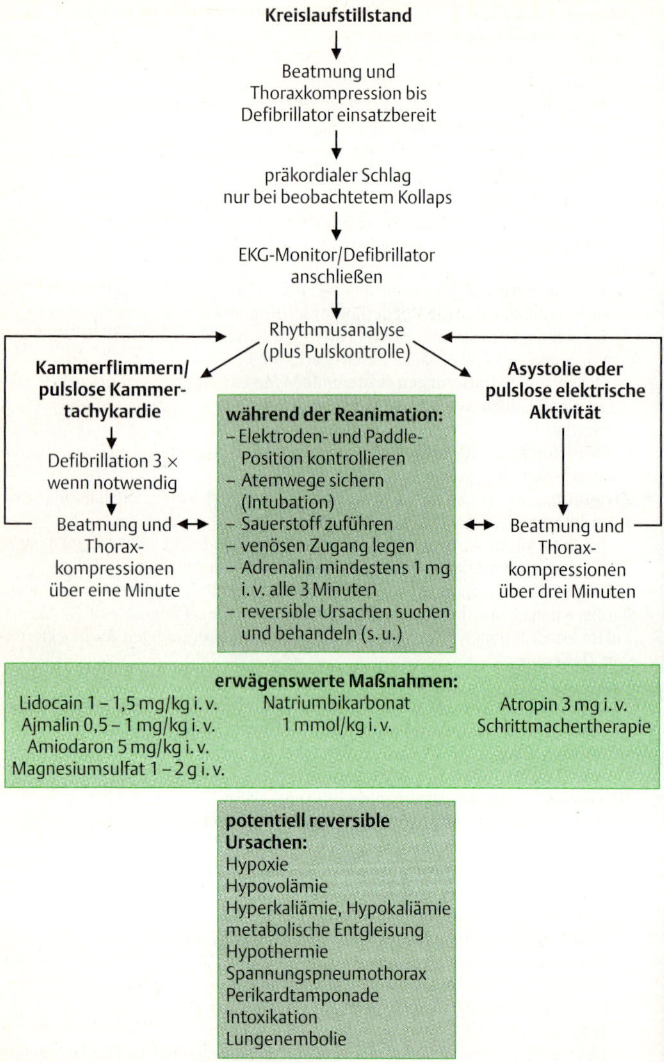

Abb. 41 Kardiopulmonale Reanimation

Kammerflimmern und pulslose Kammertachykardie

- **Elementar ist die sofortige elektrische Defibrillation;** diese Maßnahme hat absolute Priorität!
- Je länger die Zeit von Beginn des Kreislaufstillstands bis zur Defibrillation, desto schlechter die Prognose des Patienten.
- **Nach einer erfolgreichen Defibrillation** tritt häufig eine vorübergehende Asystolie bzw. eine Nullinie auf, die dann in einen geordneten Rhythmus übergeht. Wenn diese Asystolie länger als einige Sekunden anhält, sollten für eine Minute Thoraxkompressionen und Beatmung durchgeführt und dann der Rhythmus neu analysiert werden.

Refraktäres Kammerflimmern

- **Unzureichende Basismaßnahmen?** → Intubation, effektive Ventilation + Oxigenierung mit 100% O_2, effektive Thorax-Kompression, Adrenalin (koronarer Perfusionsdruck ↑).
- **Unzureichende Defibrillation?**
  1. Höhere Energie wählen.
  2. Elektroden-Position verändern (beide Elektroden in der mittleren Axillarlinie rechts und links plazieren).
  3. In der Exspiration defibrillieren.
  4. Paddle (= Elektroden)-Andruck verstärken (Auspressen intrathorakaler Luft).
  5. Wenn möglich, anderen Defibrillator ausprobieren.
  6. Falls erfolglos, den Patienten auf eine Seite drehen und Defibrillationselektroden anterior-posterior plazieren (vorne auf dem Sternum, hinten zwischen den Schulterblättern).
- **Schwere Hypothermie?** → Spontanes Kammerflimmern, das elektrisch und medikamentös nicht zu durchbrechen ist. Einzig effektive Maßnahme ist das schnelle und aggressive Aufwärmen des Patienten, möglichst mit extrakorporalen Verfahren (s. S. 577).
- **Hypokaliämie?** → Kaliumchlorid 20 mmol i. v. (s. S. 432).
- **Intoxikation?** (u. a. trizyklische Antidepressiva [TAD], Antiarrhythmika) → u. U. schwerste Herzythmusstörungen bis zum refraktären Kammerflimmern → bei TAD-Intoxikation wirkt die Alkalisierung des Blutes mittels Hyperventilation und $NaHCO_3$ (s. S. 619) ggf. lebensrettend (Eiweißbindung ↑); ggf. $MgSO_4$.
- **Katecholamin-Überschuß?** Wenn unmittelbar nach einer erfolgreichen Defibrillation der Patient über eine Tachykardie wieder ins Kammerflimmern gerät, dann kann dies u. a. an einer relativen Überdosierung der Katecholamine liegen. (Größere Erfahrungen zur Applikation eines β-Blockers existieren hierzu nicht).
- **Großer Myokardinfarkt?** → Thrombolysetherapie erwägen (s. u.).
- **Ultima-ratio-Maßnahmen bei refraktärem Kammerflimmern:**
  - *Magnesiumsulfat:* 1 – 2 g i.v., ggf. Repetitionsdosen bis zur Gesamtdosis von 5 – 10 g i. v.
  - *Ajmalin:* 0,5 – 1 mg/kg KG i. v., z. B. 50 mg = 1 Ampulle beim Erwachsenen.
  - *Amiodaron:* 5 mg/kg KG i. v.
  - β-Blocker: Metoprolol 5 mg i. v. beim Erwachsenen bzw. 0,1 – 0,2 mg/kg KG i. v. *oder* Esmolol 0,5 – 1 mg/kg KG i. v. über eine Minute, dann Infusion mit 100 – 200 μg/kg KG/min.

13.1 Kardiopulmonale Reanimation

- *Thrombolyse:* Unter Reanimation eine Rarität und vermutlich nur in Einzelfällen zu rechtfertigen (evtl. als ultima ratio bei entsprechendem Anhalt für einen Myokardinfarktoder eine fulminante Lungenembolie, besonders bei beobachtetem Kollaps des Patienten („Witnessed Collapse") mit raschem Reanimationsbeginn (zu Substanzen + Dosierung vgl. S. 341).

Asystolie

- **Maßnahmen mit gesicherter Wirkung:** Intubation/Beatmung. Thoraxkompressionen, Adrenalinzufuhr.

Hinweis: Defibrillation nur in bestimmten Situationen, wie z.B. schlechte EKG-Ableitung, Störeinflüsse, Adipositas → hier ist u.U. feines Kammerflimmern möglich. Ansonsten ist die Defibrillation als primäre Maßnahme bei Asystolie nicht indiziert.

- Unter den Reanimationsmaßnahmen (Adrenalinzufuhr) bei Asystolie entwickelt sich häufig Kammerflimmern → dann entsprechend dieser Diagnose handeln (s.S. 119)! (Häufig führt erst dieser Umweg über Kammerflimmern und Defibrillation wieder zu einem Spontankreislauf).

Hinweis: Reanimationen bei Asystolie haben geringere Erfolgsaussichten. Diese schlechtere Prognose darf aber nicht durch eine halbherzige Therapie zu einer sich selbst erfüllenden Prophezeiung werden!

- **Der Einsatz eines Herzschrittmachers** wird nur dann empfohlen, wenn gewisse elektrische Aktivitäten im EKG zu erkennen sind (einzelne P-Wellen, vereinzelte Kammerkomplexe). Aufgrund des geringeren Zeitaufwands bieten hier transkutane Schrittmacher Vorteile, bei denen das Herz von extern über Klebeelektroden auf der Haut stimuliert wird.
- **Atropin** kann bei brady-asystolischem Kreislaufstillstand sinnvoll sein. Die einmalige Gabe von 3 mg Atropin i.v. sollte daher erwogen werden.
- **Pufferung** (z.B. Natriumbikarbonat; s.S. 445): Ggf. indiziert bei prolongierter Reanimation oder bei spezifischen Ursachen (z.B. Hyperkaliämie, schwerste Azidose, Vergiftung mit trizyklischen Antidepressiva).
- **Abbruch der Reanimation:** Erwägen bei persistierender Asystolie ohne jede elektrische Aktivität des Herzens trotz suffizienter Reanimation und hoher Adrenalindosen, wenn behandelbare Ursachen einer persistierenden Asystolie nicht erkennbar sind (s. Abb. 41).

Pulslose elektrische Aktivität (PEA, elektromechanische Entkopplung)

- **Kennzeichen:** Im EKG-Monitor sind mehr oder weniger geordnete elektrische Aktivitäten zu sehen, der Patient zeigt jedoch die Symptome eines Kreislaufstillstands (Bewußtlosigkeit, Atemstillstand, Pulslosigkeit).

Achtung: Bei bewußtlosen Patienten mit Atemstillstand ohne tastbare Karotispulse muß sofort mit Reanimationsmaßnahmen begonnen werden, auch wenn im EKG noch ein Rhythmus zu erkennen ist.

- Entscheidend bei pulsloser elektrischer Aktivität ist das Fahnden nach möglichen Ursachen und deren Behandlung.
- Da Hypoventilation und Hypoxämie häufige Ursachen sind, sind adäquates Atemwegs-Management (endotracheale Intubation) und suffiziente Beatmung sowie die Adrenalinzufuhr Grundelemente der Versorgung einer PEA.

Probleme + Maßnahmen *nach* erfolgreicher Reanimation

- **Allgemeine Maßnahmen:** Magensonde, Urinkatheter, Bilanzierung und Ausgleich von Flüssigkeits- und Elektrolythaushalt, Streßulkusprophylaxe, pflegerische u. physiotherapeutische Prophylaxen.
- **Instabile Hämodynamik:**
  - Invasives hämodynamisches Monitoring: Invasive arterielle Blutdruckmessung, zentraler Venenkatheter, Pulmonalarterienkatheter.
  - Katecholamintherapie (s. S. 314).
  - Ggf. intraaortale Ballongegenpulsation (IABP, s. S. 276).
  - Bei großem Myokardinfarkt ggf. Akut-PTCA, (intrakoronare) Thrombolysetherapie (s. S. 341).
- **Persistierende Arrhythmieneigung:**
  - Basismaßnahmen: Großzügige O_2-Zufuhr, Analgesie bei Schmerzen, Sedierung (s. S. 133).
  - Wenn kein Hinweis auf Herzinsuffizienz, Beginn einer β-Blocker-Therapie (Präparat und Dosierung s. S. 685).
  - Lidocain (s. S. 677) bzw. das Antiarrhythmikum, daß vor der erfolgreichen Defibrillation appliziert wurde.
  - Kalium- und Magnesium-Plasmakonzentration hochnormal halten.
  - Bei Myokardinfarkt Thrombolyse bzw. Akut-PTCA erwägen.
- **Zerebrale Reanimation:**
  - *Arteriellen Mitteldruck hochnormal halten* (→ Aufrechterhaltung eines ausreichenden zerebralen Perfusionsdrucks in ischämischen Penumbra-Gebieten sowie bei postischämischer Hirnschwellung mit Erhöhung des intrakraniellen Drucks).
  - *Ausreichender Volumenersatz* (*cave* Hämokonzentration) mit isotonen kristalloiden und kolloidalen Volumenersatzmitteln (s. S. 182, 275 ff).
  - *CCT* bei Hinweis auf zerebrale Ursache innerhalb von 12 – 24 h nach Reanimation zur Erkennung von Hirnschwellung/Hirndruck bzw. Einschätzung der zerebralen Ischämiefolgen.
  - *Beatmung:* Milde Hyperoxie (pO_2 100 – 150 mmHg) + Normoventilation; extreme Hyperventilation ($pCO_2 < 32$ mmHg) nur bei Einklemmungssymptomatik; vgl. S. 505.
  - *Zerebral vasodilatierende Substanzen vermeiden,* z. B. Nitroglycerin, Nitroprussid-Natrium.
  - *Bei Hirnschwellung/Hirndruck:*
    - Zerebralen Perfusionsdruck aufrechterhalten (MAP hoch, MAP – ICP > 70 mmHg).
    - 30°-Oberkörperhochlagerung (wenn hämodynamisch tolerabel).
    - Neurochirurgie hinzuziehen, ggf. Hirndruckmessung (s. S. 73).
    - Engmaschige klinische Überwachung (Pupillenstatus, Vigilanz).
    - Ausreichende Analgosedierung (Senkung des zerebralen Sauerstoffverbrauchs, Vermeiden von Husten und Pressen; s. S. 133).
    - Hyperthermie/Fieber (S. 568) und Hyperglykämie aggressiv behandeln (verstärken Hirnschädigung). Ziel: Normothermie, Normoglykämie.
    - Osmotherapie, z. B. mit Mannitol 20% 3 × 125 ml i. v., weitere Boli bei Hirndruckkrisen (vgl. S. 505).
    - Obsolet: Steroidgabe zur Behandlung des *postischämischen* Hirnödems.
- **Komplikationen der kardiopulmonalen Reanimation:** Sternumfraktur, Rippenfrakturen, Pneumothorax, Lungenkontusion, Herzkontusion, Leber- und Milzverletzungen.

13.1 Kardiopulmonale Reanimation

Abbruch von Reanimationsmaßnahmen

- Es gibt keine feststehenden Abbruchkriterien → immer Einzelfallentscheidung, in die verschiedene Kriterien eingehen müssen: Erfolg der bisherigen Maßnahmen, Grunderkrankung/Vorerkrankungen, situatives Umfeld.
- **Der Reanimationsabbruch kann erwogen werden bei:**
  - Asystolie und/oder Zeichen des zerebralen Kreislaufstillstands trotz suffizienter Reanimation > 15 – 30 min (weite, lichtstarre Pupillen, fehlende Spontanatmung).
  - Krislaufstillstand im Endstadium unheilbarer Krankheiten.
  - Eindeutige Erkenntnisse, daß der Patient die Reanimationsmaßnahmen strikt ablehnt (s. Anmerkung).

Anmerkung: Bei einem Kreislaufstillstand mit Bewußtlosigkeit muß der Arzt den mutmaßlichen Willen des Patienten berücksichtigen; primär wird davon ausgegangen, daß der Patient weiterleben will, er also die Reanimationsmaßnahmen wünscht. Bei diesen Entscheidungen muß man sich im Zweifel pro vita entscheiden und Wiederbelebungsmaßnahmen einleiten. Wenn man sich an die möglicherweise zu einem früheren Zeitpunkt vom Patienten geäußerte Ablehnung von Reanimationsmaßnahmen halten will (z. B. Patiententestament), dann setzt dies voraus, daß der Patient umfassend aufgeklärt und voll entscheidungsfähig war. Selbst dann bleibt unklar, ob der Patient zum aktuellen Zeitpunkt die Maßnahmen immer noch ablehnen würde. Andere Interessen als die des Patienten dürfen nicht berücksichtigt werden.

- **Ein Reanimationsabbruch ist nicht gerechtfertigt** bei Kammerflimmern, Schnappatmung, intermittierendem Einsetzen eines Spontankreislaufs, Hypothermie, solange es Anhalt für spezifisch behandelbare Ursachen des Kreislaufstillstands gibt (z. B. Spannungspneumothorax, Elektrolytentgleisung, Intoxikation), nur aufgrund hohen Lebensalters.

14.1 Tachykarde Herzrhythmusstörungen

P. Weismüller

Grundlagen

- **Prinzip:** Durch hochamplitudigen Stromstoß werden sämtliche Herzmuskelzellen depolarisiert und damit synchronisiert. Der dann folgende Herzschlag ist idealerweise ein Sinusschlag.
  - *Kardioversion:* Der Stromstoß wird EKG-/R-Zacken-*synchron* abgegeben.
  - *Defibrillation:* Keine Synchronisation mit dem EKG.

Achtung: Bei gleichzeitiger Neigung zu bradykarden Rhythmusstörungen kann nach Elektroschockabgabe eine Asystolie auftreten!

Allgemeines Vorgehen

- **EKG-Ableitung** (Rhythmusstörung mit EKG-Ausdruck dokumentieren!):
  - *Elektiv:* 3 Oberflächenelektroden und Wahl der besten Ableitung.
  - *Notfall:* EKG über die Defibrillationselektroden ableiten.
- **Kurznarkose:** Indiziert bei erhaltenem Bewußtsein des Patienten (Durchführung s. S. 146), bei primärer Bewußtlosigkeit (Kammerflimmern/-flattern) nicht erforderlich.
- **Defibrillator-Bedienung** s. S. 115.

Defibrillation

- Bei Kammerflimmern und pulsloser elektrischer Aktivität muß sofort defibrilliert werden – noch vor einer eventuellen Intubation. Oberstes Gebot: Ruhe bewahren! Genaues Vorgehen s. S. 115.

Kardioversion

- **Kammerflattern** (= regelmäßige monomorphe breite QRS-Komplexe mit einer Frequenz ≥ 280/min – innerhalb kurzer Zeit Bewußtlosigkeit und dann Kammerflimmern): Bei gut erkennbaren QRS-Komplexen Modus zur R-Zacken-Synchronisierung („Synchron") vorwählen. Energiestufen: 200 J → 360 J → 360 J. Weiteres Vorgehen wie bei Kammerflimmern (s. S. 368).
- **Kammertachykardien** (= regelmäßige monomorphe breite QRS-Komplexe mit Ursprung aus den Herzkammern mit einer Frequenz > 100/min):
  - *Bei Bewußtlosigkeit* sofortige Kardioversion mit 200 J („Synchron"), bei Erfolglosigkeit Energie steigern (360 J).
  - *Bei klarem Bewußtsein:*
    - Puls fühlen, evtl. Blutdruck messen, venösen Zugang legen, zugrundeliegende Rhythmusstörung mit 12-Kanal-EKG dokumentieren (wichtig für die spätere weitere Abklärung der Rhythmusstörungen).
    - Ajmalin 50 mg langsam i. v. unter EKG-Kontrolle.
    - Bei Erfolglosigkeit der medikamentösen Therapie Kardioversion („Synchron"-Modus, s. S. 116) in Kurznarkose (s. S. 146).
  - EKG-Dokumentation des Therapieerfolges.
  - Wenn noch immer erfolglos mehrfache Kardioversion, evtl. Überstimulation vom rechten Ventrikel aus.
- **Vorhofflimmern:**
  - *Hämodynamisch instabile Patienten:* Sofortige Antikoagulation mit Heparin („high dose", s. S. 217) zur Verhinderung von kardialen Thromben; transösophageale Echokardiographie (Thromben?) → Kardioversion (s. S. 123 f) in Kurznarkose (s. S. 146) unter EKG-Kontrolle.

- *Hämodynamisch stabile Patienten:*
  - Sofortige Antikoagulation mit full dose-Heparinisierung (Ziel-PTT 60–80 sek).
  - Vorhofflimmern < 48 Stunden: Sofortige Kardioversion in Kurznarkose (s. S. 146) möglich. Energievorwahl 100 J, bei Erfolglosigkeit steigern bis 360 J (s. o.). Genaues Vorgehen/Technik s. S. 123.
  - Vorhofflimmern > 48 Stunden: Orale Antikoagulation des Patienten für 4 Wochen (Ziel: Quick 15–25%, INR 4,5–2,5). Alternativ transösophageale Echokardiographie zum Ausschluß linksatrialer Thromben (insbesondere im linken Vorhofohr). Anschließend Kardioversion (mit initial 100 J, bei Erfolglosigkeit steigern bis 360 J; genaues Vorgehen/Technik s. S. 123).
- *Weiterbehandlung nach Kardioversion:*
  - Orale Antikoagulation für weitere 4 Wochen zur Vermeidung von peripheren Embolien (Ziel: Quick 15–25%, INR 4,5–2,5).
  - Langfristige medikamentöse Rezidivprophylaxe: Indiziert bei häufigerem Auftreten von Vorhofflimmern oder zugrundeliegender struktureller Herzerkrankung (*nicht* bei erstmaligem Auftreten von idiopathischem Vorhofflimmern): z. B. Propafenon 3 × 150 mg bis max. 3 × 300 mg/d *oder* Sotalol 2 × 80 bis 3 × 160 mg/d (*cave* QT-Zeit-Verlängerung, Torsade de Pointes-Tachykardien).

➤ **Vorhofflattern:**

- *Definition:* Kreisende elektrische Erregung im Bereich der Vorhöfe mit einer Frequenz von 240–340/min. Die Kammererregung über den AV-Knoten erfolgt in ganzzahligen Verhältnissen zu den Flatterwellen; daraus resultiert eine maximale Kammerfrequenz von ≥ 240/min bei 1 : 1-Überleitung. Obwohl Vorhofflattern eine geordnetere Rhythmusstörung als Vorhofflimmern darstellt, ist sie für den Patienten wegen der möglichen 1 : 1-Überleitung mit sehr schneller Kammerfrequenz gefährlicher.
- *Vorgehen:*
  - Bei 1 : 1-Überleitung und hämodynamischer Beeinträchtigung sofortige Kardioversion in Kurzzeitnarkose (s. S. 146). Durchführung s. o. unter Vorhofflimmern.
  - Bei geringerem AV-Überleitungsverhältnis (2 : 1, 3 : 1 etc.) Overdrive-Stimulation (s. S. 125). Hier ist die Kammerfrequenz geringer, deshalb hat man Zeit für den Versuch der Wiederherstellung des Sinusrhythmus oder zur Provokation des weniger gefährlichen Vorhofflimmerns.

Hinweis: Im Gegensatz zum Vorhofflimmern ist bei Vorhofflattern wegen der weiterhin erfolgenden Vorhofkontraktion *keine* vorherige Antikoagulation erforderlich!

➤ **Supraventrikuläre Tachykardien** (= regelmäßige Tachykardien mit einer Frequenz von ≤ 280/min, die nicht den Ventrikeln entspringen. Meistens sind die QRS-Komplexe schmal (breit bei schenkelblockartiger Überleitung!): Nach Ausschöpfung vagaler Manöver, und evtl. Versuch der overdrive-Stimulation (s. u.) Kardioversion („Synchron"; Durchführung s. o. unter Vorhofflimmern).

Overdrive-Stimulation

- **Prinzip:** Störung der kreisenden Erregung bei Reentry-Tachykardien durch schnellere elektrische Stimulation über einen transvenös in den rechten Vorhof eingeführten Elektroden-Katheter. Bei erfolgreicher Stimulation erfolgt nach Abschalten der Stimulation die nächste Herzaktion im Sinusrhythmus.
- **Indikationen** (nach Ausschöpfung der medikamentösen Therapie und bei hämodynamischer Stabilität):
  - Ventrikuläre Tachykardien (s. S. 367).
  - Supraventrikuläre Tachykardien (s. o.).
  - Vorhofflattern (s. o.).
- **Durchführung:**

Achtung: Immer Defibrillator bereitstellen (*cave* mögliche Akzeleration der Rhythmusstörung → bei Kammerstimulation kann Kammerflimmern auftreten)!
  - *Elektroden-Katheter* unter Röntgen-Durchleuchtung und EKG-Kontrolle im rechten Vorhof oder Ventrikel plazieren (s. S. 126).
  - *Stimulation:* Frequenz 20 – 30/min über der Tachykardie-Frequenz wählen. Damit zunächst 10 – 15 Herzaktionen stimulieren, dann längere Stimulation bzw. Stimulation mit höherer Frequenz.
  - Bei supraventrikulären Tachykardien (einschließlich Vorhofflattern) wird häufig Vorhofflimmern induziert. Auch die Induktion von Vorhofflimmern ist als Erfolg zu werten, da es die klinisch stabilere Rhythmusstörung darstellt. Es führt meistens zu geringeren Kammerfrequenzen und sistiert häufig spontan. Die sofortige Kardioversion bei resultierendem Vorhofflimmern ist nur bei hämodynamischer Beeinträchtigung erforderlich.

Katheter-Ablation bei tachykarden Herzrhythmusstörungen

- **Prinzip:** Eliminierung arrhythmogener Areale durch lokale Gewebeerwärmung mit Hochfrequenzenergie.
- **Notfall-Indikation:** Anhaltende supraventrikuläre oder ventrikuläre regelmäßige monomorphe Tachykardien, die nach Ausschöpfung der medikamentösen Therapie auch durch externe Kardioversionsschocks nicht oder nicht dauerhaft terminierbar sind (sog. unaufhörliche [„incessant"] Tachykardien). Dann ist oft die notfallmäßige Verlegung des Patienten in ein entsprechendes Zentrum erforderlich.
- **Durchführung:**
  - Einbringen mehrerer diagnostischer Elektrodenkatheter und eines Ablationskatheters.
  - Identifikation und Lokalisation pathologischer Strukturen (Kathetermapping).
  - Hochfrequenzstrom-Energieabgabe.

14.2 Bradykarde Herzrhythmusstörungen

P. Weismüller

Passagere Schrittmachertherapie – Grundlagen

- **Prinzip:** Sichere Therapieform mit schneller Herstellung eines ausreichenden Herzzeitvolumens mittels temporärer (passagerer) Schrittmacherstimulation-durch transvenöse intrakardiale, transösophageale oder transkutane Schrittmachersysteme.
- **Voraussetzungen:**
  - Immer klare Konzeption und vorsichtige Handhabung notwendig.
  - Stetige Überwachung und sorgfältige Fixierung von Elektrodensystem und Impulsgenerator.
  - Strenge Indikationsstellung (s. u.).
- **Formen, Material:**
  - *Transvenöse Schrittmachertherapie:* Einführbesteck (5 oder 6 French Schleuse), Elektrodenkatheter (2-polig), Schrittmachergenerator, Durchleuchtungsmöglichkeit („C-Bogen"), Lokalanästhetikum, sterile Handschuhe, sterile Abdecktücher, Desinfektionslösung, Spritzen, Verbandmaterial, Tupfer.
  - *Transösophageale Schrittmachertherapie:* Schrittmachermodul (in den meisten Defibrillatoren enthalten), Schrittmacherkabel, Stimulationselektroden.
  - *Transkutane Schrittmachertherapie:* Schrittmacherelektroden (Flächenelektroden), Schrittmachergenerator.

Passagere Schrittmachertherapie – Indikationen

- **Allgemein:**
  - Symptomatische Bradykardien (Frequenz < 60/min) durch sinuatriale und/ oder atrioventrikuläre Leitungsstörungen
  - Symptomatische Sinusbradykardie (Frequenz < 60/min) ohne Ansprechen auf Atropin, Sinusknotensyndrom, Sinusarrest.
  - Bradykardes Vorhofflimmern mit hämodynamischer Beeinträchtigung.
  - AV-Block III° (Ausnahme: angeborener asymptomatischer AV-Block III°).
  - Aus Bradykardien heraus rezidivierende Torsade-de-pointes-Tachykardien.
- **Indikationen bei akutem Myokardinfarkt:**
  - AV-Block III° bei inferiorem Infarkt.
  - AV-Block III° bei anteriorem Infarkt.
  - AV-Block II°, Typ Mobitz.
  - Alternierender kompletter Schenkelblock (Links- und Rechtsschenkelblock).
  - Neu aufgetretener bifaszikulärer Block.
- **Indikationen bei Schrittmacher-Trägern:**
  - Generatorerschöpfung.
  - Schrittmacherfehlfunktion (Elektrodenbruch, Exitblock etc.).

Passagere Schrittmachertherapie – Vorgehen

- **Allgemein:** Die Wahl des therapeutischen Vorgehens richtet sich nach den vorhandenen Möglichkeiten (Austattung), der Erfahrung des Arztes und der Dringlichkeit (z. B. bei AV-Block III° mit Präsynkope oder Synkope → primär transkutane Schrittmacherstimulation so schnell wie möglich → später „in Ruhe" Plazierung eines temporären transvenösen Schrittmachersystems nach Stabilisierung der hämodynamischen Situation).

14.2 Bradykarde Herzrhythmusstörungen

- **Transvenöse Schrittmachertherapie** (zur Überbrückung bis zur Implantation eines permanenten Schrittmachers bei passageren Bradykardien [z.B. Intoxikationen, Hinterwandinfarkt] bzw. perioperativ):
  - Aufklärung des Patienten und Orientierung über das geplante Vorgehen.
  - Einbringen einer 5- oder 6-French Schleuse nach Lokalanästhesie s.c. (z.B. Lidocain 2–4%, Mepivacain 0,5–1%) in V. basilica, V. jugularis, V. subclavia oder V. cephalica.
  - Unter EKG-Monitoring und Röntgen-Durchleuchtung vorsichtiges Vorschieben eines 2-poligen Elektrodenkathers in die Spitze des rechten Ventrikels (bei „ruppiger" Technik Gefahr der Ventrikelperforation mit Perikardtamponade!).
  - Anschluß der Elektroden an einen Impulsgenerator.
  - Einstellung des Generators (Reizstrom ca.10–15 mA, Frequenz ca. 70–80/min).
  - Sichere Fixierung von Elektrodenkatheter und Impulsgenerator.
  - Kontroll-Röntgen-Aufnahme.
  - Kontroll-EKG (regelrechte Schrittmacher-Spikes?).
- **Transösophageale Schrittmachertherapie:**
  - *Achtung:* Die transösophageale Stimulation ist nur bei erhaltener AV-Überleitung sinnvoll, da eine Stimulation des rechten Ventrikels nicht möglich ist.
  - Vorschieben der Schrittmacherelektrode in den Ösophagus bis in Vorhofnähe (ca. 30–40 cm von der Zahnreihe entfernt).
  - Nachweis deutlicher Vorhof- und Kammeraktionen im transösophagealen EKG.
  - Anschluß an Schrittmachergenerator.
  - Kontroll-EKG.
  - Fixation der Elektrode.
- **Transkutane Schrittmachertherapie – externe Stimulation** bei sofortiger Verfügbarkeit v.a. zur Überbrückung bei passageren Bradykardien bzw. bis zum Legen eines transvenösen passageren Schrittmachers.
  - Plazierung selbstklebender Flächenelektroden (s. Abb. 42).
  - Schrittweise Erhöhung der Stromstärke (40–200 mA) bis sichtbarer elektrischer Impuls vorhanden, der von Kammeraktion beantwortet wird (Impulsbreite 20–40 ms, Frequenz ca. 70–80/min). Erfolgskontrolle durch palpablen Puls!
  - Sichere Fixierung von Flächenelektroden und Impulsgenerator.
  - Kontroll-EKG (Nachweis regelrechter Schrittmacher-Spikes).
  - *Hinweis:* Die Stimulation ist sehr schmerzhaft wegen gleichzeitiger Reizung der Muskulatur →
    - Analgesie mit Morphin (5–10 mg i.v.)
    - Bei unruhigen Patienten Sedierung mit Diazepam (5–10 mg i.v.).

Passagere Schrittmachertherapie – Komplikationen

- **Häufigkeit:** Bei vorsichtigem Vorgehen insgesamt selten.
- **Transvenöse Schrittmachertherapie:**
  - Perforation der zum Herzen zuführenden Vene (unvorsichtiges Vorschieben des Elektrodenkatheters).
  - Perforation des rechten Ventrikels mit/ohne Perikardtamponade.
  - Kammerflimmern, Kammertachykardie.
  - Zwerchfellzuckungen.
  - Elektrodendislokation.
  - Thrombophlebitis.

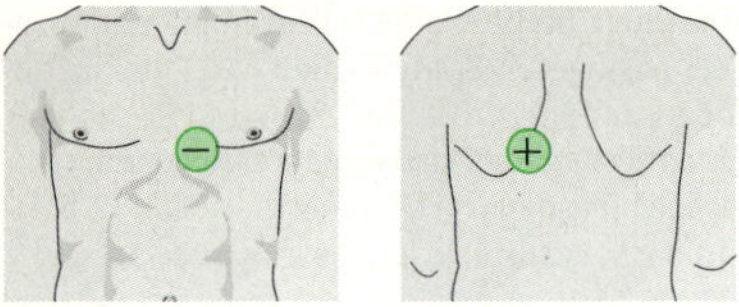

Abb. 42 Elektrodenposition bei externer transkutaner Schrittmacherstimulation

- **Transösophageale Schrittmachertherapie:**
  - Verletzungen in Mund und Pharynx.
  - Ruptur des Ösophagus (Perforation bei Vorschieben der Elektrode).
  - Vorhofflimmern.
- **Transkutane Schrittmachertherapie:**
  - Zusätzliche Hautreizungen.
  - Dislokation der Flächenelektroden mit unzureichender Stimulation.

15.1 Notfälle nach Defibrillator-Implantation

H. J. Trappe

Grundlagen

- **Definition:** Fehlfunktionen oder Komplikationen nach Implantation eines automatischen Defibrillators (ICD), bedingt durch Störungen von Generator und/oder Elektrodensystem. Dadurch möglichweise unzureichende, fehlerhafte oder fehlende Erkennung von ventrikulären Tachyarrhythmien und/oder inadäquate Schockabgabe mit möglicher Gefährdung von Patienten.
- **Ätiologie:** Häufigste durch das ICD-System bedingte Ursachen für Notfallsituationen des Defibrillator-Patienten sind:
  - Infektionen (Inzidenz ca. 2–7%).
  - Hämatome (Inzidenz ca. 2–5%).
  - Nahtdehiszenzen (Inzidenz ca. 1%).
  - Komplikationen des Elektrodensystems (Inzidenz ca. 5–10%).
  - Inadäquate ICD-Entladungen (Inzidenz ca. 10–40%).
  - Adäquate ICD-Entladungen (Inzidenz ca. 1%).

Klinik

- Entladungen mit hämodynamischer Beeinträchtigung (Schwindel, Präsynkopen, Synkopen).
- Entladungen ohne hämodynamische Beeinträchtigung.
- Provozierbarkeit von ICD-Entladungen durch Armbewegungen, Lagewechsel.
- Tachyarrhythmien mit Bewußtlosigkeit ohne ICD-Therapie.
- Fehlerhafte (inadäquate) ICD-Therapien.

Diagnostik

- **Inspektion, klinische Befunde:**
  - Blutdruck, synkopaler Patient? Fieber + Tachykardie (häufig bei Infektionen)?
  - Auffälligkeiten im Bereich der Generatortasche und/oder einer subkutan implantierten Flächenelektrode (Schwellung, Rötung, Pulsation?).
  - Bei Fehlfunktionen des Elektrodensystems (Bruch, Isolationsdefekt). „Zuckungen" an der Elektrodeninsertionsstelle?
  - Konsekutive häufige ICD-Entladungen ohne Bewußtseinsstörung?
  - Klaffen von Wundrändern über eine Distanz > 0,5 cm mit sichtbarem Defibrillatorgehäuse?
- **Allgemeine technische Untersuchungen:**
  - Labor (Infektion?): Blutbild, Differentialblutbild, CRP, BKS, Blutkulturen.
  - Röntgen-Thorax: Elektrodenlage, Elektrodenverlauf?
  - Röntgen-Abdomen: Generatorlage bei abdominaler Implantation, Elektrodenverlauf?
  - Abdomen-Sonographie: Flüssigkeitsansammlungen, Hämatomausdehnung?
  - Computertomographie: Flüssigkeitsansammlungen, Abszeßbildung im Bereich von Generator/Elektrodensystem (besonders bei epikardialen Systemen)?
- **Spezielle technische Untersuchungen:**
  - Analyse des Defibrillatorausweises (implantierter ICD-Typ, Elektrodensystem).
  - Telemetrische Abfrage des ICD-Systems (Beurteilung erfolgter Entladungen).
  - Analyse gespeicherter Elektrogramme (Art, Form, Morphologie).
  - Beurteilung von Effektivität oder Ineffektivität antitachykarder Stimulation.
  - Beurteilung von Effektivität oder Ineffektivität von ICD-Entladungen.
  - Erfassung von Störsignalen (besonders bei „Elektrodenproblemen").

15.1 Notfälle nach Defibrillator-Implantation

Therapie

- **Infektionen:**
  - *Bei lokaler Rötung im Bereich von Generatortasche und/oder Elektrodensystem:* Keine Punktion im Lokalbereich!, antibiotische Therapie (i.v. nach Antibiogramm), Kühlung im Bereich des Infektionsherdes, engmaschige Beobachtung (Klinik, Leukozyten, CRP, Lokalbefund).
  - *Bei florider Infektion:* Explantation von Generator und Elektrodensystem, i.v.-Antibiose (kalkuliert z.B. Flucloxacillin [Staphylex; S. 247], dann nach Antibiogramm), Re-ICD-Implantation nach 4–6 Wochen, adäquate Überwachung (Telemetrie; s. S. 12) in der Zeit zwischen Explantation und Neuimplantation.
- **Hämatome** (das therapeutische Vorgehen ist abhängig von Ausdehnung des Hämatoms und lokalen Befunden):
  - Lokale Maßnahmen: Elastische Binde, Auflegen eines Sandsacks.
  - Operative Revision: Ausräumung bei prall-elastischer Spannung.
  - *Achtung:* Keine Punktionen im Hämatombereich → *cave* Kontamination und Sekundärinfektion!
- **Nahtdehiszenz** (häufig relativ früh postoperativ, v.a. nach Entfernung der Fäden → Gefahr durch Risiko der Kontamination und Sekundärinfektion): Sofortige operative Revision mit Sekundärnaht und Revision der Generatortasche!
- **Komplikationen des Elektrodensystems:**
  - *Manifestationen:* Fehlfunktionen von Wahrnehmung und Terminierung ventrikulärer Tachyarrhythmien → umgehende Therapie notwendig!
  - *Therapie = operative Revision:*
    - Neuplazierung der *alten* Elektrode bei Dislokationen.
    - Implantation einer *neuen* Elektrode bei Elektrodenbrüchen, Isolationsdefekten.
    - Neue Konnektion von Generator und Elektrode bei fehlerhafter Steckverbindung zwischen Generator und Elektrode.
- **Inadäquate Entladungen:**
  - Zur Diagnostik und Therapie siehe Stufenschema Abb. 43.
  - *Störungen des Elektrodensystems:*
    - Überwachung des Patienten (Telemetrie, Intensivstation).
    - Operative Revision mit Neuplazierung/Neuimplantation eines Elektrodensystems.
  - *Supraventrikuläre Tachyarrhythmien:* Bei sehr häufigen inadäquaten ICD-Entladungen durch supraventrikuläre Tachyarrhythmien (Vorhofflimmern, Vorhofflattern, Sinustachykardien, AV-Knoten-Reentry-Tachykardien) kann eine vorübergehende Inaktivierung des ICD-Systems notwendig sein (s. Tab. 23). Therapiekonzepte:
    - *Medikamentös:*
      1. Digitalis (Digoxin 0,5 mg i.v.).
      2. *Oder/und:* Verapamil (5–10 mg i.v.).
      3. *Oder/und:* β-Blocker (Optionen): *a)* Propranolol 1–5 mg i.v., Dauertherapie 10–120 mg p.o./d, *b)* Esmolol 0,5 mg/kg KG i.v. über 1 min, Dauerinfusion 0,05–0,2 mg/kg KG/min i.v.
    - Umprogrammierung des Defibrillators: Interventionsfrequenz erhöhen; spezielle Detektionskriterien programmieren (z.B. „sudden onset"; „rate stability"; „templates").

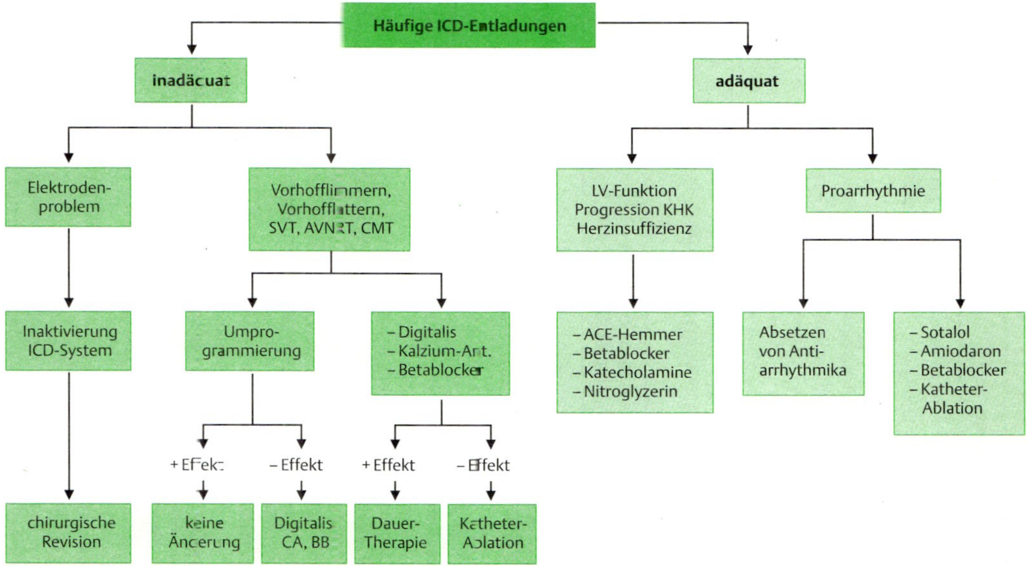

Abb. 43 Algorithmus zum Vorgehen bei häufigen ICD-Entladungen
+ = positiv, – = negativ, CA = Kalzium-Antagonisten, BB = Betablocker, SVT = Supraventrikuläre Tachykardien, AVNRT = AV-Knoten-Reentry-Tachykardien, CMT = „circus movement“-Tachykardien

15.1 Notfälle nach Defibrillator-Implantation

Tabelle 23 Maßnahmen zur Inaktivierung und Aktivierung von ICD-Systemen

Hersteller	Inaktivierung	Aktivierung
Alle ICD-Systeme	– temporäre Inhibierung durch Magnetauflage – inaktiv für Dauer der Magnetauflage	Entfernung des Magneten
spezielle Charakteristika bei ICD-Systemen folgender Hersteller:		
Angeion	Funktion kann bei allen Geräten auf „Aus" programmiert werden	
Guidant	beimini III- und AV-ICDs kann Magnetfunktion auf „Aus" programmiert werden	Funktionskontrolle erforderlich
Medtronic	Funktion kann bei allen Geräten auf „Aus" programmiert werden	
Ventritex	Funktion kann bei allen Geräten auf „Aus" programmiert werden	

- Katheterablation mit Unterbrechung der atrioventrikulären Überleitung („His-Ablation") bei anderweitig nicht beeinflußbaren supraventrikulären Tachyarrhythmien (s. S. 359).

➤ **Häufige adäquate Entladungen:** Besonders im Endstadium einer Herzerkrankung und/oder bei linksventrikulärer Dekompensation. Oft bedingt durch Progression der Grundkrankheit und/oder weitere Einschränkung einer in der Regel schon initial erniedrigten linksventrikulären Pumpfunktion. Bei sehr häufigen adäquaten Entladungen kann eine zeitweise Inaktivierung des ICD-Systems notwendig werden (s. Tab. 23). Behandlungskonzepte:
- Herzinsuffizienztherapie: ACE-Hemmer, β-Blocker, Nitrate, Katecholamine.
- Additive spezifisch antiarrhythmische Therapie mit Sotalol oder Amiodaron (spezifische Antiarrhythmika haben jedoch in ca. 2–4% eine proarrhythmische Wirkung; bei Amiodaron Erhöhung der Defibrillationsschwelle).
- Umprogrammierung des ICD-Systems (s. o.).
- Katheterablation (bei sehr häufigen Kammertachykardien) von Kammertachykardien (s. S. 125).
- Herztransplantation.

➤ **Fehlende Defibrillatorfunktion:**
- *Klinik:* Reanimationspflichtiger Patient mit Zeichen einer tachykarden Rhythmusstörung (Herzfrequenz > 100/min, Hypotonie etc.), ohne daß das Defibrillatorsystem „reagiert".
- *Therapie* (richtet sich vor allem nach der hämodynamischen Situation):
  - Herz-Kreislauf-Reanimation (s. S. 112).
  - Externe Kardioversion (s. S. 123), Defibrillation (s. S. 115).
  - Nach erfolgreicher Behandlung umgehende Abfrage des ICD-Systems.
  - Klärung der Ursache: Warum hat das ICD-System versagt (Ursachen s. o.)?

M. Leuwer, O. Zuzan

Grundlagen

- **Ziele der Analgosedierung bei Intensivpatienten:**
  - Schmerzfreiheit.
  - Angstfreiheit.
  - Vermeidung von Streßreaktionen.
  - Tolerieren der maschinellen Beatmung.
- **Prinzipien:**
  - Immer *Kombination* eines Analgetikums, eines Sedativums und ggf. auch einer supportiven Medikation (s. S. 136).
  - Das Analgosedierungsregime *individuell* an die Bedürfnisse des einzelnen Patienten anpassen; die Bandbreite kann hierbei von gar keiner medikamentösen Therapie über verschiedene Analgesie- und Sedierungsformen bis hin zur tiefen Narkose reichen.
  - Die Sedierung sollte dem Patienten mindestens einen ausreichenden Nachtschlaf erlauben und sich, wenn möglich, auch nach einem Tag-Nacht-Rhythmus richten.
  - Das Verhalten gegenüber bewußtseinsgetrübten und/oder sedierten Patienten sollte sich nicht von dem gegenüber wachen Patienten unterscheiden.
- **Kriterien zur Auswahl und Dosierung von Medikamenten:**
  - Grunderkrankung.
  - Aktueller somatischer Zustand des Patienten (Hämodynamik u. a.).
  - Psychische Situation des Patienten.
  - Schmerzintensität.
  - Medikamenteninteraktionen.
  - Bestehende Organinsuffizienzen (Leber, Niere).
  - Geplante Dauer der Analgosedierung.
- **Allgemeine Dosierungsrichtlinien:**
  - *Kein fixes Schema!* Das Verhältnis von Analgesie- und Sedierungsbedarf kann sich im Verlauf ebenso ändern wie der Gesamtbedarf.
    Engmaschig überprüfen, ob eine Modifikation der Dosierungen möglich oder notwendig ist. In den meisten Fällen gilt: *So viel wie nötig, so wenig wie möglich!* (Die angegebenen Dosierungen sind nur grobe Anhaltspunkte; die Dosierungen der einzelnen Elemente der Analgosedierung sollten möglichst nach Wirkung erfolgen, wobei die Qualität von Analgesie und Sedierung nur schwer objektivierbar ist).
  - Von Patient zu Patient (interindividuell) und auch im zeitlichen Verlauf bei einem Patienten (intraindividuell) gibt es große Unterschiede hinsichtlich der erforderlichen Dosierungen.
  - Grundsätzlich ist zur Langzeit-Analgosedierung die Verwendung von Substanzen mit geringer Kumulationsneigung erstrebenswert.
  - Die Beendigung einer Analgosedierung sollte ausschleichend erfolgen.
  - *Bei scheinbar unzureichender Sedierungstiefe* immer an mögliche Ursachen denken, z. B.: Fehlfunktion oder inadäquate Einstellung des Respirators, Hypoxämie, Schmerzen, Irritation/Hustenreiz durch Trachealsekret oder Tubusbewegungen in der Trachea, volle Blase, Meteorismus, unbequeme Lagerung.

Beachte: Die hier erwähnten Methoden zur Analgesie und Sedierung sind nur unter intensivmedizinischer Überwachung von Atmung/Beatmung und Kreislauffunktion anzuwenden!

16.1 Analgosedierung

➤ **Probleme der Analgosedierung:**
- Eingeschränkte neurologische Beurteilbarkeit.
- Medikamenteninteraktionen.
- Kumulation und verzögertes Erwachen.
- Toleranzentwicklung und Gewöhnung.
- Entzugserscheinungen und psychische Auffälligkeiten nach dem Absetzen.

Klinische Beurteilung der Sedierungstiefe

1. **Allgemeine klinische Beurteilung,** s. Tab. 24.
2. **Ramsay-Score** (s. Tab. 25): Bei den meisten Patienten wird ein Stadium angestrebt, das dem Score-Wert 2–4 entspricht (mit ggf. kurzfristiger Erhöhung der Sedierungstiefe bei bestimmten Maßnahmen oder Interventionen).

Tabelle 24 Kriterien zur klinischen Beurteilung der Sedierungstiefe

Augenöffnen: – spontan – auf Ansprache – auf Schmerzreiz – gar nicht	*Husten:* – spontan, kräftig – spontan, schwach – beim Absaugen – gar nicht
motorische Antwort: – auf Aufforderung – zielgerichtete Bewegungen – ungezielte Bewegungen – keine	*Atmung:* – spontan, Normoventilation – spontan mitTriggerung des Respirators – Apnoe

Tabelle 25 Ramsay-Score

Score	Sedierungstiefe	
1	ängstlich, unruhig, agitiert	wach
2	kooperativ, orientiert, ruhig	wach
3	reagiert nur auf Kommandos	wach
4	prompte Reaktion auf taktile oder laute akustische Reize	schlafend
5	träge Reaktion auf taktile oder laute akustische Reize	schlafend
6	keine Reaktion	schlafend

Substanzen, Substanzkombinationen

- **Opioid** (s. S. 137) + **Benzodiazepin** (s. S. 141):
  - *Klinische Anwendung:* Analgosedierung bei beatmeten Patienten mit starken Schmerzen.
  - *Präparatekombinationen:* Denkbar sind prinzipiell die verschiedensten Kombinationen von Opioiden und Benzodiazepinen. Eine übliche Variante ist die Kombination von Fentanyl und Midazolam.
  - *Applikationsform:* In der Regel als Dauerinfusion über Injektionspumpen.
  - *Vorteile:* Schneller Wirkungseintritt, mäßige Kumulationsneigung, akzeptable Steuerbarkeit.
- **Opioid** (s. S. 137) + **Barbiturat** (s. S. 141):
  - *Klinische Anwendung:* Beatmete Patienten mit starken Schmerzen; wenn eine Senkung des zerebralen Sauerstoffverbrauchs und des intrakraniellen Drucks erwünscht ist (Hirndruck, SHT etc.).
  - *Fentanyl + Thiopental:* Etabliertes Regime bei SHT-Patienten; von Nachteil ist die lange Eliminationshalbwertzeit von Thiopental (Kumulationsneigung, verzögertes Erwachen, erschwerte neurologische Beurteilung). Applikation als Dauerinfusion über Injektionspumpen.
  - *Fentanyl + Methohexital:* Alternative zu Thiopental, kürzere Eliminationshalbwerteit von Methohexital (geringere Kumulationsneigung), Applikation als Dauerinfusion über Injektionspumpen.
- **Opioid** (s. S. 137) + **Propofol** (s. S. 142):
  - *Klinische Anwendung:* Beatmete Patienten mit starken Schmerzen, schwankender Sedierungsbedarf, kurzdauernde Analgosedierung bzw. in der Entwöhnungsphase einer Respiratortherapie (hier dann Reduzieren/Ausschleichen des Opioides).
  - *Vorteile:* Kurze Wirkdauer und gute Steuerbarkeit.
- **Ketamin** (s. S. 140) + **Benzodiazepin** (s. S. 141):
  - *Klinische Anwendung:* Analgosedierung bei starken Schmerzen; wenn der Erhalt der Spontanatmung erwünscht ist; bei obstruktiver Atemwegsproblematik.
  - *Vorteile:* Analgesie bei fehlender Hemmung der Darmperistaltik, kaum Blutdruckabfälle (sympathomimetische Wirkung des Ketamins), geringe Atemdepression.
  - *Nachteil:* Vermehrte tracheobronchiale Sekretion.

  Beachte: Traditionell galt ein erhöhter intrakranieller Druck als Kontraindikation für Ketamin; dies wird für kontrolliert beatmete Patienten aufgrund neuerer Ergebnisse bestritten.

16.2 Analgesie

M. Leuwer, O. Zuzan

Grundlagen

- **Indikationen:**
  - Bekämpfung von Schmerzzuständen.
  - Reduktion schmerzbedingter Streßreaktionen und deren Folgen (gesteigerter Sauerstoffverbrauch, Tachykardie, Hypertonie, ggf. Koronarischämie, Hemmung der Darmperistaltik).
  - Vermeidung schmerzbedingter Schonatmung bei thorakalen und abdominellen Schmerzen mit Sekretretention, Dystelektase/Atelektase und konsekutiver Pneumonie.
- ***Grundregeln:***
  - Der Schmerzursache auf den Grund gehen (Anamnese, Diagnostik)!
  - Wenn vertretbar, (rasche) Diagnostik + Diagnose *vor* Schmerztherapie (*cave* Symptomverschleierung durch Analgesie).
  - Schmerzfreiheit bzw. adäquate Schmerzlinderung ist wichtiger als die Angst vor Abhängigkeit.

Nichtopioidanalgetika (peripher wirksame Analgetika)

- **Einsatz, Indikationen:** Vorwiegend bei weniger starken Schmerzen – bei Kombination mit Opiaten kann die notwendige Opiat-Dosis reduziert werden (v.a. bei der postoperativen Schmerztherapie).
- **Wirkmechanismus:** Verminderte Prostaglandinfreisetzung in Peripherie und ZNS.
- ***Beachte:*** Bei Patienten mit reduziertem renalem Blutfluß (z.B. Hypovolämie, Schock, Herzinsuffizienz) kann eine Hemmung der Prostazyklin-Freisetzung zu einer kritischen Verschlechterung der Nierenfunktion führen!
- **Metamizol (z.B. Novalgin):**
  - *Klinische Anwendung:* Mittelstarke bis starke Schmerzen, sehr gute Wirkung bei (spastischen) Schmerzen an intestinalen Hohlorganen, Fieber.
  - *Unerwünschte Wirkungen:* Bei wiederholter Anwendung Risiko einer Agranulozytose, bei i.v.-Gabe Gefahr eines Schocks (allergisch/anaphylaktisch und direkt toxisch), Natrium- und Wasserretention, Asthma-Syndrom.
  - *Kontraindikationen:* Überempfindlichkeit gegen Pyrazole, hepatische Porphyrie, Glucose-6-Phosphat-Dehydrogenase-Mangel, Schwangerschaft 1. und 3. Trimenon, Stillzeit.
  - *Pharmakokinetik*: Eliminationshalbwertzeit 7 h. Metamizol wird nach der Applikation erst zu den aktiven Wirkstoffen 4-Methylaminophenazon und Aminophenazon metabolisiert. Die Elimination der aktiven Metaboliten kannbei eingeschränkter Leberfunktion deutlich verzögert sein. Wirkungsbeginn 1–8 min i.v., 20–40 min p.o.; Wirkdauer 3–5 h.
  - *Dosierung:* Einzeldosis 0,5–1 g alle 4—6 h; Dauerinfusion mit 200 mg/h. Tageshöchstdosis 4–6 g; Einzeldosen als Kurzinfusion verabreichen.
- ***Perfusor – Metamizol:*** 2 Amp. à 5 ml (2,5 g) = 5 g + 40 ml NaCl 0,9%; LR 2 ml/h.
- **Diclofenac (z.B. Voltaren):**
  - *Klinische Anwendung:* Leichte bis mittelstarke Schmerzen (v.a. im Bereich von Muskulatur und Bewegungsapparat).
  - *Problem:* Meist keine parenterale Darreichungsform verfügbar.
  - *Unerwünschte Wirkungen:* Nierenfunktionsstörungen, Rückgang der Diurese, Natrium- und Wasserretention, gastrointestinale Beschwerden, Magen-Darm-Ulzera, gastrointestinale Blutungen.

- *Kontraindikationen:* Magen-Darm-Ulzera, Nierenerkrankungen, Schock, Volumenmangel, Herzinsuffizienz, Aszites, Therapie mit Diuretika, Therapie mit nephrotoxischen Pharmaka, Gerinnungsstörungen, Schwangerschaft (1./2./)3. Trimenon.
- *Pharmakokinetik:* Bioverfügbarkeit bei oraler Zufuhr 50%. Eliminationshalbwertzeit 1–2 h. Metabolisierung in der Leber mit anschließender renaler (65%) und biliärer (35%) Ausscheidung der Metaboliten. Wirkdauer nach Einzeldosis 6–8 h.
- *Dosierung:* Einzeldosis 50–75 mg p.o. bzw. 50–100 mg rektal; Tagesgesamtdosis maximal 150 mg.

➤ **Paracetamol (z. B. ben-u-ron):**
- *Klinische Anwendung:* Leichte bis mittelstarke Schmerzen bei wachen Patienten, Fieber.
- *Problem:* Keine parenterale Darreichungsform verfügbar.
- *Unerwünschte Wirkungen:* Bei relativer Überdosierung Leberschädigung bis hin zur Lebernekrose. Bei Lebergesunden gelten 8 g als toxische Grenzdosis, bei Patienten mit vorgeschädigter Leber kann die toxische Dosis deutlich niedriger sein!
- *Kontraindikationen:* Schwere Leberfunktionsstörungen, vorgeschädigte Niere.
- *Pharmakokinetik:* Eliminationshalbwertzeit 2–3 Stunden, Elimination hauptsächlich durch Metabolisierung in der Leber, Ausscheidung als Glucuronid oder Sulfat, 3% werden unverändert renal ausgeschieden.
- *Dosierung:* 0,5–1 g p.o. oder rektal alle 4–6 Stunden; Tagesgesamtdosis maximal 4 g (50 mg/kg KG).

➤ **Acetylsalicylsäure (z. B. Aspirin, Godamed):**
- *Klinische Anwendung:* Leichte bis mittelstarke Schmerzen.
- *Unerwünschte Wirkungen:* Hemmung der Thrombozytenaggregation mit erhöhter Blutungsgefahr (daher bei postoperativen Patienten zurückhaltend einsetzen), GIT-Beschwerden, -Ulzera, -Blutungen, Bronchospasmus, Nierenfunktionsstörungen, Natrium- und Wasserretention.
- *Kontraindikationen:* Magen-Darm-Ulzera, Nierenerkrankungen, Schock, Volumenmangel, Herzinsuffizienz, Aszites, Therapie mit Diuretika, Therapie mit nephrotoxischen Pharmaka, Gerinnungsstörungen, Überempfindlichkeit gegen Salicylat (Asthmaanfälle), Kinder < 12 Jahre (*cave* Reye-Syndrom), Schwangerschaft 3. Trimenon, obstruktive Lungenerkrankung (relativ).
- *Pharmakokinetik:* Acetylsalicylsäure wird in Plasma und Gewebe rasch zu Salicylsäure deacetyliert, Eliminationshalbwertzeit der Salicylsäure 4–7 Stunden; Metabolisierung in der Leber mit pH-abhängiger renaler Ausscheidung.
- *Dosierung:* 0,5–1 g i.v. oder p.o. als Einzeldosis alle 4 Stunden. Maximale Tagesdosis 4 g.

Opioide

➤ **Grundlagen:**
- *Wirkmechanismus:* Opioide wirken spezifisch an zerebralen und spinalen Opioidrezeptoren.
- *Wirkungen:* Analgetisch, z. T. auch sedierend, antitussiv.
- *Unerwünschte Wirkungen:* Atemdepression, Sedierung, Übelkeit, Erbrechen, vagomimetische Wirkung (Blutdruckabfall, Bradykardie), Obstipation, Tonuserhöhung des Sphincter oddi mit Gallenwegsspasmen, Miosis, Bronchospasmus.

Therapie von opioidinduzierter Übelkeit + Erbrechen: Metoclopramid 7 – 10 mg (alle 6 – 8 h), Haloperidol 0,5 – 1 mg (alle 4 – 8 h), Dimenhydrinat 50 mg (alle 4 – 8 h), Scopolamin 0,3 – 0,5 mg (alle 4 – 6 h).
- *Kontraindikationen:* Erhöhter Hirndruck (Ausnahme: kontrollierte Beatmung, Hyperventilation), Ateminsuffizienz, Pankreatitis, chronisch entzündliche Darmerkrankungen, Hypovolämie mit Hypotension, Gallenwegserkrankung, Phäochromozytom, Myxödem, Prostatahyperplasie.

Antidot: Naloxon 0,4 – 2 mg langsam i. v. (ggf. Wiederholung alle 3 – 5 min). *NW:* Schwindel, Erbrechen, Schwitzen, Tachykardie, Hypertonie, Tremor, Krampfanfall, Herzrhythmusstörungen, Lungenödem, bei Patienten mit Gewöhnung an Opioide akutes Entzugssyndrom. *Vorsicht bei* Patienten mit Herzerkrankungen.

➤ **Alfentanil (z. B. Rapifen):**
- Kurzwirksames Opioid.
- *Analgetische Potenz:* 30fach stärker analgetisch wirksam als Morphin.
- *Klinische Anwendung:* Analgosedierung, balancierte und intravenöse Anästhesieverfahren.
- *Wirkungsverlauf:* Schneller Wirkungseintritt (Wirkmaximum nach 1 Minute), Wirkdauer nach Einzeldosis 10 – 30 min.
- *Pharmakokinetik:* Eliminationshalbwertzeit etwa 1,5 Stunden. Metabolisierung in der Leber mit anschließender renaler Elimination der Metaboliten. Kumulation bei Leberinsuffizienz möglich.
- *Applikationsform:* Zur Langzeitanalgesie Dauerinfusion notwendig.
- *Dosierung:* Zur Narkoseeinleitung 10 – 30 µg/kg KG; zur Analgosedierung beim beatmeten Patienten 1 – 3 mg/h.

Perfusor – Alfentanil: 5 Amp. à 10 ml = 25 mg/50 ml; LR 2 – 6 ml/h.

Cave: Bei schneller Injektion größerer Einzeldosen starker Abfall von Blutdruck und Herzfrequenz möglich (extrem schneller Wirkungseintritt, s. o.)!
- *Vorteil:* Vergleichsweise geringe Kumulationsneigung, gute Steuerbarkeit.

➤ **Fentanyl:**
- Kurz- bis mittellang wirksames Opioid.
- *Analgetische Potenz:* 100 – 150fach stärker analgetisch wirksam als Morphin.
- *Klinische Anwendung:* Analgosedierung, balancierte und intravenöse Anästhesieverfahren, stärkste Schmerzen.
- *Wirkungsverlauf:* Wirkmaximum nach 5 min, Wirkdauer nach Einzeldosis 30 – 45 min.
- *Pharmakokinetik:* Eliminationshalbwertzeit nach Einzeldosis 2 – 5 Stunden, nach Dauerinfusion bis zu 16 Stunden! Metabolisierung in der Leber mit anschließender Elimination der Metaboliten über Nieren und Galle. Kumulation bei Leberinsuffizienz möglich. 10% des Fentanyls wird unverändert renal ausgeschieden.
- *Applikationsform:* Zur Langzeitgabe Dauerinfusion empfehlenswert.
- *Dosierung:* Initialbolus zur Narkoseeinleitung 2 – 10 µg/kg KG i. v.; Dauerinfusion zur Analgosedierung 0,1 – 0,4 mg/h.

Perfusor – Fentanyl: 5 Amp. à 10 ml = 25 mg/50 ml; LR 2 – 8 ml/h.
- *Nachteil:* Bei Langzeitapplikation Kumulation möglich (s. o.).

➤ **Piritramid (z. B. Dipidolor):**
- Langwirksames Opioid.
- *Analgetische Potenz:* Schwächer analgetisch wirksam als Morphin (etwa Faktor 0,7).

- *Klinische Anwendung:* Zur längerfristigen Analgosedierung weniger gut geeignet; Einsatz vorwiegend zur postoperativen Schmerztherapie.
- *Wirkungsverlauf:* Wirkungseintritt bei i.v.-Gabe nach 5 min, nach i.m.-Gabe nach ca. 15 min. Wirkmaximum nach 10 min; Wirkdauer nach Einzeldosis etwa 3 – 6 Stunden.
- *Pharmakokinetik:* Bei Langzeitapplikation unbekannt. Metabolisierung in der Leber mit anschließender renaler Ausscheidung der Metaboliten.
- *Applikationsform:* Verabreichung *nur in Einzeldosen.*
- *Dosierung:* 0,1 – 0,15 mg/kg KG i.v. bzw. 0,2 – 0,4 mg/kg KG i.m.

➤ **Morphin:**
- Langwirksames Opioid.
- *Analgetische Potenz = 1* (Referenzsubstanz der Opioide).
- *Klinische Anwendung:* Analgosedierung, stärkste Schmerzen (Herzinfarkt), Lungenödem bei akuter Linksherzinsuffizienz.
- *Spezifische unerwünschte Wirkungen:* Histaminliberation, Vasodilatation.
- *Wirkungsverlauf:* Wirkungseintritt nach etwa 10 min, Wirkungsmaximum nach ca. 30 min; Wirkdauer nach parenteraler Einzeldosis ca. 3 – 5 Stunden.
- *Pharmakokinetik:* Eliminationshalbwertzeit nach Einzeldosis 2 – 3 Stunden. Metabolisierung in der Leber mit anschließender renaler Ausscheidung der Metaboliten; ca 10% werden über die Galle eliminiert. Während der längerfristigen Analgosedierung kann es zur Kumulation von Morphin bzw. von aktiven Metaboliten (Morphin-6-Glucuronid) mit deutlich verlängerter Wirkung kommen.
- *Applikationsform:* Verabreichung *überwiegend in Einzeldosen.*
- *Dosierung:*
  - *i.v.:* 0,1 – 0,15 mg/kg KG i.v.; Dauerinfusion mit 2 – 4 mg/h (0,03 mg/kg KG/h) oder Repetitionsdosen alle 4 – 6 h.
  - *p.o.:* Retardpräparate 30 – 60 mg alle 8 – 12 h.

Perfusor – Morphin: 1 Amp. à 10 ml = 100 mg + 40 ml NaCl 0,9%; LR 1 – 2 ml/h.

➤ **Sufentanil (z.B. Sufenta):**
- Kurz- bis mittellang wirksames Opioid.
- Stark sedierende Komponente, vergleichsweise geringe hämodynamische Nebenwirkungen.
- *Analgetische Potenz:* Ca. 1000fach stärker analgetisch wirksam als Morphin.
- *Klinische Anwendung:* Analgosedierung, balancierte und intravenöse Anästhesieverfahren.
- *Wirkungsverlauf:* Wirkmaximum 4 min nach Injektion, Wirkdauer je nach Dosis 0,5 – 2 Stunden.
- *Pharmakokinetik:* Eliminationshalbwertzeit 2,5 – 3 Stunden. Metabolisierung in der Leber mit anschließender renaler Ausscheidung der Metaboliten.
- *Applikationsform:* Zur längerfristigen Gabe Dauerinfusion empfehlenswert.
- *Dosierung:* Zur Narkoseeinleitung Initialbolus 0,5 – 1,0 μg/kg KG i.v.; zur Analgosedierung 0,75 – 1,0 μg/kg KG/h (unter Beatmung) bzw. 0,25 – 0,35 μg/kg KG/h (unter Spontanatmung).

Perfusor – Sufentanil: 4 Amp. à 5 ml + 30 ml NaCl 0,9% → 1000 μg/50 ml bzw. 20 μg/ ml; LR 1 – 3/h.

➤ **Tramadol (z.B. Tramal):**
- Niedrigpotentes Opioid (analgetische Potenz ca. 10% von Morphin); ggf. zusätzliche Gabe eines peripheren Analgetikums (s.S. 137) sinnvoll.
- *Klinische Anwendung:* Bei weniger starken Schmerzen bzw. im Anschluß an eine Therapie mit potenten Opioiden. 137

- *Spezifische unerwünschte Wirkungen:* Schwindelgefühl, Schwitzen.
- Reduktion von Übelkeit und Erbrechen durch langsame Injektion (1 – 1,5 mg/kg KG über 15 – 20 min); ggf. vorher Gabe eines Antiemetikums (z. B. 10 mg Metoclopramid).
- *Pharmakokinetik:* Metabolisierung in der Leber mit anschließender renaler (90%) und biliärer (10%) Elimination. Etwa 15% werden unverändert über die Nieren ausgeschieden. Eliminationshalbwertzeit 6 Stunden. Deutlich verlangsamte Elimination bei Nieren- oder Leberinsuffizienz.
- *Dosierung:* Einzeldosis 50 – 100 mg i. v.; Dauerinfusion mit 10 – 20 mg/h bzw. 0,2 – 0,3 mg/kg KG/h. Tageshöchstdosis 500 – 600 mg.

Perfusor – Tramadol: 5 Amp. à 2 ml = 500 mg + 40 ml NaCl 0,9%; LR 1 – 2 ml/h.

Ketamin (z. B. Ketanest)

- **Wirkmechanismus:** N-Methyl-D-Aspartat(NMDA)-Antagonismus, Interaktion mit Opiatrezeptoren.
- **Wirkungen:**
  - *In niedriger Dosis:* Analgetische Wirkung.
  - *In hoher Dosis:* Zusätzlich narkotische Wirkung, Erzeugung einer sog. „dissoziativen Anästhesie" mit erloschenem Bewußtsein, jedoch meist kaum verminderter Spontanatmung und weitgehend erhaltenen Schluckreflexen.
  - Bronchodilatation.
- **Klinische Anwendung:**
  - Narkoseeinleitung und -aufrechterhaltung (besonders bei instabiler Hämodynamik, Schock).
  - Analgosedierung.
  - Alternatives Analgetikum bei opiatrefraktären Schmerzen.
  - Therapierefraktärer Status asthmaticus.
- **Unerwünschte Wirkungen:**
  - Sympathomimetische Wirkung mit Erhöhung des myokardialen O_2-Verbrauchs, Tachykardie, Arrhythmie, RR-Anstieg.
  - Hypersalivation, tracheobronchiale Hypersekretion, motorische Unruhe.
  - Anstieg des intrakraniellen Drucks bei spontan atmenden Patienten.
  - Anstieg des Augeninnendrucks und des Muskeltonus.

  Beachte: Wegen unangenehmer psychischer Nebenwirkungen (Alpträume, veränderte Wahrnehmung etc.) keine Monotherapie mit Ketamin; Kombination mit Benzodiazepinsinnvoll.
- **Kontraindikationen:** Instabile Angina pectoris oder Myokardinfarkt in den letzten 6 Monaten, art. Hypertonie (> 180/100 mmHg in Ruhe), Glaukom, Präeklampsie, Eklampsie, Hyperthyreose.
- **Wirkungsverlauf**: Wirkdauer nach Einzeldosis 10 – 30 min.
- **Pharmakokinetik:** Eliminationshalbwertzeit 2 – 4 Stunden; Metabolisierung in der Leber mit anschließender renaler Elimination der Metaboliten.
- **Dosierung:**
  - *Analgesie:* 0,2 – 0,5 mg/kg KG i. v.
  - *Narkose:* Zur Narkoseeinleitung 1 – 2 mg/kg KG i. v., zur Narkosefortführung 2 – 6 mg/kg KG/h als Dauerinfusion.
  - *Langzeitsedierung:* 0,7 – 1,5 mg/kg KG/h in Kombination mit Benzodiazepin.

Perfusor – Ketamin: 500 mg (10 ml) + 40 ml NaCl 0,9%; LR 5 – 10 ml/h (Langzeitsedierung).

M. Leuwer, O. Zuzan

Benzodiazepine

- **Grundlagen:**
  - *Wirkmechanismus:* Verstärkung der GABA-Wirkung → (Hyper-)Polarisation von Nervenzellen, inhibitorische Wirkung.
  - *Wirkungen:* Sedierung, Anxiolyse, Amnesie, antikonvulsiv.
  - *Unerwünschte Wirkungen:* Atemdepression, Blutdruckabfall, Schwindel, Ataxie, Toleranzentwicklung, „paradoxe Reaktionen" (z.B. Erregtheit, Euphorie; besonders bei älteren Patienten).
  - *Kontraindikationen:* Myasthenia gravis, resp. Insuffizienz, akutes Glaukom, schwere Leber- und Nierenschäden, akute Intoxikationen, Suchtanamnese, Schwangerschaft 1. Trimenon, Stillzeit.
  - *Klinische Anwendung:*
    - Analgosedierung.
    - Supplementierung balancierter und intravenöser Anästhesieverfahren.
    - Prämedikation vor operativen Eingriffen.
    - Antikonvulsive Therapie bei Serien von epileptischen Anfällen oder beim Status epilepticus.
- **Diazepam (z.B. Valium):**
  - *Wirkungsverlauf:* Wirkdauer nach Einzeldosis 15 min bis 3 Stunden.
  - *Pharmakokinetik:* Bei repetitiver bzw. Langzeitapplikation anhaltende Sedierung bzw. verzögertes Erwachen möglich (Akkumulation von Substanz und aktiven Metaboliten), daher zur Langzeitsedierung weniger gut geeignet. Eliminationshalbwertzeit 40 Stunden.
  - *Dosierung:* Einzeldosis zur Sedierung bei Erwachsenen 0,03 – 0,2 mg/kg KG i.v., Wiederholung nach Bedarf bzw. alle 2 – 4 Stunden.
- **Midazolam (z.B. Dormicum):**
  - *Wirkungsverlauf:* Wirkdauer nach Einzeldosis 10 – 40 min, bei repetitiver Gabe deutlich verlängerte Wirkdauer möglich.
  - *Pharmakokinetik:* Eliminationshalbwertzeit 2 – 3 Stunden. Bei Intensivpatienten deutlich verlängerte Eliminationshalbwertzeit (> 20 Stunden) möglich (Arzneimittelinteraktionen, Leberfunktionsstörungen).
  - *Dosierung:* Zur Narkoseeinleitung 0,1 – 0,2 mg/kg KG i.v., zur Sedierung als Dauerinfusion 0,05 – 0,2 mg/kg KG/h.

Perfusor-Midazolam: 240 mg/48 ml → 5 mg/ml; LR 1 – 3 ml/h.

Barbiturate

- **Grundlagen:**
  - *Wirkmechanismus:* Verstärkung der GABA-Wirkung → (Hyper-)Polarisation der Nervenzelle, inhibitorische Wirkung.
  - *Wirkungen:* Allgemeine Suppression der ZNS-Aktivität, Sedierung, Hypnose, antikonvulsive Wirkung, Senkung des intrakraniellen Drucks.
  - *Unerwünschte Wirkungen:* Vasodilatation, Blutdruckabfall, Reflextachykardie, Atemdepression , Hyperreagibilität der Atemwege möglich (Husten, Laryngospasmus, Bronchospasmus).
  - *Kontraindikationen:* Akute Intoxikationen, latente/akute Porphyrie, schwere Leberfunktionsstörungen, schwere Myokard- und Nierenschädigungen, Schock, Status asthmaticus.
  - *Klinische Anwendung:* Narkoseeinleitung und -aufrechterhaltung, Analgosedierung.

- **Methohexital (z. B. Brevimytal):**
  - Ultra-kurz wirkendes Hypnotikum.
  - *Wirkungsverlauf:* Wirkdauer nach Einzeldosis 5 – 10 min.
  - *Pharmakokinetik:* Wirkungsbeendigung nach Einzeldosis durch Abfall der Plasmakonzentration bei Umverteilung der Substanz in periphere Kompartimente. Eliminationshalbwertzeit 4 Stunden, Metabolisierung in der Leber.
  - *Dosierung:* Einzeldosis zur Narkoseeinleitung 1 – 2 mg/kg KG i. v., Infusion zur Dauersedierung 1 – 4 mg/kg KG/h.
- **Thiopental (z. B. Trapanal):**
  - *Wirkungsverlauf:* Wirkdauer nach Einzeldosis 5 – 15 min.
  - *Pharmakokinetik:* Wirkungsbeendigung nach Einzeldosis durch Abfall der Plasmakonzentration bei Umverteilung der Substanz in periphere Kompartimente. Bei repetetiver oder Langzeit-Applikation deutliche Zunahme der Wirkdauer. Eliminationshalbwertzeit 12 Stunden; Metabolisierung in der Leber mit anschließender renaler Ausscheidung der Metaboliten.
  - *Dosierung:* Einzeldosis 2 – 5 mg/kg KG; Infusion zur Dauersedierung 2 – 3 mg/kg KG/h.

Propofol (z. B. Disoprivan)

- **Grundlagen:**
  - Ultrakurzwirksames Hypnotikum, gut steuerbar, zur Langzeitsedierung Dauerinfusion erforderlich.
  - *Wirkmechanismus:* Wahrscheinlich auch Modifikation des GABA-Rezeptors → Verstärkung der GABA-Wirkung am GABA-Rezeptor.
  - *Wirkungen:* Allgemeine Suppression der ZNS-Aktivität, Sedierung, Hypnose, antikonvulsive Wirkung, Senkung des intrakraniellen Drucks.
  - *Klinische Anwendung:* Narkoseeinleitung und -aufrechterhaltung, Analgosedierung (maximal 7 Tage!).
  - *Unerwünschte Wirkungen:* Blutdruckabfall (Vasodilatation), Atemdepression, bei hohen Dosen Hyperlipidämie (Lipid als Lösungsvermittler).
  - *Kontraindikationen:* Fettstoffwechselstörungen, Herz-, Kreislauf-, Ateminsuffizienz.
- **Anwendung:**
  - *Wirkungsverlauf:* Nach Einzeldosis Wirkungseintritt nach 30 – 45 Sekunden, Wirkdauer ca. 5 min.
  - *Pharmakokinetik:* Wirkungsbeendigung nach Einzeldosis durch Abfall der Plasmakonzentration bei Umverteilung der Substanz in periphere Kompartimente. Eliminationshalbwertzeit 2 Stunden. Metabolisierung in der Leber mit anschließender renaler Ausscheidung der Metaboliten. Etwa 0,3 % Propofol werden unverändert ausgeschieden.
  - *Dosierung:* Zur Narkoseeinleitung 1,5 – 2 mg/kg KG i. v., Narkoseaufrechterhaltung 6 – 10 mg/kg KG/h; zur Langzeitsedierung 1 – 4 mg/kg KG/h.
  - *Dauer der Langzeitsedierung:* Maximal 7 Tage!

Beachte: Propofol enthält kein Konservierungsmittel und begünstigt daher das Wachstum von Mikroorganismen. Generalisierte Infektionen durch kontaminiertes Propofol wurden beschrieben; daher Infusionssysteme jeweils nach 12 Stunden wechseln, geöffnete Ampullen sofort aufziehen und verabreichen!

Etomidat (z. B. Hypnomidate)

- **Grundlagen:**
  - Ultrakurzwirksames Hypnotikum zur Narkoseeinleitung, geringe hämodynamische Nebenwirkungen.
  - *Wirkmechanismus:* Wahrscheinlich auch Modifikation des GABA-Rezeptors → Verstärkung der GABA-Wirkung am GABA-Rezeptor.
  - *Wirkungen:* Allgemeine Suppression der ZNS-Aktivität, Sedierung, Hypnose, antikonvulsive Wirkung, Senkung des intrakraniellen Drucks.
  - *Klinische Anwendung:* Narkoseeinleitung.
  - *Unerwünschte Wirkungen:* Atemdepression, Blutdruckabfall, Hemmung der Kortikosteroidsynthesedurch Hemmung der 11-β-Hydroxylase; Etomidat wird deshalb nicht zur Langzeitsedierung bei Intensivpatienten eingesetzt.
  - *Kontraindikationen:* Genetisch gestörte Häm-Biosynthese.
- **Anwendung:**
  - *Wirkungsverlauf:* Wirkdauer nach Einzeldosis 3 – 5 min.
  - *Pharmakokinetik:* Wirkungsbeendigung nach Einzeldosis durch Abfall der Plasmakonzentration bei Umverteilung der Substanz in periphere Kompartimente. Eliminationshalbwertzeit 3 Stunden.
  - *Dosierung:* Einzeldosis zur Narkoseeinleitung 0,2 – 0,4 mg/kg KG i. v.

Gamma-Hydroxy-Buttersäure (GHB; z. B. Somsanit)

- **Grundlagen:**
  - *Wirkmechanismus:* Gamma-Hydroxy-Buttersäure ist ein inhibitorischer Neurotransmitter mit Strukturanalogie zu Gamma-Amino-Buttersäure (GABA). Wirkung vermutlich über eigenständige GHB-Rezeptoren → Modulation der dopaminergen und serotinergen Aktivität des ZNS, Hyperpolarisation von Nervenzellen durch Erhöhung der Chlorid-Leitfähigkeit der Membran.
  - *Wirkungen:* Sedierung, allgemeine Dämpfung der ZNS-Aktivität, in hoher Dosierung auch Hypnose.
  - *Klinische Anwendung:* Analgosedierung, Suppression der Entzugssymptomatik bei Alkohol- oder Opiatentzug.
  - *Unerwünschte Wirkungen:* Myoklonien, Übelkeit, Erbrechen, leichter Blutdruckabfall, ggf. auch Blutdruckanstieg, leichte Atemdepression möglich, Hypernatriämie möglich (hoher Natriumanteil).
  - *Kontraindikationen:* Unter intensivmedizinischen Bedingungen keine KI.
  - *Vorteile:* Keine problematischen Metaboliten, vergleichsweise geringe Atem- und Kreislaufdepression.
- **Anwendung:**
  - *Wirkungsverlauf:* Nach i. v.-Injektion verzögerter Wirkeintritt (nach einigen Minuten). Wirkdauer stark variabel (einige Minuten bis 3 Stunden).
  - *Pharmakokinetik:* Eliminationshalbwertzeit nach Bolusgabe etwa 30 – 40 min. Gamma-Hydroxy-Buttersäure wird in der Leber zu Kohlendioxid und Wasser verstoffwechselt. Ca. 1 % wird unverändert renal ausgeschieden.
  - *Dosierung:* 30 – 50 mg/kg KG als i. v. Bolus über 10 min, Erhaltungsdosis 10 – 20 mg/kg KG/h i. v.

16.3 Sedierung

Droperidol (z. B. Dehydrobenzperidol)

- **Grundlagen:**
  - *Wirkmechanismus:* Droperidol ist ein Neuroleptikum der Butyrophenon-Gruppe → Hemmung dopaminerger Übertragung im ZNS.
  - *Wirkungen:* Sedierung, antipsychotische Wirkung, antiemetische Wirkung.
  - *Klinische Anwendung:* Ergänzung der Sedierung, vor allem bei deliranten Zuständen.
  - *Unterwünschte Wirkungen:* Blutdruckabfall (durch Blockade von α-Rezeptoren), extrapyramidal-motorischeNebenwirkungen (Dyskinesien, Muskelspasmen, Myoklonien), Senkung der Krampfschwelle → Gefahr epileptischer Anfälle (daher keine Monotherapie beim Alkoholiker).

  Beachte: Bei Vorliegen eines zentralen anticholinergen Syndroms (ZAS) kann die Symptomatik durch Neuroleptika verstärkt werden (s. S. 537).
  - *Kontraindikationen:* Reizleitungsstörungen (AV-Block, Hypovolämie, Leberinsuffizienz, Hypokaliämie, QT_c-Intervall ↑).
- **Anwendung:**
  - *Wirkungsverlauf:* Wirkeintritt bei intravenöser Injektion nach 3 – 10 min, Wirkmaximum nach etwa 30 min, Wirkdauer 3 – 8 Stunden.
  - *Pharmakokinetik:* Eliminationshalbwertzeit ca. 2 Stunden, Wirkdauer durch lange Rezeptorbindung deutlich länger. Metabolisierung in der Leber mit anschließender renaler Ausscheidung.
  - *Dosierung:* Einzeldosis 2,5 – 10 mg i. v., Dauerinfusion 2,5 – 15 mg/h i. v.

Supportive Medikation

- **Clonidin (z. B. Catapresan):**
  - *Wirkmechanismus:* α_2-Agonismus, Wirkung an Imidazolrezeptoren.
  - *Wirkungen:* Zentrale Dämpfung des Sympathikotonus mit Abnahme von Blutdruck und Herzfrequenz, Sedierung, Analgesie.
  - *Klinische Anwendung:*
    - Supplementierung einer Analgosedierung bei Problempatienten (Alkoholiker, Drogenabhängige) bzw. bei unbefriedigendem Erfolg des Analgosedierungsregimes (unzureichende Analgesie oder Sedierung trotz hoher Dosierungen).
    - Ausschleichphase nach längerer Analgosedierung zur Therapie/Prophylaxe von Entzugssyndromen.
    - Prävention des Alkoholentzugsdelirs (Kombination mit antikonvulsiver und antipsychotischer Medikation sinnvoll; s. S. 307).
  - *Unerwünschte Wirkungen:* Hypotonie, Bradykardie, Kopfschmerzen, Schwindel, Übelkeit, Obstipation, nach abruptem Absetzen Rebound-Phänomene (hypertensive Entgleisung), bei zügiger intravenöser Gabe initial deutlicher Blutdruckanstieg.
  - *Kontraindikationen:* KHK, Reizleitungsstörungen, Niereninsuffizienz.
  - *Wirkungsverlauf:* Wirkeintritt nach 15 min, Wirkmaximum nach 30 – 60 min, Wirkdauer etwa 3 – 6 Stunden.
  - *Pharmakokinetik:* Eliminationshalbwertzeit 12 – 20 Stunden (bei Niereninsuffizienz deutlich länger), Metabolisierung in der Leber, Elimination zu 80% renal, zu 20% hepatisch.

- *Dosierung:* Initialbolus von 0,15 mg (= 1 Amp.)/70 kg KG über 15 min (1 Amp. mit mind. 10 ml NaCl 0,9% verdünnen), anschließend Dauerinfusion über Perfusor mit 40 – 180 µg/h. Diese Dosisempfehlung dient nur als grober Anhalt; Clonidin muß anhand der klinischen Wirkung (Sedierung, Blutdruck, Herzfrequenz) titriert werden. In manchen Fällen erfordert dies höhere Dosierungen.

Perfusor – Clonidin: 5 Amp. à 150 µg + 45 ml NaCl 0,9% → 750 µg/50 ml = 15 µg/ml; LR 2 – 10 ml/h.

Beachte: Wegen der Gefahr der Rebound-Hypertension muß die Therapie mit Clonidin über einige Tage ausschleichend beendet werden!

16.4 Narkose auf der Intensivstation

M. Leuwer, O. Zuzan

Grundlagen

- **Indikationen:** Endotracheale Intubation oder Umintubation; Interventionen (z.B. Tracheotomie, Thoraxdrainage, Bronchoskopie, Etappenlavage).
- **Narkoseverfahren, Medikamente:**
  - *Narkoseverfahren:* Nahezu ausschließlich i.v.-Narkoseformen mit Kombination von Opioid + Hypnotikum (oder Sedativum) + Muskelrelaxanz .
  - *Opioide:* Alfentanil (S. 138), Sufentanil (S. 139) und Fentanyl (S. 138) sind aufgrund ihres gegenüber anderen Opioiden schnelleren Wirkungseintritts vorzuziehen. Für die Notfallintubation bzw. Rapid Sequence-Intubation erscheint Alfentanil eher geeignet als Fentanyl (Wirkmaximum bei Alfentanil nach 60 sek, bei Fentanyl nach 5 min).
  - *Hypnotikum:* v.a. Etomidat (s.S. 143) aufgrund der vergleichsweise geringen hämodynamischen Nebenwirkungen.
  - *Sedativa:* Benzodiazepine; Midazolam hat hierbei den Vorteil eines schnellen Wirkeintritts bei überschaubarer Wirkdauer (s.S. 141).
  - *Muskelrelaxanzien:* Siehe Muskelrelaxation S. 148.

Narkose zur Notfallintubation

Achtung: Häufig Aspirationsgefahr (Patient ist nicht nüchtern) und hämodynamische Instabilität!

- **Intubation mit Rocuronium** (s.S. 149).
  1. *Hämodynamische Stabilisierung* des Patienten (Volumengabe, Katecholamintherapie) – wenn möglich.
  2. *Präoxigenierung* mit 100% Sauerstoff (über Gesichtsmaske).
  3. *Vorbereitung von Instrumentarium und Medikamenten* (s. auch Intubation S. 59).
  4. *Sellick-Manöver:* Hilfsperson drückt den Ringknorpel der Trachea nach hinten gegen die Wirbelsäule und komprimiert dadurch den oberen Ösophagus (Aspirationsschutz).
  5. *Medikation i.v.:* Etomidat 0,2 – 0,3 mg/kg KG i.v. + Alfentanil 10 – 20 µg/kg KG i.v. + Rocuronium 0,6 – 0,9 mg/kg KG i.v (s.S. 149).
  6. *Nach 45 – 60 Sekunden Laryngoskopie + Endotrachealtubus einführen* (s.S. 59), Cuff blocken.
  7. *Beatmung und Tubuslage kontrollieren* (s.S. 60).

Cave:

- *Rocuronium* führt in dieser Dosierung zu einer längerdauernden Lähmung aller Muskelgruppen einschließlich der Atemmuskulatur.
- *Diese komplette Muskelrelaxation* kann während der ersten 15 – 30 min *nicht* durch einen Cholinesterasehemmer antagonisiert werden. Eine schnelle Rückkehr zur Spontanatmung ist ausgeschlossen!
- *Bei vorhersehbar schwierigen Intubationsbedingungen* sollte kein Muskelrelaxanz verwendet werden. Vorgehen: Möglichst fiberoptische Intubation (s.S. 63), ggf. Intubation ohne Muskelrelaxanz (*Alternative 1,* s.u.).
- Bei Unmöglichkeit der Intubation nach Injektion von Rocuronium und insuffizienter Beatmung mittels Gesichtsmaske sind alternative Methoden zur Notfallbeatmung indiziert, z.B. Larynxmaske, Kombitubus oder Koniotomie (s.S. 63).

- **Alternative 1** = Intubation ohne Muskelrelaxanz:
  Cave: Gerade bei kritisch kranken Patienten ist eine Relaxanz-freie Narkose zur Notfallintubation nicht unproblematisch. Die hierfür notwendigen hohen Anästhetikadosierungen können zu bedrohlichen Situationen führen, garantieren dabei aber trotzdem keine guten und atraumatischen Intubationsbedingungen.
  1. *Hämodynamische Stabilisierung* des Patienten (Volumengabe, Katecholamintherapie) – wenn möglich.
  2. *Präoxigenierung* mit 100% Sauerstoff (über Gesichtsmaske).
  3. *Vorbereitung von Instrumentarium und Medikamenten* (s. auch Intubation S. 59).
  4. *Sellick-Manöver:* Hilfsperson drückt den Ringknorpel der Trachea nach hinten gegen die Wirbelsäule und komprimiert dadurch den oberen Ösophagus (Aspirationsschutz).
  5. *Medikation i. v.:* Midazolam 0,1 – 0,15 mg/kg KG i.v. (S. 141) + Etomidat 0,2 – 0,3 mg/kg KG i. v. (S. 143) + Alfentanil 10 – 20 µg/kg KG i. v. (S. 138).
  6. *Nach 45 – 60 Sekunden Laryngoskopie + Endotrachealtubus einführen* (s. S. 59), Cuff blocken.
  7. *Beatmung und Tubuslage kontrollieren* (s. S. 60).
- **Alternative 2** = Intubation mit Succinylcholin (s. S. 150):
  1. *Hämodynamische Stabilisierung* des Patienten (Volumengabe, Katecholamintherapie) – wenn möglich.
  2. *Präoxigenierung* mit 100% Sauerstoff (über Gesichtsmaske).
  3. *Vorbereitung von Instrumentarium und Medikamenten* (s. auch Intubation S. 59).
  4. *Sellick-Manöver:* Hilfsperson drückt den Ringknorpel der Trachea nach hinten gegen die Wirbelsäule und komprimiert dadurch den oberen Ösophagus (Aspirationsschutz).
  5. *Medikation i. v.:* Etomidat 0,2 – 0,3 mg/kg KG i. v. (S. 143) + Alfentanil 10 – 20 µg/kg KG i. v. (S. 138) + Succinylcholin 1 – 1,5 mg/kg KG i. v. (S. 150).
  6. *Nach 45 – 60 Sekunden Laryngoskopie + Endotrachealtubus einführen* (s. S. 59), Cuff blocken.
  7. *Beatmung und Tubuslage kontrollieren* (s. S. 60).

  Beachte: Succinylcholin ist ein etabliertes Relaxanz für die Notfallintubation. Kontraindikationen (s. S. 150) müssen allerdings beachtet werden und sind bei Intensivpatienten häufig!

16.5 Muskelrelaxation

M. Leuwer, O. Zuzan

Grundlagen

- **Indikationen in der Intensivmedizin:**
  - Endotracheale Intubation oder Umintubation.
  - Interventionen wie Tracheotomie, Bronchoskopie u. a.
  - Husten und „Kämpfen" gegen den Respirator trotz adäquater Sedierung, Respiratoreinstellung und -funktion.
  - Extreme Beatmungdrücke trotz optimaler Respiratoreinstellung.
  - Tetanus.
  - Status epilepticus.

Cave: Kein routinemäßiger Einsatz bei beatmeten Patienten!

- **Die Initialdosierungen** bewirken eine Vollrelaxation, die für eine Intubation oder andere Interventionen ausreicht.
- **Klinische Wirkdauer:** Die jeweils angegebene klinische Wirkdauer beschreibt die Zeit, zu der sich die relaxometrisch gemessene neuromuskuläre Übertragung nach Injektion der angegebenen Initialdosis wieder auf 25% des Ausgangswerts erholt hat (an gesunden Patienten ermittelt!). Bis zu diesem Zeitpunkt gilt die Muskelrelaxation für die meisten Indikationen als ausreichend; ab diesem Zeitpunkt würde man unter OP-Bedingungen eine Repetitionsdosis erwägen.
- **Dauer bis zur Vollerholung:** Die Angaben beziehen sich ebenfalls auf den Effekt der Initialdosis bei gesunden Patienten. Bei ihnen hat sich nach dieser Zeit in der Regel die neuromuskuläre Übertragung soweit erholt, daß Spontanatmung und Freihalten der Atemwege möglich sind.
- **Neuromuskuläres Monitoring:** Um die Erholung der neuromuskulären Übertragung einschätzen und die Notwendigkeit von Erhaltungsdosen objektivieren zu können, sollte ein neuromuskuläres Monitoring erfolgen (z. B. mit einem Nervenstimulator). Nur so kann eine Unter- oder Überdosierung vermieden werden.

Probleme bei Dauerrelaxation

- Gefahr der persistierenden Paralyse nach dem Absetzen (z. B. durch Muskelrelaxanz-assoziierte Myopathie).
- Pharmakodynamik und Pharmakokinetik von Muskelrelaxanzien bei Intensivpatienten sind kaum untersucht → die adäquate Dosierung ist schwierig zu ermitteln mit Gefahr der Unter- oder Überdosierung.
- Gefahr der Akkumulation von Relaxanz und/oder Metaboliten.

Beachte: Beim muskelrelaxierten Patienten muß eine ausreichende Analgosedierung sichergestellt sein!

Nicht-depolarisierende Muskelrelaxanzien

- **Grundlagen:**
  - *Wirkmechanismus:* Acetylcholin-antagonistische Wirkung an den nikotinergen Rezeptoren der neuromuskulären Endplatte (kompetitive Blockade).
  - *Wirkung:* Relaxierung der quergestreiften Muskulatur.
  - *Vorteil:* Keine Muskelfaszikulationen, keine Kaliumfreisetzung.
  - *Antagonisierung:* Die Injektion eines Cholinesterasehemmers kann bei nachlassender Wirkung (Spontanbewegungen, Nervenstimulator) eines nicht-depolarisierenden Muskelrexans die Erholungsgeschwindigkeit beschleunigen: Pyridostigmin 0,1 mg/kg KG i. v. oder Neostigmin 1 – 2 mg i. v.

- Zur Vorbeugung von Nebenwirkungen (Bradykardie, Hypersalivation) immer parallel Parasympatholytikum injizieren: Atropin 0,5 – 1 mg i. v.
- Kontraindikationen für Cholinesterasehemmer: Obstruktive Lungenerkrankungen, Bradykardien, AV-Überleitungsstörungen.

Beachte: Bei Vollrelaxation führt die Injektion eines Cholinesterasehemmers nicht zu einer beschleunigten Erholung der neuromuskulären Übertragung!

➤ **Atracurium (z. B. Tracrium):**
- *Wirkungsverlauf:* Mittellang wirkend – Anschlagzeit ca. 3 min, klinische Wirkdauer 30 – 45 min, Dauer bis zur Vollerholung 50 – 70 min.
- *Unerwünschte Wirkung:* Schnelle i. v.-Injektion führt zu einer unspezifischen Histaminfreisetzung → langsam injizieren!
- *Pharmakokinetik:* Abbau erfolgt organunabhängig, dadurch keine extreme Verlängerung der Wirkdauer bei Nieren- oder Leberinsuffizienz. Eliminationshalbwertzeit 17 – 21 min. Nach hohen Gesamtdosen über längere Zeiträume besteht die Möglichkeit, daß es zur Kumulation des Metaboliten Laudanosin kommt.
- *Dosierung:* Initialdosis 0,5 – 0,6 mg/kg KG i. v., Repetitionsdosis 0,1 mg/kg KG i. v.

➤ **Cis-Atracurium (z. B. Nimbex):**
- *Wirkungsverlauf:* Mittellang wirkend – Anschlagzeit ca. 3 min, klinische Wirkdauer 35 – 55 min, Dauer bis zur Vollerholung 55 – 80 min.
- *Unerwünschte Wirkungen:* Hautrötung oder -ausschlag, Bradykardie, RR-Abfall, Bronchospasmus.
- *Pharmakokinetik:* Abbau erfolgt organunabhängig, dadurch keine extreme Verlängerung der Wirkdauer bei Nieren- oder Leberinsuffizienz.
- *Dosierung:* Initialdosis 0,1 mg/kg KG i. v., Repetitionsdosis 0,02 mg/kg KG i. v.

➤ **Pancuronium (z. B. Pancuronium Curamed, -„Organon"):**
- *Wirkungsverlauf:* Lang wirkend – Anschlagzeit ca. 3 min, klinische Wirkdauer 60 – 90 min, Dauer bis zur Vollerholung 120 – 180 min.
- *Unerwünschte Wirkungen:* Vagolyse und Noradrenalin-Freisetzung → Gefahr von Tachyarrhythmien bei Patienten mit hohen endogenen oder exogen zugeführten Katecholaminspiegeln.
- *Pharmakokinetik:* Metabolisierung in der Leber mit Bildung pharmakologisch aktiver Metaboliten (3-Hydroxy-Pancuronium hat 50% der neuromuskuläre blockierenden Wirkung der Mutter-Substanz). Elimination hepatisch (10%) und renal (50 – 60%), verlängerte Wirkdauer bei Nieren- und Leberinsuffizienz möglich. Eliminationshalbwertzeit 1,5 – 4 Stunden.
- *Dosierung:* Initialdosis 0,1 mg/kg KG i. v., Repetitionsdosis 0,02 mg/kg KG i. v.

➤ **Rocuronium (z. B. Esmeron):**
- *Wirkungsverlauf:* Mittellang wirkend + schneller Wirkungseintritt – Anschlagzeit ca. 90 Sekunden, klinische Wirkdauer 30 – 50 min, Dauer bis Vollerholung 50 – 90 min.
- *Unerwünschte Wirkungen:* Histaminfreisetzung, evtl. anaphylaktische Reaktionen (→ langsam spritzen!).
- *Pharmakokinetik:* Elimination hepatisch und renal, verlängerte Wirkdauer bei Nieren- und Leberinsuffizienz möglich.
- *Dosierung:*
  - Empfohlene Intubationsdosis 0,6 mg/kg KG i. v. Diese Dosis bewirkt gute bis sehr gute Intubationsbedingungen nach etwa 90 Sekunden.

- Für die Notfallintubation wurden auch höhere Dosierungen von 0,9 – 1,2 mg/kg KG empfohlen. Hierdurch verkürzt sich die Anschlagzeit auf ca. 60 Sekunden und Husten und/oder Zwerchfellkontraktion bei der Intubation zu diesem Zeitpunkt werden unwahrscheinlich. Die höheren Dosen haben allerdings einen milden vagolytischen Effekt und führen zu einer deutlichen Verlängerung der Wirkdauer.
- Repetitionsdosis 0,1 mg/kg KG i. v.

➤ **Vecuronium (z. B. Nocuron):**
- *Wirkungsverlauf:* Mittellang wirkend – Anschlagzeit 3 min, klinische Wirkdauer 30 – 45 min, Dauer bis zur Vollerholung 50 – 70 min.
- *Unerwünschte Wirkungen:* Selten Bronchospasmus.
- *Pharmakokinetik:* Elimination hepatisch und renal, verlängerte Wirkdauer bei Nieren- und Leberinsuffizienz möglich, Bildung pharmakologisch aktiver Metaboliten. Eliminationshalbwertzeit 0,5 – 1,5 Stunden.
- *Dosierung:* Initialdosis 0,1 mg/kg KG i. v., Repetitionsdosis 0,02 mg/kg KG i. v.

Depolarisierendes Muskelrelaxanz: Succinylcholin/Suxamethoniumchlorid

➤ **Wirkmechanismus:** Agonistische, nur einige Minuten anhaltende depolarisierende (Acetylcholin-agonistische) Wirkung über nikotinerge Acetylcholinrezeptoren an der motorischen Endplatte.

➤ **Wirkungen:** Rasche, kurzwirksame Relaxierung der quergestreiften Muskulatur.

➤ **Unerwünschte Wirkungen:**
- Kaliumfreisetzung → möglicherweise lebensbedrohliche Hyperkaliämie!
- Herzrhythmusstörungen.
- Muskelfaszikulationen.
- Anstieg des Augeninnendrucks.
- Wirkungsverlängerung bei Cholinesterasemangel oder -defekten.

➤ **Kontraindikationen:**
- Hyperkaliämie (Plasma-Kalium-Konzentration > 5,5 mmol/l).
- Längere Immobilisation (längerer Aufenthalt auf der Intensivstation!).
- Verbrennungen, Polytrauma.

  Achtung: Bei der Akutversorgung von frisch traumatisierten Patienten ist die Verwendung von Succinylcholin *nicht* kontraindiziert – in den ersten 24–48 h nach Trauma sind bisher keine hyperkaliämischen Komplikationen bekannt geworden.
- Länger bestehende Lähmungen, traumatischer Querschnitt.
- Ausgedehnte Muskelschäden (z. B. Crush-Syndrom, Muskelnekrosen bei Kompartment-Syndrom, Purpura fulminans u. a.).
- Neuromuskuläre Erkrankungen.
- Disposition zu maligner Hyperthermie (s. S. 568).
- Allergie gegen Succinylcholin.

➤ **Klinische Anwendung:** Erleichterung der endotrachealen Intubation.

➤ **Wirkungsverlauf:** Anschlagzeit 45 – 60 Sekunden, Wirkdauer bis zur Vollerholung 10 – 12 min.

➤ **Pharmakokinetik:** Spaltung durch die unspezifische Plasma-Cholinesterase in Succinylmonocholine und weiter in Cholin und Bernsteinsäure.

➤ **Dosierung:** 1 – 1,5 mg/kg KG i. v.

16.6 Regionalanästhesie – Periduralkatheter

M. Leuwer, O. Zuzan

Vorbemerkungen

- Verfahren der Regionalanästhesie kommen in der Intensivmedizin nicht routinemäßig zum Einsatz.
- Im Vordergrund stehen die rückenmarksnahe Analgesie und Anästhesie über einen *Periduralkatheter*. Weitere Verfahren: Interkostalblockade (z.B. bei Thoraxtrauma, Rippenfrakturen); axilläre Anästhesie des Plexus brachialis (bei Schulter-/Arm-Trauma); Blockade des N. femoralis (bei Trauma im Bereich der unteren Extremität).
- Bei der Anwendung derartiger Verfahren sind spezielle Kenntnisse erforderlich.

Periduralkatheter

- **Prinzip:** Über eine spezielle dicklumige Punktionskanüle wird meist im Bereich der Lendenwirbelsäule zwischen L2–L4 oder thorakal zwischen Th6–Th10 ein spezieller Katheter perkutan in den Periduralraum eingeführt (Anästhesist!). Über den liegenden Katheter können Analgetika (Opiate) und/oder Lokalanästhetika in den Periduralraum injiziert werden. *Vorteile:* Nachteile und Nebenwirkungen einer systemischen bzw. intravenösen Analgesie können reduziert werden. *Nachteile:* Vorwiegend nur im Bereich der unteren Körperhälfte anwendbar.
- **Wirkort, Ausbreitung:**
  - *Lokalanästhetika:* Anästhesie der den Spinalkanal verlassenden Nervenwurzeln. Die Ausbreitung der Anästhesie hängt hierbei von der Menge und Verteilung des Lokalanästhetikums im Periduralraum ab.
  - *Opiate:* Vorwiegend an spinalen Opiatrezeptoren wirkend. Die Ausbreitung im Periduralraum beeinflußt die Ausdehnung der Analgesie. Morphin neigt hierbei aufgrund seiner Hydrophilie zu einer weiteren Ausbreitung im Periduralraum (mit den damit verbundenen Gefahren), während Fentanyl und Sufentanil eher segmental begrenzt bleiben.

  Achtung: Bei Lokalanästhetika und auch bei Opiaten können nach der periduralen Applikation durch Resorption pharmakologisch wirksame Plasmaspiegel auftreten!
- **Indikationen in der Intensivmedizin:** Postoperative bzw. posttraumatische Schmerztherapie und Sympatholyse bei Schmerzen an Rumpf und unterer Extremität. *Cave* unbemerkte Läsionen von Nerven oder Nervenwurzeln → nur bei wachen Patienten! (zur postoperativen Schmerztherapie deshalb in der Regel präoperativ).
- **Erforderliche Anästhesieausbreitung:** Siehe Tab. 26.

Tabelle 26 Erforderliche Anästhesieausbreitung

Operation/Trauma im Bereich	zu blockierende spinale Segmente
Thorax	Th 4 – 10
Oberbauch	Th 6 – 12
Unterbauch	Th 8 – L 2
Hüfte/Becken	Th 8 – L 4
untere Extremität	L 1 – S3

16.6 Regionalanästhesie – Periduralkatheter

- **Kontraindikationen:**
  - Ablehnung durch den Patienten.
  - Gerinnungsstörungen (Quick < 45%, PTT > 45 sek; Thrombos < 140000/µl).
  - Infektion der Haut über der Punktionsstelle.
  - Erhöhter intrakranieller Druck (→ Klinik, CCT, Funduskopie; vgl. S. 505).
  - Bakteriämie und Sepsis.
  - Hypovolämie, Schock, schwere kardiovaskuläre Erkrankungen.
  - *Relative KI:* Schwere Wirbelsäulendeformitäten, Wirbelsäulenmetastasen, Z. n. Wirbelsäulen-OP.
- **Substanzen:**
  - *Lokalanästhetika:* Langwirksame Lokalanästhetika, meist Bupivacain.
  - *Opioide:* Morphin, Fentanyl, Sufentanil (s. o.).
  - *Kombination Lokalanästhetikum + Opioid:* Verminderte Dosis der Einzelkomponenten, dadurch Reduzierung von Nebenwirkungen.
- **Dosierung (bei Monotherapie):**
  - *Bupivacain:*
    - Bolusgabe: 1 – 1,5 ml 0,25%ige Lösung pro Segment; für die Schmerztherapie über einen zwischen L2 –L4 eingebrachten und 2 – 3 cm nach kranial vorgeschobenen Katheter in der Regel 10 – 14 ml.
    - Maximaldosierungen: Einzeldosis (2 mg/kg KG); Tagesdosis (9 mg/kg KG).
  - *Morphin, Fentanyl, Sufentanil* – Bolusgabe: Morphin 2 – 4 mg; Fentanyl 0,05 – 0,1 mg (bzw. 0,5 – 1,5 µg/kg KG); Sufentanil 12,5 – 25 µg (bzw. 0,3 – 0,7 µg/kg KG).
- **Wirkdauer:**
  - Bupivacain: Nach Bolusgabe etwa 3 – 6 h.
  - Morphin: Nach Bolusgabe etwa 12 h.
  - Fentanyl: Nach Bolusgabe etwa 2 – 4 h.
  - Sufentanil: Nach Bolusgabe etwa 2 – 6 h.
- **Komplikationen:**
  - *Frühkomplikationen:*
    - Duraperforation mit nachfolgendem Kopfschmerz.
    - Subarachnoidale Injektion, ggf. mit nachfolgender totaler Spinalanästhesie (Atemstillstand, Kreislaufkollaps bis zum Herz-Kreislauf-Stillstand).
    - Punktion eines periduralen Gefäßes mit nachfolgender Blutung.
    - Überdosierung oder intravasale Injektion von Lokalanästhetika: Zerebrale Krampfanfälle, Herzrhythmusstörungen, Herzstillstand.
    - Punktion/Verletzung des Rückenmarks.
    - Ausgeprägter Blutdruckabfall durch Sympatholyse, vor allem bei vorbestehender Hypovolämie.
    - Nach Injektion von Opiaten: Atemdepression (frühe Atemdepression nach 2 – 3 Stunden, aber auch späte Atemdepression nach 10 – 18 Stunden möglich), Urinretention, Pruritus; s. auch S. 137.
  - *Spätkomplikationen:*
    - Kopfschmerzen nach Durapunktion.
    - Nervenwurzelläsionen.
    - Infektion, z. B. epiduraler Abszeß, Arachnoiditis, Myelitis mit nachfolgenden neurologischen Symptomen.
    - Epidurales Hämaton (*cave* Gerinnungsstörungen bei Intensivpatienten): Notfall mit Notwendigkeit zur sofortigen operativen Ausräumung. *Klinik:* Starke Rückenschmerzen, akut aufgetretene Paresen, Blasen- und Darmstörungen. *Diagnostik:* CT zur Diagnosesicherung.

- A.-spinalis-anterior-Syndrom. *Klinik:* Querschnittslähmung, dissoziierte Sensibilitätsstörung, Blasenstörung; *Diagnostik:* MRT, LP, Angiographie.
- Sekundäre Katheterdislokation, bei Dislokation in den Spinalraum dann Gefahr der subarachnoidalen Injektion/Infusion (s. o.).

➤ **Überwachung:** Wegen möglicher Nebenwirkungen muß der Patient *nach jeder Injektion* (und während der Dauerinfusion) über einen Periduralkatheter engmaschig überwacht werden: Bewußtseinslage; Atemtiefe und -frequenz, Hautfarbe (Zyanose?); Herzfrequenz, Blutdruck; Höhe der sensorischen Anästhesieausbreitung (Dermatom) durch Nadelstich-Test (Prick-Test), s. Abb. 3 S. 7; Ausmaß der motorischen Blockade.

➤ **Liegedauer des Periduralkatheters:** Wenn es gelingt, Infektionen zu vermeiden, kann ein Periduralkatheter über einen längeren Zeitraum liegen bleiben (bis zu mehreren Wochen oder sogar Monaten).

17.1 Grundlagen und Indikation

J. Rathgeber

Grundlagen und Begriffe

➤ Ziele der maschinellen Beatmung: Sicherstellung und Optimierung der pulmonalen Ventilation, Aufrechterhaltung des pulmonalen Gasaustauschs, Vermeidung von Komplikationen (beatmungsbedingte Schädigungen, nosokomiale Infektionen).

Beachte: Maschinelle Beatmung ist keine Therapie im eigentlichen Sinne, sondern eine überbrückende Maßnahme bis zur erfolgreichen Behandlung des ursächlich zugrundeliegenden Krankheitsbildes.

➤ **Unterschiede zwischen Spontanatmung und maschineller Beatmung:**
- *Spontanatmung:* Durch Kontraktion der Atemmuskulatur und subatmosphärischen Druck (= Sog) in den großen Luftwegen strömen die Atemgase in die Lunge. Die Exspiration erfolgt passiv durch die elastischen Rückstellkräfte von Lunge und Thorax (s. Abb. 44).
- *Maschinelle Beatmung:* Die Atemgase werden mit *Überdruck* gegen die elastischen Kräfte von Lunge, Thoraxwand und Zwerchfell in die Alveolen transportiert. Damit werden die intrathorakalen Druckverhältnisse in der Inspirationsphase umgekehrt. In der Exspirationsphase entweicht die Luft ebenfalls passiv wie bei der Spontanatmung (s. Abb. 45).

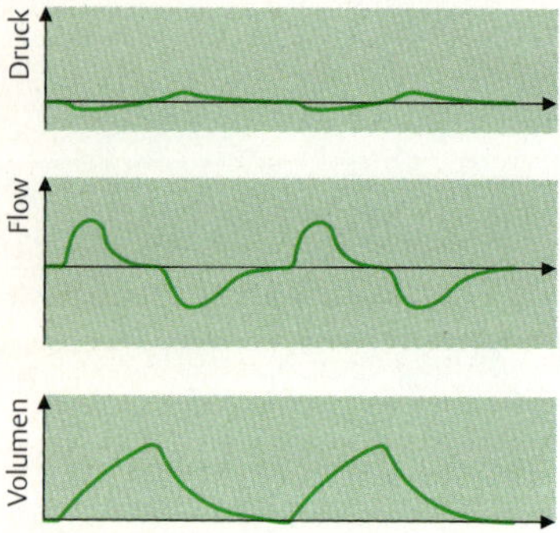

Abb. 44 Druck-Flow-Volumendiagramme bei Spontanatmung (SV). In der Exspirationsphase ist die Strömungsrichtung umgekehrt und wird deshalb als „negativer Flow dargestellt. Druck = Atemwegsdruck; Flow = In- und Exspirationsflow; Volumen = Tidalvolumen

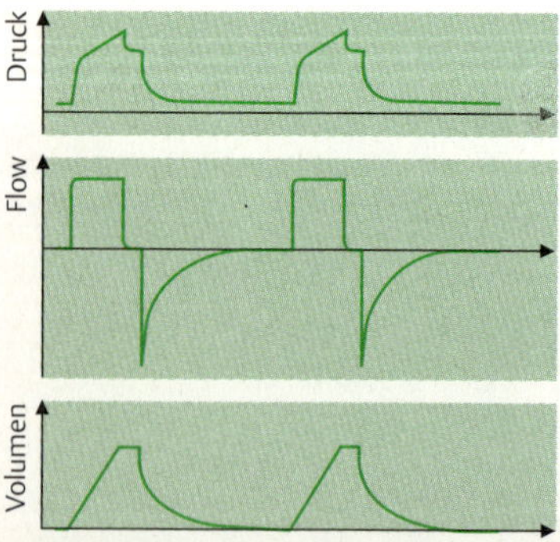

Abb. 45 Druck-Flow-Volumendiagramme bei volumenkontrollierter maschineller Beatmung mit konstantem Flow (VC-CMV). Druck = Atemwegsdruck; Flow = In- und Exspirationsflow; Volumen = Tidalvolumen

- **Beatmungsmuster:** Zeitliche Veränderungen von Druck, Flow und Volumen innerhalb des Beatmungszyklus (Inspirations- und Exspirationsphase).
- **Beatmungsform:** Wechselbeziehung zwischen Patient und Beatmungsgerät. Sie bestimmt, nach welchen Kriterien die einzelnen Beatmungszyklen ausgelöst werden, ihre zeitliche Abfolge sowie die Anteile von Respirator und Patient an der Gesamtventilation.

Hinweis: Häufig wird zwischen kontrollierter Beatmung und unterstützender Spontanatmung unterschieden. Die Übergänge zwischen diesen beiden Formen sind jedoch fließend, insbesondere bei neueren Beatmungsformen wie BIPAP (s. S. 169).

- **Normoventilation:** Ausreichende CO_2-Elimination → Normokapnie.
- **Hypoventilation:** Unzureichende CO_2-Elimination → Hyperkapnie. Bei Atmung von Raumluft führt alveoläre Hypoventilation immer auch zur Hypoxämie.
- **Hyperventilation:** Übersteigerte CO_2-Elimination → Hypokapnie.
- **Eupnoe:** Normale Atmung in Ruhe mit Atemfrequenzen von ca. 14/min.
- **Tachypnoe:** Erhöhte Atemfrequenz, erlaubt *keine* Rückschlüsse auf den ventilatorischen Status des Patienten. Ein tachypnoischer Patient kann normoventiliert, hyperventiliert oder – bei schweren Gasaustauschstörungen – sogar hypoventiliert sein.

Achtung: Hyperventilation und Tachypnoe nicht gleichsetzen!

- **Bradypnoe:** Erniedrigte Atemfrequenz ist nicht zwangsläufig mit Hypoventilation verknüpft (tief komatöse Patienten mit erniedrigtem metabolischem Grundumsatz und dementsprechend geringer CO_2-Produktion haben nur einen geringen Ventilationsbedarf, d. h. *Normoventilation* kann unter Umständen bereits durch wenige tiefe Atemzüge sichergestellt werden)

Achtung: Bradypnoe nicht mit *Schnappatmung* verwechseln. Die zumeist präfinal beobachteten krampfartigen Atemexkursionen sind immer insuffizient und gehen dem Atemstillstand unmittelbar voraus → absolute Intubationsindikation!

- **Dyspnoe:** Erschwerte Atmung, verbunden mit dem subjektiven Gefühl der Atemnot.

Allgemeine Beatmungsindikationen bei Ventilations- und Gasaustauschstörungen

- **Klinische Zeichen der zunehmenden Insuffizienz:**
  - Ausgeprägte Dyspnoe.
  - Diskoordination der Atembewegungen mit abdominellen Einziehungen während der Inspiration.
  - Variation der thorakalen und abdominellen Bewegungen von Atemzug zu Atemzug (alternierende Atmung).
  - Abfall der Atemfrequenz nach initialer Tachypnoe.
  - Zunehmende Zyanose als Zeichen der Hypoxämie.
  - Zunehmende Hyperkapnie, respiratorische Azidose.
  - Zunehmende Bewußtseinsstörungen.
  - Hypertonie, Tachykardie (später Bradykardie), Extrasystolie.
  - Bei der Entscheidung zur Beatmung können mitunter Grenzwerte hilfreich sein, mit denen die ventilatorische, atemmechanische und gasaustauschende Kapazität des Patienten bzw. seiner Lunge abgeschätzt werden kann.

17.1 Grundlagen und Indikation

Tabelle 27 Beatmungsindikationen

Parameter	Normalwerte	Beatmungsindikation
Atemmechanik:		
– Atemfrequenz (1/min)	12 – 20	> 35
– Vitalkapazität (ml/kgKG)	65 – 75	< 10
– inspiratorischer Sog (mbar)	75 – 100	< 25
Oxigenierung:		
– p_aO_2 (mmHg)	70 – 100 (bei Raumluftatmung)	< 70 (bei O_2-Maske)
– $p(AaDO_2)$ (mmHg)	25 – 65	> 450[1]
Ventilation:		
– p_aCO_2 (mmHg)	35 – 45	> 55[2]
– V_D/V_T[3]	0,25 – 0,4	> 0,6

[1] alveolo-arterielle Sauerstoffpartialdruckdifferenz, gemessen nach 10 min Atmung von 100 % Sauerstoff (Berechnung s. S. 49, Anhang)
[2] Gilt nicht für Patienten mit chronischer Hyperkapnie, z. B. bei chronisch obstruktiver Lungenerkrankung (s. u.)
[3] Totraumquotient (Verhältnis von Totraum zu Atemzugvolumen)

Achtung: Der richtige Zeitpunkt zur Intubation und Beatmung kann im Einzelfall schwierig zu bestimmen sein, da er ganz wesentlich von der Anamnese, dem klinischen Zustandsbild, den Vorerkrankungen und der Prognose des Patienten abhängt (z. B. bei Patienten mit chronisch obstruktiver Lungenerkrankung [COPD] + chronischer Hyperkapnie erst bei vergleichsweise hohen p_aCO_2-Werten, bei Patienten mit Schädel-Hirn-Trauma wegen der Gefahr des Hirndruckanstiegs dagegen sehr viel früher).

Atemgaskonditionierung

- **Ziel:** Klimatisierung der Atemgase, um die Austrocknung der Schleimhäute und Störungen der mukoziliären Clearance als Folge der Beatmung (= unphysiologische Überbrückung der oberen Luftwege mit dem Trachealtubus) zu reduzieren.
- **Systeme:**
  - *Aktive Befeuchtungssysteme:*
    - Indikationen: Patienten mit erhöhter Sekretproduktion, Lungenblutung, Lungenödem usw. (→ Risiko der partiellen Verlegung des HME) und Patienten mit Atemgasverlusten (z. B. durch Leckagen im System, bronchopulmonale Fisteln).
    - Beatmung mit erwärmtem (34 – 37 °C) und angefeuchtetem Atemgas (*cave:* Temperaturen > 37 °C können zu Hitzeschäden in der Trachea führen). Mindestens alle 48 h müssen Befeuchter und Schlauchsystem gewechselt und hygienisch aufbereitet werden. Wasser aus den Schläuchen sollte nicht in den Tubus gelangen (Keimreservoir!). „Trockenfahren" des Systems vermeiden.

    Achtung: Die Erwärmung unterkühlter Patienten durch aktive Befeuchtungssysteme ist *nicht* möglich!
  - *Heat and Moisture Exchanger (HME):*
    - Indikation: Jeder kurz- und langzeitbeatmete Patient.
    - Der Ausatemluft des Patienten wird Wärme und Feuchtigkeit entzogen und mit der folgenden Inspiration wieder zugeführt. Die maximale Leistungsfähigkeit des HME ist nach wenigen Atemzügen erreicht. *Leistungsfähige* HME stellen eine gleichwertige Alternative zu aktiven Befeuchtungssystemen auch bei langzeitbeatmeten Patienten dar. Der HME muß täglich gewechselt werden, das Schlauchsystem wöchentlich.

    Achtung: Installation des HME direkt auf dem Tubus!

17.2 Parameter + Sonderformen der Respiratortherapie

J. Rathgeber

Inspirations-Triggerung

- Durch Inspirationsbemühungen des Patienten werden am Beatmungsgerät Volumenlieferungen ausgelöst. Die „Triggerempfindlichkeit" kann am Respirator entweder manuell als Differenzdruck oder als Flowäquivalant eingestellt werden, oder sie ist fest vorgegeben. Die Triggerschwelle sollte möglichst niedrig eingestellt werden, um zusätzliche Atemarbeit zu vermeiden:
  - Drucktrigger: 0,5 – 5 mbar.
  - Flowtrigger: 1 – 15 l/min.
- Bei zu niedrigen Triggerschwellen kann es zu einer „Selbsttriggerung" des Beatmungsgerätes kommen → individuelle Einstellung unter Beobachtung von Patient (Atembemühungen) und Gerät (Synchronisation mit dem Patienten, Atemfrequenz).

Beatmungsdruck

- **Definition:** Der zur Verabreichung der Tidalvolumina erforderliche Druck im Beatmungssystem (gemessen am Tubus oder im Gerät).
- **Formen:**
  - *Atemwegsspitzendruck* = überschießende Druckspitze, wenn der Inspirationsflow kurzfristig das in die Lungenperipherie abfließende Volumen übersteigt.
  - *Inspiratorischer Plateaudruck* = Druck, wenn die Lunge für kurze Zeit in geblähtem Zustand bleibt, weil nach Einstrom der inspiratorischen Atemgasmenge nicht sofort in die Exspiration umgeschaltet wird. In dieser *Pausenphase* verteilen sich die Atemgase in die Lungenperipherie.
  - *Atemwegsmitteldruck* = mittlerer Beatmungsdruck, gemessen über den gesamten Atemzyklus. Er ist etwas niedriger als der mittlere alveoläre Druck.
  - *Endexspiratorischer Druck* = Atemwegsdruck am Ende der Exspirationsphase.

Hinweis: Bei definierten Tidalvolumina nimmt der Beatmungsdruck mit abnehmendem Tubusdurchmesser zu (Hagen-Poiseuille-Gesetz : $R = 1 \div r^4$). Vor allem bei Verwendung zu kleiner Beatmungstuben darf der am Respirator angezeigte Beatmungsdruck *nicht* mit dem Druck in den Atemwegen oder den Alveolen gleichgesetzt werden!

- **Bedeutung des Beatmungsdruckes:**
  - Hohe Tidalvolumina können ebenso wie hohe Beatmungsdrücke zur Schädigung des Lungenparenchyms beitragen (Volu-/Barotrauma).

  Volu-/Barotrauma: Hyperinflation der Alveolen durch Druck und/oder Volumen sowie konsekutiv auftretende intrapulmonale Scherkräfte können zur Schädigung initial gesunder Lungenareale führen (mit Zunahme der Totraumventilation, Verminderung von Surfactant, Abnahme der Gefäßdurchmesser der Lungenkapillaren, Umverteilung der Perfusion in minderbelüftete Areale mit Zunahme des Rechts-Links-Shunts, Abnahme des Herzzeitvolumens usw., evtl. Vollbild des akuten Lungenversagens (ARDS, s. S. 310), mögliche Therapie s. S. 311).

  Hinweis: Beim Erwachsenen sollten inspiratorische Beatmungsdrücke 35 mmHg dauerhaft nicht überschritten werden! → *inspiratorische Begrenzung* mit automatischem Abbruch der Inspiration ca. 10 mbar oberhalb des Spitzendruckes eines normalen Beatmungshubs (zur Vermeidung unerwünschter Druckspitzen in den Atemwegen, z. B. durch Gegenatmen des Patienten, partielle/totale Atemwegsverlegung, Veränderungen der Gesamtcompliance).

17.2 Parameter + Sonderformen der Respiratortherapie

Atemminutenvolumen (AMV)

- In einer Minute verabreichtes Atemvolumen. Resultiert aus der Höhe des eingestellten Tidalvolumens V_T und der Beatmungsfrequenz AF (AMV = $V_T \times$ AF). Übliche Größenordnungen: AMV = 100 ml/kg KG/min; V_T = 5 – 10 ml/kg KG.

Inspirationsflow

- Strömungsgeschwindigkeit der Atemgase während der Inspiration. Direkt wählbar oder aus der Einstellung der aktiven Inspirationszeit resultierend (s. u.). Übliche Größenordnung: 15 – 60 l/min.
- Je höher der Inspirationsflow, desto steiler der Druckanstieg in den Atemwegen. Je niedriger der Inspirationsflow, desto länger ist die Zeit zur Abgabe des Tidalvolumens.

PEEP (Positive-End-Expiratory-Pressure)

- **Prinzip:** Am Ende der Exspiration sinkt der Atemwegsdruck nicht auf Null bzw. atmosphärischen Druck ab, sondern bleibt durch Ventilschluß auf einen einstellbaren Wert erhöht.
- **Wirkung, Effekte:**
  - Optimierung der funktionellen Residualkapazität (FRC).
  - Alveoläres Rekruitment: Vergrößerung der gasaustauschenden Oberfläche durch Eröffnung kollabierter Alveolen.
    Offenhalten der kleinen Luftwege während der Exspiration.
  - Abnahme des Rechts-Links-Shunts.
  - Senkung der linksventrikulären Vorlast.
- **Indikationen** (PEEP-Beatmung oder CPAP-Spontanatmung [s. S. 165]): Erkrankungen des Lungenparenchyms mit Störung des Gasaustauschs (z. B. Pneumonie, kardiales/toxisches Lungenödem usw.).
- **Kontraindikationen:**
  - Hirndruck (PEEP nicht > 5 mbar).
  - Nicht drainierter Pneumothorax.
  - Lungenembolie.
- **Probleme, Einschränkungen:**
  - Erhöhung des intrathorakalen Luftvolumens mit Zunahme der Totraumventilation.
  - Abnahme des HZV durch venöse Rückflußbehinderung (RR-Abfall, Rückgang der Diurese) → Vorsicht bei Schock und Hypovolämie.
  - Einschränkung der Lungenperfusion.
  - Gefahr der kardialen Dekompensation bei abrupter Rücknahme hoher PEEP-Niveaus → schrittweise Reduktion des PEEP-Niveaus (PEEP-Weaning).
- **Einstellungen:** Als *Standard 5 mbar; maximal 15 mbar.* Schrittweise erhöhen, solange sich der Gasaustausch verbessert.

Atemzeitverhältnis (I/E-Ratio)

- **Definition:** Verhältnis von Inspirations (TI)- zu Exspirationsdauer (TE). (Atemzyklusdauer T = TI + TE; Atemfrequenz AF = 60 ÷ T).
- **Einstellung:** Direkt am Respirator oder resultierend aus den Einstellungen von Tidalvolumen, Beatmungsfrequenz und Inspirationsflow. Bei gesunden Lungen 1 : 2 bis 1 : 1.

17.2 Parameter + Sonderformen der Respiratortherapie

Inverse-Ratio-Ventilation (IRV):

- *Definition:* Die Inspirationszeit ist länger als die Exspirationszeit (I/E > 1 : 1) durch Reduktion des Flows und/oder Verlängerung des endinspiratorischen Plateaus *(Pausenphase)*. Durch verkürzte Exspirationsphase bildet sich ein regional unterschiedlich hoher intrinsic PEEP (s. u.).
- *Indikation:* Schwere pulmonale Gasaustauschstörungen, um „langsame Kompartimente" (= Alveolarbezirke mit hoher Resistance) erreichen zu können.
- *Probleme, Einschränkungen:*
  - Bei Atemzeitverhältnissen ≥ 3 : 1 besteht die Gefahr des „air trapping" = allmähliche (und unbemerkte) Überblähung der Lunge durch sich addierende exspiratorische Restvolumina. Dieses Problem besteht besonders bei volumenkontrollierten Beatmungsformen.

  Achtung: Keine IRV bei volumenkontrollierter Beatmung!
  - IRV erhöht den pulmonalen Mitteldruck → Zunahme der ungünstigen Auswirkungen der Überdruckbeatmung auf die Lungen (Einschränkung der Perfusion) und andere Organsysteme (z. B. HZV-Abfall durch Vorlastsenkung) → invasives Monitoring der kardiopulmonalen Verlaufsparameter!
  - Routinemäßig keine I/E-Ratio > 4 : 1 einstellen, da hierbei – wenn überhaupt – nur noch marginale Verbesserungen des Gasaustauschs zu erwarten sind.

Intrinsic PEEP:

- *Definition:* Im Gegensatz zum extrinsic PEEP ein dynamisches Phänomen, das idealerweise vorwiegend in „langsamen Kompartimenten (s. o.) wirksam wird, während normale Kompartimente nicht oder nur wenig beeinflußt werden. Dem kritischen Abfall des Atemwegverschlußdrucks während der Exspiration mit Alveolenkollaps in diesen Bezirken wird entgegengewirkt → verbesserter Gasaustausch. Zu unerwünschten Wirkungen s. u.

Hinweis: Auf die Einstellung eines extrinsic PEEP sollte nicht verzichtet werden, um „normale" Kompartimente am exspiratorischen Kollaps zu hindern!

- *Ursachen:* Verkürzung der Exspirationszeit (IRV; s. o.) → nicht das ganze Atemhubvolumen kann ausgeatmet werden. (Hohe exspiratorische Atemwegswiderstände [Tubusobstruktion!], hohe Atemfrequenzen [Tachypnoe] und große Hubvolumina können zur Ausbildung eines intrinsic PEEP beitragen.
- *Monitoring:* Gesamt-PEEP = intrinsic PEEP + extrinsic PEEP. In der Flowkurve sind die Auswirkungen des intrinsic PEEP als endexspiratorischer Restflow gut zu erkennen (= der Exspirationsflow geht nicht auf Null zurück, s. Abb. 46). Seine Höhe ist am Druckmanometer des Respirators nicht direkt ablesbar und wird daher oft übersehen. Quantitativ läßt sich der intrinsic PEEP nur durch ein endexspiratorisches Okklusionsmanöver messen.

➤ **Einschränkungen:**

- *In der weaning-Phase* können die durch intrinsic-PEEP-Phänomene in der Lunge verbleibenden Restvolumina besonders nachteilig sein → Da der Patient vor jeder Inspiration den intrinsic PEEP überwinden muß, um den Respirator zu triggern, erhöht sich die Atemarbeit.
- *Akute, chronische Atemwegsobstruktion (Asthma, COPD):* Ein intrinsic PEEP führt zur weiteren Zunahme der pathologischen, generalisierten Lungenüberblähung und muß daher vermieden werden (*cave* Barotrauma!).

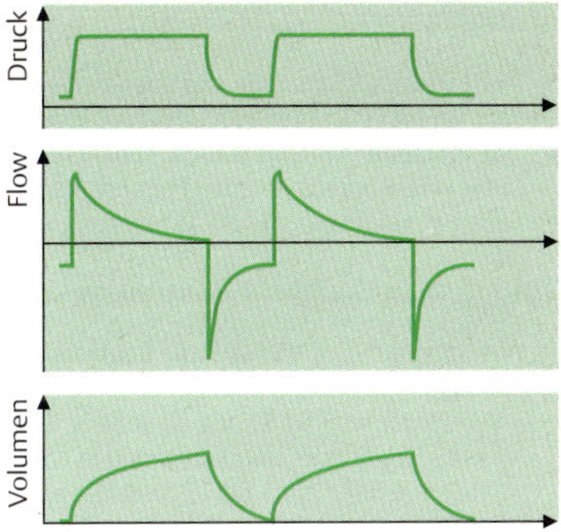

Abb. 46 Intrinsic PEEP. Erkennbar am endexspiratischen Restflow im Flow-Diagramm bei druckkontrollierter maschineller Beatmung und Inverse Ratio Ventilation. Druck = Atemwegsdruck; Flow = In- und Exspirationsflow; Volumen = Tidalvolumen

Achtung: Die Vergrößerung der gasaustauschenden Fläche durch extrinsic und intrinsic PEEP ist ein Prozeß, der Stunden bis Tage erfordert. Für das Wiedereröffnen atelektatischer Lungenareale ist neben adäquaten Beatmungsverfahren häufig auch das bronchoskopische Freisaugen verlegter Bronchialostien erforderlich. Ergänzend kann die Bauchlagerung des Patienten hilfreich sein (s. S. 172).

Permissive Hyperkapnie

- **Definition:** Beatmungsform, bei der ein Ansteigen des p_aCO_2 bewußt in Kauf genommen wird. Ziel ist die Begrenzung der Beatmungsdrücke beim ARDS (hier treten im Verlauf typischerweise zunehmende CO_2-Gasaustauschstörungen auf. Normoventilation kann dann oft nur durch ständige Erhöhung der Atemminutenvolumina erreicht werden, was zu einer weiteren Progredienz der Druck-[Volumen-] schädigungen im verbliebenen intakten Parenchym führt).
- **Durchführung:**
  - *Keine Normoventilation um jeden Preis:* Druckbegrenzung vor CO_2-Elimination zur Vermeidung irreversibler Lungenschädigungen (s. S. 158)!
  - Erniedrigung der Tidalvolumina (bis 5 ml/kgKG) unter bewußter Inkaufnahme steigender p_aCO_2-Werte (es gibt keinen pCO_2-Grenzwert; zum Ausgleich Atemfrequenz erhöhen [ca. 25/min]).
  - Trotz CO_2-Retention erfolgt meist kein kritischer Abfall des pH-Werts unter 7,3 (bei intakter Nierenfunktion ausreichende metabolische Kompensation).

Hinweis: Obwohl teilweise gute klinische Erfolge beschrieben sind, bleibt die permissive Hyperkapnie dennoch eine Therapieform, die nur verzweifelten Ausnahmefällen unter Beachtung der Kontraindikationen (z. B. Patienten mit erhöhtem Hirndruck, KHK, schwerer Herzinsuffizienz, zerebralem Krampfleiden) vorbehalten sein sollte.

17.3 Kontrollierte Beatmung

J. Rathgeber

Grundlagen

- **Definition:** Maschinelle Beatmung ohne wesentliche Einflußmöglichkeiten des Patienten → Continuous Mandatory Ventilation(CMV).
- Synonyme: IPPV = Intermittent Positive Pressure Ventilation (= CMV ohne PEEP), CPPV = Continuous Positive Pressure Ventilation (= IPPV mit PEEP).
- Formen: Volumen-, druck-, flow-, zeitgesteuerte Beatmung.

Volumenkontrollierte Beatmung

- **Abkürzung:** VC-CMV (Volume Controlled Continuous Mandatory Ventilation).
- **Prinzip:**
  - Zielparameter und Kontrollvariable ist das Tidalvolumen V_T (AMV = $V_T \times$ AF).
  - Je niedriger die Compliance und je höher die Resistance der beatmeten Lunge, desto größer sind die erforderlichen maschinellen Beatmungsdrücke (s. S. 158).
  - Da immer die gleichen Tidalvolumina appliziert werden, wird die volumenkontrollierte Beatmung auch als *volumenkonstante* Beatmung bezeichnet (s. Abb. 45).
- **Indikation, Anwendung:** Nur noch in Ausnahmefällen (schwere Störung der Atemregulation, Muskelrelaxation, Paralyse), stattdessen Beatmung im SIMV-Modus.
- **Einstellungen:**
  - *Flow:* Üblicherweise Konstantflow (15 – 40 l/min), d. h. bis zum Ende der Flowphase wird ein konstanter Flow definierter Höhe abgegeben. Andere Flowmuster (dezelerierend, akzelerierend, sinusförmig) bieten keine Vorteile.
  - *Druckbegrenzung:* Begrenzungsdruck ca. 10 mbar oberhalb des Spitzendrucks eines normalen Beatmungshubs.
  - *Frequenz:* Die primäre Einstellung des AMV orientiert sich am Körpergewicht des Patienten, wobei ein Ventilationsbedarf von ca. 100 ml/kg KG/min zugrunde gelegt wird. Initiale Beatmungsfrequenz: 8 – 15/min.
- **Monitoring** über Beatmungsdruck (s. Tab. 28 und S. 158).
  - Der Beatmungsdruck ist ein wichtiger Parameter bei der Einstellung des Beatmungsmusters sowie bei der Erkennung von Veränderungen der pulmonalen Eigenschaften oder der Atemwegswiderstände. Zu Veränderungen s. Tab. 28.
  - ***Sonderform*** volumenkontrollierte, drucklimitierte Beatmung (Pressure Limited Ventilation, PLV): Zielgröße bleibt das Volumen. Überschreiten des eingestellten Begrenzungsdrucks führt *nicht* zum Abbruch der Inspirationsphase, sondern zur automatischen Flowreduktion (dezelerierender Flow). Die Exspiration wird erst nach vollständiger Applikation des gewählten Tidalvolumens eingeleitet → Über weite Bereiche volumenkonstante Beatmung trotz Druckbegrenzung (s. Abb. 164, 165) und damit bessere Anpassung des Inspirationsflows an plötzliche Veränderungen der Lungenmechanik.
  - *Indikation, Anwendung:* Die drucklimitierte Beatmung ist keine eigenständige Beatmungsform, sondern wird als sinnvolle Zusatzfunktion angeboten, z. B. in Verbindung mit VC-CMV oder S-IMV. Wenn möglich, sollten volumenkontrollierte Beatmungszüge *generell* drucklimitiert verabreicht werden.

Tabelle 28 Mögliche Ursachen von Veränderungen des Beatmungsdrucks

Anstieg	Abfall
extrapulmonale Ursachen: – Abknicken des Beatmungsschlauchs – Abknicken des Tubus – Verlegung des Tubus durch Sekret oder Fremdkörper (akut oder langsam) – Cuffhernie *intrapulmonale Ursachen:* – Abnahme der Compliance (Lungenödem) – Zunahme der Resistance (Bronchospasmus, Sekretretention, Atelektase) – Zunahme der intrathorakalen Drücke (Pneumothorax, Hämatothorax) – unzureichende Sedierung, „Gegenatmen"	– Diskonnektion – Leckage im System – unzureichende Cuff-Blockung – Gerätedefekt

Sonderform „kontrollierte Beatmung mit Seufzer": Intermittierende Beatmung mit höheren Atemzugvolumina oder Anhebung des PEEP-Niveaus (= Seufzer). Ziel ist die Wiedereröffnung kollabierter Areale und die Optimierung der funktionellen Residualkapazität. Der Effekt ist gering, andere Maßnahmen sind wirkungsvoller (wie z.B. dauerhafte Beatmung mit angepaßten PEEP-Niveaus, BIPAP oder IRV, da sie die pathophysiologischen Veränderungen der erkrankten Lunge besser berücksichtigen).

Achtung: Es gibt es keine Indikation für die „Seufzer-Atmung"!

Druckkontrollierte Beatmung

- **Abkürzung:** PC-CMV (Pressure Controlled Continuous Mandatory Ventilation). Zu BIPAP s. S. 169.
- **Prinzip:**
  - Zielparameter + Kontrollvariable ist der Atemwegs-(Beatmungs-)Druck (s. S. 158).
  - Der initial hohe Flow nimmt nach Erreichen des vorgewählten inspiratorischen Druckniveaus ab (dezelerierender Flow), so daß während der Inspirationszeit ein konstanter Druck in den Atemwegen aufrechterhalten wird (s. Abb. 47).
  - Druckkontrollierte Beatmungsformen sind *volumeninkonstant*. Die verabreichten Tidalvolumina hängen von der Höhe und Dauer des inspiratorischen Druckniveaus sowie den atemmechanischen Eigenschaften der beatmeten Lunge ab.

  Beachte: Bei sich plötzlich ändernder Compliance oder Resistance ändern sich auch die Tidal-/Minutenvolumina, was zur Hypoventilation des Patienten führen kann!
  - Die Umschaltung in die Exspiration erfolgt *zeitgesteuert*. Die Zeitsteuerung bezieht sich aber nur auf die Inspirationsphase; Inspirationsbemühungen des Patienten in der Exspirationsphase lösen einen neuerlichen Beatmungszug aus.

17.3 Kontrollierte Beatmung

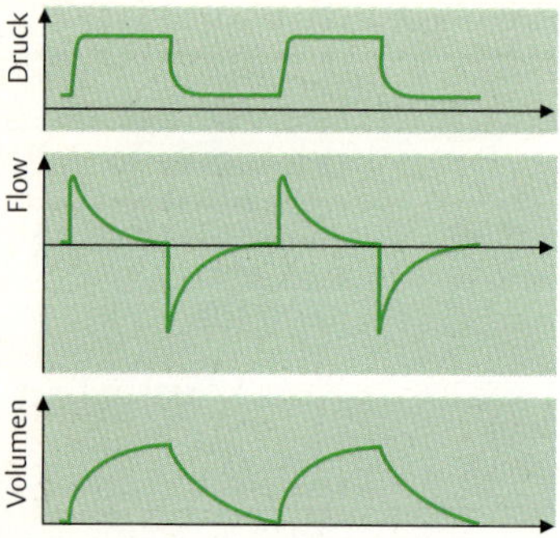

Abb. 47 Druck-Flow-Volumendiagramme bei druckkontrollierter maschineller Beatmung (PC-CMV). Nach Erreichen des gewählten inspiratorischen Druckplateaus dezeleriert der Inspirationsflow. Druck = Atemwegsdruck; Flow = In- und Exspirationsflow; Volumen = Tidalvolumen

- **Indikation, Anwendung:** Therapie der Wahl bei Patienten mit Lungenleckagen; die Luftverluste werden durch die zur Aufrechterhaltung des Druckplateaus notwendige Nachführung des Inspirationsflows bis zu einem gewissen Grad kompensiert.
- **Einstellungen:** AF 8 – 15/min; I : E = 1 : 1 – 1 : 2; PEEP 5 mbar. Die Einstellung des Druckplateaus erfolgt primär anhand der resultierenden Tidal-(Minuten)Volumina (s. S. 159).
- **Monitoring** über Atemvolumina (s. o.); ein Abfall der Atemvolumina kann folgende Ursachen haben: Abnahme der Compliance (Lungenödem), Zunahme der Resistance (Sekretretention, Atelektase), Zunahme der intrathorakalen Drücke (Pneumothorax, Hämatothorax), Leckage, unzureichende Sedierung, „Pressen" des Patienten.

17.4 Maschinell unterstützte Spontanatmung

J. Rathgeber

Vorbemerkungen

- **Gründe für die Erhaltung der Spontanatmung:**
  - Verbesserung des pulmonalen Gasaustauschs durch „physiologischere" Verteilung von Ventilation und Perfusion.
  - Geringere Invasivität der Beatmung.
  - Abnahme des intrathorakalen Drucks, geringere Beeinträchtigung von alveolärer Perfusion und Hämodynamik, Verbesserung des O_2-Transports.

Hinweis: Effektive Spontanatmung ist bei Beatmung mit herkömmlichen druck- oder volumenkontrollierten Beatmungsverfahren nicht möglich. APRV und BIPAP erlauben dagegen ungehinderte Spontanatmung zu jedem Zeitpunkt innerhalb des maschinellen Beatmungszyklus, so daß eine tiefe Analgosedierung in aller Regel nicht mehr erforderlich ist (s. S. 169).

CPAP (Continious positive Airway Pressure)

- **Prinzip:** „Spontanatmung mit PEEP" = Inspiration und Exspiration gegen einen voreingestellten PEEP (s. Abb. 44). Zu Masken-CPAP s. S. 172.
- **Üblicher PEEP-Wert/CPAP-Werte:** 5 – 10 mbar.
- **Indikation:** Hierdurch sollen verschlossene Alveolarbezirke wieder eröffnet, offengehalten und für den Gasaustausch rekrutiert werden. Weaning, Atemtraining; Schlafapnoesyndrom (Masken-CPAP).

Achtung: Die Atemarbeit ist beim intubierten Patienten durch die Widerstände von oralen und nasalen Endotrachealtuben zusätzlich erhöht. Daher keine Spontanatmung über längere Zeit ohne additive Atemhilfen (s. u.).

Intermittierende mandatorische Beatmung (Intermittent Mandatory Ventilation, IMV)

- **Prinzip:** Mischform aus Spontanatmung und volumen- oder druckkontrollierter Beatmung bei Patienten, deren Eigenventilation nicht ausreicht (s. Abb. 48). Die Übergänge zwischen voll kontrollierter Beatmung und partieller ventilatorischer Unterstützung mit Spontanatmung sind fließend. Frequenz, Hubvolumen und Beatmungsmuster der maschinellen Beatmungshübe sind einstellbar. Spontanatmung zwischen den maschinellen Beatmungszügen ist möglich.

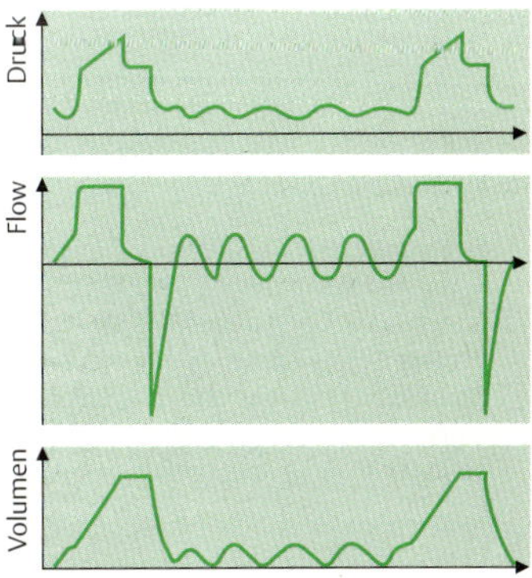

Abb. 48 Druck-Flow-Volumendiagramme bei S-IMV. Die intermittierenden maschinellen Beatmungshübe werden volumenkontrolliert mit Konstantflow appliziert. Druck = Atemwegsdruck; Flow = In- und Exspirationsflow; Volumen = Tidalvolumen

17.4 Maschinell unterstützte Spontanatmung

- **Varianten:**
  - Volumenkontrollierte IMV (VC-IMV = Volume Controlled IMV).
  - Druckkontrollierte IMV (PC-IMV = Pressure Controlled IMV).
- **Voraussetzung:** Intermittierende Spontanatmung erfordert ausreichend lange Zeit zwischen den maschinellen Beatmungshüben.
- **Indikation:** Standardverfahren bei nahezu allen respiratorischen Störungen. Durch entsprechende Einstellungen der IMV-Frequenzen läßt sich praktisch eine kontrollierte Beatmung durchführen. Gut geeignet zur Entwöhnung, meist in Kombination mit PSV (s. S. 166).

Hinweis:
- Hohe IMV-Frequenzen (> 8/min) und maschinelle Beatmungshübe mit langer Inspirationszeit (niedriger Flow oder lange Plateauphase) verhindern additive Spontanatmung.
- IMV erfordert die ständige Anpassung der maschinellen Parameter an die aktuellen ventilatorischen Bedürfnisse des Patienten.

S-IMV (Synchronized Intermittent Mandatory Ventilation): Nur innerhalb eines Erwartungszeitfensters werden die maschinellen Beatmungszüge patientengetriggert (Flow- oder Drucktrigger) und damit synchron zur Spontanatmung abgegeben, damit die freie Spontanatmung zwischen den Beatmungen nicht behindert wird. Registriert der Respirator innerhalb dieses Zeitfensters keine Spontanatmungsbemühung, wird der mandatorische Beatmungshub unsynchronisiert verabreicht (dann wie bei IMV, s. o.) Die Einstellungen sind abhängig von der Spontanatmungskapazität des Patienten.

Mandatorische Mindest-Ventilation (Mandatory Minute Ventilation, MMV)

- **Synonyme:** MMV = Minimal Minute Volume; AMV = Augmented Minute Volume; EMMV = Extended Mandatory Minute Volume.
- **Prinzip:** Maschinelle Beatmungszüge werden nur dann appliziert, wenn in einem bestimmten Zeitraum ein vorgewähltes Mindest-Atemminutenvolumen durch Spontanatmung nicht erreicht wurde.
- **Indikationen:** Keine eindeutigen Vorteile gegenüber z. B. S-IMV → entbehrlich!
- **Vorteile:** Feed-back-System: Bei ausreichender Spontanatmung unterbleiben maschinelle Beatmungshübe. (MMV erlaubt dem Patienten mehr Spielraum als konventionelle IMV-Beatmung).
- **Nachteile:** Geringe Transparenz der maschinellen Atemhilfe, erschwerte Beurteilung der ventilatorischen Kapazität des Patienten.

Druckunterstützte Spontanatmung (Pressure Support Ventilation, PSV)

- **Synonyme:** IFA = Inspiratory Flow Assistance; IHS = Inspiratory Help System; ASB = Assisted Spontaneous Breathing; IPS = Inspiratory Pressure Support; IFA = Inspiratory Flow Assistance; IA = Inspiratory Assist; PS = Pressure Support.
- **Prinzip:** Flow-(druck-)gesteuerte maschinelle Unterstützung jedes einzelnen Atemzugs. Der Unterstützungsdruck entscheidet über den Anteil des Respirators an der Gesamtventilation, die Übergänge zwischen Spontanatmung und maschineller Beatmung sind fließend (s. Abb. 49).

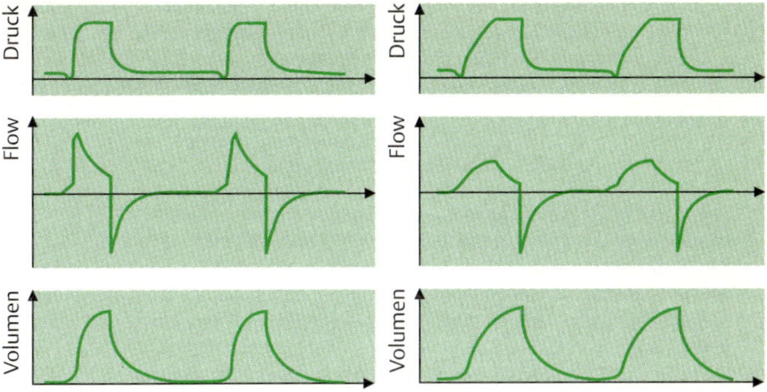

Abb. 49 Druck-Flow-Volumendiagramme bei druckunterstützter Spontanatmung (PSV). Links mit maximalem Initialflow, der nach Erreichen des Druckniveaus dezeleriert, rechts mit inspiratorischer Rampe. Druck = Atemwegsdruck; Flow = In- und Exspirationsflow; Volumen = Tidalvolumen

- **Prinzip:** Jede Inspirationsbemühung löst einen dezelerierenden Flow aus, der um so höher ist, je größer der Hilfsdruck eingestellt wurde. Das resultierende Tidalvolumen hängt ab von der Höhe des eingestellten Differenzdrucks, der Compliance und Resistance der Lunge, der Intensität und Dauer der Inspirationsbemühung des Patienten. Die Exspiration wird eingeleitet
  - *flowgesteuert: a)* Der Flow ist auf einen vorgegebenen Prozentsatz des inspiratorischen Spitzenflows (z.B. 25%) abgesunken; *b)* ein definierter, nicht veränderbarer absoluter Flow (meist zwischen 2 und 6 l/min) wird unterschritten.
  - *druckgesteuert:* Exspirationsbemühungen des Patienten werden als Druckanstieg (z.B. 1–3 mbar oberhalb des eingestellten inspiratorischen Unterstützungsdrucks) erkannt.
  - *zeitgesteuert:* Nach Ablauf einer bestimmten Zeit, z.B. 5 s.
- **Vorteil:** Der Patient bestimmt Beginn, Verlauf und das verabreichte Volumen des maschinell unterstützten Atemzuges.
- **Nachteile:** Schnelle Druckanstiege bewirken nicht nur den erwünschten hohen Initialflow, sondern führen – v.a. bei restriktiven Lungenfunktionsstörungen – auch zu vorzeitigem Abbruch der Inspirationsphase, da das Umschaltkriterium (< 25% des Spitzenflows) zu früh erreicht wird. Bei manchen Beatmungsgeräten läßt sich daher die Steilheit des inspiratorischen Druckanstiegs variieren (inspiratorische Rampe; s. Abb. 49).

Beachte: Wird die Druckanstiegsgeschwindigkeit zu niedrig eingestellt (z.B. 2 s), resultieren Luftnot und Exspirationsbemühungen des Patienten *vor* Ende der Inspirationsphase → die Akzeptanz sinkt, die Atemarbeit steigt an.

- **Einstellungen:**
  - Üblicherweise 3–25 mbar (Werte von 3–10 mbar sind bei intubierten und spontanatmenden Patienten *generell sinnvoll*, da sie die erhöhte inspiratorische Resistance durch Tubuswiderstand und Demand-Flow-System zumindest teilweise kompensieren können).

17.4 Maschinell unterstützte Spontanatmung

  - Im Einzelfall muß die Höhe der inspiratorischen Druckunterstützung den individuellen pulmonalen und atemmechanischen Gegebenheiten des Patienten angepaßt werden (s. o. „inspiratorische Rampe")

Achtung: Hohe Druckunterstützung entspricht de facto einer maschinellen Beatmung!

Proportional Assist Ventilation, PAV

- **Synonym:** PPS = Proportional Pressure Support.
- **Prinzip:** Der Unterstützungsdruck orientiert sich an den Inspirationsbemühungen des Patienten. Die effektive maschinelle Druckunterstützung ändert sich dabei von Atemzug zu Atemzug *proportional* zur aufgebrachten inspiratorischen Arbeit des Patienten (= Inspirationssog). Steuergröße sind Compliance und Resistance der Lunge.
- **Vorteile:** Die inspiratorische Druckunterstützung arbeitet „physiologisch", d. h. sie unterliegt der Kontrolle des Atemantriebs und unterstützt die Atemmuskulatur gleichsinnig. PAV ermöglicht damit möglicherweise die bessere Anpassung der maschinellen Unterstützung an die ventilatorischen Bedürfnisse des Patienten als PSV bei gleichzeitiger Reduktion der Atemarbeit (s. Abb. 50).
- **Nachteil:** Zur Kompensation der Muskelarbeit ist die Kenntnis von Resistance und Compliance erforderlich. Bei fehlerhafter Einstellung Über- oder Unterkompensation.

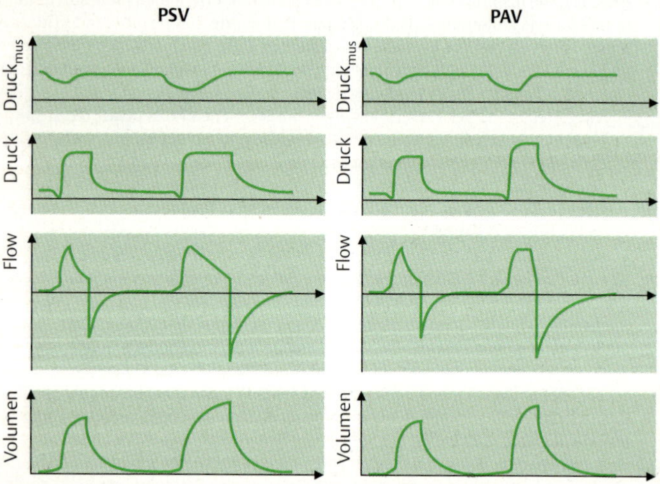

Abb. 50 Vergleich der Druck-Flow-Volumendiagramme zwischen druckunterstützter Spontanatmung (PSV) (links) und Proportional Assist Ventilation (PAV) (rechts). Gleichbleibende Druckunterstützung bei PSV unabhängig von den Inspirationsbemühungen ($Druck_{mus}$) des Patienten, bei PAV dagegen generieren größere Inspirationsbemühungen auch höhere Druckunterstützungen (rechts). Druck = Atemwegsdruck; Flow = In- und Exspirationsflow; Volumen = Tidalvolumen

- **Indikation:** Bisher gibt es kaum klinische Erfahrungen. PAV scheint aufgrund seines differenzierten Steuermechanismus nicht nur bei restriktiven Lungenerkrankungen, sondern auch bei der unterstützenden Beatmung von Patienten mit Insuffizienz der Atempumpe Vorteile gegenüber anderen Beatmungsformen aufzuweisen.

Airway Pressure Release Ventilation (APRV), Biphasic Intermittent Positive Airway Pressure (BIPAP)

- **Prinzip:** Maschinelle Beatmungsformen mit der Möglichkeit zur ungehinderten Spontanatmung während des gesamten Atemzyklus. Die Übergänge zwischen Teilsubstitution und vollständiger Substitution der Ventilation (und damit der Anteil an der Gesamt-Atemarbeit) sind fließend.
- **APRV:** Spontanatmung mit hohem PEEP (20 – 30 mbar) mit *kurzzeitiger* Entlastung des Niveaus in regelmäßigen Abständen („Pressure Release"). Wechsel der PEEP-Niveaus bewirken Volumenverschiebungen, die im weitesten Sinne als maschinelle Beatmungshübe bezeichnet werden können (s. Abb. 51).

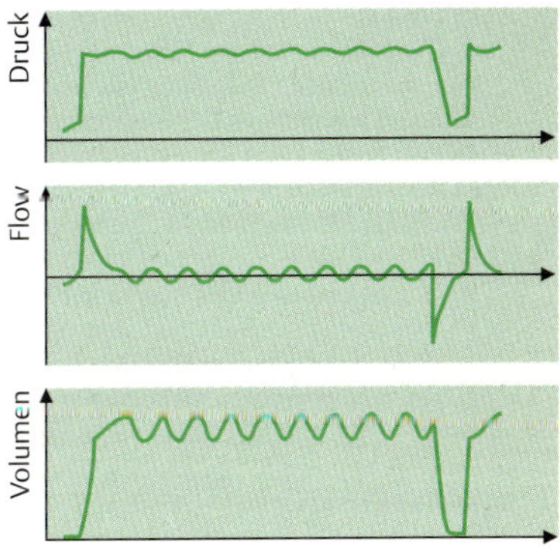

Abb. 51 Druck-Flow-Volumendiagramme bei APRV. Spontanatmung auf hohem PEEP-Niveau mit kurzzeitiger Pressure Release. Druck = Atemwegsdruck; Flow = In- und Exspirationsflow; Volumen = Tidalvolumen

- **BIPAP:** Variante von APRV. Druckkontrollierte Beatmungsform, die dem Patienten jedoch – im Gegensatz zur konventionellen PC-CMV-Beatmung (s. S. 163) – ungehinderte Spontanatmung auf beiden Druckniveaus erlaubt (s. Abb. 52):
  - Je größer die Differenz zwischen oberem und unterem Druckniveau und je kürzer die Phasenzeiten, desto größer der maschinelle Ventilationsanteil.
  - *Keine Spontanatmung des Patienten* → BIPAP entspricht der zeitgesteuerten, druckkontrollierten Beatmung (= PC-CMV; s. S. 163).
  - *Freie Spontanatmung auf beiden Druckniveaus* → aus „Gegenatmen" wird „Mitatmen" – zusätzlicher Ventilationsbedarf, z. B. durch Wachheit, Streß, Schmerz usw. kann gedeckt werden.

17.4 Maschinell unterstützte Spontanatmung

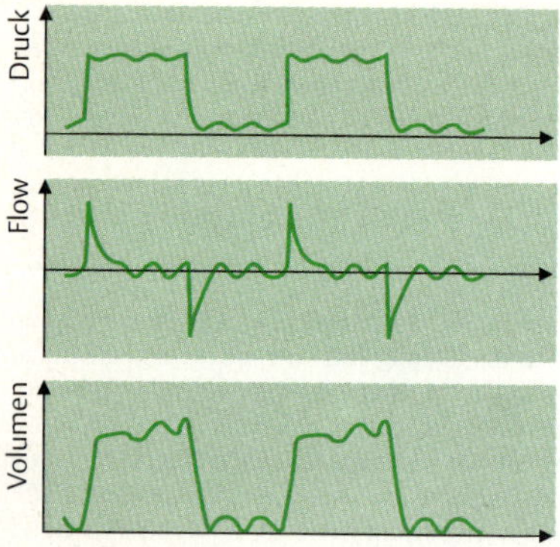

Abb. 52 Druck-Flow-Volumendiagramme bei BIPAP. Druckkontrollierte Beatmung mit überlagerter Spontanatmung. Druck = Atemwegsdruck; Flow = In- und Exspirationsflow; Volumen = Tidalvolumen

- **Anwendung:**
  - *Akutes Lungenversagen:* Selbst bei schwersten Formen kann die Überlagerung von maschineller Beatmung und Spontanatmung einen Beitrag zur Verbesserung des pulmonalen Gasaustauschs leisten.
  - *Erhöhung von FRC + alveoläres Rekruitment* durch Erhöhung des pulmonalen Mitteldrucks: *a)* durch gleichgerichtete Veränderung der unteren und oberen Druckniveaus und/oder *b)* Verlängerung der oberen Druckniveaus (= IRV-BIPAP).
  - *Strategien bei drohender Hyperkapnie:*
    1. Druckdifferenz zwischen den beiden Druckniveaus durch Erhöhung der oberen und/oder Senkung der unteren Drücke vergrößern.
    2. Oder: Niveauzeiten verkürzen (Zunahme der Beatmungsfrequenz).

Hinweis: BIPAP und APRV sind nicht nur alternative Weaningverfahren, sondern effektive Beatmungshilfen, die den Gasaustausch verbessern und gleichzeitig die Invasivität der maschinellen Beatmung senken. Ihr Einsatz sollte daher so früh wie möglich angestrebt werden. Voraussetzung für ihren erfolgreichen Einsatz sind jedoch angepaßte Analgosedierungskonzepte, die dem Patienten ungehinderte Spontanatmung innerhalb des maschinellen Beatmungszyklus erlauben.

- **Einstellungen:** Bei der Einstellung der BIPAP-Parameter gelten die gleichen Kriterien wie bei druckkontrollierter Beatmung PC-CMV (s. S. 163).

17.5 Physikalische Maßnahmen

J. Rathgeber

Vorbemerkung

- Physiotherapeutische Maßnahmen zur Erhöhung der funktionellen Residualkapazität sind der erste Schritt bei leichten Störungen der *Oxigenierungsfunktion*, z. B. nach großen operativen Eingriffen oder bei bettlägerigen Patienten mit schweren Allgemeinerkrankungen ohne primäre Lungenbeteiligung. Bei beatmeten Patienten sind sie ein wesentlicher Bestandteil der begleitenden Therapie.

Incentive Spirometrie

- **Definition:** Form der Atemtherapie mit regelmäßigen aktiven, langsamen und tiefen (maximalen) Inspirationsmanövern.
- **Therapeutisches Prinzip:** Verbesserung der funktionellen Residualkapazität und Verhinderung von Atelektasen (z. B. Triflo, Mediflo, RespiFlo III).
- **Voraussetzung:**
  - Motivation und Kooperation des Patienten.
  - Wenn möglich, präoperative Einweisung in Funktion des Gerätes und Nutzen der Therapie.
  - Durchführung der Übungen mit erhöhtem Oberkörper bzw. an der Bettkante sitzend zur Verbesserung der Zwerchfellexkursionen.
- **Anwendung:**
  - Der Patient soll gleichmäßig, tief und maximal inspirieren mit niedrigem Flow und endinspiratorischer Pause. Keine hektischen, kurzen Atemzüge mit hohem Initialflow!
  - Bewußtes, endinspiratorisches Atemanhalten vermeiden! Ziel ist die maximale Füllung der Lungen durch eine möglichst lange Inspirationsphase bei *offener* Glottis. Es kommt also nicht darauf an, den Ball oder die Bälle kurzfristig in Bewegung zu setzen, sondern sie am Ende der Inspiration über einen möglichst langen Zeitraum „tanzen" zu lassen.
  - Die Exspiration soll passiv und langsam erfolgen, um Air Trapping zu vermeiden.
  - Positive Effekte sind nur bei regelmäßiger und häufiger Durchführung der Übungen zu erwarten: > 8 – 10/h, maximal 10 Manöver/Übung (*cave* Hyperventilation!).
- **Kontraindikation:** Dyspnoische Patienten (Atemfrequenzen > 25/min) mit progredienter ventilatorischer Erschöpfung.

IPPB (Intermittent Positive Pressure Breathing)

- **Prinzip:** Ähnlich wie bei Incentive Spirometrie (s. o.) soll die intermittierende Überdruckbeatmung über ein Mundstück zur Verbesserung der funktionellen Residualkapazität beitragen. Verwendet werden zumeist druck- oder flowgesteuerte Geräte (z. B. Bird Mark 7), Einstellung s. u.
- **Effekte:**
  - Eröffnung dystelektatischer und atelektatischer Bezirke durch langsame und möglichst maximale Volumendehnung – Blähung – der Lunge.
  - Auslösung von Hustenreiz durch Lungendehnung: Sekretolyse.
  - Verneblung von Sekretolytika und Bronchospasmolytika.
- **Individuelle Geräte-Einstellungen:**
  - *Inspirationsflow:* Möglichst niedrig, aber bedarfsgerecht, um „Zwischenatmen" während der Inspiration zu vermeiden.

- *Beatmungsdruck (= Umschaltdruck):* „Titrieren", um unabhängig von der Compliance eine maximale Dehnung der Lunge zu gewährleisten. Endinspiratorisch sollte der Umschaltung in die Exspiration möglichst eine „low-flow-Phase" vorausgehen, in der sich die Atemgase in der Lunge verteilen können.
- *Triggerempfindlichkeit:* Im Bereich von – 2 bis – 5 mbar. Starke Inspirationsbemühungen des Patienten müssen vermieden werden. Andererseits verhindert ständiges unbeabsichtigtes Auslösen der maschinellen Inspiration durch eine zu niedrige Triggerschwelle die Synchronisierung der Atmung zwischen Patient und Maschine.

Achtung: Die zur passiven Blähung der Lungen notwendige muskuläre Entspannung kann von vielen Patienten nicht oder nur mit Mühe erbracht werden. Dementsprechend sind Akzeptanz und Erfolg der Therapie oft nur gering.

Masken-CPAP

- **Prinzip:** Spontanatmung mit PEEP, z. B. durch Atmung mit Masken-/Nasen-CPAP, kann den pulmonalen Gasaustausch oftmals soweit verbessern, daß auf Intubation und maschinelle Beatmung verzichtet werden kann.

Beachte: Alveoläres Rekruitment erfordert Zeit: Werden CPAP-Intervalle von mindestens 30 min/h vom Patienten nicht toleriert, sollte die Intubation und unterstützende Beatmung mit PEEP erwogen werden.

Lagerungsbehandlung

- **Grundlagen:** Schwerkraftbedingt sind flüssigkeitsreiche, minderventilierte oder atelektatische Bezirke vorwiegend in den unten liegenden Lungenpartien, während die oben liegenden Lungenareale flüssigkeitsärmer und besser ventiliert sind → regionale Unterschiede von Compliance und Resistance.
- **Effekte** (v. a. in der Frühphase des akuten Lungenversagens): Ehemals komprimierte Alveolen öffnen sich, der Gasaustausch kann sich teilweise erheblich verbessern. Regelmäßige Umlagerungen sind notwendig.
- **Formen:**
  - Regelmäßige Wechsel zwischen Rücken- und Bauchlage, z. B. 1 × pro Schicht.
  - Alternativ wechselnde extreme Seitenlagerung (bis 60°) im Rotationsbett (weniger effektiv).
- **Praxistips:**
  - Lagerungshilfen verwenden.
  - Während der Bauchlage auf freie Expansionsmöglichkeit des Abdomens achten.
  - Sorgfältige Bronchialtoilette nach jedem Lagewechsel, um mobilisiertes Sekret zu entfernen.

Hinweis: Bei Atelektasen ganzer Lungenareale sollte eine gezielte therapeutische Bronchoskopie mit dem flexiblen Bronchoskop vor Intubation und Beatmung durchgeführt werden. Sie schafft die Voraussetzungen zur schnellen Wiedereröffnung der atelektatischen Lungenareale und ermöglicht die direkte Gewinnung von Bronchialsekret aus verdächtigen Lungenbezirken zur mikrobiologischen Untersuchung.

17.6 Weaning und Extubation

J. Rathgeber

Grundlagen

- **Vorbemerkung, Definition:** „Weaning" = Entwöhnung vom Respirator. Das „Weaning" nach langdauernder maschineller Beatmung ist ein dynamischer Vorgang, der – wie die Reduktion der FiO_2 – bereits mit dem Beginn der Respiratorbehandlung einsetzen sollte. Auf sedierende und analgesierende Substanzen mit langer Wirkdauer sollte deshalb möglichst verzichtet werden.
- **Beatmungsmodus:** Bei Patienten mit intaktem Atemzentrum v.a. Formen der maschinell unterstützten Spontanatmung (S-IMV/PSV, BIPAP; s.S. 165 ff.). Häufig wird der Beatmungsmodus anfänglich der kontrollierten Beatmung sehr ähnlich sein; im weiteren Verlauf sollte dem Patienten durch langsame Reduzierung des maschinellen Ventilationsanteils zunehmend Atemarbeit übertragen werden, bis hin zur vollen Spontanatmung. Damit befindet sich der Patient praktisch in einer permanenten Entwöhnungsphase.
- **Kriterien für eine erfolgversprechende Entwöhnung:**
  - *Atemfrequenz:* Normofrequente Spontanatmung (15 – 30/min).
  - *Mittlere Tidalvolumina* > 5 ml/kg KG bei inspiratorischer Druckunterstützung zwischen 5 und 8 mbar.
  - *Atemminutenvolumen* 75 – 150 ml/kg KG. Kann Normokapnie nur durch hohe Atemminutenvolumina >150 ml/kg KG erreicht werden, ist die Extubation wenig erfolgversprechend (progrediente respiratorische Insuffizienz durch muskuläre Erschöpfung v.a. nach Langzeitbeatmung).
  - p_aCO_2 über einen längeren Zeitraum 35 – 45 mmHg (bei primär lungengesunden Patienten!).
  - $p_aO_2 > 60$ mmHg bei $F_iO_2 < 0{,}4$.

Hinweis: Bei Patienten mit ventilatorischer Schwäche, z.B. nach Critical-illness-Polyneuropathy (s.S. 331), sollte zumindest in der Anfangsphase darauf geachtet werden, daß die Atemmuskulatur intermittierend die Möglichkeit zur Erholung durch kontrollierte maschinelle Beatmung erhält. Nachts kann bei diesen Patienten die vollständige Übernahme der Atemarbeit durch den Respirator sinnvoll sein.

- **Allgemeines Vorgehen:**
  - *PEEP/CPAP:* Bis zur Extubation PEEP/CPAP von etwa 5 mbar beibehalten. Keine Diskonnektion des Patienten vom Respirator und O_2-Insufflation über den Tubus mittels T-Stück.
  - *Kontrolluntersuchungen:* Arterielle BGA zur Erfassung aller Veränderungen; engmaschige Überwachung des klinischen Zustands des Patienten, um eine ventilatorische Dekompensation rechtzeitig zu erkennen.

Entwöhnung mit S-IMV und PSV

- Schrittweise Reduktion der S-IMV-Frequenz.
- Unterstützung der Spontanatmungszüge immer mit PSV von mindestens 5 mbar, um die zusätzlichen, tubusbedingten Atemwegswiderstände zumindest teilweise zu kompensieren.
- Leitparameter bei der Einstellung von PSV ist das Tidalvolumen: Es sollte ca. 5 ml/kg KG im Mittel nicht unterschreiten.

17.6 Weaning und Extubation

Entwöhnung mit BIPAP

- Der Patient kann unabhängig von der Geräteeinstellung zu jedem Zeitpunkt ungehindert spontan atmen → keine Entwöhnung im herkömmlichen Sinne (vgl. S. 169).
- **Vorgehen:**
  - Reduktion der Beatmungsdruckamplitude durch schrittweise Reduktion beider Druckniveaus. Eine geringe Druckdifferenz zwischen den beiden Niveaus (z. B. 8 – 13 mbar) kann bis zur Extubation beibehalten werden, um die Atemarbeit des Patienten zu vermindern.
  - Atemzeitverhältnis auf 1 : 1 verringern.
  - Zeitphasen schrittweise verlängern.

Entwöhnung bei chronischer Insuffizienz der Atemmuskulatur

- **Methode:**
  - Druckunterstützte Spontanatmung wird häufig nur schlecht toleriert; sie ist nur dann sinnvoll, wenn keine Phasenverschiebung zwischen Patient und Maschine auftritt, da ansonsten die ohnehin erhöhte Atemarbeit unter Umständen noch weiter ansteigt (s. o.).
  - Bewährt hat sich der Wechsel zwischen Spontanatmung ohne maschinelle Unterstützung und vollständiger, z. B. volumenkontrollierter Beatmung, wobei die Spontanatmungsphasen von anfangs wenigen Minuten alle ein bis zwei Stunden über Tage Schritt für Schritt verlängert werden.
- **Vorgehen:**
  - Während der intermittierenden Beatmungsphasen sowie nachts Normoventilation oder sogar leichte Hyperventilation bis zu $paCO_2$-Werten von 35 mmHg.
  - Gegebenenfalls Dämpfung des übersteigerten Atemantriebs durch kleine Dosen Piritramid o.ä. (Dosierung nach Klinik).
  - Keine Indikation für Benzodiazepine, da diese – abgesehen von der langen Wirksamkeit – eine zusätzliche Schwäche der Muskulatur verursachen können.
  - Kein weaning während der Nacht. Zur nächtlichen Sedierung ggf. niedrig dosiert Propofol über Perfusor (Dosierung nach Klinik)
  - Übergang zur maschinellen Beatmung bei den ersten Zeichen der ventilatorischen Erschöpfung (Zunahme der Dyspnoe, Tachykardie, Hypertonie, Kaltschweißigkeit).

Komplikationen

- **Entzugsphänomene,** häufig in Form von Agitiertheit, Unruhe, mangelhafter Kooperation, vegetativen Symptomen mit Schwitzen, Tachykardie und Hypertonie. *Therapie:* Niedrigdosierte, kontinuierliche Applikation von Propofol und/oder Clonidin (z. B. in der Dosierung von 0,04 mg/h).
- **Weaning-Versagen:**
  - *Klinik:*
    - Dyspnoe, Abnahme der Tidalvolumina, Zunahme der Atemfrequenz.
    - Psychomotorische Unruhe, Schwitzen.
    - Gesteigerte inspiratorische Aktivität der Atemhilfsmuskulatur.
    - Schaukelatmung, schwacher Hustenstoß, Sekretretention.
    - Tachykardie, Hypertonie.

Achtung: Die Verschlechterung der Blutgase ist ein Spätzeichen!

- *Therapie:* Maschinelle Unterstützung steigern = schrittweise Erhöhung der S-IMV-Frequenz und/oder der inspiratorischen Druckunterstützung (PSV) unter Beobachtung des Patienten, bis folgende Kriterien erfüllt sind:
  - Ausreichende Tidalvolumina (s. o.) zwischen den maschinellen Beatmungszügen.
  - Die Aktivität der Atemhilfsmuskulatur läßt sichtbar nach.
  - Die Atemfrequenzen sinken unter 30/min.
- Dabei muß beachtet werden, daß hohe Druckunterstützung den Spontanatmungsanteil an der Gesamtventilation erheblich reduziert: Maschinelle Druckunterstützung über 15 mbar entspricht bei den meisten Patienten de facto maschineller Beatmung.

Hinweis: „Zuviel" maschinelle Unterstützung behindert die Spontanatmungskapazität des Patienten. Bei „Zuwenig" maschineller Hilfe kann sich der Patient erschöpfen und in die akute ventilatorische Insuffizienz geraten.

Extubation

- **Extubationskriterien:**
  - $p_aO_2 > 60$ mmHg bei $FiO_2 < 0{,}4$.
  - Deutliche Besserung des radiologischen Befundes.
  - Keine Infektzeichen.
  - Stabile Kreislaufsituation.
  - Ausgeglichene Flüssigkeitsbilanz.
  - Gute Magen-Darmfunktion.
  - Ausgeglichene metabolische Situation.
  - Nicht komatös, intakte Schutzreflexe.
- **Durchführung:**
  - Magen absaugen.
  - Endotracheal absaugen.
  - Extubation unter Überdruck, d. h. den Tubus unter leichter Kompression des Beatmungsbeutels ziehen.
- **Maßnahmen nach der Extubation:**
  - *Auskultation* → auf Atemwegsobstruktion und Stridor achten. Bei unauffälliger Klinik BGA nach 15 min.
  - *Keine orale Nahrungszufuhr* während der ersten Stunden, da der Glottisverschluß beeinträchtigt sein kann.

18.1 Extrakorporale Lungenunterstützung (ECLA)

M. Max, R. Rossaint

Grundlagen

➤ **Definition, Prinzip:** Verfahren zur extrakorporalen Lungenunterstützung werden bei Patienten mit akutem Lungenversagen zur Aufrechterhaltung eines ausreichenden Gasaustausches eingesetzt. Dazu wird ein Teil des Herzzeitvolumens in einem extrakorporalen Kreislauf über geeignete Membranen gepumpt und so die Oxigenierung und/oder CO_2-Elimination des Blutes erreicht.

➤ **Formen:**
- *ECMO:* Extrakorporale Membranoxigenierung. Mit ***hohen Flußraten*** (bis 60% des Herzzeitvolumens) im extrakorporalen Kreislauf soll eine ausreichende Oxigenierung und Kohlendioxid-Elimination erreicht werden.
- *$ECCO_2$-R:* Extrakorporale CO_2-Elimination („Removal"). Mit relativ ***geringen Flußraten*** (20 – 30% des Herzzeitvolumens) soll eine Elimination des vom Organismus erzeugten Kohlendioxids erreicht werden. Die Oxigenierung erfolgt hierbei durch passive O_2-Insufflation der Lungen und adaptierte mechanische Beatmung mit geringer Atemfrequenz, kleinen Atemzugvolumina und niedrigen Beatmungsspitzendrücken.

➤ **Gemeinsame Wirkungen beim akuten Lungenversagen (ARDS):**
- Vermeidung von Baro- und/oder Volutrauma als Folge einer notwendigen aggressiven mechanischen Ventilationsstrategie (s. S. 158).
- Aufrechterhaltung der Oxigenierung innerhalb physiologischer Bereiche nach dem Scheitern aller konventionellen Therapieverfahren (druckkontrollierte maschinelle Ventilation, Lagerung in Bauch- und Seitenlage, negative Flüssigkeitsbilanzierung).
- Reduktion der notwendigen inspiratorischen Sauerstoffkonzentration und der damit verbundenen Sauerstofftoxizität.
- Zeitgewinn für den pulmonalen Heilungsprozeß und die Behandlung der zugrundeliegenden Erkrankung.

ECMO-Zentren (s. Tab. 29)

Tabelle 29 ECLA-Zentren

Ort	Klinik (Träger)
Deutschland:	
Aachen	Klinik für Anästhesie RWTH Achen
Berlin	Klinik für Anästhesiologie und operative Intensivmedizin Virchow-Klinikum der HU Berlin
Freiburg	Klinik für Anästhesiologie (Universität Freiburg)
Mannheim	Klinik für Anästhesie (Klinikum der Stadt Mannheim)

Tabelle 29 Fortsetzung

Ort	Klinik (Träger)
Marburg	Klinik für Anästhesie (Universität Marburg)
München	Klinik für Anästhesie (LMU München)
Österreich:	
Wien	Klinik für Anästhesie (Allg. Krankenhaus Wien)

Indikationen und Einschlußkriterien

1. **Amerikanische ECMO-Studie** (von 1974; s. Tab. 30):
2. **Europäische Zentren** (ähnliche Kriterien):
   - *ECMO sofort,* wenn der Patient sich trotz maximaler konventioneller Therapie weiter verschlechtert.
   - *ECMO verzögert* bei Patienten, die sich zwar unter maximaler Therapie stabilisieren lassen, es aber nicht zu einer Besserung kommt oder bei denen durch die konventionelle Therapie eine weitere Schädigung zu erwarten ist.

   Hinweis: Einige Zentren begrenzen den Einsatz auf Patienten, die die „Sofort-Kriterien" (fast entry-Kriterien) erfüllen (s. Tab. 30).

Tabelle 30 ECMO-Kriterien (ECMO-Studie 1974)

Kriterien für einen „sofortigen" ECMO-Anschluß (fast-entry): $p_aO_2 < 50$ mmHg über mehr als 2 h bei $F_iO_2 = 1{,}0$ und PEEP > 5 cmH_2O
Kriterien für einen „verzögerten ECMO-Anschluß (slow-entry): – maximale konventionelle Therapie über mehr als 48 h – $p_aO_2 < 50$ mmHg über mehr als 12 h bei $F_iO_2 = 0{,}6$ und PEEP > 5 cmH_2O – Qs/Qt > 30 % bei $F_iO_2 = 1{,}0$ und PEEP > 5 cmH_2O

Qs/Qt = venöse Beimischung

Kontraindikationen

- Bestehende immunsuppressive Therapie.
- Maligne Erkrankungen mit schlechter Prognose.
- Chronische Lungenerkrankungen im Endstadium.
- Irreversible Schädigungen des ZNS.
- Koagulopathien.

Durchführung

- **Bypass anlegen** (Alternativen; s. Abb. 53):
  - *Veno-venös* (v.a. bei ARDS): Das Blut (max. 60% HZV) wird der V. cava inferior entnommen und (meist) in die V. jugularis interna zurückgeführt. Der pulmonale Blutfluß kann mit präoxigeniertem Blut aufrechterhalten werden mit geringer Gefahr arterieller Embolien. *Mögliche Nebenwirkungen, Nachteile:* Rezirkulation des Blutes innerhalb des extrakorporalen Systems; keine kardiale Entlastung und Unterstützung der systemischen Perfusion möglich.
  - *Veno-arteriell* (v.a. Neonatologie): Das Blut wird der V. cava und/oder dem rechten Vorhof entnommen und (meist) über die A. carotis communis in den Aortenbogen zurückgeführt. Eine Unterstützung der kardialen Funktion und der systemischen Perfusion ist möglich. *Mögliche Nebenwirkungen, Nachteile:* Minderperfusion durch Reduktion des Blutflusses in A. carotis/A. axillaris; neurologische Schäden; erhöhte Blutungskomplikationen (intrakranielle Blutungen); notwendige Ductusligatur bei spontaner Wiedereröffnung des Ductus arteriosus.

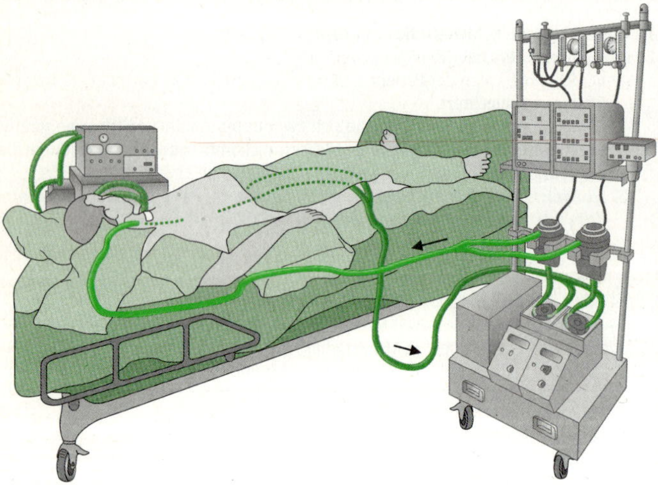

Abb. 53 ECMO

- **Antikoagulation (Heparin i.v. über Perfusor):** Heparin 10–20 IE/kg KG/h (durch Einführung heparinbeschichteter Schlauch- und Oxigenatormaterialien konnte die Dosis gesenkt werden). *Zielwerte:* PTT 40–45 sek; Kaolin-aktivierte Gerinnungszeit (Activated-Clotting-Time ACT) 120–150 sek; AT III > 80%.
  - ***Hinweis:*** Unter diesem Regime sind auch größere chirurgische Eingriffe durchführbar (Thorakotomie).

- **Mechanische Ventilation – Modus:**
  - Druckkontrollierte und volumenreduzierte Beatmung (s. S. 163).
  - Inspiratorische Spitzendrücke 30 – 35 cmH_2O.
  - Atemfrequenz ≤ 10/min.
  - FiO_2 nach p_aO_2-Wert (Ziel: 60 – 70 mmHg bzw. S_aO_2 90 %).
  - PEEP-Optimierung.
- **Oxigenatoren** (der Gasaustausch erfolgt im Gegenstromprinzip entsprechend dem Diffusionsgefälle an Silikonmembranen; Polypropylenhohlfasern):
  - *Zielgrößen der O_2-Transferkapazität:* Geometrie und Art des verwendeten Materials; O_2-Konzentration des Spülgases; Kontaktzeit des Erythrozyten an der Membran; O_2-Sättigung des Blutes vor dem Membrandurchfluß; Funktionsverlust der Membran durch Plasmaleckage und Thrombosierung.
  - *Zielgrößen der CO_2-Elimination:* Fluß des Spülgases durch die Membran; CO_2-Gehalt des Blutes vor dem Membrandurchfluß; Blutfluß durch die Membran.
- **Monitoring:**
  - *Patient:* Messung von arteriellem, zentralvenösem, pulmonalarteriellem Druck (inkl. PCWP); Herzzeitvolumen (s. S. 38); arterielle (s. S. 48) und gemischt-venöse Sauerstoffsättigung (s. S. 48).
  - *Oxigenator:* Blasendetektoren; Druckmessung; kontinuierliche Messung der O_2-Sättigung im venösen Systemschenkel.
- **Transfer zu ECMO-Zentrum:** Patienten, die die fast-entry Kriterien erfüllen, werden noch im behandelnden Krankenhaus an eine transportable ECMO angeschlossen und unter laufender Therapie und Überwachung (s. o.) in ein ECMO-Zentrum (s. Tab. 29) transportiert.

Komplikationen

- Thrombopenie, Gerinnungsstörungen, Blutungen, Thromboembolien.
- Immunologische Reaktionen.
- Infektionen, Sepsis.
- Hämolyse.

19.1 Flüssigkeitsbedarf

P. Thum

Grundlagen

- **Gesamtkörperwasser:** Etwa 60% des Körpergewichts beim Erwachsenen mit Verteilung auf verschiedene Kompartimente: Intrazellulär (60%), Interstitium (31%), Plasma (7%), transzellulär (2% = Liquor, Flüssigkeit in den Harnwegen, exkretorische Drüsen).
- **Blutvolumen:** 65 – 80 ml/kg KG bzw. 7,5% des Körpergewichts.
- **Ziele der Infusionstherapie:** Aufrechterhaltung des Flüssigkeitshaushaltes bzw. Ersatz von Flüssigkeitsdefiziten in Abhängigkeit von Grund- und Begleiterkrankungen.

Ausmaß eines Volumendefizits

- **Anamnese:** Medikamente (v. a. Diuretika), Diarrhö, Diabetes, Erbrechen, Diurese, Fisteln, Erguß, Aszites, Nahrungskarenz, intraoperative Flüssigkeitsverluste durch Blutung und Sequestration in den sog. dritten Raum (insbesondere bei Ileus), Blutverluste, postoperative Drainageverluste, Fieber (pro °C steigt der Bedarf um 10%), Schwitzen.
- **Klinische + apparativ-diagnostische Zeichen:**
  - Durst.
  - Trockene Haut und Schleimhäute, „stehende" Hautfalten (verminderter Hautturgor).
  - Zentralisation mit kalten, feuchten Akren.
  - Unruhe, Verwirrtheit, Krampfanfall, Koma.
  - Rekapillarisierungszeit verlängert (Zeit bis zum Wiederauftreten rosiger Färbung nach Druck auf das Nagelbett; normalerweise < 2 s).
  - Unruhe bis Verwirrung, zerebrale Krampfanfälle, Koma.
  - Tachykardie, Hypotonie, Schockindex > 1 (HF ÷ RR_{syst}).
  - Schwankungen des arteriellen Drucksignals bei invasiver RR-Messung.
  - Zentraler Venendruck < 5 cm H_2O.
  - Urinproduktion < 1 ml/kg KG/h (die Zunahme der Urinproduktion ist ein guter Indikator für die Effizienz einer Volumensubstitution).

Tabelle 31 Blutverluste bei Verletzungen (die angegebenen Zahlen sind Richtwerte! Die Substitution muß sich immer an der speziellen Situation des Patienten orientieren!)

Körperregion	Verletzung	Blutverlust
Thorax	Rippenserienfrakturen mit Hämatothorax	1 – 3 l
Abdomen	Milz-Leberverletzungen	1 l bis Verbluten (V. cava)
Becken	bei Instabilität (a.p. Kompression)	2 l bis Verbluten (Plexus sacralis)
Extremitätenfrakturen	Oberarm	100 – 800 ml
	Unterarm	50 – 400 ml
	Oberschenkel	600 – 2 000 ml
	Unterschenkel	200 – 1 000 ml

Achtung: Ein akuter Volumenverlust (z.B. durch eine starke Blutung) kann vom sonst gesunden Organismus relativ lange soweit kompensiert werden, daß manifeste Symptome wie Blutdruckabfall oder Herzfrequenzanstieg nicht auftreten. Bei Überschreiten der Kompensationsmöglichkeiten kann es deshalb scheinbar plötzlich zu einem schwer beherrschbaren Kreislaufzusammenbruch kommen.

- **Perioperativer Flüssigkeitsbedarf:**
  - Bei kleinen Eingriffen 5 – 7 ml/kg KG/h.
  - Einhöhleneingriff 8 – 10 ml/kg KG/h
  - Zweihöhleneingriff > 15 ml/kg KG/h.

Wahl des geeigneten Volumenersatzmittels

- ≤ **Volumenverlust:** Kristalloide und kolloidale Lösungen (s. S. 182 ff).
- > **Volumenverlust:** Blut- und Blutprodukt (s. S. 188 ff).

Systematik von Volumenersatzmitteln

- **Kristalloide Lösungen (s. S. 182):**
  - *Elektrolytlösungen:* Voll-, $^2/_3$-, halb-, $^1/_3$-Elektrolytlösungen.
  - *Kohlenhydratlösungen:* Glukose (5% bis 40%), andere Kohlenhydrate.
  - *Mischlösungen:* Kohlenhydrate + Elektrolyte.
- **Kolloidale Lösungen (s. S. 184):**
  - *Natürliche Kolloide:* Albumin 5% und 20%.
  - *Künstliche Kolloide:* Gelatine, Dextrane, Hydroxyethylstärke.
- **Blut und Blutderivate (s. S. 188 ff).**

19.2 Kristalloide Lösungen

P. Thum

Grundlagen

- **Verstoffwechselung:** 30% verbleiben intravasal, 70% gelangen nach spätestens 30–40 min in das Interstitium. Kristalloide Lösungen wirken v. a. im *Interstitium*!

Hinweis: Ein Defizitausgleich erfordert die 3fache Menge an kristalloider Lösung!

Elektrolytlösungen (s. Tab. 32)

Tabelle 32 Elektrolytlösungen

Lösung (Beispiele)	Na^+-Gehalt (mmol/l)	Zusätze	Indikation	Kontraindikation
Vollelektrolyt-Lösung (z. B. Ringer, Ringer-Laktat)	> 120	mit oder ohne Glukose	plasmaisotoner Ersatz (isotone Dehydratation)	hypertone Dehydratation, Hyperhydratation
2/3-Elektrolyt-Lösung (z. B. Tutofusin OP, Parenteral OP)	91–120	Kalium (18–36 mmol/l)	Kaliumverluste z. B. durch Erbrechen, Diuretika	Hyperhydratation, hypotone Dehydratation
1/2-Elektrolyt-Lösung (z. B. Normofundin OP)	61–90	Kalium (2–18 mmol/l)	hypertone Dehydratation	Hyperhydratation, hypotone Dehydratation
1/3-Elektrolyt-Lösung (z. B. Tutofusin BX)	< 60	Phosphat (7,3–10 mmol/l) Kalium (25 mmol/l)	Trägerlösung für Medikamente (*cave* Niereninsuffizienz)	Hyperhydratation, hypotone Dehydratation
kaliumfreie Lösung (isotone NaCl-Lösung)	154	–	hypotone Dehydratation, plasmaisotoner Ersatz, Trägerlösung für Medikamente	

Ringer-Laktat:

- *Elektrolyte:* Vollelektrolytlösung mit Na^+ 130 mmol/l, Cl^- 112 mmol/l, K^+ 5 mmol/l, Ca^{2+} 2 mmol/l, kein Magnesium, Laktat 27 mmol/l.
- *Osmolarität:* 276 mOsm/l → schwach hypoton → bei rascher Zufuhr größerer Mengen ist es möglich, daß eine bestehende Neigung zum Zellödem zunimmt und so evtl. ein bestehendes Hirnödem verstärkt wird.
- Für dialysepflichtige Patienten wegen des Kaliumgehalts *nicht* erste Wahl.
- Enthaltenes Laktat soll von der Leber metabolisiert werden und als Puffer zum Azidoseausgleich dienen.
- Bei eingeschränkter Leberfunktion kann es zur Laktat-Akkumulation kommen.

Ringer-Lösung:

- *Elektrolyte:* Vollelektrolytlösung mit Na^+ 147 mmol/l, Cl^- 156 mmol/l, K^+ 4 mmol/l, Ca^{2+} 2,25 mmol/l, enthält *kein* Laktat.
- *Osmolarität:* 309 mOsm/l.

NaCl 0,9% – isotone Kochsalzlösung:

- *Elektrolyte:* Kalium*freie* Lösung (Na^+ und Cl^- jeweils 154 mval/l), pH 5,7.
- *Osmolarität:* 308 mOsm/l.

Glukose

- **Zubereitungsformen:** 5, 10, 20, 40% Glukose in Wasser oder als Mischlösung (= Kohlenhydrat + Elektrolyte) in NaCl 0,9% oder Ringer-Laktat.
- **Energiegehalt:** 200, 400, 800, 1600 kcal/l → bei Diabetikern BZ-Kontrolle!

Hinweise:

- Reine Glukose-Lösung enthält keine Elektrolyte (nur „freies Wasser“).
- Zum Volumenersatz ungeeignet → Trägerlösung für Medikamente, Perfusoren.
- *Cave* Wasserintoxikation, Hyponatriämie, Hirnödem bei unkritischer Zufuhr.
- Hyperglykämien können die Laktatproduktion in ischämischen Geweben – v. a. im ZNS – verstärken und so die ischämische Zellschädigung exazerbieren.

19.3 Kolloidale Lösungen

P. Thum

Grundlagen

- **Prinzip:** Erhöhung des kolloidosmotischen Drucks (s. S. 425) und damit Bindung von Flüssigkeit im *Intravasalraum*. Je höher das Molekulargewicht und je höher der Substitutionsgrad, desto länger ist die intravasale Verweildauer.
- **Anwendung (allgemein):** Kolloidale Lösungen sollten *immer* mit kristalloiden Lösungen kombiniert werden (z. B. im Verhältnis 1 ÷ 3), weil:
  - sonst die Gefahr eines interstitiellen Defizits bei Hypovolämie ansteigt.
  - das Risiko der Nierenschädigung bis zum akuten Nierenversagen (der zugrundeliegende Pathomechanismus ist unklar) besteht.

Humanalbumin (HA) 5% und 20%

- **Eigenschaften** (s. Tab. 33):
  - MG 65 000, Plasma-HWZ 16 h, Körper-HWZ 20 Tage.
  - 80% des Plasmakolloiddrucks gehen auf Humanalbumin zurück.
  - Wichtiges Transportprotein für Medikamente und Ionen (z. B. Kalzium und Magnesium).
  - Tägliche Syntheseleistung der Leber: 10 – 15 g Albumin (100 – 200 mg/kg KG/d).
  - Gesamtalbuminbestand: 300 – 375 g (4 – 5 g/kg KG).
  - Speicherung insbesondere in der Haut.
  - ***Hinweis:***
    - 1 g Albumin kann 18 ml Wasser intravasal binden.
    - Von 500 ml HA 5% bleiben 450 ml intravasal.
    - 100 ml HA 20% bewirken einen Einstrom von 350 ml Flüssigkeit von extra- nach intravasal.
- **Klinische Anwendung:**
  - Ausgeprägte Hypalbuminämie.
  - Volumenersatz bei Früh- und Neugeborenen.
  - KOD < 15 mmHg, sofern bei intakter Endstrombahn das Dosislimit für künstliche Kolloide erreicht ist.
- **Dosierung:**
  - *Zielwerte:* Kolloidosmotischer Druck (KOD) > 15 mmHg, Gesamteiweiß ≥ 50 g/l, Albumingehalt ≥ 25 g/l.
  - *Grobe Abschätzung des Bedarfs:*
    Albuminmenge (in g) = (Gesamteiweiß$_{soll}$ – Gesamteiweiß$_{ist}$) × 0,08 × Körpergewicht (in kg).

Tabelle 33 Humanalbumin – Eigenschaften und Anwendung

	HA 5%	HA 20%
infundiertes Volumen	500 ml	100 ml
KOD (kolloidosm. Druck)	isoonkotisch (20 mmHg)	hyperonkotisch (60 mmHg)
Volumeneffekt, intravasal	> 450 ml	> 450 ml

- **Probleme, Nebenwirkungen:**
  - Extern zugeführtes Albumin inhibiert die körpereigene Albuminsynthese.
  - Beim Capillary-Leak-Syndrom kommt es zum Austritt aus dem Kapillarbett mit Zunahme des interstitiellen Ödems.
  - Ggf. Hypokalzämie durch Bindung von Kalzium (bei Infusion großer Mengen).
  - Allergische Reaktionen (< 0,1 %), gehäuft bei IgA-Defizit.
  - Geringe Infektionsgefahr durch Pasteurisierung (bei HA aus Spenderblut).
  - Hohe Kosten.

Gelatine

- **Eigenschaften:**
  - Aus Kollagenabbau gewonnenes Polypeptid.
  - Molekulargewicht aus Viskositätsgründen niedrig (MG 30 000 bei Gelatine 3 %), deshalb relativ geringer Volumeneffekt von 70 – 80 %.
  - Kolloidosmotischer Druck 28,5 mmHg.
  - Intravasale Verweildauer 2 – 3 h.
- **Stoffwechsel:**
  - Elimination überwiegend renal → Vorsicht bei Nierenfunktionsstörungen (Gefahr der Kumulation).
  - *Keine* klinisch relevante Beeinträchtigung der Gerinnung.
  - *Keine* Speicherung im Organismus.
  - *Keine* Dosislimitierung.
- **Kontraindikationen:** Hyperhydratation, Hypervolämie, schwere Herzinsuffizienz, Gelatineallergie.
- **Probleme, Nebenwirkungen:**
  - Allergische Reaktionen (durch Histaminfreisetzung) treten häufiger auf als bei Dextran, sind in der Ausprägung aber meist geringer (s. S. 185).
  - Das BSE-Infektionsrisiko ist nach heutigem Kenntnisstand zu vernachlässigen.
- **Anwendung:**
  - *Indikation:* Volumenmangel bei Blut- oder Plasmaverlusten.
  - *Dosierung:* 500 – 1000 ml, max. 2000 – 2500 ml (als Schnellinfusion über 15 – 30 min, im Notfall Druckinfusion). Orientierungswert ist der art. Blutdruck und der Verdünnungseffekt (Grenz-Hämatokrit 30 %!).

Dextran

- **Eigenschaften:**
  - „40", „60", „70" × 1000 entspricht dem Molekulargewicht.
  - Polysaccharid aus 1,2-/1,3-/1,4-glykosidisch verbundenen Glukoseeinheiten.
  - Verbesserung der Mikrozirkulation.
  - Vollständige Metabolisierung und Elimination durch Leber, Niere und Milz.
  - Kreuzprobe kann durch Erythrozyten-Coating erschwert sein (→ Waschen der Erythrozyten notwendig).
- **Dosierung:** Höchstdosis von 1,5 g/kg KG/d.
- **Kontraindikationen:** Hyperhydratation, Hypervolämie, schwere Herzinsuffizienz, Dextranallergie, Lungenödem, intrakranielle Blutungen.
- **Probleme, Nebenwirkungen:**
  - *Immunkomplex-Anaphylaxie* (präformierte IgG-Ak gegen bakterielle Polysaccharide können mit Dextran kreuzreagieren) → Promit-Prophylaxe (s. S. 186).

19.3 Kolloidale Lösungen

Tabelle 34 Dextran – Eigenschaften und Anwendung

	Dextran 40	Dextran 60	Dextran 70
Konzentration	10%	6%	6%
Volumeneffekt	175%	130%	130%
intravasale HWZ	2–4 h	4–6 h	4–6 h
Indikation	Mikrozirkulationsstörung	Volumenersatz	Volumenersatz
Dosierung	maximal 1,5 g/kg KG/d, bei 70 kg KG:		
	2 × 500 ml/d	3 × 500 ml/d	3 × 500 ml/d

Promit-Prophylaxe:
- 20 ml Haptendextran (Promit) langsam i.v (innerhalb von ≥ 1 – 2 min).
- Dextran-Infusion 2 – 15 min danach starten, sonst ist eine erneute Prophylaxe notwendig.
- Nach 48 h Dextraninfusion ist ebenfalls eine erneute Prophylaxe notwendig.
- Hierunter sind allergische Reaktionen relativ selten: 1 : 70000 – 1 : 200000.

- *Beeinflussung der Gerinnung:* Umhüllung der Thrombozyten durch Dextranfilm (Coating), Interaktion mit dem von-Willebrand-Faktor, Verminderung von Faktor VIII, Verdünnung der Gerinnungsfaktoren.
- *Beeinflussung klinisch-chemischer Untersuchungen möglich:* Glukose, Protein, BKS, Biuret, Fettsäuren, Cholesterin, Fruktose, spez. Gewicht des Urins.

Hydroxyethylstärke (HES)

➤ **Eigenschaften:**
- Polysaccharid: Hauptketten 1,4-, Seitenketten 1,6-glykosidisch verbundene Glukosemoleküle aus Maisstärke bzw. Kartoffelstärke.
- Der Substitutionsgrad gibt den Anteil der in das Molekül eingebrachten Hydroxyethylgruppen an (0,5 – 0,7 entspricht 50 – 70%).
- *Metabolisierung:* Kleine Moleküle mit MG 50000 – 70000 werden unverändert renal eliminiert, größere Moleküle werden durch Amylase gespalten. Ein geringer Teil der hochsubstituierten Moleküle wird verzögert metabolisiert und ist nach Wochen noch im RES nachweisbar. Hochmolekulare Residuate verbleiben möglicherweise in der Leber und anderen parenchymatösen Organen. Evtl. nachteilige Konseuenzen für den Organismus sind noch unklar.

➤ **Empfohlene Höchstdosis:** 33 ml/kg KG/d.

➤ **Kontraindikationen:** Nierenversagen, Hypervolämie, intrakranielle Blutungen, Lungenödem.

Hinweis: Keine Gabe von HES bei Oligurie/Anurie (verminderte Elimination)!

Tabelle 35 Hydroxyethylstärke – Indikation und Eigenschaften

	HES 40/0,5 6%	HES 200/0,5 6%	HES 200/0,5 10%	HES 200/0,6 6%	HES 450/0,7 6%
MG	40 000	200 000	200 000	200 000	450 000
Volumeneffekt (%)	103	100	145	110	100
intravasale Verweildauer (h)	3	3–4	3–4	6–8	6–8
Kumulation	gering	gering	gering	möglich	möglich
Indikation	Mikrozirkulations störung	Volumenersatz	Volumenersatz	Volumenersatz	Volumenersatz

- **Probleme, Nebenwirkungen:**
  - Interaktion mit dem Willebrand-Faktor, Verminderung von Faktor VIII, Thrombozyten-Coating; trotzdem wurden keine klinisch relevanten Blutungen beobachtet, wenn die Dosisempfehlungen eingehalten wurden.
  - Amylasespiegel können bis zu einer Woche um ein Mehrfaches erhöht sein (*cave* das ist eine normale Reaktion und kein Hinweis auf eine Pankreatitis!).
  - Langanhaltender Pruritus (Ursache bisher nicht eindeutig geklärt).
  - Allergie, Anaphylaxie in 0,1% der Fälle.

Hypertone-hyperonkotische Lösung („Small Volume Resuscitation")

- **Prinzip, Indikation:** Infusion einer hypertonen Kochsalzlösung (NaCl 7,5%) in Kombination mit 6% Dextran 70 oder 6–10%iger HES-Lösung bei therapierefraktärem hypovolämischem Schock.

Hinweis: In Deutschland derzeit noch in klinischer Erprobung!

- **Eigenschaften:** Wirkungseintritt nach 1–2 Minuten, Wirkungsdauer 1–2 h, Osmolarität 2400 mOsm/l (!).
- **Dosierung:** 4 ml/kg KG NaCl 7,5% in Kombination mit Dextran oder HES als Bolusinfusion über 2–10 min i.v.
- **Wirkungen:**
  - Mobilisation von Flüssigkeit aus dem Interstitium, Endothel und Erythrozyten.
  - Reduktion von Leukozytenadhärenz am Endothel.
  - Verbesserte Mikrozirkulation („Microcirculatory Resuscitation).
- **Probleme:** Elektrolytentgleisungen; Hirnblutungen und Hirnödem sind durch Hyperosmolarität möglich (andererseits wurde auch die Senkung eines erhöhten intrakraniellen Druckes nachgewiesen).

20.1 Blut und Blutkomponenten

O. Zuzan, M. Leuwer, S. Piepenbrock

Physiologisches Blutvolumen

- Frauen 65 ml/kg KG.
- Männer 75 ml/kg KG.
- Kinder 80 ml/kg KG.
- Neugeborene 85 ml/kg KG.

Erythrozytenkonzentrate (EK)

- **Herstellung:** EK werden durch Zentrifugieren aus frischem Vollblut einer Einzelspende (450 – 500 ml) hergestellt (Mischung von 500 ml Blut des Spenders + 70 ml Stabilisator in geschlossenem Blutbeutelsystem). Gebräuchliche Stabilisatoren sind CPD (Citrat, Phosphat, Dextrose) bzw. CPD + Adenin (CPDA-1).
- **Allgemeine Indikation:** Akute und chronische Anämie, wenn eine kausale Therapie nicht oder nur zu spät anwendbar ist.

Achtung: Es gibt keine universellen unteren Grenzwerte für Hb und HK:
  - *Ältere Patienten bzw. mit kardialen/pulmonalen Erkrankungen:* Ziel-Hb > 10 g/l.
  - *Jüngere Patienten:*
    - Hb-Konzentrationen von bis zu 6 – 7 g/l werden toleriert, wenn eine Normovolämie durch Infusion von Volumenersatzmitteln erhalten wird.
    - Bei Hb-Werten < 6 g/l beginnt der kritische Bereich auch bei gesunden jungen Patienten → hier muß in jedem Fall substituiert werden!
  - *Kinder:* Ab Blutverlusten von ca. 10 – 15 % ihres Blutvolumens sind EK indiziert.

Hinweis: Bei akuten Blutverlusten geht Volumenersatz vor Erythrozytenersatz!

- **Präparate:**
  - *Buffy-coat-freies EK*: Der Leukozyten- und Thrombozyten-haltige Buffy-coat wird mechanisch entfernt, danach Resuspension mit 40 – 70 ml autologem Plasma. Standardpräparat.
  - *Buffy-coat-freies EK in additiver Lösung*: Entfernung von Buffy-coat und Plasma, Resuspension mit 80 – 100 ml additiver Lösung (meist NaCl, Glukose, Adenin, Mannitol). Standardpräparat.
  - *Leukozytendepletiertes EK*:
    - Wird aus Buffy-coat-freiem EK in additiver Lösung mittels Leukozytenfilter oder anderer Verfahren hergestellt. Vorteile: Verminderte Immunisierung gegen leukozytäre Antigene (HLA) und geringere Gefahr der Übertragung bestimmter intrazellulärer Erreger (z. B. Zytomegalievirus).
    - Indikationen: Patienten mit Antikörpern gegen leukozytäre Alloantigene (frühere febrile Reaktion); chronisch transfusionsbedürftige Patienten; CMV-negative Pat. unter Immunsuppression, wenn CMV-negative EKs nicht verfügbar sind; Knochenmarktransplantation geplant bzw. wahrscheinlich (Leukämie etc.).
  - *Gewaschenes EK*:
    - Wird durch mehrmaliges Aufschwemmen und Zentrifugieren hergestellt; hierdurch wird der größte Teil des Plasmas, der Leukozyten und der Thrombozyten entfernt. Nachteil: Eröffnung des geschlossenen Systems mit Kontaminationsgefahr, fehlende Lagerungsfähigkeit; wird daher meist durch Buffy-coat-freie Erythrozytenkonzentrate in additiver Lösung ersetzt.
    - Indikationen: Bekannte Immunisierung gegen Plasmaproteine.

Tabelle 36 Restanteil des Spender-Vollblutes (aus: Vorstand und Wissenschaftlicher Beirat der Bundesärztekammer [Hrsg.]. Leitlinien zur Therapie mit Blutkomponenten und Plasmaderivaten. Köln Deutscher Ärzte-Verlag; 1995)

Präparat	Volumen (ml)	Hämatokrit (%)	Erythrozytenmasse (%)	Leukozyten (%)	Plasma (%)	Lagerungsfähigkeit
Buffy-coat freies EK	200 – 300	60 – 80	etwa 90	< 50	20 – 30	28 – 35 Tage
Buffy-coat-freies EK in additiver Lösung	250 – 350	50 – 70	> 80	< 20	< 15	42 – 49 Tage
leukozyten-depletiertes EK	200 – 350	50 – 80	> 80	< 1	< 20	keine
gewaschenes EK	200 – 300	50 – 70	> 80	< 5	< 1	keine
kryokonserviertes EK	200 – 300	50 – 70	etwa 50	< 1	< 1	10 Jahre

- *Kryokonserviertes EK*:
  - Gewaschenes EK wird unter Zusatz eines Gefrierschutzmittels tiefgefroren. Nach dem Auftauen wird es erneut gewaschen und muß dann umgehend verwendet werden. Ist nahezu frei von Plasma, Leuko- und Thrombozyten.
  - Indikationen: Versorgungsengpässe bei Patienten mit irregulären Antikörpern.
- *Bestrahlte EK:*
  - Die Konserve wird kurz vor der Transfusion mit 30 Gy bestrahlt. So soll die Übertragung immunkompetenter Lymphozyten und damit eine Graft-versus-host-Reaktion bei immunkompromittierten Patienten verhindert werden.
  - Indikationen: Knochenmarktransplantation; schwere Immundefekte; Z. n. Hochdosis-Chemotherapie und/oder Ganzkörperbestrahlung.

Thrombozytenkonzentrate (TK)

- **Herstellung:** Aus Vollblut durch Zentrifugieren und Isolierung der Plättchen aus plättchenreichem Plasma oder aus dem Buffy coat bzw. durch maschinelle Thrombozytapherese mittels Zellseparatoren.
- **Allgemeine Indikationen in der Akutmedizin:**
  - *Thrombozytopenie:*
    - Klinisch bestehende Blutungsneigung oder deletäre Folgen einer drohenden Blutungsneigung.
    - Starker Blutverlust bzw. nach Massivtransfusion.
  - *Operative Eingriffe:*
    - Operationen, Lumbal- oder Epiduralpunktionen, Organbiopsien: Ziel-Thrombozytenkonzentration > 50 000/µl.
    - Besonders risikobehaftete Operationen (Augenchirurgie, Neurochirurgie): Ziel-Thrombozytenkonzentration > 80 000/µl.
- **Präparate:**
  - *Plättchenreiches Plasma (PRP):* Enthält $5-8 \times 10^{10}$ Thrombozyten in etwa 180–250 ml Frischplasma. Nachteil: Wegen der unvermeidbaren Volumenbelastung lassen sich oft nicht genügend Thrombozyten übertragen.
  - *Einzelspender-TK*: Enthält $5-8 \times 10^{10}$ Thrombozyten in etwa 50 ml Plasma; sollte weniger als $0{,}2 \times 10^9$ Leukozyten enthalten; eine geringe Anzahl von Erythrozyten $1-5 \times 10^8$ ist regelmäßig enthalten.
  - *Pool-TK*: Wird durch Zusammenführen von 4–8 blutgruppenkompatiblen Einzelspender-TK hergestellt.
  - *Thrombozytapherese-TK*:
    - Enthält $2-4 \times 10^{11}$ Thrombozyten eines einzelnen Spenders in bis zu 300 ml stabilisierten Frischplasmas; daneben etwa $0{,}1-5 \times 10^8$ Leukozyten und bis zu 30×10^8 Erythrozyten.
    - Indikation: Eingetretene Alloimmunisierung gegen HLA- und/oder thrombozytäre Antigene (→ TK eines nach dem Antigenmuster ausgewählten Einzelspenders verwenden!).
  - *Leukozytendepletiertes TK*:
    - Wird durch Filtration aus Pool-TK oder Thrombozytapherese-TK hergestellt; etwa 20% der Thrombozyten gehen dabei verloren.
    - Indikation: Notwendigkeit der chronischen Transfusion, frühere febrile Transfusionsreaktion, Vermeidung einer CMV-Infektion bei immunkompromittierten CMV-negativen Empfängern.

- **Lagerungsdauer:**
  - *Einzelspender-TK* oder *Thrombozytapherese-TK:* Unter ständiger gleichmäßiger Bewegung bis zu *5 Tage* bei Raumtemperatur.
  - Präparate aus einem offenen System (u.U. leukozytendepletiertes TK) oder Pool-TK müssen innerhalb von *12 Stunden* transfundiert werden.

Fresh-Frozen-Plasma (FFP)

- **Grundlagen:** Eine Vollblut-Einzelspende wird zentrifugiert, das Plasma wird in geschlossenem System in einen Transferbeutel überführt und schockgefroren. FFP enthält sämtliche Plasmaproteine im physiologischen Verhältnis. Die Aktivität der Gerinnungsfaktoren und -inhibitoren muß mindestens 70% der ursprünglichen Aktivität im Spenderplasma betragen.
- **Indikationen:**
  - Verlust- bzw. Verdünnungskoagulopathie mit klinisch nachvollziehbarer Blutungsneigung bzw. bei Quick < 40%, PTT > 60 sek, Fibrinogen < 0,75 g/l (s.S. 194).
  - Notfalltherapie einer klinisch relevanten Blutungsneigung oder einer manifesten Blutung bei komplexen Störungen des Hämostasesystems (z.B. bei Kumarintherapie, Lebererkrankungen mit Synthesestörung).
  - Thrombotisch-thrombozytopenische-Purpura (TTP).

Keine Indikationen: Volumenersatz, Albumin- und Eiweißersatz, parenterale Ernährung, zur Substitution von Immunglobulinen.

- **Lagerungsdauer:** 12 Monate bei –30 bis –40 °C, 24 Monate bei < –40 °C.
- **Dosierung:** Bei Erwachsenen mit Blutungsneigung initial 3 – 4 Beutel FFP.

PPSB

- **Bestandteile:** Faktoren des Prothrombinkomplexes (II, VII, IX, X), Protein C und S.
- **Herstellung** aus Plasma-Pools. Dabei kann es zur Aktivierung von Gerinnungsfaktoren kommen, weshalb mehrere Hersteller Heparin und AT III hinzufügen, um eine systemische Gerinnungsaktivierung des Empfängers zu vermeiden.
- **Indikationen:** Bedrohliche Blutungen oder unverschiebbare operative Eingriffe bei Therapie mit Kumarinen (z.B. Marcumar) oder schwerem Vitamin-K-Mangel.
- **Kontraindikationen:** Heparin-induzierte Thrombozytopenie (wegen Heparinbeimengung).
- **Unerwünschte Wirkungen:** Thromboembolische Komplikationen (disseminierte intravasale Gerinnung, Thrombose, Myokardinfarkt).
- **Dosierung:**
  - 1 Einheit PPSB/kg KG hebt die Aktivität der Faktoren VII und IX um 0,5 – 1%, die Aktivität der Faktoren II und X um 1 – 2% an.
  - Bei schweren Blutungen oder unverschiebbarer Operation initial 20 – 25 IE/kg KG i.v.

  Achtung: Langsam applizieren, initial nicht schneller als 1 ml PPSB/min!
- **Präparate (Beispiele):** Beriplex, Prothromplex; auf den Packungen ist der Gehalt an Faktor IX aufgeführt. Lagerung bei + 2 bis + 8 °C. Gebrauchsfertige Lösungen umgehend verbrauchen!

AT III

- **Herstellung** aus Plasma-Pools (z. T. mit Heparinzusatz).
- **Indikationen:**
  - Erworbener AT III-Mangel durch verminderte Synthese (Leberschaden) oder gesteigerten Verbrauch (Verbrauchskoagulopathie) mit Anhalt für Thromboseneigung oder disseminierte intravasale Gerinnung.
  - Thromboseprophylaxe bei angeborenem AT III-Mangel.
- **Keine Indikationen:**
  - Chronische Leberschädigung mit verminderter Aktivität der Gerinnungsfaktoren ohne Hinweis auf eine disseminierte intravasale Gerinnung oder Thromboseneigung.
  - Verlust von AT III bei nephrotischem Syndrom oder Aszites (zugeführtes AT III würde schnell wieder ohne Nutzen ausgeschieden).
  - Hämodilution: Inhibitorische und prokoagulatorische Faktoren sind gleichsinnig verdünnt.
- **Dosierung:**
  - 1 Einheit AT III/kg KG hebt die AT III-Aktivität um 1 – 2% an. *Ziel:* AT III-Aktivität > 70%.
  - *Dosisberechnung:* Dosis (in IE) = Ziel-Aktivität – aktuelle Aktivität × kg KG
- Zur Anwendung bei einer manifesten Verbrauchskoagulopathie s. S. 330.

Achtung: Durch AT III-Substitution kann die Wirkung einer laufenden Heparintherapie so weit gesteigert werden, daß es zu einer Überheparinisierung mit Blutungsgefahr kommt.

- **Präparate (Beispiele):** Kybernin; enthält 500 oder 1000 IE. Lagerung bei + 2 bis + 8 °C. Gebrauchsfertige Lösung umgehend verbrauchen!

20.2 Durchführung der Transfusion

O. Zuzan, M. Leuwer, S. Piepenbrock

Transfusion von Erythrozyten

- **Anforderungen an die Kompatibilität:**
  - AB0-kompatibel und möglichst auch AB0-identisch (s. Tab. 37).
  - Rhesus (D)-negative Empfänger sollten kein Rhesus (D)-positives Blut erhalten. Auf keinen Fall darf bei einem D-negativen Patienten mit bestehenden Anti-D-Antikörpern D-positives Erythrozytenkonzentrat transfundiert werden!

Tabelle 37 Bestimmung blutgruppenkompatibler EK

Blutgruppe Patient	Antikörper	kompatible EK
A	Anti-B	A (oder 0)
B	Anti-A	B (oder 0)
AB	keine	AB, A, B (oder 0)
0	Anti-A und Anti-B	0

- **Vorbereitungen für eine Bluttransfusion (Labor bzw. Blutbank):**
  - *Blutgruppenbestimmung des Empfängers.*

  Hinweis: Die Blutgruppenbestimmung ist erschwert oder unmöglich, wenn zuvor Dextrane oder Stärke-Lösungen verabreicht wurden → Blutbank darüber informieren! Die Erythrozyten können dann vor der Blutgruppenbestimmung gewaschen werden (s. S. 188).
  - *Antikörpersuchtest:* Empfänger-Plasma wird mit verschiedenen Test-Erythrozyten inkubiert.
  - *Kreuzprobe (mehrere Stufen):*
    1. Hierbei wird geprüft, ob Plasma des Empfängers mit Spendererythrozyten reagiert *(Major-Test)* bzw. ob Plasma des Spenders mit Erythrozyten des Empfängers reagiert *(Minor-Test)*. Bei Durchführung eines Ak-Suchtests kann auf den Minor-Test verzichtet werden.
    2. Coombs-Test: Inkomplette Antikörper an der Erythrozytenoberfläche, die nicht zu einer sichtbaren Agglutination führen?

  Hinweis: Konserven, die bereits für einen Patienten gekreuzt sind, müssen spätestens 3 Tage nach der Transfusion anderer Konserven mit frisch entnommenem Empfängerblut erneut gekreuzt werden (→ Nachweis von transfusionsinduzierten oder -geboosterten Antikörpern).
- **Vorbereitungen und Überwachung durch den Transfundierenden:**
  - *Überprüfung der „Konserven-Daten":* Blutgruppe, Alter (Verfallsdatum), Identität der Konserve (Vergleich mit dem Begleitschein).
  - *Sichtprüfung der Konserve:* Unversehrtheit, Verfärbung, Koagel etc.
  - *AB0-Schnelltest* (Bedside-Test):
    - Jeweils 1 Tropfen Blut des Empfängers wird mit Anti-A-, Anti-B- und Anti-D-Antikörperlösung vermischt und anschließend auf eine Agglutination überprüft.
    - Das Ergebnis des Bedside-Tests muß in der Patientenakte dokumentiert werden.
  - *Erwärmen* der Konserve bei Massivtransfusion, bei Nachweis von Kälteagglutininen, bei hypothermen Patienten.

20.2 Durchführung der Transfusion

- **Transfusionsbesteck:** Zur Transfusion von EK immer Transfusionsbesteck mit Standardfilter (Porengröße 170–230 µm) verwenden. (Die Verwendung von Mikrofiltern [10–40 µm] wird unterschiedlich beurteilt. In den Leitlinien der Bundesärztekammer [1995] wird ihr Einsatz bei den heute üblichen Buffy-coat-freien EK nicht empfohlen, da die klinische Bedeutung bislang nicht gesichert sei).
- **Venöser Zugang:** Am besten ist ein möglichst großlumiger venöser Zugang (bei Erwachsenen mindestens 18 G), notfalls kann auch über einen ZVK transfundiert werden.
- **Überwachung des Patienten** (während der gesamten Transfusion):
  - Vor allem zu Beginn der Transfusion einer Konserve müssen Herzfrequenz und Blutdruck regelmäßig gemessen werden (mögl. Reaktionen s. S. 196).
  - Kontrolle der Urinausscheidung.

Massivtransfusion

- **Definition:** Innerhalb von 24 h wird mehr als das 1,5fache des körpereigenen Blutvolumens transfundiert.
- **Erythrozyten:**

  Achtung: Wenn Blutgruppen-ungleiches, aber kompatibles Blut transfundiert werden muß (z. B. 0 Rh⁻), muß unbedingt *vorher Blut für die Blutgruppenbestimmung* (und Kreuzblut) abgenommen werden, da die Bestimmung nach der Transfusion Blutgruppen-ungleichen Blutes schwierig bzw. unmöglich wird!
  - Möglichst frisches Blut verwenden (< 5 Tage alt; sonst 2,3-DPG-Abfall).
  - Alle Konserven und Infusionen erwärmen; Auskühlung des Patienten verhindern (bei Hypothermie verstärkte Blutungsneigung).
- **Thrombozyten:** Ab der 10.–15. EK-Konserve bzw. bei Thrombozytenabfall auf 75 000–100 000/µl wird in der Regel die Transfusion von TK notwendig (TK dann im 1 ÷ 1-Verhältnis infundieren, d. h. ein TK pro transfundiertem EK, z. B. nach 6 EK Transfusion von 6 TK).
- **FFP** (bei Massivtransfusionen meistens notwendig):
  - Frühzeitig daran denken (das Auftauen kostet Zeit!).
  - *Kriterien für FFP-Gabe:*
    - Quick und PTT sind mindestens auf das 1,5fache erhöht (Quick < 40 %, PTT > 60 sek).
    - *Oder:* Fibrinogen < 0,75 g/l.
  - *Vorgehen:* Verhältnis FFP-Einheiten : EK = 1 : 3 bis 1 : 1.
- **Monitoring:**
  - *Engmaschige Überwachung der Laborwerte:* Gerinnung (Quick, PTT, Faktor V und VIII, Fibrinogen), Hämoglobin, Hämatokrit, Thrombozyten, Blutgase, Säure-Basen-Haushalt, Elektrolyte (Kalium, Kalzium).
  - *EKG-Monitoring:*
    - Hypokalzämie (verlängertes QT-Intervall)? → bei Anzeichen von Hypokalzämie Kalzium substituieren (10 ml Ca^{2+}-Glukonat langsam i. v.; vgl. S. 435).
    - Hyperkaliämie (hohes spitzes T)? → Vorgehen s. S. 433).
- **Mögliche Nebenwirkungen:** Nicht selten wird eine verstärkte Blutungsneigung beobachtet. Mögliche Ursachen: Verdünnungsthrombopenie, Faktor-V- und -VIII-Mangel, disseminierte intravasale Gerinnung mit Verbrauchskoagulopathie (s. S. 330), hämolytische Transfusionsreaktion (s. S. 196).

Hinweis: Die Verdünnungsthrombopenie ist die häufigste Ursache einer hämorrhagischen Diathese im Zusammenhang mit Massivtransfusionen!

Transfusion von Thrombozyten

- **Anforderungen an die Kompatibilität:** AB0-identisch (s. Tab. 37), wegen erythrozytärer Beimengungen möglichst auch Rhesus-D-kompatibel. Bei *wiederholten* Transfusionen sollte HLA-kompatibel transfundiert werden.

Hinweis: Thrombozytenkonzentrate dürfen *nicht* über Mikrofilter (10 – 40 μm) transfundiert werden, ein Standardfilter (170 – 230 μm) genügt.

- **Dosierung:**
  - Formel zur Abschätzung des minimalen Thrombozytenbedarfs: *Dosis (Thrombozytenzahl) = gewünschter Konzentrationsanstieg (× 10^9/l) × Blutvolumen (l) × 1,5.* (→ Anzahl der Präparate = Dosis [Thrombozytenzahl] ÷ Thrombozyten pro Präparat).
  - (Bei Gesunden bleiben nur 60 – 70 % der transfundierten Thrombozyten im zirkulierenden Blut, 30 – 40 % gehen in den Milzpool).

  Faustregel: 6 – 8 Einzelspender-TK führen beim Erwachsenen in der Regel zu einem Anstieg der Thrombozyten um etwa 50 000/ μl bzw. *1 TK → die Thrombozyten steigen um 7000 – 10 000/μl.*
  - Die Beurteilung der Wirksamkeit erfolgt anhand der Klinik (Abnahme der Blutungsneigung) und anhand des Anstiegs der Thrombozytenkonzentration im peripheren Blut (Inkrement).

Infusion von Fresh-Frozen-Plasma (FFP)

- **Kompatibilität:** FFP muß AB0-kompatibel infundiert werden; bei Nichtbeachtung können die Alloantikörper im Spenderplasma mit den Empfängererythrozyten reagieren (s. Tab. 38).

Achtung: Im Gegensatz zu Erythrozytenkonzentraten kann Plasma der Blutgruppe 0 nicht zur Universalspende für andere Blutgruppen verwendet werden (enthält Anti-A und Anti-B Antikörper). AB-Plasma dagegen kann für Empfänger aller Blutgruppen verwendet werden (nur in extremen Notfällen notwendig!).

- Der tiefgefrorene Beutel sollte bei 37 °C zügig aufgetaut werden; auf keinen Fall darf die Temperatur 37 °C überschreiten.
- Die Infusion erfolgt über ein Standardtransfusionssystem (Filterporen: 170 – 230 μm), *nicht* über einen Mikrofilter.
- **Dosierung (entsprechend der Indikation):**
  - *Notfallbehandlung:* Initial 15 ml/kg KG; weitere Infusion nach klinischer Wirkung und nach Gerinnungsparametern.
  - *Massivtransfusion:* FFP sollte erst bei Blutverlusten über 65 % des Blutvolumens begonnen werden (s. S. 194); es wird die Gabe von einer Einheit (250 ml) FFP pro 1 – 3 EK empfohlen.
  - *Thrombotisch-thrombozytopenische Purpura:* Akut 30 ml/kg KG infundieren. Gegebenenfalls auch Austauschtransfusion mit FFP (3 – 4 l/Tag).

Tabelle 38 Bestimmung kompatibler FFP

Empfänger	kompatibles FFP
A	A, AB
B	B, AB
AB	AB
0	A, B, AB, 0

20.3 Komplikationen der Therapie mit Blutbestandteilen

O. Zuzan, M. Leuwer, S. Piepenbrock

Hämolytische Soforteaktionen

- **Definition, Ursachen:** Während oder kurz nach der Transfusion von Erythrozyten auftretende systemische Reaktion, meist durch AB0-Inkompatibilität (seltener durch andere hämolytisch wirksame Alloantikörper, die bereits vor der Transfusion vorhanden waren).
- **Klinik:**
  - Frösteln, Fieber, Schweißausbruch, Kopfschmerzen, Tachykardie, Blutdruckabfall, Brust-, Bauch- oder Flankenschmerzen.
  - *Beim narkotisierten Patienten:* RR-Abfall, Hämoglobinurie, Blutungsneigung.
  - *In schweren Fällen:* Schock, disseminierte intravasale Gerinnung, Nierenversagen → Lebensgefahr!
- **Therapie:**
  - *Transfusion stoppen,* venösen Zugang belassen.
  - *Großzügige Volumensubstitution* mit Volumenersatzmitteln, z.B. 1000–2000 ml HES 200/0,5 6% (s.S. 186), kombiniert mit Vollelektrolytlösung (s.S. 182).
  - *Hochdosierte Glukokortikoidgabe,* z.B. 1 g Prednisolon i.v.
  - *Sauerstoff (100% O_2)* z.B. über Gesichtsmaske.
  - *Bei Schocksymptomatik* (RR_{syst} < 90 mmHg, Tachykardie) zusätzlich Katecholamine:
    - *Initial* z.B. Adrenalin 0,1 mg i.v. alle 3–5 min (1 Amp = 1 mg mit NaCl 0,9% auf 10 ml aufziehen → 1 ml = 0,1 mg) bis RR_{syst} > 100 mmHg.
    - *Dann* Dauerinfusion mittels Infusionspumpe, z.B. Dopamin initial 20–30 mg/h (z.B. 200 mg Dopamin mit NaCl 0,9% auf 50 ml aufziehen; LR 5–7,5 ml/h), bei fehlendem Effekt alle 5 min um 10 mg/h erhöhen (LR + 2,5 ml/h).
  - *Bei ausgeprägtem Schock mit Bewußtseinstrübung:* Intubation und Beatmung.
  - *Auf ausreichende Urinausscheidung achten:* Volumentherapie (s.o.), ggf. zusätzliche Diuresesteigerung mit Furosemid (10–40 mg langsam i.v.), Dopamin in Nierendosis (wenn nicht schon zu Schocktherapie eingesetzt): 2–4 μg/min/kg KG.
  - Bei schwerem Zwischenfall frühzeitig an Hämodialysebehandlung denken.
  - Vorgehen bei Hyperkaliämie: Siehe S. 433.
- **Zur Ursachenklärung** Blutproben (Patient, Rest der Konserve) sichern und der mikrobiologischen/immunhämatologischen Untersuchung zuleiten.

Verzögerte hämolytische Reaktion

- **Definition, Ursachen:** Im Laufe von Tagen nach der zunächst unauffälligen Übertragung von Erythrozyten auftretende systemische Reaktion durch erythrozytäre Alloantikörper, die zum Zeitpunkt der Transfusion nur in geringer Konzentration vorlagen und deshalb serologisch nicht erfaßt wurden.
- **Klinik:** Fieber, Hämoglobinabfall, leichter Ikterus. Nierenversagen und tödliche Zwischenfälle sind selten, kommen aber vor.
- **Therapie:** Symptomatisch; keine spezifischen Maßnahmen.

20.3 Komplikationen der Therapie mit Blutbestandteilen

Allergische Reaktionen

- **Anaphylaktische Reaktion:**
  - *Definition:* Sofortreaktion in den ersten Minuten durch IgE-Antikörper gegen lösliche Bestandteile des Spender-Blutplasmas.
  - *Klinik:* Generalisierter Flush, Quaddel-Bildung, Atemnot, Bronchospasmus, Blutdruckabfall, Tachykardie, Schock.
  - *Therapie:* Initial wie bei hämolytischer Sofortreaktion (s. S. 196).
- **Urtikarielle Transfusionsreaktion:**
  - *Klinik:* Meist lokal beschränkte Effloreszenzen, eine generalisierte Urtikaria ist selten.
  - *Therapie:* Bei generalisierter Urtikaria Transfusion abbrechen, Antihistaminika, Glukokortikoide (Prednisolon 50 – 125 mg i. v.).

Febrile nicht-hämolytische Reaktionen

- **Definition:** 30 Minuten bis 2 Stunden nach Transfusionsbeginn auftretender Anstieg der Körpertemperatur um mindestens 1 °C ohne Zeichen einer hämolytischen Reaktion oder anderer transfusionsbedingter Reaktionen.
- **Klinik:** Plötzliches Kältegefühl (mit oder ohne Schüttelfrost), gefolgt von Temperaturanstieg.
- **Ursachen:** Übertragung von freigesetzten leukozytären oder thrombozytären Inhaltsstoffen (z. B. Zytokine); Reaktion präformierter Antikörper des Patienten gegen Leukozyten, Thrombozyten oder Plasmaeiweiße der Konserve; selten bakterielle Verunreinigungen der Konserve.
- **Therapie, Prognose:** Transfusion abbrechen; meist gute Prognose.
- **Diagnosesicherung:** Suche nach thrombozytären und leukozytären Antikörpern, insbesondere nach HLA-Antikörpern.

Transfusions-assoziierte akute respiratorische Insuffizienz

- **Definition, Ursachen:** Akut, unmittelbar während oder nach der Transfusion auftretende respiratorische Insuffizienz, meist durch granulozytenspezifische Antikörper im Spenderplasma.
- **Klinik:** Respiratorische Insuffizienz mit Lungenödem und pulmonalen Infiltraten; oft beatmungspflichtiger Zustand des Patienten.
- **Therapie:** Symptomatische Therapie; Konservenspender untersuchen lassen (leukozytäre Antikörper? → evtl. Gefahr für weitere Empfänger).

Posttransfusionelle Purpura

- **Definition, Ursachen:** Etwa 5 – 10 Tage nach Transfusion einer plättchenhaltigen Konserve auftretende Thrombopenie durch Alloantikörper gegen Antigene auf Spender-Thrombozyten. Die konsekutive Immunreaktion betrifft nicht nur die gespendeten Thrombozyten; auch autologe Thrombozyten werden abgebaut.
- **Klinik:** Akute isolierte Thrombozytopenie (Thrombozytensturz) mit oder ohne klinische Blutungsneigung, ggf. bis hin zu einer lebensbedrohlichen hämorrhagischen Diathese.
- **Therapie:** Therapie der Wahl ist die hochdosierte Immunglobulingabe (1 g IgG/kg KG an zwei aufeinander folgenden Tagen als langsame Dauerinfusion). Kortikoide sind ohne gesicherten Effekt, Thrombozytentransfusionen wegen möglicher schwerer Zwischenfälle kontraindiziert.

20.3 Komplikationen der Therapie mit Blutbestandteilen

Infektionen

- Alle Konserven unterliegen einem Screening-Programm zur Identifizierung infektiöser Spenden. Kriterien in Deutschland: HBs-AG-negativ; keine Antikörper gegen HIV, HCV, Treponema pallidum; GPT ≤ 45 U/l (Erhöhung bei Hepatitis).
- ***Problem:*** Infizierte/infektiöse Spender, bei denen die Erkrankung serologisch noch nicht nachweisbar ist (diagnostisches Fenster) → Risiko der viralen Infektionsübertragung durch serologisch unauffällige Blutkonserven.
- **Risikoabschätzung:**
  - Das Risiko steigt proportional zur Anzahl der transfundierten Blutkonserven.
  - *Die Transfusion zellulärer Blutkomponenten (Erythrozyten, Thrombozyten)* ist problematischer als die Transfusion von FFP. Zur Zeit können zelluläre Blutprodukte noch nicht mit ausreichender Sicherheit virusinaktiviert werden.
  - *FFP:* Deutlich geringeres Risiko durch die sog. Quarantäne-Regelung (die Spende wird mehrere Monate gelagert, bis die erneute serologische Testung des Spenders noch immer negativ ausfällt).
- Eine *bakterielle* Kontamination der Konserven ist selten. Da das Bakterienwachstum durch Kühlung vermindert wird, müssen Konserven möglichst bald nach dem Erwärmen transfundiert werden.
- Verdachtsfälle von Infektionsübertragungen durch Blutprodukte müssen der Arzneimittelkommission als unverwünschte Arzneimittelwirkungen gemeldet werden.

21.1 Ernährungstherapie – künstliche Ernährung

T. H. Schürmeyer

Grundlagen

- **Risiken der Mangelernährung:** Erhöhte Infektanfälligkeit, gestörte Wundheilung (z.B Anastomosen-Insuffizienz), Entwicklung von Dekubitus und Ödemen, Darmschleimhaut-Atrophie und Entwicklung einer Malabsorption.
- **Therapieziele bei künstlicher Ernährung:**
  - Verhinderung oder Unterbrechung eines Postaggressions-Stoffwechsels (s. u.), Prävention und Behandlung einer Malnutrition, v. a. bei Hypermetabolismus und Katabolie.
  - Prävention einer Gewichtsabnahme und Verbesserung der Prognose des Patienten (bekannte Korrelation).
  - Verminderung der Infektionskomplikationen.

Postaggressions-Stoffwechsel:
  - *Definition:* Kurzzeitig sinnvolle, längerfristig schädliche Stoffwechselveränderungen, die für eine ausreichende Bereitstellung von Substraten sorgen, wenn akut eine Nahrungsaufnahme unmöglich oder gestört ist. (Gemeinsamer Reaktionsmechanismus des Intensivpatienten nach Trauma, Operation, Infektion und schwerer Stoffwechselstörung).
  - *Synonyme:* Postaggressions-Syndrom, GIS (Gesamtkörper-Inflammations-Syndrom), SIRS (systemic inflammatory response syndrome).
  - *Differentialdiagnose:* Sepsis (gleicher Mechanismus und Ablauf, aber infektiöse Ursache).
  - *Komplikationen:* Multiorganversagen (z. B. Nieren, Kreislauf, Lunge).
  - *Pathophysiologie:* Darm-Mukosa hat höchsten Gewebsumsatz im Organismus. Störung der Darmbarriere durch Ischämie und Nährstoffmangel → Translokation von Bakterienbestandteilen (LPS, Endotoxin) → Überforderung des RES der Leber → Freisetzung von Mediatoren und Zytokinen → Synthese von Akutphase-Proteinen → Hypermetabolismus durch Zytokine und endokrine Mechanismen → durch kontrainsulinäre Hormone sekundäre Insulin-Resistenz → Steigerung von Lipolyse, Glukoneogenese, Proteinabbau → Störung der zellulären Energieversorgung → Abbau lebenswichtiger Strukturproteine → „zelluläres metabolisches Organversagen".
  - *Therapieziele:* Wiederherstellung und Erhalt einer intakten gastrointestinalen Barriere; Erhaltung der Organfunktionen (v. a. des Immunsystems des Splanchnikus-Systems); Reduktion der Mortalität; Beschleunigung der Rekonvaleszenz.
  - *Therapieprinzipien („when the gut works, use it or lose it!"):* Geeignete Substratwahl; Gabe spezieller Substrate (in Forschung Xylit [bisher keine Outcome-Daten], Fischöl-Emulsion, Arginin, Nukleotide, Wachstumshormone [Kosten-Nutzen-Frage], Glutamin [Struktur-, Transport- und Regulationsbaustein; Regulator der Protein-Synthese mit Wirkung auf die Zellhydratation; Bedeutung für die Integrität/Regeneration der Darmschleimhaut; verfügbar als Dipeptid-Lösung]).

- **Andere Formen der künstlichen Substratzufuhr:**
  1. *Ernährungs-Supplementation:* Der Patient kann nur einen Teil der erforderlichen Nährstoffe nicht ausreichend zu sich nehmen, z. B. Spurenelemente, Vitamine.
  2. *Energie-Supplementation,* z. B. durch 100 g Maltodextrin 19/d. (400 kcal als Kohlenhydratkonzentrat in Getränken).

21.1 Ernährungstherapie – künstliche Ernährung

Indikationen zur künstlichen Ernährung

- **Der Patient *kann nicht*** genügend Nahrung auf normalem Wege zu sich nehmen (z. B. bei Bewußtlosigkeit, Schluckstörung).
- **Der Patient *darf nicht*** genügend Nahrung auf normalem Wege zu sich nehmen (z. B. bei frischen Anastomosen nach OP, gastrointestinaler Blutung).
- **Der Patient *will nicht*** genügend Nahrung auf normalem Wege zu sich nehmen (z. B. bei Übelkeit, psychiatrischer Erkrankung).

Praktisches Vorgehen bei Unterbrechung der normalen Ernährung

- **Kurzfristig** (bis zu 2 Tagen): Peripherer Venenzugang, Substitution von Flüssigkeit und Elektrolyten.
- **Mittelfristig** (bis zu 3 Wochen):
  - *Enterale Ernährung möglich:* Nasoduodenale Sonde (s. S. 67), nährstoff- oder chemisch-definierte Diät.
  - *Enterale Ernährung unmöglich:* Zentralvenöser Katheter, totale parenterale Ernährung.
- **Langfristig** (mehr als 3 Wochen):
  - *Enterale Ernährung möglich:* PEG (perkutane endoskopische Gastrostomie; S. 67), nährstoff- oder chemisch-definierte Diät.
  - *Enterale Ernährung unmöglich:* Hickman-Katheter, evtl. Port, totale parenterale Ernährung.

Einschätzung des Ernährungszustandes und Energie-Bedarfs

- **Sechs Basisfragen:**
  1. Wie ist der Ernährungszustand (s. u.)?
  2. Wie ist die Nahrungsaufnahme und der Gewichtsverlauf?
  3. Bestehen Verdauungsstörungen oder Stoffwechselerkrankungen?
  4. Enterale oder parenterale Ernährung?
  5. Besteht die Notwendigkeit zu einer Spezialkost (→ keimreduziert?; Lebererkrankung?; Nierenerkrankung?; Dialyse?; Diabetes mellitus?)?
  6. Wie hoch ist der Energie-Bedarf (s. u.)?

→ ***zu 1:* Parameter eines reduzierten Ernährungszustandes:**
  - *BMI (body mass index)* < 19 kg KG/m² (KG in kg ÷ Körpergröße in m²).
  - *Cave:* Der BMI ist bei Intensivpatienten nur von eingeschränktem Wert durch Verschiebung der Körperzusammensetzung (z. B. Expansion des Extazellulärraums)
  - *Oberarmumfang:* Männer < 29 cm; Frauen < 28 cm.
  - *Trizeps-Hautfaltendicke:* Männer < 12,5 mm; Frauen < 16,5 cm.
  - *Serum-Albumin* < 35 g/l.
  - *Serum-Transferrin* < 200 mg/dl.
  - *Lymphozyten* < 1500/μl.

→ ***zu 6:*** **Gesamt-Energiebedarf = Ruhe-Energiebedarf × Krankheitsfaktor:**

- *Krankheitsfaktoren:*
  - Bettruhe: 1,2.
  - Polytrauma, Verbrennungen: 1,4 – 2,0.
  - Fieber: + 0,3 pro °Celsius.
- *Ruhe-Energiebedarf:*
  - Gemessen: Indirekte Kalorimetrie (s. u.).
  - Errechnet → Formel nach Harris + Benedict:
    Männer: Gewicht × 13,8 + Größe × 5,0 – Alter ×6,8 + 67.
    Frauen: Gewicht × 9,6 + Größe × 1,9 – Alter × 4,7 + 655.
  - Geschätzt: 30 – 35 kcal/kg KG, (d. h. ca. 2400 kcal bei 75 kg KG).

Kalorimetrie:

- *Prinzip der indirekten Kalorimetrie:* Messung des O_2-Verbrauchs und der CO_2-Produktion, Berechnung des Ruheumsatzes: Energiegewinnung = 5 kcal/l O_2-Verbrauch.
- *Rahmenbedingungen:* Nüchtern, morgens kurz nach dem Aufwachen, in völliger körperlicher Ruhe, bei konstanter Raumtemperatur von 22 °C.

21.2 Zusammensetzung der Ernährung

T. H. Schürmeyer

Wasser

- **Täglicher Bedarf:** 30 – 50 ml/kg KG/d (!) →
  - bei 60 kg KG 1,8 – 3,0 l.
  - bei 70 kg KG 2,1 – 3,5 l.
  - bei 80 kg KG 2,4 – 4,0 l.
  - bei 90 kg KG 2,7 – 4,5 l.
- **Berechnung:** Verlust des Vortages (Diurese + Sonden + Drainagen) + 800 ml Perspiratio (je 400 ml über Haut und Atemwege; *cave* bei Beatmung nur 400 ml – Perspiratio über Atemwege entfällt) + 500 ml pro Grad °C über 37 °C.

Cave: Sondenkost enthält nur 80% freie Flüssigkeit!

Kohlenhydrate und Ballaststoffe

- **Grundlagen:**
  - *Empfohlener Nahrungsanteil:* 60 – 70% als verwertbare Kohlenhydrate, Ballaststoffe 30 – 50 g/d.
  - *Kohlenhydratgehalt:* Süßwaren, Honig 80 – 90%; Mehl 75%; Brot 50%; Nudeln, Reis 25 – 30%; Kartoffeln, Mais, Erbsen, Obst 15 – 25%; Karotten, Tomaten, Salate < 10%; Milch 5%.
  - *Endogener Speicher:* Glukose 300 – 400 g.
  - *Resorption* über Duodenum und Dünndarm.
- **Monosaccharide:**
  - *Triosen,* z. B. Glycerin-Aldehyd ($C_3H_6O_3$).
  - *Pentosen,* z. B. Ribose, Deoxyribose, Xylose ($C_5H_{10}O_5$), v. a. in Kirschen, Heidelbeeren, Kampfer, Tannin.
  - *Hexosen*
    - Glukose (Traubenzucker, Maiszucker), einziger freier Zucker im Organismus als Energielieferant für Gehirn, Nebennierenmark, Erythrozyten. Hierdurch werden ca. 180 g/d verstoffwechselt mit Reduktion bei Hunger (auf ca. 50 g/d) durch Verwertung von Ketonkörpern. (v. a. in Kirschen und Melonen).
    - Fruktose (Fruchtzucker, Lävulose), in Inulin als Polyfruktosan (v. a. in Honig, Birnen, Äpfeln, Melonen).
    - Galaktose, Bestandteil von Lactose und Polysacchariden (nicht in freier Form in der Natur).
  - Mannose, nicht in freier Form in der Natur (v. a. in Manna und Leguminosen).
  - *Derivate:*
    - Sorbit (Glukose-Alkohol), wird in Fructose umgewandelt. *NW:* Osmotische Diarrhö.
    - Inosit (bildet Phytinsäure, behindert Ca^{2+} und Fe-Absorption), in Zerealien.
    - Mannit (hydrierte Mannose), osmotisch aktiv.
- **Disaccharide:**
  - *Saccharose:* Glukose-Fruktose; in Rohrzucker, Rübenzucker, „Zucker".
  - *Laktose:* Galaktose-Glukose; in Milchzucker.
    - Einziges Nahungskohlenhydrat der Säuglinge in ersten Lebensmonaten.
    - Begünstigt aerobe Darmflora und Kalzium-Absorption.

    Cave: Laktase-Mangel ist v. a. in Afrika und Asien weit verbreitet.
  - *Maltose* (Glukose-Glukose, Malzzucker) aus Stärke-Abbau; wird durch Darmflora nur schwer fermentiert.

- **Polysaccharide:**
  - *Verwertbar:*
    - Glykogen: Verzweigte Glukose-Einheiten in tierischen Geweben. Dextrine sind die verwertbaren Abbauproduke.
    - Stärke aus Getreide, Kartoffeln und Gemüsen (als Stärkekörner), bestehend aus ca. 40% unverzweigter Amylose und 60% verzweigtem Amylopektin. In roher Form nur ausnutzbar in Form von kleinen Stärkekörnern (Zerealien, Bananen); nach feuchtem Erhitzen (Kochen) allgemein gut verwertbar (Kartoffeln).
  - *Schlecht verwertbar:*
    - Agar (Poly-Galactose) Geliermittel aus Algen.
    - Inulin (Poly-Fruktose) in Artischocken, Spargel. NW: Meteorismus, Enteritis.
  - *Nicht verwertbar:*
    - Dextrane (Plasma-Expander, synthetisiert durch Mikroorganismen).
    - Zellulose, Pektine (Ballaststoffe) – komplexe Kohlenhydrate aus Vollkornprodukten, Wurzeln, Knollengemüsen, Hülsenfrüchten, Nüssen, Früchten.
- **Ballaststoffe** (unbewiesener Stellenwert in der Intensivmedizin):
  - *Vorteile:*
    - Intensiveres Kauen und eine verlängerte Einwirkzeit von Speichel und Magensäure führen zu einer besseren Erschließung anderer Nahrungsbestandteile und zu einem größerem Sättigunsgefühl.
    - Quellfähigkeit → vermehrte Dickdarm-Füllung u. -Peristaltik → bessere Wachstumsbedingungen aerober Bakterien und schnellere Ausscheidung kanzerogener Substanzen.
    - Adsorption + verminderte Resorption von Cholesterin, Gallensäuren etc.
  - *Vermutung:* Ballaststoffe werden durch Bakterien zu kurzkettigen Fettsäuren (Azetat, Propionat, Butyrat) mit enterotrophischer Wirkung am Kolonepithel fermentiert.
  - *Nebenwirkungen:* Meteorismus, Flatulenz, Stuhlfrequenz-Erhöhung; Reduktion der verdaulichen Energiemenge der Nahrung um 5%; Adsorption und verminderte Resorption von Eisen, Kalzium, Zink etc.
- **Alkohol** (zur Ernährungstherapie in der Intensivmedizin *nicht* geeignet!):
  - Absorption in Mund/Magen (20%) und oberem Dündarm (75%).
  - Rasche, komplette Verteilung im Gesamtkörperwasser durch Diffusion.
  - Die Verstoffwechslung erfolgt unabhängig von der Blutkonzentration mit 60–200 mg/kg KG/h.
  - Der Abbau erfolgt nur in der Leber; Alkohol ist nicht verwertbar von z. B. Gehirn oder Muskulatur.
  - Brennwert 29,3 kJ/g (7 kcal/g), d. h. 1 Liter Wein enthält ca. 700 kcal (3 MJ).
  - Elimination durch hepatische Oxidation (85%, Alkoholdehydrogenase), extrahepatische Oxidation (10%, Peroxidase), Exkretion (2–10%, z. B. Lunge).

21.2 Zusammensetzung der Ernährung

Proteine und Aminosäuren

- **Chemie der Proteine:**
  - *Einfache Proteine* enthalten nur Aminosäuren, z.B. Albumin, Serumglobulin, Albuminoide (Kollagen, Keratin).
  - *Zusammensetzung komplexer Proteine:*
    - Nukleoproteine: Purine, Nukleinsäuren.
    - Glykoproteine: Kohlenhydrate (z.B. Mucin-Sekretion).
    - Phosphoproteine: Phosphor-Radikale (z.B Casein).
    - Chromoproteine: Chromophore Gruppen (z.B. Hämoglobin).
    - Lipoproteine: Lipide (z.B. LDL, HDL).
    - Metalloproteine: Metalle (z.B. Coeruloplasmin).
- **Funktionen im Organismus:**
  - *Strukturbestandteil,* z.B. Kollagen, Elastin, Keratin, kontraktile Proteine.
  - *Funktionsträger,* z.B. als Enzyme, Hormone, Sekretbestandteile.
  - *Osmotischer Druckausgleich,* z.B. Albumin.
  - *Transportvehikel* für Vitamine, Kalzium, Eisen, Hormone, Chlesterin, FFS, etc.
  - *Energiequelle:* Brennwert 17 kJ/g (4 kcal/g), aber energetisch ungünstig, da die Abbauprodukte unter Energieaufwand ausgeschieden werden.
- **Halbwertszeiten menschlicher Proteine im Organismus:** Skelettmuskel 50–60 d, Herzmuskel 11 d; glatte Muskulatur, Fibrinogen, IgM 4–5 d; Komplement C_3 und C_4 1 d; Leberenzyme ca. 10 h.
- **Empfohlene Mindestzufuhr** (hiervon mindestens 80 mg/kg KG, besser 50% als essentielle Aminosäuren): Siehe

Tabelle 39 Empfohlene tägliche Protein-Mindestzufuhr

Kinder:	
bis 3. Lj	22 g/d
4.–6. Lj	32 g/d
7.–9. Lj	40 g/d
10.– 12. Lj	45 g/d
Jugendliche (F/M)	55/60 g/d
Erwachsene (F/M)	45/55 g/d (0,8 g/kg KG)
Schwangere	+ 30 g/d
Stillende	+ 20 g/d

- **Resorption:**
  - Im Magen partielle Hydrolyse durch HCl und Pepsin, welches alle Proteine außer Keratin und Myosin zu Polypeptiden spaltet.
  - Im Dünndarm Proteolyse durch Pankreas-Trypsin und weiter Enzyme.
  - Durch aktiven Transport sind 3 h nach Zufuhr ca. 80% als Aminosäuren oder Oligopeptide (2–6 AS) resorbiert.

21.2 Zusammensetzung der Ernährung

- **Endogener Speicher:** 11 kg (Leber 40%, Muskel und Haut 8%, Gehirn 5%), hiervon sind kurzfristig 200 – 300 g, langfristig 3 kg zur Energiegewinnung ohne Funktionsverlust mobilisierbar.
- **Normaler Umsatz:** 2 – 3 g/kg KG/d (Erwachsene), 6 g/kg KG/d (Kinder).
- **Essentielle Aminosäuren:** Aminosäuren, die der Organismus nicht synthetisiert kann.
  - *Tagesbedarf jeweils 10 – 15 mg/kg KG → spezielle Bedeutung:*
    - Lysin für die Kollagensynthese
    - Methionin, Cystein als Hauptschwefelquelle der Nahrung.
    - Phenylalanin, Tyrosin für die Synthese von Adrenalin, Melanin, Thyroxin.
    - Leucin, Isoleucin, Valin.
  - *Tagesbedarf 5 – 10 mg/kg KG:* Threonin.
  - *Tagesbedarf 3 mg/kg KG:* Tryptophan für Serotonin- und Nikotinsäuresynthese.
  - *Essentiell nur für Säuginge:* Histidin als Entzündungsmediator, steigert Darmmotilität.

Fette

- **Chemie:** 98 – 99% Triglyzeride (Glyzerol + 3 Fettsäuren C2 bis C20); 1 – 2% freie Fettsäuren, Sterine, Phospholipide.
- **Funktionen im Organismus:**
  - *Energielieferant:* Brennwert 34 kJ/g (C6-Fettsäuren) bis 38 kJ/g (C18-Fettsäuren) = 9 kcal/g.
  - *Wärmeschutz, mechanischer Schutz:* Fett um Nieren und Augapfel. *Strukturbestandteil,* z. B. in Membranen, Cerebroside, Ganglioside, Phospholipide.
  - *Träger fettlöslicher Vitamine* (A, D, E, K).
  - *Ausganssubstanz für Synthese* von
    - Prostaglandinen (Synthese aus C19 –C21-Polyenfettsäuren).
    - Cholesterin (Synthese 1 – 1,5 g/d, enterohepatische Zirkulation > 2 g/d).
    - Gallensäuren (Synthese 0,8 g/d, enterohepatische Zirkulation > 20 g/d).
- **Empfohlener Nahrungsanteil:** 30%, 2 – 3 g/kg KG, bes. essentielle Fettsäuren.
- **Aufnahme:** Duodenum und oberes Jejunum.
- **Endogener Speicher:** 10 – 15 kg.

Sonderformen:
  - *MCT-Fette:* Mittelkettige Triglyzeride (enthalten C8 –C10-Fettsäuren), können ohne Micellenbildung absorbiet werden.
  - *Essentielle Fettsäuren:*
    - Hauptvertreter Linolsäure (C18 : 2 ω-6).
    - Empfohlene Zufuhr: 10 g/d.
    - Enthalten in Sonnenblumenöl, Maiskeimöl, Distelöl.
    - Mangelsymptome: Infektanfälligkeit, Wundheilungsstörung, Wasserretention, Hypermetabolismus, Nierenschädigung (Hämaturie), Dermatitis, Depigmentierung, Hämolyse-Neigung.
  - *„Versteckte Nahrungsfette“:* Nicht vermeidbare Lipidaufnahme aus Zellmembranen und intrazellulären Strukturen (bei Rindfleisch ca. 7%, bei Schweinefleisch ca. 15%).

21.2 Zusammensetzung der Ernährung

Elektrolyte

Tabelle 40 Elektrolyte – physiologische Grundlagen

	Plasma-Konzentration (in mmol/l)	Ausscheidung im Harn (in g/d)	empfohlene Zufuhr pro Tag (in g)
Natrium	135 – 150	3,0 – 6,0	2 – 3
Kalium	3,7 – 5,7	2,0 – 4,0	3 – 4
Kalzium	2,2 – 2,7	0,1 – 3,0	0,8 – 1,0
Magnesium	0,7 – 1,1	0,06 – 0,2	ca. 0,35
Chlorid	98 – 110	2,8 – 9,6	2 – 5
Phosphat (PO_4^{3-})	2,9 – 4,8	0,8 – 2,0	ca. 1
Sulfat (SO_4^{2-})	0,5 – 1,5	1,2 – 1,5	s. essentielle Aminosäuren

Tabelle 41 Elektrolyte – Bedeutung, Mangelerscheinungen, Nahrungsquellen

	Mangelursache	Mangelsymptom	Nahrungsquelle
Na^+	Diarrhö Erbrechen, Schwitzen, Medikation, Nephropathie	Exsikkose, Hypotonie, Apathie, Muskelkrämpfe	Salz (auch in Wurst, Käse, Brot)
K^+	Fehlernährung, Medikation, Diarrhö	Dehydratation, Ileus, Herzrhythmusstörungen, Muskelschwäche, Alkalose	Trockenfrüchte, Hülsenfrüchte, Hefe, Kakao
Ca^{2+}	Fehlernährung, Vitamin D-Mangel, Darmerkrankung	Tetanie, Osteoporose	Milchprodukte, Nüsse, Hülsenfrüche
Mg^{2+}	Fehlernährung, Diarrhö	Muskelschwäche, Parästhesien, Krämpfe	Gemüse (Chlorophyll), Getreideprodukte
Cl^-	Erbrechen, Magensonde	Muskelschwäche, Alkalose	Salz (auch in Wurst, Käse, Brot)
PO_4^{3-}	Nierenerkrankungen (Fanconi-Syndrom), Hyperarathyreoidismus	Wachstumsstörung, Rachitis, Osteomalazie	Milchprodukte, Fleisch, Fisch
SO_4^{2-}	unbekannt	unbekannt	Fleisch, Eier, Nüsse, Milch, Hülsenfrüchte

Spurenelemente

➤ **Definition:** Anorganische Substanzen, die der Körper in kleinen Mengen benötigt.

Tabelle 42 Spurenelemente – physiologische Grundlagen

	Plasma-Werte (in µg/l)	Gehalt des Organismus (in mg)	Urinexkretion pro Tag (in µg)	empfohlene Zufuhr pro Tag (in mg)
Chrom	20–50	5	2–6	0,05–0,2
Kobalt	0,05–0,7	3	0,2–1,8	< 1[1]
Eisen(2+)	300–1 800	4 200	60–270	10–25
Fluor	100–200	800	300–1 500	ca. 1
Jod	40–70	30	75–400	ca. 0,2
Kupfer	750–1 500	110	10–110	2–5
Mangan	0,3–1,3	20	0,4–2,0	2–5
Molybdän	0,3–1,2	5	23–180	ca. 0,15
Nickel	0,2–4,5	10	0,5–6 µg	0,3–0,6
Selen	80–200	20	5–50	0,050–0,2
Silizium	1 000–3 000	1 400	unbekannt	unbekannt
Vanadium	0,02–0,04	20	< 10	ca. 2
Zink	700–1 400	2 330	140–1 200	ca. 15
Zinn	0,001–0,002	30	< 5	1,5–3,5

[1] als Vitamin B_{12}

Tabelle 43 Spurenelemente – Bedeutung, Mangelerscheinungen, Nahrungsquellen

	Bestandteil von	Mangelstörung	Mangelursachen	Nahrungsquelle
Chrom	Glukosetoleranzfaktor	Glukoseintoleranz	Fehlernährung (raffinierter Zucker)	Hefe, Weizenkeime, Innereien

Fortsetzung Tabelle 43, S. 208 ▶

Tabelle 43 Fortsetzung

	Bestandteil von	**Mangelstörung**	**Mangelursachen**	**Nahrungsquelle**
Kobalt	Enzyme, Vitamin B_{12}	Erythropoese, Nukleinsäuresynthese	isoliert unbekannt	Vitamin B_{12}
Eisen	Cytochrome, Hämoglobin, Katalase, Peroxidase	Energiegewinnung, O_2-Verteilung, Hämolyse	Blutung, Fehlernährung	Fleisch, Würmer, Fisch
Fluor	Knochen, Zahnschmelz	Wachstum? (keine Karies!)	unbekannt	Meeresprodukte, Schwarzer Tee
Jod	Thyroxin	Hypothyreose, Kropf	Fehlernährung	Meeresprodukte
Kupfer	Oxidasen, Urikasen, Monoaminoxidase, Tyrosinase	Oxidation (Atmung), Neurotransmitterbildung, Pigmentbildung, hypochrome Anämie	Fehlernährung	Innereien, Fisch, Nüsse, Vollkorn
Mangan	Arginase, Pyruvatcarboxylase	Harnstoffbildung, Zitronensäurezyklus	Osteopathie, Sterilität	Nüsse, Vollkorn, Gemüse
Molybdän	Xanthinoxidase, Aldehydehydrogenase	Purinoxidation, Fettsäurebildung aus Kohlehydraten	unbekannt	Gemüse, Getreide
Nickel	Urease, Cofaktor für Enzyme	Harnstoffabbau, hypochrome Anämie	Darmerkrankungen	Getreide, Gemüse
Selen	Glutathionperoxidase	Lipidoxidation, Hämolyse, Granulozytenfunktion	Fehlernährung, Alkoholismus	Fisch, Fleisch, Nüsse, Getreide
Silizium	Bindegewebe	unbekannt	unbekannt	Bier, Gemüse

Tabelle 43 Fortsetzung

	Bestandteil von	Mangelstörung	Mangelursachen	Nahrungsquelle
Vanadium	Cofaktor für Enzyme	Wachstumsstörung?, Sterititât?	unbekannt	ubiquitär
Zink	GlDH, LDH, AP, Alkoholdehydrogenase, Carboanhydratase, Carbopeptidase	Transaminierung, Alkohol- und Laktatabbau, Azidose, Wundheilung, Proteinsynthese, Insulinsekretion, Schmekken, Riechen, Hypogonadismus	Magen- und Darmerkrankungen	Fleisch, Vollkorn, Gemüse
Zinn	Gastrin	unbekannt	unbekannt	ubiquitär

Vitamine

➤ **Definition:** Organische Verbindungen, die der Körper nicht oder nur in unzureichender Menge synthetsieren kann.

Tabelle 44 Vitamine – physiologische Grundlagen

	Wirkstoff	empfindlich gegen			Körperreserven	empfohlene Tageszufuhr (mg)	Plasma-Konzentration (µg/l)
		Licht	Hitze	O_2			
A	Retinol[1] β-Carotin (Provit. A)	+	0	0	1 Jahr	1–3	200–800
B_1	Thiamin	+	+	+	10 d	1,5–2	20–60
B_2	Riboflavin (Vitamin G)	+	+	0	1 Mon.	1,5–2	40–240
B_3	Pantothensäure	0	+	0	?	10–20	200–800

Fortsetzung Tabelle 44, S. 210 ▶

Tabelle 44 Fortsetzung

	Wirkstoff	empfindlich gegen			Körperreserven	empfohlene Tageszufuhr (mg)	Plasma-Konzentration (µg/l)
		Licht	Hitze	O_2			
B_4	Niacin[2], Nicotinamid (Vitamin PP)	0	0	0	1 Mon	15 – 25	16 – 50
B_6	Pyridoxin, Pyridoxal, Pyridoxamin	+	+	0	1 Mon	2 – 4	30 – 80
B_{12}	Cyanocobolamin, Hydroxocobalamin	+	0	+	4 Jahre	2 – 5 µg	0,2 – 1
C	Ascorbinsäure	+	+	+	1 Mon	75 – 100	2 – 14
D	Ergocalciferol (D_2), Cholecalciferol[3] (D_3)	+	0	+	?	10 – 20 µg	*25-OH-D_3:* 25 – 120 µg/l *1,25-OH-D_3:* 20 – 60 ng/l
E	Tocopherol[4]	+	0	+	?	10 – 30	5 – 16
H	Biotin	+	0	0	?	0,15 – 0,5	0,2 – 0,8 µg/l
K	Phyllochinon (K_1), Menachinon (K_2)	+	+	0	1 Mon	1 – 2	0,05 – 0,6 µg/l
M	Folsäure[5] (Pteroylglutaminsäure)	+	+	0	3 Mon	ca. 0,5	4 – 17 µg/l

Äquivalenzen:
[1] 1 µg Retinol ≈ 3,3 IE Retinol ≈ 6 µg β-Carotin
[2] 1 mg Niacin ≈ 60 mg Tryptophan
[3] 1 µg Cholecalciferol ≈ 40 IE Vitamin D
[4] 1 mg Tocopherol ≈ 1,5 IE Vitamin E
[5] 1 µg freie Folsäure ≈ 5 µg gebundene Folsäure
? unbekannt

Tabelle 45 Vitamine – Bedeutung, Mangelerscheinungen, Nahrungsquellen

	Wirkstoff	Bedeutung für/als	Mangelsymptome	Nahrungsquelle
A	Retinol, β-Carotin	Sehen, Zelldifferenzierung, Immunreaktion	Nachtblindheit, Sterilität, Keratinisierung von Epithelien, Wachstumsstörung	Leber, gelbe Gemüse, grüne Blätter, Mais, Butter
B_1	Thiamin	Coenzym im Kohlenhydratstoffwechsel	Appetitmangel, Organverfettung, Polyneuropathie	Weizenkeime, Hefe, Reis, Sonnenblumenkerne, Vollkorn, Nüsse, Linsen
B_2	Riboflavin	Coenzym der Atmungskette	Cheilosis, Stomatitis, Dermatitis, mikrozytäre Anämie	Leber, Hefe, Eier, Fisch, Mandeln, Weizenkeime, Milchprodukte
B_3	Pantothensäure	Coenzym von Enzymen bes. im Lipid- und Kohlenhydrat-Stoffwechsel	Ermüdbarkeit, Kopfschmerzen, Muskelkrämpfe, Ataxie, Tremor	Hefe, Leber, Niere, Eigelb, Vollkorn, Hülsenfrüchte, Fisch, Nüsse, Pilze
B_4	Niacin, Nicotinamid	Coenzym in vielen Enzymsystemen	Dermatitis (Pellagra), Glossitis, Diarrhö, Demenz, Kopfschmerz	Fisch, Fleisch, Vollkorn
B_6	Pyridoxin, Pyridoxal, Pyridoxamin	Coenzym in vielen Enzymsystemen	Appetitmangel, Cheilosis, Dermatitis, Polyneuropathie, mikrozytäre Anämie	Bananen, Vollkorn, Nüsse
B_{12}	Cobalamin	Coenzym in Enzymsystemen	perniziöse Anämie, Glossitis, Diarrhö	Leber, Niere, Fisch, Fleisch, Milchprodukte
C	Ascorbinsäure	Elektronendonator und -akzeptor (Kollagensynthese, Knorpel- und Knochenbildung, Serotoninsynthese)	Skorbut mit instabilem Bindegewebe, Osteoporose, Gelenkveränderungen, kapillären Hämorrhagien, Wundheilungsstörung	frische Gemüse, Früchte, Leber

Fortsetzung Tabelle 45, S. 212 ▸

Tabelle 45 Fortsetzung

	Wirkstoff	Bedeutung für/als	Mangelsymptome	Nahrungsquelle
D	Ergocalciferol, Cholecalciferol	Kalzium-Homöostase	Rachitis, Osteomalazie	Leber, Fisch, Eigelb, Butter, Pflanzen
E	Tocopherol	Antioxidanz, Membranschutz, Coenzym	Hämolyseneigung, Muskelfunktionsstörungen	Weizen- und Maiskeimöl, Sonnenblumenkerne, Erdnüsse, Mandeln
H	Biotin	Coenzym für Carboxylasen	Dermatitis, Müdigkeit, Parästhesien, Muskelschmerzen	Leber, Hefe, Bohnen, Ei, Weizenkeime, Haferfloken, Nüsse
K	Phyllochinon, Menachinon, Menadion	Synthese von Blutgerinnungsfaktoren	Blutungen	Sauerkraut, Kohl, Spinat, Salat, Weizenkeime, Innereien
M	Folsäure	Coenzym für Methyltransferasen und Purinabbau	makrozytäre Anämie, Störung der Epitheldifferenzierung, Sterilität, Hautpigmentierungsstörungen	Hefe, Weizenkeime, Spinat, Salat, Leber, Bohnen, Kohl, Ei, Mehl

T. H. Schürmeyer

Ballaststoffreich

- **Indikationen:** Immer bei fehlender Störung der Digestion oder Absorption.
- **Enthält** 10 – 15 g Ballaststoffe pro Liter.

Hochkalorisch (energiereich = fettreich!, flüssigkeitsarm)

- **Indikationen:**
  - Hoher Grundumsatz oder Energieverbrauch, z. B. Verbrennungen, anhaltenes Fieber, Hyperthyreose, Leberfunktionsminderung, Kachexie.
  - Lungenkrankheiten (bei Fettverbrennung entsteht relativ wenig CO_2).
  - Notwendigkeit der Flüssigkeitsrestriktion (zB. Herzinsuffizienz).
- **Enthält** 50% der Gesamtenergie in Form von Fett (4 kcal/g), Energiedichte von ca. 1,5 kcal/ml.

Kindgerecht (bis 12. Lebensjahr)

- **Enthält** mehr essentielle Aminosäuren (Cystein, Arginin, Taurin, Histidin).

Leber-adapiert

- **Indikationen:** Reduzierte Leberfunktion, hepatische Enzephalopathie.
- **Enthält** verzweigtkettige anstelle von aromat. Aminosäuren, aus pflanzlichen Eiweißen, evtl. Natrium-arm; erhöhter Bedarf an Vitamin A, E, K, B_6, Niacin, Folsäure, B_{12}, evtl. verminderte Aktivierung von Vitamin D, B_1 und B_6.

Nieren-adaptiert

- **Indikationen:** Nierenfunktionseinschränkung, Dialysepflicht.
- **Enthält** hohen Anteil essentieller Aminosäuren, wenig Kalium, Phosphat und Vitamin A; *a)* wenig Eiweiß (bei kompensierter Niereninsuffizienz), *b)* viel Eiweiß (bei Dialysepflicht und nephrotischem Syndrom), eventuell wenig Flüssigkeit (bei Dialysepflicht).

Diabetes-adaptiert

- **Indikationen:** Diabetes mellitus, Glukose-Toleranzstörung.
- **Enthält:** Fruktose (*cave:* Fruktose-Intoleranz), Stärke (höhere Viskosität!) statt Maltodextrin oder Saccharose.

Keim-reduziert

- **Indikationen:** Immunsuppression, Knochenmark- und Organtransplantation.
- ***Verboten:*** Rohes oder halbgares Fleisch und Fisch (Roastbeef, Sushi), rohe Wurst (Mettwurst, Salami), frisches Obst und Gemüse, Rohmilchkäse (Emmentaler, Ziegen- und Schafskäse), rohe Eier (*cave* legierte Suppen, Puddings, Creme-Kuchen), rohes Getreide (Müsli).

Immunmodulierend

- **Indikationen:** Postaggressionsstoffwechsel, Immunsuppression.
- **Enthält:** Omega-3-Fettsäuren, RNA, Arginin, evtl. Selen (z. B. Supportan, Impact).

21.4 Konzepte zur enteralen Ernährung

T. H. Schürmeyer

Grundlagen

- **Indikation** wenn keine normale Ernährung möglich ist und wenn keine Kontraindikation gegen enterale Ernährung besteht.
- **Vorteile** Verhinderung einer Atrophie des Darm-Epithels, Nutzung der enteralen Resorptionsschranke und Leberpassage, normale Stimulation gastrointestinaler Hormone (Insulin, Glukagon), Abpufferung der Magensäure, einfache Handhabung, 80% Kosten-Ersparnis gegen parenterale Ernährung.
- **Ernährungsapplikation:** Siehe S. 67.

Ernährungsformen (Diäten)

- **Ergänzende Ernährung:** Bilanzierte Diät („diätetisches Lebensmittel"), die einen Eiweiß-, Vitamin- oder Mineralstoffmangel ausgleichen.
- **Vollständige Ernährung:** Energiedichte normalerweise 1 kcal/ml.
- Nährstoff-definiert (hochmolekular, muß noch verdaut werden):
  - *Inhalte:* Eiweiß aus Milch, Eiern, Soja; pflanzliche Fette (Sonnenblumenöl, Maiskeimöl, Sojaöl); Kohlenhydrate (Stärke, Malodextrin = Maiskeimhydrolysat).
  - *Kosten:* ca. DM 10,-/1000 ml.
  - *Beispiele:* Osmolite, Salvimulsin, Nutricomp, Fresubin, Biosorb.
- **Chemisch-definiert** (niedermolekular, resorbierbar ohne Verdauung):
  - *Indikationen:* z. B. Kurzdarm-Syndrom, Pankreas-Insuffizienz, M. Crohn.
  - *Inhalte:* Di- und Oligopeptide, MCT-Fette (resorbierbar ohne Hilfe von Lipase und Gallensäuren), Maltodextrin.
  - *Kosten:* ca. DM 20,-/1000 ml.
  - *Beispiele:* Vivonex, Vital, Precision, Flexical, Peptisorb.

Kostaufbau

- **Tägliche Applikation mit Ernährungspumpe** (entspricht ca. 2000 kcal und 2,1 l Flüssigkeit (Bilanzierung!), z. B.:
  - *Tag 1:* 100 ml/h über ca. 15 h: 500 ml Nährlösung, 1000 ml Mineralwasser.
  - *Tag 2:* 125 ml/h über ca. 16 h: 1000 ml Nährlösung, 1000 ml Mineralwasser.
  - *Tag 3:* 125 ml/h über ca. 16 h: 1500 ml Nährlösung, 500 ml Mineralwasser.
  - *Tag 4:* 150 ml/h über ca. 17 h: 2000 ml Nährlösung, 500 ml Mineralwasser.

Komplikationen

- **Siehe auch S.** 68.
- **Übelkeit:**
  - *Ursachen:* Fast immer bei Infusionsrate von > 200 ml/h durch Magendehnung, Früh-Dumping, gastrointestinale Motilitätsstörung.
  - *Therapie:* Reduktion der Infusionsrate, duodenale Sondenlage mit Ernährungspumpe, Prokinetika wie Cisaprid (Propulsin, Alimix 10–30 mg/d).

- **Diarrhö:**
  - *Ursachen:* Bei ca. 30% der Patienten mehr als 3 × pro Tag durch Zottenatrophie bei vorausgegangener längerer Nahrungskarenz, Dünndarmödem bei Hypalbuminämie, Enteritis, Medikamente, natriumarme Kost, zu kalte Kost (Zimmertemperatur!), zu schnelle Gabe (Bolusgabe, duodenale oder jejunale Applikation), zu hohe Konzentration (unzureichende Wassersubstitution).
  - *Therapie:* Optimierung der Applikationsart (Kost, Temperatur, Ernährungspumpe), Drosselung der Nahrungszufuhr um 50% für 2 Tage, natriumhaltiges Mineralwasser (> 200 mg/l) oder Kochsalzsubstitution (s.o., 1 g NaCl enthält 0,4 g Natrium).
- **Obstipation:**
  - *Cave:* Besonders bei älteren Patienten gefährlich!
  - *Ursachen:* Hochkalorische Ernährung, unzureichende Deckung des Flüssigkeitsbedarfs (z.B. Fieber, Verbrennung, Flüssigkeitsverlust über Drainagen oder in zusätzliche Verteilungsräume [Ödeme, Aszites, Ergüsse]), Gabe von Opiaten, Hypokaliämie.
  - *Therapie:* Optimierung der enteralen Flüssigkeitsgabe und Flüssigkeitsbilanz.

21.5 Konzepte zur parenteralen Ernährung

T. H. Schürmeyer

Weniger als 48 Stunden Nahrungskarenz

- **Periphervenöser Ausgleich:**
  - *Bei Flüssigkeits- und Elektrolytmangel* (ca. 30 – 50 ml/kg KG/d) z. B. Stereofundin, Jonosteril (ca. 300 mosmol/l).
  - *Bei vorbestehender Nahrungskarenz* durch Krankheit (geringe) Kaloriengabe, z. B. Stereofundin G 5% (200 kcal/l), Periplasmal (320 kcal/l, 670 mosmol/l). *Dosierung:* 30 – 40 ml/kg KG/d.
  - *Bei Kachexie* Fettemulsionen (ca. 1,5 g/kg), z. B. Lipofundin 10% (900 kcal/l), Lipofundin 20% (1800 kcal/l).

Mehr als 48 Stunden Nahrungskarenz

- **Totale parenterale Ernährung:**
  - *Komplettlösungen* enthalten ca. 5% Aminosäuren, ca. 20% Kohlenhydrate, Elektrolyte – z. B. Nutriflex oder Aminomix (1 kcal/ml); *Nachteil:* Keine individuelle Anpassung z. B. des Elektrolytbedarfs möglich.
  - *Infusionsschema* (z. B. für 75 kg-Patient, Flüssigkeit 40 ml/kg KG, Energie 33 kcal/kg KG):
    - 750 ml Glukose 40% (300 g Glukose, 1200 kcal).
    - + 750 ml Aminosäuren-Lösung 10% (75 g Aminosäuren, 300 kcal).
    - + 500 ml Fettlösung 20% (100 g Fette, 1000 kcal).
    - + 1000 ml Elektrolyt-Lösungen (mit 20 ml NaH_2PO_4).
  - ***Cave:***
    - Insulinzusatz zur Glukose (ca. 40 IE/24 h) nur bei Glukose-Toleranzstörung erforderlich)!
    - Nie Aminosäuren ohne Glukose infundieren (Hypoglykämie!)!
    - Fettlösung nicht mit anderen Substanzen mischen!
- **Zusätzlich *täglich:***
  - 1 Ampulle Multibionta (enthält Vitamin A, B_1, B_2, B_3, B_4, B_6, C, E).
  - 2 Ampullen Inzolen (40 ml; enthält K, Mg, Zink, Cu, Mn, Co, Vit. B_3).
  - 1 Ampulle Kalzium-Glukonat.
- **Zusätzlich *wöchentlich:***
  - 1 Ampulle Folsan (2 mg Folsäure).
  - Nach Bedarf: Vitamin D (Vigantol), Vitamin K (1 – 2 Amp. Konakion).
  - ***Hinweis:*** Wird 1 Amp. ADEK-Falk/Woche i. m. gegeben, so muß die tägliche Multibionta-Gabe durch Gabe von Vitamin-C und -B-Komplex ersetzt werden, um eine Vitamin-A-Intoxikation zu vermeiden!
- **Zusätzlich *monatlich:*** 1 Ampulle Ferrlecit (40 mg Eisen-III-Glukonat; *cave:* Schockreaktion!).

J. M. Hahn

Heparintherapie

- **Wirkungsmechanismus:** Die wesentliche antikoagulatorische Wirkung beruht auf der Bindung des Heparins an AT III (bei AT III-Mangel verminderte Wirksamkeit), was eine beschleunigte Hemmung aktivierter Gerinnungsfaktoren insbesondere von Faktor Xa und IIa (Thrombin) zur Folge hat.
- **Präparate:**
  - *Unfraktioniertes Heparin,* z. B. Calciparin, Liquemin N.
  - *Fraktioniertes = niedermolekulares Heparin* (z. B. Fragmin, Fraxiparin, innohep, Mono Embolex NM): Wegen längerer Halbwertszeit meist Einmalgabe ausreichend, weniger Nebenwirkungen, aber höhere Kosten gegenüber unfraktioniertem Heparin, teilweise nur im operativen Bereich zugelassen.
- **Indikationen:**
  - *Prophylaktische Heparinisierung (low-dose):* Erhöhtes Risiko thromboembolischer Ereignisse bei Immobilisation, kardiovaskulären Erkrankungen, forcierter Diuretikatherapie, nach Traumen, Operationen u. a.
  - *Therapeutische Heparinisierung (high-dose):* Thromboembolische Erkrankungen, extrakorporale Blutzirkulation (z. B. Dialyse).
- **Nebenwirkungen:** Allergien, heparininduzierte Thrombopenie, Blutungen (v. a. high-dose), Transaminasen-, Lipase- und LDH-Erhöhung, Pruritus/Urtikaria, reversible Alopezie, Kopf- und Gliederschmerzen, Bronchospasmus, Osteoporose (bei längerer Anwendung) u. a.

  Heparininduzierte Thrombozytopenie:
  - Verminderung der Thrombozytenzahl unter Heparintherapie. Häufiger bei Verwendung von unfraktioniertem Heparin, seltener bei niedermolekularem Heparin, auftretend. 2 Typen:
  - *Typ I:* Relativ häufig auftretende dosisabhängige milde Frühthrombozytopenie (1 – 2 Tage nach Heparingabe), Thrombozytenzahl meist > 100 000/μl. Therapie: keine, meist spontane Rückbildung (auch unter fortgesetzter Therapie), regelmäßige Kontrollen der Thrombozytenzahl bis zur Normalisierung.
  - *Typ II:* Seltener auftretende dosisunabhängige schwere Spätthrombozytopenie (1 – 2 Wochen nach Heparingabe) infolge Plättchenantikörperbildung. Thrombozytenzahl meist < 50 000/μl. Evtl. begleitet von Thromboembolien oder einer DIC (s. S. 330). Diagnose: Antikörpernachweis z. B. mittels PF4-Heparin-ELISA oder HIPA = Heparin-induzierter Plättchen-Aktivierungstest. Therapie: Heparin absetzen, bei weiterhin notwendiger Antikoagulation Gabe von Hirudin = Lepirudin (z. B. Refludan). Bei Thromboembolien ggf. Thrombolysetherapie oder Embolektomie. Falls eine orale Antikoagulanziengabe notwendig ist, Beginn bei HIT Typ II frühestens nach 2 – 3 Wochen (wegen häufigerer Antikoagulanzien-bedingter Nekrosen).
- **Kontraindikationen:**
  - *Prophylaktische Heparinisierung:* Heparinallergie, heparininduzierte Thrombopenie Typ II.
  - *Therapeutische Heparinisierung:* Hämorrhagische Diathese, manifeste Blutungen, erhöhtes Blutungsrisiko (z. B. postoperativ < 10 Tage, floride Ulzera, Ösophagusvarizen, Nephrolithiasis, tuberkulöse Kavernen, Bronchiektasen, Malignome), frischer Hirninfarkt, fixierte art. Hypertonie (RR > 105 mmHg diast.), schwere Arteriosklerose, bakterielle Endokarditis, schwere Leber- oder Niereninsuffizienz, akute Pankreatitis, vor Arterien- oder Organpunktionen.

- **Dosierung:**
  - *Prophylaktische Heparinisierung:* z.B. 2 × 7500 IE/d unfraktioniertes Heparin oder 1 × 5000 IE/d fraktioniertes Heparin s.c.
  - *Therapeutische Heparinisierung,* entweder s.c.- oder i.v.-Applikation (unfraktioniertes Heparin), Dosissteuerung (s. Tab. 46) durch PTT-Bestimmung (6 h nach Therapiebeginn, dann 1 – 2 × tägl.), PTT_{soll} = 1,5 – 2,5fache Verlängerung, Initialdosis:
    - s.c.: 2 × 12 500 – 15 000 IE.
    - i.v.: Bolus von 5000 IE, dann Perfusor, z.B. 25 000 IE/50 ml (500 IE/ml) mit zunächst 2 – 2,5 ml/h.
  - *Fraktioniertes Heparin* bei Phlebothrombose: Nach Körpergewicht.

Antagonisierung (z.B. bei Blutungen) mit Protaminchlorid (z.B. Protamin-„Roche" 1000, 5 ml/Amp.) oder Protaminsulfat(z.B. Protaminsulfat Novo Nordisk 100 mg/10 ml Amp.): 1 ml inaktiviert 1000 IE unfraktioniertes Heparin. Da die zu antagonisierende Heparinmenge oft schwer abzuschätzen ist, zunächst maximal 5 ml applizieren, dann PTT-Kontrolle. Auch bei Protaminüberdosierung Gerinnungshemmung (und PTT-Verlängerung) möglich. Nebenwirkungen: Allergische Reaktionen.

Tabelle 46 Dosissteuerung bei therapeutischer Heparinisierung in Abhängigkeit vom PTT-Wert

PTT (sek)	Wiederholungsbolus (IE) i.v.	Infusionsstop (min)	Änderung Infusionsrate (bei 25 000 IE/50 ml)	nächste PTT-Kontrolle
< 50	5 000	0	+ 0,3 ml/h	nach 6 h
50 – 59	0	0	+ 0,2 ml/h	nach 6 h
60 – 85	0	0	0	am nächsten Morgen
86 – 95	0	0	– 0,2 ml/h	am nächsten Morgen
96 – 120	0	30	– 0,3 ml/h	nach 6 h
> 120	0	60	– 0,4 ml/h	nach 6 h

Orale Antikoagulanzientherapie

- **Wirkungsmechanismus:** Vitamin-K-Antagonisierung, dadurch verminderte Synthese der abhängigen Gerinnungsfaktoren II, VII, IX und X (sowie Protein C und S, daher initial erhöhte Thrombosegefahr!) in der Leber.
- **Präparate:** Kumarinderivate, z.B. *Phenprocoumon* (z.B. Marcumar 3 mg/Tbl., HWZ ca. 6 Tage).

- **Indikationen:** Erforderliche Langzeitantikoagulation bei Erkrankungen mit erhöhtem Risiko thromboembolischer Ereignisse.
- **Nebenwirkungen:** Blutungen, Appetitlosigkeit, Übelkeit, Diarrhoe, Hautnekrosen, Urtikaria, Dermatitis, reversible Alopezie, Transaminasenerhöhung.
- **Kontraindikationen:** Wie bei therapeutischer Heparinisierung, zusätzlich Schwangerschaft, Stillzeit, Alkoholismus, schlechte Compliance, Epilepsie.
- **Therapieüberwachung:**
  - *Quickwert.* Nachteil: Unterschiedliche therapeutische Bereiche durch unterschiedliche Quick-Reagenzien.
  - *INR* (international normalized ratio): Internationaler WHO-Standard, der einen Vergleich therapeutischer Bereiche und Meßergebnisse ermöglicht. Entspricht die Empfindlichkeit des Thromboplastins (z. B. Thromborel S) bei der Quick-Bestimmung in etwa der des WHO-Referenzthromboplastins, können folgende Werte einander zugeordnet werden: s. Tab. 47.

Tabelle 47 INR- und Quickwerte im Vergleich (Quick-Reagenz = Thromborel S)

INR	Quick (%)	INR	Quick (%)	INR	Quick (%)
1,5	50	2,5	28	3,5	20
2,0	35	3,0	23	4,5	15

- Vor Antikoagulanzientherapie Patienten über Risiken und mögliche Nebenwirkungen aufklären. (Informationsbroschüre mitgeben).
- **Dosierung:** Richtet sich nach der Grunderkrankung und orientiert sich am therapeutischen INR- bzw. Quickwert (s. Tab. 46). Beginn der Behandlung überlappend zu der meist vorausgehenden Heparintherapie, welche bis zum Erreichen des therapeutischen Bereiches fortgeführt wird. Initialdosis von Phenprocoumon (Marcumar®) bei einem Ausgangs-Quickwert von 100%:
  - *Tag 1:* 4 Tbl. = 12 mg; *Tag 2:* 2 Tbl. = 6 mg.
  - *Tag 3 und folgende:* Dosierung nach Quickwert, Erhaltungsdosis meist ½ – 1½ Tbl./d. (abends). Verlängerung der Quick-Kontrollintervalle nach Erreichen des therapeutischen Wertes. Später meist 14-tägige Bestimmung ausreichend. Dosierung im Antikoagulanzienausweis eintragen.
- **Vorgehen bei Überdosierung:** Therapiepause und tägliche Quickkontrollen bis zum Erreichen des therapeutischen Bereiches, bei Quick < 10% Vitamin K (z. B. 5 – 10 mg = 5 – 10 Tropfen Konakion), Wirkungseintritt nach 8 – 12 h.
- ***Vorgehen bei bedrohlicher Blutung:*** Gabe von PPSB (Dosierung s. S. 191) oder 1 – 2 Einheiten Frischplasma (s. S. 191), zusätzlich 10 mg Vitamin K (= 1 Amp. Konakion MM) langsam oder als Kurzinfusion i. v.
- **Arzneimittelinteraktionen der Kumarinderivate:**
  - *Wirkungsverstärkung* (Blutungsgefährdung): Akuter Alkoholabusus, ASS, Allopurinol, Amiodaron, Anabolika, Androgene, Benzofibrat, Breitbandantibiotika, Chinidinpräparate, Chloralhydrat, Cimetidin, Clofibrat, Dihydroergotamin, Disulfiram, Immunsuppressiva, Indometacin, Lovastatin, Metronidazol, MAO-Hemmer, Nalixidinsäure, Nikotinsäurederivate, Nortriptylin, Oxyphenbutazon, Penicilline, Phenothiazine, Phenylbutazon, Sulfonamide, Sulfonylharnstoffe, Thiobarbiturate, Thyroxin, Trijodthyronin, Tolbutamid.

- *Wirkungsabschwächung* (ungenügender Thromboseschutz): Chronischer Alkoholabusus, Amitriptylin, Antihistaminika, Antazida, Barbiturate, Biguanide, Carbamazepin, Chloralhydrat, Colestyramin, Digitalis, Diuretika, Glukokortikoide, Griseofulvin, Laxanzien, Neuroleptika, Ovulationshemmer, Phenytoin, Purinderivate, Rifampicin, Thyreostatika, Vitamin K (Gemüse).

Thrombozytenaggregationshemmer

➤ **Acetylsalicylsäure (ASS):**
- *Indikation:* Koronare Herzkrankheit, nach Herzinfarkt, nach ischämischem zerebralem Insult, nach gefäßchirurgischen Eingriffen, als Analgetikum bei Schmerzen, als Antiphlogistikum bei rheumatischen Erkrankungen, als Antipyretikum bei Fieber.
- *Dosierung* (als Thrombozytenaggregationshemmer): 100 – 300 mg/d p.o.
- *Nebenwirkungen:* Gastrointestinale Beschwerden, Ulzera und Blutungen, allergische Reaktionen, Bronchospasmus, Ekzeme, selten Thrombopenie.
- *Kontraindikationen:* Allergie, hämorrhagische Diathese, floride Magen-Darm-Ulzera, bekannter Bronchospasmus auf ASS, letztes Trimenon der Schwangerschaft.

➤ **Thienopyridine** (Anwendung bei ASS-Unverträglichkeit oder -Unwirksamkeit):
- *Ticlopidin* (Tiklyd):
  - Dosierung: 2 × 250 mg/d (= 2 × 1 Tbl. Tiklyd) p.o., in den ersten 3 Behandlungsmonaten Blutbild-Kontrollen alle 2 Wochen.
  - Nebenwirkungen: Blutbildveränderungen (v.a. Neutropenie), Blutungen, gastrointestinale Störungen, Allergien, Leberfunktionsstörungen u.a.
  - Kontraindikationen: Blutbildveränderungen, Gerinnungsstörungen, Allergie, Magen-Darm-Ulzera, zerebrale Blutungen, Schwangerschaft, Stillzeit.
- *Clopidogrel* (Iscover, Plavix): wie Ticlopidin, jedoch keine Neutropenie, Dosierung: 1 × 75 mg/d.

➤ **GP IIb/IIIa-Antagonisten:** Abciximab (ReoPro), Tirofiban (Aggrastat): kurzfristige (i.v.) Anwendung (zusätzlich zu ASS und Heparin) in Akutsituationen, z.B. bei Hoch-Risiko-PTCA, instabiler Angina pectoris, non-Q-wave-Infarkt.

Tabelle 48 Antithrombotische Therapie bei Erkrankungen mit erhöhtem thromboembolischem Risiko (OAK = orale Antikoagulanzien)

Diagnose	Medikament	Beh.-Dauer
Herzklappenerkrankungen:		
– Sinusrhythmus ohne Komplikation	keine Therapie	
– Vorhofflimmern	OAK (INR 2,0 – 3,0)	Dauerbehandlung
– intrakardiale Thromben	OAK (3,0 – 4,5)	Dauerbehandlung
Mechanischer Klappenersatz	OAK (INR 2,5 – 3,5)	Dauerbehandlung
Biologischer Klappenersatz	OAK (INR 2,0 – 3,0)	3 Monate

Tabelle 48 Fortsetzung

Diagnose	Medikament	Beh.-Dauer
Vorhofflimmern		
– Mitralklappenfehler, nach Klappenersatz, dilatative Kardiomyopathie, Z. n. Embolie	OAK (INR 2,0 – 3,0)	Dauerbehandlung
– nichtvalvuläre Genese	OAK (INR 1,5 – 2,5)	Dauerbehandlung
– Kontraindikationen gegen OAK, Pat. mit biologischem Alter > 75 a	ASS 300 mg/d	Dauerbehandlung
Koronare Herzkrankheit:		
– nach Herzinfarkt, PTCA, ACVB	ASS 100 mg/d	Dauerbehandlung
– nach Stent-Implantation	Ticlopidin 2 × 250 mg/d + ASS 100 mg/d	Ticlopidin 4 Wochen; ASS Dauerbehandlung
– stark eingeschränkte Ventrikelfunktion	OAK (INR 2,0 – 3,0)	Dauerbehandlung
– Herzwandaneurysma, intrakardiale Thromben nach Infarkt	OAK (INR 3,0 – 4,5)	Dauerbehandlung
Dilatative Kardiomyopathie:	OAK (INR 2,0 – 3,0)	Dauerbehandlung
Venenthrombosen/Lungenembolie:		
– Unterschenkelvenenthrombose	OAK (2,0 – 3,0)	6 Wochen
– sonstige tiefe Venenthrombosen	OAK (INR 2,0 – 3,0)	(3 –) 6 Monate
– Lungenembolie	OAK (3,0 – 4,5)	6 Monate
– angeborener Gerinnungsdefekt, Rezidiv, bleibende Riskofaktoren	OAK (INR 3,0 – 4,5)	Dauerbehandlung

Korrespondierende Quickwerte:
INR 1,5 – 2,5 → Quick 50 – 28 %; INR 2,0 – 3,0 → Quick 35 – 23 %;
INR 2,5 – 3,5 → Quick 28 – 20 %; INR 3,0 – 4,5 → Quick 23 – 15 %

23.1 Hämodialyse (HD)

A. Voiculescu, B. Grabensee

Temporärer Gefäßzugang zur Hämodialyse

- **Indikationen:** Bereitstellung der für die Dialyse erforderlichen Blutmenge über große Körpervene.
- **Methode:** In Seldinger-Technik (s. S. 19) wird z. B. ein Doppel-Lumen-Katheter (extrakorp. Blutfluß 300 ml/min) in die V. cava sup. oder V. femoralis eingeführt.
- **Wahl der Vene:**
  - *V. jugularis interna* ist der V. subclavia wegen geringerer Komplikationsrate vorzuziehen (s. S. 28).
  - *V. femoralis:* Indiziert, wenn kein anderer Gefäßzugang möglich ist oder wenn eine arterielle Fehlpunktion unbedingt vermieden werden muß (Quick ≤ 10%, vitale Indikation zu extrakorporalen Verfahren).
- **Katheter-Material:** Polyurethan, Polyethylen, Polytetrafluorethylen werden bevorzugt, da sie bei Raumtemperatur rigide sind (gut einführbar) und bei Körpertemperatur weicher werden (geringes vaskuläres Trauma). Der Polyurethankatheter ist der flexibelste und am wenigsten thrombogen. Polyvinylchloridkatheter können chemische Zusätze freisetzen und sind somit trotz gutem „handling" nicht optimal einsetzbar. Silikonkatheter sind am weichsten und am wenigsten thrombogen.
- **Mögliche Komplikationen:** s. S. 30.

Grundlagen

- **Definition:** Extrakorporales Blutreinigungsverfahren, bei dem durch diffusiven Transport über eine semipermeable Membran (Blut → Dialysat) harnpflichtige Stoffe und überschüssige Flüssigkeit entfernt werden.
- **Ziel:** Entfernung harnpflichtiger Substanzen, Wiederherstellung des homöostatischen Gleichgewichts des Elektrolyt-, Säure-Basen- und Wasserhaushalts des Körpers.
- **Prinzip:**
  - Austausch von gelösten Bestandteilen zwischen zwei Flüssigkeiten durch Exposition der einen (Blut) gegenüber einer anderen Flüssigkeit (Dialysierflüssigkeit) entlang einer semipermeablen Membran.
  - Treibende Kraft für den Stofftransport ist die *Konzentrationsdifferenz*, d. h. Elektrolyte und harnpflichtige Substanzen aus dem Blut wandern zum Ort mit der niedrigeren Konzentration (Diffusion). Dabei passieren sie die Dialysemembran (Permeation). An der Permeation können nur Moleküle teilnehmen, die kleiner sind als die Poren der Dialysemembran (→ semipermeable Membran). Größere Moleküle bleiben auf der Blut- bzw. Dialysatseite. Wasser kann von der Blut- auf die Dialysatseite und umgekehrt wandern (Osmose).
  - *Ultrafiltration (UF):* Zusätzlich zum Teilchentransport ist der Transport von Lösungsmittel (Plasmawasser) einstellbar. Die treibende Kraft ist eine *hydrostatische Druckdifferenz*. Bei der Ultrafiltration werden gleichzeitig gelöste Substanzen „mitgerissen" (*Konvektion*). Aufgrund der Membraneigenschaften wandern auch hier nur Moleküle bis zu einer bestimmten Größe auf die andere Seite.
  - → *Gelöste Teilchen* wandern nach dem Prinzip der Diffusion und der Konvektion, *Wasserverschiebungen* finden statt anhand von Ultrafiltration und in geringerem Maße entlang eines osmotischen Gradienten.
- **Parameter mit Einfluß auf die Stofftransportgeschwindigkeit:**
  - *Hämodialyse (reine Diffusion):* Membranoberfläche, Konzentrationsdifferenz, Summe der Stofftransportwiderstände im Blut, im Dialysat und an der Membran.
  - *Ultrafiltration* (S. 224): Zusätzlich Transmembrandruck (TMP), hydraulischer Permeations- + Siebkoeffizient (beides Membraneigenschaften).

Technik

- Vor Beginn der Dialyse werden die Schlauchsysteme und der Dialysator mit physiologischer Kochsalzlösung entlüftet.
- Über eine Kanüle im Gefäßzugang (z. B. Cimino-Fistel) beginnt die „arterielle" Seite des extrakorporalen Kreislaufes (s. Abb. 54). Temporärer Gefäßzugang s. S. 222.
- Das Blut wird mit Hilfe einer Blutpumpe (atraumatisch und stufenlos regelbar) weitergefördert (der Pumpe ist noch ein „arterieller" Druckabnehmer vorgeschaltet), über den Hämodialysefilter geleitet und gelangt in eine „venöse" Luftfalle (zur Verminderung der Luftblasenentstehung).

Blutfluß im extrakorporalen Kreislauf:
  - Größenordnung 100 – 350 ml/min, gesteuert durch die Blutpumpe.
  - Die Clearance dialysierbarer Substanzen ist v. a. im niedermolekularen Bereich vom Blutfluß abhängig: Bei einer schonenden Entfernung harnpflichtiger Substanzen sollte ein niedriger Blutfluß gewählt werden, bei chronischen HD-Patienten kann über eine Steigerung des Blutflusses eine höhere Clearance niedermolekularer Substanzen erreicht werden.
- Ein „venöser" Druckabnehmer hinter dem Dialysator stoppt die Blutpumpe bei zu hohen Drücken.
- Der extrakorporale Kreislauf endet an der „venösen" Kanüle (s. Abb. 54).

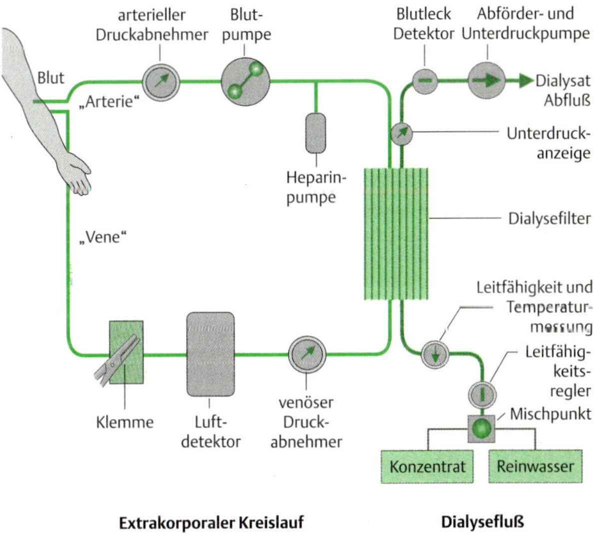

Abb. 54 Exemplarische Darstellung eines extrakorporalen Kreislaufes (Beispiel: Hämodialyse)

23.1 Hämodialyse (HD)

➤ Nach Dialyse-Ende erfolgt bei jedem Patienten eine chemische geräteseitige Desinfektion mit anschließendem Spülprogramm. Vor Beginn der nächsten Dialyse wird das Gerät auf Desinfektionsmittelrückstände überprüft.

Dialysat, Dialysatoren

➤ **Dialysat:**
- *Zusammensetzung:* Meist aus „Reinwasser" und Konzentrat in einem Verhältnis von 35 : 1 hergestellt. Dem Reinwasser werden die gewünschten Elektrolyte, eine Puffersubstanz und evtl. Glukose zugeführt. *Elektrolyte* (in mmol/l); kann nach Bedarf angepaßt werden: Na^+ 135 – 140, Ka^+ 2 – 3, Mg^{2+} 0,5, Ca^{2+} 1,75, Cl^- 103). *Puffer:* Bikarbonat.
- *Temperatur:* Nach der Mischung wird das Dialysat über einen Heizkörper geleitet, der das Dialysat auf ca. 36,5 °C erwärmt.
- Eine Entgasungsanlage verhindert, daß gelöste Gase zum Dialysator und damit in den extrakorporalen Kreislauf gelangen können. Eine Abförderpumpe regelt den Dialysatfluß und baut den Unterdruck auf, der für eine Ultrafiltration nötig ist.

➤ **Dialysatoren:** Schnittstelle zwischen Blut und reinigender Dialysierflüssigkeit und ist damit die eigentliche „künstliche Niere".

Ultrafiltration

➤ **Prinzip** s. o., dem Blut wird Plasmawasser abfiltriert.

Hinweis: Option, die während der Dialyse eingestellt werden kann. Nur über eine UF ist ein Flüssigkeitsentzug möglich.

➤ **Indikationen:** Klinische Zeichen der Überwässerung; eine konservative Therapie ist nicht ausreichend bzw. nicht möglich (da keine Ausscheidung).

➤ **Kriterien für die Höhe der UF:** Klinik, Trockengewicht (= Gewicht, das anhand von klinischen, radiologischen und sonographischen Kriterien als Körpergewicht, nach Entfernung überschüssiger Flüssigkeit, festgelegt wird).

➤ **Gewichtsabnahme pro Stunde:** Maximal sollten 800 – 900 ml/h entzogen werden, da sonst die Belastung für Herz und Kreislauf zu hoch ist. Während einer vierstündigen Hämodialyse ist eine Gewichtsabnahme von 3200 – 3600 ml möglich. Eine höhere Ultrafiltration kann dann z. B. durch eine Verlängerung der Dialysezeit erreicht werden.

Variante „Sequentielle Ultrafiltration" (Synonym: Bergström-Verfahren):
- *Definition:* Alleiniger Volumenentzug während der Hämodialyse durch erhöhten Transmembrandruck und ohne Fluß von Dialysat.
- *Indikation:* Utrafiltrationsrate ↑ ; für die Herz-Kreislauf-Situation schonender und v. a. bei instabiler Herz-Kreislauf-Situation geeignet.
- *Methode:* Reine Ultrafiltration ohne gleichzeitige Dialyse. Die übliche UF-Rate beträgt ca. 1600 ml/h (meist zu Beginn der Dialyse wegen Serum-Na^+-Anstieg; *cave* K^+-Anstieg während sequentieller UF).

Antikoagulation (Heparinisierung)

- **Indikation:** Jeder Übertritt von Blut in einen extrakorporalen Kreislauf.
- **Substanz:** Üblicherweise hochmolekulares Heparin.
- **Technik:** Beim Spülvorgang und Entlüften des Systems vor Beginn der Hämodialyse wird Heparin zur physiologischen Kochsalzlösung hinzugefügt, um durch eine Benetzung der Dialysemembran die Gerinnselbildung im Dialysator zu verringern und dadurch auch den Gesamtbedarf an Heparin pro Hämodialyse einzuschränken.
- **Bedarf:** Abhängig von Patient, Blutfluß und Dialysator (*Ziel:* Keine Thromben im System, Blutungsrisiko für den Patienten nicht zu hoch). Während einer Hämodialyse 5000 – 10000 I.E., entweder als einmalige Gabe zu Beginn der Dialyse oder kontinuierlich verabreicht (initial 2000 – 3000 I.E., danach kontinuierliche Gabe der restlichen Einheiten über einen Perfusor [Heparin für den Perfusor mit NaCl 0,9% verdünnen, 500 – 2500 IE/h]).
- **Dosisanpassung:**
  - *Nach ACT-Kontrolle* (**A**ctivated-**C**lotting-**T**ime; in sek oder % des Ausgangswertes): Ausgangs-ACT bestimmen → Heparin so dosieren, daß dieser Wert um 30 – 60 sek überschritten wird (der ACT während der HD liegt dann üblicherweise zwischen 150—200 sek).
  - *Bei PTT-Bestimmung:* Hier wird in der Regel eine Erhöhung um 50% im Vergleich zum Ausgangswert angestrebt (z. B. 30 sek → 45 sek).
- **Nebenwirkungen:** s. S. 217.
- **Alternative** *„niedermolekulares Heparin"*, z. B. bei Nebenwirkungen von hochmolekularem Heparin. *Dosierung:* Anhand der Vorgaben des Herstellers. *Dosis Kontrolle/-Anpassung* durch Anti-Faktor-Xa-Test. Bei heparininduzierter Thrombopenie (HIT; s. S. 217) evtl. Hirudin (Refludan; lange HWZ!).

Blutungsgefährdeter Patient – spezielles Vorgehen:

- Minimal-Heparinisierung (Ausgangs-ACT nur um 10 – 20 sek verlängert).
- Blutfluß erhöhen (sofern möglich).
- Dialysatoren mit größerer Oberfläche + niedrigem Heparinbedarf wählen
- Regionale Antikoagulation mit Zitrat.
- Antikoagulation mit Prostazyklin.

23.2 Hämofiltration (HF)

A. Voiculescu, B. Grabensee

Grundlagen

- **Definition:** Extrakorporales Nierenersatzverfahren, bei dem nur Ultrafiltration u. Konvektion für den Lösungsmittel- u. Stofftransport eine Rolle spielen.
- **Prinzip:**
  - Wie bei der HD wird Blut über einen Filter (Hämofilter) geführt.
  - *Prä- und Postdilution:* Durch eine hydrostatische Druckdifferenz zwischen Blut- und Filtratseite wird Ultrafiltrat abgepreßt. Als Ersatz dient steriles Infusat, das vor (Prädilution) bzw. überwiegend hinter (Postdilution) dem Filter verabreicht wird. Auch Kombination von Prä- u. Postdilution ist möglich.
  - Durch die HF-Membran passieren nur mittel- und kleinmolekulare Substanzen (< 20000 – 40000 Dalton), wobei im Gegensatz zur HD kleinmolekulare Stoffe schlechter und mittelmolekulare Substanzen besser eliminiert werden.

Indikationen und Kontraindikationen

- **Indikationen** (stets relativ): Therapierefraktäre Hypertonie, Herz-Kreislauf-Labilität, Hyperphosphatämie, zerebrales Dysäquilibrium, Hypotonie, autonome Neuropathie, Kinder. *Einzige absolute Indikation* zur maschinellen Hämofiltration ist fehlender Dialyseanschluß zur Dialysataufbereitung.
- **Kontraindikationen:** Hohe Kreatinin- und Harnstoffwerte, bedrohliche Hyperkaliämie, problematischer Shunt/Single-Lumen-Dialysekatheter.

Methode

- **Hämofiltrations-Geräte** besitzen die Möglichkeit der genauen Bilanzierung für einen linearen Flüssigkeitsentzug während der Behandlung.
- **Blutfluß** möglichst > 250 ml/min.
- **Hämofilter:** Asymmetrische Membranen (0,6 – 1,8 m^2) mit extrem dünner Innenschicht aus Polyacrylnitril, Polyamid, Polysulfon etc.
- **Der Filtratfluß** ist abhängig vom Blutfluß; bei Postdilution bis 130 ml/min (max. $^1/_3$ des Blutflusses), bei Prädilution bis 330 ml/min.
- **Filtratmenge:** Bei Postdilution (s. o.) 35 – 40% des Körpergewichtes (= bei 70 kg 24 – 28 l), bei Prädilution (s. o.) sind 20 – 100 l möglich.
- **Substituat:**
  - *Sterile Elektrolytlösung,* Zusammensetzung ≈ wie Extrazellularflüssigkeit.
  - *Puffersubstanz:* Laktat, Azetat (Bikarbonat in klinischen Studien).
  - *Substituatmenge* = Filtratmenge minus gewünschte Gewichtsabnahme.
  - Bei der Prädilution mit hohen Substitutionsmengen bedarf es einer online-Aufbereitung des Substrats, da sonst die Handhabung nicht mehr möglich ist. Das Substrat wird wie bei Hämodialyse aus Reinwasser und Konzentrat hergestellt.
- **Clearance:**
  - Im Vergleich zur Hämodialyse ist die Clearance bei Hämofiltration im mittelmolekularen Bereich etwas besser (s. o.).
  - Die Clearanceleistung nimmt wegen der Ausbildung einer Sekundärmembran (Proteine, Blutzellen) während der Behandlung ab.
- **Transmembrandruck** (TMP): 200 – 500 mmHg, max. 600 mmHg.
- **Ultrafiltration** (s. S. 224): Durch Blutfluß und/oder TMP steuerbar.
- **Antikoagulation:** Heparin, ACT-Steuerung (Ziel: 150 – 200% des Ausgangswertes.

23.3 Hämodiafiltration (HDF)

A. Voiculescu, B. Grabensee

Grundlagen

- **Definition:** Extrakorporales Blutreinigungsverfahren, bei dem gleichzeitig diffusiver und konvektiver Stofftransport über eine hochpermeable Membran stattfindet → *Kombination aus Hämodialyse und Hämofiltration.*
- Durch Benutzung einer hochpermeablen Membran oder durch Erhöhung des hydrostatischen Druckgefälles wird eine hohe Ultrafiltrationsrate erreicht (evtl. Substitutionsbedarf).

Indikationen und Kontraindikationen

- **Indikationen** (relativ):
  - Kreislauflabilität.
  - Schwere urämische Polyneuropathie.
  - Dialyseunverträglichkeit.
- **Kontraindikationen:**
  - Schlecht funktionierender Shunt.
  - Single Lumen Katheter.

Methode

- **HDF-Geräte** besitzen die Möglichkeit der genauen Bilanzierung.
- **Blutfluß** möglichst 200 – 300 ml/min.
- **Hämofilter:**
  - High-flux-Filter bzw. Hämofilter.
  - Ultrafiltrationskoeffizient bis ca. 50 – 60 ml/h × mmHg.
- **Filtratfluß:** Bis 60 – 70 ml/min bei Postdilution und bis ca. 300 ml/min bei Prädilution.
- **Substituat** s. Hämofiltration S. 226. Bei Postdilution ca. 10 l, bei Prädilution bis 100 l (online Aufbereitung).
- **Clearance:** Kleinmolekulare Substanzen werden so gut wie bei der HD entfernt, mittelmolekulare Substanzen so wie bei HF.
- **Vorteil:**
  - Clearance kleinmolekularer Substanzen so wie bei der *HD.*
  - Clearance mittelmolekularer Substanzen so wie bei *HF.*
  - Ultrafiltration kreislaufschonend wie bei der *HF.*
- **Nachteil:** Apparativer und personeller Aufwand.

23.4 Peritonealdialyse

A. Voiculescu, B. Grabensee

Technische Voraussetzungen für die Peritonealdialyse

- **Katheter:**
  - *Lage:* Im Unterbauch plazierter, mit seinem frei beweglichen Ende bis in den Douglas-Raum reichender Peritonealdialysekatheter (PD-Katheter).
  - Es gibt verschiedene Katheter-Konfigurationen mit unterschiedlichem Aussehen; in Europa meist *Oreopoulos-Zellermann-Katheter* (gerader intraperitonealer Verlauf und zwei Distanzscheiben aus Silastik, die eine Dislokation zwischen den Darmschlingen vermeiden sollen).
- **Dialysate** (in Plastikbeuteln mit 500 – 5000 ml Füllvolumen, zur Instillation auf Körpertemperatur erwärmen): Na^+ 130—134 mmol/l, K^+ 0 – 2 mmol/l (meist kaliumfrei), Ca^{2+} 1,0 – 1,75 mmol/l,mg^{2+} 0,5 – 1,0 mmol/l, Cl^- 96 – 105 mmol/l, Laktat 35 – 40 mmol/l (zum Ausgleich der metabolischen Azidose), pH 5,2 – 5,5, Glukose 13,6 – 38,6 g/l (bestimmt die erzielbare Ultrafiltration), Osmolalität 350 – 510 mosmol/l.

  Problem: Die verfügbaren Dialysate beeinträchtigen die lokalen peritonealen Abwehrmechanismen (Netzwerk aus Mesothelzellen, Makrophagen und Zytokinen).

Formen der Peritonealdialyse

- **Kontinuierlich ambulante Peritonealdialyse (CAPD).**
- **Automatische Peritonealdialyse (APD):**
  - *Prinzip:* Peritonealdialyse mit Hilfe eines automatisch arbeitenden Dialysatwechselgerätes (Cycler).
  - *Intermittierende PD (IPD):* Älteste, nur selten eingesetzte Form. *Durchführung* 3 × wöchentlich für 16—20 h in einem Dialysezentrum. *Dialysatvolumen* pro Behandlung 40—60 l. In der Zeit zwischen den Behandlungen ist kein Dialysat in der Peritonealhöhle.
  - *Nächtlich intermittierende PD (NIPD):* APD mit „trockenen" Tagen („dry day"). Cycler-Behandlung jede Nacht für 8(– 10)h. *Dialysatvolumen* pro Behandlung 12—20 l. Am Tag kein Dialysat i.p.
  - *Kontinuierliche zyklische PD (CCPD):* APD mit „nassen" Tagen („wet day"). Durchführung s. NIPD, aber zusätzlich Dialysat i.p. am Tag.
  - *Tidal-PD (TPD):* Häufigerer, allerdings nur partieller Dialysataustausch, so daß immer ein bestimmter „Bodensatz" des Dialysates (Reservevolumen) im Bauchraum verbleibt und somit eine verlängerte Kontaktzeit von Peritoneum und Dialyselösung resultiert (→ Effektivität wird gesteigert).

Praktische Durchführung

- **Dialysat:**
  - Vor Instillation auf Körpertemperatur erwärmen.
  - Die Glukosekonzentration entsprechend der gewünschten Ultrafiltration variieren (1,36% bei ausreichender Diurese, 1 – 2 × 3,86%/d bei fehlender residualer Nierenfunktion).
  - Dialysat-Ca^{2+} abhängig von einem bestehenden Hyperparathyreoidismus und der Medikation mit kalziumhaltigen Phosphatbindern dosieren.

- **Manueller Beutelwechsel bei CAPD** (≈ 30 sek; meist Y-System als Diskonnektsystem):
  - Zunächst die in der Peritonealhöhle befindliche Dialyselösung in einen integrierten Leerbeutel ablaufen lassen.
  - Danach frisches Dialysat intraperitoneal instillieren.
  - Mundschutz tragen (Fenster und Türen verschließen)!
- **Handhabung des Cyclers bei APD:** Den Cycler mit der benötigten Zahl an Beuteln bestücken (z.B. 2 × 5 l 1,36% Glukose, 1 × 5 l 3,86% Glukose), wobei auf der Heizplatte immer ein niedrigprozentiger Beutel liegen sollte. Nach Entlüftung des Systems nach streng vorgegebenen Hygienemaßnahmen konnektieren und die Dialyse starten.

Komplikation: Peritonitis

- **Klinik:**
  - Ultrafiltrationsverlust (ggf. Überwässerungszeichen), trübes Dialysat (Differentialdiagnose s.u.), Bauchschmerzen, Übelkeit, Erbrechen, Fieber.
  - *Fakultativ Zeichen der systemischen Begleitreaktion:* Fieber, Kreislaufdepression, Leukozytose mit Linksverschiebung, rascher Anstieg des C-reaktiven Proteins v.a. bei einer schweren oder kompliziert verlaufenden Peritonitis (z.B. Darmperforation, entzündliche Erkrankungen wie Cholecystitis, Appendizitis, Adnexitis, Divertikulitis).
- **Diagnostik:**
  - *Dialysat:* Dialysatwechsel, makroskopische Beurteilung, Bestimmung der Leukozyten im Dialysat (LID), Durchführung eines Gram-Präparates, weitergehende mikrobiologische Diagnostik (je 50 ml für aerobe bzw. anaerobe Kultur!). Rascher Transport der Kulturmedien zum mikrobiologischen Labor. (Bei Darmperforation oder einer transmuralen Infektion häufig bakterielle Mischinfektion mit gramnegativen und anaeroben Erregern; evtl. mikroskopisch Nachweis von Pflanzenfasern). DD akute Pankreatitis: Amylase + Lipase?
    Blut: BB/Diff BB, CRP, Amylase, Lipase, Elektrolyte, Kreatinin, Harnstoff-N (BUN), Leber- und Cholestaseenzyme, Eiweiß, Gerinnung.
  - *Diagnose-Kriterien* (2 der nachfolgenden 3 Kriterien müssen erfüllt sein):
    1. Klinische Zeichen der peritonealen Entzündung.
    2. Trübes Dialysat mit LID > 100/μl (s.o.). Normalerweise enthält das Auslaufdialysat unter CAPD weniger als 100 LID/μl. Ganz überwiegend handelt es sich hierbei um Makrophagen. Unter entzündlichen Bedingungen findet sich ein Anstieg der Granulozyten > 50%.
       Cave: Bei intermittierendem PD-Verfahren bzw. allgemein bei einer nur geringen Auslaufmenge des Dialysates werden allerdings auch Zellzahlen von bis 1000/μl beobachtet, ohne daß eine Peritonitis vorliegt!
    3. Nachweis von Erregern in der Gram-Färbung bzw. in der Kultur.
  - *Ergänzende apparative Untersuchungen:*
    - Obligat Sonographie (7,5 MHz-Schallkopf): Untersuchung von exit site und Kathetertunnel.
    - Fakultativ: Abdomen-Sonographie, Röntgen-Abdomenübersicht in zwei Ebenen, MDP/Kolon-KE mit wasserlöslichen Kontrastmittel (Gastrografin), Abdomen-CT.

23.4 Peritonealdialyse

- **Differentialdiagnosen:**
  - *Trübes Dialysat:* Fibrin, Eiweiß, Lymphe (Chylus), eosinophile Peritonitis (meist zu Beginn der PD-Behandlung [allergische Reaktion?]; benigner, selbst limitierender Verlauf. Keine Therapie indiziert).
  - *Blutung* (Hämoperitoneum): Meist Ovarialblutung bei Ovulation, retrograde Menstruation, Traumafolge. Seltener bei Darmentzündung/-perforation, Mesenterialinfarktes oder Thrombozytopenie.
- **Therapie:**
  - *Beutelwechsel.*
  - *Wechsel des Überleitungssystems* nach Abschluß der schnellen Beutelwechsel (Kontamination? intraluminale Infektion?).
  - *Heparinzusatz zum Dialysat:* In den ersten Therapietagen in jeden Beutel 500 IE Heparin/l Dialysat (wegen Verstopfungsgefahr durch vermehrten Anfall von Fibrin und Fibronektin während des Entzündungsprozesses). Mit Normalisierung der Leukozytenzahlen im Dialysat (z. B. LID $< 300/\mu l$) kann Heparin abgesetzt werden, ggf. auch schon früher.
  - *Antibiotische bzw. antimykotische Therapie:* Es gibt keine einheitlichen Standards! Empirischer Beginn mit Oxacillin (Stapenor) intraperitoneal initial 1000 mg/l Dialysat, Erhaltungsdosis 500 mg/l *kombiniert* mit Cefotaxim (Claforan) i.p. initial 500 mg/l, Erhaltungsdosis 250 mg/l. Modifikation nach Antibiogramm (i.d.R. nach 24 – 48 Stunden):

23.5 Nierenersatz bei akutem Nierenversagen (ANV)

A. Voiculescu, B. Grabensee

Indikationen

- Erhöhung harnpflichtiger Substanzen (Kreatinin, Harnstoff), Störungen des Flüssigkeits-, des Säure-Basen-, des Harnstoff-N- und des Elektrolythaushaltes – mit konventioneller Therapie nicht kontrollierbar.
- **Absolute Indikationen:**
  - Anurie > 12 h nach konservativer Therapie (Volumen, Diuretika, Dopamin).
  - Serum-Kreatinin-Anstieg > 1,0 mg/dl in 24 h.
  - Hyperkaliämie ≥ 6,5 mmol/l.
  - Metabolische Azidose mit pH ≤ 7,2.
  - Interstitielles Lungenödem („fluid lung").
  - Klinik der Urämie: Somnolenz, Koma, Krampfanfälle, neuromuskuläre Symptome, Perikarditis, Blutungsneigung.
- **Relative Indikationen:**
  - Hyponatriämie < 125 mmol/l.
  - Mäßige Hyperkaliämie bis 6,5 mmol/l.
  - Hyperurikämie > 12 mg/dl (z. B. Tumor-Lyse-Syndrom).
  - Harnstoff-N (BUN) > 80 – 100 mg/dl.
  - Unzureichende Ernährungsmöglichkeiten beim hyperkatabolen ANV.
  - Schwere Hypertonie.

Wahl der Nierenersatztherapie

- **Kontinuierlichen Verfahren:** Patienten mit Multiorganversagen (MOV), Schock, SIRS, Sepsis, Hypotension, intravasaler Hämolyse.
- **Intermittierende Verfahren:** Bei stabilem Kreislauf- und Volumenstatus (wegen der deutlichen Senkung von Harnstoff, Kreatinin, Kalium).
- **Weitere Faktoren:** Blutungsrisiko, Mobilitätsgrad des Patienten (kontinuierliche Verfahren für komatöse oder sedierte Patienten, intermittierende Verfahren für wache Patienten), apparative Verfügbarkeit.

Intermittierende (diskontinuierliche) Verfahren

- **Intermittierende Hämodialysetherapie (HD):** Die HD ist sowohl beim akuten als auch beim chronischen Nierenversagen das Standardverfahren der Detoxikation bei kreislaufstabilen Patienten. Mit dieser Methode kann sowohl eine Senkung der harnpflichtigen Substanzen als auch ein Flüssigkeitsentzug durchgeführt werden (s. Hämodialyse S. 222).
- **Hämofiltration (HF):** Zur Therapie des ANV und der chronischen Niereninsuffizienz (CNI) einsetzbar (auch außerhalb von Dialysestationen). (Kontinuierliche HF s. u.).
- **Hämodiafiltration (HDF):** Effektivstes Eliminationsverfahren. Die HDF ist v. a. bei der CNI zur optimalen Retentionsparameter-Elimination und zum kreislaufschonenden Flüssigkeitsentzug geeignet (S. 227).

23.5 Nierenersatz bei akutem Nierenversagen (ANV)

Kontinuierliche Verfahren

- **Indikationen:** Kreislaufinstabile Patienten auf der Intensivstation (Multiorganversagen; SIRS; Sepsis; kardiozirkulatorische, respiratorsiche, hepatische Erkrankungen).
- **Vergleich mit intermittierenden Verfahren:** Ein effektiver und kontiniuerlicher Flüssigkeitsentzug ist möglich, der eine optimale Bilanzierung und eine adäquate, hochkalorische parenterale Ernährung gestattet.
- **Methoden:** Die Blutreinigung erfolgt extrakorporal unter Verwendung von Filtern unterschiedlicher Trenneigenschaften (s. u.).
- **Kontinuierliche** *arteriovenöse* Hämofiltration (CAVH): Wegen Komplikationen weitestgehend verlassene Methode.
- **Kontinuierliche** *venovenöse* Hämofiltration (CVVH):
  - Alleinige Venenpunktion! → *1)* Bei Doppellumenkatheter (zuführender + abführender Schenkel) Punktion einer zentralen Vene; *2)* Punktion von zwei Venen; das nötige Druckgefälle wird durch eine Pumpe hergestellt.
  - *Trenngrenze:* 20 000 – 50 000 Dalton; der Stofftransport (konvektiv) ist abhängig vom transmembranösen Druck (vgl. S. 226), das Ultrafiltrat hat fast die gleiche Zusammensetzung wie das Plasmawasser. Der Plasmawasserverlust wird je nach gewünschter Bilanz ganz oder teilweise durch Substitutionslösung (K^+-Gehalt nach Bedarf) ausgeglichen.
  - *Indikationen:* Nierenersatzverfahren der Wahl bei kreislaufinstabilen Patienten mit akutem Nierenversagen.
  - Flüssigkeitsumsatz abhängig von klinischen Umständen (Harnstoff, Kalium u. a.) 1000 – 3000 ml/h.
- **Kontinuierliche venovenöse Hämodialyse (CVVHD):**
  - *Methode:* Wie bei der konventionellen HD wird der Filter im Gegenstrom mit Dialysat (Hämofiltrationslösungen) perfundiert. Der Dialysatfluß beträgt 1 – 2 l/h (durch Variation ist die gewünschte Clearance einstellbar). Bei langsamem Dialysatfluß kommt es zum Angleich von Serum- und Dialysatkonzentration. Ein Blutfluß von 60 – 80 ml/min ist ausreichend.
  - *Indikationen:* Es git keine definierten Indikationen! (Individuelle Entscheidung, apparative Ausstattung). Vorteil gegenüber der CVVH: Effizienzsteigerung hinsichtlich der Senkung der harnpflichtigen Substanzen.
  - *Vorteile:*
    - Höhere Elimination niedermolekularer Substanzen < 500 Dalton, (z. B. Harnstoff, Kreatinin) → bessere Kontrolle der Azotämie (vgl. mit CVVH).
    - Geringere Kontaminationsgefahr, da keine Substitutionslösung erforderlich ist.
  - *Nachteile:* Hoher apparativer Aufwand.
- **Kontinuerliche venovenöse Hämodiafiltration (CVVHDF):**
  - *Methode:* Verbindung von kontinuierlicher Hämofiltration mit Hämodialyse → deutliche Erhöhung der Harnstoffclearance. Es wird dialysiert und über die erforderliche Negativbilanz hinaus ultrafiltriert und die Flüssigkeit substituiert. Wie bei der konventionellen Dialyse wird der Filter in Gegenstrom mit Dialysat (Hämofiltrationslösungen) perfundiert.
  - *Indikationen* (keine definitiven Kriterien): Kreislaufinstabilität, ausgeprägte Katabolie (Retentionsparameter ↑) und nicht ausreichender Entfernung harnpflichtiger Substanzen unter CVVH.

- *Vorteile:* Höhere Clearanceleistung (gegenüber der reinen HD oder HF) → v. a. bei kritisch Kranken mit hoher „protein catabolic rate" und bei ANV von Bedeutung. Gute Kreislaufverträglichkeit.
- *Nachteile:* Aufwendig und teuer.

Hinweise zur Anwendung auf der Intensivstation:

- Standardverfahren: CVVH oder CVVHD (je nach Erfahrung und apparativer Ausstattung).
- Arteriovenöse Verfahren (CAVH, CAVHD) werden wegen der Gefahr bei arteriellem Zugang und schlechter Steuerbarkeit nur noch verwendet, wenn kein entsprechendes Pumpen enthaltendes Steuergerät vorhanden ist.
- Kontinuierliche Verfahren bieten (CVVH bzw. CVVHD) bieten für den Intensivpatienten folgende Vorteile:
  - Bessere Stabilisierung der Hämodynamik bei SIRS, Sepsis und MOV.
  - Verbesserung der respiratorischen Funktion durch kontinuierlichen Entzug der extrazellulären Flüssigkeit.
  - Günstige Beeinflussung der Hyperthermie.
  - Möglichkeit der ausreichenden parenteralen Ernährung.

  → aus diesen Vorteilen ergeben sich möglicherweise extrarenale Indikationen.

23.6 Hämoperfusion (HP)

A. Voiulescu, B. Grabensee

Methode

- **Definition:** Extrakorporales Blutreinigungsverfahren, bei dem durch Adsorption an Aktivkohlepartikel oder Kunstharz eine Substanzelimination (Toxine) aus dem Blut erfolgt.
- **Prinzip:** Die Hämoperfusion ist ein effektives extrakorporales Verfahren zur Elimination von großmolekularen, lipophilen oder proteingebundenen Toxinen mit Adsorption von Substanzen an Aktivkohle oder Neutralharzen (Resine, neutrale Ionentauscher). Das Patientenblut wird unter Heparinzugabe mittels Pumpen über die Adsorberkartuschen geleitet und zum Patienten zurückgegeben.
- Maximales Molekulargewicht: 10 000 – 15 000 Dalton.
- Die Adsorptionskapazität des Filters ist nach ca. 3 Stunden erschöpft.
- **Hämoperfusionskapseln** (das Adsorptionsmaterial ist zur Verbesserung der Biokompatibilität vorbehandelt und beschichtet):
  - Beschichtete Aktivkohle (z. B. Adsorba 300/150, Haemocol).
  - Sphärische Aktivkohle auf Petroleumbasis (Hemosorba, DHP-1, Detoxyl 2).
  - Adsorberharz (Haemoresin, XR 004).

Indikationen

- **Pharmakokinetische Voraussetzungen:**
  - Kinetische Modelle über das Verhalten von Toxinen dienen als Grundlage für die Entscheidung über das Verfahren zur extrakorporalen Giftelimination.
  - Die Pharmakokinetik einer Substanz wird bestimmt von der Bioverfügbarkeit, dem Verteilungsvolumen, Proteinbindung, sowei der renalen und extrarenalen Clearance und der Plasmahalbwertszeit.
- **Indikationsstellung:**
  - Die entscheidende Forderung für die Indikation eines jeden Blutreinigungsverfahrens bei Intoxikationen ist die deutliche Verkürzung der Plasmahalbwertszeit des Toxins.
  - *Verteilungsvolumen:* Bei hohem Verteilungsvolumen ist eine Substanz nur schwer für die extrakorporale Elimination zugänglich.
  - Die Hämoperfusion bietet gegenüber der Hämodialyse die Möglichkeit der Entfernung von größermolekularen, lipophilen z. T. auch proteingebundenen Toxinen (Proteinbindung 20 – 90%).
- **Indikationen für den Einsatz extrakoroporaler Verfahren bei schweren Intoxikationen:**
  - Einnahme einer potentiell letalen Dosis.
  - Letale oder kritische Serumspiegel.
  - Atem- und/oder Kreislaufinsuffizienz.
  - Leber- oder Niereninsuffizienz.
  - Kumulation toxischer Metabolite.
  - Toxine mit zeitverschobener Wirksamkeit (Beispiele s. Tab. 49).
  - Verschlechterung oder nicht ausreichende klinische Besserung unter konservativer Therapie.

Praktische Durchführung

- Geräte unterschiedlicher Hersteller. Ausreichend ist der Blutpumpenteil eines Gerätes mit dem sonst andere Behandlungen wie Hämodialyse, Hämofiltration oder Plasmaseparation durchgeführt werden.
- System und Hämoperfusions-Kapsel werden nach Gebrauchsanweisung gespült und gefüllt.
- Als Gefäßzugang dient meist ein Doppellumen-Dialysekatheter.
- Venöses Blut des Patienten wird mit einer Blutpumpe in den extrakorporalen Kreislauf gefördert (s. Abb. 54).
- Kontinuierlicher Blutfluß; initial 100 ml/min, dann auf 200 ml/min steigern.
- **Antikoagulation mit Heparin:**
  - Steuerung anhand der Activated-Clotting-Time (ACT, S. 224).
  - Ausgangswert bestimmen.
  - *Ziel-ACT:* 220 – 300 Sekunden.

  Cave: Bei ACT < 180 sek Gefahr von Thrombenbildung in der Kartusche!
- **Überwachung:**
  - *Druck:*
    - Vor dem Adsorber ist ein Druckabnehmer eingebaut, der die Widerstandserhöhung in der Kapsel erfaßt; tolerabel bis 150 mmHg. Zu achten ist auf Druckanstiege gegenüber dem Ausgangswert!
    - Ursachen eines Druckanstiegs: Clotting im Adsorber, Abknicken des Schlauches.
    - Maßnahme: Adsorber zügig auswechseln, spätestens bei Druckanstieg > 250 mmHg.
  - Monitor-Überwachung, Blutzuckerkontrollen, Blutabnahme zur toxikologischen Untersuchungen vor und nach der Behandlung, Blutbildkontrolle und Hämolysezeichen nach Hämoperfusion, insbesondere muß auf einen möglichen Abfall der Thrombozyten geachtet werden.

Differentialtherapie bei Intoxikationen

- Substanzen, die mit der *Hämoperfusion* effektiv eliminiert werden können: Amitryptilin, Barbiturate, Carbamazepin, Chinidin, Gluthetimid, Phenytoin, Meprobamat, Methaqualon, Methotrexat, Herbizide (z. B. Paraquat), organische Phosphorsäureester (z. B. E 605), Trichlorethanol, Theophyllin.
- Tab. 49 stellt verschiedene Toxine und deren Eliminationsmöglichkeiten dar.

Komplikationen

- Thrombozytopenie.
- Blutung/Blutverlust.
- Blutdruck-Abfall, Hypoglykämie, Hypokaliämie, Hypokalzämie.

23.6 Hämoperfusion (HP)

Tabelle 49 Beispiele für Toxine und deren Eliminationsmöglichkeiten

Substanz	wasserlöslich	Verteilungsvolumen (l/kg)	Eiweißbindung	Verfahren
Carbamazepin	nein	1,4	74%	HP
Ethylenglykol	ja	0,6	0	HD
Methanol	ja	0,7	0	HD
Lithium	ja	0,6–1,0	0	HD
Phenobarbital	nein	0,54	24%	HP
Theophyllin	ja	0,5	56%	HP
Salizylate	ja	0,2	90%	HD

HD = Hämodialyse; HP = Hämoperfusion

24.1 Antimikrobielle Therapie: Grundlagen

C. Knothe

Indikation, Voraussetzungen

- **Indikation = klinische Hinweise auf eine Infektion:** Nur die Zusammenschau von klinischen (z. B. Fieber, Tachykardie, Bewußtseinstrübung) und laborchemischen Befunden (z. B. Leukozytose oder Leukopenie, BSG-Beschleunigung, Anstieg des C-reaktiven Proteins, Prokalzitonin), bildgebenden Verfahren (Röntgenaufnahmen, CT, Sonographie) sowie idealerweise mikrobiellen Befunden führt mit der Anamnese (infektionsbegünstigende Faktoren wie z. B. COPD, chronische Herzinsuffizienz, Kortisondauergabe) zur Diagnose einer behandlungsbedürftigen Infektion!

Achtung:

  - Eine isolierte Temperaturerhöhung, ein alleiniger Anstieg der Leukozyten, „verdächtige" Infiltrate im Röntgenthorax oder ein konsistenz- und farbverändertes Bronchialsekret reichen nicht aus.
  - Ein Erregernachweis im Trachealsekret oder in einem Wundabstrich kann Zeichen einer Kolonisation sein.
  - Eine längerfristige Intubation erhöht die Infektionsgefahr, eine prophylaktische Antibiotikagabe wegen möglicher bronchopulmonaler Infekte ist jedoch von zweifelhaftem Nutzen und begünstigt die Ausbreitung von Resistenzen.
  - Das Bestreben, den Patienten (und sich selbst) „breit abzusichern", begründet keine Antibiotikatherapie.
- **Alternativen zur Antibiotikatherapie bzw. begleitende Therapien:**
  - *Katheterwechsel:* z. B. ZVK, Blasenkatheter (möglicherweise infiziert).
  - *Streßulkusprophylaxe notwendig?* Ein Magensaft-pH > 4 ermöglicht intragastrales Keimwachstum und erhöht die Gefahr der Keimverschleppung bei (häufig vorkommenden) Mikroaspirationen intubierter Patienten.
  - *Chirurgische Sanierung von Keimherden,* ohne die eine Antibiotikatherapie nur zu verstärkter Resistenzentwicklung führt.
  - *Immunsuppressive Therapie indiziert* (Kortison, andere Immunsuppressiva)?
- **Perioperative Prophylaxe so kurz wie möglich!** Das intraoperative Regime nicht unkritisch für mehrere Tage übernehmen. Immer die erheblichen toxischen Nebenwirkungen beachten!

Auswahl der Präparate

- **Gezielte Therapie** (bei bekannten Erregern):
  - *Voraussetzung:* Derzeit Wartezeit von 24 – 48 h bis zur Erreger-Identifizierung.
  - *Anwendung* v. a. bei nosokomialen Infektionen, wo das Erregerspektrum und die Resistenzlage schwierig zu kalkulieren sind.
  - *Problem:* Kontaminationen durch Keime der physiologischen Flora können zu Fehlinterpretationen führen, ebenso Fehler bei Probengewinnung, -lagerung und -transport.
- **Kalkulierte Therapie** (bei unbekannten Erregern) — Kriterien:
  - *Erreger:* „Exogene" (zu Hause) oder „endogene (im Krankenhaus; auch einweisendes Krankenhaus) Infektion?
  - *Lokalisation:* Wo (z. B. Respirationstrakt, Urogenitalsystem, generalisiert)? Infektionsherd chirurgisch, anaerobes Milieu zu erwarten (z. B. bei Empyem, Transsudat)? Häufigster Keim + die wahrscheinlichste in-vitro-Resistenz im jeweiligen Krankenhaus zum jeweiligen Zeitpunkt bei der jeweiligen Lokalisation (s. Tab. 50)?

24.1 Antimikrobielle Therapie: Grundlagen

Tabelle 50 Infektionen in Abhängigkeit vom Krankheitsbeginn

	exogen erworben	endogen erworben (nach ca. 1 Woche)
Pneumonie	Pneumokokken, H. influenzae, Staph. aureus, Anaerobier	Enterobakterien, Pseudomonaden, Staph. aureus
Sinusitis		Enterobakterien, Pseudomonaden
Harnwegsinfektion	E. coli, Enterokokken	E.coli, (resistente) Enterobakterien, Pseudomonaden
Wundinfektionen	Staph. aureus, β-hämolysierende Streptokokken, Enterobakterien	Staph. aureus, Enterobakterien, Pseudomonaden
Katheterinfektionen		Koagulase-negative Staphylokokken, Enterokokken, Staph. aureus
Pilzinfektion		Candida

- *Patientenfaktoren:* Immunschwäche, hohes Alter, Wachstumsphase?
- *Spezielle Anforderungen an ein Antibiotikum:* Gibt es bekannte Allergien gegen Antibiotika, besteht Leber- und/oder Niereninsuffizienz, kann es zu einer Beeinträchtigung des Organwachstums bei Kindern und Jugendlichen kommen, sind spezielle Eigenschaften erforderlich (z. B. gute Liquor- oder Gallegängigkeit), ist eine Antibiotikakombination sinnvoll?
- *Pharmakokinetik – Applikationsform:* I.v.-Gabe erforderlich, ist die orale Gabe möglich und sinnvoll?

Strategien und Parameter der Antibiotikatherapie

„Deeskalierende" Therapie: Initial möglichst breit wirksame Antibiotikakombination in hoher Dosierung i. v. Bei klinischer Besserung einen Kombinationspartner absetzen, Dosis reduzieren und evtl. auf orale Gabe übergehen. Nach Erhalt des Keimspektrums und des Resistenzprofils evtl. auf weniger breit wirksame Substanzen umstellen.

- **„Eskalationstherapie":** Zu Beginn möglichst gezielte Therapie gegen den wahrscheinlichsten Keim – mit Umsetzen der Substanz bzw. Kombination mit anderen Antibiotika nur bei Wirkungslosigkeit bzw. nach Erhalt des Keimspektrums und des Resistenzprofils (z. B. auf operativen Intensivstationen mit gut kalkulierbarem Erregerspektrum).

- **Applikationsdauer:** Hier besteht kein breiter Konsens! Empfehlungen reichen vom Absetzen bei klinischer und laborchemischer Besserung nach 24stündiger Fieberfreiheit ohne Mindestbehandlungszeitraum bis zu einer mindestens 2wöchigen Gabe. Ein Therapieversagen wird bei einer unzureichenden Besserung der Symptomatik nach 3 Tagen angenommen.
- **Anzahl der verwendeten Antibiotika:**
  - *Mehrere Antibiotika* (z. B. 4 verschiedene Cephalosporine der 3. Generation): *1)* Einsatz des jeweils preisgünstigsten Medikaments. *2)* Verminderung der Resistenzentwicklung?
  - *Beschränkung auf 1 oder höchstens 2 Präparate pro Gruppe:* Besserer Überblick über Therapieversager in Abhängigkeit von der nosokomialen Situation sowie über seltene oder unbekannte Nebenwirkungen.

Antibakterielle Kombinationstherapie

- **Ziele:** Ausweitung des erfaßten Erregerspektrums (v. a. bei der kalkulierten Therapie von Sepsis, Meningitis, Endokarditis oder bei hochgradiger Abwehrschwäche); Wirkungsverstärkung bis zur Potenzierung.
- *Vorbemerkung:* Antibiotikakombinationen werden häufig unkritisch eingesetzt, um dem Anwender das Gefühl zu geben, völlig abgesichert zu sein.
- **Anwendung:** Die Dosierungen werden nicht reduziert, daher ist eher eine Zunahme der Toxizität zu erwarten. Unklar ist noch, inwieweit sich die Resistenzentwicklung durch Kombinationen verzögern läßt.
- **Sinnvolle Kombinationen (Präparate s. u.):**
  1. β-Laktamantibiotika + β-Laktamasehemmer (z. B. Ampicillin + Sulbactam, Piperacillin + Tazobactam).
  2. β-Laktamantibiotika + Aminoglykoside *oder* + Nitroimidazole *oder* + Lincosamine *oder* + Chinolone *oder* + Glykopeptidantibiotika.
  3. Chinolone + Aminoglykoside.
  4. Zwei β-Laktamantibiotika (z. B. Penicillinderivat + Cephalosporin).
- **Synergie-Mechanismen:**
  - β-Laktamasehemmer ermöglichen die Wiederherstellung der vollen Wirksamkeit von β-Laktamantibiotika (Kombination *1*).
  - Verschiedene Wirkorte, z. B. Bakterienzellwand + Ribosomen (Kombination *2*).
  - Wirkung auf verschiedene Bindeproteine (Kombination *4*).

24.2 Toxizität der Substanzen

C. Knothe

Toxizität der Substanzen

- **Alle Antibiotika sind potentiell hochtoxische Substanzen,** die lebensbedrohliche Nebenwirkungen zeigen können. Es gibt
  1. *Toxische Nebenwirkungen*: Hepato-, nephro-, hämato-, neuro- und ototoxisch.
  2. *Allergische Nebenwirkungen*: Exantheme, Urtikaria, Ödeme, Fieber, Konjunktivitis etc.
  3. *Biologische Nebenwirkungen*: Beeinflussung der normalen Bakterienflora auf Haut und Schleimhäuten, dadurch u.a. Entwicklung von Diarrhöen, pseudomembranöser Kolitis, Superinfektion durch Pilze.
- Leberfunktionsstörungen, Allergien, Agranulozytosen können zu schwersten Komplikationen führen. Sie sollten unbedingt im Auge behalten werden. Je nach örtlichen Gegebenheiten sind manche Nebenwirkungen deutlich häufiger als in der Literatur angegeben und umfassen ca. 30% aller medikamentös bedingten Störungen. Ein angeblicher „Sicherheitsgewinn" durch „breites antibiotisches Abdekken" kann fatale und keineswegs schicksalhafte Folgen haben.
- **Hepatotoxizität:**
  - *Transaminasenanstiege* als Zeichen einer Leberfunktionsstörung finden sich bei fast allen Antibiotika und bei Fluconazol.
  - *Eine begleitende Cholestase* (vor allem bei Cephalosporinen mit biliärer Ausscheidung, Clindamycin, Erythromycin) kann zur Fehldiagnose „akute Cholecystitis" führen mit nicht indizierter Operation.
  - *Anstiege des Bilirubinspiegels* und Abfälle der Cholinesterase (z.T. auf Werte < 1000 U/l) sind ebenfalls zu beobachten.
- **Nephrotoxizität:**
  - Nephrotoxisch sind vor allem *Aminoglykoside, Vancomycin und Amphotericin B.* Kombinationen mehrerer nephrotoxischer Substanzen sollten sorgfältig indiziert sein.
  - *Aminoglykoside* verursachen nach einer Behandlungsdauer > 10 Tage bei bis zu 10% der Patienten Nierenschäden bis zu Tubulusnekrosen. Bei vorgeschädigter Niere sind bereits früher Schäden zu erwarten. Die Erholungsphase kann Wochen dauern.
  - *Vancomycin* wirkt ebenfalls nephrotoxisch auf Tubuluszellen. Das Serumkreatinin steigt bei 5 – 10% der Patienten, bei Kombination mit einem Aminoglykosid in 30%.
  - *Amphotericin B* führt über eine Beeinträchtigung der Membranpermeabilität zu tubulären Nekrosen.
- **Hämostasestörung:**
  - *Acylureidopenicilline* können über eine Hemmung der Thrombozytenfunktion zu Hämostasestörungen führen und die Blutungszeit verlängern.
  - *Einige Cephalosporine der 2. Generation* hemmen in geringem Ausmaß die Vitamin-K-abhängige Synthese von Gerinnungsfaktoren.
- **Blutbildveränderungen:**
  - Viele Antibiotika lösen eine meist (90%) reversible Neutropenie und Thrombopenie aus. Die Rate ist bei β-Laktam-Antibiotika dosisabhängig (bei einer Therapiedauer > 10 Tage Neutropenien in über 15%). Immun-Neutropenien sind meist mit weiteren Nebenwirkungen wie Thrombozytopenie (30 %), Fieber (38%) oder Eosinophilie (30%) vergesellschaftet.

- *Mechanismen:*
  - β-Laktam-Antibiotika wirken über eine Reifungs- und Ausschleusungsstörung im Knochenmark.
  - Alle Antibiotika können als Antigene Immun-Neutropenien auslösen (Nachweis über spezifische Antikörper).

➤ **Neurotoxizität:**

- *Penicilline und Imipenem/Cilastin* rufen in hohen Dosierungen zentrale neurotoxische Störungen (Krämpfe) hervor.
- *Gyrasehemmer* verursachen häufig bereits bei normalen Dosierungen zentralnervöse Störungen wie Unruhe, Erregung, Psychosen, Sehstörungen und können so z.B. die Entwöhnungsphase vom Respirator verlängern. Bei höherer Dosis entwickeln sich zentralnervöse Störungen häufiger und früher.
- *Aminoglykoside* haben eine Curare-artige Wirkung an der motorischen Endplatte und können neuromuskuläre Blockaden hervorrufen.

➤ **Ototoxizität:**

- *Aminoglykoside* führen bei längerer Anwendung und Überdosierung zu irreversiblen Innnenohrschwerhörigkeiten. Häufige kleine Dosen sind schädlicher als hohe, seltene (→ Einmalgabe pro Tag, Talspiegelkontrollen).
- *Vancomycin* kann ähnliche Schäden verursachen. Der Talspiegel muß ebenfalls kontrolliert werden.
- *Erythromycin* ruft reversible Ohrschädigungen hervor.

➤ **Allergien:** Allergien kommen bei allen Antibiotika vor und sind relativ häufig. Der Schweregrad reicht von Hautrötung bis zum allergischen Schock (ca. 0,1% für β-Laktam-Antibiotika). In der Literatur finden sich etwa folgende Häufigkeiten:

- Penicilline und Cephalosporine: 2–6%, 5–10% Kreuzreaktionen.
- Ampicillin 10%, bei Mononukleose und CML bis 100%.
- Clindamycin 10%.
- Vancomycin 6%.
- Gyrasehemmer: Noch keine verlässlichen Zahlen.

➤ **Gastrointestinale Störungen:**

- Diarrhöen sind häufig bei Antibiotika mit hoher biliärer Ausscheidung und Anaerobierwirkung (z.B. Clindamycin, Mezlocillin, Ampicillin, Ceftriazon).
- Die *pseudomembranöse (Antibiotika-assozierte) Kolitis* entsteht bei Ersatz der normalen Darmfloradurch Überwucherung mit Toxin-produzierenden Clostridium-difficile-Stämmen. *Diagnostik:* Toxinnachweis, Proktosigmoidoskopie. *Therapie:* Vancomycin 4 × 125 mg p.o. oder Metronidazol 4 × 250 mg p.o./i.v. für 6 Tage, *und* immer verursachende Antibiotika absetzen.

24.3 Antimikrobielle Therapie bei Organinsuffizienz

C. Knothe

Vorgehen bei Leberfunktionsstörung

- **Länger bestehende, stabile Leberfunktionsstörung:** Keine Dosisreduktion.
- **Akute Leberinsuffizienz und/oder Cholestase:** Nach Möglichkeit auf eine andere Wirkstoffgruppe umsteigen oder (besser!) die Indikation für das Antibiotikum kritisch prüfen und Antibiotikum absetzen.
- **Antibiotika der Wahl =** Substanzen, die überwiegend renal ausgeschieden werden: z. B. die meisten β-Laktam-Antibiotika, Gentamicin, Ofloxacin.
- ***β-Laktam-Antibiotika:*** Bei ihnen kann es zu Transaminasenerhöhungen unklarer Genese kommen. Diese gelten als harmlos. Auf Intensivstationen ist relativ häufig eine vorgeschädigte Leberfunktion anzutreffen (z. B. nach längeren Ischämiephasen, nach Massivtransfusionen). Es ist unklar, inwieweit β-Laktam-Antibiotika unter diesen Voraussetzungen wirklich bedenkenlos sind.
- **Nach Möglichkeit vermeiden:**
  - Substanzen, die in größerem Ausmaß in der Leber metabolisiert und mit der Galle ausgeschieden werden (Ciprofloxacin, Makrolide, Ceftriaxon, Metronidazol).
  - Lebertoxische Substanzen (Transaminasenanstieg, Ikterus), v.a Rifampicin und Fluconazol (selten bei Clindamycin, Clavulansäure und Flucloxacillin).
- **Leberkoma:** Die orale Gabe von Neomycin (Aminoglykosid) führt zu einer Verringerung der intestinalen Ammoniakproduktion (s. S. 484). Eine Darmsterilisierung wird dadurch nicht erreicht, allenfalls eine Reduktion der Enterokokken. *NW* bei längerer Anwendung: Atrophie der Dünndarmzotten.

Vorgehen bei Nierenfunktionsstörung

- Eine verzögerte renale Elimination führt bei renal ausgeschiedenen Antibiotika zu höheren Blutspiegeln und einer Verlängerung der Bluthalbwertszeit. Die Gefahr von Nebenwirkungen hängt ab von der Stärke der Kumulation und der Toxizität des Antibiotikums.
- **Monitoring über die Kreatinin-Clearance** im Zusammenhang mit einer Antibiotikatherapie (weniger geeignet sind S-Kreatininwert oder S-Harnstoff). Abschätzung anhand des Serumkreatinins (bei Frauen × 0,85):
  Krea-Clearance = (150 – Alter) × KG ÷ Serumkreatinin (in μmolo/l).
- **Allgemeine Dosierungsempfehlung:** Mittlere Dosierungen + größere Dosierungsabstände (s. Tab. 51, S. 244).

A. Potentiell nephrotoxische Antibiotika:
  - *Aminoglykoside:* In höherer Dosierung nephrotoxisch, neurotoxisch → nur indiziert bei vitaler Bedrohung unter Kontrolle der Blutspiegel (Talspiegel). Die Ototoxiziät wird durch die (häufige) simultane Gabe von Diuretika gesteigert.
  - *Amphotericin B:* Bei schwerer Niereninsuffizienz kontraindiziert.

B. Antibiotika, die bei Niereninsuffizienz zur Dosisreduktion zwingen:
  - *β-Laktam-Antibiotika:* Sie sollten nicht in *hohen* Dosen verabreicht werden, eine Kombination mit potentiell nephrotoxischen Substanzen ist zu vermeiden.
  - *Clindamycin* ($^1/_4$ – $^1/_3$ der Normaldosis), *Vancomycin* (Spiegelbestimmung), *Ofloxacin* und *Fluconazol.*

C. Antibiotika, die nur bei hochgradiger Niereninsuffizienz eine Dosisreduktion erfordern:

- *Penicilline:* Bei mittleren Dosierungen mit verlängerten Zeitintervallen.
- *Cefotaxim:* Wird stärker metabolisiert und kumuliert daher weniger als die übrigen Cephalosporine. Nur bei hochgradiger Niereninsuffizienz müssen die Dosierungsintervalle verlängert werden.
- *Ceftriaxon:* Überwiegend biliär ausgeschieden → keine Dosiseinschränkung.
- *Makrolide:* Ohne begleitende Leberinsuffizienz gibt es keine Einschränkungen.

➤ **Antibiotika-Therapie bei Anurie:**

- *Akute Anurie:*
  - Antibiotika der Gruppe C (s. o.) können in Normaldosis verabreicht werden.
  - Stärker toxische Substanzen wie Vancomycin oder Amphotericin B sind nicht dialysiebar und werden kaum extrarenal ausgeschieden. Bei einmaliger Gabe haben sie wochenlang eine ausreichende Blutkonzentration.
- *Intermittierende Hämo- bzw. Peritonealdialyse:* Die Dosierung richtet sich nach Restdiurese, extrarenaler Elimination, Dialysehäufigkeit und Dialysierbarkeit des Antibiotikums. Unterschiedliche Membraneigenschaften und verschieden lange Dialysezeiten erschweren Angaben über Halbwertszeiten der Antibiotika unter Dialyse. Serum-Kreatnin und -Harnstoff können *nicht* als Maßstab für die Dosierung herangezogen werden. Die meisten Antibiotika sind dialysierbar, deshalb empfiehlt sich eine Gabe am Ende der Dialyse.
- *Hämofiltration:* Unterschiedliche Faktoren wie z. B. filtriertes Volumen pro Zeiteinheit, Molekülgröße des Pharmakons oder Porengröße der Membran haben Einfluß. Genaue Untersuchungen gibt es nur zu einzelnen Medikamenten.

Tabelle 51 Antibiotikadosierung bei Niereninsuffizienz

Antibiotikum	Normaldosis (ND)	Normales Intervall (h)	Kreatininclearance > 50 ml/min	Kreatininclearance 10 – 50 ml/min	Kreatininclearance < 10 ml/min
Penicillin	1 – 10 Mill. E	6 – 8	ND/6 – 8 h	10 Mill./12 h	5 Mill./12 h
Flucloxacillin	1 – 2 g	6	ND/6 h	ND/6 h	1 g/8 h
Ampicillin/Amoxicillin	2 g	6 – 8	ND/6 – 8 h	ND/8 – 12 h	1 g/12 h
Amoxicillin/ Clavulansäure	1,2 g – 2,2 g	6 – 8	ND/8 h	0,6 g/12 h	0,6 g/24 h
Ampicillin/Sulbactam	0,75 – 3 g	6 – 8	ND/6 – 8 h	ND/12 h	ND/24 – 48 h
Mezlocillin	2 – 4 g	6 – 8	ND/6 – 8 h	ND/12 h	2 g/12 h
Piperacillin	2 – 4 g	6 – 8	ND/8 h	ND/12 h	ND/12 h
Azlocillin	2 – 5 g	6 – 8	ND/6 – 8 h	ND/8 – 12 h	2,5 g/12 h
Cefazolin	2 g	8 – 12	ND/8 – 12 h	1 g/12 h	0,5 g/12 – 24 h
Cefotiam	1 – 2 g	8 – 12	ND/8 – 12 h	ND/12 h	1 g/12 h
Cefuroxim	0,75 – 1,5 g	6 – 8	ND/6 – 8 h	ND/8 h	0,75 g/24 h
Cefotaxim	1 – 2 g	6 – 8	ND/8 h	ND/8 – 12 h	1 g/12 h
Ceftriaxon	2 g	12 – 24	ND/12 – 24 h	ND/12 – 24 h	1 g/12 h
Cefoperazon	1 – 2 g	12	ND/12 h	ND/12 h	ND/12 h
Ceftazidim	1 – 2 g	8 – 12	ND/8 – 12 h	1,5 g/12 – 24 h	0,5 – 1 g/24 h
Cefepim	2 g	12	ND/12 h	1 g/24 h	0,5 g/24 h
Aztreonam	1 – 2 g	8 – 12	ND/8 – 12 h	1 g/12 h	1 g/24 h
Imipenem/Cilasttiin	0,5 – 1 g	8	ND/0,5 g/8 h	0,5/8 h	0,5 g/12 h
Meropenem	0,5 – 1 g	8	ND/8 h	0,25 – 1 g/12 h	0,25 – 0,5 g/24 h
Vancomycin	1 g	12	Konzentrationsmessung	Konzentrationsmessung	Konzentrationsmessung
Fosfomycin	3 – 5 g	8 – 12	ND/8 – 12 h	ND/24 h	2,5 g/24 h

Olfloxacin	0,2 g	12	ND/12 h	ND/24 h	0,1 g/24 h
Ciprofloxacin	0,1 – 0,2 g	12	ND/12 hj	0,1 g/12 h	0,1 g/24 h
Metronidazol	0,5 g	8 – 12	ND/8 – 12 h	ND/8 – 12 h	ND/12 h
Clindamycin	0,3 – 0,6 g	6 – 12	ND/6 – 12 h	ND/6 – 12 h	ND/6 – 12 h
Erythromycin	0,25 – 1 g	6	ND/6 h	ND/6 h	ND/6 h
Chloramphenicol	0,5 – 1 g	8	ND/8 h	ND/8 h	ND/8 h
Tetracycline	0,5 g	8	nicht anwenden	nicht anwenden	nicht anwenden
Doxycyclin	0,1 – 0,2 g	24	ND/24 h	ND/24 h	ND/8 h
Gentamycin/ Tobramycin	3 – 5 mg/kg/d	24	120 mg/12 h (Konzentrationsmessung)	40 mg/12 h (Konzentrationsmessung)	20 mg/24 h (Konzentrationsmessung)
Netilmicin	4 – 7 mg/kg/d	24	300 mg/24 h (Konzentrationsmessung)	150 mg/24 h (Konzentrationsmessung)	30 mg/24 h (Konzentrationsmessung)
Amikacin	10 – 15 mg/kg/d	24	500 mg/24 h (Konzentrationsmessung)	250 mg/24 h (Konzentrationsmessung)	125 mg/24 h (Konzentrationsmessung)
Amphothericin B	0,25 – 1 mg/kg/d	24	ND/24 h	ND/24 h	ND/24 – 36 h
Flucytosin	38 mg/kg	6	ND/6 – 12 h	ND/12 – 24 h	ND/2 – 6 d
Fluconazol	0,2 – 0,4 g	24	ND/24 h	0,2 g/24 h	0,1 g/24 h
Aciclovir	5 – 10 mg/kg	8	ND/8 h	ND/12 – 24 h	ND/24 h
Foscarnet	60 mg/kg	8	ND/8 h	ND/12 – 24 h	ND/24 h
Ganciclovir	5 mg/kg	12	ND/12 h	3 mg/kg/12 – 24 h	1,5 mg/kg/24 h

24.4 Einzelne antimikrobielle Substanzen

C. Knothe

β-Laktam-Antibiotika: Penicilline

- **Aminopenicilline** (bakterizid durch Hemmung der Zellwandsynthese):
  - *Kontraindikationen:* Allergie (auch Kreuzallergie z. B. mit Cephalosporinen), infektiöse Mononukleose, lymphatische Leukosen.
  - *Nebenwirkungen:* Allergie, Exanthem (makulös), Neutropenie (> 10 d bei 5 – 15 %), Thrombozytopenie, pseudomembranöse Kolitis (selten), Transaminasenanstieg (< 3 %), Venenreizung (i. v.-Anwendung), gastrointestinale Beschwerden (orale Anwendung; 10 %).
  - *Klinische Anwendung:* Anfangsbehandlung mittelschwerer Infektionen, bei Verdacht auf aerobe/anaerobe Mischinfektion und zur intraoperativen Prophylaxe in der Bauchchirurgie und Gynäkologie. (Enterokokkeninfektionen, Salmonellosen , Meningitis, Epiglottitis durch Haemophilus influenzae).
  - *Resistenzlage:* In der BRD Hämophilus 5 %, E. coli 20 %.
  - ***Hinweis:*** Mittel der Wahl gegen Enterokokkeninfektionen.
  - *Pharmakokinetik:* Plasmaeiweißbindung 15 – 20 %; Ausscheidung mit dem Urin 60 – 70 %; geringe Ausscheidung mit der Galle; gute Gewebediffusion; geringe Liquorgängigkeit.
  - *Wechselwirkungen:* Antikoagulanzien, Thrombozytenaggregationshemmer (Blutungskomplikationen bei hohen i. v.-Penicillindosen); orale Kontrazeptiva (kontrazeptive Wirkung ↓).
  - → *Ampicillin (z. B. Amblosin, Binotal, Pen-Bristol):* ***WS*** H. influenzae, Enterokokken *(Mittel der Wahl)*, E. coli, Proteus, Listerien, Shigellen, Salmonellen, Anaerobier, Aktinomyzeten. ***D*** 3 – 4 × 0,5 – 5 g i. v.
  - → *Ampicillin + Sulbactam (z. B. Unacid):* ***WS*** wie Ampicillin + β-Laktamasebildner, Anaerobier, Klebsiellen. ***D*** 3 – 4 × 0,75 – 3 g i. v.
  - → *Bacampicillin (z. B. Penglobe):* **WS** wie Ampicillin. ***D*** 2 – 3 × 800 mg p. o.
  - → *Amoxicillin (z. B. Amoxypen, Clamoxyl):* ***WS*** wie Ampicillin. ***D*** 3 – 4 × 0,5 – 5 g i. v.
  - → *Amoxicillin + Clavulansäure (z. B. Augmentan):* ***WS*** wie Amoxicillin + β-Laktamasebildner, Anaerobier, Klebsiellen. ***D*** 3 – 4 × 1,2 – 2,2 g i. v.
- **Acylureidopenicilline** (bakterizid durch Hemmung der Zellwandsynthese): *Kontraindikationen, NW* s. o. unter Aminopenicilline S. 246.
  - *Klinische Anwendung:* Reservemittel zur Behandlung schwerer gramnegativer Infektionen (Enterokokken, Enterobakterien [außer Klebsiellen], Pseudomonas aeruginosa). In Kombination mit β-Laktamase-Inhibitor bei schweren nosokomialen Infektionen (auch wirksam gegen Klebsiellen, Staphylokokken, Anaerobier).
  - *Pharmakokinetik:* Plasmaeiweißbindung 20 – 30 %; Ausscheidung mit dem Urin 60 – 70 %; Ausscheidung mit der Galle (Mezlocillin) 25 %; geringe Liquorgängigkeit.
  - *Wechselwirkungen:* S. unter Aminopenicilline.
  - ***Hinweis:*** Mezlocillin eignet sich als Breitspektrum-Penicillin hauptsächlich für Gallenwegsinfektionen.
  - → *Mezlocillin (z. B. Baypen):* ***WS*** Enterokokken, Enterobakterien (außer Klebsiellen), Anaerobier. ***D*** 3 – 4 × 2 – 4 g i. v.
  - → *Mezlocillin (z. B. Baypen) + Sulbactam (z. B. Combactam):* ***WS*** wie Mezlocillin + Staphylokokken, Klebsiellen, Anaerobier. ***D*** Mezlocillindosis (s. o.) + 3 – 4 × 1 g Sulbactam.

WS = Wirkspektrum; ***D*** = Dosierung

→ *Azlocillin (z.B. Securopen):* ***WS*** wie Mezlocillin + Pseudomonas aeruginosa. ***D*** 3–4 × 2–5 g i.v.
→ *Piperacillin (z.B. Pipril):* ***WS*** wie Mezlocillin + Pseudomonas aeruginosa. ***D*** 3–4 × 2–4 g i.v.
→ *Piperacillin + Tazobactam (z.B. Tazobac):* ***WS*** wie Piperacillin + Staphylokokken, Klebsiellen, Anaerobier. ***D*** 3 –4 × 4,5 g.

➤ **Isoxazylpenicilline/Staphylokokken-Penicilline** (sog. „Staphylokokken-Penicilline; bakterizid durch Hemmung der Zellwandsynthese): *Kontraindikationen, NW* s.o. unter Aminopenicilline S. 246.
→ *Flucloxacillin (z.B. Staphylex):* ***WS*** Methicillin-empfindliche Staphylococcus aureus-Stämme. ***D*** 3–4 × 0,5–1 g p.o. *oder* 4 × 1–2 g i.v., i.m.

➤ **Penicillin G – Oralpenicilline** (bakterizid durch Hemmung der Zellwandsynthese): *Kontraindikationen, NW* s.o. unter Aminopenicilline S. 246.
- *Klinische Anwendung:* Erysipel, Milzbrand, Gasbrand, Tetanus, Lues.

→ *Penicillin G:* ***WS*** Streptokokken, Pneumokokken, Meningokokken, Corynebakterien, Spirochäten, Anaerobier (außer Bact. fragilis). ***D*** 4 × 2–5 Mio. IE i.v./i.m.
→ *Penicillin V (z.B. Isocillin, Megacillin):* ***WS*** wie Penicillin G. ***D*** 3 × 0,6–1,5 Mio. IE p.o.
→ *Propicillin (z.B. Baycillin):* ***WS*** wie Penicillin G. ***D*** 3 × 1 g p.o.

β-Laktam-Antibiotika: Cephalosporine

➤ **Cephalosporine 1. Generation** (bakterizid durch Hemmung der Zellwandsynthese):
- *Kontraindikationen:* Allergie (auch Kreuzallergie beachten!), eingeschränkte Nierenfunktion (Dosisanpassung!).
- *NW:* Exanthem, Allergie (10% Kreuzallergie mit Penicillin), gastrointestinale Beschwerden, Neutropenie, Thrombopenie, pseudomembranöse Kolitis (selten).
- *Klinische Anwendung:* Leichte Infektionen, perioperative Prophylaxe.
- *Pharmakokinetik:* Plasmaeiweißbindung 84%; Ausscheidung mit dem Urin 92%; gute Gewebegängigkeit; geringe Liquorgängigkeit.
- *Wechselwirkungen:* Aminoglykosid-Antibiotika, Polymyxin B, Colistin, hochdosierte Schleifendiuretika (Nephrotoxizität ↑), Antikoagulanzien, Thrombozytenaggregationshemmer (Blutungsgefahr ↑).

→ *Cefazolin (z.B. Gramaxin, Elzogram):* ***WS*** Streptokokken, Pneumokokken, Staphylokokken, Gonokokken, Meningokokken, E. coli, Klebsiellen, Proteus. *Nicht:* Enterokokken, gramnegative Stäbchen. ***D*** 2–3 × 2 g i.v.

➤ **Cephalosporine 2. Generation** (bakterizid durch Hemmung der Zellwandsynthese): *Kontraindikationen* s.o. unter Cephalosporine 1. Gen.; *NW* s. Cephalosporine 1. Gen. + Hypoprothrombinämie (Interferenz mit Vit. K-Stoffwechsel), Anstieg von Transaminasen und Alkalischer Phosphatase.
- *Klinische Anwendung:* Therapie leichter bis mittelschwerer Infektionen bei relativ breitem Spektrum gegen grampositive und gramnegative Keime; z.B. ambulant erworbene Pneumonie, Dekubitus, Darmperforation.
- *Pharmakokinetik:* Plasmaeiweißbindung 20–70%; Ausscheidung mit dem Urin: 70–90%; gute Gewebegängigkeit; bei Ceftriaxon gute Ausscheidung mit der Galle.
- *Wechselwirkungen:* S. unter Cephalosporine 1. Generation.

WS = Wirkspektrum; ***D*** = Dosierung

24.4 Einzelne antimikrobielle Substanzen

- → *Cefuroxim (z. B. Zinacef, Cefuroxim Lilly):* ***WS*** wie Cephalosprine 1. Gen. + Haemophilus influenzae, indol-positive Proteus-Arten; *nicht:* Enterokokken. ***D*** 3–4 × 0,75–2 g i. v., i. m.
- → *Cefamandol (z. B. Mandokef):* ***WS*** wie Cefuroxim (gut wirksam gegen Haemophilus influenzae). ***D*** 3–4 × 1–2 g i. v., i. m.
- → *Cefotiam (z. B. Spizef):* ***WS*** wie Cefuroxim. ***D*** 2–3 × 1–2 g i. v., i. m.
- → *Cefoxitin (z. B. Mefoxitin):* ***WS*** wie Cefuroxim. ***D*** 3 × 2 g.

➤ **Cephalosporine 3. Generation** (bakterizid durch Hemmung der Zellwandsynthese): *Kontraindikationen* s. o. unter Cephalosporine 1. Gen. *NW* wie bei Cephalosporinen 2. Generation (s. o.) + sonographische Veränderungen der Gallenblase (50%, davon 9% symptomatisch).
- *Klinische Anwendung:* Reserve-Antibiotika bei schweren gramnegativen Infektionen (nosokomiale Pneumonien, intraabdominelle Infektionen, Meningitis [relativ gute Liquorgängigkeit]).
- *Pharmakokinetik:* Plasmaeiweißbindung < 50% (Ceftriaxon 90%); Ausscheidung mit dem Urin 40–60%; gute Gewebegängigkeit; schlechte Liquorgängigkeit.
- *Wechselwirkungen:* Siehe unter Cephalosporine 1. Generation.
- → *Cefotaxim (z. B. Claforan):* ***WS*** Enterobakterien (häufig Resistenz gegen Enterobacter cloacae sowie multiresistente Formen), Haemophilus influenzae, Gonokokken, Meningokokken. *Nicht:* Enterokokken, Listerien, grampositive Kokken (Staphylokokken!). ***D*** 2–3 × 1–3 g i. v.
- → *Cefmenoxim (z. B. Tacef):* WS wie Cefotaxim.
- → *Ceftriaxon (Rocephin):* WS wie Cefotaxim. D 1 × 2 g i. v.; bei Meningitis ggf. auch 2 × 1–2 g i. v.

➤ **Cephalosporine 3. Generation mit Pseudomonasaktivität:**
- *Klinische Anwendung:* Reserve-Antibiotika bei schweren gramnegativen Infektionen mit Pseudomonasbeteiligung. Wegen der Lücken im Keimspektrum häufig Kombination mit Aminoglykosiden bzw. Staphylokokken-wirksamen Antibiotika erforderlich. *Sonderindikation:* Mukoviszidose.
- *Pharmakokinetik:* Plasmaeiweißbindung 10–20%; Ausscheidung mit dem Urin 80–90%; Ausscheidung mit der Galle < 1%; relativ gute Gewebepenetration.
- *Wechselwirkungen:* S. unter Cephalosporine 1. Generation S. 247.
- → *Ceftazidim (z. B. Fortum):* ***WS*** wie Cefotaxim + Pseudomonas aeruginosa. ***D*** 2–3 × 1–2 g i. v.
- → *Cefepim (z. B. Maxipime):* ***WS*** wie Ceftazidim. ***D*** 2 × 1–2 g i. v.

β-Laktam-Antibiotika: Monobactame

➤ Bakterizid durch Hemmung der Zellwandsynthese.

➤ **Kontraindikationen:** Allergie, Schwangerschaft, Stillzeit. *NW:* Blutbildveränderungen (Eosinophilie in bis zu 8%), Phlebitis (4%), allergische Hautreaktion (2%), gastrointestinale Beschwerden (1%), pseudomembranöse Kolitis.

➤ Klinische Anwendung: Reserve-Antibiotikum bei schweren gramnegativen *Aerobier*-Infektionen mit Pseudomonasbeteiligung. Kaum Kreuzallergien mit anderen β-Laktam-Antibiotika (< 1%), daher Alternative bei Penicillin- oder Cephalosporin-Allergie.

➤ Pharmakokinetik: Plasmaeiweißbindung 50–60%; Ausscheidung mit dem Urin 70%; geringe Ausscheidung mit der Galle; schlechte Liquorgängigkeit.

→ *Aztreonam (z. B. Azactam):* ***WS*** gramnegative Keime inkl. Pseudomonas. *Nicht:* Grampositive Keime, Anaerobier. ***D*** 2–4 × 1–2 g i. m., i. v.

WS = Wirkspektrum; ***D*** = Dosierung

β-Laktam-Antibiotika: Carbapeneme

- Bakterizid durch Hemmung der Zellwandsynthese.
- **Kontraindikationen:** Allergie (auch gegen Penicilline, Cephalosporine = Parallelallergie möglich!), erhöhtes Blutungsrisiko.
- **Nebenwirkungen:** Transaminasenanstieg (1%), gastrointestinale Beschwerden (5–10%), Exanthem (2–3%), ZNS-Störungen (Krämpfe, Schwindel, Verwirrtheit, v.a. bei Vorschädigungen/eingeschränkter Nierenfunktion [seltener bei Meronem]).
- **Klinische Anwendung:**
  - Sehr breites Wirkspektrum. Reserve-Antibiotika bei schweren gramnegativen Infektionen, v.a. bei Mischinfektionen mit Pseudomonas und Anaerobiern.
  - 20% Kreuzallergie mit anderen β-Laktam-Antibiotika.
  - Alternative zu Mehrfachkombinationen anderer Antibiotika.
  - Meropenem ist zur Behandlung einer Meningitis durch sonst resistente Keime zugelassen.
- **Pharmakokinetik:** Plasmaeiweißbindung (Imipenem/Cilastatin 25%, Meropenem 2%); Ausscheidung mit dem Urin 70%; geringe Ausscheidung mit der Galle; Liquorgängigkeit bei Imipenem/Cilastatingering, bei Meropenem gut.

Hinweis: Cilastatin reduziert die Hydrolyse von Imipenem in der Niere. Es erhöht die Konzentration des aktiven Antibiotikums und hemmt die bei hoher Dosierung auftretende Nephrotoxizität des Imipenem. Die Kombination beider Substanzen scheint unproblematisch zu sein.

- **Wechselwirkungen:**
  - *Meropenem, Cilastatin/Imipenem:* Probenezid kann Halbwertszeit und Plasmakonzentration erhöhen.
  - *Cilastatin/Imipenem:* Bei gleichzeitiger Einnahme von Ganciclovir wurden generalisierte Krampfanfälle beobachtet.

→ *Imipenem/Cilastatin* (z.B. Zienam): ***WS*** grampositive Keime (u.a. Staphylokokken, Enterokokken), gramnegative Keime, Pseudomonas aeruginosa, Anaerobier (u.a. Bacterium fragilis). *Nicht:* Enterococcus faecium, Legionellen, Mykoplasmen, MRSA. ***D*** 3 × 0,5–1 g i.v.

→ *Meropenem* (z.B. Meronem): ***WS*** wie bei Imipenem/Cilastatin. ***D*** 3 × 0,5–1 g i.v.

Aminoglykoside

- **Wirkungsmechanismus:** Hemmung der Proteinsynthese bei ruhenden und wachsenden Keimen. Starke konzentrationsabhängige Bakterizidie mit ausgeprägtem post-antbiotischem Effekt).
- **Kontraindikationen:** Allergien, Vorschädigungen des Vestibular- und Cochlearorgans, Schwangerschaft, Stillzeit, terminale Niereninsuffizienz, Kombination mit anderen nephrotoxischen Substanzen, bei Patienten mit Myasthenie bw. Parkisonismus (relativ).
- **Nebenwirkungen:** Oto- und Nephrotoxizität, Allergie, Parästhesie, Muskelschwäche (bei Elektrolytverschiebungen, rascher i.v. Gabe hoher Dosen bzw. nach Gabe von Muskelrelaxanzien).

Oto- und Nephrotoxizität: Durch Rezeptor-gekoppelte Anreicherung in den Nierentubuli bzw. der Peri- und Endolymphe im Innenohr. Die Rezeptoren sind früh gesättigt, deshalb sind wenige hohe Dosen weniger schädlich als mehrere kleine. Eine Dosisanpassung an die Nierenfunktion ist erforderlich.

WS = Wirkspektrum; ***D*** = Dosierung

24.4 Einzelne antimikrobielle Substanzen

- **Klinische Anwendung:** Schwere septische Infektionen mit gramnegativen Keimen und Pseudomonas aeruginosa *in Kombination* mit anderen β-Laktam-Antibiotika. Resistenzen gegenüber Amikacin sind seltener als bei anderen Aminoglykosiden.
- **Pharmakokinetik:** Plasmaeiweißbindung 0 – 10%; Ausscheidung mit dem Urin 85 – 95%; Gewebepenetration schlecht in Knochen; geringe Liquorgängigkeit.
- **Wechselwirkungen:** Cephalosporine, Methoxyfluran (Nephrotoxizität ↑); oto- und nephrotoxische Medikamente, z. B. Amphotericin B, Colistin, Ciclosporin, Cisplatin, Schleifendiuretika (Oto- und Nephrotoxizität ↑); Halothan, curareartige Muskelrelaxanzien (neuromuskuläre Blockade ↑).

Hinweis: Nur sehr selten als Monotherapeutika eingesetzt, meist in Kombination mit β-Laktam-Antibiotika s. S. 246 ff.). Aufgrund der geringen therapeutischen Breite ist eine Serumspiegelbestimmung erforderlich – meist wird nur der Talspiegel vor Gabe der nächsten Dosis bestimmt.

- **Wirkspektrum:** Gramnegative Erreger (Enterobakterien, Pseudomonas [v. a. Tobramycin]), Staphylokokken (v. a. Gentamicin). *Nicht:* Anaerobier, Streptokokken, Hämophilus, im sauren bzw. anaeroben Milieu (Eiter, Abszeß).

→ *Gentamicin* (z. B. Refobacin): ***WS*** s. o. ***D*** 1 × 3 – 5 mg/kg KG.
→ *Tobramycin* (z. B. Gernebcin): ***WS*** s. o. ***D*** 1 × 3 – 5 mg/kg KG.
→ *Netilmicin* (z. B. Certomycin): ***WS*** s. o. ***D*** 1 × 4 – 7,5 mg/kg KG.
→ *Amikacin* (z. B. Biklin): ***WS*** s. o. D 1 × 10 – 15 mg/kg KG.

Chinolone (Gyrasehemmer)

- **Wirkungsmechanismus:** Hemmung der Proteinsynthese der Bakterien durch Inaktivierung der bakteriellen Gyrase.
- **Kontraindikationen:** Allergie, zerebrale Anfallsleiden, Schwangerschaft, Stillzeit, Kinder und Jugendliche in der Wachstumsphase (< 18 Jahre).
- **Nebenwirkungen:** Unruhen, Psychosen (Verwirrtheit, Halluzinationen), Allergie, gastrointestinale Beschwerden, Hypercholesterinämie, Hypertriglyzeridämie, Anstieg von Transaminasen, Bilirubin und Alkalischer Phosphatase.
- **Klinische Anwendung:** Als Alternative bei schweren Infektionen mit Pseudomonas; bei Harnwegsinfekten; in Fällen, bei denen rasch auf orale Gabe umgestellt werden kann.
- **Spezielle Indikationen:**
  - Chlamydien, Mykoplasmen, Legionellose.
  - Sanierung von Salmonellen-Dauerausscheidern.
- **Pharmakokinetik:** Plasmaeiweißbindung 25 – 30%; Ausscheidung mit dem Urin 55 – 75%; gute Gewebediffusion; Liquorgängigkeit bei Ciprofloxacin gering, bei Ofloxacin relativ gut.
- **Wechselwirkungen:** Mineralische Antazida, Eisen, Zink, Multivitamine (Chinolon-Absorption ↓); Theophyllin, Koffein (Halbwertszeit und Plasmakonzentration dieser Substanzen ↑); Ciclosporin (Ciclosporin-Plasmaspiegel ↑); Fenbufen (Krampfanfälle ↑); orale Antikoagulanzien (antikoagulatorische Wirkung ↑); Glibenclamid (Hypoglykämie ↑).

→ *Ciprofloxacin* (z. B. Ciprobay): ***WS*** nahezu alle grampositiven + gramnegativen Keime, auch Legionellen, Chlamydien, atypische Mykobakterien. *Lücke, Schwäche:* Anaerobier, Pneumokokken, Enterokokken, Streptokokken. ***D*** 2 × 200 – 400 mg i. v. *oder* 2 × 250 – 500 mg p. o.

WS = Wirkspektrum; ***D*** = Dosierung

→ *Ofloxacin* (z. B. Tarivid): ***WS*** wie bei Ciprofloxacin; insbesondere gegen Haemophilus influenzae, Staphylococcus aureus, Enterobakterien, Chlamydien. ***D*** 2 × 200–400 mg i. v. oder 2 × 250–500 mg p. o.

→ *Levofloxacin* (z. B. Tavanic): Linksdrehendes Stereoisomer des Racemats Ofloxacin; längere HWZ, in vitro doppelte Wirkstärke. ***WS*** wie Ofloxacin. ***D*** 1–2 × 100–200 mg p. o.

→ *Trovafloxacin* (z. B. Trovan): ***WS*** stärker als Ciprofloxacin gegenüber Anaerobiern, Pseudomonas, Staphylokokken, Chlamydien und Mykoplasmen. Für nosokomiale Infektion zugelassen. ***D*** 1 × 300 mg i. v.; 1 × 200 mg p. o.; keine Dosisanpassung bei Niereninsuffizienz.

Hinweis: Aufgrund der guten Bioverfügbarkeit oraler Präparate kann relativ problemlos von der i. v.-Gabe auf orale Gabe umgesetzt werden.

Lincosamine – Clindamycin

- **Wirkungsmechanismus:** Hemmung der Proteinsynthese, je nach Konzentration am Wirkort und Empfindlichkeit der Erreger bakteriostatisch oder bakterizid.
- **Kontraindikationen:** Allergie, schwere Leberinsuffizienz, Störungen des Magen-Darm-Traktes, Morbus Crohn, Colitis ulcerosa, Myasthenia gravis (relativ), Schwangerschaft, Stillzeit.
- **Nebenwirkungen:** Hepatotoxizität (Transaminasen- und Bilirubinanstieg), Diarrhö, pseudomembranöse Kolitis (bei bis zu 10 %), Allergie, Leukopenie, Thrombozytopenie, Blutdruckabfall bei schneller i. v.-Injektion, Thrombophlebitis.

Pseudomembranöse Kolitis: Ersatz der normalen Darmflora durch Überwucherung mit Toxin-produzierenden Clostridium difficile Stämmen. *Diagnostik:* Toxinnachweis im Stuhl, Proktosigmoidoskopie. *Therapie:* Vancomycin oral (i. v. nicht wirksam!; s. S. 253) 4 × 125 mg *oder* Metronidazol 4 × 250 mg p. o./i. v. (indiziert, wenn die orale Gabe von Vancomycin nicht möglich ist) für 6 Tage, *und* immer verursachende Antibiotika absetzen.

- **Klinische Anwendung:** Infektionen durch Staphylokokken und Anaerobier (auch Osteomyelitis – gute Knochengängigkeit)
- **Pharmakokinetik:** Plasmaeiweißbindung 84 %; Ausscheidung mit dem Urin 20–40 %; gute Gewebediffusion (gute Penetration in Knochen); keine Liquorgängigkeit.
- **Wechselwirkungen:** Makrolid-Antibiotika (gegenseitige Wirkungsminderung); Substanzen, die eine neuromuskuläre Blockade hervorrufen (Blockade ↑).

→ *Clindamycin* (z. B. Sobelin): ***WS*** Staphylokokken (15–20 % resistent!), Streptokokken, Anaerobier; *Schwäche gegen* Enterokokken, gramnegative Stäbchen (auch Hämophilus). ***D*** 3–4 × 300–600 mg i. v., 3–4 × 150–450 mg p. o.

Makrolide

- **Wirkungsmechanismus:** Bakteriostatisch durch Hemmung der bakteriellen Proteinbiosynthese.
- **Kontraindikationen:** Leberinsuffizienz, höhergradige Niereninsuffizienz; gleichzeitige Verabreichung von Ergotamin/Dihydroergotamin (bei Roxithromycin), von Terfenadin/Astemizol und von Cisaprid (bei Erythromycin, Clarithromycin), Stillzeit.

WS = Wirkspektrum; ***D*** = Dosierung

- **Nebenwirkungen:** Intrahepatische Cholestase, gastrointestinale Beschwerden (*cave* Verwechslung mit Koliken), Phlebitis, ventrikuläre Arrhythmien und Tachykardien.
- **Klinische Anwendung:**
  - Alternative bei Penicillin-Allergie.
  - Mittel der Wahl bei atypischen Pneumonien durch Mykoplasmen und Chlamydien.
  - Legionellose.
  - Clarithromycin, Azithromycin: Atypische Mykobakteriosen.
  - Peptische Ulzera (Helicobacter-Therapie).
- **Pharmakokinetik:** Plasmaeiweißbindung 60%; Ausscheidung mit dem Urin 20–40%; Ausscheidung mit der Galle 20–30%; gute Gewebepenetration (hohe intrazelluläre Konzentrationen); geringe Liquorgängigkeit.
- **Wechselwirkungen:** Theophyllin, Carbamazepin, Valproinsäure, Digoxin (jeweilige Plasmaspiegel ↑ mit Gefahr von Nebenwirkungen); Ciclosporin (Nephrotoxizität ↑); Terfenadin, Astemizol(lebensbedrohliche Herzrhythmusstörungen möglich); Omeprazol (Erythromycin-Bioverfügbarkeit ↑).
- **Anmerkungen:**
  - Wird häufig als Alternative bei Penicillin-Allergie benutzt.
  - Makrolide reichern sich stark in Gewebe und Körperzellen an.
  - Ausgeprägte Wirkung auf die Darmmotilität. Diese Eigenschaft wird teilweise bereits unabhängig von der antibiotischen Wirksamkeit ausgenützt.
  - Ablösung durch neuere Substanzen der gleichen Gruppe steht zumindest für die orale Gabe bevor (Clarithromycin, Azithromycin).

→ *Erythromycin* (z.B. Erythrocin): **WS** Streptokokken, Pneumokokken, Listerien, Legionellen, Mykoplasmen, Chlamydien. *Schwäche gegen:* Enterokokken, Haemophilus influenzae, häufig Resistenzen bei Staphylokokken und Anaerobiern (je bis zu 50%). ***D*** 4 × 0,25–1 g.

→ *Roxithromycin* (z.B. Rulid): ***WS*** wie Erythromycin. ***D*** 2 × 150 mg p.o. (nüchtern).

→ *Clarithromycin* (z.B. Klacid): ***WS*** wie Erythromycin. ***D*** 2 × 250 mg p.o.

→ *Azithromycin* (z.B. Zithromax): ***WS*** wie Erythromycin. ***D*** 1 × 500 mg p.o. über 3 Tage.

Glykopeptid-Antibiotika

- **Wirkungsmechanismus:** Bakterizid durch Hemmung der Bakterienzellwandsynthese.
- **Kontraindikationen:** Vorschädigung des Vestibular-Cochlear-Apparates, akutes Nierenversagen (Vancomycin ist nicht dialysierbar; relative KI), Kombination mit anderen nephrotoxischen Substanzen (z.B. Aminoglykoside).
- **Nebenwirkungen:** Oto- und Nephrotoxizität, Exanthem („Red Man Syndrome" bei zu rascher Infusion durch Histaminfreisetzung), Phlebitis (13%), Neutropenie (2%), bei Teicoplanin Anstieg von Transaminasen und Alkalischer Phosphatase.
- **Klinische Anwendung:**
  - Reserve-Antibiotikum für Infektionen mit multresistenten Staphylokokken und Enterokokken, aufgrund von Oto- und Nephrotoxizität Spiegelbestimmungen (Talspiegel nach 12 Stunden 5–10 mg/l).
  - Orale Gabe bei Antibiotika-assoziierter pseudomembranöser Kolitis durch Clostridium difficile.
  - Therapiedauer > 14 Tage auf Grund zunehmender Nebenwirkungen vermeiden.

WS = Wirkspektrum; ***D*** = Dosierung

- **Pharmakokinetik:** Plasmaeiweißbindung für Vancomycin 55%, Teicoplanin 90%; Ausscheidung mit dem Urin bei Vancomycin 80 – 90%, Teicoplanin 50%; geringe Ausscheidung mit der Galle; gute Gewebepenetration (jedoch nicht in Knochen); geringe Liquorgängigkeit.
- **Wechselwirkungen:** Andere nephro- und ototoxische Medikamente (Toxizität ↑).

→ *Vancomycin* (z. B. Vancomycin CP Lilly): ***WS*** nur grampositive Bakterien (Staphylokokken, Enterokokken, Pneumokokken, Corynebakterien, Clostridien); partielle Kreuzresistenz zwischen Vancomycin und Teicoplanin. ***D*** 2 × 1 g (4 × 0,5 g) i. v.; bei *pseudomembranöser Kolitis* 4 × 125 mg p. o. (s. S. 251).

→ *Teicoplanin* (z. B. Targocid): ***WS*** wie bei Vancomycin. ***D*** initial 1 – 3 × 400 mg i. v., dann 1 – 2 × 200 – 400 mg i. v. *Empfehlung:* Über mindestens 1 Stunde infundieren.

Nitroimidazole

- **Wirkungsmechanismus:** Stark bakterizid durch Hemmung der Nukleinsäuresynthese bei anaeroben Bakterien.
- **Kontraindikationen:** Erkrankungen des hämatopoetischen Systems, Erkrankungen des ZNS, schwere Leberinsuffizienz.
- **Nebenwirkungen:** Gastrointestinale Beschwerden, periphere Neuropathie, ZNS-Störungen (Schwindel, Krämpfe, Ataxie), Neutropenie; *Cave:* Rotbraune Verfärbung des Urins.
- **Klinische Anwendung:** Kombination mit β-Laktam-Antibiotika bei aerob/anaeroben Mischinfektionen. Gute Penetration in Abszesse. Perioperative Prophylaxe in der Gynäkologie und Kolonchirurgie. Alternative zu Vancomycin bei Antibiotika-induzierter Kolitis.
- **Pharmakokinetik:** Plasmaeiweißbindung 15%; Ausscheidung mit dem Urin 30%; Ausscheidung mit der Galle 10%; sehr gute Gewebepenetration (auch in Abszesse); sehr gute Liquorgängigkeit.
- **Wechselwirkungen:** Alkohol (Alkoholunverträglichkeit); orale Antikoagulanzien (antikoagulatorische Wirkung ↑).

→ *Metronidazol* (Clont): ***WS*** obligate Anaerobier, Protozoen (u. a. Trichomonaden, Amöben). *Schwäche gegen* Aerobier, fakultativ anaerobe Bakterien, Propionibakterien, Aktinomyceten. ***D*** 3 × 0,5 g i. v., p. o.

→ *Tinidazol* (Simplotan): ***WS*** wie Metronidazol. ***D*** 1 × 1 – 2 g p. o. über 5 – 6 Tage.

Weitere Antibiotika

- **Fosfomycin (z. B. Fosfocin):**
  - *Nebenwirkungen:* Exanthem, gastrointestinale Beschwerden, Transaminasenanstieg, Anstieg der Alkalischen Phosphatase.
  - *Klinische Anwendung:* Alternative in der Behandlung von Staphylokokkeninfektionen. Als kleines Molekül diffundiert es in „pharmakologische Nischen" und ist daher geeignet bei Infektionen wie Osteomyelitis, Endokarditis oder Shunt-Meningitis.
  - *Anmerkung:* Es gibt keine Kreuzallergie mit anderen Antibiotika. Der hohe Natriumgehalt muß mitbilanziert werden. Bei Niereninsuffizienz Dosisanpassung erforderlich.
  - *Dosierung:* 2 – 3 × 3 – 5 g (max. 20 g/d) als Kurzinfusion über 30 min.

WS = Wirkspektrum; ***D*** = Dosierung

24.4 Einzelne antimikrobielle Substanzen

- **Cotrimoxazol = Trimethoprim/TMP + Sulfamethoxazol/SMZ (z. B. Bactrim):**
  - *Wirkungsmechanismus:* Bakteriostatisch durch Hemmung der bakteriellen Folsäuresynthese.
  - *Kontraindikationen:* Allergie, Erythema exsudativum multiforme (auch in der Anamnese), pathologische Blutbildveränderungen, angeborener Glukose-6-Phosphat-Dehydrogenasemangel, Niereninsuffizienz, Leberinsuffizienz, akute hepatische Porphyrie.
  - *Nebenwirkungen:* Allergie, gastrointestinale Beschwerden, Cholestase, Transaminasenanstieg, Thrombophlebitis.
  - *Klinische Anwendung:*
    - Bewährtes Breitspektrumantibiotikum zur Therapie nicht lebensbedrohlicher Infektionen wie Harnwegsinfektionen oder chronischen Bronchitiden.
    - Therapie der Pneumocystis carinii-Pneumonie bei schwerer Immunstörung.
  - *Wechselwirkungen:* Antikoagulanzien, Phenytoin, Methotrexat, Thiopental (Wirkung dieser Substanzen ↑); Probenecid, Indometacin, Phenylbutazon, Salicylate, Sulfinpyrazon (Cotrimoxazol-Wirkung ↑); Ciclosporin (Nierenfunktion ↓); Diuretika (Thrombozytopenie-Risiko ↑); Digoxin (Plasmaspiegel ↑); Rifampicin (Rifampicin-Clearance ↓).
  - *Dosierung:* Standarddosis für Erwachsene: 2 × 960 mg/d („-forte" = 800 mg SMZ + 160 mg TMP); bei Pneumocystis carinii-Pneumonie bis zur 5fachen Standarddosis: 20 mg TMP + 100 mg SMZ/kg KG/d.
- **Tetracycline:**
  - *Substanzen:* Doxycyclin (z. B. Vibravenös).
  - *Kontraindikationen:* Allergie, schwere Leberfunktionsstörung, Niereninsuffizienz, Schwangerschaft, Stillzeit, Kinder < 8 Jahre (relativ).
  - *Nebenwirkungen:* Allergie, phototoxische Reaktionen, gastrointestinale Beschwerden, Thrombophlebitis, Bronchospasmus, Leukopenie, Thrombozytopenie.
  - *Klinische Anwendung:*
    - Können bei gesicherten Infektionen mit Mykoplasmen, Chlamydien und Rickettsien (Q-Fieber) in Betracht gezogen werden.
    - Als bakteriostatische Antibiotika *nicht* zur Behandlung von schweren Infektionen wie Meningitis, Endokarditis oder Sepsis geeignet.
  - *Wechselwirkungen:* Antacida, Milchprodukte, Eisensalze, Aktivkohle (orale Resorption ↓); orale Antidiabetika (BZ-Senkung ↑); orale Antikoagulanzien (antikoagulatorische Wirkung ↑); Ciclosporin, Methotrexat (Toxizität der entsprechenden Substanz ↑); Digoxin (Digoxin-Plasmaspiegel ↑).
  - *Dosierung:* Initial 200 mg, dann 1 × 100 – 200 mg i. v.

WS = Wirkspektrum; ***D*** = Dosierung

- **Rifampicin (z. B. Rifa, Rimactan):**
  - *Klinische Anwendung:* Zur Kombinationsbehandlung bei Tbc; bei Lepra; bei mulitresistenten Staphylokokken oder Penicillin-resistenten Pneumokokken.
  - *Kontraindikationen:* Schwere Leberfunktionsstörungen
  - *Nebenwirkungen:* Gastrointestinale Beschwerden, Allergie, stark hepatotoxisch (Anstieg der Transaminasen bei 20%).
  - *Wechselwirkungen:* Beschleunigter Wirkungsverlust von oralen Antikoagulanzien, Digitoxin, Sulfonylharnstoffen, Barbituraten, Glukortikoiden, Chloramphenicol, β-Blockern, Mexiletin, Theophyllin, Verapamil, Azathioprin, Cimetidin.
  - *Dosierung:* 1 × 10 mg/kg KG p. o.
- **Chloramphenicol (z. B. Paraxin):**
  - *Klinische Anwendung:* Nur bei schweren Salmonellen-Infektionen, Hirnabszeß und Meningitis bei Penicillin-Allergie.
  - *Nebenwirkungen:* Gastrointestinale Beschwerden (häufig), Neuritis nervi optici, *cave* irreversible Knochenmarksaplasie (1 : 40.000), Neurotoxizität.
  - *Kontraindikationen:* Allergie, akute intermittierende Porphyrie, schwere Leberfunktionsstörungen, Schwangerschaft, Stillzeit.
  - *Wechselwirkungen:* Sulfonylharnstoffe, orale Antikoagulanzien, Phenytoin (Wirkung dieser Substanzen ↑).
  - *Dosierung:* 3 – 4 × 0,5 – 1 g i. v.

24.5 Antimykotika und Virostatika

C. Knothe

Antimykotika

- **Amphotericin B (z. B. Amphomoronal):**
  - *Wirkungsmechanismus:* Veränderung der Permeabilität der Zytoplasmamembran nach Bindung an das Ergosterol der Pilze.
  - *Wirkungsspektrum:* Candida, Aspergillus, Cryptococcus. *Schwäche gegen* Dermatophyten.
  - *Kontraindikationen:* Schwere Leber- und Nierenfunktionsstörungen.
  - *Nebenwirkungen:* Nephrotoxizität (meist reversibel; Hypokaliämie, Azidose, Kreatinin ↑, bis zum akuten Nierenversagen), Hepatotoxizität, Neutropenie, Herzrhythmusstörungen, Thrombophlebitis, Fieber (bis zu Schüttelfrost), gastrointestinale Beschwerden, generalisierte Schmerzzustände, allergische Reaktionen, Exanthem, neurologische Störungen, Thrombozytopenie, Anämie, Leukopenie, Agranulozytose.
  - *Klinische Anwendung:* Goldstandard bei lebensbedrohlichen systemischen Pilzerkrankungen.
  - *Pharmakokinetik:* Plasmaeiweißbindung > 90%; Ausscheidung mit dem Urin 5% in 24 h; Gewebepenetration: Leber höhere, Lunge und Niere niedrigere Konzentrationen als Knochen; geringe Liquorgängigkeit.
  - *Wechselwirkungen:* Diuretika (Nephrotoxizität, Hypokaliämie ↑); Digitalis, Muskelrelaxanzien, Antiarrhythmika (durch Hypokaliämie Wirkung dieser Substanzen ↑), andere nephrotoxische Substanzen (Nephrotoxizität ↑, z. B. bei Aminoglykosiden, Ciclosporin).

  Achtung: Regelmäßige Kontrollen von Kreatinin (Ziel: < 3 mg/dl), Harnstoff-Stickstoff (Ziel: < 40 mg/dl), Transaminasen, Blutbild, Elektrolyten (v. a. K^+, mg^{2+}).
  - *Dosierung:*
    - Per infusionem (i. v.): 1 × 0,25 – 1 mg/kg KG (zunächst in 50 ml Glukose 5% auflösen, anschließend in 250 ml 10%ige Fettlösung (Intralipid, Lipovenös) aufnehmen und über 4 h infundieren. → *Initialdosis* 0,25 mg/kg KG; über die nächsten 3 Tage bis auf 0,75 – 1 mg/kg KG steigern.
    - Per inhalationem: 2 – 4 × 10 mg Stammlösung herstellen (50 mg Amphotericin B gelöst in 10 ml Aqua dest.). Davon 2 ml inhalieren. Amphotericin B wird von der Schleimhaut nicht resorbiert. Eindringen in den Bronchialbaum muß gewährleistet sein.
  - *Anmerkung:* Zur Zeit gibt es noch keine eindeutige Empfehlung über Dosis, Verabreichungsform und Applikationsart. Die Wertigkeit eines Anstiegs des Candida-Antigen-Titers als diagnostisches Kriterium für den Einsatz von Amphotericin B ist umstritten.

  Liposomales Amphotericin B (Ambisome): Soll gegenüber der Standard-Präparation eine niedrigere Nebenwirkungsrate haben, ist aber um ein Vielfaches teurer.
- **Fluconazol (z. B. Diflucan):**
  - *Wirkungsmechanismus:* Synthesehemmung des essentiellen Pilzzellwandbestandteils Ergosterol.
  - *Wirkungsspektrum:* Candida albicans, Kryptokokken. *Unzureichend gegen* Candida krusei, glabrata, Aspergillus sp.
  - *Kontraindikationen:* Schwere Leberfunktionsstörungen.
  - *Nebenwirkungen:* Transaminasenanstieg, gastrointestinale Beschwerden, Exanthem, Schwindel, Krämpfe.

- *Klinische Anwendung:* Sytemische Candida albicans-Infektionen.
- *Pharmakokinetik:* Plasmaeiweißbindung 12%; Ausscheidung mit dem Urin 80%; gute Gewebepenetration (auch in die Haut); sehr gute Liquorgängigkeit.
- *Dosierung:* 1 – 2 × 200 – 800 mg.
- *Anmerkung:* Besser verträglich als Amphotericin B.

➤ **Flucytosin (z. B. Ancotil):**
- *Wirkmechanismus:* Antimetabolit über Desaminierung zu 5-Fluorouracil.
- *Wirkungsspektrum:* Candida spp., Cryptococcus neoformans, Torulopsis (Erreger der Chromoblastomykose), Aspergillus spp. (in Kombination mit Amphotericin B).
- *Kontraindikationen:* Schwangerschaft, Allergie.
- *Nebenwirkungen:* Anämie, Leukopenie, Thrombozytopenie, Hepatotoxizität mit Transaminasenanstieg, gastrointestinale Beschwerden, ZNS-Störungen.
- *Klinische Anwendung:* Generalisierte Kandidiasis, Kryptokokkose, Chromoblastomykose, Aspergillose.

Achtung: Regelmäßig Kontrollen von Kreatinin(-Clearance), Blutbild, Transaminasen (zu Beginn täglich, später 2×/Woche).

- *Dosierung:*
  - Standarddosis 37,5 – 50 mg/kg KG alle 6 Stunden als Kurzinfusion über 20 – 40 min. Bei Niereninsuffizienz Dosisanpassung (s. S. 244)!
  - Kombination mit Amphotericin B (zur Wirkungsverstärkung, indiziert bei Aspergillose, Kryptokokkose, subakuten und chron. Infektionen [Meningoenzephalitis, Endokarditis, Candida-Uveitis]): Standarddosis Flucytosin (s. o.) + ca. 50% der normalen Amphotericin B-Dosis (s. S. 256).

Achtung: Infusionslösungen getrennt verabreichen!

Virostatika

➤ **Aciclovir (z. B. Zovirax):**
- *Wirkmechanismus:* Nucleosid-Analogon, kompetitive Hemmung der viruskodierten DNA-Polymerase.
- *Wirkungsspektrum:* Herpesviren. Unzureichend gegen CMV und EBV.
- *Nebenwirkungen:* Phlebitis (14%), Nierenfunktionsstörung (Kreatininanstieg), allergischer Hautausschlag, zentralnervöse Störungen (Schläfrigkeit, Verwirrtheit, Krämpfe).
- *Kontraindikation:* Überempfindlichkeit.
- *Klinische Anwendung:*
  - Herpes-simplex-Enzephalitis.
  - Herpes zoster, Varizellen (bei Dissemination, Immunsuppression), Herpes simplex-Infektionen (schwerer Verlauf).
- *Pharmakokinetik:* Plasmaeiweißbindung 9 – 33%; Ausscheidung mit dem Urin 75%; gute Gewebediffusion; gute Liquorgängigkeit (50% des Serumspiegels).
- *Wechselwirkungen:* Probenecid erhöht die Halbwertszeit von Aciclovir.
- *Dosierung:*
  - Herpes zoster, Varizellen: 3 × 5 – 10 mg/kg KG i. v. (*oder* 5 × 200 – 400 mg p. o.) über mindestens 5 Tage.
  - Herpes-Enzephalitis: 3 × 10 mg/kg KG i. v. über 10 Tage. Dosisreduktion bei Niereninsuffizienz (s. S. 244)!

- **Zidovudin (z. B. AZT, Retrovir):**
  - *Wirkmechanismus:* Antimetabolit, Inhibitor und Substrat der viralen Reversen Transkriptase (Blockierung der Bildung viraler DNS-Ketten).
  - *Wirkungsspektrum:* Retroviren (HIV u. a.).
  - *Nebenwirkungen:* Knochenmarkdepression (Anämie, Neutropenie), Myalgien, gastrointestinale Beschwerden.
  - *Kontraindikation:* Überempfindlichkeit, neutrophile Granulozyten < 750/μl, Hb < 7,5 g/dl.
  - *Klinische Anwendung:* Symptomatische HIV-Krankheit, asymptomatische HIV-Infektion mit CD_4-Lymphozyten < 500/μl, pos. HIV-p24-Antigen, stark erhöhtem β-2-Mikroglobulin.
  - *Pharmakokinetik:* Plasmaeiweißbindung 34 – 38%; Ausscheidung mit dem Urin 50 – 80% nach Glukuronidierung (Rest unverändert); gute Diffusion in das Hirngewebe.
    Liquorgängigkeit: Liquor-Plasma-Quotient ca. 0,15 – 1,35.
  - *Wechselwirkungen:*
  - *Dosierung:* 2 × 250 mg/d p. o.
- **Foscarnet (z. B. Foscavir):**
  - *Wirkmechanismus:* Hemmung viraler Enzyme (DNS-Polymerase, Reverse Transkriptase).
  - *Wirkungsspektrum:* Herpes simplex- Typ 1/2, Varizella zoster-, Epstein-Barr-, Zytomegalie-, Hepatitis B-Virus, Retroviren inkl. HIV.
  - *Kontraindikation:* Allergie, Therapie mit Pentamidin i. v., Schwangerschaft, Stillzeit, schwere Niereninsuffizienz.
  - *Nebenwirkungen:* Nierenfunktionsstörungen (selten ANV), gastrointestinale Beschwerden, Transaminasenanstieg, Leukopenie, Thrombozytopenie, Unruhe, Parästhesien, Ataxie, Neuropathie, Myalgie, Phlebitis.
  - *Klinische Anwendung:* Lebensbedrohliche/augenlichtbedrohende Infektionen durch Zytomegalievirus und Aciclovir-resistente Herpes simplex-Viren bei Patienten mit AIDS.
  - *Wechselwirkung:* Pentamidin, andere potentiell nephrotoxische Substanzen (Nierenfunktion ↓).
  - *Pharmakokinetik:* Plasmaeiweißbindung 14 – 17%; Ausscheidung mit dem Urin zu 85% unverändert; gute Gewebediffusion (Ablagerung im Knochengewebe); Liquorgängigkeit 13 – 103% des Plasmaspiegels.
  - *Dosierung:*
    - Initialtherapie: 3mal täglich mind. 1 stündige Infusion von 60 mg/kg KG im Abstand von 8 Stunden über 2 – 3 Wochen.
    - Erhaltungstherapie: 1mal täglich 2stündige Infusion von 120 mg/kg KG über 7 Tage.

  Achtung:
    - Bei Niereninsuffizienz Dosisanpassung (s. S. 244). Regelmäßig Kreatinin und Elektrolyte kontrollieren!
    - Nicht mit Glukose ≥ 30% verdünnen, nicht mit Ringer-Acetat-, Amphotericin B- oder Elektrolytlösungen (die 2wertige Kationen enthalten) verdünnen bzw. gleichzeitig mit ihnen verabreichen!
    - Nicht andere Medikamente über denselben venösen Zugang applizieren!
    - Bei periphervenöser Zufuhr unmittelbar davor mit Glukose 5% verdünnen von 24 mg/ml auf 12 mg/ml!

➤ **Ganciclovir (z. B. Cymeven):**
- *Wirkmechanismus:* Hemmung der Virus-DNS-Synthese.
- *Wirkungsspektrum:* Zytomegalie- (CMV), Herpes-simplex- (HSV), Epstein-Barr (EBV), Varizella-zoster-Virus (VZV).
- *Nebenwirkungen:* Neutropenie, Thrombopenie, Hypo-/Hypertension, Dyspnoe, gastrointestinale Beschwerden, Kreatinin- und Harnstoff-N-Anstieg, Phlebitis.
- *Kontraindikation:* Überempfindlichkeit, Schwangerschaft, Neutropenie < 500/µl, Thrombopenie < 25 000/µl, Alter < 18 Jahre.
- *Klinische Anwendung:* Lebensbedrohliche oder das Augenlicht bedrohende CMV-Infektionen: Retinitis, Kolitis, Pneumonie, systemische Infektion.
- *Pharmakokinetik:* Plasmaeiweißbindung 1 – 2%; Ausscheidung mit dem Urin 90% unverändert (normale Nierenfunktion).
  Liquorgängigkeit 7 – 67% der Plasmakonzentrationen.
- *Wechselwirkungen:* Probenecid erhöht die Plasma-Halbwertszeit. Gleichzeitig hochdosierte β-Laktam-Antibiotika → generalisierte Krampfanfälle möglich.
- *Dosierung:* 2 × 5 mg/kg KG/d über 14 – 21 Tage. Infusion über je 1 Stunde.
- *Kontrolluntersuchungen:* In den ersten 14 Tagen 2 tägige BB-Kontrollen, bei vorbestehender Leukopenie (< 2000/ µl) täglich.

➤ **Famciclovir (z. B. Famvir):**
- *Wirkmechanismus:* Hemmung der DNA-abhängigen Replikation.
- *Wirkungsspektrum:* Varizella-zoster-Virus, andere Herpes-Viren.
- *Nebenwirkungen:* Kopfschmerzen, Übelkeit, Diarrhö, Verwirrtheit.
- *Kontraindikation:* Überempfindlichkeit, Schwangerschaft/Stillzeit (relativ).
- *Klinische Anwendung:*
  - Herpes zoster (Therapiebeginn so früh wie möglich, spätestens innerhalb von 72 h).
  - Herpes genitalis (Akutbehandlung).
- *Pharmakokinetik:* Plasmaeiweißbindung < 20%; Ausscheidung mit dem Urin 80%.
- *Dosierung* (Dosisanpassung bei Niereninsuffizienz!):
  - Herpes zoster: 3 × 250 mg/d p. o. über 7 Tage
  - Herpes genitalis: 3 × 250 mg/d p. o. über 5 Tage.

25.1 Allgemeine perioperative Intensivmedizin

G. Marx, O. Zuzan

Präoperative Vorbereitung auf der Intensivstation

- **Patient nüchtern** lassen, keine orale Zufuhr, Zufuhr über Magensonde beenden.
- **Aktuelles Labor:** Blutbild, Gerinnung, Elektrolyte, Kreatinin, Harnstoff, Glukose, arterielle Blutgasanalyse.
- **Blut** für Blutgruppenbestimmung und Kreuzprobe abnehmen und Erythrozytenkonzentrate kreuzen lassen.
- **Gerinnungshemmende Medikation stoppen:**
  - Zufuhr von Antikoagulanzien (z.B. Marcumar, Heparin) und Thrombozytenaggregationshemmern rechtzeitig beenden.
  - Vor dringlichen Operationen:
    - Unter Kumarin-Therapie ggf. Vitamin K, FFP (fresh frozen plasma) und/oder PPSB substituieren (s. S. 191 ff.).
    - Unter Heparin-Therapie ggf. Heparin-Antagonisierung mit Protamin (s. S. 218).

Aufnahme des Patienten aus dem OP

- **Übergabegespräch** mit der Anästhesistin bzw. dem Anästhesisten: Grundkrankheit, OP-Anlaß, Verlauf und Art der durchgeführten Operation, operative Besonderheiten, Lage der Drainagen, Anordnungen des Operateurs für die postoperative Phase, Blutverlust, Vorerkrankungen, anästhesiologische Besonderheiten, Intubationsbedingungen (wichtig für die Extubation bzw. die ggf. notwendige Reintubation), Kreislaufsituation, Oxygenierung/Beatmung, Diurese.
- **Kontrolle von Vitalfunktionen** (Blutdruck, Herzfrequenz, Pulsoxymetrie) und Körpertemperatur (Hypothermie?).
- **Orientierende Kurzuntersuchung:**
  - *Thorax:* Auskultation von Lunge und Herz, Atemexkursionen (Spontanatmung, Atemtiefe, Seitendifferenz).
  - *Herz-Kreislauf:* Pulsqualität (Amplitude, Seitendifferenz), Kapillarfüllungszeit, Hautkolorit, Färbung der Konjunktiven, Charakter der arteriellen Druckkurve (bei Hypovolämie: schmale Druckwellen, ausgeprägte atemsynchrone Schwankungen), Diurese (Inspektion des Urinauffangbehälters → Menge, Färbung).
  - *ZNS:* Pupillenbefund, Prüfung von Bewußtseinslage/Sedierungstiefe, Reaktion auf Schmerzreize, Muskeleigenreflexe, Babinski, Meningismus.
  - *Abdomen:* Auskultation (Darmgeräusche?), Perkussion, Palpation (Abwehrspannung?).
  - *Extremitäten:* Inspektion, Beweglichkeit, Hautturgor, Hauttemperatur, ggf. Fußpulse.
  - *Allgemein:* Inspektion von Verbänden und Drainagen, alle Zugänge und Drainagen auf Lage und Funktion prüfen, Beschaffenheit und Menge von Sekreten prüfen.
- **Aufnahmelabor:** Arterielle Blutgasanalyse, Blutbild, Quick, PTT, Elektrolyte, Glukose, Kreatinin, GOT/GPT, Laktat, Gesamteiweiß.
- **Röntgen-Thorax:** Als Ausgangsstatus, Veränderungen gegenüber Voraufnahmen, pathologische Veränderungen (Atelektase, Pneumothorax o.ä.), Lagekontrolle von Endotrachealtubus, zentralem Venenkatheter, Magensonde, Thoraxdrainage etc.
- **Entscheidung über geplanten Extubationszeitpunkt:** Frühzeitige Extubation? Extubation am nächsten Tag? Prolongierte Beatmung erforderlich? Danach Festlegung von Analgosedierungs- und Beatmungsregime (s. S. 133, 154).
- **Schriftliche Dokumentation des Aufnahmestatus.**

Typische früh-postoperative Komplikationen

- **Nachblutung:**
  - *Klinische Zeichen:* Kreislaufreaktionen, Zentralisation (blasse und kühle Haut, verlängerte Kapillarfüllungszeit), Rückgang der Diurese, Abfall von Hämoglobinkonzentration und Hämatokrit, Durchbluten von Verbänden, Blutverlust über Drainagen, Schmerzen und Abwehrspannung, sonographisch freie Flüssigkeit im Abdomen.
  - *Maßnahmen*: Operateur informieren, Ausgleich eines Volumenmangels durch kristalloide und kolloidale Volumenersatzmittel (s. S. 182 ff), Substitution von Blutkomponenten (Erythrozytenkonzentrate S. 182, 275, fresh frozen plasma S. 188, ggf. auch Thrombozytenkonzentrate S. 191, Bereitstellen zusätzlicher Konserven, auf Re-Operation vorbereiten (→ Vorgehen s. o.).
- **Hypothermie:**
  - *Ursachen:* Bei größeren bzw. längeren Operationen kommt es auch unter wärmeerhaltenden Maßnahmen häufig zu einem deutlichen Abfall der Körpertemperatur.
  - *Vorgehen:*
    - Unterhalb von 35 °C Körpertemperatur sollte der Patient nicht extubiert, sondern weiter sediert und aufgewärmt werden. Ansonsten kann es zu Kältezittern mit starker Zunahme des O_2-Verbrauchs kommen. Bei hypothermen Patienten mit einer Bewußtseinstrübung rechnen!
    - Der Patient sollte mit mehreren Decken zugedeckt werden und sich durch die eigene Körperwärme selbst erwärmen (passive Wiedererwärmung). Am schnellsten lassen sich Patienten mit ausgeprägter Hypothermie durch eine Warmluftgebläse-Decke (z. B. BearHugger) wiedererwärmen. Siehe auch S. 577 ff.
    - Kühle Haut kann auch Ausdruck einer Zentralisation bei Hypovolämie sein → großzügige Volumensubstitution mit kristalloiden und kolloidalen Volumenersatzmitteln unter hämodynamischer Überwachung.
- **Respiratorische Insuffizienz:**
  - Häufige nicht-chirurgische Komplikationen postoperativ sind Atelektasen und Pneumonien. *Typische Kausalkette:* Medikamentenüberhang oder unzureichende Analgesie → Hypoventilation + Sekretretention → Dystelektasen-/Atelektasenbildung → vom atelektatischen Bezirk ausgehende Pneumonie.
    Diagnostik:
    - Auskultation und Perkussion der Lungen.
    - Labor: Arterielle Blutgasanalyse, Blutbild.
    - Röntgen-Thorax.
    - Bronchoskopie.
    - Thorax-CT
  - *Therapie und Prophylaxe:*
    - Bronchialtoilette.
    - Bronchoskopie, gezieltes bronchiales Absaugen.
    - Blähen der Lungen (ca. 40 mbar Beatmungsdruck für 15 sek).
    - Bei *beatmeten* Patienten: PEEP bzw. CPAP-Beatmung (s. S. 154 ff.).
    - Bei *extubierten* Patienten: Incentive Spirometrie (S. 171) oder Intermittent Positive Pressure Breathing (IPPB; S. 171).
    - Antibiotische Therapie bei Anhalt für bronchopulmonalen Infekt (Fieber, Färbung und Menge des Trachealsekrets, Auskultationsbefund, Röntgenbefund, Leukozytose, CRP-Anstieg).

- **Verzögertes Erwachen und postoperativer Verwirrtheitszustand:**
  - *Ursachen:* Akkumulation von Sedativa und/oder Opiaten, Hypoxämie, Elektrolytstörungen (Hyper- oder Hyponatriämie, Hyperkalzämie), Hypo- oder Hyperglykämie, Hypo- oder Hypertension, zerebrale Ischämie, intrazerebrale Blutung (Antikoagulation), Hypothermie, Sepsis (Sepsis-Enzephalopathie), zentrales anticholinerges Syndrom (s. S. 537), Schmerzen, Blasen- oder Magenüberdehnung, Relaxanzüberhang.
  - *Diagnostik:*
    - Klinische Untersuchung: Neurologische Auffälligkeiten?; Hemisymptomatik?; Pupillomotorik?
    - Pulsoxymetrie, Blutdruckkontrolle, Temperaturmessung.
    - Labor: Arterielle Blutgasanalyse, Elektrolyte, Glukose, Infektzeichen (Leukozyten, CRP, wenn möglich Procalcitonin).
    - Kraniale Computertomographie (CCT): Bei Anhalt für intrakranielles Geschehen.
    - Relaxometrie: Bei Verdacht auf Relaxanzüberhang.

Verlegung des Patienten

- **Entlassungskriterien** für „postoperative Patienten" von der Intensivstation auf eine Normalstation:
  - Der Patient ist wach und orientiert.
  - Der Patient hat freie Atemwege und eine ausreichende Spontanatmung.
  - Der Patient zeigt stabile Kreislaufverhältnisse.
  - Der Patient ist analgetisch ausreichend versorgt.
  - Der erforderliche Pflegeaufwand kann auf einer Normalstation erbracht werden.
- **Ein kurzer Übergabebrief** sollte folgende Informationen enthalten:
  - Grunderkrankung und durchgeführte Operation.
  - Komplikationen und Besonderheiten.
  - Aktueller Zustand des Patienten.
  - Aktuelle Therapie bzw. Medikation.
  - Geplantes Prozedere (z. B. Mobilisation, Krankengymnastik, Kostaufbau, Atemtraining).

26.1 Abdominalchirurgische Operationen

G. Scheumann

Aufnahme des Patienten

- **Klinische Untersuchung, Monitoring:** Respiratorische Funktion überwachen (Auskultation der Lungen, Pulsoxymetrie, Blutgasanalyse); Kreislaufmonitoring (EKG, intermittierende RR-Messung, ggf. invasive arterielle RR-Messung, regelmäßige ZVD-Messung, Pulmonalarterienkatheter); Pupillenreaktion prüfen (direkt, indirekt → isokor?); Verbände und Drainagebeutel kontrollieren.
- Beatmungsschema festlegen.
- Röntgen-Thorax (v.a. achten auf Lage von Zugängen, Tubus, Drainagen).
- **Labor:**
  - Nach Aufnahme 4–6 stündlich arterielle BGA, Blutbild, kleine Gerinnung, Elektrolyte; abhängig von der Operation spezielle Enzyme, Gerinnungsfaktoren.
  - Täglich: GPT, GOT, γ-GT, CHE, Kreatinin, Harnstoff, CRP, spezielle Laborparameter.
- **Dokumentation:** Lage von Drainagen, Sonden, venösen + arteriellen Zugängen; Bilanz, Flüssigkeitssubstitution, Blutverlust und -ersatz, Ersatz von Gerinnungsfaktoren; für den Patienten bereitliegende Blutkonserven (EK) und FFP-Einheiten.

Typische postoperative Probleme

- Hypovolämie (s.S. 180ff.).
- Schmerzen mit entsprechenden Streßreaktionen (Tachykardie, RR ↑).
- Hypothermie (s.S. 577).
- Postoperative intraabdominale Nachblutung:
  - *Klinik:* Sinustachykardie, Hypotonie, Vorwölbung des Abdomens.
  - *Achtung:* Eine Vorwölbung des Abdomens kann bis zu einer intraabdominellen Blutmenge von 3 Litern ausbleiben.
  - *Labor:* Kontinuierlicher Abfall von Hämatokrit und Hämoglobinkonzentration.
  - *Sonographie:* Nachweis freier Flüssigkeit.
  - *Therapie:* Abhängig von Verlauf und Volumensubstitution (s.u. und S. 180ff.).

Allgemeine Therapiemaßnahmen

- **Infusionstherapie** (s.S. 182), ggf. kombiniert mit parenteraler Ernährung (s.S. 199):
  - *Kristalloide:* Flüssigkeitsbedarf 2–3 l/d (Ringer-Laktat, Ringerlösung oder NaCl 0,9%). Bei unzureichender Diurese Flüssigkeitszufuhr steigern.
  - *Kolloide:* Bei hohem Volumenbedarf (Indikationen und Anwendung s.S. 184).
- **Transfusionstherapie** (s.S. 188): In erster Linie mit EK und FFP, im weiteren Verlauf ggf. gezielter Einsatz von Faktorenkonzentraten, Albumin oder AT III. Das Volumen hängt ab von Blutverlust, Hb-Gehalt und Gerinnungssituation.
- **Engmaschige Kreislaufüberwachung:** RR-/ZVD-Messung (s.o.); Bilanzierung (Ein-/Ausfuhr, Diurese) → bei volumenrefraktärer Hypotonie Katecholamine (s.S. 314).
- **Analgesie** (s.S. 136).
- **Extubation:** In der Aufwachphase benötigt der Patient eine verständnisvolle Betreuung mit Aufklärung über die Beatmungssituation und Intensivtherapie. Ziel ist die frühestmögliche, für den Patienten nicht belastende Extubation. (Extubationskriterien s.S. 173).

Achtung: Eine Spontanatmung durch den Tubus („künstliche Nase" o.ä.) führt zu einer Zunahme der Atemarbeit. Besser ist eine maschinelle Druckunterstützung (z.B. ASB = Assisted Spontaneous Breathing) bis zur Extubation (s.S. 173).

26.1 Abdominalchirurgische Operationen

- **Prolongierte Beatmung:** Gegebenenfalls bei besonderen Indikationen (z. B. abdomino-thorakaler Magenhochzug) nach Absprache mit dem Operateur.
- **Ernährung:** Prinzipiell möglichst früh enterale Ernährung anstreben, die Dauer einer eventuell notwendigen parenteralen Ernährung mit dem Operateur besprechen (s. S. 199).

Verlegung von Intensivstation

- Festlegung der Therapie für die nächsten 12 Stunden.
- Ab- oder Umsetzen von Medikamenten, die auf der Normalstation nicht weitergegeben werden können.
- Abschlußuntersuchung mit Dokumentation der Vitalparameter und des neurologischen Status.
- Postoperative Analgesie (s. S. 136). Bei großen Eingriffen ggf. Periduralkatheter zur postoperativen Schmerztherapie erwägen (s. S. 151).

26.2 Neurochirurgische Operationen

B. Vangerow, H. Rückoldt

Aufnahme des Patienten

- **Bei Aufnahme vom OP-Team erfragen:** Besonderheiten während der Operation, wie z.B. Ruptur eines Aneurysmas, Luftembolie bei Operation in Sitzposition, Osmotherapie, Bluttransfusionen.
- **Mit dem Operateur besprechen:** Therapieregime – Osmodiuretika, Kortikosteroide, Heparin, Antikonvulsiva, Handhabung von eventuellen Drainagen?
- **Beatmungsregime:**
  - In vielen Fällen ist es prinzipiell möglich (und zur neurologischen Beurteilung erwünscht), den Patienten unmittelbar nach einem neurochirurgischen Eingriff zu extubieren.
  - Da die frühe postoperative Phase aber von vielen Patienten als besonders unangenehm empfunden wird und hypertone Kreislaufreaktionen vermieden werden sollen, werden die Patienten häufig intubiert und beatmet auf die Intensivstation verlegt.
- **Evaluation des neurologischen Status:**
  - *Achtung:* Aufgrund der noch anhaltenden Wirkung von Anästhetika und Muskelrelaxanzien können Bewußtseinslage und Muskelreflexe meist nicht überprüft werden!
  - → *Pupillenreaktion besonders wichtig:* Anisokorie? → bis zum Beweis des Gegenteils (CCT) Zeichen einer ernsten Störung (Nachblutung, Hirnschwellung, Ventrikelaufstau). *Cave* eventuell schon vorbestehende Anisokorie!

Generelle Aspekte der postoperativen Versorgung

- **Beatmung:** Wenn nicht aufgrund operativer Besonderheiten oder deutlicher Hirnschwellung die Indikation zur weiteren Beatmung gestellt wird, erfolgt die Entwöhnung vom Respirator nach den gleichen Kriterien wie bei anderen chirurgischen Patienten: s.S. 173.

Hinweis:

Neurochirurgische Patienten sind postoperativ in besonderem Maße durch Atemstörungen gefährdet. Wenn die Atemzentren in Medulla und Pons durch chirurgische Manipulationen geschädigt oder durch Blutung oder Hirnschwellung komprimiert werden, kann eine Atemregulationsstörung bis zur Apnoe resultieren.

Manipulationen an den Hirnnerven V, VII, IX + X (Schluckstörungen), und XII (Kontrolle über die Zunge ↓) oder ihren Kernen verursachen Innervationsstörungen, die dem Patienten das Freihalten der Atemwege unmöglich machen. (→ *cave* Aspirationspneumonie!).

→ Extubation erst dann, wenn der Patient vollständig wach ist und man sich davon überzeugt hat, daß er schlucken kann.

- **Kreislauf:**
  - *Postoperative Hypertonie* → Nachblutungsrisiko ↑; mögliches Zeichen eines erhöhten intrakraniellen Druckes. Vorgehen: *a)* Unzureichende Analgesie und *b)* Wachheit bei *Relaxanzien*überhang ausschließen.
  - *Aufrechterhaltung eines ausreichenden zerebralen Perfusionsdrucks:* Bei Patienten mit chronischer Adaptation an höhere Blutdruckwerte, mit Vasospasmen (z.B. nach Subarachnoidalblutung) bzw. mit erhöhtem intrakraniellem Druck kann ein deutlich erhöhter arterieller Blutdruck erforderlich sein (→ *cave* medikamentöse Senkung des Blutdruckes mit konsekutiver zerebraler Minderperfusion!). *Ziel:* MAP ≥ 70 mmHg.

- *Exzessiv hohe Blutdruckwerte (oft + Bradykardie)* = Cushing-Reflex bei Herniation des Hirnstammes (s. S. 505).
- *Postoperative Hypotonie:* Häufigste Ursache ist ein Volumenmangel. Vorgehen s. S. 182, 275.

➤ **Andere postoperative Komplikationen:**

- *Erbrechen:* Häufig durch Manipulationen im Bereich der kaudalen Hirnnerven mit Aspirationsgefahr + Anstieg von RR und ICP. Vorgehen: Metoclopramid (10 mg i. v.) *oder* Dehyrobenzperidol (2,5 mg i. v.).

Cave: Übelkeit + Erbrechen können auf erhöhten intrakraniellen Druck hinweisen!

- *Unvollständiger Lidschluß (Lagophthalmus)* durch Affektionen des N. facialis, v. a. bei Operationen im Bereich des Kleinhirnbrückenwinkels (Akustikusneurinom). *Vorgehen:* Uhrglasverband + ggf. Salbenstreifen (z. B. Bepanthen-Augensalbe), um eine Austrocknung der Konjunktiven zu verhindern.

Spezielle Aspekte der postoperativen Versorgung

➤ **Spinale Eingriffe:** Mit dem Operateur klären, ob Dreh-, Belastungs- oder Übungsstabilität besteht. Motorik und Sensibilität engmaschig überwachen.

Achtung: Bei Patienten mit Querschnittssymptomatik liegt oft eine ausgeprägte hämodynamische Instabilität vor!

➤ **Supratentorielle Eingriffe (Kraniotomie):**

- *Zeichen eines erhöhten intrakraniellen Drucks* (S. 73, 505; Veränderung der Vigilanz, Anisokorie, Atemstörungen, Krampfanfälle und pathologische Reflexaktivität) durch Blutung, Ödem oder Liquoraufstau nach Erschöpfung der Kompensationsmechanismen? → sofort CCT zur Abklärung der Ursache!
  → *z. B. Nachblutungen:* Nach elektiven Eingriffen relativ selten, sie werden meist innerhalb der ersten 6 postoperativen Stunden symptomatisch. Vorgehen: Je nach Größe, Lokalisation und Klinik ggf. operative Entlastung.
  → *z. B. Hirnschwellung:* Nach langwierigen Operationen oder Rezidiveingriffen, in den meisten Fällen Manifestation innerhalb der ersten 24 Stunden → *Vorgehen* S. 505.
- *Krampfanfall:* Bei Patienten ohne präoperative Krampfanamnese in 10 – 15% der Fälle, bei vorbestehendem Krampfleiden in bis zu 35% → immer Indikation für eine Anfallsprophylaxe mit Phenytoin (3 × 125 mg/d langsam i. v.; vgl. S. 530, 531) oder Valproinsäure (3 – 4 × 600 mg/d i. v.).

➤ **Infratentorielle Eingriffe:**

Achtung: Eine Nachblutung/Hirnschwellung im Bereich der hinteren Schädelgrube birgt die Gefahr einer lebensbedrohlichen Hirnstammkompression!

- *Mögliche Symptomatik:* Atemstörungen, Kreislaufregulationsstörungen (z. T. exzessive Hypertonie, aber auch ausgeprägte Hypotonie).
- *Vorgehen:* Mit behandelnden Neurochirurgen Indikation zur chirurgischen Intervention (Dekompression) umgehend abklären!

➤ **Aneurysmachirurgie:** s. Subarachnoidalblutung S. 509.

➤ **Carotis-Thrombendarteriektomie (TEA):**

- Das Risiko eines perioperativen Schlaganfalls nach Carotis-TEA liegt bei bis zu 10%. In der postoperativen Phase sollten die Patienten engmaschig auf neurologische Defizite überwacht werden. Ein Verschluß der A. carotis interna kann dopplersonographisch oder angiographisch nachgewiesen werden.
- Carotis-TEA-Patienten sind meist Gefäß-Risikopatienten mit einer ausgeprägten Arteriosklerose → postoperatives Myokardinfarkt-Risiko von bis zu 2%!

Cave: Blutungskomplikationen im Rahmen der postoperativen systemischen Antikoagulationzur Vermeidung eines thrombotischen Verschlusses des operierten Gefäßes. Der Patient sollte frühzeitig reintubiert werden, da das sich ausbildende Hämatom zu einer Verlagerung der Atemwege führen kann, die eine Intubation u. U. sehr erschwert.

➤ **Hypophysenadenom:**
- *Operative Zugangswege zur Hypophyse:* Frontal (s. o. unter „supratentorielle Eingriffe"); transsphenoidal durch die Nase → Nasenatmung durch eingebrachte Tamponaden nicht möglich!
- *Auf Gesichtsfeldausfälle* durch Kompression des Chiasma opticum achten! → operative Revision erforderlich.
- *Wäßrige Sekretion* aus der Nase oder Herunterlaufen von Flüssigkeit an der Rachenhinterwand (erfragen!)? → Möglicher Hinweis auf eine Liquorfistel mit erhöhtem Risiko einer postoperativen Meningitis.
- *Bei Patienten mit Akromegalie als Grund der OP:* Vor Extubation berücksichtigen, daß eine Reintubation möglicherweise erschwert ist.
- *Prophylaxe einer Addison-Krise (s. S. 420):* Hydrokortison substituieren (100–400 mg/d i. v.).
- Bei manifestem Diabetes insipidus Therapie mit einem ADH-Analogon: Vasopressin (Pitressin) in Einzelgaben (0,5 ml s. c. oder i. m.) *oder* Desmopressin (Minirin) 0,25–1 ml/d s. c./i. m./i. v. (1 ml = 4 μg) oder als Nasenspray 10–40 μg/d (1 Stoß = 10 μg).

26.3 Herz-Thorax-Gefäß-Operationen

K. F. Klotz, P. Schmucker

Einschätzung von Vorerkrankungen und präoperativen Befunden

- **Lunge:**
  - *Anamnese:* Vorerkrankungen, Voroperationen, Medikation?
  - *Arterielle Blutgasanalyse:* Präoperativer p_aO_2-Wert = postoperativer Zielwert.
  - *Präoperativer Röntgen-Thorax* (a.p. + seitlich): Chronisch obstruktive Lungenerkrankung, Tumor, akute pneumonische Infiltrate, Myokardinsuffizienz (zentrale Stauung), Lungenödem, Atelektasen, Ergüsse, Emphysemthorax?
  - *Lungenfunktionsprüfung:* Restriktive/obstruktive Einschränkung der Lungenfunktion, medikamentöse Beeinflußbarkeit der Lungenfunktion?
  - *Präoperativer Auskultationsbefund* (durch Anästhesisten): Hinweis auf akute Pneumonie, Obstruktion, akutes Lungenödem, Überwässerung?
- **Herz-Kreislauf-System** (genaue Kenntnisse über die präoperativ erhobenen Befunde sind notwendig → Weiterführung der präoperativ angesetzten medikamentösen Therapie?, individuelle Herzleistungsbandbreite?):
  - *Anamnese:*
    - Leistungsfähigkeit: Treppensteigen, Gehstrecke, Knöchelödeme, Dyspnoe?
    - Angina pectoris-Anfälle: Auftreten, Häufigkeit, Schwere, Ansprechen auf Therapie?
    - Herzinfarkt: Auftreten, Lokalisation und Größe, Zeitpunkt, durchgeführte Therapie (Lyse, PTCA)?
    - Sonstige kardiovaskuläre Besonderheiten: Herzrhythmusstörungen, Schrittmachertherapie, Herzgeräusche, kindliche Herzfehler, arterieller Hypertonus?
    - Präoperative Dauermedikation: Antianginöse/antiarrhythmische Therapie, Herzinsuffizienztherapie, Endokarditistherapie?
  - *EKG:* Rhythmus, Herzfrequenz, Lagetyp, AV-Überleitungsstörungen, Extrasystolien, Wandstärken, Hypertrophien, Infarkte, Hinweis auf Lungenembolie?
  - *Herzkatheterbefund:* Herzleistung (Wandbewegung, Herzzeitvolumen, Auswurffraktion [ejection fraction = EF]); Druck in Vorhof, Ventrikel, pulmonaler und systemischer Strombahn; Klappenöffnungsflächen, Klappenöffnungsverhalten, Regurgitationsfraktion; Versorgungstyp, Stenosen, Fluß.
  - *Labor:* Vor allem CK, CK-MB und Troponin.

    Tip: Wenn in der unmittelbar präoperativen Phase instabile Angina-pectoris-Anfälle aufgetreten sind, sollte unbedingt vor Anästhesieeinleitung ein *Troponin-T-Test* durchgeführt werden (frühester Marker!): Bedside-Test mit Fertig-Testkit, 20 min nach Aufbringen von Blut kann das Ergebnis abgelesen werden – bei Herzinfarkt Farbumschlag. (Troponin-I-Test ist gleichwertig).
  - *Präoperative Echokardiographie, Myokardszintigraphie.*
- **Niereninsuffizienz** (*cave* akutes Nierenversagen durch präoperative Herzkatheteruntersuchung [KM!] und intraoperative Belastung) → Kreatinin, Harnstoff, Diabetes mellitus, Dialysebehandlung, Diuretikaeinnahme, Nierenvorerkrankungen, Hämaturie?
- **Magen-Darm-Trakt:** Vor-OPs, Vorerkrankungen (z. B. Ulzera, erosive Ösophagitis oder Blutungen), präoperativer Ulkusschutz, längere Streßphasen?
- **Neurologischer und mentaler Status:** Residuen von zerebralen Insulten, Augenoperationen (z. B. Anisokorie) oder Verletzungen müssen bekannt sein, um unnötige Konsile oder Diagnostik zu vermeiden. Durch die Invasivität und lange Dauer von Herz-/Thorax-Operationen werden u. U. frühere neurologische Störungen demaskiert (evtl. auch mentale Folgen des Alkoholismus). Die chronische Einnahme

von Analgetika und Sedativa ist für die postoperative Patientenführung von entscheidender Bedeutung (zur Abschätzung des Analgetikaverbrauchs und der Wahrscheinlichkeit einer Entzugssymptomatik).

- **Gerinnungsstatus:** Chronische Einnahme von Prostaglandinsynthesehemmern (z. B. Acetylsalicylsäure) oder Kumarinderivaten (z. B. Marcumar)?
- **Präoperative Medikamenteneinstellung** (Einnahmedauer, Dosierung und Absetzzeitpunkt dokumentieren!): Digitalispräparate, β-Rezeptorenblocker, ACE-Hemmer, Nitrat, Antiarrhythmika, lipidsenkende Medikamente, Prostaglandinsynthesehemmer, Antikoagulanzien (z. B. Marcumar).

Monitoring

- **ZVK** (s. S. 25 ff): Immer indiziert; meist werden präoperativ 3-lumige Katheter gelegt. Die Verwendung der verschiedenen Lumina entspricht im allgemeinen nicht dem Vorgehen während der Operation (s. Tab. 52). Bei Aufnahme Durchgängigkeit der einzelnen Lumina + Lage prüfen → Röntgenaufnahme, EKG-Kontrolle!

Tabelle 52 Lumenbenutzung des Trilumenkatheters (Beispiel)

Lumen	intraoperativ	postoperativ
distal	– Medikamente – hohe Flußrate einer Spülflüssigkeit	– Medikamente – konstante niedrige Flußrate einer Spülflüssigkeit (Volumenbilanz!)
Mitte	– Diagnostik – Blutabnahmen, insbes. für intraoperative Gerinnungsdiagnostik (dieses Lumen darf nicht mit Heparin in Verbindung kommen!)	– spezielle Medikamente – hochpotente Katecholamine, die keine schwankenden Förderraten erlauben, Medikamente mit Neigung zum Ausfällen
proximal	– zentralvenöser Druck	– zentralvenöser Druck

- **Pulmonalarterienkatheter:** Die Indikation hängt ab vom prä- und intraoperativen klinischen Zustand des Patienten und der Einschätzung während der Operation (v. a. bei niediger EF, instabilen Kreislaufverhältnissen, Operationen an Aorten- und Mitralklappe). Für das Vorgehen bei bei Übernahme des Patienten s. S. 273.
- **Linksatrialer Katheter:**
  - *Indikation, Anwendung:* Gibt genau und unmittelbar Auskunft über den Füllungszustand des linken Herzens – v. a. bei vorbestehenden pulmonalarteriellen Veränderungen (pulmonale Hypertonie) von wichtiger Aussagekraft.
  - *Anlage:* Während Operationen mit freiliegendem Herzen, der Katheter wird dabei direkt in den linken Vorhof eingebracht und über die Thoraxwand nach außen geleitet.

26.3 Herz-Thorax-Gefäß-Operationen

Handhabung:

- Bei der Patientenübergabe dem weiterversorgenden Personal mitteilen! Der Katheter muß äußerst vorsichtig behandelt werden (er liegt direkt im systemarteriellen Kreislaufabschnitt!).
- Jedes Einbringen von Material (Blutkoagel im Katheter, Luftbläschen, ausgefällte Medikamente) führt direkt zu einer arteriellen Embolisierung, häufig in die zerebrale Strombahn! *Cave* Spülen des Katheters, wenn auch nur geringste Mengen im Schlauchsystem enthalten sein könnten! Immer zuerst Blut aspirieren und das gesamte System luftblasenfrei nach außen spülen, dann erst Katheter freispülen!
- Immer über einen Druckwandler den Anschluß an einen Kreislaufmonitor sicherstellen!
- Alle Zugänge (Dreiwegehähne) genau und auffällig durch Aufkleber kennzeichnen, z. B. blau mit Aufdruck „ZVD", rot mit Aufdruck „Adrenalin" usw.!

➤ **Arterieller Zugang** (s. S. 19, 21): Meist A. radialis (evtl. auch A. femoralis) zur perioperativen kontinuierlichen RR-Kontrolle + für engmaschige Blutgasanalysen. Bei Aufnahme des Patienten Punktionsstelle kontrollieren (Knick, Blutung, Rötung?), arterielles Blut aspirieren (Blutgase, Elektrolyte, Blutzucker, evtl. gesamtes Kontrollabor), neu sicher fixieren, Leitungen sichern, an Druckwandler anschließen und Druckkurve am Monitor überprüfen, Alarmgrenzen einstellen.

➤ **Epikardial aufgenähte Schrittmacherkabel:**

- *Indikation, Anlage:* Intraoperativ bei allen (rhythmusinstabilen) Patienten. Die Schrittmachersonden werden epikardial aufgenäht (1 – 2 atrial, 1 – 2 ventrikulär, 1 neutral) und transkutan ausgeleitet. Die Sonden müssen zur späteren Identifizierung eindeutig gekennzeichnet sein! Im Bedarfsfall können sie meist für einige Tage postoperativ zur externen elektrischen Stimulation des Herzens verwendet werden.

Tip zur Sonden-Identifizierung: Die äußeren Kabelstecker der Sonden mit einem Monitor-EKG-Kabel (z. B. rotes Kabel) verbinden und Spannung ableiten:
  - Atriales Kabel: Deutlich überhöhte P-Wellen.
  - Ventrikuläres Kabel: Prominente R-Zacken.
- *Immer* externen Schrittmacher an die Sonden anschließen!

➤ **Blasenkatheter:** Immer indiziert. Der Sammelbehälter sollte nach Aufnahme auf die Intensivstation geleert werden. Insbesondere nach OPs mit Herz-Lungen-Maschine muß das stündliche Diuresevolumen exakt gemessen werden.

➤ **Magensonde:** Immer indiziert bei maschineller Beatmung und Analgosedierung.

➤ **Temperatur:** V. a. in der Aufwachphase sollte die Temperatur kontinuierlich überwacht werden (trotz der körperwärmeerhaltenden Maßnahmen werden die Patienten postoperativ meist hypotherm auf die Intensivstation verlegt).

➤ **Mediastinal- und Pleuradrainagen** (die Sekretmenge bis zum Eintreffen auf der Intensivstation muß genau dokumentiert werden):

- *Mediastinaldrainagen:*
  - Nach herzchirurgischen Eingriffen werden meist 2 Mediastinal- oder Perikarddrainagen (substernal und subkardial) verwendet.
  - Nie zur Atmosphäre hin öffnen → bei Transporten abklemmen! Wenn kein Sekret mehr abzusaugen ist (meist 2. – 3. postoperativer Tag), können diese Drainagen ohne vorheriges Abklemmen entfernt werden.
- *Pleuradrainagen:* Abhängig vom operativen Eingriff werden in eine oder beide Pleurahöhlen Drainagen eingelegt. Zur Handhabung, Entfernung s. S. 54.

Tabelle 53 Anschlußmöglichkeiten und Schrittmachereinstellung (Beispiele)

Rhythmus	Kammerfrequenz	Sondenanschluß	Schrittmacher-Einstellung
Sinus	ausreichend	ventrikulär	Sicherheitsfrequenz (z. B. 60/min, niedrige Reizerkennungsschwelle [„Sense"])
Sinus	zu niedrig	atrial	Vorhofstimulation mit einer gewünschten Frequenz (z. B. 90 – 100/min, sehr hohe Reizerkennungsschwelle [„Fixfrequenz"])
Sinus-R mit vielen hämodynamisch wirksamen VES	ausreichend oder zu niedrig	atrial	Vorhofstimulation mit einer gewünschten erhöhten Frequenz (z. B. 100 – 110/min, sehr hohe Reizerkennungsschwelle)
Vorhofflimmern	ausreichend oder zu hoch	ventrikulär	Sicherheitsfrequenz (z. B. 60/min, niedrige Reizerkennungsschwelle)
Vorhofflimmern mit tachykarder Überleitung	zu hoch	atrial (unbedingt Anschlüsse überprüfen!)	„Overpacing": Durch kurzzeitige schnelle Stimulation (300 – 400/min) des Vorhofes kann ein Sinusrhythmus erreicht werden
AV-Block II° oder III°	zu niedrig oder ausreichend	atrial und ventrikulär	Einsatz eines sequentiellen Schrittmachers (z. B. Herzfrequenz 100/min, AV-Verzögerung, Reizerkennungsschwelle im Vorhof hoch, in der Kammer niedrig)

Lunge, Beatmung

- **Fragen bei Aufnahme:** Gab es Intubationsschwierigkeiten oder -komplikationen; gab es Manipulationen, die zu einer Glottisschwellung führen könnten?
- **Methoden zur Respiratorentwöhnung:**
  1. *Am häufigsten:* Die Patienten werden in Narkose auf die Intensivstation gebracht und dort erst nach einer Stabilisierungsphase ausgeleitet.
  2. *„Fast Track"-Methode (selten):* Der Patient wird noch im Operationssaal von der maschinellen Beatmung entwöhnt und extubiert.
- **Vorgehensweise zur Beatmung des Patienten:**
  - *Tubuslage kontrollieren* (s. S. 60): Sichtprüfung, Auskultation (seitengleiches Atemgeräusch, Pneumothorax, Sekretverhalt)?

- *Trachealsekret absaugen (streng aseptisch!):* Nach Aufnahme auf die Intensivstation (endobronchiale Blutung in der Phase der Vollheparinisierung?) und in der weiteren Aufwachphase (bei Hustenreiz, Schleimretention).

Hinweis: Strenge Indikationsstellung bei Patienten, die bei schlechtem Gasaustausch mit erhöhtem positiv endexspiratorischem Druck (PEEP) beatmet werden: Der mit einem normalen Absaugvorgang verbundene Abfall der endobronchialen Drücke kann rasch zur Ausbildung von Atelektasen führen, die sich auch durch erneute PEEP-Applikation nicht wieder sofort öffnen. Bei Verwendung eines geschlossenen Absaugsystems kann dieses Problem gemindert werden.

- *An Respirator anschließen (Beispiel für Grundeinstellung):* BIPAP (P_{insp} = 25 mbar, PEEP = 5 mbar, I ÷ E = 1 ÷ 2, Atemfrequenz = 10/min, FiO_2 = 0,6 [an den Zustand des Patienten anpassen]).
- *Nach kurzem Intervall (z. B. 10 min) Blutgasanalyse* mit evtl. anschließender Anpassung des Beatmungsregimes – *BGA-Zielwerte* bei schneller Entwöhnung vom Respirator in den ersten 6 h postoperativ: $p_aO_2 \geq 100$ mmHg, $pCO_2 \approx 40$ mmHg.
- *Röntgen-Thorax (liegend a.p.):* Lage von Kathetern, Drainagen, Tubus und Magensonde, Mediastinum verbreitert, Pneumothorax, Erguß, Dys- bzw. Atelektasen, Stauung, Infiltrate?

➤ **Anpassung einer bronchospasmolytischen Dauermedikation:** Auf i. v.-Applikation umstellen (z. B. Euphyllin-Perfusor 0,7 g/d); eine Kortisoltherapie den Richtlinien entsprechend weiterführen. Zur Prophylaxe eines Sekretverhaltes kann Acetylcystein (z. B. 2 × 300 mg i. v.) oder Ambroxol (z. B. 3 × 15 mg i. v.) verabreicht werden.

➤ **Vorgehen bei Dys- oder Atelektase:** Vor Ausschleichen der Sedierung betroffenene Segmente bronchoskopisch freisaugen. (Nicht adäquat therapierte Dys-/Atelektasen können nach der Extubation zu großen Gasaustauschstörungen oder zur Reintubation führen).

Herz-Kreislauf-System: Grundlagen

Achtung: In der Frühphase nach einer herzchirurgischen OP muß mit allen denkbaren Kreislaufdysregulationen gerechnet werden → frühzeitige Therapie erforderlich! In den ersten Stunden (v. a. in den ersten Minuten) nach Aufnahme sollte der betreuende Arzt alle Kreislaufparameter kontinuierlich überwachen!

➤ **Ursachen für Kreislaufschwankungen** (s. auch Tab. 54): Nachlassende Anästhesie; Aufwachreaktion (Lagerung); Schwankung der kontinuierlichen Medikamentenzufuhr durch Spritzenpumpen- und Spülflüssigkeitswechsel; Perikardtamponade oder Pneumothorax durch fehlendes Drainagevakuum während des Patiententransportes; Volumenverluste durch Nachblutung, Diurese und Umverteilung durch die Erwärmung.

➤ **Medikation:** Die Dosierung der Herz-unterstützenden Medikamente während der OP sollte zunächst weitergeführt werden. (Eine basale inotrope Therapie ist nicht obligatorisch notwendig).

➤ **Systemischer arterieller Blutdruck – Druckwerte:**

- *Allgemein:* Die (engen) Druckgrenzen sind durch die OP vorgegeben und müssen individuell festgelegt werden (z. B. Nähte → Operateur konsultieren!) meist liegt der RR_{syst} bei *ca. 100 – 120 mmHg* (bei Nähten im Bereich von linkem Ventrikel, Mitralklappe, Aortenklappe, Aorta, großen Arterien).

→ *Anpassung dieser Normgröße nach oben* ($RR_{syst} \approx 120$ mmHg) u. U. bei arterieller Hypertonie, Niereninsuffizienz, zerebralen Durchblutungsstörungen, Stenosen der hirnversorgenden Arterien, Mikrozirkulationsstörungen.

→ *Anpassung dieser Normgröße nach unten* ($RR_{syst} < 100$ mmHg) u. U. bei besonderer Perforationsgefahr der genähten Gefäßwände, Gerinnungsstörungen, niedrigen Blutdruckwerten in der Anamnese.

➤ **Zentralvenöser Druck – Kriterien für einen individuell „optimalen" ZVD** (= Steuerungshilfe, stets an der gesamten Situation überprüfen!):
  - Präoperativ gemessener ZVD (Herzkatheterprotokoll).
  - Intraoperativ bei direkter visueller Einschätzung der Herzfunktion für optimal gehaltener ZVD.
  - ZVD, der in der ersten postoperativen Phase günstige Kreislaufkonstellation ergab.

➤ **Erste Maßnahmen bei Patienten mit Pulmonalarterienkatheter** (vgl. S. 33):
- Alle Lumina auf Durchgängigkeit prüfen; Lagekontrolle (z. B. mit Rö-Thorax, Druckkurve, EKG-Steuerung).
- Katheterkanäle an Druckwandler und Monitor anschließen (zentralvenöses und pulmonalarterielles Lumen).
- Temperaturfühler anschließen und Herzzeitvolumen messen (s. S. 38).
- Alle Kreislaufabschnittsdrücke messen (s. S. 37).
- Hämodynamik berechnen (systemischer und pulmonalvaskulärer Gefäßwiderstand, s. S. 37, 39).
- Gemischt-venöse Blutgasanalytik aus dem Pulmonalarterienlumen (gemischtvenöse Sättigung ermitteln, s. S. 39).
- Gesamtstatus des Kreislaufes einschätzen und mit den prä- und intraoperativen Werten vergleichen.
- Kontinuierliche Kurvendarstellung auf dem Monitor, um sofort erkennen zu können, ob sich die Katheterspitze in Wedge-Position befindet (s. S. 310, 311).

➤ **EKG, Herzfrequenz und Herzrhythmus:**
- *Monitorsystem, Ableitung:*
  - Das intraoperativ am Rücken abgeleitete EKG muß auf Station auf Elektroden auf der Brustwand umgesteckt werden.
  - Bevorzugt Systeme verwenden, die alle Parameter über ein Modulsystem registrieren (schnelles Umstecken möglich). Beim Umstecken von Kabelverbindungen darauf achten, daß EKG und invasiver arterieller Druck nie gleichzeitig diskonnektiert werden.
  - Das verwendete System sollte in der Lage sein, eine *automatische ST-Segmentanalyse* durchzuführen, *Herzrhythmusstörungen* zu erkennen, zu analysieren und zur späteren Begutachtung zu speichern.
- *Intraoperative Rhythmusereignisse:* Die Ereignisse, Therapiemaßnahmen und deren jeweilige Erfolge sowie die zum Zeitpunkt der Übergabe eingesetzte Therapie müssen genau dokumentiert werden. Diese Informationen müssen vollständig an die weiterbehandelnden Ärzte der Intensivstation übergeben werden!

➤ **Weiterführende Untersuchungen in der ersten postoperativen Phase** (bei intraoperativ aufgetretenen Fragestellungen, unklaren Kreislaufwerten. Die Indikation wird in Zusammenarbeit aller Beteiligten gestellt):
- Suprasternale bzw. transösophageale Echokardiographie.
- Angiographie.
- Sonographie von Thorax und Mediastinum.
- CT-Thorax.

26.3 Herz-Thorax-Gefäß-Operationen

Herz-Kreislauf-System: Verminderte Kontraktilität und Hypotension

- **Ursachen:** Siehe Tab. 54.
- **Diagnostik:** Im Labor Serumlaktat ↑ o. gemischt-venöse Sauerstoffsättigung ↓.

Tabelle 54 Ursachen für postoperativ verminderte kardiale Kontraktilität und Hypotension

Problem	Ursache	Therapie
Hypovolämie	starke Diurese, Volumenverschiebung bei peripherer Gefäßöffnung	kolloidaler Volumenersatz (s. S. 184)
Nachblutung	Gerinnungsstörung, chirurgische Blutung	Blutersatz, Gerinnungstherapie, Re-Thorakotomie
verminderte Kontraktilität	postoperative Adaptationsstörung	Katecholamine, Phosphodiesterase-III-Hemmer
Perikardtamponade	Nachblutung bei verlegten, verschlossenen Mediastinaldrainagen	Drainagenkorrektur, Re-Thorakotomie
periphere Gefäßweitstellung	Aufwärmphase, Einschwemmung von Metaboliten	Fiebersenkung, periphere Vasokonstriktoren
Arrhythmien	postoperative Erregungsleitungsstörung	Korrektur der Homöostase (insbes. Elektrolyte), spezifische medikamentöse Therapie, Schrittmachertherapie

- **Erste Maßnahme:** Zur Therapie und Diagnostik Patient in Kopftieflage bringen + gleichzeitig die Veränderungen der Kreislaufparameter beobachten. RR-Anstieg spricht für eine Hypovolämie → ***1)*** Volumengabe (s. u.).
- **Andere therapeutische Möglichkeiten:** vgl. Tab. 54, ***2)*** Medikamentös (s. Tab. 55), ***3***) intraaortale Ballonpumpe (IABP, s. S. 276), ***4***) „Kunstherz" (s. S. 277).

Tabelle 55 Medikamentöse Therapie verminderter Kontraktilität und Hypotension

Medikament (Beispiel für Handelsname)	Wirkung, Klinische Anwendung, Probleme	Dosierung (µg/kg/min)
Dopamin (Dopamin)	gutes Basisinotropikum. Anwendung: leichte Kontraktilitätsstörungen; Gabe der Nierendosis von 2 µg/kg/min inzwischen umstritten	2 – 10
Dobutamin (Dobutrex)	positiv inotrop, senkt den peripheren Widerstand, erhöht die Herzfrequenz. Anwendung: Schlechte Herzauswurfleistung bei hohem peripherem Gefäßwiderstand	2 – 10
Dopexamin (Dopacard)	positiv inotrop, soll die Nieren- und Mesenterialdurchblutung verbessern *Cave:* Mögliche Tachykardien	0,25 – 1,0
Orciprenalin (Alupent)	Herzfrequenzanstieg *Cave:* Bei Bradykardie mit Hypotonie wegen möglicher Verschlechterung der myokardialen Sauerstoffbilanz umstritten (Herzfrequenzanstieg ohne Blutdruckanstieg)	0,02 – 0,1
Adrenalin (Suprarenin)	stärkste inotrope Substanz. Keine Dosisbeschränkung in schwierigen klinischen Situationen	0,02 – 0,2
Noradrenalin (Arterenol)	besonders starke periphere arterielle Vasokonstriktion. Anwendung: Hypotonie bei niedrigem peripherem Widerstand	0,02 – 0,2
Amrinon (Wincoram)	positiv inotrop, aber sehr stark vasodilatierend, insbesondere bei Patienten mit Hypovolämie	10 – 30
Milrinon (Corotrop)	positiv inotrop, weniger Vasodilatation als bei Amrinon	0,3 – 1,0
Enoximon (Perfan)	gute Kontraktilitätssteigerung, aber auch herzfrequenzsteigernd	2,5 – 10
Kalzium	kurzfristige Stabilisierung möglich (positiv inotrop)	Bolus 1 – 2 g
Digitalispräparate	weniger zur Inotropiesteigerung als zur Arrhythmietherapie eingesetzt	

26.3 Herz-Thorax-Gefäß-Operationen

1) **Volumenersatz, Transfusionstherapie:**
   - *Künstliche Kolloide* (s. S. 184):
     - Indikation: Volumenbedarf ohne Indikation zur Transfusion (s. u.).
     - Substanzen mit niedriger Viskosität (Gelatine 3,5%, Hydroxyäthylstärke 70000): Eher bei niedriger Körpertemperatur, schlechter peripherer Durchblutung und niedrigem Herzzeitvolumen.
     - Substanzen mit hoher Viskosität (Gelatine 5,5%, Hydroxyäthylstärke 200000): Eher bei höherer Körpertemperatur, warmer Peripherie und hyperdynamem Herzzeitvolumen.
   - *Indikation für Erythrozytenkonzentrate (EK):* Hb ≤ 80 – 90 g/l (gilt allgemein als Grenzwert), aber auch niedrigere Werte können toleriert werden, wenn keine weitere Blutung auftritt und der Wert stabil bleibt.
   - *Indikation für Fresh-Frozen-Plasma (FFP):* Bei herzchirurgischen Patienten wegen der starken Beeinflussung des Gerinnungssystems großzügiger stellen – bis zu einem Verhältnis FFP : EK = 1 : 1.
   - *Indikation für Thrombozytenkonzentrate:* Starker Thrombozytenabfall auf 40000 – 60000/µ (z. B. durch eine besonders lange maschinelle Bypass-Phase)
2) **Intraaortale Ballonpumpe (IABP):**
   - *Prinzip:* In die Aorta descendens wird über die A. femoralis, die A. subclavia (mit Schleuse + in Seldinger-Technik) oder über einen direkten transthorakalen Zugang ein Ballon eingebracht, der synchron zur Herzaktion (Triggerung über EKG oder Druckkurve) in der Diastole mit Helium gefüllt und vor der systolischen Aortenklappenöffnung leergesaugt wird.

   Hinweis: Die IABP erhöht nicht primär das HZV, sondern verbessert die Koronardurchblutung und erniedrigt die Nachlast des Herzens.
   - *Indikationen (Beispiele):* Trotz Volumengabe weiter bestehende kardiale Ischämiezeichen (EKG), kardiale Dekompensation (z. B. ZVD-Anstieg bei Volumengabe), hoher Katecholaminbedarf.
   - *Weitere Indikationen:* Kardiogener Schock (bei Infarkt, Entzündung, Kardiomyopathie); präoperative Unterstützung (VSD, Mitralinsuffizienz, Dekompensation während Koronarangiographie); Überbrückung bis zur Herztransplantation.
   - *Kontraindikationen:* Aortenklappeninsuffizienz, Aortenaneurysma, höhergradige periphere arterielle Verschlußkrankheit, schwere systemische Erkrankung.
   - *Komplikationen:* Thrombose, Embolisation, Perforation, Dissektion der betroffenen Gefäße (Aorta, große Arterien); Ischämie der betroffenen Extremität, Kompartmentsyndrom, Rückenmarksischämie; Hämolyse, Thrombopenie, Ballonruptur.
   - *Ziele:*
     - Erhöhung des *diastolischen* Aortendruckes → Verbesserung der Koronarperfusion (diese findet v. a. in der Diastole statt) + Verminderung des Abstromes in die untere Körperhälfte.
     - Erniedrigung des *systolischen* aortalen Flußwiderstandes durch Entleerung des Ballons.

     → bessere koronare Perfusion, verminderte Herzarbeit; keine Erhöhung des Blutdrucks oder des Herzzeitvolumens. Ziel ist die Stabilisierung der kardialen Funktion und die Reduzierung der Katecholamindosis.
   - *Bei Übernahme des Patienten überprüfen:* Funktion des Ballons + einwandfreie Erkennung des Triggerreizes durch die Sensorik der Pumpe. (Das weitere Vorgehen genau mit den Operateuren besprechen!).

- *Anwendungsdauer:* Im allgemeinen über 24 – 72 Stunden.
- *Voraussetzungen:*
  - Möglichst Sinusrhythmus < 130/min; (HZV > 1,2 – 1,4 l/min/m² KO).
  - Antikoagulation (Heparin) mit einer Ziel-PTT von z. B. 45 – 50 sek.
  - Bei femoralem Zugang ist engmaschig auf die Durchblutung der Beine zu achten, z. B. durch Doppleruntersuchung der Beinarterien. Bei Unterbrechung der arteriellen Versorgung muß die IABP entfernt werden.

3) **Mono- oder biventrikuläres implantiertes maschinelles Herzunterstützungssystem (M-, BVAD – „Kunstherz"):**
- *Prinzip:* Vollständiger Ersatz der Herzfunktion durch ein mechanisches Unterstützungssystem. Hierzu werden pneumatisch betriebene Pumpsysteme an die großen thorakalen Gefäße oder Herzkammern angeschlossen.
- *Indikationen:* Überbrückung zur Herztransplantation bei therapierefraktärer Herzinsuffizienz; „stunned myocardium" (Kontraktilitätsminderung nach Ischämie mit langsamer Erholung [2– 3 d]; langfristiger Organersatz.

Hinweis: Die Möglichkeit einer späteren Herztransplantation ist wichtig für die Bettenplatzvorbereitung und die Versorgung durch Personal und Geräte. Die Patienten müssen entsprechend den im Zentrum festgelegten Richtlinien in einzelnen separierten Betten versorgt werden. Alle Medikamente und Blutersatztherapien müssen mit den Transplantationsrichtlinien abgeglichen werden.

- *Besonderheiten, Probleme beim Einsatz auf der Intensivstation:*
  - Die Patienten müssen wie vor und nach einer Organtransplantation behandelt werden (häufig ist dies auch die weitere Behandlung).
  - Hauptproblem ist das Gerinnungssystem: Die Gefahr der Thrombenbildung in den Kunstherzkammern ist sehr hoch und führt leicht zu Embolisierungen. Bei überschießender Unterdrückung des Gerinnungssystems besteht die stark erhöhte Gefahr der Nachblutung im OP-Gebiet. Patienten mit Kunstherz droht häufig eine disseminierteintravasale Gerinnung (s. S. 330) → sehr engmaschig Gerinnungskontrollen (1 – 2stündlich PTT, 1 × täglich „große Gerinnung": Quick, PTT, TZ, Fibrinogen, Fibrinogenspaltprodukte, AT III, Faktor XIII).
  - Inotrope Substanzen haben keine Wirkung, der Perfusionsdruck kann nur über die mechanische Pumpleistung und über den peripheren Gefäßwiderstand geregelt werden (z. B. durch Noradrenalin).
  - Die großlumigen Anschlußschläuche können durch Knicken leicht disloziert werden → Verschlechterung der Pumpleistung.

Herz-Kreislauf-System: Postoperative Hypertension, Arrhythmien

- **Ursachen:** Aufwachreaktion mit der damit verbundenen Freisetzung endogener Katecholamine + humorale Mechanismen (Renin, Angiotensin) → u. U. erhöhter myokardialer Sauerstoffverbrauch, Arrhythmien und vermehrte Blutungsneigung. Der Blutdruck sollte daher in engen Grenzen (s. S. 272) gehalten werden.
- **Antihypertensive Therapie:** s. Tab. 56.
- **Antiarrhythmische Therapie:** s. Tab. 57.

26.3 Herz-Thorax-Gefäß-Operationen

Tabelle 56 Antihypertensive Substanzen

Substanz	Indikation, Probleme	Dosierung
Nitroglycerin	v. a. venöse Vasodilatation, entlastend für die Herzfunktion	Bolus: 0,1 – 0,5 mg s.l. Infusion: 2 – 10 mg/h
Natrium-Nitroprussid	v. a. arterielle Vasodilatation, kann gefährlich langandauernd wirken → vorsichtig einsetzen!	Infusion: 0,2 – 10 µg/kg KG/ min
Nifedipin	gut steuerbar, verhindert Gefäßspasmus (v. a. bei A. mammaria-Anastomose)	Bolus: 5 – 10 mg s.l. Infusion: 0,2 – 1,0 mg/h Infusion: 0,2 – 1,0 mg/h
Diltiazem	siehe Nifedipin	Bolus: 5 – 20 mg i. v. (0,25 mg/kg) über 2 Minuten Infusion: 5 – 15 mg/h i. v.
Urapidil	gut steuerbar, starke Blutdrucksenkung → vorsichtig einsetzen	Bolus: 5 – 10 mg Infusion: 2 – 10 mg/h
ACE-Hemmer (z. B. i. v. Enalaprilat, Quinalaprilat)	schlecht steuerbar, besonders indiziert bei gleichzeitiger Herzinsuffizienz, Überbrükkung für Patienten, die ACE-Hemmer oral einnehmen	

Tabelle 57 Antiarrhythmische Therapie

Indikation	Therapie
supraventrikuläre Extrasystolen	– Serum-K^+ normalisieren (s. S. 432 ff.)
ventrikuläre Extrasystolen	– bei Häufung evtl. Lidocain (z. B. Xylocain 100 mg als Bolus, bis 120 mg/h bei Bradykardie ist atriale Schrittmachertherapie möglich
Vorhofflimmern mit tachykarder Überleitung	– Serum-K^+ auf hochnormale Werte einstellen – atriale Ermüdungsstimulation über externen Schrittmacher (= overdrive-Stimulation S. 125) – Digitalisierung *und* entweder Sotalol (z. B. Sotalex) *oder* Verapamil (z. B. Isoptin) – Kardioversion (s. S. 124)

Tabelle 57 Fortsetzung

Indikation	Therapie
Vorhofflattern	– Sotalol (z. B. Sotalex) – Digitalisierung – Kardioversion (s. S. 124)
paroxysmale supraventrikuläre Tachykardie	– Versuch mit Adenosin (z. B. Adrekar)
Kammertachykardien	– therapeutischer Versuch mit Esmolol (z. B. Brevibloc), danach bei Erfolg Sotalol (z. B. Sotalex) – ansonsten Defibrillation/Kardioversion
polytope ventrikuläre Extrasystolen, ventrikuläre Salven	– Amiodaron (z. B. Cordarex)
Bradyarrhythmien	– Orciprenalin (z. B. Alupent)
Atrioventrikulärer Block II° und III°	– Schrittmachertherapie (möglichst sequentielle Stimulation, s. u.)

Tabelle 58 Mögliche Schrittmachereinstellungen

Modus	Funktionsweise	Indikation
VVI	der Ventrikel wird stimuliert, im Ventrikel werden Erregungen registriert und registrierte Erregungen führen zur Unterdrückung der Stimulation	vorliegender Eigenrhythmus mit Bradykardie- oder Asystolie-Risiko
A00	der Vorhof wird stimuliert, es werden aber keine Erregungen registriert und keine Stimulationsmodifizierungen durchgeführt	langsamer Sinusrhythmus (→ Herzaktion wird beschleunigt)
DDD	Zweikammersystem, beide Abschnitte werden in festgelegter Sequenz stimuliert, Erregungen der Abschnitte führen zu Stimulationsunterdrückung	atrioventrikuläre Überleitungsblockaden bei vorhandener Vorhoferregung
„Overdrive"-Stimulation (s. S. 125)	Vorhofunterdrückung	Vorhofflattern oder Vorhofflimmern

26.3 Herz-Thorax-Gefäß-Operationen

Schrittmachertherapie:
- Schrittmacher-Codierung:
  - 1. Buchstabe = stimulierter Herzbereich (A = Vorhof, V = Ventrikel, D = Vorhof + Ventrikel).
  - 2. Buchstabe = registrierter Herzbereich („Sensing"; A, V, D s. o.; 0 = keiner).
  - 3. Buchstabe = Stimulationsmodus (I = unterdrückt, T = getriggert, D = beides, 0 = keines, R = revers).
- Mögliche Anwendungen und Schrittmachereinstellungen s. Tab. 58.

Niere

- Zur Bedeutung der präoperativen Situation s. S. 268.
- **Ursachen für eine intravasale und interstitielle Überwässerung:**
  - Gefahr einer pulmonalen Stauung durch eine Adaptationsstörung der linksventrikulären Herzfunktion mit einer daraus entstehenden Herzinsuffizienz.
  - Passagere Nierenfunktionsstörung durch das intraoperative Management mit Blutdruckschwankungen.
- **Risikofaktoren für eine postoperativ verschlechterte Nierenfunktion:** Lange Bypass-Zeit (Herz-Lungen-Maschine); protrahierter Schockzustand in der perioperativen Phase; Massentransfusion; Anstieg der Myoglobinkonzentration; Hypovolämie; präoperativ überhöhte Kreatininkonzentration.

Hinweis: Diese Risikofaktoren bei Aufnahme des Patienten auf die Intensivstation überprüfen → ggf. Indikation für stufenweise Organfunktionsunterstützung.

- **Praktisches Vorgehen:**
  - Aus- und Einfuhr exakt bilanzieren – Ziel ist eine negative Flüssigkeitsbilanz.
  - Retentionswerte 3 × tägl. kontrollieren – bei steigenden Werten Flüssigkeitsdurchsatz erhöhen (Volumen + Diuretika) und auf hohem Niveau einstellen.
  - Mehrmals postoperativ (direkt nach Aufnahme, nach 12 h, bei V. a. Komplikation) durch Röntgen-Thorax die pulmonalvaskuläre Situation abklären: Stauung, Erguß?
  - Bei Oligo- oder Anurie frühzeitig Einsatz einer „kontinuierlichen veno-venösen Hämofiltration" erwägen (s. S. 226, 231).

Magen-Darm-Trakt

- **Bei Aufnahme kontrollieren:** Lage der Magensonde, Sekret (blutig tingiert, frisch blutig, klar?), präoperative Ulkusprophylaxe?
- **Allgemeine Maßnahmen:** Streßulkusprophylaxe, frühe enterale Ernährung (dadurch Hypomotilität vermeidbar).

Cave: Darmischämien durch Perfusions- und Gerinnungsstörungen – *Klinik, Diagnostik:* Fehlende Darmgeräusche, Zeichen eines Ileus in den ersten postoperativen Tagen (s. S. 459, 462), Serumlaktatspiegel ↑. *Vorgehen, Therapie:* s. S. 459.

Sedierung und Analgesie

- Die während der Operation begonnene Analgosedierung sollte weitergeführt werden, bis die Körperkerntemperatur ein Aufwachen des Patienten erlaubt und keine groben Instabilitäten hinsichtlich Nachblutung, kardialer Dekompensation oder respiratorischer Insuffizienz zu beobachten sind → bei klinisch stabiler Situation kann der Patient sofort nach der Operation aufwachen.
- Nach Extubation zunächst Analgetika bei Bedarf (z. B. Piritramid 1 – 2 mg), bei starken anhaltenden Schmerzen Sufentanil-Infusion 2 – 4 µg/h.

- **Bei Notwendigkeit einer Analgosedierung beachten:**
  - *Ausreichende Analgesie sicherstellen* (Opiate, z.B. Sufentanil, sind hier unverzichtbar, s.S. 139).
  - *Analgosedierung während der Operation:* Gesamtmenge der intraoperativ applizierten Sedativa und Analgetika, Zeitpunkt der letzten Gabe von Opiaten?
  - *Präoperativer Status:* Mentaler Status, Therapie mit zentral wirkenden Substanzen (Abhängigkeit, Tachyphylaxie der Substanzen)?

Gerinnung, Nachblutung, Antikoagulation

- **Klinik:** Die Beeinflussung der plasmatischen Gerinnung (s.u.) führt gelegentlich auch noch postoperativ (für mehrere Stunden) zu einer Störung des Gerinnungssystems → *a)* im Labor Verschiebung der Globalparameter der Gerinnung oder *b)* Blutungsneigung ohne faßbare Ursache.
- **Ursachen für postoperative Störungen des Gerinnungssystems:**
  - *Plasmatische Gerinnung:* Präoperativ (Einnahme von Antikoagulanzien); intraoperativ (Unterdrückung der plasmatischen Gerinnung durch Heparin; Antagonisierung der Antikoagulation durch Protamin; andere gerinnungsaktive Substanzen).
  - *Zelluläre Gerinnung:* Abfall der Thrombozytenzahl oder Funktionseinschränkung der Thrombozyten durch längerfristigen intraoperativen Kontakt zu Fremdoberflächen; Abfall der Thrombozytenzahl durch Verdünnung; Blutverluste werden oft nur durch Ersatz der Erythrozyten aufgefangen; präoperative Einnahme von Thrombozytenaggregationshemmern (ASS etc.); Einsatz von maschinellen Autotransfusionsgeräten, die die Thrombozyten auswaschen.
- **Abschätzung der postoperativen Einschränkung der Gerinnungsfunktion:**
  - *Präoperativ:* Antikoagulatorische Therapie (z.B. Kumarinderivate, Heparin, niedermolekulares Heparin); wann wurden Thrombozytenaggregationshemmer abgesetzt?
  - *Intraoperativ:* Wieviele EK, FFP, TK wurden transfundiert?; wie lange dauerte der Einsatz der Herz-Lungen-Maschine?; wurden prokoagulatorische oder antifibrinolytische Medikamente (Tranexamsäure, Aprotinin) eingesetzt?; wurden Gerinnungspräparate (z.B. Faktorenkonzentrate, PPSB, Vitamin K) appliziert?; welche Gerinnungsdiagnostik wurde durchgeführt + mit welchem Ergebnis?; waren in der Schlußphase der Operation Gerinnsel zu beobachten?; war das Operationsfeld trocken?
- **Postoperative Einstellung der Gerinnung** (engmaschige Überwachung! – alle Globalparameter der Gerinnung (v.a. PTT) mindestens 4 ×/d kontrollieren):
  - *Allgemein:* Die individuellen antikoagulatorischen Therapierichtlinien werden im allgemeinen vom Operateur festgelegt.
  - *Antikoagulatorische Therapiemöglichkeiten:*
    - Fühzeitige Applikation von Acetylsalicylsäure (ASS) zunächst i.v. (1. Tag 250 mg i.v.), dann oral (100 mg/d).
    - Heparin *subkutan,* z.B. 3 × 5000 IE mit PTT im Normbereich (bei einfachen, unkomplizierten ACVB-OPs bei gutem Gefäßstatus).
    - Heparin *intravenös,* z.B. 10000 – 20000 IE/d mit Ziel-PTT 50 – 60 sek (im allgemeinen bei Patienten, denen eine Kunstklappe oder anderes Fremdmaterial implantiert wurde).
    - Frühe Umstellung (ab 2. Tag post-OP) auf orale Antikoagulanzien (z.B. Marcumar): Beginn mit 3 mg/d, dann steigern bis Quick ca. 20% bzw. INR < 3.

- *Prokoagulatorische Therapiemöglichkeiten:*
  - Aprotinin (Trasylol): z. B. Bolus 2 Mio. Einheiten, danach 4 Mio. über 8 h.
  - Tranexamsäure (Ugurol): z. B. Bolus 0,01 g/kgKG, danach 2 g über 24 h.
  - Frisch gefrorenes Plasma (FFP) – Faustregel: 1 ml enthält eine Einheit aller Faktoren.
  - Einzelfaktorenersatz – Faustregel: 1 Einheit/kg erhöht Konzentration um 1 %.
  - PPSB – Faustregel: 1 Einheit/kg erhöht Konzentration um 1 %.

Perioperative Infektionsprophylaxe

- **Allgemein:** Die direkte präoperative Antibiotikagabe ist sinnvoll, postoperativ nur nach Absprache mit den Therapieverantwortlichen. Die meisten herzchirurgischen Zentren haben ein perioperatives Infektionsprophylaxeschema etabliert. Bewährt haben sich hier v. a. Cephalosporine der 1. oder 2. Generation (s. S. 247), die Dosierung und Zahl der Einzelgaben ist Stand der Diskussion.
- **Endokarditistherapie:** Patienten, die sich wegen einer floriden bakteriellen Endokarditis einer Herzklappenersatzoperation unterziehen, bekommen in der Regel eine längerfristige Penicillintherapie (etwa über 4–8 Wochen; S. 246). Diese Therapie sollte ohne Pause durchgeführt werden. Eine zusätzliche kurzfristige perioperative Infektionsprophylaxe ist davon unberührt und kann mit Cephalosporinen durchgeführt werden.
- **Akute Infektionszeichen** (präoperativ Fieber, Leukozyten ↑, Bronchitis, Zystitis, Sinusitis o.ä.): Operationsindikation nochmals streng überprüfen (*cave* Exazerbation!). Wichtig sind *a)* engmaschige Kontrollen der Infektionsparameter, *b)* evtl. rationaler Antibiotikaeinsatz, *c)* strenge Asepsis und *d)* häufige mikrobielle Untersuchung relevanter Herde.
- **Patienten mit chronischen Infektionen:** Das Vorgehen richtet sich nach den Richtlinien der Behandlung der zugrundeliegenden Infektionskrankheit.

C. G. Stief, K. Schulze

Indikationen für intensivmedizinische Nachbetreuung

- **Art der urologischen Operationen** (mit u.U. großer Variabilität in Bezug auf Dauer und Invasivität):
  - Tumornephrektomie.
  - Zystektomie mit Ileumconduit oder Pouchanlage (Mainz-Pouch).
  - Radikale Prostatektomie.
  - Radikale retroperitoneale Lymphadenektomie.
- **Allgemeine Risikofaktoren der Patienten:** Fortgeschrittenes Alter, chronisch obstruktive Lungenerkrankung, Alkoholabusus, kompensierte bis terminale Niereninsuffizienz.

Besonderheiten einzelner Eingriffe

- **Urologische Wunddrainagen:** Bei anhaltenden Flüssigkeitsverlusten über eine Wunddrainage im OP-Gebiet muß zwischen Urin und Blut differenziert werden → Färbung, Konsistenz, Hämoglobin in der Drainageflüssigkeit?
- **Einfache Tumornephrektomie:**
  - Übliche OP-Dauer 60 – 120 min, zu erwartender Blutverlust 0 – 500 ml, Wunddrainage in der Nierenloge.
  - *Röntgen-Thorax* unmittelbar postoperativ wegen evtl. (unbemerkter) Pleuraverletzung → (Pneumothorax?; s. S. 400), ggf. Thoraxdrainage (s. S. 54).
  - *Postoperativ Wunddrainage prüfen* → Blutung aus dem Nierenstil oder dem Wundbett? → bei Blutung Sonographie, ggf. CT.
  - *Substitution mit Hydrokortison:* Üblicherweise wird auch die ipsilaterale Nebenniere entfernt → bei insuffizienter kontralateraler Nebenniere Hydrokortison 100 mg/d über Injektionspumpe, ab dem 3. postoperativen Tag Reduktion.
- **Tumonephrektomie mit intravenöser neoplastischer Extension („Tumorthrombus"):**
  - Intraoperativ Kreislaufstillstand mit Herz-Lungen-Maschine in tiefer Hypothermie. Übliche OP-Dauer 150 – 300 min, zu erwartender Blutverlust 500 – 1500 ml.
  - Antikoagulation postoperativ mit Heparin 15 000 IE/d über Injektionspumpe (bei 25 000 IE/50 ml Laufrate ≈ 1,2 ml/h); nach intraoperativem Gefäßersatz (bei Gefäßwandinfiltration) Rücksprache mit dem Gefäßchirurgen.
  - Sonstige Besonderheiten wie bei einfacher Tumornephrektomie (s. o.)
- **Nierentumorexzision:**
  - Übliche OP-Dauer 90 – 150 min, zu erwartender Blutverlust 200 – 600 ml.
  - Bei kranial liegenden Tumoren schließt der Eingriff die Entfernung der ipsilateralen Nebenniere ein → ggf. Substitution mit Hydrokortison notwendig (s. o.).
  - *Röntgen-Thorax* unmittelbar postoperativ wegen evtl. Pleuraverletzung (s. o.).
  - *Wunddrainage prüfen:*
    - Bei Blutung Sonographie, ggf. CT (s. o.).
    - Bei Urinförderung > 100 ml/24 h über die Wunddrainage orthotope Lage des Pigtailkatheters prüfen → ggf. neu legen, korrigieren oder wechseln. Kontinuierliche Blasendrainage sichern, ggf. mit Dauerkatheter oder Zystofix.
  - *Fieber* → Wundhämatom, Urinom, devitalisiertes Nierengewebe (infiziert?).
- **Radikale Prostatektomie:**
  - OP-Dauer 80 – 120 min, zu erwartender Blutverlust 200 – 600 ml.
  - *Perioperativ Antibiose:* Immer indiziert, z. B. mit Cotrimoxazol (s. S. 254) *oder* Cephalosporin 2. oder 3. Generation (s. S. 247).

26.4 Urologische Operationen

- *Dauerkatheter zur Überbrückung der Blasenhals-Urethrastumpf-Anastomose:*
  - Nicht blocken, nicht daran ziehen!
  - Der Katheter muß spannungsfrei am Oberschenkel fixiert sein; Zug am DK kann zu Urethrastumpf-Einrissen und anschließender Inkontinenz führen!
  - Auf kontinuierlichen Urinfluß achten; bei Problemen DK mit 30 – 50 ml NaCl 0,9% anspülen und ggf. etwas in die Blase vorschieben. Falls trotzdem kein Rückfluß → Operateur benachrichtigen.
- Bei Flüssigkeitsverlust über die Wunddrainage > 50 ml/h: Urin? (→ DK-Lage prüfen/korrigieren); Blut ? (→ Operateur benachrichtigen!).

Hinweis: Rektumverletzung als seltene, aber schwerwiegende Komplikation: Klinik: Blut ex ano, Temperaturanstieg, Stuhlbeimengung in der Drainage.

➤ **Radikale Zystektomie, Exenteration und Harnableitung:**
- Übliche OP-Dauer 60 – 90 min, zu erwartender Blutverlust 200 – 600 ml. Wunddrainage im kleinen Becken, ggf. beidseitige Harnableitung.
- *Wegen Darmeröffnung perioperative antibiotische Prophylaxe:* Cephalosporin 2. oder 3. Generation (s. S. 247) + Metronidazol (s. S. 253).
- *„Alle Schläuche auf Ablauf!“* Falls die Ureterkatheter nicht fördern, Verbindung Ureterkatheter – Urinbeutel auf Durchgängigkeit prüfen, Ureterkatheter mit 5 – 10 ml NaCl 0,9% anspülen. Wenn immer noch kein Urin abläuft radiologische Lagekontrolle (Abdomen-Leeraufnahme), ggf. vorher den Ureterkatheter mit wasserlöslichem Kontrastmittel anspritzen.

Beachte: Da die Darmsegmente weiterhin Schleim produzieren, müssen sie bei den kontinenten Harnableitungen regelmäßig und gründlich gespült werden: 4 ×/d mit Blasenspritze über Zystofix bzw. DK oder Einmalkatheter jeweils mit etwa 30 – 50 ml NaCl 0,9% mehrfach spülen, bis die Spülflüssigkeit wasserklar zurückfließt.

➤ **Ileum-Conduit:**
- *Prinzip:* Ausschaltung von 12 – 16 cm des terminalen Ileums zur Überbrückung der Strecke Ureterenden – Haut und zur Schaffung eines prominenten Stomas.
- Ureterkatheter und abgeschnittener DK werden über das Stoma ausgeleitet → DK nicht blocken!

➤ **Orthotoper Blasenersatz:**
- *Prinzip:* Schaffung einer Ersatzblase durch Ausschaltung von *a)* 50 – 70 cm terminalen Ileums (Ileum-Neoblase) oder *b)* ca. 30 cm terminalen Ileums + 15 cm Colon ascendens bzw. Colon sigmoideum (Mainz-I- oder Indiana-Pouch). Antimesenteriale Eröffnung zur Schaffung eines sphärischen Reservoirs, das mit dem Harnröhrenstumpf anastomosiert wird. Übliche OP-Dauer 90 – 150 min, meist kein Blutverlust.
- Ureterkatheter und Zystofix werden über die vordere Bauchwand ausgeleitet; der Dauerkatheter wird über die Urethra in die Neoblase eingeführt (DK mit 10 ml blocken).

➤ **Katheterisierbarer Blasenersatz:** OP-Verfahren wie bei orthotopem Blasenersatz (s. o.). Die Neoblase wird jedoch antirefluxiv mit dem Nabelstumpf anastomosiert. Ureterenkatheter und Zystofix werden über die vordere Bauchwand ausgeleitet, die Neoblase wird mit Einmalkatheter über das Nabelstoma drainiert.

➤ **Sigma-Rektum-Blase:** Antimesenteriale Inzision von ca. 12 cm Sigma und Rektum im Bereich der Taenia libera, Schaffung eines großvolumigen Pouches, antirefluxive Ureterimplantation. Ureterenkatheter und DK werden über den Anus ausgeleitet, DK mit 5 ml blocken.

Intensivmedizinische Besonderheiten

- Besonderes wichtig ist die Überwachung der Retentionswerte, Elektrolyte (v. a. K^+) und der Diurese. Im übrigen gibt es außer den unten genannten Sonderfällen keine Spezifikationen in der postoperativen Überwachung.
- **TUR-Syndrom** (TUR = *t*rans*u*rethrale *R*esektion):
  - Nach ausgedehnten transurethralen Prostata- oder Blasenresektionen kann es zur Einschwemmung hypotoner Spüllösung in den Kreislauf kommen mit resultierender hypotoner Hyperhydratation (s. S. 426) → ggf. Hirnödem, Hämolyse und Lungenödem bei rechts- und linksventrikulärer Dekompensation mit entsprechenden Schockzeichen.
  - *Klinische Zeichen:* Unruhe, Verwirrtheit, epileptiforme Krämpfe, Hypotonie nach initialem Blutdruckanstieg.
  - *Labor:* Na^+ ↓, Plasma-Osmolalität ↓, freies Hb ↑.
  - *Therapie:* Schleifendiuretika (z. B. Furosemid 10 – 40 mg i. v.); NaCl-Substitution (s. S. 427); Schockbehandlung mit Katecholaminen (Dopamin, Dobutamin; vgl. S. 312); Beatmung bei pulmonaler Dekompensation (großzügige Indikation; *cave* Schocklunge mit Gefahr der ARDS-Entwicklung).
- **Verbrauchskoagulopathie:** Selten nach ausgedehnten Prostataresektionen durch gerinnungswirksame Mediatoren, die zu Gerinnungsstörungen bis hin zur Verbrauchskoagulopathie führen können → bei Verdacht engmaschige Gerinnungskontrollen (ggf. auch der Fibrinspaltprodukte). Therapie s. S. 330.
- **Urosepsis:** Häufig durch E.coli, Klebsiella, Enterobacter, Serratia, Proteus sp., Pseudomonas aeruginosa, Enterokokken. Therapie: s. S. 318.

27.1 Herztransplantation

M. Strüber

Monitoring

- **Hämodynamisches Monitoring:** Invasive Messung von arteriellem Blutdruck sowie links- und rechtsatrialem Druck. Bei Transplantatinsuffizienz (s.u.) und vorbestehender pulmonaler Hypertonie zusätzlich Messung des pulmonalarteriellen Drucks (s.S. 33) und des Herzzeitvolumens (s.S. 37).
- Auf Zeichen einer möglichen postoperativen Nachblutung achten (Drainagenblutung, Tachykardie [nicht immer!], Kreislaufinstabilität).
- **EKG:** Kontinuierliche 12-Kanal-EKG-Ableitung.
- **Bilanzierung** (Ziel-ZVD ca. 10 cmH_2O): Stündliche Erfassung der Urinausscheidung (Gefahr der Nierenfunktionsstörung bis zum akuten Nierenversagen durch Herz-Lungen-Maschine, vorbestehende Insuffizienz bei terminaler Herzinsuffizienz, nephrotoxische Medikamente).
- **Labor:** Regelmäßig BGA (häufig metabolische Azidose), Elektrolyte (v.a. K^+), Gerinnung, S-Harnstoff, S-Kreatinin, Blutzucker (peri-OP hochdosiert Steroide), Kalium (bei Azidoseausgleich häufig ↓).
- **Ggf. Substitution von Gerinnungsfaktoren und Thrombozyten** (s.S. 190): V.a. bei präoperativer Aggregationshemmung (ASS) oder Antikoagulation (z.B. Marcumar → PPSB).

Postoperative Transplantatinsuffizienz

- **Definition, Klinik:** Verschlechterung der Herzfunktion (i. d. R. Rechtsherzinsuffizienz; früh postoperativ besteht häufig ein passagerer AV-Block oder ein Sinusknotenarrest) im Verlauf der ersten 6–8 h postoperativ (zunehmender Reperfusionsschaden).
- **Risikofaktoren:**
  - *Transplantat:* Größendifferenz von Spender und Empfängerherz, Ischämiezeit des Transplantates > 4 Stunden.
  - *Empfänger:* Pulmonale Hypertonie.
  - *Spender:* Katecholamintherapie, Reanimation, vorbestehende Herzerkrankung.
  - *Operation:* OP-technisch verursachte Trikuspidalklappeninsuffizienz.
- **Monitoring der postoperativen Transplantatinsuffizienz (über ZVD):**
  - *Ziel-ZVD: ≤ 10 mmHg* bei ausreichender linksatrialer Füllung (4–10 mmHg). Bei ZVD-Werten deutlich > 10 mmHg + Absinken des linksatrialen Druckes liegt bereits ein Rechtsherzversagen vor.
  - *Echokardiographie* (s.S. 89).
- **Therapie:**
  - *Katecholamine:* In der Regel für 3–4 Tage nach Transplantation indiziert.
  - *Vorlastsenkung (Ziel-ZVD: < 10 mm Hg):*
    - Nitroglycerin-Dauerinfusion: 50 mg auf 50 ml NaCl 0,9% LR 6–12 ml/h.
    - ACE-Hemmer-Dauerinfusion (Enalapril): 5 mg auf 50 ml NaCl 0,9% LR 2–8 ml/h.
    - Diuretikagabe (Furosemid): Abhängig von präoperativer Medikation.
  - *Nachlastsenkung des rechten Ventrikels:*
    - Beatmung mit möglichst niedrigem mittlerem Druck.
    - Ultima ratio: Beatmung mit Stickoxid (NO, z.Zt. nicht zugelassen!; vgl. S. 51).

- *Optimierung des Herzrhythmus (Ziel-Herzfrequenz: 90 – 100/min):*
  - Stimulation des Vorhofes über intraoperativ implantierte epikardiale Schrittmacherelektroden (s. S. 270).
  - Bei AV-Block: AV-sequentieller, externer Schrittmacher (Vorhof- + Kammerstimulation) ebenfalls über epikardiale Elektroden (s. S. 270).

Immunsuppression

➤ **Induktionstherapie** (= 4 – 5 Tage postoperativ):

Hinweis: Zunächst wird eine Induktionstherapie durchgeführt, dann erfolgt der Aufbau einer Erhaltungstherapie.

- *Prä- oder intraoperativ:* Methylprednisolon 10 – 20 mg/kg i. v.
- *Tag 1 – 3 postoperativ:* Methylprednisolon 3 – 5 mg/kg i. v.
- *Tag 1 – 5 postoperativ:* Antithymozytenglobulin (ATG) i. v. *oder* monoklonale Antikörper gegen T-Zellen (muriner monoklonaler Antikörper OK-T3) i. v., jedoch nicht zwingend erforderlich. *Vorteile: 1)* geringere Inzidenz von Abstoßungsreaktionen; *2)* die Möglichkeit, die Erhaltungstherapie mit ihren Nebenwirkungen (besonders Nephrotoxizität) zu verzögern. *Nachteile: 1)* Mögliche Antikörperinduktion gegen diese Präparate (→ Unwirksamkeit bei späteren Abstoßungsreaktionen); *2)* Nebenwirkungen dieser Päparate.

1. *Antithymozytenglobulin (ATG):*
   - Antiserum gegen menschliche Thymozyten.
   - Wirkung: Suppression der zellulären Immunität.
   - Nebenwirkungen: Anaphylaktische Reaktion, Leukopenie, Antigen-Antikörper-induzierte Glomerulonephritis.
   - Dosierung: Je nach Reinheit und Aktivität des jeweiligen Präparates.
2. *Monoklonale Antikörper OK-T3:*
   - Vorteil: Höhere Konzentration spezifischer Antikörpermoleküle bei niedrigerem Fremdproteinanteil.
   - Nebenwirkungen: Zu Beginn unspezifische T-Zell-Aktivierung und Zytokinfreisetzung (Fieber, Myalgie, Arthralgie). Gefahr der überschießenden Immunsuppression – dadurch Virusinfektion, v. a. Zytomegalievirus-Infektion.
   - Dosierung: OK-T3 5 mg/d i. v.
3. *Begleittherapie zu ATG und OK-T3:* Zur Reduktion von Fieber und anaphylaktischer Reaktion sollte Pentoxifyllin 100 mg (1,5 mg/kg) i. v. eine Stunde vor ATG/OK-T3 appliziert werden. Alternativ Paracetamol 1 g und H_1 Antihistaminikum (z. B. 2 mg Clemastinhydrogenfumarat [z.B. Tavegil]) i. v.

➤ **Erhaltungstherapie:**

- *Initial Dreifachkombination* (Ciclosporin, Prednison, Azathioprin), deren Dosis im Verlauf reduziert werden kann. Nach Jahren kann auf einzelne Komponenten verzichtet werden.
- *Ciclosporin:*
  - Primäres Immunsuppressivum. Dieser Pilzmetabolit hemmt selektiv die T-Zell-Aktivierung und -Proliferation. Nicht knochenmarkstoxisch.
  - Nebenwirkungen: Nephrotoxizität bereits bei kurzfristiger Anwendung (Tage). Hepatotoxizität bei hoher Dosierung (meistens nach Wochen und Monaten). Therapierefraktäre arterielle Hypertonie. Im Langzeitverlauf (nach Monaten) Neoplasmen, besonders Lymphome.

- Dosierung: Minimumspiegel im Blut (150–250 ng/ml) als Monitoring (initial täglich bestimmen) → individuelle Dosis, Abwägen von immunologischer Aktivität versus Nierenfunktion. Die Initialdosis beträgt 2–4 mg/kg KG morgens und abends p. o. Alternativ kann äquivalent jeweils 1/3 der oralen Dosis i. v. appliziert werden.

– *Kortikosteroid – Prednison:*
  - Nebenwirkungen: Cushing Syndrom, Erhöhung der Infektanfälligkeit, Nebennierenrindensuppression, Osteoporose.
  - Dosierung: Initialdosis 0,5 mg/kg KG p. o. morgens und abends für 3 Tage. Stufenweise wird die Initialdosis auf 2 × 0,1 mg/kg KG p. o. innerhalb eines Jahres reduziert. Im Einzelfall kann später auf Prednison verzichtet werden. Äquivalent kann Methylprednisolon in gleicher Dosierung i. v. appliziert werden.

– *Azathioprin:*
  - Antimetabolit. Seit Einführung von Ciclosporin kann auf Azathioprin verzichtet werden. Die Kombination ist aber sinnvoll, um die Dosierung beider Präparate bei gleicher Wirkung zu verringern (→ Reduktion der NW).
  - Nebenwirkungen: Knochenmarksdepression (häufig im Rahmen eines Virusinfekts, v. a. Zytomegalievirus), Hepatitis (selten).
  - Dosierung: 0,5–1,0 mg/kg KG/d p. o.

– *Neue Immunsuppressiva:* Die erheblichen Nebenwirkungen oben genannter Pharmaka sowie die relativ hohe Inzidenz von chronischen Abstoßungsreaktionen führen zur Entwicklung neuer Immunsuppressiva, die in der klinischen Erprobung sind: *Tacrolimus* (statt Ciclosporin), *Mucophenolat-Mofetil* (statt Azathioprin), *Rapamycin, IL-2-Rezeptor-Antagonisten.*

Akute Abstoßungsreaktion

➤ **Klinik und Vorgehen:**

Hinweis: Innerhalb der ersten vier Tage nach Herztransplantation sollte eine normale Transplantatfunktion (Katecholaminfreiheit, keine Herzinsuffizienz bei mäßiger Belastung) erreicht sein. Zu diesem Zeitpunkt kann eine Verlegung von der Intensivstation angestrebt werden, bei Verfügbarkeit einer Intermediate Care-Einheit auch früher.

– *Klinische Hinweise auf eine akute Abstoßungsreaktion:*
  - Herzinsuffizienz nach initialer Stabilisierung 6–14 Tage nach Transplantation.

  Hinweis: Spätere akute Abstoßungsreaktionen können innerhalb des ersten Jahres nach Transplantation vorkommen, danach sind sie jedoch selten.
  - Neu aufgetretene supraventrikuläre und ventrikuläre Herzrhythmusstörungen.

– *Kontrolluntersuchungen zur Überwachung: 1)* Regelmäßige echokardiographische Kontrollen (S. 89) der Herzfunktion (linksventrikuläre Kontraktilität und Relaxation?), *2)* transvenöse Rechtsherzbiopsien (Endomyokard – initial 1 × pro Woche, dann nach Biopsiebefund). Der OKT4 : OKT8-Quotient ist nicht erforderlich.

- **Therapie:**
  1. *Sofort hochdosierte Kortikosteroide:* Methylprednisolon 500 – 1000 mg i. v. für 3 Tage.
  2. *Zusätzlich Antikörpertherapie (Antithymozytenglobulin, OK-T3):* Indiziert bei ausbleibender klinischer Besserung (Herzrhythmusstörungen, Herzinsuffizienz) oder der bioptisch nachgewiesenen Abstoßung („persistierende Abstoßung", „steroidrefraktäre Abstoßung"). Genaues Vorgehen s. S. 287.
  3. *Symptomatische Therapie:* In einzelnen Fällen einer schweren Abstoßungsreaktion erforderlich zur Herzinsuffizienzbehandlung bis zur Erholung des Transplantates. Dabei gelten grundsätzlich die oben unter „Behandlung einer postoperativen Transplantatinsuffizienz genannten Gesichtspunkte (s. S. 286). Während in der Reperfusionsphase die Rechtsherzproblematik meistens im Vordergrund steht, hat im Rahmen einer Abstoßungsreaktion jedoch die biventrikuläre oder auch die Linksherzinsuffizienz größere Bedeutung.
  4. *Kreislaufstabilisierung:* Ist hierfür eine hochdosierte Katecholamintherapie notwendig, sollte die zusätzliche Applikation eines Phosphodiesteraseinhibitors erwogen werden, z. B. Milrinon (Corotrop) 0,4 – 0,8 µg/kg KG/min i. v.

Prophylaxe perioperativer Infektionen

- **Allgemein:** Die perioperative Hygiene entspricht der der konventionellen Herzchirurgie. Spezielle Isolationsmaßnahmen des Transplantierten sind nicht erforderlich. Allerdings müssen infizierte bzw. septische Patienten getrennt betreut werden.
- **Antibiotikaprophylaxe:** Am OP-Tag und während der anschließenden Induktionstherapie – z. B. Ceftriaxon (Rocephin) 1 × 2 g i. v. für 4 – 5 d.
- **Vorgehen bei CMV-Mismatch** (= Organspender CMV-Antikörper-positiv, Empfänger-negativ): CMV-Hyperimmunglobulin i. v. 10 g/d für 3 Tage.

Entwöhnung von der maschinellen Beatmung

- Aufgrund der Zytokininduktion durch Verwendung der extrakorporalen Zirkulation während der Transplantation kommt es 6 – 8 Stunden postoperativ zu einem fieberhaften Temperaturanstieg. Die Beatmung sollte bis zu diesem Zeitpunkt fortgeführt werden (erhöhter Sauerstoffbedarf und vermehrte CO_2-Produktion), fiebersenkende Maßnahmen sind nutzlos!
- Nach Erreichen des Temperaturmaximums sollten Spontanatmung und Extubation bei stabilem Kreislauf und unauffälligem neurologischem Status zügig angestrebt werden.

27.2 Lungentransplantation

M. Strüber

Intensivmedizinische Überwachung

- **Monitoring:** siehe Monitoring bei Herztransplantation (s. S. 286).
- Häufiger als bei der Herztransplantation entwickelt sich innerhalb von 6 – 8 Stunden nach der Transplantation ein sog. *Kapillarlecksyndrom* mit Verlust von intravasalem Wasser in das Interstitium → Monitoring von ZVD und stündlicher Urinausscheidung sind besonders wichtig!
- **Blutgase:** Innerhalb der ersten 8 Stunden sind engmaschige (stündlich) Kontrollen der Blutgasparameter erforderlich.
- **Patientenlagerung:** Lungentransplantationen werden als einseitige Transplantation oder als bilaterale Transplantation durchgeführt: Bei unilateraler Transplantation kann die Transplantatfunktion lageabhängig sein (bei Lungenemphysem kann es zur Überblähung der nativen Lunge mit Kompression des Transplantates kommen → Lagerung auf Emphysemseite).
- **Sonderfall „bilaterale Transplantation":** Patienten mit primär pulmonaler Hypertonie – hier ist die Überwachung des pulmonalarteriellen Blutdrucks von besonderer Bedeutung (abhängig von präoperativem Befund und rechtsventrikulärer Funktion).
  - *Achtung:* Liegt im Bereich der pulmonalarteriellen Anastomose(n) eine hämodynamisch relevante Stenose vor, kann der pulmonalarterielle Druck vor und nach der Anastomose erheblich differieren → Evaluation durch vorsichtiges Vorschieben des Pulmonaliskatheters unter radiologischer Kontrolle.

Maschinelle Beatmung

- **Grundsätzlich:** Die Suffizienz der Spontanatmung ist durch multiple Faktoren bedingt: Transplantatfunktion (Abstoßungsreaktion, Infektion, Bilanz), muskulärer Status des Empfängers, O_2-Bedarf (Fieber), neurologischer Status (Vigilanz). Spätestens 12 h postoperativ sollte bei regelrechter Transplantatfunktion und abgeklungener OP-Narkose ein Beatmungsmodus unter Erhalt der Spontanatmung gewählt werden (s. S. 165).
- **Extubationskriterien:** Spontanatmung über den Tubus bei einer Sauerstoffinsufflation von 2 – 5 l/min ist möglich (p_aO_2 s. u.); Atemfrequenz < 25/min (muskuläre Erschöpfung ist unwahrscheinlich); willkürliches Abhusten ist möglich (sonst Gefahr der Sekretretention).; s. auch S. 173.
- **Zielwert des arteriellen pO_2 vor und nach Extubation:** > 60 mmHg.
  - *Hinweis:* Bei der Interpretation arterieller Blutgasparameter ist eine präoperative Adaptation an erhöhte p_aCO_2 Werte zu beachten (z. B. bei terminalem Emphysem). Die Readaptation an Normalwerte kann Wochen benötigen.
- **Bei Kapillarlecksyndrom:** PEEP 10 mmHg; I : E = 1 : 1; druckkontrollierte Beatmung (Pmax 30 – 35 mmHg; s. S. 163).
- **Bei Transplantatinsuffizienz** ist meist eine Beatmung für 2 – 7 d erforderlich.
- **Bei reduziertem muskulärem Status** sollte anhand täglicher Spontanatmungsphasen vor der Extubation die Fähigkeit zur Spontanatmung eingeschätzt werden (*cave* der Patient darf sich nicht erschöpfen!). Bei anhaltender Muskelschwäche frühzeitig an neurophysiologische Diagnostik denken (s. S. 331).
- **Tracheotomie:** Indiziert, wenn aufgrund der Transplantatfunktion und/oder eines reduzierten Muskelstatus eine Entwöhnung von der maschinellen Beatmung innerhalb von 10 Tagen nicht möglich ist (→ Erleichterung der Spontanatmung beim wachen Patienten, verbesserte Bronchialtoilette, Vermeidung von Kehlkopfschäden und Druckläsionen durch Langzeitintubation).

Postoperative Transplantatinsuffizienz, -versagen

- **Definition:** Verminderung der Transplantatfunktion (individuell mit unterschiedlichem Schweregrad) während der Reperfusionsphase (bis zu 8 Stunden nach der Transplantation).
- **Ursachen:**
  - *Transplantat:* Schädigung durch Konservierung/Ischämie und Reperfusion, inadäquate Konservierung, Überschreiten der Ischämiezeit von 6 h, pathologische Veränderungen vor der Transplantation.
  - *Spender:* Lungenödem, pulmonale Infektion (insbesondere Aspirationspneumonie).
  - *Empfänger:* Pulmonale Hypertonie (Risikokonstellation bei primär pulmonaler Hypertonie des Empfängers).
  - *Operation:* Operationstrauma.
- **Klinik** (die Bandbreite reicht von klinisch bedeutungslosen Fällen bis hin zum Transplantat*versagen* (s. u.) in 5 – 10 % der Fälle):
  - Abnehmende Compliance des Transplantates.
  - Zunahme von Infiltrationen im Thorax-Röntgenbild .
  - Verminderung des Gasaustausches (Erhöhung des arterioalveolären Sauerstoffgradienten [$AaDO_2$], s. S. 49).
  - Auftreten eines Kapillarlecksyndroms mit Lungenödem, erheblicher pleuraler Drainage, intravasalem Volumenmangel.
- **Therapie der postoperativen Transplantatinsuffizienz:**
  - Restriktive Zufuhr kristalloider Lösungen.
  - *Cave:* Akutes Nierenversagen durch Hypovolämie!
  - Großzügig Erythrozytenkonzentrate transfundieren. Ziel-HK ca. 40 % (s. S. 188).
  - Lagerung des Empfängers in Bauchlage (Verminderung der intrapulmonalen Shunts in den dorsalen Lungenabschnitten).
  - *Druckkontrollierte Beatmung* mit hohem PEEP (10 – 15 mbar), I : E = 1 : 1, Spitzendruckwerte nicht > 35 mbar, gegebenenfalls permissive Hyperkapnie (s. S. 161; viele Empfänger sind an erhöhte pCO_2-Werte adaptiert).
- **Therapie des postoperativen Transplantatversagens** (= die Tranplantatinsuffizienz (s. o.) ist mit den oben genannten Maßnahmen nicht beherrschbar):
  - *Extrakorporale Membran-Oxigenierung (ECMO)* zur Überbrückung eines Lungenversagens (s. S. 176).
  - *Beatmung mit NO* (s. S. 51): In tierexperimentellen und ersten klinischen Einsätzen Erfolge durch 20 – 30 ppm NO (Verminderung des pulmonalarteriellen Druckes, Reduktion intrapulmonaler Shunts).
  - *Inhibition des Komplementsystems* (präventive Bedeutung): C_1-Esterase-Inhibitor-Konzentrat 100 – 150 IE/kg KG i. v.
  - *Surfactantsubstitution (?):* Studien weisen auf eine postoperative Surfactantdysfunktion hin → Vermeidung der invasiven ECMO-Behandlung durch Surfactantsubstitution?
  - *Hinweis:* Die postoperative Transplantatinsuffizienz ist selbstlimitierend. Nach Überbrückung der ersten 3-- 5 Tage nach Transplantation stellt sich meist eine Verbesserung der Funktion der Lunge ein.

27.2 Lungentransplantation

Immunsuppression

- **Induktionstherapie (optional):**
  - *Vorgehen* s. S. 287.
  - *Keine* Induktionstherapie bei erhöhter Wahrscheinlichkeit einer perioperativen Infektion: Bronchitis des Transplantates, Mukoviszidose als Grunderkrankung des Empfängers, CMV-Mismatch (s. S. 289).
- **Erhaltungstherapie:** Vorgehen s. S. 287. Abweichend werden in den ersten 6 Monaten nach Transplantation höhere Ciclosporinspiegel angestrebt (Minimumspiegel: 200 – 300 ng/ml).

Akute Abstoßungsreaktion

- **Grundlagen:**
  - Innerhalb von 5 Tagen sollte eine adäquate Transplantatfunktion spätestens erreicht sein (normale Blutgasparameter unter 1 – 4 l O_2/min bei Spontanatmung). Zu diesem Zeitpunkt sollte bei adäquatem Status der Atemmuskulatur und Infektfreiheit die Extubation erfolgt sein.
  - Kommt es nach der initialen Stabilisierungsphase 6 – 14 Tage nach Transplantation zu einer Transplantatinsuffizienz, ist eine Abstoßungsreaktion wahrscheinlich.
- **Klinik der Abstoßung:**
  - Beeinträchtigung des Gasaustausches: Erhöhter Sauerstoffbedarf, Tachypnoe, Orthopnoe, CO_2-Anstieg, Abnahme der Compliance des Transplantates.
  - Spirometrie: Restriktive Ventilationsstörung.
  - Zunehmende Infiltrate im Thorax-Röntgenbild: Meist in den Unterlappen beginnende retikuläre Infiltration.
- **Differentialdiagnose:**
  - Überwässerung des Patienten: Ausschluß durch tägliches Wiegen des Patienten, Bilanzieren von Ein- und Ausfuhr, Serum-Natrium.
  - Hypoproteinämie: Überwachung der Proteinkonzentration im Plasma.
  - Bakterielle oder virale Infektion.
  - ***Beachte:***
    - Das Transplantat besitzt keine Innervation, daher wird bronchiales Sekret nicht unwillkürlich abgehustet → bei bronchoskopischer Untersuchung auf Zeichen der Sekretretention achten!
    - Mikrobiologische Untersuchung einer bronchoalveolären Lavage (Direktpräparat, Kultur).
    - Ggf. transbronchiale Biopsie (nur aussagekräftig bezüglich einer akuten Abstoßung bei hoher Anzahl von Biopsien und diesbezüglich routiniertem Befunder; wird nur in wenigen Zentren durchgeführt).
    - Eine virale Infektion ist 6 – 14 Tage nach Transplantation unwahrscheinlich (Ausnahme: CMV-Mismatch, s. S. 289).
    - Eine bakterielle Pneumonie muß mikrobiologisch ausgeschlossen werden. Danach umgehende Therapie der Abstoßungsreaktion.
- **Therapie:**
  - *Kortikosteroide:* Methylprednisolonbulus 1000 mg i. v./d für 3 Tage.
  - *Begleitende CMV-Hyperimmunglobulingabe* bei CMV-Mismatch zusätzlich (s. S. 289).
  - *Therapie mit ATG oder OK-T3* (s. S. 287): Indiziert bei fehlender klinischer Besserung, erneut geprüften + ausgeschlossenen Differentialdiagnosen (s. o.), weiterer klinischer Progredienz und Steroidresistenz.

- Wird der Patient während der akuten Abstoßungsreaktion beatmungspflichtig (selten), ist die symptomatische Therapie der Transplantatinsuffizienz oder des Transplantatversagens erforderlich (s. S. 291).

Perioperative Infektionen

- **Ursachen:**
  - Beatmung des Organspenders vor der Organentnahme (Aspirationsgefahr, Infektion mit Hospitalkeimen).
  - Kontamination des Organes bei Explantation und Transport.
  - Infektion des Empfängers, besonders Besiedlung mit resistenten Keimen nach Antibiotikatherapie vorhergehender pulmonaler Infekte (besonders bei Mukoviszidose und terminalem Lungenemphysem).
  - Intraoperative Infektion, besonders bei Verwendung der Herz-Lungen-Maschine (Translokation von Darmbakterien) oder pleuritischen Verwachsungen.
  - Infektion während der postoperativen Beatmung unter Immunsuppression.
  - Reduktion der bronchialen Durchblutung distal der Bronchialanastomosen.
- **Diagnostik, Monitoring:**
  - Bronchoskopie und Gewinnung von Bronchialsekret *vor* Organentnahme.
  - Intraoperative Abstriche sowie Abstriche vom Transportmedium.
  - Mikrobiologische Kultur von Spender- und Empfängerbronchusresten.
  - Postoperative Bronchoskopie mit bronchoalveolärer Lavage.
  - Tägliche Bestimmung unspezifischer Entzündungsparameter: Blutbild (ggf. Differentialblutbild), C-reaktives Protein, maximale Körpertemperatur.
- **Prophylaxe, Therapie:**
  - *Konsequente operative Hygiene* bei Explantation und Transplantation sowie bei prä- und postoperativer Bronchoskopie. Konsequente Hygienemaßnahmen bei Mundpflege und endobronchialer Absaugung.
  - Eine postoperative Isolation des Empfängers ist *nicht* erforderlich, während der postoperativen Beatmungsphase sollte jedoch eine pflegerische Einzelbetreuung erfolgen.
  - *Ulkusprophylaxe* – trotz erhöhter Inzidenz pulmonaler Infekte!
  - *Antibiotikagabe* als kalkulierte Therapie bei allen Lungentransplantationen: Liegen Antbiogramme kürzlich behandelter Infektionen vor (z. B. Pseudomonasinfektion bei Mukoviszidose), sollten diese beachtet werden. Ansonsten: Dreifachkombination von Antibiotika für 4 Tage: z. B. Tobramycin (nach Spiegel; s. S. 250), Flucloxacillin 4 × 1 g i. v. (s. S. 247), Ceftazidim 3 × 2 g i. v. (s. S. 248).
  - *Antimykotikum:* Eine perioperativ auftretende bronchopulmonale Schimmelpilzinfektion (v. a. Aspergillus fumigatus) ist durch die Immunsuppression, die endobronchiale Verbindung zur Außenluft und die Minderperfusion der Bronchialschleimhaut des Transplantates eine große Gefahr → Itraconazol 100 mg/d p. o. für 4 Wochen für *alle* Patienten und wöchentliche Kontrollen des Aspergillus-AG-Titers.
  - *Ermittlung des CMV-Status von Spender und Empfänger.* Wöchentliche Kontrolle des CMV-AK-Titers und CMV-Early-Antigens (CMV-EA). Bei CMV-AK-Titer-Anstieg und CMV-EA-Nachweis mit entsprechender Klinik (Transplantatinsuffizienz, gastrointestinale Symptome, Fieber) → Ganciclovir 2 × 5 mg/kg KG/d i. v. (S. 259; ggf. Anpassung bei Niereninsuffizienz!) und CMV-Hyperimmunglobulin (s. S. 289).

27.3 Knochenmarktransplantation (KMT)

K. Kattenbeck

Grundlagen

- **Prinzip:** Eine Knochenmark-Suspension wird Patienten mit gestörter Blutbildung intravenös verabreicht. Die damit applizierten Stammzellen bilden in Knochen, Leber und Milz neue Blutbildungsherde.
- **Indikationen:** Leukämien, Non-Hodgkin-/Hodgkin-Lymphome, angeborene Immundefekte, Speicherkrankheiten, aplastische Anämie.
- **Formen der KMT:**
  - *Allogen:* HLA-identischer, immungenetisch fremder Spender.
  - *Autolog:* Eigenmaterial (*a)* Knochenmark oder *b)* Stammzellen aus dem peripheren Blut) wird retransfundiert.
  - *Syngen:* Homozygoter Zwilling als Spender.

Durchführung

- **Konditionierung** (Vorbereitung) der Empfänger im Vorfeld der KMT mittels Cyclophosphamid und/oder einer Ganzkörperstrahlentherapie (6 × 2 Gy). Ziel ist die Vernichtung leukämischer Blasten sowie die Zerstörung des Empfängerimmunsystems (Vorbeugung einer Transplantatabstoßung).
- Das Kochenmark des Spenders wird in Vollnarkose durch multiple Beckenkammbiopsien gewonnen und dem Empfänger über einen ZVK intravenös verabreicht (zuvor Aufbereitung des KM, z. B. Inkubation/Durchflußsäulen mit Antikörpern/ Komplement).

Komplikationen

- **Toxische Nebenwirkungen der Konditionierung:**
  - *Frühtoxizität:* Übelkeit, Erbrechen, Haarausfall, Mukositis, Diarrhö, Zystitis, Kardiomyopathie, hepatische Venenverschlußkrankheit mit Hepatomegalie, Ikterus und Aszites.
  - *Spättoxizität:* Impotenz, Wachstumsstörungen bei Kindern, sekundäre Malignome.
- **Infektionen:**
  - *Septische Infektionen:* Bakterien und Pilze, v. a. in den ersten 3 Wochen der aplastischen Phase der KMT.
  - *Opportunistische Infektionen,* z. B. Zytomegalievirus, interstitielle Pneumonien.
- **Graft-versus-host-Reaktion (GvhR):**
  - *Akut (innerhalb der ersten 3 Monate nach KMT):*
    - Übertragene immunkompetente Zellen bilden gegen den Empfänger (host) gerichtete Antikörper, welche eine zelluläre Immunreaktion auslösen → Sekundärreaktion mit Schädigung der Haut (Dermatitis), Leber (Hepatitis), Darm (Enteritis).
    - Klinik: Durchfall, Fieber, Hautveränderungen, Schleimhautblutungen, Leberschäden, Anämie, Leukopenie, Thrombopenie und Kachexie.
    - Prophylaxe: Ciclosporin A, Methotrexat, Bestrahlung von Erythrozyten- oder Thrombozytenkonzentraten vor deren Transfusion (s. u.).
  - *Chronisch (später als 100 Tage nach KMT):*
    - Klinik: Ähnlich wie Kollagenose → Sicca-Syndrom, Hautveränderungen, Leber- und Darmbeteiligung.
    - Therapie: Prednisolon, Azathioprin, (andere Immunsuppressiva).

- **Transplantatabstoßung** – Ursachen:
  - Sensibilisierung des Empfängers durch Transfusionen vor der KMT (Transfusionen nur dann, wenn unbedingt notwendig und dann mit Leukozytenfiltern; Familienmitglieder als mögliche KM-Spender ausschließen!).
  - Unzureichende Konditionierung.
  - Unzureichende Anzahl von Stammzellen im transplantierten Knochenmark.

Intensivtherapie nach KMT

- **Keimarme Umgebung, Isolation** (in einer sog. gnotobiotischen [= „keimfreien"] Einheit): Für 2–4 Wochen (so lange dauert es gewöhnlich, bis die ersten Blutzellen gebildet werden) strenge Hygienemaßnahmen → Isolation in keimarmen Räume, keimfreies Essen, sterile Bettwäsche, Oberflächendesinfektion 2 ×/d, eigene Toilette, Schleusenzimmer, kein Zähneputzen.
- **Infektionsprophylaxe, Antibiose** (s. S. 237 ff):
  - *Selektive Dekontamination* aller Körperöffnungen durch lokal wirksame Antibiotika und -mykotika:
    - Polyvidon-Jod- oder Chlorhexidin-Mundspülungen.
    - Hautfalten (Anal-/Genitalregion, Axillae) mit Polyvidon-Jod.
    - Ggf. Amphotericin B lokal im Bereich von Rektum, Vagina (Ovula).
  - *Parenterale Zugänge vermeiden,* wenn möglich entfernen.
  - *Leukozytenstimulation,* z. B. G-CSF.
  - *Aciclovir* (S. 257) 5 × 200 mg/d p. o.
  - *Antibiotische Therapie:*
    - Regelmäßig Blukulturen: Primär gezielte Therapie (s. S. 237) anstreben. Bei Fieber > 24 h auch bei negativem Keimnachweis mit systematischer Antibiose beginnen (= kalkulierte Therapie; s. S. 237).
    - Kalkulierte Therapie (s. S. 237): Initial Pseudomonas-wirksames Aminoglykosid (S. 249) + Carboxycillin. Bei hierunter weiterhin negativen Blutkulturen und persistierendem Fieber auf Cotrimoxazol (S. 254) oder Amphotericin B (S. 256) umstellen
    - Breitbandantibiose bis zu einer Granulozytenzahl von 200/μl fortgeführen, auch wenn die Infektion klinisch inapparent ist.
- **Substitution von Blutprodukten:**

  Achtung: Alle Blutprodukte müssen vor der Transfusion mit 1,5 Gy bestrahlt + durch ein Leukozytenfilter gegeben werden, um alle immunkompetenten Leukozyten zu zerstören!
  - *Thrombozyten* bei Thrombozytopenie < 20 000/μl + Petechien/Blutungen. Ziel-Wert für die Transfusion = 20 000/μl. Thrombozytenaggregationshemmer absetzen!
  - *Erythrozyten* bei einem Hämatokrit < 25 %.
  - *Granulozyten* bei granulozytopenischen Patienten mit therapierefraktären Infektionen.

27.4 Intensivtherapie nach Lebertransplantation

E. R. Kuse

Grundlagen

- Die Lebertransplantation ist die zweithäufigste Transplantation solider Organe. Sie erfolgt als orthotope Transplantation oder in Ausnahmen als auxilliäre Transplantation.
- **Indikationen:** Die chronische Einschränkung oder der akute Ausfall der Organfunktion führt zu einer erheblichen Beeinträchtigung der Lebensqualität oder vitalen Bedrohung des Patienten + alle anderen therapeutischen Möglichkeiten sind ausgeschöpft.
- **Indikationsgruppen:**
  - Zirrhose (infektiöser oder nicht-infektiöser Genese).
  - Tumoren (vorwiegend primär hepatozelluläres Karzinom).
  - Akutes Leberversagen (auch als Transplantatversagen).
  - Stoffwechselstörungen.

Präoperative Versorgung

- Die Vorbereitung entspricht der großer operativer Eingriffe (s. S. 260). Wichtig sind hierbei v. a. latente oder manifeste Infektionserkrankungen (ca. 30% der Zirrhotiker entwickeln eine spontane bakterielle Peritonitis), die eine Kontraindikation für die Transplantation darstellen.
- Durch intermittierende Ösophagusvarizenblutungen sind gelegentlich schon vor Narkosebeginn Transfusionen erforderlich (*Ziel-Hb:* ≥ 9,0 g/dl).

Postoperative Überwachung

- Immer Intensivtherapie! Die Nachbeatmung ist nicht zwingend erforderlich (bei nicht-dystrophen Patienten [meist Tumorpatienten] und offensichtlich guter Transplantatfunktion kann die Extubation zum Ende der OP erfolgen).
- **Postoperative Diagnostik:**
  - Thoraxröntgenaufnahme: Erguß, Atelektase?.
  - Vitalparameter überwachen (inkl. Pulmonalisdruck).
  - Dopplersonographisches Monitoring der Pfortader, Lebervene und Leberarterie direkt post-OP und bei jeder irregulären Leberenzymveränderung (v. a. bei unklarem sekundärem GLDH-Anstieg).
  - Monitoring des Ischämieschadens: GOT, GPT, GLDH, Bilirubin.
  - *Frühe Einschätzung der Transplantatfunktion:*
    - Verlauf der Serum-Laktat-Konzentration: Ansteigende Werte weisen auf Dysfunktion hin.
    - Ketonkörper-Ratio (Acetoacetat/3-Hydroxybutyrat):
< 0,4 → Hinweis auf *i*nitiale (Transplantat-)*N*icht-*F*unktion (INF).
0,4 – 0,7 → Transplantatfunktion unsicher.
> 0,7 → Anhalt für gute initiale Transplantatfunktion.
    - Synthese von Gerinnungsfaktoren (hier speziell Faktor V).
  - Überwachung der Urinausscheidung.
- **Laborüberwachung:**
  - Blutgasanalyse *alle 4 – 6 Stunden.*
  - *2 × täglich:*
    - Gerinnungsanalysen (inkl. Faktor II, Faktor V, AT III).
    - Bilirubin und Leberenzyme, ab dem 3. Tag 1 × täglich GOT, GPT, GLDH.

- *1 × täglich:*
  - Elektrolyte (inkl. ionisiertem Kalzium, Phosphat und Magnesium).
  - Kreatinin und Harnstoff.
  - Procalcitoninspiegel.
  - Ciclosporin-A-Spiegel bzw. FK506-Spiegel (als Tal-Spiegel; arteriell abnehmen oder nach frischer Venenpunktion!).
- Engmaschige Blutzuckerkontrollen: Hypoglykämie bei INF (selten), Hyperglykämie durch Prednisolon im Rahmen der Immunsuppression.
- Gesamteiweiß und Albuminspiegel *alle zwei Tage.*

➤ **Mikrobiologisches Monitoring:** 1 × wöchentlich bei unkomplizierten Verläufen (sonst nach Bedarf), Blutkultur bei jedem Fieberanstieg > 37,8 °C.

➤ **Virologisches Monitoring:** 2 × wöchentlich CMV-pp65, sonstiges Screening 1 × wöchentlich, Hepatitisserologie (bei Transplantations-Indikation Hepatitis B: HB-Antigen, HB-Antikörper während der ersten zwei Wochen täglich, danach 2 × wöchentlich, Antikörper-Titer muß > 200 U/l sein).

Postoperative Therapie

➤ **Basismaßnahmen:**
- Hypothermie? → Wärmedecken bis zur Normothermie (vgl. S. 577).
- Streßulkusprophylaxe (unbedingt erforderlich!)
- Fortführung der Immunsuppression nach Klinik-spezifischem Schema.

➤ **Beatmung:**
- Eine Nachbeatmung ist nicht in jedem Fall zwingend erforderlich, häufig jedoch nicht vermeidbar (z. B. bei langer OP-Dauer, Hypothermie, Kreislaufinstabilität oder Oxygenierungsproblemen).
- Nach der Transplantation PEEP initial nicht höher als 8 mbar, um die Transplantatfunktion nicht negativ zu beeinflussen.

➤ **Volumenersatz:**
- *Steuerung* nach hämodynamischen Parametern (Verlauf von PAP, PCWP und ZVD), Urinausscheidung und nach dem Schweregrad des intraoperativ festgestellten Transplantatödems.

  Hinweis:
  - Ein Zuviel an Volumen kann sich ebenso nachteilig auf das Transplantat auswirken (Ödem ↑, venöser Abstrom durch hohen ZVD ↓) wie ein Zuwenig (hämodynamische Instabilität, Transplantatperfusion ↓).
  - Nur laktatfreie Infusionslösungen verwenden (*cave* unzureichende hepatische Laktataufnahme und -metabolisierung)!
- *Bei Thrombozytopenie* (bei Leberzirrhose häufig < 50 000/μl) ist der Einsatz von Hydroxyäthylstärkekritisch zu prüfen (ggf. Zunahme einer thrombozytär bedingten Blutungsneigung durch „coating" der Thrombozyten).

➤ **Postoperative Gerinnungsstörungen:**
- *FFP (fresh frozen plasma)-Substitution:* Indiziert bei unzureichender Synthese von Faktor V bei initialer Transplantatdysfunktion (bei Faktor V-Konzentration > 25 % ist keine FFP-Gabe notwendig).
- *PPSB-Substitution:*
  - Indikation: Mangelnde Synthese des Prothrombinkomplexes (Faktor II, VII, IX, X).
  - Diagnose: Quick-Wert und Aktivität der Faktoren stark erniedrigt.
  - Ziel: Quick > 50%. Dosisbedarf (in IE) = Ziel-Quick – Ist-Quick × kg Körpergewicht (s. S. 191).

- *AT III-Substitution:* Indiziert bei AT III-Konzentrationen < 60% (Bei AT III-Mangel droht eine Thrombose des Transplantats, die früh postoperativ immer zum Transplantatverlust führt). Siehe S. 192.
- *Thrombozyten-Substitution:*
  - Indikationen: *a)* Immer bei Thrombozytopenie < 20000/µl; *b)* bei Konzentrationen zwischen 20000 und 50000/µl nur bei klinisch manifester Blutungsneigung.
  - Da viele der lebertransplantierten Patienten unter einem Hypersplenismus leiden, sollte die Wirksamkeit der Thrombozytentransfusion in jedem Fall durch Blutbildkontrollen geprüft werden (1-Stunden-recovery = Thrombozytenkonzentration 1 h nach Transfusion).

➤ **Ernährung:**
- *Energiebedarf:* Nach orthotoper Lebertransplantation während der ersten 14 Tage 30 – 34 kcal/kg KG/d.
- *Parenterale Ernährung:*
  - Beginn am 1. postoperativen Tag mit Glukose (Hälfte der angestrebten Non-Protein-Kalorien) und Aminosäuren.
  - Unter Beachtung des Triglyzeridspiegels ab dem 3. postoperativen Tag Fettemulsionen. Das Verhältnis Glukose ÷ Fett sollte zwischen 40 ÷ 60 und 50 ÷ 50 liegen. MCT/LCT-Fettemulsionen sind wegen der geringeren Beeinflussung der RES-Funktion des Transplantats besser geeignet als LCT-Fettemulsionen.
- *Frühestmöglich mit enteraler Ernährung beginnen.* Nach Möglichkeit sollte bereits intraoperativ unter manueller Kontrolle eine Dünndarmsonde eingelegt werden.

➤ **Antibiotikaprophylaxe:**
- *Dauer einer perioperativen Antibiotikaprophylaxe:* < 24 – 48 h. Parameter sind individuelle Erfordernisse (z. B. Cholangitis bei primär sklerosierender Cholangitis, abgelaufene spontane Peritonitis bei Leberzirrhose) und aktuelle Resistenzentwicklungen auf der einzelnen Intensivstation.
- *Selektive Darmdekontamination (SDD):* In der Regel für 14 – 21 d. *Beispiel:* 4 × täglich oral Colistinsulfat 2 Mio. IE (= 96 mg) + Amphotericin B 600 mg.

Typische Komplikationen

➤ **Infektionen** (häufigste Todesursachen nach Lebertransplantation):
- *Bakteriell* bei ca. 40% der Patienten mindestens eine bakteriell bedingte Infektepisode → Antibiotische Therapie s. S. 242 ff.
- *Zytomegalievirus* bei 20% (Neuinfektion oder Reaktivierung).
- *Pilzinfektionen:* Insgesamt bei 12 – 15% (v. a. Candida; Aspergillosen nur bei 1 – 2% der Patienten).

➤ **Abstoßung:**
- *Häufigkeit:* 25 – 30% der Patienten zeigen eine akute Abstoßungsreaktion während der ersten 14 Tage nach Lebertransplantation.
- *Klinik:* Erstes Anzeichen der Abstoßung ist fast immer Fieber! Weitere Symptome: Allgemeines Krankheitsgefühl, Appetitlosigkeit, Oberbauchbeschwerden.
- *Diagnostik:*
  - „Goldstandard“: Leberbiopsie (letale Komplikationen bei 0,2 – 1,2%).
  - Alternativ: Transkutane Aspirationszytologie und Berücksichtigung der Transaminasen, des Bilirubins, der Entwicklung des Procalcitonin-Spiegels sowie des klinischen Bildes.

- *Therapie*: Methylprednisolon (z. B. Urbason) 1 × 500 mg/d i. v. über drei Tage. Bei weiterem Anstieg von Bilirubin und/oder Transaminasen Re-Biopsie. Bei weiterhin bestehender Abstoßung Umstellung auf Tacrolimus, bei vaskulärer Abstoßung OKT3 (5 mg/d über sieben Tage).

➤ **Nierenversagen:**
- *Manifestationsformen* (Inzidenz nach LTX: 15 – 20%): Prärenales Nierenversagen, toxisches Nierenversagen (Ciclosporin, FK506 = Tacrolimus, Amphotericin B) oder in Kombination bei vorbestehendem hepatorenalem Syndrom.
- *Therapie:* I.d.R. Hämofiltration (CVVH oder CAVH) als extrakorporales Nierenersatzverfahren (s. S. 231).

➤ **Kardiovaskuläre Komplikationen** sind selten. Ausnahme ist die Lebertransplantation bei Amyloidose mit einer perioperativen Letalität von 20% infolge kardialer Komplikationen.

➤ **Blutungskomplikationen:** Bei 10 – 20% der Patienten sind wegen Blutungen früh postoperativ Revisionen notwendig.

➤ **Thrombose der A. hepatica oder der V. portae** mit sekundärem Transplantatversagen: Selten, stellt aber eine so schwerwiegende Komplikation dar, daß frühzeitig die Indikation zur Retransplantation gestellt werden muß. Die lokale Lysebehandlung mit rt-PA erscheint erfolgversprechend. Bei Budd-Chiari-Syndrom als Grunderkrankung sofort postoperativ Voll-Heparinisierung (*Ziel-PTT:* 80 ± 5 Sekunden).

Prognose

➤ 1-Jahres-Patientenüberlebensrate: 80 – 90%.
➤ 1-Jahres-Transplantatüberlebensrate: 80%.
➤ Frühe Retransplantationen bei ca. 8 – 10% durch initiale Nichtfunktion (INF) des Transplantats.

27.5 Intensivtherapie nach Nierentransplantation

E. R. Kuse

Grundlagen

- Indikation zur Nierentransplantation ist die terminale Niereninsuffizienz.
- Die Transplantation des Spenderorgangs erfolgt mit wenigen Ausnahmen in die Fossa iliaca unter Anastomisierung der Transplantatgefäße mit den Iliakalgefäßen des Empfängers. Der Ureter des Transplantats wird in die Blasenwand implantiert.

Präoperative Versorgung

- **Allgemeine Operationsvorbereitung:** Labor, EKG, Blutgruppe, Rö-Thorax, Nüchternheitsgebot usw.; vgl. S. 260.
- **Dialyse** bei Serum-K^+-Konzentration > 5,4 mmol/l oder bei Anhalt für Überwässerung (→ s. S. 222).
- **Beckenübersichtsaufnahme** bei anamnestischen oder klinischen Hinweisen auf eine arterielle Verschlußkrankheit (arteriosklerotische Veränderungen können eine erfolgreiche Transplantation verhindern).
- **Ausschluß von Kontraindikationen** für eine Nierentransplantation: Infektionserkrankungen oder maligne Erkrankungen zum Zeitpunkt der Transplantation.

Postoperative Versorgung

- **Indikationen für eine intensivstationäre Nachbetreuung:**
  - Schwerwiegende Begleiterkrankungen.
  - Ausgeprägte Hypertonie.
  - Postoperatives polyurisches Nierenversagen.
  - Immunsuppressive Therapie mit OKT3.
- **Überwachung:**
  - *Monitoring:* Blutdruck, EKG, Pulsoxymetrie, ZVD, Kontrolle der Elektrolyte (v. a. Kalium).
  - *Ausreichenden Perfusionsdruck* sicherstellen.
  - *Diurese überwachen* (30% der Transplantate haben keine Primärfunktion, diese kann aber durch stimulierte Restdiurese vorgetäuscht werden. Plötzlicher Diureseeinbruch bei guter Primärfunktion ist fast immer durch Komplikationen wie Urinleck oder Thrombose bedingt).
  - *Genaue Bilanzierung* von Einfuhr und Ausfuhr.
  - *Dopplersonographische Kontrolle der Transplantatgefäße* innerhalb der ersten Stunde postoperativ (die venöse Thrombose ist die häufigste Gefäßkomplikation! → dopplersonographisch als Pendelfluß der Transplantatarterie zu erkennen).
- **Therapie:**
  - *Immunsuppression* nach Klinik-spezifischem Schema (beinhaltet meist Prednisolon und Ciclosporin A → BZ-Kontrollen alle 4 – 6 h, Kontrolle der Ciclosporin-A-Spiegel 3 × wöchentlich in den ersten zwei Wochen).
  - *Perioperative Antibiotikaprophylaxe* als „single-shot" oder maximal für 24 h.
  - *Großzügige Flüssigkeitssubstitution* (Ziel: ZVD 8 – 12 mmHg). Ausnahmen: Schwere Herzinsuffizienz, Therapie mit OKT3 zur Immunsuppression. Bei initialer Transplantatdysfunktion zunächst K^+-freie Infusionslösungen verwenden.
  - *Ulkusprophylaxe* (Stress, Kortikoidtherapie).
  - *Oropharyngeale Pilzprophylaxe* mit Amphotericin-B-Lutschtabletten oder Nystatinsuspension.
  - *Thromboseprophylaxe* mit Heparin.

27.5 Intensivtherapie nach Nierentransplantation

Typische Komplikationen

- **Initiale Transplantatdysfunktion** – *Vorgehen:*
  - *Dopplersonographie* zum Ausschluß einer Thrombose der Transplantatgefäße.
  - *Volumenmangel ausschließen bzw. behandeln,* großzügige Flüssigkeitssubstitution.
  - *Urinleck ausschließen (s. u.).*
  - *Nuklearmedizinische Untersuchung* auf Transplantatperfusion und Funktion bei weiterhin unklarer Situation .
  - *Nierenbiopsie* (nach 6 – 8 Tagen) zum Ausschluß einer Abstoßungsreaktion.
  - *Ciclosporin-A-Toxizität vermeiden* → Plasma-Konzentrationen 180 – 220 ng/ml (Tal-Spiegel) nicht überschreiten! Ggf. Dosisreduktion durch Kombination mit anderen Immunsuppressiva (z. B. Mycophenolatmofetil [CellCept]).
- **Urinleck:**
  - *Häufigkeit* ca. 5%.
  - *Ursachen:* Insuffizienz der Blasenanastomose oder distale Ureternekrose.
  - *Diagnostik/Diagnose:* Körperliche Untersuchung, Sonographie, ggf. auch durch nuklearmedizinische Untersuchung.
  - *Therapie:* Operative Revision.
- **Harnverhalt:**
  - *Ursachen:* Ureterstenose, Blasentamponade durch Blutung, extrarenale Nachblutung ins Transplantatlager mit Kompression des Ureters.
  - *Diagnostik:* Klinik (Oligo-/Anurie, Schmerzen), Sonographie.
  - *Vorgehen:* Operative Revision.
- **Abstoßung:**
  - *Häufigkeit:* 20 – 30% der Patienten während der ersten 30 postoperativen Tage.
  - *Erstes Anzeichen:* Rückgang der Diurese und/oder Anstieg der Kreatininkonzentration im Serum.
  - *Diagnostik/Diagnose* durch Transplantatbiopsie.
  - *Therapie:*
    - Methylprednisolon (z. B. Urbason) 1 × 500 mg über drei Tage.
    - Bei Rückgang der Serum-Kreatinin-Konzentration und Zunahme der Diurese Rückkehr zum ursprünglichen Schema der Immunsuppression.
    - Bei weiterem Kreatininanstieg Re-Biopsie nach zwei Tagen.
    - Bei vaskulärer Abstoßung Behandlung mit OKT3 (5 mg/d über sieben Tage), sonst Umstellung auf Tacrolimus (= FK 506).

28.1 Todesfeststellung, Todesbescheinigung

J. M. Hahn

Feststellung des Todes

- **Unsichere Todeszeichen:**
  - Bewußtlosigkeit.
  - Pulslosigkeit.
  - Atemstillstand.
  - Weite reaktionslose Pupille
  - Blässe.
  - Abkühlung.
- **Erste sichere Todeszeichen:**
  - *Totenflecke* (*Livores*): Rotviolette Flecken durch Absinken des Blutes in die tiefer liegenden Körperabschnitte; meist $^1/_2$– 1 h nach Todeseintritt.
  - *Totenstarre:* 4 – 12 h nach Todeseintritt beginnende Muskelstarre durch Abbau von ATP (Unterkiefer → Hals → Nacken → weitere Peripherie).
- **Hirntodbestimmung:** Alle Maßnahmen und genaues Vorgehen s. S. 303.

Todesbescheinigung (Leichenschauschein)

- **Leichenschau** (unbekleidete Leiche): Der Arzt muß mindestens ein sicheres Todeszeichen feststellen (vgl. Hirntod s. S. 303).
- **Übliches Schema:**
  - Personalien.
  - Todesfeststellung.
  - Todeszeitpunkt.
  - Todesart/Todesursache.

  → *Beispiel:*
    - Kardiogener Schock.
    - *Folge von:* Myokardinfarkt.
    - *Ursächliche Grunderkrankung:* Koronare Herzkrankheit.
- Bei völlig unklarer Todesursache bzw. bei Verdacht auf unnatürliche Todesursache polizeiliche Anzeige erstatten bzw. Staatsanwaltschaft informieren.
- Bei übertragbarer Krankheit (nach Bundesseuchengesetz) Amtsarzt/örtliches Gesundheitsamt informieren.
- Bei Ärzten im Praktikum sollte die Leichenschau unter Aufsicht eines vollapprobierten Kollegen erfolgen und die Todesbescheinigung sowie der Leichenschauschein gegengezeichnet werden.

E. Rickels

Grundlagen

- **Definition:** Der Hirntod ist Folge des irreversiblen Ausfalls der gesamten Hirnfunktion. Er ist mit dem Tod des Individuums gleichzusetzen und stellt keine besondere Todesform dar. Der Hirntod tritt nur deshalb als Phänomen auf, weil in der Intensivmedizin durch die Beatmung die Erhaltung von Herzaktion und Kreislauf ohne Hirnfunktion möglich ist.
- **Hirntoddiagnostik:** Die Untersuchungen zur Feststellung des völligen und irreversiblen Hirnausfalls sollen durch Ärzte erfolgen, die vom Transplantationsteam unabhängig sind. Zur rechtlichen Absicherung und bei jeder Organspende sollte das „Protokoll zur Feststellung des Hirntodes" der Bundesärztekammer verwendet werden.
- Zur allgemeinen Todesfeststellung s. S. 302.

Ausschlußdiagnostik, Voraussetzungen für die Hirntoddiagnostik

- **Intoxikation?**
  - *Toxikologisches Screening,* um das Ausmaß eines Konsums von sedierenden Medikamenten oder Drogen/Alkohol zu objektivieren. Benzodiazepine und Barbiturate haben teilweise eine lange Eliminationshalbwertszeit; bei manchen Substanzen sind auch die Metabolite pharmakologisch wirksam.
  - *Quantitative Messungen* zur Bestimmung der Plasmakonzentrationen, da auch unterhalb von toxischen oder therapeutischen Konzentrationen eine Beeinflussung des EEGs nicht ausgeschlossen werden kann. Die Plasmakonzentrationen, bei denen eine EEG-Diagnostik für zulässig gehalten wird, variieren in den verschiedenen Zentren.
- **Neuromuskuläre Blockade?** Im Zweifelsfall muß das Abklingen der Wirkung von Muskelrelaxanzien abgewartet werden.
- **Hypothermie?** Unterhalb von 35 °C Körpertemperatur ist eine neurologische Untersuchung nicht verwertbar.
- **Metabolisches, endokrines Koma?** Hypo- oder Hyperglykämie (S. 410); Urämie; Leberausfallkoma (S. 484); Addison-Krise (S. 420), thyreotoxisches Koma (S. 414)?
- **Schock?** Die neurologische Untersuchung setzt die Möglichkeit der suffizienten Perfusion des Hirns voraus. Ein RR_{syst} von etwa 100 mg ist dabei mindestens zu fordern.

Klinische Untersuchung

- **Koma-Feststellung:** Keine Erweckbarkeit auf Schmerzreize; vgl. S. 505.
- **Ausfall der Hirnstammreflexe:**
  - *Pupillen:* Beidseit weit oder mittelweit, die Lichtreaktion fehlt.
  - *Beidseits nicht auslösbar:* Okulo-zephaler Reflex (→ bei Kopfwendung liegen die Bulbi starr in der Augenhöhle); Korneal-Reflex; Trigeminus-Schmerzreiz-Reaktion; Pharyngeal- und Trachealreflexe (Prüfung durch Reize im Pharynx, Wackeln am Tubus, tiefes Absaugen).

  Achtung: Nur der Gesichtsbereich bis zum Tragus ist durch den N. trigeminus sensibel innerviert. Die Ohrläppchen werden wie der übrige Körper über das Rückenmark versorgt. Hier ausgelöste Schmerzreaktionen sind keine Hirnstammreaktionen und können rein spinale Antworten sein.

28.2 Hirntod

- **Apnoe-Test:** Ausfall der Spontanatmung bei Anstieg des p_aCO_2 über 60 mmHg. *Durchführung:* Zuerst 6 Liter O_2/min über eine Sonde in den diskonnektierten Tubus zuführen (= O_2-Aufsättigung, um Hypoxämien zu verhindern). Mit wiederholten Blutgasanalysen den p_aCO_2-Anstieg ohne Einsetzen der Spontanatmung dokumentieren.

Irreversibilitätsnachweis

- **Nachweismethoden:** *a)* Wiederholung der klinischen Untersuchung oder *b)* ergänzende technische Untersuchung.
- **Erneute klinische Untersuchung:**
  - *Indikation:* Immer dann, wenn apparative Verfahren nicht möglich sind (z.B. bei subtherapeutischen, aber möglicherweise das EEG beeinflussenden Plasmakonzentrationen zentral dämpfender Pharmaka) und bei Kindern und Neugeborenen.
  - *Zeitpunkt der Wiederholungsuntersuchung:*
    - Erwachsene und Kinder ab dem 3. Lebensjahr bei primärer supratentorieller Schädigung: Wiederholung nach 12 Stunden.
    - Erwachsene und Kinder ab dem 3. Lebensjahr bei sekundärer supratentorieller Schädigung: Wiederholung nach 72 Stunden.
    - Kinder unter 3 Jahren: Untersuchung und apparative Diagnostik initial und nach 24 Stunden (EEG-Verlaufskontrolle).
    - Früh-/Neugeborene (bis 4. Lebenswoche): Untersuchung und apparative Diagnostik initial und nach 72 Stunden (EEG-Verlaufskontrolle).
- **Apparative Ergänzungsuntersuchungen:**
  - *EEG:* Null-Linie (isoelektrisch) unter maximaler Verstärkung über 30 min.
  - *Akustisch evozierte Hirnstammpotentiale (AEP)* beidseits nicht auslösbar (*cave:* Eventuell vorbestehende beidseitige Taubheit ausschließen!).
  - *Medianus-SEP* bei hochzervikaler und zervikaler Ableitung beidseits erloschen.
  - *Zerebraler Zirkulationsstillstand* – Feststellung durch:
    - Transkranielle Dopplersonographie einschließlich der A. basilaris (Pendelfluß).
    - *Oder:* Perfusionsszintigraphie.
    - [*Oder:* Zerebrale Angiographie – sicherste Methode, da aber der Patient keinen Nutzen aus der Untersuchung ziehen kann wegen der Gefährdung durch Kontrastmittel und Transport, nur im Rahmen einer Therapieentscheidung anwendbar.]

→ Aufgrund des klinischen und apparativen Befundes wird der Tod des Patienten festgestellt → möglicherweise Organspende? → s. S. 305.

J. Neuberger

Untersuchungen beim Spender

- Zustimmung zur Organspende?
- Infektions-Screening (Serologie): Lues, HIV, Hepatitis, CMV.
- Blutgruppe, Rh-Faktor, HLA-Typisierung.
- Komplettes Routinelabor.
- Sono (Abdomen, Nieren): Organgröße, Auffälligkeiten?
- Ausschlußkriterien?: *Allgemein:* Sepsis/generalisierte Infektion (HIV; HBV-/HBC-Infektion), Malignom (außer Haut- + Hirntumoren), prolongierter Schock, Drogenmißbrauch in der Vorgeschichte; *speziell* s. Tab. 59.

Organerhaltende Maßnahmen beim Spender

- **Beatmung:** Normoxämie anstreben, *cave* hohe F_iO_2- (> 0,5) und PEEP-Werte.
- **Hämodynamik → Volumentherapie:**
  - Isotone oder halbisotone NaCl-Lösung (ggf. HES, Albumin); Monitoring durch arteriellen Mitteldruck → Ziel: 70–80 mmHg; Ziel-ZVD: > 10 cm H_2O.
  - Bei Polyurie mit erheblichem Volumenbedarf ggf. Desmopressin 2–4 µg s.c./i.v. (Ziel ist die Vermeidung von schweren Elektrolytstörungen).
- **Hämodynamik → Katecholamine:**
  - Immer Dopamin niedrig dosiert (2 µg/kg KG/min) als „Nierendosis".
  - Zusätzlich Dobutamin (s. S. 658), wenn Dopamin + Volumen nicht ausreichen.

Cave: Katecholamine mit vorwiegend α-adrenerger Wirkung (Noradrenalin, Adrenalin) → Nieren- und Leberdurchblutung ↓ mit evtl. Organschäden.

- **Azidose:** Meist metabolische Azidose → Azidose-Korrektur s. S. 445.
- **Hypothermie < 35 °C:** Heizmatten und/oder vorgewärmte Infusionslösungen.
- **Hyperthermie > 38,5 °C:** Physikalische Maßnahmen (evtl. Metamizol; s. S. 136, S. 680).

Tabelle 59 Organspende – spezielle Ausschlußkriterien (nach Largiadèr 1999)

Organ (Altersgrenze)	Ausschlußkriterien
Niere (jedes Alter)	rezidivierender Harnwegsinfekt, renaler Hypertonus, generalisierte Arteriosklerose, Oligoanurie, Anstieg der harnpflichtigen Substanzen unter Kreislaufunterstützung und Infusionstherapie
Leber (< 65)	Alkoholanamnese, Hepatitis, Medikamentenintoxikation, schweres Lebertrauma, Fettleber, protrahierter Schock, Oligoanurie, Azidose, Transaminasen > 100 U/l ohne Rückbildungstendenz
Herz (< 65)	(intraoperativ tastbare) Koronarsklerose, Kammerflimmern vor Kardioplegie, schlechte myokardiale Funktion, Klappenvitium
Lunge (< 55)	pulmonale Vorerkrankungen, Thoraxtrauma, Raucheranamnese, pulmonales Infiltrat, Aspiration
Pankreas (< 50)	(s. *Leber*), Amylasämie, Diabetes mellitus, Trauma, Operationen im Oberbauch, Reanimation

28.3 Organspende

Wichtige Adressen

- Regionaler Transplantationsbeauftragter: ☎ ______________________ .
- **Eurotransplant** (für Organaustausch innerhalb Belgien, Deutschland, Luxemburg, Niederlande, Österreich): Eurotransplant Foundation; P.O. Box 2304; NL-2301 Leiden, The Netherlands; Tel. (071) 71795795; Fax (071) 71790057.
- **Nationale Tranplantationszentren – Internet-Adressen** (hier können Sie die regionalen Adressen + Telefonnummern finden):
  - Deutschland, Österreich, Schweiz: *www.pabst-publishers.de/tx-centers/*
  - Eurotransplant-Website (Länder s.o.): *www.transplant.org*

H. Ruschulte

Grundlagen

- Risikopatienten: Aktive bekennende und „stille", aber auch „trockene" Alkoholkranke.
- Anders als im Opiatentzugsdelir, welches mit erneuter Opiatgabe in seinem Verlauf aufgehalten werden kann, gibt es im Alkoholentzug einen „point of no return", ab dem das Delir weder medikamentös noch mit Alkoholsubstitution mehr abzuwenden ist.
- Eine primär nicht für einen Alkoholentzug vorgesehene intensivmedizinische Behandlung, beispielsweise nach größeren Operationen, kann kaum „nebenbei" einen erfolgreichen Alkoholentzug gewährleisten. Zudem können bei einer akuten Delirerkrankung schwerwiegende Komplikationen mit erhöhter Mortalität vorkommen.

Klinik des drohenden Delirs

- **Organisch:** Schwitzen, Durst, Tremor, Tachykardie, Tachypnoe, Hypertonie, erhöhte Körpertemperatur.
- **Psychisch:** Unruhe, Aggressivität, Herumnesteln, Halluzinationen, gesteigerte Suggestibilität.

Diagnostik und Differentialdiagnose

- **Anamnese:**
  - *Suchtverhalten:* Alkoholmenge, Dauer der Abhängigkeit, aktueller oder ehemaliger Alkoholabusus, Politoxikomanie?
  - *Alkoholassoziierte Begleiterkrankungen:* Leberzirrhose, Alkoholhepatitis, Anämie, Kardiomyopathie, degenerative ZNS-Erkrankungen, Hypopharynx-Karzinom, frühere Entzugssyndrome?
- **Körperliche Untersuchung:** Verhalten (häufig Dissimulieren, Scham, Angst), Stigmata des Alkoholkranken (Foetor [Alkohol, foetor hepaticus], Hepatomegalie, Bauchglatze, Caput medusae), Hinweise auf Alkoholpolyneuropathie?
- **Sonographie oder Computertomographie:** Hinweise auf Fettleber?
- **Labor:** Blutalkoholspiegel bei Aufnahme; Quick ↓, γ-GT ↑, MCV ↑ (makrozytäre Anämie); CDT (kohlehydratdefizientes Transferrin) > 6%; klinisch-laborchemisch Anhalt für Hepatitis, dabei aber negative Hepatitisserologie.
- **Differentialdiagnose:** Andere organische und psychische Ursachen der beschriebenen Symptome müssen ausgeschlossen bzw. behandelt werden. Häufig sind: Volumenmangel; Schmerzen/Angst bzw. unzureichende Analgosedierung; Infektionen (besonders des Respirationstraktes oder des jeweiligen Operations- bzw. Wundgebietes); postoperatives hirnorganisches Psychosyndrom.

Prophylaxe

Hinweis:
- Entscheidend ist die frühzeitige und kontinuierliche Delirprophylaxe!
- Die Dosierung der eingesetzten Substanzen richtet sich v.a. nach dem Effekt. *Ziel* ist eine Balance zwischen Unterdrückung der deliranten Symptomatik und Sedierung. Idealerweise ist der Patient unter der prophylaktischen Medikation gelassen, orientiert und kooperativ.
- Zur Zeit kann keines der verschiedenen Regime zur Delirprophylaxe eindeutig

favorisiert werden. Die Delirprophylaxe mit nur einer Substanz ist möglich, bei unzureichendem Effekt müssen jedoch zusätzliche Medikamente eingesetzt werden. Bei postoperativen Patienten hat sich die Kombination von Clonidin und Midazolam bewährt, da sie sich problemlos in ein Analgosedierungskonzept einbinden läßt.

- **Benzodiazepine:**
  - *Effekt:* Verstärkung des hemmenden Effekts zentraler GABA-erger Neurone durch allosterische Wechselwirkung.
  - *Dosierung:* Diazepam initial 10 mg i.v., danach 5 mg-weise i.v. nach Bedarf. Midazolam 3 mg-weise i.v. nach Bedarf, ggf. auch über Perfusor.
  - *Vorteile:* Schneller Wirkungseintritt; anxiolytisch, sedierend; antikonvulsiv; Kombination mit Neuroleptika und/oder Clonidin möglich; antagonisierbar.
  - *Nachteile:* Kein antipsychotischer Effekt; Metabolite teilweise mit prolongiertem Effekt; Gewöhnung.
  - *Unerwünschte Wirkungen:* Atemdepression besonders in Kombination mit Opiaten; paradoxe Reaktionen möglich.
- **Carbamazepin:**
  - *Effekt:* Antikonvulsiver Effekt bzw. anti-kindling-Effekt („kindling“ = wiederholt ausgelöste Erregungen, besonders im Bereich des limbischen Systems, in deren Folge bereits durch unterschwellige Reize Nachentladungen in Form von epileptischen Anfällen ausgelöst werden können).
  - *Mittlere Tagesdosis:* 0,8 – 1,2 g p.o. pro 24 h, aufgeteil auf 3 – 4 Einzeldosen.
  - *Vorteile:* Antikonvulsive Wirkung; eher stimmungsaufhellend.
  - *Nachteile:* Keine parenterale Darreichungsform (nur Saft oder Tabletten); Enzyminduktion (Wirkung weiblicher Sexualhormone reduziert); Überwachung der Plasma-Konzentration erforderlich.
  - *Unerwünschte Wirkungen:* Appetitlosigkeit, Übelkeit, Brechreiz; Schwindel, Kopfschmerzen; Leukopenie → Abbruch der Therapie erforderlich.
- **Clomethiazol:**
  - *Dosierung:* 4 – 8 × 2 Kapseln p.o.
  - *Vorteile:* Sedierend; anxiolytisch; in hohen Dosierungen antikonvulsiv.
  - *Nachteile:* Strenge Überwachung erforderlich → für normalstationäre oder ambulante Behandlung schlecht geeignet; Ausschleichen unter Beobachtung erforderlich; keine Kombination mit anderen atemdepressiven Substanzen; Kumulation; hohes Abhängigkeitspotential.
  - *Unerwünschte Wirkungen:* Bronchiale Hypersekretion; Blutdruckabfall; Atemdepression.
  - *Kontraindikationen:* Obstruktive oder restriktive Ventilationsstörungen, Bronchorrhoe, Atemwegsinfektionen.
- **Clonidin:**
  - *Effekt:* Zentral wirksamer α_2-Agonismus mit zentraler Dämpfung des Sympathikotonus → Blutdruck und Herzfrequenz ↓, Sedierung, Analgesie.
  - *Dosierung:*
    - Initialbolus von 150 – 300 µg/70 kg über 15 min i.v., anschließend Dauerinfusion über Injektionspumpe mit 40 – 120 µg/h bzw. 0,01 – 0,03 µg/kgKG/min i.v.
    - Diese Dosis-Empfehlung dient nur als grober Anhalt; Clonidin muß anhand der klinischen Wirkung (Sedierung, Blutdruck, Herzfrequenz) titriert werden. In manchen Fällen erfordert dies höhere Dosierungen.
    - Orale Fortführung der Therapie: 2 – 4 × 150 µg p.o.

- *Vorteile:* Verstärkung der dämpfenden Wirkung von Neuroleptika und Hypnotika (Kombination möglich); zügig eintretender Effekt; kein Absetzen bei eintretendem Delir erforderlich; orale Medikation möglich.
- *Nachteile:* Rebound-Phänomen bei plötzlichem Absetzen möglich; Absetzen bei bradykarden Herzrhythmusstörungen erforderlich.
- *Unerwünschte Wirkungen:* Bradykardie bis AV-Block; Hypotonie; Mundtrockenheit, Sedierung.

➤ **Neuroleptika:**
- *Grundlagen:* V.a. Einsatz hochpotenter Neuroleptika, z.B. Haloperidol. Eine Neuroleptika-Monotherapie wird nicht empfohlen (v.a. wegen Krampfschwelle ↓). Hauptziel ist die Unterdrückung psychotischer Erscheinungen (Halluzinationen).
- *Dosierung:* Haloperidol 3 – 6 × 2,5 – 5 mg/24 h i.v., i.m. oder p.o. Max. 20 – 30 mg/24 h.
- *Vorteile:* Antipsychotische Wirkung; akzeptable therapeutische Breite; Kombination mit Clonidin und Benzodiazepin möglich.
- *Nachteile:* Sedierende Wirkung; Senkung der Krampfschwelle.
- *Unerwünschte Wirkungen:* Extrapyramidal-motorische Effekte; vegetative Effekte (hypotone Dysregulation, Mundtrockenheit, Tachykardie); Depression.

➤ **Alkoholsubstitution:**
- Die Substitution einer suchterzeugenden und krankmachenden Substanz scheint widersinnig und ist durchaus umstritten. Auch unter Substitution von Ethanol kann ein Delir nicht zuverlässig verhindert werden.
- *Applikation:* Enteral, z.B. Weinbrand/Wasser p.o. oder per Magensonde. Parenteral (nur über ZVK!) z.B. Ethanol 96 % 300 ml + 700 ml NaCl 0,9 % über 12 – 24 h.
- *Vorteile:* Kein Substanzwechsel erforderlich; Patient kann u.U die Substitution mitsteuern.
- *Nachteile:* Dosisfindung uneinheitlich (wenig Korrelation zwischen Blutalkoholspiegel und deliranter Symptomatik); trotzdem aufwendiges Monitoring der Blutalkoholkonzentration notwendig (Ethanolabbau intra- und interindividuell stark unterschiedlich).
- *Unerwünschte Wirkungen:* Immunsuppressive Wirkung; Antabus-Effekt, z.B. bei Kombination mit Chloralhydrat, Metronidazol oder diversen Cephalosporinen.
- *Kontraindikationen:* „Trockene" Alkoholkranke; Infektion, Sepsis; bereits eingetretenes Delir.

Empfehlung für die Praxis:
- Clonidin initial 150 – 300 µg i.v. als Kurzinfusion, anschließend Clonidin über Injektionspumpe (750 µg/50 ml = 15 µg/ml) mit 2 – 5 ml/h, ggf. bis 10 ml/h erhöhen.
- *Zusätzlich:*
  Carbamazepin 3 × 300 mg/24 h p.o. bzw. per Magensonde.
  Oder Midazolam 6 × 3 mg/24 h i.v.
  Oder Haloperidol 3 – 6 × 2,5 – 5 mg i.v. oder p.o.
- *Ggf. Kombination mehrerer Substanzen,* z.B. Clonidin + Carbamazepin + Midazolam (+ Haloperidol).

➤ **Begleitende Maßnahmen:**
- Psychiatrische Mitbetreuung.
- Vitamin-B-Substitution (insbesondere Vitamin B_1 = Thiamin).
- Magnesium-Substitution.

30.1 Akutes Lungenversagen (ARDS)

K. Schulze

Grundlagen

- **Definition:** Das ARDS (*a*cute *r*espiratory *d*istress *s*yndrome) bildet eine Untergruppe des ALI (Acute Lung Injury; akute Lungenschädigung). Dem Lungenversagen muß eine identifizierbare, nichtkardiale Ursache zugrunde liegen.
- **Ätiologie** (verschiedenste Noxen kommen in Frage):
  - *Pulmonal (direkt toxisch):* Inhalationstrauma (s. S. 406), Aspiration (s. S. 390), Infektion (Pneumonie, s. S. 392), Beinahe-Ertrinken (s. S. 408), Lungenkontusion.
  - *Extrapulmonal (hämatogen, mediatorvermittelt):* z. B. Sepsis (s. S. 317), Trauma (s. S. 553), Schock (s. S. 312), Intoxikation (s. S. 607 ff.), Pankreatitis (s. S. 480), Massivtransfusion (s. S. 194).
- **Pathophysiologie:**
  - *Phase I* – Störung der pulmonalen Mikrozirkulation mit mikrovaskulärer Thrombenbildung, Freisetzung/Aktivierung von Mediatoren (lysosomale Enzyme, Arachidonsäuremetaboliten u. a.).
  - *Phase II – exsudative Phase:* Endothelschaden mit Permeabilitätsödem durch Mediatoren, adhärente Leukozyten und Sauerstoffradikale → Surfactantfunktionsstörung mit konsekutivem Verlust funktioneller Alveolen (Compliance ↓, Shunt ↑). Zusätzlich Zunahme der Shuntfraktion auf der Perfusionsseite durch Mikrogefäßverschlüsse (Totraumventilation ↑).
  - *Phase III – proliferative Phase:* Zunehmende Fibrosierung und Ausbildung hyaliner Membranen.

Klinik, Diagnostik

- **Klinische Kriterien zur Diagnosestellung:**
  - Dyspnoe.
  - Hypoxämie.
  - Oxygenierungsindex (p_aO_2/FiO_2) < 200.
  - Verminderte Lungencompliance.
  - Röntgen-Thorax: Bilateral diffuse Infiltrate/Verschattungen.
  - PCWP < 18 mmHg bzw. unauffälliger echokardiographischer Befund.

Achtung: Schwierig ist in der exsudativen Phase vor allem die Abgrenzung gegenüber dem kardialen Lungenödem (s. Tab. 60 und S. 349). Die aufgeführten Befunde sind wenig sensitiv, vor allem wegen der unterschiedlichen ARDS-Genese (z. B. Kardiomegalie im ARDS bei gleichzeitig bestehender Sepsis).

Tabelle 60 DD ARDS (exsudative Phase) – kardiales Lungenödem

	ARDS	kardiales Lungenödem
Rö-Thorax-Befunde:		
– Herzgröße	0/↑	↑
– Kerley-Linien	0/↑	↑
– Pleuraerguß	0/↑	↑
– Infiltrate	fleckig	diffus
PCWP (s. S. 37)	< 18 mmHg	> 18 mmHg
Proteingehalt Ödem	↑ (Exsudat)	↓ (Transsudat)

0 = unverändert; ↑ = erhöht, vergrößert

Therapie, Prognose

Hinweis: Außer der Beatmung mit PEEP gibt es derzeit kein Therapieverfahren, mit dem die Mortalität des ARDS gesenkt werden kann!

- **Beatmung** (s. S. 154):
  - Die ARDS-Lunge ist sehr inhomogen mit kleinen Arealen normaler Lungenstruktur („baby lung") neben (rekrutierbaren) atelektatischen Bezirken und pathologisch veränderten Zonen, die am Gasaustausch nicht teilnehmen.
  - → *Prinzipien* (zur Vermeidung eines Volu- und Barotraumas):
    - Druckkontrollierte/-limitierte Beatmung (BIPAP, APRV, PC-CMV; S. 163 ff.).
    - Kleine Atemzugvolumina (4–8 ml/kg KG).
    - PEEP (individuell anpassen) 5–15 cmH_2O; S. 159.
    - Inversed Ratio Ventilation (IRV): I ÷ E = 2 ÷ 1 bis 4 ÷ 1 (S. 160).
    - Permissive Hyperkapnie (S. S. 161; arterieller pH Wert > 7,2).
    - p_aCO_2 sollte möglichst < 100 mmHg sein (s. S. 170).
    - FiO_2 < 0,6 erhalten bzw. anstreben (s. S. 170).
  - *Atelektaseneröffnung:* Hierzu ist meist ein Beatmungsdruck > 45 cmH_2O erforderlich (unter kontrollierten Bedingungen für *maximal 2 Minuten* versuchen, *cave* Barotrauma!). Danach wieder streng drucklimitierte Beatmung (möglichst < 35 cmH_2O).
  - *ECLA:* Ggf. indiziert bei zunehmend schwieriger Beatmung mit anhaltend hohen Beatmungsdrücken und hoher F_iO_2 (s. S. 176).
- **Kinetische Therapie, Lagerungstherapie** (s. S. 172):
  - *Indikation*: *1.* ARDS-Frühphase; *2.* F_iO_2 > 0,5; *Prinzip, Effekt* s. S. 172

  Achtung: Eine Tracheotomie vermindert die Risiken einer akzidentellen Extubation und ist deshalb vor Beginn der Bauchlagerung dringend zu empfehlen!
  - *Durchführung:*
    - Unterpolsterung von Becken und Thorax (kein Druck auf dem Abdomen) bzw. Stirn (verhindert Druck auf die Augen).
    - Dauer: 8–16 h, je nach Verbesserung der Oxygenierung (wiederholte BGA-Kontrollen!), bei gutem Ansprechen z. B. 16 h Bauchlage, 8 h Rückenlage
    - Therapie beenden wenn *1)* FiO_2 < 0,4 oder *2)* keine weitere Verbesserung der Oxygenierung über 2 Tage erzielt werden kann.
  - *Problemfälle*: Abdomen apertum, instabiler Thorax, liegende Extensionen, Schädel-Hirn-Trauma (→ dann nur unter Hirndruckmonitoring!; S. 73, 121).
  - *Schwierigkeiten*: Meist tiefere Sedierung erforderlich; das tracheale Absaugen ist u. U. erschwert; potentiell gefährliches Drehmanöver (*cave* Tubus-, Katheterdislokation; Kreislaufinstabilität [→ Hypovolämie vermeiden]).
- **Infektionsprophylaxe:** Möglichst gezielte Antibiose bei gesichertem Infekt (bronchoalveoläre Lavage = BAL), sonst Breitbandantibiotikum.
- **Bilanzierung des Flüssigkeitshaushalts:**
  - Überladung mit Kristalloiden vermeiden (vorsichtige *Negativ*bilanzierung).
  - Ggf. Substitution mit Erythrozytenkonzentraten (S. 188; Ziel-Hb: 12–14 g/dl). *Vorteile:* Kreislaufstabilität ↑, O_2-Transport ↑, kein Verlust ins Interstitium.
  - *Pulmonaliskatheter* ist hilfreich (pulmon. Shunt, Kreislaufparameter, O_2-Transport).
- **Experimentelle Therapieformen:** NO (S. 51), Surfactant, ECLA (S. 176), Kortikosteroide, Mediatorblockade → bisher kein Nachweis einer Prognoseverbesserung!
- **Prognose:** Mortalität von insgesamt 40–70%.

30.2 Schock

K. Schulze

Grundlagen

- **Definition:** Mit Schock wird ein Zustand bezeichnet, in dem ein Mißverhältnis zwischen Sauerstoffangebot und Sauerstoffbedarf vorliegt, hervorgerufen durch eine ungenügende Organdurchblutung. Unterschiedliche Ursachen führen immer zur hypoxischen Zellfunktionsstörung mit drohendem Organversagen.
- **Pathophysiologie:**
  - *Allgemein:* Abnahme des intravasalen Blutvolumens bzw. des Herzzeitvolumens → sympathikoadrenerge Reaktion; Durchblutung ↓ in Splanchnikusgebiet, Niere, Haut, Muskulatur; Mikrozirkulationsstörungen (Stase, Sludge, Freisetzung von Proteasen, Sauerstoffradikalen); Freisetzung von Schockmediatoren (Gerinnungs-, Komplement-, Kallikrein-Kinin-System), Arachidonsäuremetaboliten (Leukotriene, Thromboxan), Endothelin, NO, Zytokinen; Reperfusionsschaden, Endothelläsion, Ödem.
  - *Störung spezieller Organfunktionen: Lunge* (s. S. 310); *Niere* (Tubulusnekrosen und Mikrothrombosierungen → Diurese als empfindlicher Marker); *GI-Trakt* (Läsionen in der Darmmukosa → Begünstigung der Translokation und damit Einschwemmung von Keimen in die Zirkulation mit konsekutiver Toxinfreisetzung und Mediatoraktivierung); *Leberfunktionseinschränkung* (Laktatverwertung ↓, Enzymfreisetzung, verminderte Synthese von Proteinen und Gerinnungsfaktoren).
- **Verschiedene Schockformen – Ätiologie:**
  - *Hypovolämischer Schock*: z. B. durch okkulte Blutungen, erhöhte renale Verluste (Diuretikatherapie), Aszites, Ileus.
  - *Traumatisch-hämorrhagischer Schock*: Blutung und ausgedehnte Gewebezerstörung mit Aktivierung der Kaskadensysteme und Mediatoren.
  - *Septischer Schock*: Zur Genese vgl. Sepsis S. 317.
  - *Anaphylaktischer Schock*: Nach Allergenkontakt kommt es mediatorvermittelt zur peripheren Vasodilatation und erhöhten Kapillarpermeabilität. Durch Sequestration von Plasma und Pooling von Blut entsteht eine relative Hypovolämie, die bei Verlust der Vasomotorik erhebliche Ausmaße annehmen kann.
  - *Kardiogener Schock*: Myokardiales Pumpversagen, ätiologisch häufig Myokardinfarkt, schwere Herzrhythmusstörungen, seltener Kardiomyopathien, Vitien.
  - *Neurogener Schock*: Erkrankungen des ZNS (SHT, spinales Trauma) oder Komplikation bei rückenmarksnaher Regionalanästhesie → Hemmung vegetativer Zentren im ZNS bzw. periphere und kardiale Sympathikusblockade.
  - *„Toxic shock syndrome" (TSS):* Exotoxine von Staphylococcus aureus und Streptococcus pyogenes (Gruppe A) induzieren die gleichen Mediatorkaskaden wie beim septischen Schock, das klinische Bild verläuft aber häufig foudroyanter mit hoher Mortalität.
  - *Endokriner Schock:* z. B. Addison-Krise (S. 420), Hypothyreose (S. 416), Hypophysenvorderlappeninsuffizienz (S. 422).

Klinik, Differentialdiagnose

- **Leitsymptome:** Tachykardie, Hypotonie, Blässe (Anämie bei Blutung, Zentralisation), Tachypnoe, Dyspnoe, Kaltschweißigkeit, motorische Unruhe, Oligurie oder Anurie.
- Zur speziellen Symptomatik bei *anaphylaktischem Schock* s. Tab. 62.
- Zur speziellen Symptomatik bei *septischem Schock/TSS* s. Sepsis S. 317.
- **Differentialdiagnose** (s. Tab. 61):

Tabelle 61 Hämodynamische Parameter zur Differentialdiagnose verschiedener Schockformen

	HZV	SVR	PCWP	O_2-ER
hypovolämischer Schock	↓	↑	↓	↑
traumatisch-hämorrhagischer Schock	↓	↑	↓	↑
septischer Schock/TSS	↑	↓↓	↓	(↓)
anaphylaktischer Schock	↓	↓	↓	(↑)
kardiogener Schock	↓↓	↑	↑	↑↑
neurogener Schock	↓	↓	↓	(↑)

HZV = Herzzeitvolumen; SVR = systemvaskulärer Widerstand; PCWP = pulmonalkapillärer Verschlußdruck; O_2-ER = Sauerstoffextraktionsrate

Achtung: Differentialdiagnostische Überlegungen dürfen die Therapie lebensbedrohlicher Schockzustände nicht verzögern!

- *Kurzfristige, reversible Durchblutungsstörungen:* Vagovasale Synkope, orthostatische Dysregulation (→ Anamnese).
- *Sonstige Schockformen:* Anamnese zum Erkennen der Genese ist entscheidend!
- *Schocksymptomatik bei guter Venenfüllung* (V. jugularis externa, Venen unter der Zunge) = Hinweis auf einen *kardiogenen Schock!*

Akutmanagement bei allen Schockformen

- **Perakut:** Kurzfristig Schocklagerung bzw. Kopftieflagerung (je nach Genese: Auf Jugularvenenfüllung achten, keine Kopftieflagerung beim kardiogenen Schock!).
- **Klinische Untersuchung:**
  - Symptome wie oben beschrieben? Vitalfunktionen?
  - *Schockindex* (Herzfrequenz ÷ RR_{syst}): Bei traumatisch-hypovolämischem Schock u. U. Anhalt für den Schweregrad (z. B. Schockindex > 1 → 30–40% Blutverlust).
  - *Achtung:* Ein normaler Schockindex (≤ 0,5) schließt einen Schock nicht aus, da im schweren Schock auch Bradykardien auftreten können!
  - *„Kapillarfüllungszeit"* (capillary refill): Einfacher Test für die Qualität der peripheren Mikrozirkulation. Druck auf den Finger-/Zehennagel führt zum Erblassen des Nagelbetts. Nach dem Loslassen sollte das Nagelbett ≤ 2 sek wieder rosig sein.
- **Beatmung, O_2-Applikation:** Frühzeitige Intubation bei Bewußtseinstrübung mit Aspirationsgefahr und/oder bei respiratorischer Insuffizienz.
- **Monitoring:** Bei schweren Schockzuständen in Form eines invasiven hämodynamischen Monitorings (zur Therapiesteuerung und zur DD [s. Tab.61]): Invasive RR-Messung (S. 23), ZVD-Messung (S. 31, 33), evtl. auch Pulmonalarterienkatheter (S. 33).
- **Labor:**
  - *Serum:* Elektrolyte, Hb, HK, Blutbild, BGA, Kreatinin, BZ, Leberenzyme, Blutgruppe, Kreuzblut, Laktat, Serumamylasen, Quick, PTT, TZ, Fibrin, Fibrinspaltprodukte, AT III.
  - *Urin:* Osmolalität, Elektrolyte, Kreatinin.

- **EKG:** Rhythmus, Infarktzeichen?
- **Röntgen-Thorax.**
- **Volumensubstitution** (Kristalloide, Kolloide, Transfusion, s. S. 180): Der Bedarf wird sehr häufig unterschätzt. Auch beim kardiogenen Schock kann eine Volumensubstitution sinnvoll sein (u. a. beim Rechtsherzinfarkt), muß jedoch sehr vorsichtig erfolgen, am besten unter Überwachung mit einem Pulmonalarterienkatheter.
- **Inotrope Substanzen und Vasopressoren:**
  - *Auswahl der Substanzen:*
    - Katecholamine sollten nur nach adäquatem Volumenersatz angewendet werden. Wenn das intravasale Volumen ausreichend substituiert wurde (PCWP 10 – 15 mmHg), der Patient aber weiterhin hämodynamisch instabil ist und Zeichen einer unzureichenden Organperfusion zeigt (s. o.) → inotrope Substanzen/Vasopressoren auswählen, die aufgrund ihres Wirkprofils das jeweilige hämodynamische Defizit korrigieren können.

    Achtung: Niemals nur „Blutdruckkosmetik" betreiben. Ziel ist die Verbesserung des Verhältnisses von Sauerstoffbedarf und Sauerstoffangebot.
    - Bei einem Pumpversagen sollten Substanzen mit überwiegender Aktivität an β_1-Rezeptoren gewählt werden. Eine ausgeprägte α-mimetische Wirkung ist hier häufig unerwünscht, da es zu einem Anstieg der Nachlast und einer weiteren Abnahme des Schlagvolumens kommen kann. Andererseits kann eine Anhebung des diastolischen Aortendrucks zur Verbesserung der Koronarperfusion bei Koronarischämie mit Hypotonie sinnvoll sein.
    - Bei einer drastischen Abnahme des systemarteriellen Widerstands als Ursache der hämodynamischen Störung sind α-mimetische Substanzen indiziert.
    - Oft ist die hämodynamische Situation jedoch komplex. Andere Erwägungen wie das Vorliegen einer Oligurie, koronaren Herzkrankheit oder von Herzrhythmusstörungen beeinflussen ebenfalls die Substanzauswahl.
    - Die sinnvolle Anwendung von inotropen Substanzen und Vasopressoren setzt genaue Vorstellungen über die aktuellen Kreislaufparameter voraus, die meist nur mit Hilfe von invasiven Monitoringverfahren gewonnen werden können.
  - *Adrenalin (s. S. 649):*
    - Anwendung: Stark vermindertes Herzzeitvolumen, wenn die mit Adrenalin verbundene Arrhythmieneigung und der deutliche Anstieg von Herzfrequenz und myokardialem O_2-Verbrauch keine limitierenden Faktoren sind.
    - Mittel der Wahl bei anaphylaktoidem Schock.
  - *Dopamin:*
    - Sinnvoll bei Schock/Hypotonie durch vermindertes Herzzeitvolumen.
    - Geringerer Anstieg des myokardialen O_2-Verbrauchs als bei Adrenalin.
    - Steigerung von mesenterialem und renalem Blutfluß in niedrigen Dosierungen von 1 – 2 µg/kg KG/min.
    - Tendenziell ist die tachykarde Wirkung von Dopamin stärker als die von Dobutamin. Im Gegensatz zu Dopamin führt Dopamin eher zu einem Anstieg des pulmonalarteriellen Drucks und des PCWP.
    - In hohen Dosierungen kann Dopamin über eine zunehmende α-mimetische Wirkung den systemarteriellen Widerstand erhöhen, jedoch nicht so zuverlässig und voraussagbar wie Noradrenalin. Wenn es nicht gelingt, mit Dopamindosierungen von bis zu 10 µg/kg KG/min den Blutdruck anzuheben, sollte zusätzliche Noradrenalin eingesetzt werden.

- *Noradrenalin:* Wird eingesetzt, um bei Schock/Hypotonie durch stark verminderten systemarteriellen Widerstand den Blutdruck anzuheben. Kann bei septischem Schock sinnvoll sein, wenn gleichzeitig das arterielle O_2-Angebot durch Dobutamin gesteigert wird.
- *Dobutamin:*
  - Sinnvoll bei Schock und vermindertem Herzzeitvolumen.
  - Führt zur Senkung von Vor- und Nachlast. Da es durch Anwendung von Dobutamin zu einem weiteren Abfall des Blutdrucks kommen kann, sollte es nicht als einzige Substanz verwendet werden, wenn der HZV-Abfall von einer relevanten Hypotonie begleitet wird.
- *Dopexamin:* Neue Substanz mit vorwiegend β_2-adrenerger und dopaminerger Wirkung, zusätzlich antiinflammatorischer Effekt. Soll bei kritisch kranken Intensivpatienten eine Verbesserung der Splanchnikusperfusion bewirken.
- *Phosphodiesterase-III-Inhibitoren (Amrinon, Enoximon, Milrinon):* Positiv inotrope Substanzen, die (in unterschiedlichem Ausmaß) auch vasodilatatorisch wirken und mit einer geringeren Zunahme des myokardialen O_2-Verbrauchs einhergehen als Katecholamine. Die Substanzen werden vorwiegend bei schwerem Herzversagen eingesetzt, wenn Katecholamine, Diuretika und Vasodilatatoren nicht (mehr) ausreichend wirken.

➤ **Analgesie,** z. B. Morphin 5 – 10 mg i. v. bei Myokardinfarkt; Ketamin 0,5 – 0,5 mg/kg KG i. v. bei Trauma – jeweils mit individueller Dosisanpassung (= „titrieren“).

➤ **Sedierung:** *Cave* Verlust der Schutzreflexe, Aspirationsgefahr! Falls erforderlich z. B. Midazolam (z. B. Dormicum), zunächst 1,5 mg i. v.

Spezielle Therapie

➤ **Kardiogener Schock:** s. S. 349.

➤ **Septischer Schock:** siehe Sepsis S. 317.

➤ **Anaphylaktischer Schock:** s. Tab. 62.

➤ **Traumatisch-hämorrhagischer Schock:** Primäre Kreislaufstabilisierung, adäquate chirurgische Versorgung (Blutverluste ↓, Kaskadenaktivierung ↓; s. Polytrauma S. 553).

➤ **TSS:** Wegen der schlechten Prognose muß bei Fokusidentifizierung (kleine Verletzung, Exanthem) die großzügige chirurgische Sanierung erfolgen (ggf. bis zur Amputation); vgl. auch septischer Schock S. 317.

➤ **Endokrine Schockformen** s. S. 410 ff.

Tabelle 62 Medikamentöse Akuttherapie anaphylaktoider Reaktionen (modifiziert nach Ahnefeld FW et al. 1994)

Stad.	Symptome	medikamentöse Therapie
I	Haut- und Schleimhautsymptome (Urtikaria, Gesichts-Flush), Jucken und Brennen, Schüttelfrost, Unruhe, Kopfschmerzen, Übelkeit, Erbrechen, Schwitzen	– Prednisolon 50 – 125 mg i. v. – Dimetindenmaleat 8 mg *oder* Clemastin 4 mg i. v. – Cimetidin 400 mg *oder* Ranitidin 100 mg i. v.

Fortsetzung Tabelle 62, S. 316 ▸

Tabelle 62 Fortsetzung

Stad.	Symptome	medikamentöse Therapie
II	ausgeprägte pulmonale oder kardiovaskuläre Reaktionen, Bronchospasmus, Dyspnoe, Hypotension, Brady- oder Tachykardie, Stuhl- und Harndrang, epileptische Anfälle	– Adrenalin 0,1 mg i. v. (je nach Erfolg minütlich wiederholen) – Volumenzufuhr (≥ 500 ml Ringer-Laktat) – Prednisolon 250 – 500 mg i. v. – Dimetindenmaleat 8 mg *oder* Clemastin 4 mg i. v. – Cimetidin 400 mg *oder* Ranitidin 100 mg i. v.
III	lebensbedrohliche Situation mit schwerem Schock, massiver Dyspnoe, Bewußtseinstrübung	– Adrenalin 0,1 mg i. v. (je nach Erfolg minütlich wiederholen) – aggressive Volumenzufuhr (je nach Zustand u. U. mehrere Liter kolloidale und kristalloide Lösungen) – Prednisolon 1 000 mg i. v. – Theophyllin initial 5 mg/kg KG über einige Minuten i. v. – Dimetindenmaleat 8 mg *oder* Clemastin 4 mg i. v. – Cimetidin 400 mg *oder* Ranitidin 100 mg i. v.
IV	Herz-/Kreislauf-Stillstand	kardiopulmonale Reanimation (S.112)

Prognose

➤ Die Prognose verschlechtert sich mit Schwere und Dauer des Schockzustandes, die frühe und effektive Intervention ist entscheidend! *Eher bessere Prognose* durch großzügigen Volumenersatz und frühe Intubation (→ Optimierung des DO_2). *Eher Prognoseverschlechterung* durch persistierende Indikatoren eines Sauerstoffmangels (Laktat ↑, niedriger pH, VO_2 ↓).

K. Schulze

Grundlagen

➤ **Definitionen:**
 - *Sepsis* = systemische Antwort auf eine Infektion. Zur Diagnosestellung müssen mindestens 2 der folgenden Kriterien erfüllt sein:
   - Temperatur > 38,0 °C *oder* < 36,0 °C.
   - Herzfrequenz > 90/min.
   - Tachypnoe (Atemfrequenz > 20/min *oder* p_aCO_2 < 32 mmHg).
   - Leukozyten >12 000/µl oder < 4000/µl oder > 10 % unreife Formen.
 - *SIRS (systemic inflammatory response syndrome)* = nichtinfektiöse Ursachen führen zu einem der Sepsis klinisch identischen Bild (Beispiele: Pankreatitis, Verbrennung, Trauma). Gleiche Diagnosekriterien wie bei Sepsis (s. o.).
 - *Septischer Schock:* Sepsis mit Blutdruck*abfall* um mehr als 40 mmHg (oder RR_{syst} < 90 mmHg) trotz adäquater Volumensubstitution mit den klinischen Zeichen einer Organperfusionseinschränkung (z. B. Laktaterhöhung, Oligurie).

➤ **Erreger** (ein Keimnachweis ist max. in 50 % der Fälle möglich):
 - *Gramnegative Bakterien* (30 – 80 %): E. coli (13 %), Enterobakterien, Anaerobier.
 - *Grampositive Bakterien* (6 – 24 %; Zunahme durch vermehrte Katheterinfektionen und die verbreitete Verwendung von β–Laktam-Antibiotika): Koagulase-negative Staphylokokken (CNS; 32 %), Staphylokokkus aureus (16 %), β–hämolysierende Streptokokken (8 %).
 - *Pilze:* 1 – 16 %.

➤ **Pathophysiologie:** Ein komplexes Netzwerk humoraler und zellulärer Keimabwehrvorgänge mündet in das klinische Bild regionaler Organdurchblutungsstörungen. Diese führen zur Dysfunktion einzelner oder mehrerer Organsysteme, die bis zum Multiorganversagen fortschreiten können (s. S. 323).

➤ **Scoring:** Sepsis-Score (s. S. 102), Sepsis-Severity-Score (s. S. 102), Multi-Organ-Failure-Score (s. S. 102).

Klinik und Diagnostik

➤ **Klinik:**
 - Siehe Kriterien der Definition (s. o.).
 - Hypotonie (v. a. auch niedriger $RR_{diastol}$) ohne erkennbare Ursache, die sich durch Volumensubstitution nur unzureichend und kurzfristig anheben läßt.
 - Im weiteren Verlauf kommt es dann zu einer sichtbaren Einlagerung von Flüssigkeit (Anasarka), die nicht selten mit Somnolenz und Oliguri einhergeht, bis schließlich das Vollbild des septischen Schocks erreicht ist (s. o.).

➤ **Diagnostik:**
 - *Labor:* Arterielle BGA, Elektrolyte, Kreatinin, Blutzucker, Blutbild, Thrombozyten, Gerinnung, AT III, Bilirubin, GOT, GPT, γ-GT, Alkalische Phosphatase, Serumeiweiß, Laktat, CRP, Procalcitonin (PCT), Fibrinogenspaltprodukte.
 - *Mikrobiologie:* Blutkulturen, Trachealsekret/Sputum/BAL.

 Achtung:
   - *Negative* Blutkulturen schließen eine Sepsis *nicht* aus. (Positive Blutkulturen gibt es nur in etwa 20 % der Sepsis-Fälle).
   - *Positive* Blutkulturen können auch bei einer Bakteriämie ohne Zeichen der Sepsis vorkommen.
 - Evtl. Wundabstrich/Punktat, Katheterspitze, Urin.
 - Stuhl (bei Diarrhö).
 - Liquor (bei Verdacht auf meningeale Beteiligung).

- Der Nachweis bestimmter Erreger gibt Hinweise auf den Infektionsherd, z. B. Koagulase-negative Staphylokokken bei Kathetersepsis, E. coli und andere Enterobakterien bei Urosepsis, Cholangitis oder Peritonitis.
- Sinusistis? → ggf. CT.
- Odontogener Fokus? → Zahnstatus.
- Echokardiographie (Endokarditis? Septische Kardiomyopathie?).

Komplikationen

- Septische Enzephalopathie.
- Septische Kardiomyopathie: In der Echokardiographie systolische und diastolische Funktionsstörung, verminderte Ejektionsfraktion.
- Respiratorische Insuffizienz, akutes Lungenversagen (ARDS) → s. S. 310.
- Hämodynamische Instabilität, Schock → s. S. 312.
- Verbrauchskoagulopathie, Disseminierte intravasale Gerinnung → s. S. 330.
- Akutes Nierenversagen → s. S. 325.
- Leberfunktionsstörungen, Leberversagen → s. S. 484.
- Multiorganversagen → s. S. 323.
- Critical-Ilness-Polyneuropathie → s. S. 331.

Differentialdiagnose

- **Schwere Pankreatitis** (s. S. 480): Häufig nicht von Sepsis zu unterscheiden, Übergang zu SIRS (s. o.).
- **Trauma:** SIRS (s. o.) als Traumafolge häufig 1 Woche nach dem Initialereignis.
- **Volumenmangelschock:** Schnelle Stabilisierung nach Volumensubstitution.
- **Schwere Infektionen:** Übergänge zu Sepsis sind fließend.

Therapie

- **Monitoring:** ZVK, Pulmonaliskatheter, Bilanzierung, arterielle RR-Messung, Atemfrequenz, Pulsoximetrie, EKG-Monitor.
- **Kausale Therapie = Sanierung von Infektionsherden** – chirurgisch und/oder mit Antibiotika (*vor* der Antibiotikagabe Material zur Diagnostik gewinnen, s. o.!). Zur spezifischen antibiotischen Therapie s. Tab. 63 S. 319. Bei Verdacht auf Kathetersepsis alle intravasalen Katheter wechseln. Bei Anhalt für Urosepsis Harnblasen-Dauerkatheter wechseln.
- **Systemische Antibiotikatherapie:**
  - Gezielt nach Erregernachweis oder kalkuliert nach dem vermuteten Infektionsherd (siehe dort).
  - Berücksichtigung des Infektionszeitpunkts (ambulant oder nosokomial erworbene Infektion) und regionaler Resistenzsituationen.
  - Initial hochdosiert anwenden, Substanzen s. Tab. 63.
- **Kreislaufstabilisierung** (s. Abb. 55):
  - Künstliche Kolloide (HES, S. 186), natürliche Kolloide (Humanalbumin, S. 184) und Blutkomponenten (FFP S. 191; EK S. 188).
  - Kristalloide (S. 182) über den Grundbedarf hinaus eher zurückhaltend einsetzen!
  - Katecholamine: Indiziert bei persistierender Hypotonie trotz ausreichender Volumentherapie (s. Abb. 55 und S. 314):
    - Noradrenalin (5 mg auf 50 ml NaCl 0,9 %) bis MAP > 60 mmHg.
    - Dobutamin (250 mg auf 50 ml NaCl 0,9 %) bis CI > 3,5 l/min × m² (CI = cardiac index, s. S. 37, 39).

Tabelle 63 Kalkulierte antimikrobielle Therapie bei Sepsis

Herd	Erreger	Chemotherapeutika		
unbekannt	alle	Cephalosporin 3. Generation	+ Vancomycin	+ Aminoglykosid
		Acylureidopenicillin	+ β-Lactamasehemmer	+ Aminoglykosid
Wunde, Abszeß	Staphylokokken, Streptokokken, Anaerobier	Cephalosporin 2./3. Generation	+ Clindamycin	
Venenkatheter, Shunt	Staphylokokken	Cephalosporin 2./3. Generation	+ Vancomycin	
Lunge	*ambulant:* Pneumokokken, Haemophilus	Aminopenicillin	+ β-Laktamasehemmer	
		Cephalosporin 2. Generation Erythromycin		
	nosokomial: Enterobakterien, Pseudomonaden, Staph. aureus	Cephalosporin 3. Generation	+ Vancomycin	+ Aminoglykosid
		Carbapenem		+ Aminoglykosid
		Gyrasehemmer	+ Clindamycin	

Fortsetzung Tabelle 63, S. 320 ▶

Tabelle 63 Fortsetzung

Herd	Erreger	Chemotherapeutika		
Niere	E. coli, Enterokokken, Enterobakterien	Acylureidopenicillin	+ β-Laktamase-hemmer	+ Amino-glykosid
		Cephalosporin 3. Generation		+ Amino-glykosid
		Gyrasehemmer		
Abdomen	Enterobakterien, Anaerobier, Enterokokken	Cephalosporin 3. Generation	+ Clindamycin	+ Amino-glykosid
		Cephalosporin 3. Generation	+ Metronidazol	+ Amino-glykosid
		Acylureidopenicillin	+ β-Laktamase-hemmer	+ Amino-glykosid
		Carbapenem		+ Amino-glykosid

Tabelle 63 Fortsetzung

Herd	Erreger	Chemotherapeutika			
Verbrennung	Pseudomonas spp., Staph. aureus	Cephalosporin mit Pseudomonasaktivität	+ Vancomycin	+ Aminoglykosid	
		Gyrasehemmer	+ Vancomycin	+ Aminoglykosid	
Immunsuppression	Pseudomonas spp., Staph. aureus, Pilze	Cephalosporin mit Pseudomonasaktivität	+ Vancomycin	+ Aminoglykosid	+ Antimykotikum
		Cephalosporin mit Pseudomonasaktivität	+ Clindamycin	+ Aminoglykosid	+ Antimykotikum
		Carbapenem		+ Aminoglykosid	+ Antimykotikum

- **Nierenersatzverfahren** (CVVH/CAVH; s. S. 231): Beim akuten Nierenversagen indiziert, bei intakter Nierenfunktion zur Mediatorreduktion umstritten.
- **Darmprotektion:** Möglichst früh enteral ernähren!
- **Sauerstofftransport:**
  - Hohes arterielles Sauerstoffangebot kann im Hinblick auf Morbidität und Letalität günstig sein (CI > 4,5 l/min × m^2; DO_2I > 600 ml/min × m^2; VO_2I > 170 ml/min × m^2), sollte aber nicht mit exzessiven Katecholamindosen erzwungen werden (*cave* Laktatanstieg).
  - *Vorgehen:* Hb-Gehalt durch Ery-Kozentrate (S. 188) > 12 g/dl halten, Hypovolämie vermeiden, HZV durch Katecholamine steigern (Messung über Pulmonalarterienkatheter; s. S. 33).
- **Andere Maßnahmen** zur Beeinflussung von Mediatorkaskaden sind in der experimentellen Erprobung. Immunglobuline haben bislang keinen nachweisbaren positiven Einfluß auf die Letalität gezeigt und sind kein allgemein akzeptierter Bestandteil der Sepsistherapie. Dies gilt ebenfalls für den Versuch, eine positive Immunmodulation durch Aufrechterhaltung hochnormaler AT III-Konzentrationen zu erreichen.

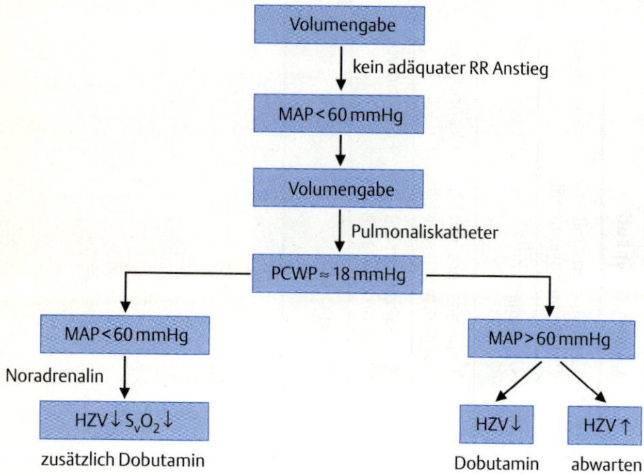

Abb. 55 Kreislauftherapie bei Sepsis (MAP = arterieller Mitteldruck; HZV = Herzzeitvolumen; PCWP = pulmonalkapillärer Verschlußdruck)

Prognose

- Mit Progredienz des Krankheitsgeschehens steigt auch die Letalität: *Sepsis* ca. 30%, *septischer Schock* 50–70%, *Multiorganversagen* bei fortschreitender Sepsis 90–100%.
- Indikatoren für eine zunehmende Hypoxie und Perfusionsverschlechterung gehen mit einer schlechteren Prognose einher: z. B. erhöhte Laktatkonzentration, niedrige gemischtvenöse Sättigung, niedrige mukosale pH-Werte (pH_i).
- Prophylaxe: Unmittelbar nach Einlieferung (Trauma, Entzündung, Ileus etc.) oder perioperativ Versuch der Optimierung der Vitalfunktionen.

K. Schulze

Grundlagen, Klinik

- **Definitionen** (die Übergänge sind fließend):
  - *Dysfunktion = MODS (Multiple Organ Dysfunction Syndrome):* Funktionseinschränkung verschiedener Organsysteme. (Graduierung mit MODS-Score).
  - *Versagen = MOF (Multiple Organ Failure):* Versagen von mehr als zwei Organsystemen. (Graduierung mit MOF-Score, s. S. 102; Tab. 64).

Tabelle 64 Multiorganversagen – Kriterien

Organ	mäßig schweres Organversagen	schweres Organversagen
Lunge	– Beatmung: – PEEP ≤ 10 cm H_2O – $F_iO_2 \leq 0{,}4$	– Beatmung: – PEEP > 10 cm H_2O – $F_iO_2 > 0{,}4$
Herz	– RR-Anhebung erforderlich (Ziel > 100 mmHg): – Nitroglycerin ≤ 20 µg/kg KG/min *o.* – Dopamin ≤ 10 µg/kg KG/min	– RR < 100 mm Hg *u./o.* – Nitroglycerin > 20 µg/kg KG/min *u./o.* – Dopamin > 10 µg/kg KG/min
Leber	– Bilirubin ≥ 34 µmol/l (2 mg/dl) – S-GOT ≥ 25 U/l	– Bilirubin ≥ 103µmol/l (6 mg/dl) – S-GOT ≥ 50 U/l
Niere	– Serumkreatinin > 177 µmol/l (2 mg/dl)	– Dialysepflichtigkeit
Blut	– Thrombozyten < 50000/µl *und/oder* – Leukozyten ≥ 3000/µl (< 6000/µl)	– hämorrhagische Diathese – Leukozyten $> 60 \times 10^3$/l
GI-Trakt	– Streßgalle (Cholezystitis) oder Streßulkus	– Streßulkusblutung mit Transfusionsbedarf (> 2 EK/d) *u./o.* – nekrotisierende Pankreatitis/ Enterokolitis *u./o.* – spontane Gallenblasenperforation
ZNS	– deutlich reduzierte Reaktion auf Ansprache – (Abnahme des Reaktionsvermögens)	– schwer gestörte Reaktion auf Ansprache – diffuse Neuropathie

30.4 Multiorganversagen

- **Ätiologie:** Infektionen oder Traumata. Von größter Bedeutung und am häufigsten als auslösender Trigger ist hierbei die Sepsis (vgl. S. 317).
- **Pathophysiologie:** Da die bakterielle Sepsis der hauptsächliche pathogenetische Faktor für die Entwicklung des Multiorganversagens ist, muß man davon ausgehen, daß Perfusionsveränderungen durch Kapillarverschlüsse und Endothelschäden die Funktionseinschränkung initiieren (vgl. Abb. 55 S. 317). Die genauen Abläufe sind nicht vollständig geklärt. Häufige zeitliche Reihenfolge: Kreislauf → Lunge → Leber → Intestinaltrakt → Niere.

Diagnostik

- **Klinische Untersuchung:** Vitalparameter, RR, Glasgow Coma Scale (S. 501).
- **Labor:** Routinelabor, v. a. alle *Parameter der Tab. 64!* Arterielle BGA, Elektrolyte, Kreatinin, Blutzucker, Blutbild, Thrombozyten, Gerinnung, AT III, Bilirubin, GOT, GPT, γ-GT, Alk. Phosphatase, Eiweiß, Laktat, CRP, Procalcitonin, Fibrinogenspaltprodukte.
- **Hämodynamik:** ZVD (S. 31, 33), PCWP (S. 310, 311).
- **Blutkulturen:** Wiederholt abnehmen bei septischen Zuständen.
- **Bildgebende Verfahren:** Röntgen-Thorax (Pneumonie, ARDS)?. Ggf. Sono-Abdomen, CT-Abdomen (bei V. a. abdominell bedingte Sepsis, Pankreatitis)
- **Komadiagnostik** (bei Bewußtlosen): EEG (S. 75), CCT (S. 87), evozierte Potentiale (S. 75), Glasgow-Coma-Scale (S. 501).

Therapie

- **Antibiose** bei Sepsisfokus → s. S. 318.
- **Parenterale Ernährung** → s. S. 199, 216.
- **Herz:** Volumensteuerung mit Pulmonaliskatheter (s. S. 33), differenzierter Einsatz von Katecholaminen (s. S. 314).
- **Lunge** (Beatmung): ARDS-Therapie (s. S. 310), ggf. ECMO (s. S. 176).
- **Leber:** Substitution von Gerinnnungsfaktoren (FFP, S. 191), Humanalbumin (S. 184), bei Leberversagen s. S. 484.
- **GI-Trakt:** Streßulkusprophylaxe (Sucralfat, Pirenzepin, H_2-Blocker, Omeprazol), frühe enterale Ernährung, (ausreichende Sedierung).
- **Niere:** Hämofiltration beim akuten Nierenversagen (s. S. 231), Vermeidung nephrotoxischer Substanzen. Die Diurese sollte immer > 1 ml/kg KG/h liegen!

Prognose

- Die Letalität des manifesten MOF beträgt 60 – 90%. Sie steigt an mit der Dauer des Organversagens und der Anzahl betroffener Organe: Von 20% bei einem Organ auf 100% bei ≥ 3 Organen und einer Dauer > 4 Tage.

30.5 Akutes Nierenversagen (ANV)

O. Zuzan

Grundlagen

➤ **Ursachen:** siehe Tab. 65.

Tabelle 65 Ursachen des Akuten Nierenversagens (ANV)

Ursache	Ätiologie
prärenal (70 – 80 % der Fälle)	
Hypovolämie Herz-/Kreislaufinsuffizienz Schock	– Blut, Wasser- und Elektrolytverluste – Hepatorenales Syndrom (Leberzirrhose) – Pankreatitis – reduziertes Herzzeitvolumen (Herzinsuffizienz) – Sepsis
intrarenal	
prolongierte hämodynamische Schädigung (ischämisches ANV)	– wie bei prärenalem ANV, v. a. nach großen Ops – Sepsis – Multiorganversagen (MOV) – Nierenarterienthrombose oder -embolie – operative arterielle Abklemmung – Nierenarterienstenose etc. – Hämolyse
toxische Schädigung (toxisches ANV)	– Ciclosporin, Tacrolimus, ACE-Hemmer, nichtsteroidale Antiphlogistika, Amphotericin B, Antibiotika, Anästhetika, Cisplatin, Methotrexat – Röntgen-Kontrastmittel – Myolyse – Hämolyse
Nierenerkrankung (intrinsische Ursachen)	– akute interstitielle Nephritis (10 – 15 % ANV-Ursache) – rapid-progressive Glomerulonephritis – hämolytisch-urämisches Syndrom, thrombotisch-thrombozytopenische Purpura – akute Transplantatabstoßung (Rejektion) – Präeklampsie – Vaskulitis – Cholesterinembolie
postrenal	
Verschluß der ableitenden Harnwege	– urethrale Obstruktion (Prostata) – Tumoren – Steine – neurogene Blasenentleerungsstörung – retroperitoneale Fibrose (M. Ormond)

30.5 Akutes Nierenversagen (ANV)

- **Mögliche pathophysiologische Mechanismen bei ANV:**
  - *Verminderter Perfusionsdruck in den glomerulären Kapillaren* durch Hypotonie und/oder Konstriktion des Vas afferens und/oder Dilatation des Vas efferens → verminderte glomeruläre Filtration
  - *Reduktion der glomerulären Permeabilität.*
  - *Schädigung proximaler Tubuluszellen* (Ischämie, Hypoxie, Toxine, andere Noxen) → exzessive Rückresorption von Wasser und Elektrolyten mit Oligurie und Urämie.
  - *Obstruktion des Tubulussystems,* z. B. durch Zelldetritus, hochmolekulare Substanzen, Myoglobin.
- **Folgen der renalen Funktionseinschränkung:**
  - Elektrolytstörungen (Hyperkaliämie).
  - Störungen der Hydratation (Volumenmangel bei polyurischem ANV, Hypervolämie bei anurischem/oligurischem ANV).
  - Urämie durch Retention harnpflichtiger Substanzen (Harnstoff, Kreatinin) → Schwächung des Immunsystems, urämische Gastroenteritis, urämische Perikarditis.
- **Formen des akuten Nierenversagens:**
  - *Anurisches bzw. oligurisches Nierenversagen:* Vermindertes Urinvolumen.
  - *Non-oligurisches Nierenversagen:* Normales bzw. erhöhtes Urinvolumen.
- **Definitionen:**
  - *Oligurie:* 24 h-Urinmenge < 500 ml (beim Erwachsenen).
  - *Anurie:*
    - 24 h-Urinmenge < 200 ml (beim Erwachsenen).
    - *Oder:* Anstieg des Serumkreatinins von > 50% des Ausgangswertes.

Klinik

- Gegebenenfalls Symptome der Grunderkrankung.
- Initial zunächst keine spezifischen Symptome durch das Nierenversagen.
- Bei fortgeschrittenem Nierenversagen Zeichen der Hypervolämie (Lungenödem mit Atemnot, Hirnödem mit Bewußtseinstrübung, gestaute Halsvenen), häufig mit Hypertonie.
- Ggf. können Tachykardie, (orthostatische) Hypotonie, stehende Hautfalten und trockene Schleimhäute auf Hypovolämie/Exsikkose hinweisen.
- Herzrhythmusstörungen (Elektrolytstörungen)

Komplikationen

- **Metabolisch:** Hyperkaliämie, Azidose, Hypocalcämie, Hyperphosphatämie, Hyperurikämie, Hypermagnesiämie, Insulinresistenz, Malnutrition und Katabolie.
- **Kardiovaskulär:** Hypervolämie mit Lungenödem, Hypertonie, maligne Herzrhythmusstörungen durch Elektrolytentgleisungen bis hin zum Kreislaufstillstand, urämische Perikarditis mit Perikarderguß.
- **Neurologisch:** Hirnödem, Bewußtseinstrübung bis zum Koma, epileptische Anfälle, Myoklonien.
- **Gastrointestinal:** Übelkeit, Erbrechen, Streßulkus, urämische Gastroenteritis, Anorexie, Ileus.
- **Hämatologisch:** Thrombozytäre Dysfunktion, Faktor-VII-Mangel, Anämie.
- **Infektiös:** Schwächung des Immunsystems, Pneumonie, Sepsis, Harnwegsinfektion, Infektion intravasaler Katheter.

Diagnostik

Achtung: Bei der Diagnostik einer akuten Oligurie/Anurie kommt es zunächst darauf an, prärenale und postrenale Ursachen aufzudecken!

- **Anamnese:** Flüssigkeits- bzw. Volumenverluste, Flüssigkeitszufuhr, Ausscheidung, Gewichtsänderung, vorbestehende Nierenerkrankungen, Pharmaka?
- **Körperliche Untersuchung:**
  - Zeichen der Dehydratation/Hypovolämie (trockene Schleimhäute, verminderter Hautturgor, schlechte Venenfüllung, ggf. auch Hypotonie und Tachykardie).
  - Zeichen der Hypervolämie (periphere Ödeme, Lungenödem, gestaute Halsvenen).
  - Auskultatorisch *keine* Rasselgeräusche.
- **Labor:**
  - *Serum:* Elektrolyte, Blutbild, Kreatinin, Harnstoff, Myoglobin, Kreatinkinase. Das Serumkreatinin steigt beim akuten Nierenversagen um ca. 1–4 mg/dl pro Tag an.
  - *Urin:* Elektrolyte, Osmolalität, Protein (ggf. auch mit Elektrophorese), Myoglobin, Mikrobiologie, Urinsediment.
- **EKG:** Arrhythmien, Zeichen der Hyperkaliämie → hochpositive T-Wellen, Störung der Erregungsausbreitung mit Verbreiterung des QRS-Komplexes und Verlängerung der PQ-Zeit, Verkürzung der QT-Zeit.
- **Röntgen-Thorax:** Interstitielle Zeichnungsvermehrung, zentral betont (fluid lung).
- **Echokardiographie:** Normale linksventrikuläre Funktion.
- **Abdomen-Sonographie:** Ausschluß einer Obstruktion des Blasenausgangs oder der Harnröhre (volle Blase), Beurteilung der Nieren (Nierenbeckenstauung, Steine, große Nieren → akutes Nierenversagen, kleine Nieren [*Ausnahme:* Diabetes mit Amyloidose] → chronisches Nierenversagen).

Tabelle 66 Laborchemische Differentialdiagnose bei akuter Oligurie (nur grober Anhalt, Abweichungen möglich)

Urinparameter	prärenale Oligurie	renale Schädigung	postrenale Obstruktion
spezifisches Gewicht	> 1,020	1,012	1,012
Osmolalität	> 500	< 350	< 350
Natrium	< 20 mmol/l	> 40 mmol/l	< 30 mmol/l*
fraktionelle Na+-Ausscheidung	< 1 %	>1 %	<1 %*

* nur während der ersten 24 h

30.5 Akutes Nierenversagen (ANV)

Differentialdiagnose

- **Funktionelle prärenale Oligurie**: Bei Volumenmangel und/oder Exsikkose kommt es physiologischerweise zu einem Rückgang der Diurese. Dieser ist im Unterschied zum prärenalen Nierenversagen durch Rehydratation reversibel, solange es nicht zur ischämisch-hypoxischen Schädigung des Nierenparenchyms gekommen ist.
- **Chronische Niereninsuffizienz**.

Therapie

- **Monitoring:** EKG-Monitoring, Blutdruck, ZVD, ggf. PCWP/PAP und HZV, engmaschige Kontrollen von BGA, Elektrolyten, Kreatinin und Harnstoff.
- **Volumensubstitution und Kreislaufstabilisierung:**
  - *Keine Hinweise auf eine ausgeprägte Hypervolämie:* Vor allen anderen Therapiemaßnahmen Volumenzufuhr: Initial z.B. 500 – 1000 ml NaCl 0,9%, bei Hinweisen auf einen Volumenmangel unter Umständen deutlich mehr.
  - *Unklarer Volumenstatus und hämodynamische Instabilität:* Invasive hämodynamische Überwachung der Volumenzufuhr (ZVD, PCWP, HZV) sinnvoll.
  - *Hypotonie trotz Volumensubstitution* → Katecholamine, z.B. Dopamin in blutdruckwirksamer Dosierung von initial 3 – 6 –(10) µg/kg KG/min.
- **Erhaltung bzw. Erhöhung einer Restausscheidung:**
  - *Diuretika:* Furosemid hochdosiert (200 – 400 mg i.v. als Kurzinfusion, nicht schneller als 4 mg/min oder über Perfusor bis zu 2 g/d) → bei einigen Patienten Zunahme der Restausscheidung. *Cave:* Vor Furosemidgabe Hypovolämie/Exsikkose und Hyponatriämie ausgleichen!
  - *Cave:* Nicht mehr indiziert bei Anurie!
  - Katecholamine (Förderung der renalen Perfusion), z.B. Dopamin initial 1 – 2 µg/kg KG/min i.v. (Wirksamkeit nicht belegt → Anwendung umstritten).
- **Hyperkaliämie** → s. S. 433.
- **Ggf. Therapie der Grundkrankheit:**
  - z.B. Glukokortikoide und Cyclophosphamid bei systemischer Vaskulitis und rapid progressiver Glomerulonephritis (ANCA-positiv, Histologie!).
  - Antibiotika bei Pyelonephritis oder anderer infektiöser Erkrankung.
- **Unspezifische Basismaßnahmen:**
  - Streßulkusprophylaxe: z.B. Sucralfat, H_2-Blocker oder Pirenzepin.
  - Reduktion der Kaliumzufuhr.
  - Anpassung der Flüssigkeitszufuhr: Bei ausgeglichenem Volumenstatus wird eine Positivbilanz von etwa 500 ml/24 h angestrebt (perspiratio insensibilis). In die Bilanz gehen Flüssigkeitsverluste über die Nieren, den Darm, Wundsekrete und durch extrakorporale Nierenersatzverfahren ein.
  - Infektionsprophylaxe: Anzahl und Liegedauer invasiver Katheter begrenzen.
- **Ernährung** (möglicherweise gut für ANV-Prognose):
  - *Prinzip:* Suffiziente Alimentation (mit modifizierter Aminosäurenzusammensetzung) → Reduktion des Proteinkatabolismus, verbesserte Wundheilung, Immunkompetenz und Regeneration des geschädigten Nierenparenchyms.
  - Falls möglich, ist die enterale Ernährung vorzuziehen (Erhaltung der mukosalen Abwehrfunktion, Vermeiden bakterieller Translokation).
  - *Aminosäuren:* 1 – 1,2 g/kg KG/d unter Dialyse, 0,5 – 0,6 g/kg KG/d ohne Dialyse.
  - *Kalorien:* 150 kJ (35 kcal)/kg KG/24 h (70 – 80% als Kohlenhydrate, 20 – 30% als Fette).

→ *Vorschlag für parenterale Ernährung* beim Normalgewicht und extrakorporalem Nierenersatz: 750–1000 ml Glukose 50%, 250 ml Lipidemulsion 20%, Aminosäurelösung (essentielle und nichtessentielle Aminosäuren) 750–1000 ml; Elektrolyte nach Bedarf zusetzten; tägliche Substitution von Vitaminen und Spurenelementen (s. S. 209).

- **Extrakorporale Nierenersatzverfahren:** Siehe S. 231.

Prognose, Prävention

- **Letalität**: Je nach zugrundeliegender Erkrankung 25–80%; bei akutem Nierenversagen im Zusammenhang mit dem Versagen anderer Organe (Multiorganversagen) bis zu 100%. Häufigste Todesursache ist eine Sepsis.
- Bei Überlebenden ist häufig noch eine Verminderung der GFR nachweisbar. Nur ein Teil der Patienten bleibt chronisch dialysepflichtig.
- Die Phase der Oligu-/Anurie dauert üblicherweise 10–14 Tage; danach nimmt das Urinvolumen kontinuierlich wieder zu.
- Verlaufsformen mit normalem oder erhöhtem Urinvolumen haben eine günstigere Prognose.
- **Prävention:** Normovolämie aufrechterhalten, Hypotonie vermeiden, großzügige Volumen; Nichtsteroidale Antirheumatika und peripherwirksame Analgetika bei Risikopatienten vermeiden; Vermeiden von nephrotox. Substanzen.

Vorgehen bei Rhabdomyolyse mit Myoglobinurie

- **Definition Rhabdomyolyse:** Muskelzelluntergang in quergestreifter Muskulatur.
- **Ursachen:** Medikamente (z. B. Succinylcholin), Alkoholabusus, direktes Muskeltrauma, Verschüttungsunfälle oder elektrothermische Verbrennungen (Crush-Syndrom), Kompartmentsyndrom, ischämische Muskelschädigung, Vergiftungen (z. B. Kohlenmonoxid), Elektrolytstörungen (z. B. Hypophosphatämie).
- **Klinik, Befunde:** Muskelschwäche, Muskelschmerzen, Muskeleigenreflexe ↓.
- **Komplikationen:** Hyperkaliämie, Herzrhythmusstörungen, Hypokalzämie (im Verlauf auch Hyperkalzämie), Hyperphosphatämie, Hypovolämie, Hypotonie/Schock, Hämokonzentration, disseminierte intravasale Gerinnung, Leberfunktionsstörungen. Entstehung eines akuten Nierenversagens durch Hypovolämie, Schock, ischämisch/hypoxische Nierenschädigung, toxische Effekte von Myoglobin und -spaltproduktion, Ausfällung von Myoglobin und -spaltproduktion mit Tubulusobstruktion.
- **Diagnostik:** „Muskelenzyme" (CK ↑, Aldolase ↑), Myoglobin ↑, Transaminasen ↑, LDH ↑, Kreatinin und Elektrolyte (Natrium, Kalium, Chlorid, Kalzium, Phosphat) im Serum. Myoglobin im Urin. Blutbild, Gerinnung, arterielle BGA.
- **Therapie:**
  - Verhindern weiterer Muskelschädigung, Therapie der Grunderkrankung. Ggf. Faszienspaltung bei Kompartmentsyndrom.
  - Großzügige Volumenzufuhr, ggf. mehrere Liter kristalloide (kaliumfrei, z. B. NaCl 0,9%; S. 182) und kolloidale Volumenersatzmittel (S. 184).
  - Osmodiuretikum (z. B. Mannitol 20% 3 × 125–250 ml/24 h).
  - Natriumbikarbonat zum Alkalisieren des Harns (Ziel: pH > 5,6): Soll die Myoglobin-Dissoziation und damit die Freisetzung von nephrotoxischen Spaltprodukten vermindern; Wirksamkeit bislang nicht belegt.
  - Hypokalzämie zurückhaltend behandeln (ggf. nachteilige Wirkung auf bereits geschädigte Nierenzellen): S. 436.
  - Therapie der Hyperkaliämie s. S. 433.

30.6 Disseminierte intravasale Gerinnung

J. M. Hahn

Definition

- Pathologische intravasale Aktivierung des Gerinnungssystems (= disseminierte intravasale Gerinnung, DIC) unter Verbrauch von Gerinnungsfaktoren und Thrombozyten mit nachfolgender hämorrhagischer Diathese.

Ursachen

- Kreislaufschock.
- Schwere Infektionen mit Sepsis, Endotoxinbildung, Virämie.
- Schwere Hämolysen.
- Geburtshilfliche Ursachen: Fruchtwasserembolie, vorzeitige Plazentalösung, intrauteriner Fruchttod.
- Ausgedehnte Gewebsschädigung: z. B. Verbrennung, Polytrauma.
- Operationen an thrombokinasereichen Organen: Pankreas, Lunge, Prostata.
- Malignome, akute Leukämien (v. a. Promyelozyten- und Monozytenleukämie).

Klinik

- Eigene Symptome nur bei schwerer DIC: petechiale und flächenhafte Haut- und Schleimhautblutungen, innere Blutungen (Magen-Darm, Hirnblutung u. a.).
- Ischämisches Multiorganversagen: Nieren, Leber, ZNS, Lunge (ARDS) u. a.

Diagnose und Therapie

- Manifeste DIC: Nachweis von Fibrinmonomeren.
- Reaktive Hyperfibrinolyse: Nachweis von Fibrinogen-Spaltprodukten.
- Schweregradbestimmung: Fibrinogenwert und Thrombozytenzahl.
- Phasenabhängige Therapie der Verbrauchskoagulopathie: s. Tab. 67.
- Kommt es zur Normalisierung der Gerinnungsparameter und sind Fibrinmonomere nicht mehr nachweisbar, therapeutische Heparinisierung.

Tabelle 67 Phasen und Therapie der Verbrauchskoagulopathie

Phase der DIC	Labor	Therapie (+ Grundkrankheit behandeln)
Frühphase	Thrombozyten ↓	Heparin-Perfusor 10 000 IE/50 ml, 2 ml/h (auch prophylakt. bei Gefahr einer DIC)
manifeste DIC mit reaktiver Hyperfibrinolyse	Fibrinogen ↓ Thrombozyten ↓↓ Quick ↓ Fibrinogen ↓ AT III ↓ Fibrinogen-Spaltprodukte ↑ Fibrinmonomere ↑	– kein Heparin – wenn AT III < 80 % Substitution mit z. B. Kybernin oder Atenativ: 1 IE/kg KG pro erwünschtem %-Anstieg – Frischplasma: 500 ml initial, dann nach Quick und Fibrinogen; Ziel: Quick > 50 %, Fibrinogen > 50 mg/dl – bei Quick < 20 % PPSB (z. B. Beriplex): 1 IE/kg KG pro erwünschtem %-Anstieg – Bei Thrombos < 30 000/µl Thrombozytenkonzentrate

30.7 Polyneuropathie/Myopathie bei Intensivpatienten

M. Leuwer, O. Zuzan

Grundlagen

- **Häufige neuromuskuläre Störungen bei Intensivpatienten:**
  - *Critical-illness-Polyneuropathie (PNP):* Akute reversible axonale PNP, die bei schweren intensivmedizinischen Krankheitsbildern, v. a. bei Sepsis bzw. SIRS (S. 317), auftritt.
  - *Myopathien:*
    - Inaktivitäts-Atrophie: Dystrophie bzw. Atrophie von Muskelfasern (v. a. Typ-II-Muskel-Fasern) durch Inaktivität, Katabolie und Kachexie.
    - Akute Myopathie der dicken Filamente: Akute Myopathie, v. a. bei Patienten mit exazerbiertem Asthma bronchiale unter hochdosierter Glukokortikoidtherapie und neuromuskulärer Blockade.
    - Akute nekrotisierende Myopathie des Intensivpatienten: Akute Myopathie mit disseminierten Muskelfasernekrosen bei schweren intensivmedizinischen Krankheitsbildern.

  Hinweis: Die typischen neuromuskulären Störungen bei Intensivpatienten sind nicht exakt abgrenzbar, Überlagerungen sind möglich. So wurde bei der Critical-illness-PNP auch über myopathische Muskelveränderungen berichtet und umgekehrt.
- **Häufigkeit:** Insgesamt etwa 60 – 90% der Patienten, die > 7 Tage beatmet werden, entwickeln eine neurophysiologisch und/oder histopathologisch nachweisbare neuromuskuläre Störung. Bei erfolgloser Entwöhnung vom Respirator sind in ca. 60% der Fälle neuromuskuläre Störungen die Ursache. Das Ausmaß der Störungen ist proportional zur Behandlungsdauer und zum schlechten klinischen Zustand des Patienten.
- **Ätiologie, Pathophysiologie:**
  - *Allgemein:* Nutritive Störungen, Immobilisierung, Medikamente, Grunderkrankung, Multiple Organdysfunktionen (MODS).
  - *Critical-illness-Polyneuropathie:* Axonale Degeneration, möglicherweise durch Störung der Mikrozirkulation mit Minderperfusion peripherer Nerven (hohe Blutzuckerwerte verschlechtern die Nervenfunktion) → Denervierung → neurogene Muskelatrophie + evtl. sekundäre myopathische Veränderungen, die über die einfache Atrophie hinausgehen.
  - *Akute Myopathie:* Muskelfaserschädigung durch Minderperfusion und Hypoxie? Mögliche auslösende Substanzen: Hochdosierte Glukokortikoide, Aminoglykoside oder Muskelrelaxanzien.

Klinik

- Problematische oder erfolglose Entwöhnung vom Respirator trotz Besserung des Gesamtzustands.
- Höhergradige symmetrische Paresen bis hin zur Tetraparese /-plegie.
- Abschwächung oder Verlust der Muskeleigenreflexe.
- **Komplikationen:** Lagerungsschäden (Druckschäden von Nerven, Druckulzera); venöse Thrombosen und thromboembolische Komplikationen; Folgen der protrahierten Respiratortherapie bzw. Langzeitintubation, z. B. Beatmungs-assoziierte Pneumonie, Kehlkopfläsionen, Tracheallläsionen und -stenosen.

Diagnostik

Hinweis: Obwohl es keine spezifische Therapie der neuromuskulären Störungen gibt, ist die Diagnose wichtig, um prognostische Fehlschlüsse bei fehlenden Muskeleigenreflexen und Atembemühungen zu vermeiden!

- **Neurologische Untersuchung** (unverzichtbar, aber unspezifisch!): Meist symmetrische Hypo- oder Areflexie, ggf. distal und an den Beinen stärker ausgeprägt. Sensible Ausfälle sind häufig nur schwer verifizierbar.
- **Elektroneurographie, Elektromyographie (EMG):**
  - Amplitudenreduziertes Muskelsummenaktionspotential, ggf. reduzierte sensorische Summenaktionspotentiale, im EMG pathologische Spontanaktivität (spontane Fibrillationen und positive scharfe Wellen), Nervenleitgeschwindigkeit (NLG) meist im Normbereich.

  Cave: Vorbestehende Neuropathie, Myopathie (Anamnese!)? Die Beurteilung der Amplituden ist bei generalisierter Ödembildung problematisch! Pathologische Spontanaktivität ist frühestens ca. 14 Tage nach dem denervierenden Prozeß zu erwarten → ggf. Wiederholung des EMG.
  - Gegebenenfalls EMG von Brustwand-Muskulatur und Zwerchfell, um sicherzustellen, daß eine neuromuskuläre Störung Ursache des Weaning-Versagens ist.
  - Elektromyographisch sind die Critical-illness-Polyneuropathie und akute Myopathien nicht eindeutig abgrenzbar.
- **Labor:** CK (bei kontinuierlicher Erhöhung fortschreitende Muskelfasernekrose?); Phosphat (Hypophosphatämie?); Elektrolyte (Elektrolytstörungen?).
- **Muskelbiopsie:** Zur Diagnosestellung und Klassifizierung bei auffälligem EMG-Befund.

Differentialdiagnose

- Guillain-Barré-Syndrom (S. 542): Demyelinisierend (→ NLG-Verlangsamung, Leitungsblock), Liquorbefund (typischerweise zytoalbuminäreDissoziation).
- PNP anderer Genese (u. a. metabolisch oder toxisch): Anamnese, Medikamente.
- Elektrolytstörungen (Kalzium, Magnesium): Labor.
- Hypophosphatämie: Labor.
- Myasthenia gravis und myasthenische Syndrome: s. S. 545.
- Vorbestehende Myopathien: Anamnese.
- ZNS-Läsionen: Klinik, Anamnese, Bildgebung (CCT, MRT).
- Periphere Nervenläsionen: Anamnese, keine disseminierte Symptomatik.
- Prolongierte neuromuskuläre Blockade: Medikamentenanamnese!

Therapie

- Es gibt keine spezifische Therapie!
- Therapie der Grunderkrankung bzw. von Sepsis/SIRS (s. S. 317).
- Strenge Indikationsstellung für hochdosierte Glukokortikoide, neurotoxische Antibiotika (vor allem Aminoglykoside) und Muskelrelaxanzien.
- Hyperglykämie vermeiden, Elektrolyt- und Phosphat-Entgleisung ausgleichen.

Achtung: Keine weiteren Weaning-Versuche bei manifester Critical illness Polyneuropathie oder akuter Myopathie. Verlaufskontrolle und Weaning-Beginn anhand der Elektromyographie/Elektroneurographie.

- Physiotherapie; adäquate Lagerungsmaßnahmen (*cave* Lagerungsschäden).
- Anschließend aufwendige Rehabilitation erforderlich.

Prognose

- Die Letalität ist bei den in der Regel zugrunde liegenden schweren Krankheitsbildern recht hoch. Die Letalität ist höher als bei vergleichbaren Intensivpatienten ohne diese Syndrome.
- Neuromuskuläre Störungen führen zu längerer Respirator-Abhängigkeit mit verlängertem Aufenthalt auf der Intensivstation bzw. im Krankenhaus.
- Der Rehabilitationsprozeß ist langwierig, Erholung nach mehreren Wochen bis Monaten. Bei einzelnen Patienten sind noch nach mehr als einem Jahr schwere Residuen erkennbar.

31.1 Herzinfarkt

H. J. Trappe

Grundlagen

- **Definition:** Akuter Verschluß einer Koronararterie mit nachfolgender Myokardnekrose im entsprechenden Versorgungsgebiet des Koronargefäßes; meist im Bereich des linken Ventrikels (bei inferioren Infarkten ist der rechte Ventrikel in ca. 30% der Fälle beteiligt). Nekrose der gesamten Myokardwand = *transmuraler Infarkt*; Nekrose nur der subendokardialen Bereiche = *nicht transmuraler Infarkt* („non-Q-wave-Infarkt"). In Deutschland ca. 3 Fälle/1000 Einwohner/Jahr.
- **Ätiologie:**
  - Thrombotischer Verschluß einer Koronararterie auf dem Boden einer koronaren Herzkrankheit.
  - Koronargefäßspasmus.
  - Koronarembolie.
  - Koronararteriitis mit/ohne vorbestehende Stenose.
  - Trauma (Dissektion eines Koronargefäßes).
- **Pathophysiologie:** Bei akutem Myokardinfarkt Aufbrechen einer arteriosklerotischen Plaque (Ruptur der fibrösen Deckplatte) mit Freisetzung thrombogenen Materials → Gerinnungaktivierung → Thrombozytenaggregation → Bildung intravasaler Thromben mit konsekutivem passagerem oder permanentem, vollständigem oder unvollständigem Koronargefäßverschluß.
- **Auslösende Faktoren** (Trigger der Plaqueruptur): Extreme körperliche Belastungen, psychische Streßsituation, plötzlicher Blutdruckanstieg.

Klinik

- **Schmerz:** Akut einsetzende, stärkste Thoraxschmerzen (bohrend, dumpf, gelegentlich brennend oder stechend) mit retrosternaler (60%), präkordialer (20%) oder epigastrischer (20%) Lokalisation und Vernichtungsgefühl. *Ausstrahlung* in linke Schulter, linken Arm (meistens ulnarseitig), Unterkiefer (nie Oberkiefer!), Epigastrium, Rücken oder Nacken. *Dauer* > 30 min.
  Achtung: Keine Besserung der Schmerzen durch Nitropräparate!
- **Begleitsymptome:**
  - Nervöse Unruhe, Rastlosigkeit bis zu Todesangst.
  - Blässe, Schwitzen, Kaltschweißigkeit.
  - Herzrhythmusstörungen.
  - Übelkeit, Erbrechen (oft bei inferioren Infarkten).
  - Dyspnoe.

Diagnostik

- **Klinischer Befund** (maßgeblich beeinflußt von Infarktgröße und hämodynamischer Auswirkung: Bei großen Infarkten Zeichen der Linksherzinsuffizienz bis hin zum Lungenödem und/oder kardiogenem Schock): *Inspektion* s. Klinik; *Auskultation:* Oft 3. und/oder 4. Herzton, Mitralklappeninsuffizienzgeräusch bei Sehnenfaden- oder Papillarmuskelabriß, systolisches Geräusch bei Ventrikelseptumperforation; über der Lunge fein-bis mittelblasige Stauungs-RGs (bei größeren Infarkten mit Linksherzinsuffizienz).

- **EKG** (s. Abb. 56, 57): 12-Kanal-Standard-EKG (s. Tab. 68); bei inferioren Infarkten sind oft auch Nehb-Ableitungen sinnvoll (s. S. 10).
  - *Befunde:* Bereits 1–2 min nach Koronararterienverschluß Nachweis eines „Erstickungs-T", Übergang in eine ST-Strecken-Hebung (Abgang aus absteigender R-Zacke, monophasische Deformierung).
  - ***„Frischer Infarkt":*** ST-Hebung in ≥ 2 benachbarten Ableitungen eines Standard-EKG: ≥ 0,1 mV in Extremitäten-Ableitungen, ≥ 0,2 mV in Brustwandableitungen.
- ***Infarktausdehnung:*** Abschätzung nach Anzahl der betroffenen EKG-Ableitungen:
  - ≤ 2 Ableitungen: Kleiner Infarkt.
  - 3–4 Ableitungen: Mittelgroßer Infarkt.
  - ≥ 5 Ableitungen: Großer Infarkt.
- **Labordiagnostik:**
  - *Allgemein:* BB (Anämie, Leukozytose > 10 000/µl?), BSG ↑, CRP ↑, gestörte Glukosetoleranz; Kreatinin, Elektrolyte, Gerinnung, Lipase (DD Pankreatitis), AP, Bilirubin (DD Cholestase?), BGA (resp. Situation, Lungenembolie?), Laktat, Blutgruppe/Kreuzblut (bei evtl. Lysetherapie).
  - *Spezifisch = Herzenzyme:* Gesamt-CK (Leitenzym), CK-MB (= Myokardtyp), Troponin-T, Myoglobin, LDH, HBDH, GOT, GPT.
  - Zum zeitlichen Verlauf der Enzymaktivitäten s. Tab. 69 und Abb. 58.

Tabelle 68 Infarktlokalisation im 12-Kanal-EKG

Lokalisation	pathologische EKG-Ableitung	betroffenes Gefäß
supraapikal	V_2–V_3	RIVA
anteroseptal	V_2–V_4	RIVA
anterolateral	I, aVL, V_2–V_6	Cx
lateral	I, aVL, V_5–V_6	RIVA oder Cx
posterolateral	II,III, V_5–V_6	meist Cx
posterior	hohes R in V_1,V_2 R/S >1 (V_1)	RCA oder Cx
inferior	II,III, aVF	meist RCA
inferolateral	I,II,III, aVL, aVF, V_5–V_6	RCA oder Cx
rechtsventrikulär	V_3R–V_6R	RCA oder Cx

Cx = Arteria circumflexa, RCA = rechte Koronararterie, RIVA = Ramus interventrikularis anterior

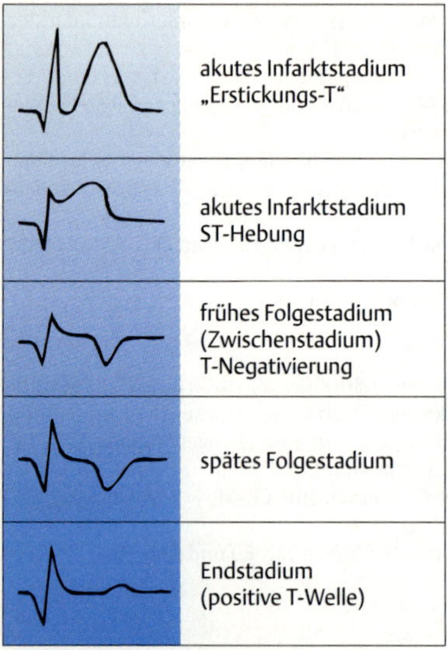

Abb. 56 EKG-Veränderungen bei Myokardinfarkt

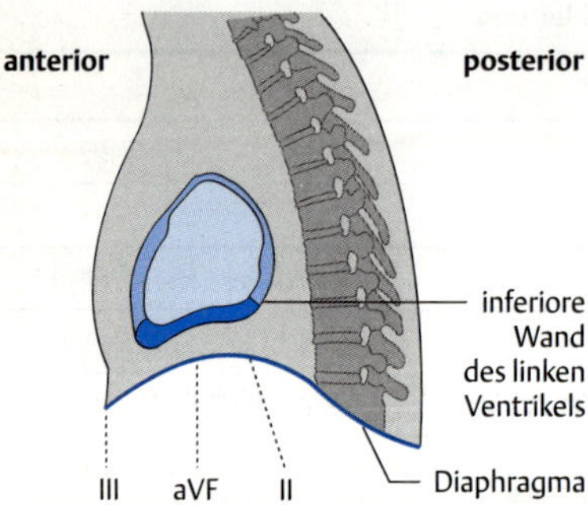

Abb. 57 EKG-Ableitungen zur Lokalisierung des Infarktareals

➤ **Röntgen-Thorax:** Herzgröße?; pulmonal-venöse Stauung (bis hin zum Lungenödem bei Linksherzinsuffizienz)?; Pneumonie

Hinweis: Röntgen-Befunde „hinken" aktuellen hämodynamischen Befunden um mehrere Stunden nach und spielen daher im Rahmen der Infarktdiagnostik keine wesentliche Rolle.

Tabelle 69 Labordiagnostik beim Herzinfarkt

Enzym	Normwert	Anstieg	Maximum	Normalisierung	Bedeutung
Gesamt-CK	10 – 80 U/l	4 – 8 h	12 – 18 h	2 – 3 d	*Leitenzym zur MI-Diagnose*
CK-MB	< 6 % CK	4 – 8 h	16 – 36 h	3 – 6 d	*nicht ganz MI-spezifisch*
Troponin-T	nnb	2 – 6 h	24 – 48 h	7 – 14 d	*herzmuskelspezifisch*
Myoglobin	< 10 µmol/l	2 – 6 h	8 – 12 h	2 d	*unspezifischer Parameter*
LDH	120 – 240 U/l	6 – 12 h	24 – 60 h	7 – 14 d	*zur Spätdiagnostik*
HBDH	68 – 135 U/l	6 – 12 h	30 – 72 h	ca. 14 d	*LDH/HBDH < 1,3: MI*
GOT	< 19 U/l	4 – 8 h	24 – 60 h	7 – 14 d	*wenig myokardspezifisch*
GPT	< 23 U/l				*Anstieg bei Leberstauung*

Diag = Diagnose, nnb = normalerweise nicht nachweisbar, MI = Myokardinfarkt, Norm = Normalisierung

- **Echokardiographie** (S. 88, 89; auch in Akutphase!): Segmentale Kontraktionsstörungen (Hypo-, Dys- oder Akinesie), kompensatorische Hyperkinesien, Lokalisation und Ausdehnung des Infarktareals, globale Ventrikelfunktion, Größe der Herzhöhlen (Vorhöfe, Ventrikel), Klappenfunktionen, Infarktkomplikationen?
- **Angiographie:**
  - *Rechtsherzkatheter:* Zur exakten Beurteilung der hämodynamischen Situation und optimierten Therapiesteuerung. Hinweis auf Ventrikelseptumruptur mit Links-Rechts-Shunt als Infarktkomplikation mit typischem O_2-Sättigungssprung auf Ventrikelebene.
  - *Linksherzkatheter:* Beurteilung von Infarktlokalisation und -ausdehnung, Lokalisation und Ausmaß des Gefäßverschlusses und Nachweis anderer Stenosierungen der Koronargefäße. Quantifizierung einer begleitenden Mitralklappeninsuffizienz. Diagnose einer Ventrikelperforation oder eines KM-Übertritts in den rechten Ventrikel bei infarktbedingtem Ventrikelseptumdefekt.

31.1 Herzinfarkt

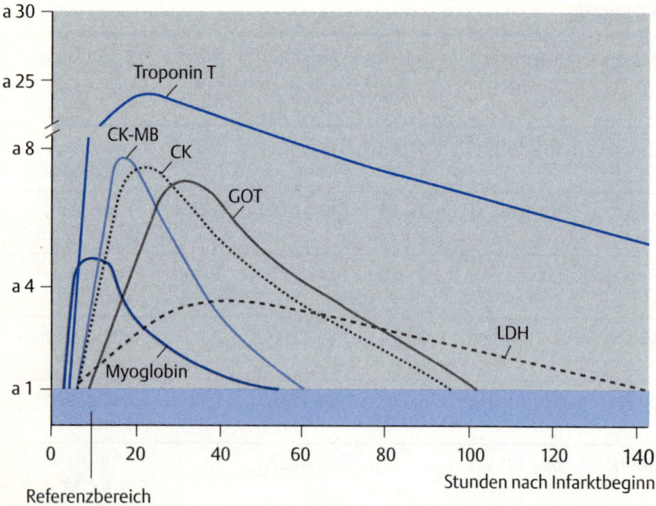

Abb. 58 Enzymverlauf bei Myokardinfarkt

Differentialdiagnose von Thoraxschmerzen

Tabelle 70 Differentialdiagnose von Thoraxschmerzen (aus Lorenz. Checkliste Pneumologie. 1. Auflage. Stuttgart: Georg Thieme; 1998)

Ursprung des Schmerzes	Verdachtsdiagnose	wegweisende Untersuchung
Pleura	– Infektion, Kollagenose, Vaskulitis – Mediastinitis – Tumor	– Sonographie, CT
Brustwand	– Rippenfraktur, Myalgie – Infektion, Kollagenose	– Röntgenbild
	– Phlebitis (Mondor-Syndrom)	– Labordiagnostik
	– Costochondritis (Tietze-Syndrom)	– Sonographie
	– Tumor	– CT

Tabelle 70 Fortsetzung

Ursprung des Schmerzes	Verdachtsdiagnose	wegweisende Untersuchung
pulmonal-vaskulär	– Lungenembolie (s. S. 375) – Primäre pulmonale Hypertonie – Eisenmenger Syndrom	– Echokardiographie, Blutgasanalyse, Szintigraphie, Herzkatheter
tracheobronchial	– Tracheobronchitis – Reizgasinhalation – Tumor	– Bronchoskopie
neural-radikulär	– Herpes Zoster – BWS-Syndrom	– klinischer Befund – Röntgenbild
Schulter-Arm	– Pancoast-Tumor – Schulter-Hand-Syndrom – Thoracic-Outlet-Syndrom	– CT, MRT
myokardiale Ischämie	– Angina pectoris (s. S. 345) – Präinfarkt Angina – Variant („Prinzmetal")-Angina – Herzinfarkt Aortenstenose – Hypertroph-obstruktive Kardiomyopathie – Mitralklappenprolaps	– EKG, Echoardiographie, Ergometrie mit EKG, Herzkatheter
Perikard	– Perikarditis – Dressler-, Postkardiotomiesyndrom	– EKG, Echokardiographie
Ösophagus	– (Reflux-)Ösophagitis – Motilitätsstörungen	– pH-Metrie, Gastroskopie
projiziert	– Cholezystitis – Pankreatitis – peptisches Ulkus – Appendizitis	– Sonographie, Gastroskopie, CT
psychosomatisch	– Panikattacke („soldiers heart")	– psychopathologischer Befund
Aortendissektion (s. S. 382)		– Echokardiographie, CT

31.1 Herzinfarkt

Allgemeines Management

- **Nitroglyzerin** 0,8 – 1,6 mg s.l. (2 – 4 Sprühstöße Nitrolingual *oder* 1 – 2 Kapseln).

→ *weiteres Procedere:* Sofort auf Intensivstation (Arztbegleitung!); Oberkörper hochlagern, absolute Bettruhe! Venösen Zugang legen! Keine i.m.-Injektionen (Verfälschung des CK-Wertes)! Sauerstoff 2 – 6 l/min über Nasensonde.

Monitoring:

- Zentral-venöse Katheter nur in Ausnahmefällen (Gefahr der Fehlpunktion → Probleme bei geplanter Thrombolyse)!
- EKG-Monitoring; Bilanzierung; Blutdruckkontrollen; Pulsoxymetrie.
- *Bei instabiler Hämodynamik, therapierefraktärer Herzinsuffizienz:* Kontinuierliche i.a.-RR-Messung (s. S. 23) und Pulmonaliskatheter (s. S. 33) zur Beurteilung von pulmonalkapillärem Druck und Herz-Zeit-Volumen.
- *Laborkontrollen* (alle 4 – 8 h): CK/CK-MB (Kinetik s. o.), PTT, Fibrinogen.

- **Nitroglyzerin-Perfusor** (50 mg = 50 ml, z. B. Nitrolingual Fertiglösung) bei RR_{syst} > *100 mmHg* 5 – 200 µg/min i. v. (LR 0,3 bis max. 12 ml/h; nach klinischer Wirkung und RR_{syst} „titrieren" [muß > 100 mmHg sein!] → in der Regel mittlere Dosis bei 10 – 40 µg/min i. v. → 0,6 – 2,4 ml/h).
- **Analgesie:** Morphin 5 – 10 g i. v. *oder* Pethidin 25 – 100 mg langsam i. v. *oder* Fentanyl 0,05 – 0,1 mg i. v.
- **Sedierung:** Diazepam (z. B. Valium) 5 – 10 mg p. o./i. v. *oder* Triflupromazin (z. B. Psyquil) 5 – 10 mg i. v.
- **ASS:** 500 mg p. o./i. v., danach 100 mg/d p. o.
- **Heparin:** 5000 IE (bei > 90 kg KG evtl. 10 000 IE) i. v. als Bolus, anschließend Perfusor mit 1000 – 1400 IE/h (25 000 IE auf 50 ml NaCl 0,9% mit 2 – 2,5 ml/h) über 48 h; *Ziel:* Verlängerung der PTT auf das 1,5 – 2,5fache des Ausgangswertes (ca. 60 – 80 s) zur Verhinderung appositioneller Thromben (keine thrombolytische Wirkung!). Auch bei geplanter Lyse!
- **β-Blocker**: Besonders bei Tachykardie, Hypertonie: Metoprolol (z. B. Beloc) 5 mg i. v., dann 1 × 50 – 100 mg/d p. o. *oder* Esmolol 500 µg/kg KG in 1 min i. v., anschließend 50 µg/kg KG/min i. v. *oder* Atenolol (z. B. Tenormin) 50 – 100 mg/d p. o. *KI:* COLD, schwere pAVK, SA-, AV-Blockierungen, manifeste Linksherzinsuffizienz, Hypotension. Dosierungen je nach Herzfrequenz und Blutdruck modifizieren („Leitparameter": Herzfrequenz ca. 60/min, RR_{syst} ca. 100 mm Hg).
- **ACE-Hemmer:** Bei Herzinsuffizienz und/oder linksventrikulärer Auswurffraktion < 40%: Captopril 6,25 mg initial p. o., nach 2 h 12,5 mg, nach weiteren 12 h 25 mg, Steigerung bis zur Dosis von 50 – 100 mg/d p. o. *Alternativ:* Lisinopril initial 5 mg p. o., Steigerung bis auf 10 mg/d *oder* Enalapril 5 – 10 mg/d p. o. Vorsicht bei Niereninsuffizienz!
- Beschränkte Kalorienzufuhr, schlackenarme Kost.
- Stuhlregulierung (z. B. mit Laktulose [z.B. Bifiteral] 3 × 15 mg/d p. o.).

Hinweis: Besondere Therapie bei Rechtsherzinfarkt → Volumengabe bis RR ansteigt (unter Kontrolle des PCWP [S. 310, 311] mit Pulmonaliskatheter [S. 33])!

Rekanalisation durch Thrombolyse

- **Ziele:** Rekanalisation des Infarktgefäßes, Verminderung der Nekrosezone, Verbesserung von Ventrikelfunktion und Prognose.
- **Indikationen:**
  - Gesicherter Myokardinfarkt: ST-Hebung ≥ 0,1 mV in Extremitäten-, ≥ 0,2 mV in Brustwandableitungen; ≥ 2 benachbarte Ableitungen mit ST-Hebungen.
  - Typische Schmerzsymptomatik mit einer Dauer von 0,5 – 6 h.
  - Typische Schmerzsymptomatik mit Schenkelblockbild, Dauer < 6 h.
  - Kardiogener Schock.
  - „Non-Q-wave"-Infarkt (s. S. 334) mit persistierenden ST-Strecken-Hebungen.
- **Kontraindikationen:**
  - *Absolut:* Akute Blutung, ZNS-Operation < 6 Wochen, Trauma < 6 Wochen, zerebraler Insult < 6 Wochen, ZNS-Tumor, Aortendissektion, floride Colitis ulcerosa oder Morbus Crohn, nekrotisierende Pankreatitis, postpartal (< 6 Tage), frische offene Lungen-TBC, Diabetes mellitus mit proliferativer Retinopathie, hämorrhagische Diathese, Aortenaneurysma, Hypertonie > 180 mmHg, i.a.-/ i.m.-/Organ-/Lumbal-Punktion in dern letzten 7 – 14 Tagen, Ulzera, erosive Gastritis, Ösophagusvarizen, Sepsis, fortgeschrittenes Malignom, Schwangerschaft bis zur 18. Woche, bakterielle Endokarditis.
  - *Relativ:* Nierensteine, Alter > 75 a, Vorhofflimmern, Peri-, Myokarditis.
- **Durchführung, Wirkstoffe** *(alternativ!):*
  1. *rt-PA (rekombinanter Plasminogenaktivator):*
     - Heparin-Bolus 5000 IE i. v. → 15 mg rt-PA als Bolus i. v. → 50 mg rt-PA über 30 min (im Perfusor mit 50 ml NaCl 0,9% und 100 ml/h) → 35 mg über 60 min (im Perfusor mit 50 ml NaCl 0,9% und 50 ml/h); *parallel* Heparin 1000 – 1400 IE/h über 48 h (s. o.).
     - *Alternativ (Anpassung an Körpergewicht):* Heparin-Bolus 5000 IE i. v. → 15 mg rt-PA als Bolus → 0,75 mg/kg KG über 30 min (max. 50 mg) → 0,5 mg/ kg KG über 60 min (max 35 mg); *parallel* Heparin 1000 – 1400 IE/h über 48 h (s. o.).
  2. *Streptokinase:* Prednison 250 mg i. v. (z. B. Decortin; fakultativ zur Verhinderung allergischer Reaktionen; evtl. + Magenschutz) → Streptokinase 1,5 Mio. IE über 60 min i. v. → *nach Lyseende* Heparin 1000 – 1400 IE/h über 48 h (s. o.).
  3. *Urokinase:* Heparin-Bolus 5000 IE i. v. → Urokinase-Bolus 2 Mio. IE über 2 – 5 min i. v. → Urokinase 1,5 Mio. IE über 90 min i. v.; *parallel* Heparin 1000 – 1400 IE/h über 48 h (s. o.).
  4. *APSAC:* Fakultativ Prednison 250 mg i. v. (s. o.) → 30 mg APSAC über 5 min → *nach Lyseende* Heparin 1000 – 1400 IE/h über 48 h (s. o.).
- **Monitoring:** PTT, Quick, TZ, Fibrinogen, BB, U-Status (Erys?) alle 4 – 8 h?
- **Zeichen einer erfolgreichen Thrombolyse:**
  - Rückgang von Infarktschmerzen.
  - Rascher Rückgang von ST-Strecken-Hebungen.
  - Rascher Anstieg + dann rascher Abfall der Herzenzyme (Myoglobin, CK, CK-MB) durch „Auswascheffekt" nach Reperfusion.
  - Auftreten von Reperfusionsarrhythmien (ventrikuläre Extrasystolen, Salven, nicht anhaltende Kammertachykardien, idioventrikuläre Ersatzrhythmen).
- **Komplikationen:**
  - *Manifestation:* Blutungsneigung, Blutungen im Bereich der Punktionsstellen, intrakranielle Blutungen (Häufigkeit ca. 0,5 – 1,0%), Allergie (bei Streptokinase).

31.1 Herzinfarkt

- *Vorgehen:*
  1. Sofort Thrombolyse- und Heparininfusion unterbrechen!
  2. Bei Streptokinase, Urokinase, APSAC: Aprotinin (z.B. Antagosan, Trasylol) 1,0 Mio IE i.v. in 100 ml NacL 0,9% über 20 min, evtl. nach 4–6 h wiederholen; *keine antifibrinolytischen Maßnahmen bei rt-PA.*
  3. Fresh frozen plasma (FFP): 600–1000 ml über 1–2 h (s.S. 191).
  4. Protamin: Dosis je nach PTT → 1 IE Protamin inaktiviert 1 IE Heparin.

Rekanalisation durch Akut-PTCA

- **Definition, Prinzip:** Direkter angiographischer Nachweis eines verschlossenen Koronargefäßes, Rekanalisation durch PTCA und/oder Stent-Implantation, Verbesserung von linksventrikulärer Funktion und Prognose mit einer geringen Rate von Blutungskomplikationen.
- **Indikationen:** Siehe Lysetherapie, aber bei KI für Thrombolysetherapie (s.S. 341) bzw. bei erfolgloser Thrombolyse (= persistierende Symptomatik).
- Keine Kontraindikationen.
- **Voraussetzungen:** 24-h-PTCA-Bereitschaft, erfahrenes Untersuchungs-Team.

Rekanalisation durch chirurgische Maßnahmen (ACVB-OP)

- **Definition, Prinzip:** Rekanalisation durch Anlegen aorto-koronarer Bypass-grafts, Verbesserung von linksventrikulärer Funktion und Prognose. Die Notfall-ACVB-OP ist nur als Ausnahmesituation anzusehen, im akuten Infarkt keine ACVB-OP!
- **Indikationen:**
  - Sehr großer Infarkt, kardiogener Schock.
  - Ungeeignete Koronarmorphologie für PTCA (Hauptstammstenose links, Hauptstammäquivalent, schwere 3-Gefäßerkrankung).
  - Papillarmuskelabriß, Sehenfadenabriß.
  - Ventrikelseptumruptur mit hämodynamisch relevantem Ventrikelseptumdefekt (manifeste Herzinsuffizienz bei großem Links-Rechts-Shunt).
- **Voraussetzungen:** 24-h-OP-Bereitschaft; schneller Transport in herzchirurgisches Zentrum; erfolgreiche hämodynamsche Stabilisierung (medikamentös, IABP [S. 276]).

Herzinfarkt-Komplikationen

- **Ventrikuläre Rhythmusstörungen:**
  - *Extrasystolen* → keine generelle Therapie, bei häufigen Extrasystolen mit hämodynamischer Beeinträchtigung Lidocain 100 mg als Bolus i.v., dann 2–4 mg/min i.v.
  - *Ventrikuläre Tachykardien* → *a)* hämodynamisch *instabil* → sofortige Kardioversion (S. 123); *b)* hämodynamisch *stabil* → präkordialer Faustschlag → Lidocain (z.B. Xylocain) 100 mg i.v. als Bolus. *Alternativ:* Ajmalin 50–100 mg langsam i.v.; ventrikuläre Überstimulation.
  - *Kammerflattern* → sofortige Kardioversion (S. 123), evtl. mit Reanimation (S. 112).
  - *Kammerflimmern* → sofortige Defibrillation (S. 115), evtl. mit Reanimation.
- **Supraventrikuläre Rhythmusstörungen** (Vorhofflattern/Vorhofflimmern):
  - *Hämodynamisch instabil* → sofortige Kardioversion (S. 123).
  - *Hämodynamisch stabil* → bei Vorhofflattern atriale Überstimulation (S. 125), sonst Frequenzverlangsamung durch schnelle Digitalisierung mit Digoxin 0,4 mg i.v., dann 0,8–1,8 mg i.v./24 h und/oder Verapamil 5–10 mg i.v.

- **Bradykarde Rhythmusstörungen, Leitungsstörungen** (SA-Blockierungen, Sinusarrest, AV-Blockierungen, Schenkelblockierungen):
  - *Atropin* 0,5 – 1,0 mg i. v. *oder* (als Mittel der 2. Wahl) Orciprenalin 0,5 – 1,0 mg i. v.
  - *Passagere Schrittmacherstimulation* (transthorakal oder transvenös, s. S. 126): Bei AV-Block II°(Typ Mobitz) oder AV-Block III°, neu aufgetretenem bifaszikulärem Block, neu aufgetretenem Linksschenkelblock.
- **Herzinsuffizienz, kardiogener Schock:**
  - Ausfall der LV-Muskelmasse von 20 – 25 % → *Linksherzinsuffizienz.*
  - Ausfall der LV-Muskelmasse ≥ 40 % → *kardiogener Schock.*
  - Inferiorer Infarkt mit Beteiligung des rechten Ventrikels → *Rechtsherzinsuffizienz.*
  - → *Therapie bei Linksherzinsuffizienz mit Lungenödem:*
    - *Furosemid* 20 – 40 mg i. v., evtl. nach 2 – 4 h wiederholen.
    - *Nitroglyzerin* über Perfusor 5 – 200 μg/min i. v. bei RR_{syst} > 100 mm Hg (Dosis nach klinischer Wirkung und RR_{syst} „titrieren" → in der Regel mittlere Dosis bei 10 – 40 μg/min; s. S. 617).
    - *Katecholamine:* Dopamin 2,5 – 5 μg/kg KG/min i. v. und/oder Dobutamin 5 – 10 mg/kg KG/min i. v.
  - → *Spezielle Therapie bei kardiogenem Schock:* Arerenol, evtl. IABP (S. 276), PTCA (S. 342) oder Lyse (S. 341).
  - → *Therapie bei Rechtsherzinsuffizienz/Rechtsherzinfarkt:* Volumensubstitution – NaCl 0,9 % (maximal bis zu einem mittlerem RA-Druck von 18 mmHg!).

Tabelle 71 Herzinsuffizienz-Klassifikation nach Killip

Grad	Beurteilung HI	klinische Zeichen	Häufigkeit (%)	Letalität (%)
I	keine	keine	30 – 40	< 5
II	mäßig	RG basal, 3. HT	30 – 50	ca. 30
III	schwer	RG über gesamter Lunge, 3. HT, Lungenödem	5 – 10	ca. 45
IV	kardiogener Schock	RR_{syst} < 90 mm Hg, Oligurie, Bewußtseinstrübung, Zyanose, Lungenödem	10	> 80

RG = Rasselgeräusche; HT = Herzton

- **Ventrikelruptur** (→ Perikardtamponade, Herzkreislauf-Stillstand, elektromechanische Entkoppelung): Umgehende chirurgische Versorgung.
- **Papillarmuskel-, Sehnenfadenabriß mit akuter schwerer Mitralinsuffizienz:**
  - Nitroglyzerin (s. o.) und/oder Diuretika (s. o.) (Verringerung des Regurgitationsvolumens).
  - Hämodynamische Stabilisierung: Katecholamine und/oder IABP (s. S. 276).
  - Umgehende chirurgische Intervention (Klappenrekonstruktion, -ersatz).

- **Ventrikelseptumruptur:**
  - Hämodynamisch relevanter VSD und großem Links-Rechts Shunt: OP.
  - Asymptomatischer und/oder hämodynamisch nicht bedeutsamer VSD: Medikamentöse Therapie mit Digitalis, Diuretika.
- **Herzwand-/Ventrikelaneurysma:**
  - *Klinik:* Meist ohne Symptome, selten kardiogene Embolien, Rhythmusstörungen, Ruptur.
  - *Diagnostik:* EKG (persistierende ST-Strecken-Hebung; Echokardiographie).
  - *Therapie:*
    - Konsequente Antikoagulation mit Kumarinen wegen Gefahr intrakranieller Thromben mit nachfolgenden Embolien.
    - Aneurysmektomie, evtl. mit Endokardresektion bei Ruptur mit Perikardtamponade, schwerer Herzinsuffizienz und/oder ventrikulären Tachykardien.
- **Pericarditis epistenocardica:** In der Regel spontane Rückbildung innerhalb einer Woche. Bei stärkeren Schmerzen Azetylsalizylsäure 0,5 mg i. v. *oder* nichtsteroidale Antiphlogistika (Ibuprofen 4 × 200 – 600 g/d p. o.), kurzfristig Glukokortikoide (Prednisolon 50 mg/d, z. B. Decortin H).
- **Dressler-Syndrom** (Spätperikarditis autoimmunologischer Genese 2 – 3 Wochen nach Infarkt):
  - *Klinik:* Fieber, Brustschmerz, Abgeschlagenheit.
  - *Diagnostik:* BSG ↑, CRP ↑, Leukozytose.
  - *Therapie:* Azetylsalizylsäure 0,5 – 1 g/d, Glukokortikoide (Prednisolon 50 mg/d), über 14 Tage ausschleichend. Bis zum Rückgang der Perikarditis keine Antikoagulation!

Prognose

- **Letalität:** Akut vor Krankenhausaufnahme 30 %; 50 % < 4 h nach Auftreten erster Symptome; Krankenhausletalität 10 – 20 %.
- **Schlechte Prognose:** Linksventrikuläre Auswurffraktion < 30 %, höhergradige ventrikuläre Rhythmusstörungen, Mehrgefäßerkrankung, Hauptstammstenose links, fortbestehende Risikofaktoren, Lebensalter, Multimorbidität.
- **Prognoseverbesserung:** Frühzeitige Revaskularisation durch Thrombolyse und/oder PTCA; *Langzeittherapie* mit *1)* Betablockern ohne ISA; *2)* Acetylsalicylsäure 100 mg/d p. o.; *3)* ACE-Hemmer bei linksventrikulärer Dysfunktion (Remodeling); Risikostratifikation, adäquate Therapie von Rhythmusstörungen.

31.2 Angina pectoris

H. J. Trappe

Grundlagen

- **Definition:** Stenosierung von Koronararterien mit nachfolgendem Mißverhältnis von Sauerstoffangebot und -bedarf des Herzmuskels → Myokardischämie im Versorgungsgebiet des Koronargefäßes; meist im Bereich des linken Ventrikels.
- **Ätiologie:**
  - Am häufigsten arteriosklerotische Plaques (signifikante Koronarstenose = Einengung des Innendurchmessers eines Koronargefäßes um ≥ 75%).
  - Gefäßspasmus (Prinzmetal-Angina).
  - Entzündliche Gefäßveränderungen (z. B. bei Vaskulitiden).
  - *Extrakardiale Ursachen:* Anämie, Lungenerkrankungen, arterielle und pulmonale Hypertonie, gesteigerte Herzfrequenz bei Fieber, psychischen Belastungen, Hyperthyreose.
- **Auslösende Faktoren:** Körperliche Anstrengung, hypertensive Kreislauflage, Kälteexposition, opulente Mahlzeiten.

Klinik

- **Thorakale Schmerzen** (drückend, brennend, bohrend, stechend), hauptsächlich retrosternal mit Ausstrahlung in linke Schulter, linken Arm, gelegentlich auch in Hals, Unterkiefer, Rücken oder Oberbauch. *Kein* Vernichtungsschmerz!
- **Verlaufsformen:**
  - *Stabile Angina pectoris*: Anfallsweise auftretender thorakaler Druck/Schmerz, der typischerweise durch körperliche Belastung provoziert werden kann. Besserung/Sistieren nach Belastungsende.

  Hinweis: Typisch für die stabile Angina pectoris ist die Ansprechbarkeit auf Nitroglyzerin innerhalb weniger Minuten!
  - *Instabile Angina pectoris (Syn.: Präinfarktangina, Präinfarktsyndrom):* Auftreten von Ruhe-Angina; Angina pectoris, die an Intensität deutlich zugenommen hat („Crescendo-Angina"); jede erstmalig auftretende Angina; Angina mit Zunahme der Anfallsdauer. Hohes Infarkt-Risiko (ca. 20–25%)!
  - *Prinzmetal-Angina:* Ruhe-Angina; innerhalb weniger Minuten reversibel.
  - *Stumme Myokardischämie:* Asymptomatische Myokardischämie (häufig bei Diabetikern).

Diagnostik

- **Klinischer Befund:**
  - *Inspektion:* Meist mäßig beeinträchtigter Patient mit thorakalen, belastungsabhängigen Schmerzen. Kein Schweißausbruch, keine Übelkeit, kein Schwächegefühl. In der Regel völlig unauffällige klinische Situation nach dem Anfall.
  - *Auskultation:* Meist Normalbefund; auffällige Auskultationsbefunde (3. Herzton, Mitralinsuffizienz) lediglich nach vorangegangenem Myokardinfarkt.
- **Labor:** Triglyzeride, Gesamt-/HDL-/LDL-Cholesterin, BB, BZ, fT_3, fT_4, TSH, BKS, CRP, CK, CK-MB, Troponin T (H.a. Mikronekrosen bei ca. 40% der Patienten mit instabiler Angina pectoris), GOT, Kreatinin, Elektrolyte. Engmaschige Kontrollen von CK/CK-MB bis zum definitiven Infarktausschluß!
- **Ruhe-EKG** (immer bei Patienten mit thorakalen Schmerzen!):
  - *Stabile Angina pectoris:* Oft völlig unauffälliges EKG oder nur in den ST-T-Abschnitten unspezifisch verändert. Eventuell Zeichen eines abgelaufenen Myokardinfarktes mit pathologischen Q-Zacken.

- *Instabile Angina pectoris:* Evtl. deszendierende ST-Strecken-Veränderungen, pathologische T-Wellen oder ST-Strecken-Hebungen.
- *Prinzmetal-Angina:* Typisch sind ST-Elevationen in Ruhe, der Phasen von ST-Senkungen oder T-Wellen-Inversionen folgen können.

➤ **Belastungs-EKG:** Typisch sind ST-Strecken-Senkungen mit horizontalen oder deszendierenden ST-Strecken-Senkungen ≥ 0,1 mV in den Extremitäten und ≥ 0,15 mV in den Brustwandableitungen.

➤ **Langzeit-EKG:** ST-Strecken-Senkungen/-Hebungen – v. a. bei Patienten mit stummer Myokardischämie, supraventrikuläre/ventrikuläre Rhythmusstörungen.

➤ **Röntgen-Thorax:** Obligat bei Verdacht auf KHK. Pulmonal-venöse Stauung, nachweisbare Anomalien der Herzsilhouette bei Aneurysma? Nichtkardiale Ursachen von Thoraxschmerzen (Infiltrate, Tumoren, entzündliche Erkrankungen)?

➤ **Echokardiographie:** Beurteilung der kardialen Funktion, Analyse von Vorhöfen, Kammern und Klappen. Andere kardiale Ursachen von Thoraxschmerzen (Perikarditis, Aortendissektion)? Regionale Wandbewegungsstörungen?

➤ **Streßechokardiographie:** Ischämienachweis durch parallele Beurteilung der myokardialen, segmentalen und globalen Funktion unter Belastungsbedingungen (Fahrradbelastung, medikamentöse Belastung mit Dobutamin oder Vorhofstimulation). Alternatives Verfahren zur Thallium-Myokardszintigraphie.

➤ **^{201}Thallium-Myokardszintigraphie:** Nachweis von belastungsabhängigen, reversiblen myokardialen Speicherdefekten als Hinweis für ischämische Myokardbezirke; irreversibler Myokard-Speicherdefekt = Infarktnarbe.

➤ **Angiographie:** Direkte angiographische Darstellung von linkem und rechtem Ventrikel bzw. von Koronararterien. Nachweis und Schweregradbestimmung von Koronarstenosen; definitive Diagnosestellung einer koronaren Herzerkrankung.

➤ **CT-Thorax:** Nicht obligat beim Verdacht auf KHK, jedoch unumgängliches Verfahren zum Nachweis nichtkardial bedingter Ursachen von Thoraxschmerzen.

➤ **MRT:** Noch experimentelles Verfahren zum Nachweis von Koronarstenosen (3D-Rekonstruktion von Koronararterien mit Aussagen über Flußprofile in Koronararterien und Bypässen).

Differentialdiagnose

➤ Siehe Tab. 70 S. 338.

Vorgehen bei stabiler Angina pectoris

➤ **Nichtkardiale Ursachen behandeln:** Anämietherapie, Behandlung nichtkardialer Erkrankungen (z. B. Hyperthyreose).

➤ **Nitrate:**

- *Prinzip:* Bessere myokardiale O_2-Versorgung durch Senkung der Vor- und Nachlast.
- *NW:* Kopfschmerzen, orthostatischer Kollaps durch Blutdruckabfall, Reflextachykardie und Toleranzentwicklung. *KI:* Schwere Hypotonie, hypertrophisch obstruktive Kardiomyopathie, toxisches Lungenödem.
- *Substanzen und Dosierungen:*
  - Nitroglyzerin 0,2 – 0,8 mg (Spray [1 – 2 Sprühstöße à 0,4 mg], Kapseln; Wirkdauer 30 – 60 min).
  - Isosorbitdinitrat (ISDN) 5 – 40 mg p. o. (Wirkdauer 2 – 4 h).
  - Isosorbit-5-Mononitrat (ISMN) 20 mg p. o. (Wirkdauer 6 – 8 h).

- **Molsidomin** (z.B. Corvaton): Wirkungsprinzip ähnlich den Nitraten (s.o.). Deutlich weniger NW (Kopfschmerzen), dadurch Therapiealternative zu Nitraten. *Dosierung:* 2 × 1 – 8 mg/d p.o.
- **β-Blocker:**
  - *Prinzip, Anwendung:* Senkung von Herzfrequenz, Blutdruck, myokardialem O_2-Verbrauch. Bei KHK bevorzugt β-Blocker ohne ISA anwenden:
  - *Substanzen und Dosierungen:*
    - Atenolol (z.B. Tenormin) 1 – 2 × 50 mg/d p.o.
    - *Oder* Carvedilol (z.B. Dilatrend) 1./2. Tag 2 × 12,5 mg; dann 1 – 2 × 25 mg/d p.o.
    - Oder Metoprolol (z.B. Beloc) 1 – 2 × 50 – 100 mg/d p.o.
    - Oder Propranolol (z.B. Dociton) 2 – 4 × 40 – 80 mg/d p.o.
  - *NW:* Bradykardie, AV-Blockierung, Entwicklung einer Herzinsuffizienz, Bronchokonstriktion, Schlafstörungen, Unruhe, Depressionen, Impotenz, Überempfindlichkeit gegen Insulin bei Diabetikern. *KI* s.S. 656.
- **Kalziumantagonisten:**
  - *Prinzip, Anwendung:* Nachlastsenkung (bei Verapamiltyp auch Herzfrequenzsenkung); myokardialer O_2-Verbrauch ↓, O_2-Versorgung ↑. Additiv bei mangelnder Wirkung/Verträglichkeit von Nitraten und/oder β-Blockern.
  - *Substanzen, Dosierung:*
    - Nifedipin (z.B. Adalat) 4 × 5 – 40 mg/d p.o. („retard": 2 × 20 mg; max. 60 mg/d).
    - *Oder* Verapamil (z.B. Isoptin) 3 × 40 – 120 mg/d p.o. („retard": 1 – 2 × 120 – 240 mg).
    - *Oder* Diltiazem (z.B. Dilzem) 3 × 60 mg/d *oder* 2 × 1 retard-Tabletten à 90/120 mg p.o.; max. 360 mg/d p.o.).
    - Oder Amlodipin (z.B. Norvasc) 1 × 5 – 10 mg/d p.o.
  - *NW:* Hypotonie, Kopfschmerzen, Schwindel, Gesichtsrötung. Bei Verapamil-Applikation kommt es in ca. 10% der Fälle zu einer systemischen Vasodilatation, GI-Symptomen (Obstipation) und ZNS-Erscheinungen (Kopfschmerzen, Benommenheit). *KI:* Herzinsuffizienz NYHA III/IV, AV-Block II./III.Grades, Schock, Hypotonie (RR_{syst} < 90 mmHg), höhergradige Aortenstenose.
- **Thrombozyten-Aggregationshemmer:**
  - *Acetylsalicylsäure* 100 mg/d (mittlerweile etabliert).
  - *Alternativ bei ASS-Unverträglichkeit* Clopidogrel (Plavix) 1 × 75 mg/d p.o. *oder* Ticlopidin (Tiklyd) 2 × 250 mg/d p.o. (*cave* Neutropenie bei Ticlopidin → zu Beginn alle 2 Wochen Blutbildkontrollen!)
- **Perkutane transluminale Angioplastie (PTCA):** Alternative zu ACVB-OP bei Ein- oder Zweigefäßerkrankung mit/ohne Implantation intrakoronarer Stents. Hohe Erfolgsrate (> 90%). Restenoserate von ca. 30 – 40%.
- **Aorto-koronare Bypass-Operation (ACVB):** Indiziert bei konservativ nicht hinreichend behandelbaren Patienten bzw. erfolgloser PTCA-Therapie. Therapie der Wahl bei linkskoronarer Hauptstammstenose. Operations-Letalität ca. 1%.

31.2 Angina pectoris

Vorgehen bei instabiler Angina pectoris

Cave: Hohe Infarktgefahr → sofortige Klinikeinweisung + Intensivbehandlung!

- **Allgemein:**
  - Ruhe, körperliche Aktivität vermeiden, mit erhöhtem Oberkörper lagern.
  - O_2 2 – 6 l/min über Nasensonde.
  - Nitroglyzerin-Spray 1 – 2 Hübe.
  - Bei Unruhe Diazepam 10 mg p.o.
  - Venösen Zugang legen.
- **Monitoring:** s. S. 9.
- **Labor:** Routinelabor, Troponin, CK, CK-MB.
- **Spezielle Therapiemaßnahmen:**
  - *Heparin:* 5000 – 10 000 IE Heparin als Bolus i. v. zur Verhinderung von Appositionsthromben, dann Heparin 15 – 20 IE/kg KG/h über Perfusor (Ziel: PTT-Verlängerung auf das 1,5 – 2,5fache des Ausgangswertes).
  - *Acetylsalicylsäure:* Initial 500 mg/d, dann 100 mg/d parallel zur Heparintherapie.
  - Zu Glykoprotein IIb/IIIa-Inhibitoren als mögliche neue Therapieoption s. S. 636.
  - *Nitroglyzerin:* Nitroperfusor mit 50 mg Nitroglyzerin 2 – 3 ml/h, max 6 – 9 mg/h.
  - *β-Blocker*: Indiziert, wenn unter Nitroglyzerintherapie keine Beschwerdefreiheit zu erreichen ist, z. B. Metoprolol 5 mg langsam i. v., je nach Puls und RR nach je 2 min weitere 5 mg i. v. (initial max 15 mg i. v.), bei Verträglichkeit weiter mit 50 mg p. o. (→ ggf. 4 × 50 mg/d p. o.).
  - *Angiographie* (s. S. 337): Bei persistierender Instabilität unter adäquater Medikation möglichst innerhalb von 24 h.

Prognose

- Die Prognose der KHK hängt ab von der linksventrikulären Funktion, dem Ausmaß der persistierenden myokardialen Ischämie und der Progression der Koronarsklerose. Die instabile Angina pectoris hat eine relativ schlechte Prognose: Das Myokardinfarkt-Risiko in den ersten Monaten nach Auftreten beträgt ca. 20 %, das Herztod-Risiko ca. 5 %.

31.3 Akute Herzinsuffizienz, kardiales Lungenödem

H. J. Trappe

Grundlagen

- **Definition:** Akute Funktionsstörung des Herzens mit unzureichender Versorgung des Organismus mit Blut. Auftreten als Vorwärtsversagen („low-output-failure"), Rückwärtsversagen (Blutstau vor der jeweiligen Herzhälfte) und bei Hyperzirkulation („high output-failure"). Einteilung nach der betroffenen Myokardareale in akute Links-, Rechts- oder Globalinsuffizienz. Bei Lungenödem Flüssigkeitsaustritt aus den Lungenkapillaren in das Interstitium und in den Alveolarraum.
- **Ätiologie:**
  - *Kardial:* Akuter großer Myokardinfarkt (evtl. mit Septum- oder Ventrikelruptur); arterielle Hypertonie, pulmonale Hypertonie, hypertensive Krise (dekompensiertes Hochdruckherz); Herzrhythmusstörungen; Kardiomyopathien (dilatativ, hypertroph obstruktiv, restriktiv); Myokarditis; dekompensierte Vitien (Klappenvitien, Shuntvitien); Papillarmuskelabriß, Sehnenfadenabriß; Perikardtamponade; Aortendissektion.
  - *Pulmonal:* Überwässerung; Permeabilitätserhöhung der Kapillaren; Allergie; erniedrigter Alveolardruck bei zu forcierter Pleurapunktion; ARDS.
- **Pathophysiologie:** Abrupter Abfall des Herzzeitvolumens → Entwicklung eines interstitiellen Lungenödems durch Verminderung der Lungendehnbarkeit, Einengung der kleinen Atemwege, Erhöhung des Atemwegswiderstandes bis hin zum Asthma cardiale, Erhöhung der Atemarbeit → dann zusätzlich Entwicklung eines alveolären Lungenödems durch Übertritt des Transsudates in die Alveolarräume → Oxigenierungsstörungen aufgrund eines erhöhten Rechts-Links-Shunts bei verminderter Gasaustauschfläche. Bei fortschreitendem Abfall des Herzzeit-Volumens periphere Vasokonstriktion, arterieller RR-Abfall, Anstieg des RR_{diast}, Verkleinerung der RR-Amplitude → *Kardiogener Schock:* Hypotension ($RR_{syst} < 90$ mm Hg), Tachykardie (Frequenz > 100/min), Oligurie (Ausscheidung < 20 ml/h), metabolische Azidose, Bewußtseinstrübung, Tod.

Klinik, klinische Befunde

- Schwerkranker, oft vital bedrohter Patient, Todesangst; Dyspnoe, Tachypnoe, Orthopnoe, Husten, Zyanose, gelegentlich blutig-schaumiger Auswurf, gestaute Halsvenen, Aszites, Stauungsleber, periphere Ödeme, Blässe, Kaltschweißigkeit, Tachykardie, Bewußtseinstrübung. Blutdruck: Bei reflektorischer Vasokonstriktion erhöht ($RR_{syst} > 200$ mm Hg), bei kardiogenem Schock erniedrigt ($RR_{syst} < 90$ mm Hg)
- **Auskultation:**
  - *Herz:* Oft 3. Herzton (Galopprhythmus) oder 4. Herzton. Typische Auskultationsphänomene bei Klappenerkrankungen oder Ventrikelseptumdefekt.
  - *Lunge:* Im Anfangsstadium (interstitielles Ödem) verlängertes Expirium mit Giemen, später (alveoläres Ödem) feuchte RGs und „Brodeln" über der Lunge.
- Eine Differenzierung der Ursachen einer akuten Herzinsuffizienz ist oft aus Auskultations-Befunden, klinischen Zeichen und Anamnese möglich (s. Tab. 72).

31.3 Akute Herzinsuffizienz, kardiales Lungenödem

Tabelle 72 Differenzierung der Ursachen einer akuten Herzinsuffizienz

kardiale Ursachen	nicht kardiale Ursachen
klinische Befunde:	
– Zentralisation – gestaute Halsvenen – Rhythmusstörungen – Galopprhythmus – 3. Herzton – feinblasige, feuchte RGs	– warme Peripherie – Halsvenen nicht sichtbar – Sinustachykardie – kein Galopprhythmus – kein 3. Herzton – eher trockene feinblasige RGs
Anamnese	
– kardiale Grundkrankheit – Angina pectoris – Belastungsdyspnoe – frühere Lungenödeme – kardiale Medikamente	– nichtkardiale Grundkrankheit – Fieber, Abszeß – Niereninsuffizienz, Dialyse – Unfall, Trauma

Diagnostik, Differentialdiagnose

- **Labor:** Routinelabor, BGA (p_aO_2 ↓; p_aCO_2 zunächst ↓ oder normal, später ↑).
- **EKG:**
  - Pathologische EKG-Befunde je nach vorliegender Grundkrankheit.
  - Zeichen eines akuten (S. 335) oder abgelaufenen Myokardinfarktes.
  - Zeichen akuter Rechtsherzbelastung (Zeichen akuter *Links*herzbelastung gibt es nicht): Steil- bis Rechtstyp, S_IQ_{III}-Typ, $S_IS_{II}S_{III}$-Typ, inkompletter oder kompletter Rechtsschenkelblock, T-Negativierungen rechtspräkordial (V_1–V_3). Meistens Tachykardie (Frequenz > 100/min), primär oder sekundär supraventrikuläre oder ventrikuläre Rhythmusstörungen.
- **Röntgen-Thorax:** Herzdilatation (Quotient maximaler Herzdurchmesser/Thoraxtransversaldurchmesser > 0,5), Blutumverteilung auf die Lungenoberfelder (Gefäße im oberen Pulmonalbereich sind genauso dick wie im unteren Pulmonalbereich), symmetrische, perihiläre, schmetterlingsförmige Stauungszeichen („fluid lung"), verwaschene Hili, Kerley-B-Linien (feine horizontale Linien in den Unterlappen lateral), alveoläres Lungenödem mit kleinfleckigen konfluierenden Verschattungen, Pleuraergüsse.
- **Echokardiographie** (Befunde abhängig von der Grunderkrankung): Oft erhebliche Dilatation des linken und/oder rechten Ventrikels mit mäßig bis schwer eingeschränkter Kontraktilität (E-Septum-Abstand ↑). Charakteristische Befunde bei Perikarderguß, Perikardtamponade, Klappenfehlern, Ventrikelseptumdefekt, Papillarmuskelabriß, Hypertonie, Aortendissektion.
- **Pulmonaliskatheter** (S. 33): u. a. indiziert zur DD Akute Dyspnoe – Schock und bei instabiler Hämodynamik (Infarkt). *Bei kardial bedingtem Lungenödem:* PCWP ↑ (> 12 mm Hg), Herzzeitvolumen ↓ (< 5 l/min), Herzindex ↓ (CI < 2,5 l/min/m²). Zur Schweregradeinteilung der Linksherzinsuffizienz s. Tab. 73.

31.3 Akute Herzinsuffizienz, kardiales Lungenödem

Tabelle 73 Schweregrade der Linksherzinsuffizienz nach Befunden des Pulmonaliskatheters (nach Swan und Forrester)

Befunde	Stadium I	Stadium II	Stadium III	Stadium IV
pulmonale Stauung	nein	ja	nein	ja
Hypotension	nein	nein	ja	ja
PCWP (mmHg)	≤ 18	> 18	≤ 18	> 18
CI ($l/min/m^2$)	$\geq 2{,}2$	$\geq 2{,}2$	$< 2{,}2$	$< 2{,}2$

PCWP = pulmonalkapillärer Verschlußdruck; CI = Herzindex

- **Differentialdiagnose:**
  - *Herz:* Primäre Herzinsuffizienz.
  - *Niere:* Überwässerung bei Niereninsuffizienz.
  - *Lunge:* Respiratorische Insuffizienz, Asthma bronchiale, nicht kardiales Lungenödem, toxisches Lungenödem.

Allgemeine Therapiemaßnahmen

- Lagerung mit erhöhtem Oberkörper, Beine tief nach unten lagern („Herzbett").
- O_2-Gabe 2 – 6 l/min; dann nach BGA.
- Analgesie: Morphin 2 – 5 mg i. v. über 2 – 3 min.
- Vorsichtige Sedierung, z. B. Diazepam 5 – 10 mg p. o./i. v.
- Flüssigkeitsrestriktion auf ca. 750 – 1000 ml/24 h; kochsalzarme Kost.
- Unblutiger Aderlaß (RR-Manschette um Oberschenkel, Druck 60 – 80 mmHg).
- Monitoring: EKG, kontinuierliche arterielle RR-Messung, Pulsoxymetrie, i. v.-Zugang, Pulmonaliskatheter (s. o.), Flüssigkeitsbilanzierung (Einfuhr, Ausfuhr → Blasenkatheter).

Spezielle Therapiemaßnahmen

- **Furosemid:** 20 – 120 mg i. v., ggf. Wiederholung.
- **Nitroglyzerin:** 1 – 6 mg/h i. v. über Perfusor unter enger RR-Kontrolle. Alternativ Molsidomin (s. S. 347).
- **Katecholamine:** Dobutamin 10 – 15 µg/kg KG/min i. v. *und/oder* Dopamin 10 – 20 µg/kg KG/min i. v. Bei persistierendem niedrigem RR zusätzlich Adrenalin (1 mg 1 : 10 mit NaCl 0,9% verdünnen → fraktionierte Gaben von 2 – 10 ml i. v. *oder* Perfusor 0,01 – 0,04 µg/kg KG/min i.v) *oder* Noradrenalin (1 mg 1 : 10 mit NaCl 0,9% verdünnen → 3 – 8 ml fraktioniert i. v. *oder* Perfusor 0,05 – 0,3 µg/kg KG/min i. v.).
- **Natriumnitroprussid:** 0,3 – 0,8 µg/kg KG/min zur Nachlastsenkung in der Akutphase. *Cave:* Nur unter arteriellem Monitoring und Pulmonaliskatheter!
- **Antiarrhythmika:** Je nach vorliegender Rhythmusstörung (s. S. 353 ff).
- **Intubation und Beatmung:** Bei schweren Oxigenierungsstörungen trotz O_2-Zufuhr (O_2-Sättigung < 85%), am besten mit PEEP bis 5 – 10 cm H_2O.

- **Phosphodiesterase-Hemmer** (PDE-Hemmer) bei kardiogenem Schock als Ultima-ratio-Therapie:
  - *Enoximon (Perfan i. v.):*
    - Initial 0,5 mg/kg KG/min langsam i. v. Kann nach 30 min (und ggf. 60 min) wiederholt werden.
    - Alternativ 90 µg/kg KG/min über 10 – 30 min.
  - *Oder Amrinon (Wincoram):* Initial als Bolus 0,5 mg/kg KG langsam i. v., weitere Bolusgaben von 0,5 – 1,5 mg/kg KG jeweils nach 10 – 15 min; max. 4 mg/kg KG in der ersten Stunde.
  - *Oder Milrinon (Corotrop):* Initial 50 µg/kg KG langsam über 10 min i. v., danach 0,375 – 0,75 µg/kg KG/min i. v.; max. 1,13 mg/kgKG/d i. v.; *cave* Dosisanpassung bei Niereninsuffizienz!
- **Hämofiltration:** Indiziert bei unzureichender Diurese bei Versagen der medikamentösen Maßnahmen zum Flüssigkeitsentzug.
- **Intraaortale Ballonpumpe** (s. S. 276): Indiziert bei unzureichendem Blutdruck zur Überbrückung vor geplantem kardiochirurgischem Eingriff (z. B. kardiogener Schock bei ischämischer Genese vor geplanter ACVB-Operation).
- **Chirurgische Maßnahmen:** Therapie der Grunderkrankung; chirurgische Intervention bei Septumruptur, Ventrikelruptur, Papillar- oder Sehnenfadenabriß.

Prognose

- Die Prognose der manifesten Herzinsuffizienz ist ungünstig mit Einjahres-Letalitäten von 15 – 50 % je nach vorliegendem Herzinsuffizienz-Schweregrad. Häufigste Todesursache ist ein plötzlicher Tod (Inzidenz ca. 50 %).

31.4 Herzrhythmusstörungen – Übersicht

H. J. Trappe

Grundlagen

- **Definitionen:**
  - *Bradykarde Rhythmusstörungen* (S. 355 – 358): Störungen des Rhythmus mit zu langsamer Herzfrequenz (< 60/min).
  - *Tachykarde Rhythmusstörungen* (S. 359 – 368): Störungen des Rhythmus mit zu schneller Herzfrequenz (> 100/min).
  - *Extrasystolen:* Supraventrikulär und/oder ventrikulär.
  - *Nomotope Erregungsbildungsstörungen:* Vom Sinusknoten ausgehende Rhythmusstörungen.
  - *Heterotope Erregungsbildungsstörungen:* Von außerhalb des Sinusknotens (supraventrikulär oder ventrikulär) ausgehende Rhythmusstörungen.
- **Rhythmusstörungen mit sofortigem Handlungsbedarf:** Symptomatische Bradykardie (s. S. 355), supraventrikuläre und ventrikuläre Tachykardie (s. S. 359 ff.), Kammerflattern (s. S. 367), Kammerflimmern (s. S. 368).
- **Ätiologie:**
  - *Kardial:* Koronare Herzkrankheit mit akuter (Myokardinfarkt) oder chronischer Ischämie (chronisches Infarktstadium), Kardiomyopathien (dilatativ, hypertroph obstruktiv, restriktiv), entzündliche Herzerkrankungen, angeborene und/oder erworbene Herzklappenfehler, Mitralsegelprolaps, Herztumoren.
  - *Andere Ursachen:* Thoraxtraumen, Elektrolytstörungen (Kalium-, Natrium-, Magnesiumstoffwechsel), Stoffwechselentgleisungen (Hyperthyreose), Medikamenten-Nebenwirkungen.
- **Pathophysiologie:**
  - *Bradykarde Rhythmusstörungen:* Erregungsbildungsstörungen, Erregungsleitungsstörungen.
  - *Tachykarde Rhythmusstörungen:*
    - Gesteigerte und abnorme Automatie: Pathologische Spontandepolarisation; Erregungsbildungsstörung durch Verlust eines stabilen Ruhemembranpotentials infolge transmembranöser Ionenströme.
    - Getriggerte Aktivität („triggered activity"): Auftreten ektoper, abnormer Erregungen. Entstehung abhängig von der vorangegangenen Erregung, keine Möglichkeit der spontanen Arrhythmieentwicklung. Auslöser: Depolarisierende Nachpotentiale („afterdepolarizations") in der Repolarisationsphase des Aktionspotentials („early afterdepolarizations") oder nach einem Aktionspotential („delayed afterdepolarizations").
    - Kreisförmige Erregung („Reentry"): Wiedereintrittsphänome elektrischer Erregungen als Ursache für Echoschläge und Tachykardien, häufigster Mechanismus von Tachykardien. Voraussetzung: Leitungsverzögerung mit unidirektionaler Leitung und Wiedereintritt eines Erregungsimpulses in das Gewebe; für das Zustandekommen einer Tachykardie müssen beide Voraussetzungen (Verkürzung der Erregungswelle und inhomogene Erregbarkeit) erfüllt sein.

Klinik

- Je nach vorliegender Rhythmusstörung, Grunderkrankung und linksventrikulärer Funktion: Blässe, Palpitationen, Herzrasen, Schwindel, Synkopen bis hin zum Herz-Kreislauf-Stillstand.

31.4 Herzrhythmusstörungen – Übersicht

Basis-Diagnostik

- **Anamnese:** Beschwerden (s. Klinik)? Vorerkrankungen (s. Ätiologie)?
- Körperliche Untersuchung, v.a. Pulsfrequenz, Pulsdefizit, Blutdruck.
- 12-Kanal-EKG, EKG-Monitoring.
- **Labor:** Elektrolyte, GOT, CK, LDH, HBDH, BB, BZ, Quick, PTT, TZ, Kreatinin; evtl. Digitalisspiegel; fT_3, fT_4, TSH.
- **Röntgen-Thorax:** Ggf. Veränderungen durch die Grunderkrankung.
- (Zu speziellen diagnostischen Maßnahmen siehe einzelne Rhythmusstörungen).

Therapieprinzipien

- **Allgemeine Maßnahmen:** Bettruhe, EKG-Monitoring (Telemetrie; S. 12), venöser Zugang, Möglichkeit zur Kardioversion/Defibrillation (S. 115), temporären Schrittmacherstimulation (S. 126) und der Herz-Lungen-Wiederbelebung (S. 112).
- **Spezifische Therapie** (abhängig von klinischer Symptomatik und hämodynamischer Situation):
  - *Hämodynamisch instabile Situation* (Hypotonie, Schock, Herz-Kreislauf-Stillstand): Sofortige Kardioversion/Defibrillation, Herz-Kreislauf-Reanimation.
  - *Hämodynamisch stabile Situation:* Vorliegende Rhythmusstörungen analysieren, die Grundkrankheit und linksventrikuläre Funktion beurteilen, gezielt therapeutisches Vorgehen nach Analyse der klinischen und technischen Parameter.
- **Rezidivprophylaxe:** Siehe bei den einzelnen Krankheitsbildern.

31.5 Bradykarde Herzrhythmusstörungen

H. J. Trappe

Definition

- Störungen von Erregungsbildung und Erregungsleitung im Bereich des Sinusknotens, der sinu-atrialen Überleitung, im AV-Knoten, im His-Bündel und im rechten und/oder linken Tawara-Schenkel. Herzfrequenz < 60/min.

Sinusbradykardie, SA-Blockierungen, Sinusarrest, Sinusknoten-Syndrom

- **Definition:** Sinusrhythmus mit Herzfrequenzen < 60/min. reguläre atrioventrikuläre Überleitung, normaler QRS-Komplex (Breite < 0,12 s).
- **Ätiologie:** Exzessive vagale Stimulation, hypersensitiver Karotissinus, KHK, akuter Myokardinfarkt, Hyperkaliämie, Hypokaliämie, Herztumoren, Myokarditis, Medikamenten-Nebenwirkungen (z. B. β-Blocker, Ca^{2+}-Antagonisten, Digitalis), physiologisch (z. B. bei Sportlern durch hohes SV).
- **Klinik** (abhängig von Grunderkrankung): s. S. 353.
- **Diagnostik, Monitoring:**
  - *Basisdiagnostik* (s. S. 353, 354): K^+?; mögliche EKG-Befunde s. Tab. 74.
  - *EKG-Monitoring (Telemetrie; S. 12)* bei Patienten mit symptomatischen Bradyarrhythmien.

Tabelle 74 Oberflächen-EKG bei Störungen des Sinusknotens

SA-Block	EKG-Befund
1. Grades	im Oberflächen-EKG nicht nachweisbar
2. Grades	
– Typ 1 (Wenckebach)	bei gleichbleibender PQ-Zeit Verkürzung der PP-Intervalle bis zum Auftreten einer längeren Pause (kürzer als doppeltes RR-Intervall)
– Typ 2 (Mobitz)	Pause ohne vorangehende Änderung der PP-Intervalle; Pausen, die exakt dem Mehrfachen der PP-Intervalle entsprechen
3. Grades (totaler SA-Block)	keine sichtbaren P-Wellen, junktionaler (ventrikulärer) Ersatzrhythmus
Sinusarrest	**EKG-Befund**
	keine Impulsbildung im Sinusknoten; keine sichtbaren P-Wellen, junktionaler Ersatzrhythmus

  - *Intrakardiales EKG:* Beurteilung der Sinusknotenfunktion (Sinusknotenerholungszeit), Bestimmung sinuatrialer Leitungszeiten; indiziert bei Patienten mit pathologischen Befunden (Bradykardien) und/oder klinisch auffälligen Befunden wie Schwindel oder Synkopen.
  - *Atropintest (bei V. a. Sinusknoten-Syndrom):* 0,5 – 1,0 mg Atropin i. v. unter EKG-Kontrolle → beim Herzgesunden Erhöhung der HF um 25 % (oder auf 90/min), kein Frequenzanstieg beim Sinusknoten-Syndrom.
  - *Karotisdruckversuch:* s. S. 358.

- **Differentialdiagnose:** AV-Blockierungen → Abgrenzung durch EKG-Befund, s. Abb. 59; Sicherung der Diagnose durch Oberflächen-EKG und/oder intrakardiale elektrophysiologische Untersuchung.
- **Therapieprinzipien:** Grunderkrankung behandeln, alle zur Bradykardie führenden Medikamente absetzen (Digitalis, β-Blocker, Kalziumantagonisten vom Verapamiltyp, Clonidin, Antiarrhythmika).
- **Spezielle Therapiemaßnahmen:**
  - *Sinusbradykardie:* Selten Therapie notwendig, evtl. Atropin (0,5 – 1,0 mg i. v.) *oder* Orciprenalin (0,5 – 1,0 mg i. v.); in sehr seltenen Fällen temporäre und/oder permanente Schrittmacherimplantation (s. S. 126).
  - *Sinuatriale Leitungsstörungen:* Bei SA-Block I und II. Grades meistens keine Therapienotwendigkeit, bei symptomatischen Patienten Atropin (0,5 – 1,0 mg i. v.) *oder* Orciprenalin (0,5 – 1,0 mg i. v.).
  - *Bei SA-Block III. Grades und klinischer Symptomatik* Implantation eines permanenten Schrittmachersystems.

AV-Block

- **Definition:** Pathologische atrioventrikuläre Überleitung mit häufig normaler Herzfrequenz; aber auch schwere Bradykardien sind möglich.
- **Ätiologie:** Hypersensitiver Karotissinus, akuter Myokardinfarkt, Hyperkaliämie, Hypokaliämie, Herztumoren, Myokarditis, Medikamenten-Nebenwirkungen.
- **Klinik** (abhängig von Grunderkrankung): s. S. 353; meist symptomlos bei AV-Block I°; bei AV-Block II° klinisches Spektrum von „unauffällig" bis „Synkope". Bei AV-Block III° Gefahr von Adams-Stokes-Anfällen durch zerebrale Minderperfusion.
- **Diagnostik, Monitoring:**
  - *Basisdiagnostik:* s. S. 353, 354. Charakteristische EKG-Befunde (bei normalem QRS-Komplex) s. Abb. 59.
  - *Basismonitoring:* EKG-Monitoring (Telemetrie) bei Patienten mit symptomatischen Bradyarrhythmien (Schwindel, Synkope usw.).
- **Differentialdiagnose:** SA-Blockierungen → Abgrenzung durch EKG-Befund (s. Tab. 74); Sicherung der Diagnose durch Oberflächen-EKG und/oder intrakardiale elektrophysiologische Untersuchung.
- **Therapieprinzipien:** Grunderkrankung behandeln, alle zur Bradykardie führenden Medikamente absetzen (s. o.).

  Symptomatische Therapie: Atropin 0,5 – 1,0 mg i. v. *oder* Orciprenalin 0,5 mg i. v.; passagere Schrittmacherimplantation (s. S. 126).
- **Spezielle Therapiemaßnahmen** (indiziert bei Beschwerden):
  - *AV-Block I. Grades:* Möglicherweise zum AV-Block führende Therapie absetzen (z. B. Digitalis, β-Blocker etc.); meist keine andere Therapie notwendig.
  - *AV-Block II. Grades (Typ Wenckebach):* Häufige und engmaschige Beobachtung des Patienten; eher keine spezifische Therapie notwendig; ansonsten bei Bedarf wie bei AV-Block Grad I.
  - *AV-Block II. Grades (Typ Mobitz):* Passagere und/oder permanente Schrittmacherimplantation (s. S. 126, bei inferiorem Infarkt 10 Tage warten!).
  - *AV-Block III. Grades:* Passagere und/oder permanente Schrittmacherimplantation (s. S. 126; bei inferiorem Infarkt 10 Tage warten!).

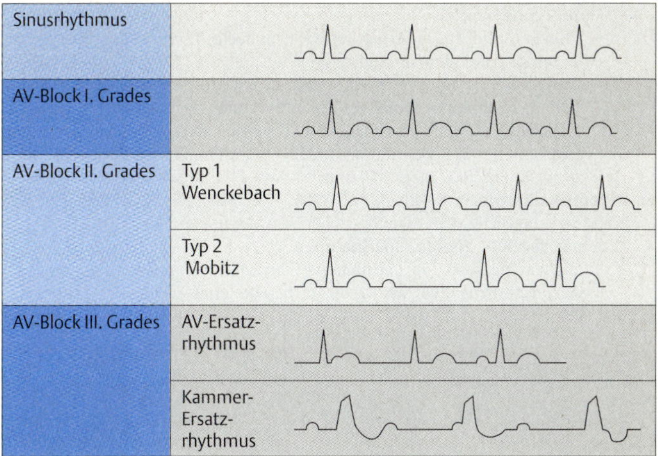

AV-Block I. Grades
Verlängerung der PQ-Zeit (> 0,20 sec), alle vom Sinusknoten kommenden Impulse werden auf die Kammern übergeleitet, reguläre übergeleitete P-Wellen

AV-Block II. Grades
die Überleitungen sind z.T. blockiert, gelegentlich fallen Kammerkomplexe aus, nicht alle P-Wellen werden auf die Kammern übergeleitet
Typ Wenckebach
- die PQ-Zeit wird mit jedem Herzschlag länger, bis ein Kammerkomplex ganz ausfällt

Typ Mobitz
- PQ-Zeit konstant und meist normal, nur jede zweite oder dritte u.s.w. Erregung wird auf die Kammern übertragen
  während die Überleitungsstörung beim Typ Wenckebach in der Regel im AV-Knoten lokalisiert ist, liegt die Störung beim Typ Mobitz subnodal oder im Bereich des His-Bündels

AV-Block III. Grades
komplette Unterbrechung der Erregungsleitung vom Vorhof auf die Kammern, dissoziierte Vorhof- und Kammerkontraktionen

Abb. 59 AV-Blockierungen

Karotissinus-Syndrom

- **Definition:** Krankheitsbild mit Synkopen, bedingt durch zerebrale Mangeldurchblutung und pathologischer AV-Überleitung.
- **Ätiologie:** Hypersensitiver Karotissinus vom kardioinhibitorischen *(Typ A)* oder vasodepressorischen Typ *(Typ B)*.
- **Klinik:** Schwindel, Synkopen, oft provozierbar durch extreme Halsbewegungen (Dreh- und Streckbewegungen, Rasieren, Knöpfen eines engen Kragens).
- **Diagnostik:**
  - *Karotis-Auskultation:* Ein Strömungsgeräusch ist in der Regel nicht zu erwarten (bei älteren Personen muß nach einer gleichzeitig vorliegenden kritischen Karotisstenose gefahndet werden → Dopplersonographie).

- *Karotisdruckversuch:*
  - Prinzip: Auslösung eines vagalen Reflexes nach einseitiger Kompression der A. carotis (*cave* niemals beidseitig!).
  - Durchführung: Kontinuierliches EKG-Monitoring, 1 Amp. Atropin bereithalten, Reanimationsbereitschaft, Kompression der tastbaren A. carotis in Höhe des Kieferwinkels zunächst auf der einen, dann auf der anderen Seite.
  - Beurteilung: Bradykardie/Asystolie → kardioinhibitorischer Typ; Blutdruck-Abfall (RR-Abfall ≥ 50 mmHg) → vasodepressorischer Typ.

➤ **Differentialdiagnose:** SA-Block (s. S. 355); AV-Block (s. S. 356); Synkopen aufgrund metabolischer oder neurologischer Veränderungen.

➤ **Therapie, spezielle Therapiemaßnahmen:**
- *Kardioinhibitorischer Typ:* Permanente Schrittmacher-Implantation.
- *Vasodepressorischer Typ:* Schrittmachertherapie ohne Erfolg.

31.6 Tachykarde Herzrhythmusstörungen

H. J. Trappe

Grundlagen

- **Definition:** Störungen von Erregungsbildung und Erregungsleitung im Bereich von Sinusknoten, Vorhof, AV-Knoten, His-Bündel, rechtem und/oder linkem Tawara-Schenkel. Tachykardien aufgrund zusätzlicher (akzessorischer) Leitungsbahnen. Herzfrequenz > 100/min.
- **Differenzierung + Differentialdiagnose** (s. Abb. 60 und Tab. 75):
  - *Schmaler QRS-Komplex < 0,12 s* → supraventrikuläre Arrhythmie.
  - *Breiter QRS-Komplex > 0,12 s* → supraventrikuläre oder ventrikuläre Arrhythmie.

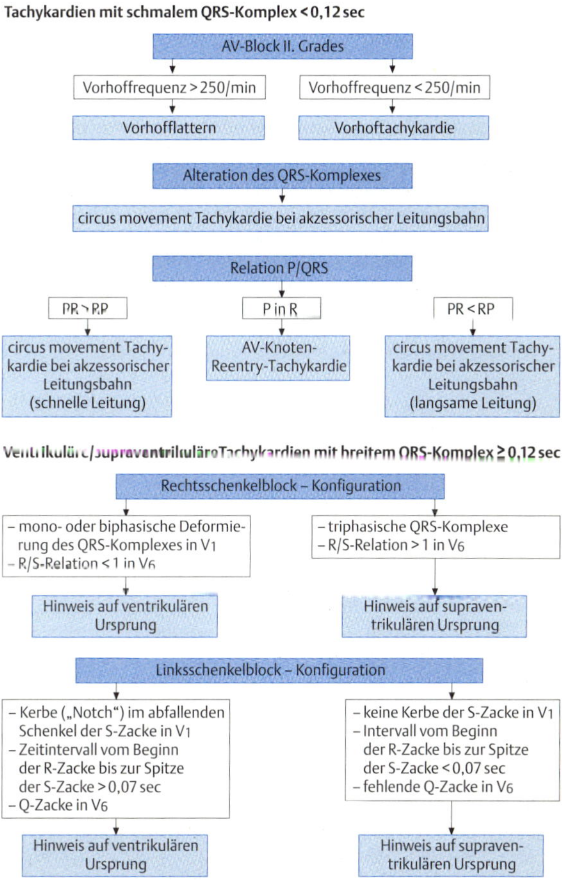

Abb. 60 Differentialdiagnose von Tachykardien

31.6 Tachykarde Herzrhythmusstörungen

Tabelle 75 Tachykarde Rhythmusstörungen

supraventrikulär	ventrikulär
regelmäßige Überleitung: – Sinustachykardien (s. u.) – AV-Knoten-Reentry-Tachykardie (S. 360) – Tachykardien bei akzessorischen Leitungsbahnen (S. 362) – ektop atriale Tachykardien (S. 363) *unregelmäßige Überleitung:* – Vorhofflimmern (S. 364) – Vorhofflattern (S. 365)	– ventrikuläre Tachykardie (S. 367) – Kammerflattern (S. 367) – Kammerflimmern (S. 368) – Torsade-de-pointes-Tachykardie (S. 367)

Sinustachykardie, Sinusknoten-Reentry-Tachykardie

- **Definition:** Sinusrhythmus mit HF > 100/min, *reguläre* AV-Überleitung.
- **Ätiologie:** Psychische und physische Belastungen, Hyperthyreose, Phäochromozytom, Hypotonie, Schock, Anämie, Blutung, Hypoxie, akutes und chronisches Cor pulmonale, akute und chronische Herzinsuffizienz, Aorteninsuffizienz, Perikarditis, Perikardtamponade, Myokarditis, Endokarditis, Schmerzen, Angst, Fieber, Sepsis, Alkoholentzug, Sinusknoten-Reentry, Orthostase, Kollaps, Koffein, Nikotin.
- **Pathophysiologie:** Geschwindigkeitszunahme der diastol. Spontandepolarisation im Sinusknoten unter neuralen, hormonalen, medikamentösen oder toxischen Wirkungen. Selten Reentry-Mechanismen (Sinusknoten-Reentry-Tachykardie).
- **Klinik** (abhängig von Grunderkrankung): Palpitationen, Schwindel.
- **Diagnostik** (Basisdiagnostik, s. S. 353, 354): Auch fT_3, fT_4, TSH; im EKG keine typischen Veränderungen, Tachykardie-Frequenz > 100/min, regelrecht konfigurierte P-Wellen, regelrechter QRS-Komplex (QRS < 0,12 s).
- **Differentialdiagnose:** Ektop atriale Tachykardie (S. 363), AV-Knoten-Reentry-Tachykardie (S. 360), Präexzitationssyndrome (S. 353), Vorhofflattern (S. 365), ventrikuläre Tachykardie (S. 362).
- **Therapieprinzipien:** Behandlung der Grunderkrankung; β-Blocker (Propanolol, z. B. Dociton 2 – 4 × 10 – 80 mg/d p. o./i. v.), Sedativa (Diazepam 5 – 10 mg p. o./i. v.).
- **Spezielle Therapiemaßnahmen:**
  - Volumenzufuhr (bei Volumenmangel; s. S. 180 ff.).
  - Katheterablation bei (seltenen) Sinusknoten-Reentry-Tachykardien (s. S. 125).

AV-Knoten-Reentry-Tachykardien

- **Definition:** Kreiserregung v. a. innerhalb des AV-Knotens bei in der Regel herzgesunden Patienten mit *regulärer* atrioventrikulärer Überleitung und Herzfrequenzen > 100/min.
- **Ätiologie, Pathophysiologie:** Klassischer Mechanismus einer Reentry-Tachykardie bei zwei unterschiedlich schnell leitenden Bahnen innerhalb des AV-Knotens. Meist „slow-fast"-Typ (anterograd langsame Leitung, retrograd schnelle Leitung), seltener ist der „fast-slow"- oder „slow-slow"-Typ.

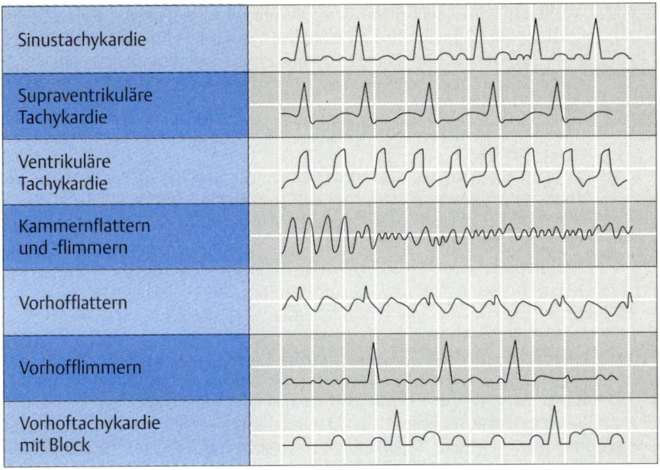

Abb. 61 Tachykarde Rhythmusstörungen

- **Klinik:** Anfallsweise (für Sekunden bis Stunden) auftretendes Herzrasen mit abruptem Ende; bei schnellen Tachykardiefrequenzen Schwindel. Auch situationsbedingte Häufung möglich (z. B. bei psychischer Anspannung).
- **Diagnostik, Monitoring:**
  - Basisdiagnostik (s. S. 353, 354); meist unauffälliges Ruhe-EKG.
  - *Tachykardie-EKG:* Tachykardie-Frequenz $>$ 100/min, regelrechter QRS-Komplex (QRS $<$ 0,12 sek), P-Wellen nicht sichtbar (im QRS-Komplex verborgen) oder am Ende des QRS-Komplexes auszumachen („Pseudo-S-Zacke“).
  - *Intrakardiale elektrophysiologische Untersuchung:* Nachweis des Tachykardie-Mechanismus, Bestimmung der anterograden und retrograden Refraktärzeiten, Lokalisation der intra-/paranodalen Leitungsbahnen.
  - Kontinuierliches EKG-Monitoring bei Tachykardie-Terminierung.
  - Venöser Zugang, Möglichkeit der Schrittmacherstimulation (bei passagerem komplettem Block).
- **Differentialdiagnose:** Sinustachykardie (s. o.), ektop atriale Tachykardie (S. 363), AV-Knoten-Reentry-Tachykardie (S. 360), Präexzitationssyndrome (S. 362), Vorhofflattern (S. 365), ventrikuläre Tachykardie (S. 367).
- **Therapieprinzipien:**
  - *Akuttherapie:* Terminierung der Tachykardie; Sedativa (Diazepam 5 – 10 mg).
  - *Langzeit-Therapie:* Kurative Therapie (Katheterablation) oder Rezidivprophylaxe.
- **Spezielle Therapiemaßnahmen:**
  - *Akuttherapie:*
    1. Vagale Manöver (Pressen, Husten, Dive-Reflex [= Kopf in kaltes Wasser tauchen], Trendelenburg-Lagerung, Karotissinus-Massage (s. S. 358).

2. Wenn erfolglos Adenosin 6–12 mg als Bolus i. v. (gefolgt von NaCl 0,9%-Injektion) *oder* Ajmalin 50 mg i. v. über 5 min *oder* Verapamil 5–10 mg i. v. *oder* Diltiazem 0,25 mg/kg KG i. v. über 2 min (bei Ineffektivität gefolgt von 0,35 mg/kg KG i. v. über 5 min) *oder* Digoxin initial 0,25–0,50 mg i. v. (nach 30 min 0,25 mg i. v.).
3. Wenn erfolglos Überstimulation (s. S. 125).

- *Langzeit-Therapie:*
  1. Katheterablation (s. S. 125) mit selektiver Zerstörung der langsamen Leitungsbahn („slow-pathway-Ablation" [Erfolgsrate ca. 95%, Gefahr AV-Block III° ca. 2%]); „fast-pathway-Ablation" (Erfolgsrate ca. 95%, Gefahr AV-Block III° ca. 5–10%).
  2. Rezidivprophylaxe: Klasse-I-Antiarrhythmika (Flecainid, Propafenon), Klasse-III-Antiarrhythmika (Sotalol, Amiodaron).

Beachte: Kurative Therapie versus lebenslange Antiarrhythmika-Therapie!

Präexzitationssyndrome (akzessorische Leitungsbahnen)

- **Definition:** Akzessorische Leitungsbahnen sind charakteristischer Bestandteil von „Präexzitationssyndromen" mit vorzeitiger Erregung von Ventrikel- und/oder Vorhofmyokard. Typisch: Tachykardien mit Herzfrequenzen > 100/min bei zusätzlicher („akzessorischer") muskulärer Leitungsbahn.
- **Ätiologie:** In der Regel herzgesunde Patienten mit zwei unterschiedlich leitenden atrioventrikulären Leitungsbahnen (AV-His-System, akzessorische Bahn). Erhöhte Inzidenz akzessorischer Leitungsbahnen bei Morbus Ebstein.
- **Pathophysiologie** (klassischer Mechanismus einer Reentry-Tachykardie):
  - *Orthodrome Tachykardie: a)* Leitung anterograd: Vorhof → His-Bündel → Ventrikel; *b)* Leitung retrograd: Ventrikel → akzessorische Bahn → Vorhof.
  - *Antidrome Tachykardie: a)* Leitung anterograd: Vorhof → akzessorische Bahn → Ventrikel; *b)* Leitung retrograd: Ventrikel → His-Bündel → Vorhof.
- **Vorkommen:**
  - *WPW(= Wolff-Parkinson-White)-Syndrom:* Atrioventrikulär („Kent-Bündel").
  - *Seltenere:* Nodoventrikulär, atrionodal, atrio-hissär, atriofaszikulär („Mahaim-Bündel").
- **Klinik:** Anfallsweise (für Sekunden bis Stunden) auftretendes Herzrasen mit abruptem Ende; bei schnellen Tachykardiefrequenzen Schwindel, bei Vorhofflimmern und anterograder Leitung über die akzessorische Leitungsbahn Gefahr von Kammerflimmern, Synkope und Tod.
- **Diagnostik, Monitoring:** Basisdiagnostik s. S. 353, 354. Typische EKG-Befunde:
  - *Ruhe-EKG:*
    - WPW-Syndrom: Delta-Welle, verkürzte PQ-Zeit (< 0,12 sek), QRS-Komplex-Verbreiterung (≥ 0,10 sek), Repolarisationsstörungen (ST-Senkungen).
    - Verborgene akzessorische Leitungsbahn, andere Präexzitationssyndrome (z. B. atrio-hissär, nodoventrikulär): Normales Oberflächen-EKG.
  - *Tachykardie-EKG:*
    - Orthodrome Tachykardie: HF > 100/min, *regelrechter* QRS-Komplex (QRS < 0,12 sek), P-Welle nach dem QRS-Komplex zu erkennen; Intervall QRS → P abhängig vom Leitungseigenschaften der akzessorischen Bahn.
    - Antidrome Tachykardie: HF > 100/min, *verbreiterter* QRS-Komplex (QRS ≥ 0,12 sek), P-Welle *nach* dem QRS-Komplex zu erkennen; Intervall QRS → P abhängig vom Leitungseigenschaften der akzessorischen Bahn.

- *Intrakardiale elektrophysiologische Untersuchung:* Nachweis des vorliegenden Tachykardie-Mechanismus, Bestimmung der anterograden und retrograden Refraktärzeiten, Lokalisation der akzessorischen Leitungsbahn. Bestimmung der atrialen und ventrikulären Insertionsstelle der akzessorischen Bahn.
- *Basismonitoring:* EKG-Dokumentation der Tachykardie (möglichst 12-Kanal-EKG), kontinuierliches EKG-Monitoring bei Tachykardie-Terminierung.
- Venöser Zugang, Möglichkeit der Kardioversion/Defibrillation und Schrittmacherstimulation.

➤ **Differentialdiagnose:** Sinustachykardie (S. 360), ektop atriale Tachykardie (S. 363), AV-Knoten-Reentry-Tachykardie (S. 360), Vorhofflattern (S. 365), ventrikuläre Tachykardie (S. 367).

➤ **Therapieprinzipien:**
- *Akuttherapie:* Terminierung der Tachykardie; Sedativa (Diazepam 5 – 10 mg).
- *Langzeit-Therapie:* Kurative Therapie (Katheterablation) oder Rezidivprophylaxe.

➤ **Spezielle Therapiemaßnahmen:**
- *Akuttherapie:*
  1. Vagale Manöver (Pressen, Husten, Dive-Reflex, Trendelenburg-Lagerung, Karotissinus-Massage).
  2. Wenn erfolglos: Adenosin 6 – 12 mg als Bolus i.v. *oder* Ajmalin 50 mg i.v. über 5 min.
  3. Wenn erfolglos Überstimulation (s. S. 125).

Cave: Kein Digitalis, kein Verapamil! – Gefahr der Blockierung des AV-Knotens mit dann ausschließlich anterograder Leitung über die akzessorische Bahn; bei Vorhofflimmern Gefahr des konsekutiven Kammerflimmerns!

- *Langzeit-Therapie:*
  1. Therapie der Wahl: Katheterablation (s. S. 125) mit selektiver Zerstörung der akzessorischen Bahn (Erfolgsrate ca. 95 %, Gefahr AV-Block III° < 1 %).
  2. Rezidivprophylaxe: Klasse-I-Antiarrhythmika (Flecainid, Propafenon), Klasse-III-Antiarrhythmika (Sotalol, Amiodaron).

  Beachte: Kurative Therapie versus lebenslange Antiarrhythmika-Therapie!

Ektop atriale Tachykardien (Vorhoftachykardien)

➤ **Grundlagen:** Abnorme Automatie im rechten und/oder linken Vorhof mit Herzfrequenzen > 100/min und *regulärer* atrioventrikulärer Überleitung. In der Regel herzgesunde Patienten; relativ häufig bei Kindern.

➤ **Klinik:** Oft anfallsartiges (für Sekunden bis Stunden) Herzrasen mit abruptem Ende; bei hohen Tachykardiefrequenzen Schwindel. Relativ häufig auch nicht beeinflußbare Dauertachykardie („incessant tachycardias").

➤ **Diagnostik, Monitoring:**
- Meist unauffälliges Ruhe-EKG.
- *Tachykardie-EKG:* Tachykardie-Frequenz > 100/min, regelrechter QRS-Komplex (QRS < 0,12 sek), abnorm konfigurierte P-Wellen vor dem QRS-Komplex; Morphologie der P-Welle abhängig vom Tachykardie-Ursprungsort.
- *Intrakardiale elektrophysiologische Untersuchung:* Nachweis des vorliegenden Tachykardie-Mechanismus, Bestimmung des Tachykardie-Ursprungsortes.
- *Basismonitoring:* EKG-Dokumentation der Tachykardie (12-Kanal-EKG), EKG-Monitoring bei Tachykardie-Terminierung, venöser Zugang.

31.6 Tachykarde Herzrhythmusstörungen

- **Differentialdiagnose:** Sinustachykardie (S. 360) AV-Knoten-Reentry-Tachykardie (S. 360), Präexzitationssyndrome (S. 362), Vorhofflattern (S. 365), ventrikuläre Tachykardie (S. 367).
- **Therapieprinzipien:**
  - *Akuttherapie:* Terminierung der Tachykardie, Sedativa (Diazepam 5 – 10 mg).
  - *Langzeit-Therapie:* Kurative Therapie oder Rezidivprophylaxe.
- **Spezielle Therapiemaßnahmen:**
  - *Akuttherapie:*
    - Vagale Manöver (Pressen, Husten, Dive-Reflex, Trendelenburg-Lagerung, Karotissinus-Massage).
    - Wenn erfolglos: Adenosin 6 – 12 mg als Bolus i. v. *oder* Ajmalin 50 mg i. v. über 5 min.
    - Wenn erfolglos Überstimulation (s. S. 125).
  - *Langzeit-Therapie:*
    - Katheterablation (s. S. 125) mit selektiver Zerstörung des autonomen Fokus (Erfolgsrate ca. 95 %, Gefahr AV-Block III° < 1 %).
    - Rezidivprophylaxe: Klasse-I-Antiarrhythmika (Flecainid, Propafenon), Klasse-III-Antiarrhythmika (Sotalol, Amiodaron).

Achtung: Kurative Therapie versus lebenslange Antiarrhythmika-Therapie!

Vorhofflimmern

- **Definition:** Unregelmäßige atrioventrikuläre Überleitung mit variabler Herzfrequenz („absolute Arrhythmie = AA"); Kammerfrequenz abhängig von Leitungskapazität des AV-Knotens. *Bradyarrhythmia absoluta (BAA)* = Herzfrequenz < 60/ min; *Tachyarrhythmia absoluta (TAA)* = Herzfrequenz > 100/min.
- **Ätiologie:** KHK, akute (frischer Myokardinfarkt)/chronische myokardiale Ischämie, Kardiomyopathie, entzündliche Herzerkrankung, Klappenfehler (v. a. Mitralklappenfehler), Herztumor, Thoraxtrauma, Elektrolytstörung, Stoffwechselentgleisung (Hyperthyreose!), Medikamenten-Nebenwirkung, Herzinsuffizienz, arterielle Hypertonie, nach herzchirurgischen Eingriffen, idiopathisch („lone atrial fibrillation"), Sinusknoten-Syndrom (S. 355).
- **Pathophysiologie:** Mikro-Reentry-Mechanismus im rechten und/oder linken Vorhof. Vorhoffrequenz 350 – 600/min, Kammerfrequenz variabel. Bei TAA ungenügende Diastolendauer und Ventrikelfüllung, niedriges Schlagvolumen.
- **Klinik:** Abhängig von Kammerfrequenz und der linksventrikulärer Funktionseinschränkung (z. B. TAA bei dilatativer Kardiomyopathie). Palpitationen, Schwindel, Synkopen. Herzinsuffizienz-Zeichen, zerebrale und/oder systemische Embolien.
- **Diagnostik, Monitoring:**
  - *Inspektion:* Bei idiopathischem Vorhofflimmern häufig Normalbefund, sonst abhängig von der Grundkrankheit (z. B. Facies mitralis bei Mitralstenose), manchmal Blässe bei schnellen Tachykardie-Frequenzen; Pulsdefizit.
  - *Oberflächen-EKG:* Absolute Arrhythmie (= unregelmäßige RR-Intervalle), keine P-Wellen, typische Vorhof-Flimmerwellen (am besten in Ableitung V_1 als Flimmerwellen [Amplitude < 2 mm]). QRS-Komplex i. d. R. normal (< 0,12 sek).
  - *Basismonitoring:* EKG-Dokumentation (12-Kanal-EKG), kontinuierliches EKG-Monitoering (Telemetrie) bei Konversionsversuch.
- **Differentialdiagnose:** Sinustachykardie (S. 360), AV-Knoten-Reentry-Tachykardie (S. 360), Präexzitationssyndrome (S. 362), Vorhofflattern (S. 365), ventrikuläre Tachykardie (S. 367).

➤ **Therapieprinzipien:**
- *Akuttherapie:* Terminierung der Tachykardie.
- *Langzeit-Therapie:* Rezidivprophylaxe, Frequenzregularisierung, Antikoagulation.

➤ **Spezielle Therapiemaßnahmen:**
- *Hämodynamische Beeinträchtigung:* Sofortige Antikoagulation mit Heparin („high dose", s.S. 217) zur Verhinderung von kardialen Thromben; transösophageale Echokardiographie (Thromben?) → Kardioversion (s.S. 123 f).
- *Keine hämodynamische Beeinträchtigung:*
  - Sofortige Antikoagulation mit Heparin („high dose", s.S. 217) zur Verhinderung von kardialen Thromben.

  a) Frequenzkontrolle: Verapamil 5 – 10 mg i.v. *oder* Diltiazem (0,25 mg/kg KG über 2 min, bei Ineffektivitätgefolgt von 0,35 mg/kg KG über 5 min); + Digoxin (0,25 – 0,50 mg i.v.) initial, 0,25 mg nach 30 min. Effektive Antikoagulation mit Kumarinen für 4 Wochen → Kardioversion (s.S. 123 f) → nach erfolgreicher Kardioversion für weitere 4 Wochen Antikoagulation, wenn erfolglos auf Dauer (Ziel: Quick 15 – 25%, INR 4,5 – 2,5); keine Antikoagulation bei „lone atrial fibrillation" (s.S. 364; kein erhöhtes Thromboembolierisiko!).

  b) *Alternativ* medikamentöse Konversion: Sotalol (120 – 480 mg/d), Propafenon (150 – 900 mg/d), Amiodaron (200 mg/d nach Aufsättigung), Verapamil/Chinidin 3 – 4 Tbl./d.
- *Langzeit-Therapie: a)* Rezidivprophylaxe nur bei häufigerem Auftreten oder zugrundeliegender struktureller Herzerkrankung mit z.B. Propafenon 3 × 150 – 300 mg/d *und/oder* Sotalol 2 × 80 bis 3 × 160 mg/d. *b)* Frequenzkontrolle: Verapamil, Diltiazem, Digitalis, Betablocker, *c)* Unterbrechung der atrioventrikulären Überleitung („His-Ablation") mit konsekutiver Schrittmacherimplantation oder Modulation der atrioventrikulären Überleitung.

Vorhofflattern

➤ **Definition:** Herzfrequenz variabel, meistens regelmäßiger Rhythmus, wechselnde atrioventrikuläre Überleitung mit 2 : 1-, 3 : 1-, 4 : 1-Überleitung.

➤ **Ätiologie:** Koronare Herzkrankheit, akute/chronische myokardiale Ischämie, Kardiomyopathien (dilatativ, hypertroph obstruktiv, restriktiv), entzündliche Herzerkrankungen, angeborene/erworbene Klappenfehler (v.a. Mitralklappenfehler), Herztumoren, Thoraxtraumen, Elektrolytstörungen, Stoffwechselentgleisungen (Hyperthyreose), Medikamenten-Nebenwirkungen, Herzinsuffizienz, arterielle Hypertonie.

➤ **Pathophysiologie:** Makro-Reentry-Mechanismus im rechten und/oder linken Vorhof. Vorhoffrequenz bei Typ-I-Vorhofflattern („gewöhnliche" Form): 240 – 340/min; Vorhoffrequenz beim Typ-II-Vorhofflattern („ungewöhnliche" Form): 340 – 430/min. Oft verbunden mit regelmäßiger 2 : 1- bis 4 : 1-Überleitung (Kammerfrequenz typischerweise ca. 140 – 150/min).

➤ **Symptomatik:** Abhängig von der Kammerfrequenz und der linksventrikulären Funktionseinschränkung: Palpitationen, Schwindel, Synkopen; Zeichen der Herzinsuffizienz, zerebrale und/oder systemische Embolien, Gefahr der 1 : 1-Überleitung (= potentiell lebensbedrohliche Rhythmusstörung).

➤ **Diagnostik:**
- *Inspektion:* Häufig kein pathologischer Befund bei idiopathischem Vorhofflimmern, Befund sonst abhängig von Grundkrankheit (z.B. Facies mitralis bei Mitralstenose), manchmal Blässe bei schneller atrioventrikulärer Überleitung.

- *12-Kanal-EKG:* Typische Flatterwellen (*Typ I:* Negative, sägezahnartige Flatterwellen in II, III avF; *Typ II:* Positive, sägezahnartige Flatterwellen in II, III, avF).

➤ **Differentialdiagnose:** Sinustachykardie (S. 360), ektop atriale Tachykardie (S. 363), AV-Knoten-Reentry-Tachykardie (S. 360), Präexzitationssyndrome (S. 362), ventrikuläre Tachykardie (S. 367).

➤ **Monitoring** (Basismonitoring): EKG-Dokumentation des Vorhofflatterns (möglichst 12-Kanal-EKG), kontinuierliches EKG-Monitoring bei Terminierungsverfahren.

➤ **Therapieprinzipien:**
- *Akuttherapie:* Terminierung des Vorhofflatterns
- *Langzeit-Therapie:* Rezidivprophylaxe, Frequenzregularisierung, Antikoagulation.

➤ **Spezielle Therapiemaßnahmen:**
- *Akuttherapie:*
  - Hämodynamische Beeinträchtigung: Transösophageale Echokardiographie (Ausschluß kardialer Thromben) → konsekutive, synchronisierte Kardioversion (s. S. 124).
  - Geringeres AV-Überleitungsverhältnis (2 : 1, 3 : 1 usw.): Overdrive-Stimulation (s. S. 125).
- *Langzeit-Therapie: a)* Rezidivprophylaxe (Klasse-I-Antiarrhythmika [z.B. Propafenon] allein oder in Kombination mit Klasse-III-Antiarrhythmika [z.B. Sotalol]); *b)* Frequenzkontrolle (Digitalis und/oder Verapamil); *c)* Kurative Katheterablation.

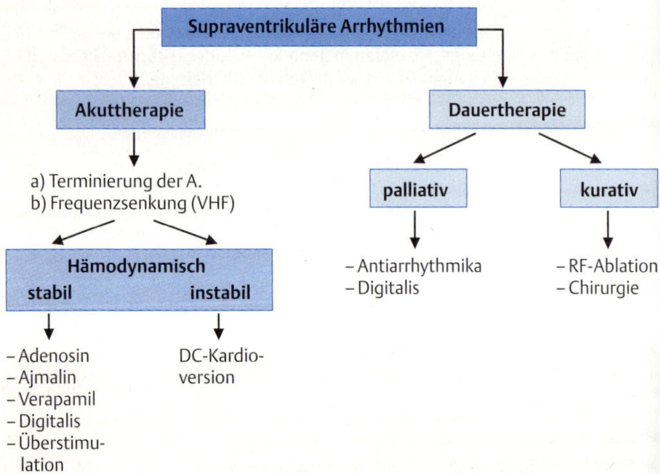

Abb. 62 Algorithmus zum Vorgehen bei supraventrikulären Arrhythmien

Ventrikuläre Tachykardie (VT)

- **Grundlagen:** Makro-Reentry-Mechanismus im rechten/linken Ventrikel mit Herzfrequenz > 100/min. Ursachen siehe Vorhofflimmern S. 365.
- **Klinik:** Palpitationen, Schwindel, Synkopen, Zeichen der Herzinsuffizienz, Lungenöden, Druckabfall, kardiogener Schock.
- **Diagnostik, Monitoring:**
  - *Inspektion:* Befund abhängig von Grundkrankheit, Blässe bei schnellen Tachykardie-Frequenzen, Schock.
  - *EKG:* Tachykardie, QRS-Komplex > 0,12 s, Zeichen der AV-Dissoziation (= keine regelmäßige Abfolge von P-Wellen und QRS-Komplexen).
  - *Basismonitoring:* EKG-Dokumentation der Tachykardie (12-Kanal-EKG), kontinuierliches EKG-Monitoring bei Tachykardie-Terminierung.
- **Differentialdiagnose:** Sinustachykardie (S. 360), AV-Knoten-Reentry-Tachykardie (S. 360), Präexzitationssyndrome (S. 362), Vorhofflattern (S. 365), Vorhofflimmern mit präexsistentem/funktionellem Schenkelblockbild (S. 364).
- **Therapie:**
  - *Hämodynamisch instabil* → sofortige Kardioversion (s. S. 123).
  - *Hämodynamisch stabil:*
    - Antiarrhythmika: Ajmalin 50 mg i. v. über 5 min *oder* Xylocain (v. a. bei myokardialer Ischämie) 1 mg/kg KG i. v. (evtl. bei Erfolglosigkeit nach 15 min wiederholen).
    - Overdrive-Stimulation: Bei Ineffektivität der medikamentösen Therapie oder rezidivierenden VT-Episoden (s. S. 125).
    - Elektrische Kardioversion (s. S. 123)

  Flankierende Maßnahmen: Kalium hochnormal einstellen (ggf. über ZVK), Magnesium substituieren (z. B. 2 g $MgSO_4$ 20% als Kurzinfusion), proarrhythmische Medikamente absetzen.
- **Langzeit-Therapie:** *a)* Rezidivprophylaxe (Klasse-I-Antiarrhythmika (?), Klasse-III-Antiarrhythmika [allein oder in Kombination]); *b)* Katheterablation; *c)* antitachykarde Operation; *d)* automatischer Defibrillator (vgl. S. 129).

Torsade-de-pointes-Tachykardie

- **Definition:** Polymorphe ventrikuläre Tachykardie > 100/min bei Verlängerung der QT-Zeit (QT_c > 440 ms). Synonym: „Spitzenumkehrtachykardie".
- **Ätiologie:** Angeborenes QT-Syndrom (Romano-Ward-Syndrom, Jervell-Lange-Nielsen-Syndrom), erworbenes QT-Syndrom (meist medikamentös bedingt), KHK, chronische myokardiale Ischämie, Kardiomyopathie, Elektrolytstörung (K^+ ↓, Na^+ ↓, Mg^{2+}), Medikamenten-Nebenwirkung (Chinidin, trizyklische Antidepressiva, spezifische Antiarrhythmika).
- **Klinik:** Siehe VT. Oft im Anschluß an starke emotionale oder körperliche Belastung (starker Sympathikusreiz).
- **Diagnostik, Monitoring:**
  - *Inspektion, Monitoring:* Siehe VT.

Abb. 63 EKG bei Torsade-de-pointes-Tachykardie

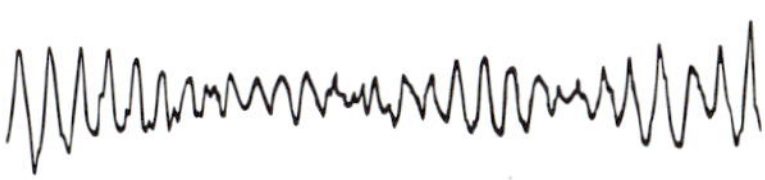

- *12-Kanal-EKG:* Polymorphe Tachykardie, breiter QRS-Komplex (> 0,12 sek), wechselnder QRS-Vektor („Spitzenumkehrtachykardie", Amplitude und Ausrichtung um die Nullinie wechseln kontinuierlich). Zeichen der AV-Dissoziation (s. o.); Bei Sinusrhythmus QT-Zeit bestimmen (normale nicht HF-korrigierte QT-Zeit)!

➤ **Differentialdiagnose:** Vorhofflattern (S. 365), Vorhofflimmern mit präexsistentem/funktionellem Schenkelblockbild (S. 364), Kammerflimmern (S. 368).

➤ **Therapie:**
- *Akut:* $MgSO_4$ 2 g i. v. über 1 – 5 min, anschließend weitere 2 g $MgSO_4$ i. v. über 15 min; falls erforderlich Dauerinfusion von 500 mg $MgSO_4$/h. *Bei Bradykardie* Isoproterenol oder Pacing (S. 125).
- *Langzeit-Therapie: a)* Absetzen und Vermeiden aller Medikamente mit QT-Zeit-Verlängerung (s. S. 367); *b)* Propranolol in hoher Dosierung (> 240 mg/d); *c)* atrialer Schrittmacher (AAI-Stimulation, s. S. 280).

Kammerflattern

➤ **Grundlagen:** Makro-Reentry-Mechanismus im rechten und/oder linken Ventrikel mit ventrikulärer Tachykardie > 250/min. Ursachen s. Vorhofflimmern.

➤ **Klinik:** Herz-Kreislaufstillstand.

➤ **Diagnostik, Monitoring:**
- *Inspektion:* Befund abhängig von Grundkrankheit, Blässe, Schock, Herz-Kreislaufstillstand.
- *12-Kanal-EKG:* Haarnadelförmig deformierte QRS-Komplexe (Breite > 120 ms). Zeichen der atrioventrikulären-Dissoziation (s. o.).
- *Basismonitoring:* EKG-Dokumentation (12-Kanal-EKG), kontinuierliches EKG-Monitoring.

➤ **Differentialdiagnose:** Kammerflimmern (S. 368).

➤ **Therapie:**
- *Akut:* Reanimation bei Herz-Kreislauf-Stillstand (s. S. 112).
- *Langzeit-Therapie:* Je nach vorliegender Grundkrankheit und linksventrikulärer Funktionsstörung; heute v. a. nichtmedikamentöse Verfahren wie Defibrillator-Therapie. Antiarrhythmika oder β-Blocker nur noch sehr selten.

Kammerflimmern

➤ **Grundlagen:** Chaotische Erregung im rechten und/oder linken Ventrikel mit unregelmäßigen Flimmerwellen und Herz-Kreislauf-Stillstand. Ursachen.

➤ **Diagnostik:** Herz-Kreislauf-Stillstand, Schock. Im 12-Kanal-EKG unregelmäßige Flimmerwellen, Frequenz 200 – 400/min, keine erkennbaren QRS-Komplexe.

➤ **Differentialdiagnose:** Kammerflattern (S. 367).

➤ **Spezielle Therapiemaßnahmen:**
- *Akut: a)* Präkordialer Faustschlag; *b)* Reanimation mit Defibrillation (s. S. 367).
- *Langzeit-Therapie:* Siehe Kammerflattern (S. 367).

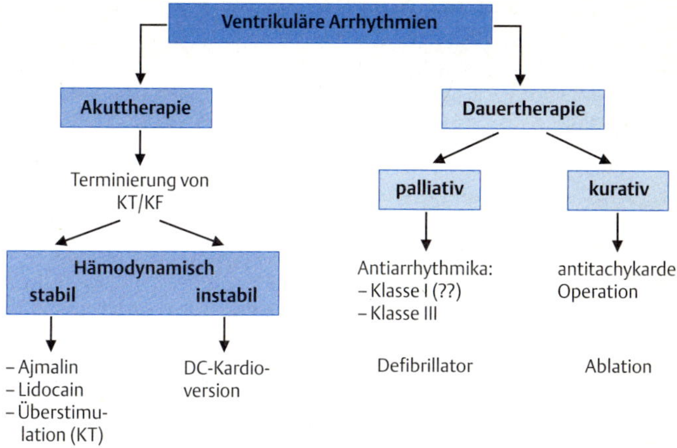

Abb. 64 Algorithmus zum Vorgehen bei ventrikulären Arrhythmien (KT = Kammertachykardie; KF = Kammerflimmern)

31.7 Hypertensive Notfälle

H. J. Trappe

Grundlagen

- **Definition:** Akuter RR-Anstieg auf RR_{syst} > 230 mmHg und RR_{diast} > 130 mmHg mit Beeinträchtigung von Organfunktionen, kardiopulmonalen und/oder neurologischen Symptomen und potentiell vitaler Bedrohung.
- **Ätiologie:**
  - Meist im Rahmen einer bekannten *essentiellen Hypertonie* (> 90%).
  - *Sekundäre Ursachen:*
    - Endokrin: Phäochromozytom, Myxödem, Akromegalie, Hyperparathyreoidismus, primärer Hyperaldosteronismus, Hyperthyreose, Cushing-Syndrom.
    - Renal: Renoparenchymatös, renovaskulär (u.U. Erstmanifestation eines akuten Nierenversagens [S. 325]).
  - *Andere:* Pharmaka (abruptes Absetzen von Antihypertensiva, Psychopharmaka, MAO-Hemmer, Alkoholentzug [S. 550], Amphetaminabusus [S. 617], Kokainabusus [S. 623], Thyroxin); neurogen (Hirndruck); Schwangerschaft (EPH-Gestose, Präeklampsie [S. 582]), Hypervolämie, akute intermittierende Porphyrie.

Klinik

- **Zerebral:** Kopfschmerzen, Dyspnoe, Übelkeit, Erbrechen, Flimmern vor den Augen, Desorientiertheit, Verwirrtheit, Sehstörungen, Paresen, Aphasien, Skotome bis Amaurose, zerebrale Krampfanfälle, Apathie, Koma.
- **Kardial:** Dyspnoe, Orthopnoe, Zyanose, Angina pectoris, Lungenödem.

Diagnostik

- **Klinischer Befund:**
  - *Körperliche Untersuchung:* RR-Messung an beiden Armen und Beinen mit kurzfristiger Kontrolle. Beurteilung des Gefäßstatus, Abdomenpalpation (Aortenaneurysma, vergrößerte Nieren?), orientierende neurologische Untersuchung (S. 4; neurologisches Defizit?), Herzinsuffizienz?
  - *Auskultation:* Lunge (Rasselgeräusche?), Gefäße (Nierenarterienstenose?).
- **Labor:** Kreatinin, Harnstoff, Serum-Elektrolyte, Kortisol-Tagesprofil, fT_3, fT_4, TSH basal, Gesamteiweiß, Cholesterin, Triglyzeride, Blutzucker, Blutbild. Urinstatus, Urinsediment, 24-h-Urin (Katecholamine, Kortisol).
- **EKG:** Keine spezifischen Befunde! Linksherzhypertrophie, P-sinistroatriale, ST-Strecken-Senkungen (horizontal, deszendierend)?
- **Röntgen-Thorax:** Zeichen der Herzvergrößerung und/oder Herzinsuffizienz (bis hin zum Lungenödem)?
- **Echokardiographie:** Linksventrikuläre Hypertrophie, Dilatation von linkem Vorhof und/oder linkem Ventrikel?
- **(Duplex-) Sonographie:** Nieren, Nebennieren (Größe, Parenchym, Tumor)?; abdominielles Aneurysma?; Duplex der großen Gefäße (A. carotis, A. renalis).
- **24-h-RR-Messung:** Beurteilung des RR-Verhaltens. *Normal:* Tagesmittelwerte max. 135/85 mmHg; nächtlicher RR-Abfall mindestens 10% systolisch/diastolisch.
- **Augenhintergrund bei Fundus hypertonicus:** Siehe Tab. 76.
- **Monitoring:** EKG, i.v.-Zugang, häufige Blutdruckmessungen und Pulskontrollen, Pulsoximeter, stündliche Urinausscheidung.

Tabelle 76 Fundus hypertonicus

Stadium	Fundus-Befund
I	Arterienverengung, gestreckte Arteriolen
II	Gunn-Kreuzungszeichen, Kaliberschwankungen
III	Blutungen, Cotton-wool-Exsudate
IV	Papillenödem, unscharfe Begrenzung der Papille

Therapie

- **Hypertensive Krise** *ohne* Lungenödem, *ohne* Brustschmerz:
  1. *Nifedipin* 10 – 20 mg s.l., nach 30 min bei Bedarf wiederholen.
  2. *Uradipil* 10 – 25 mg langsam i. v., danach Einzeldosen von 5 – 10 mg i. v. oder Perfusor (9 – 30 mg/h).
  3. *Clonidin* 75 – 150 μg langsam i. v.

  → *bei unzureichendem Erfolg Vorgehen s. u.*
- **Hypertensive Krise** *mit* Lungenödem *und/oder* Brustschmerz:
  - Sitzende Lagerung, O_2-Zufuhr 4 – 6 l/min.
  - Nitroglyzerin 0,8 mg s.l. *oder* (1 –)2 Hübe als Spray.
    Furosemid 20 – 40 mg i. v.
  - Morphin 2 – 5 mg i. v. alle 5 – 30 min.
  - Urapidil 10 – 25 mg langsam i. v., danach Einzeldosen von 5 – 10 mg oder Perfusor (9 – 30 mg/h).

  → *bei unzureichendem Erfolg Vorgehen s. u.*
- **Hypertensive Krise** *bei Phäochromozytom:* Phentolamin 5 mg i. v.

Vorgehen bei unzureichendem Erfolg (kein Stufenplan!):
- Nitroprussidnatrium 0,02 – 0,04 mg/min i. v.
- Nimodipin 15 μg/kg KG/h i. v.
- Dihydralazin 6 – 12,5 mg i. v.
- Diazoxid 150 mg i. v.
- Captopril 25 mg s.l.
- Clonidin 9 – 45 μg/h

31.8 Akute Venenthrombosen

H. J. Trappe

Grundlagen

- **Definition:** Lokalisierte intravitale Gerinnung von Blutbestandteilen im Bereich der Venen mit frischem Verschluß einer oder mehrerer Leitvenen der Extremitäten im Bereich der Peripherie oder des Körperstammes (> 90 % im Bereich der Becken-Bein-Venen und der V. cava inferior, < 2% im Bereich der oberen Extremität). *Sonderformen:*
  - *Phlegmasia coerulea dolens:* Fulminante tiefe Venenthrombose mit nachfolgender gestörter arterieller Durchblutung.
  - *Paget-von-Schroetter-Syndrom:* Thrombose der V. axillaris oder V. subclavia.
- **Ätiologie** (Virchow-Trias): Veränderungen der Venenwand, der Blutzusammensetzung (Hyperkoagulabilität); Blutströmungsverlangsamung.
- **Risikofaktoren:** Herzinsuffizienz, Bettlägerigkeit, Malignome, Diabetes mellitus, orale Kontrazeptiva, Schwangerschaft, Venen-Vorerkrankungen, postoperativ, Venenverweilkanülen, Trauma.
- **Pathophysiologie:**
  - *Schädigung des Endothels* (je nach zugrundeliegender Ursache) → freiliegendes Kollagen → Plättchenaggregation → Aktivierung des extrinsischen Gerinnungssystems → Bildung und Vernetzung von Fibrin. Die Freisetzung vasoaktiver Mediatoren (Serotonin, Bradykinin) aus verletztem Gewebe führt zu Vasodilatation, intimaler Lazeration mit weiterer Freilegung von Kollagen → erneut Thrombusformation.
  - *Blutflußverlangsamung* mit Plättchenaggregation und Thrombusbildung.

Klinik

Hinweis: Die nicht okkludierende Thrombusbildung ist oft asymptomatisch!

- **Allgemein:** Geschwollene, überwärmte, livide verfärbte Extremität distal der Thrombose.
- **Schultergürtelvenen** (Paget-von-Schroetter-Syndrom): Spannungsgefühl und Schwellung an Handrücken, Unter- und Oberarm (bis zur Schulter reichend).
- **Untere Extremität:** Schmerzhafte livide Schwellung der betroffenen Extremität, v. a. bei Tieflagerung, oft verbunden mit Überwärmung.
- **Vena cava inferior:** Abdominal- und Rückenschmerzen mit livider schmerzhafter Beinschwellung und epigastrischen Kollateralvenen.
- **Phlegmasia coerulea dolens:** Massive Schwellung und Drucksteigerung mit sekundärer arterieller Einflußstörung, heftigen Schmerzen und düsterrot-zyanotischer Hautfärbung.

Diagnostik, Differentialdiagnose

- **Klinischer Befund:**
  - Rötung, Zyanose, Varikose, Kollateralkreisläufe, Hinweise auf abgelaufene Thrombosen, subfasziales/epifasziales Ödem, Druckschmerz, Hauttemperaturdifferenz, Umfangsdifferenz?
  - *Typische klinische Zeichen:* Fußsohlenkompressionsschmerz *(Payr-Zeichen)*, Wadenschmerz bei Dorsalflexion des Fußes *(Homans-Zeichen)*, Druckschmerz der Wadenmuskulatur *(Meyer-Zeichen)*, Schmerz unter einer Druckmanschette bei circa 60–80 mmHg *(Lowenberg-Zeichen)*.

- **Duplexsonographie** (s. S. 93) als Methode der Wahl zum Nachweis eines umflossenen Thrombus bei Darstellung des Gefäßes im Querschnitt.
- **Phlebographie:**
  - *Prinzip:* KM-Injektion am Hand- (bei Armvenenthrombosen) oder Fußrücken (bei Beinvenenthrombosen) → KM-Abstrom (unter Durchleuchtung)?
  - *Beurteilung:* Sicherster Nachweis und Ausschluß einer Phlebothrombose. Die Darstellung muß zum Ausschluß von Verwechselungen mit Flußphänomenen in mehreren Ebenen erfolgen. Standard-Untersuchungsverfahren vor und nach rekanalisierenden Maßnahmen.
- **CT, MRT** zur Darstellung der Ausdehnung von Vena-cava- (inferior und superior) und Beckenvenen-Thrombosen. Indiziert, wenn Phlebographie nicht ausreicht.
- **Differentialdiagnose:** Ödeme anderer Genese, oberflächliche Thrombophlebitis, Erysipel, Lymphödem, Kompartmentsyndrom, Angiodysplasie, Muskel- und Gefäßtrauma.

Therapie

- **Allgemein:**
  - Bettruhe mit Immobilisation (Becken-, Oberschenkelvenenthrombose), betroffene Extremität hochlagern, Stuhlregulierung.
  - Kompressionstherapie (Bein/Arm wickeln, später Kompressionsstrumpf nach Maß) KI: schwere AVK, Phlegmasia coerula dolens.
  - Täglich Umfangsmessung (vergleichend).
- **Heparin:**
  - *Dosierung:* 5000 – 10 000 IE Heparin i. v. als Bolus zur Verhinderung von Appositionsthromben, dann Heparin 15 – 20 IE/kg KG/h über Perfusor (s. S. 218). *Ziel-PTT:* Steigerung auf das 1,5 – 2,5fache des Ausgangswertes. Überlappend (etwa ab 3. Tag) Antikoagulation mit Kumarin-Derivat (*Ziel-INR:* 2 – 3; *KI* bei Trauma und postoperativ). Heparin erst bei Erreichen der Ziel-INR absetzen.
  - *Monitoring:* Initial engmaschige PTT-Kontrolle (alle 3 – 4 h) zur Dosisanpassung.
- **Thrombolyse:**
  - *Ziel:* Verhinderung eines postthrombotischen Syndroms, sorgfältige Risiko-Nutzen-Abwägung.
  - *Indikationen:* Frische Thrombose (< 6 – 10 Tage alt), Mehretagenthrombose, Alter des Patienten < 55 Jahre.
  - *Kontraindikationen, Komplikationen + deren Therapie:* s. S. 341.
  - *Durchführung:*
    - Streptokinase: 250 000 IE in 50 ml NaCl 0,9 % über 30 min, dann 100 000 IE/h bis zu 6 Tage. Nach der Lyse Heparinisierung; Ziel-Fibrinogen: 50 – 80 mg/dl (bei Werten > 80 mg/dl Dosis für mehrere Stunden halbieren).
    - Urokinase (bei Streptokinaseunverträglichkeit): 500 000 IE über 20 min, dann 100 000 IE/h bis zu 14 Tagen. Parallel Heparinisierung; Ziel-Fibrinogen < 100 mg/dl.
    - rt-PA: Bisher keine gesicherten Studienergebnisse.
  - *Monitoring:* 2 ×/Tag BB, Quick, PTT, TZ, Fibrinogen, U-Status (Erys?); täglich Sonographie zur Erfolgskontrolle.

- **Operativ (chirurgische Thrombektomie):**
  - *Gesicherte und dringende Indikation:* Phlegmasia coerulea dolens.
  - *Mögliche Indikationen:* Thrombusalter < 3–4 Tage, isolierte Beckenvenenthrombose (z.B. in der Schwangerschaft), Thrombose der V. cava inferior.
- **Vena-cava-Filter** (Cava-Schirm): Indikation aufgrund zahlreicher Nebenwirkungen umstritten. Die Implantation ist gerechtfertigt bei rezidivierenden Lungenembolien trotz effektiver Antikoagulation, Kontraindikationen für eine Antikoagulation (vgl. S. 217).

Prognose

- Bei ausreichender Kompression und Antikoagulation zumeist komplikationslos.
- Thromboserezidiv (< 5 Jahre): Etwa 10–15%.
- Entwicklung eines postthrombotischen Syndroms abhängig von Lokalisation, Ausdehnung und Rekanalisierungsgrad der Thrombose.

31.9 Lungenembolie (akutes Cor pulmonale)

H. J. Trappe

Grundlagen

- **Definition:** Akuter Pulmonalarterienverschluß durch embolisch verschlepptes Material, meist durch losgelöste Thromben aus dem venösen System, seltener embolisch (Fett, Luft, Fremdkörper, Tumor, Fruchtwasser).
- **Ätiologie** (prädisponierende Faktoren): Venöse Stase (Immobilisation, vermindertes HZV), Trauma, Varikosis, Schwangerschaft, Geburt, orale Kontrazeptiva (v. a. bei gleichzeitigem Nikotinkonsum), Glukokortikoide, AT-III-Mangel, Protein-C-/S-Mangel, Malignome, Adipositas, APC-Resistenz.
- **Pathophysiologie:**
  - *Pathologie:* Die Ablösung thrombotischen Materials (in 80–85% von großen Venen der unteren Körperhälfte, bei offenem Foramen ovale [5–15%] „paradoxe" arterielle Embolie) führt zum Verschluß einer (oder mehrerer) Pulmonalarterien → mechanische Verlegung der Lungenstrombahn + Mediator-vermittelte (Thromboxan A_2, Serotonin, Fibrinopeptide, Leukotriene) pulmonale Vasokonstriktion.
  - *Mögliche hämodynamische Konsequenzen* (determiniert durch die Größe des Embolus und den Grad der pulmonalen Gefäßobstruktion):
    - Pulmonale Hypertonie (pulmonalarterieller Mitteldruck > 25 mmHg bei Verlegung der Lungenstrombahn > 50% *[=akutes Cor pulmonale]*) mit Gasaustauschstörung durch inhomogene Ventilations-Perfusions-Verteilung (intrapulmonale Shuntbildung mit Reduktion der arteriellen O_2-Sättigung).
    - Verminderung des Rückstroms zum linken Herzen → HZV ↓, RR ↓.
    - Rechtsherzbelastung bis zur akuten Rechtsherzdekompensation.
    - Globales myokardiales Versagen, Tod.

Klinik, klinischer Befund

Achtung: Die klinische Symptomatik ist oft schwierig einzuschätzen – es gibt keinen pathognomonischen Befund, typische Symptome fehlen bei der Mehrzahl der Patienten (Diagnosestellung in > 50% [!] erst post mortem).

- **Häufigste Symptome:** Plötzliche Tachypnoe, Dyspnoe, atemabhängiger Thoraxschmerz, Husten, Hämoptysen, Angstgefühl, psychische Erregung, Schwitzen, Zyanose, Tachykardie, Synkope. *Bei schwerem Verlauf* Schock, Herz-Kreislauf-Stillstand, „stehende" Halsvenen, Halsvenenpulsationen ; Zeichen der tiefen Beinvenenthrombose (s. S. 372); Thoraxschmerzen bei Inspiration.

  Achtung: Kleine Lungenembolien verlaufen oft symptomfrei oder atypisch.
- **Auskultation:** Oft gespaltener 2. HT mit Akzentuierung des Pulmonalklappentons; möglich sind ein 3. oder 4. HT, systolisches Geräusch über 5. ICR rechts parasternal (Trikuspidalinsuffizienz), systolisches Geräusch im 2. ICR links parasternal (Pulmonalstenose). Pathologischer Auskultationsbefund der Lunge (feuchte Rasselgeräusche) bei > 50%. Pleurareiben ist möglich.
- **Schweregradeinteilung (nach Grosser):**

31.9 Lungenembolie (akutes Cor pulmonale)

Tabelle 77 Schweregrade der Lungenembolie (nach Grosser)

	Stadium I (klein)	Stadium II (submassiv)	Stadium III (massiv)	Stadium IV (fulminant)
Klinik	kurzfristige Symptomatik oder unauffällig	leichtgradige Dyspnoe + Tachykardie	ausgeprägte Dyspnoe, Kollaps	zusätzlich Schocksymptomatik
Blutdruck	normal	normal	erniedrigt	stark erniedrigt
p_aO_2 (mmHg)	normal	< 80	< 65	< 50
p_aCO_2 (mmHg)	normal	< 40	< 30	< 30
PAm (mmHg)	normal	grenzwertig	> 30	> 30
Perfusionsausfall (%)	< 25	25 – 50	50 – 65	> 65

p_aO_2/p_aCO_2 = arterieller Sauerstoff-/Kohlendioxid-Partialdruck; PAm = mittlerer Pulmonalarteriendruck

Diagnostik

- **Klinik!**
- **Blutgasanalyse** – *Hypoxie bei Hyperventilation:* p_aO_2- und p_aCO_2-Erniedrigung, respiratorische Alkalose.

Hinweis:
  - Eine Lungenembolie kann durch normale arterielle Blutgase nicht ausgeschlossen werden! *Aber:* Bei p_aO_2 > 80 mmHg kann nur eine leichte Lungenembolie zugrunde liegen.
  - Bei schwerer Lungenembolie ist die Hypoxie durch O_2-Gabe kaum zu bessern.
  - Die sichere Interpretation der Blutgasanalyse ist nur bei Kenntnis von Anamnese und eventuell vorliegenden kardioplumonalen Vorerkrankungen möglich.

- **EKG:**
  - *Mögliche Befunde:* Pathologischer Lagetyp (S_I-Q_{III}-Typ, $S_IS_{II}S_{III}$-Typ), Abweichung der elektrischen Achse nach rechts, neu aufgetretener inkompletter oder kompletter RSB, P-dextroatriale, Tachykardie, unspezifische ST-Strecken-Veränderungen (T-Negativierungen von V_1–V_3), Rhythmusstörungen (Vorhofflimmern, Extrasystolen, AV-Blockierungen).

Hinweis: Ein normales EKG schließt eine Lungenembolie nicht aus! Richtungweisende EKG-Veränderungen gibt es nur in ca. 50% der Fälle! *Wichtig:* Vergleich zu Vor-EKGs.

- **Labor:** Humorales Entzündungssyndrom, Gerinnungsaktivierung (PTT ↓, TZ ↓), pathologisch erhöhtes D-Dimer (nach Ausschluß einer akuten Infektion/Tumor ist der Wert spezifisch für Thrombembolie).

- **Röntgen-Thorax** (häufig auch Normalbefunde bei Lungenembolien!):
  - Pathologischer Zwerchfellhochstand (ca. 30–40%).
  - Prominente zentrale Pulmonalarterien, Kalibersprung der Gefäße (ca. 15%).
  - Periphere Aufhellungszone nach dem Gefäßverschluß, manchmal Pleuraerguß (ca. 20%).
  - Keilförmige Infiltrate, Atelektase (ca. 80%).
  - Zeichen der regionalen Minderperfusion mit Hyperperfusion der nicht betroffenen Areale *(Westermark-Zeichen)* = typischer Befund einer massiven Lungenembolie (ca. 10%).
- **Echokardiographie** (s. S. 88, 89): Direkte und indirekte Zeichen einer Lungenembolie: Zeichen der Rechtsherzbelastung (Dilatation von rechtem Vorhof und Ventrikel, erhöhter rechtsventrikulärer Druck, erhöhter Druck in der A. pulmonalis, paradoxe Septumbewegung). Durch *transösophageale Echokardiographie* in Einzelfällen Darstellung der zentralen Abschnitte der A. pulmonalis (multiplane Darstellung). Periphere Embolien sind nicht darstellbar.
- **Lungenperfusionsszintigraphie:**
  - *Häufigste und beste Maßnahme* zur nichtinvasiven Diagnostik einer Lungenembolie (Injektion von ^{99}Tc-markierten Mikrospären, Durchmesser ca. 20–50 μm).
  - *Beurteilung:* Bei Embolie Segment-typischer Ausfall der Lungenperfusion, der anatomisch einer Lungenarterie oder Arteriole entspricht. Bei unauffälligem Befund ist eine Lungenemboliewenig wahrscheinlich (Sensitivität 99%).
  - → *bei Perfusionsdefekt* (DD Atelektase, Pleuraerguß, Raumforderung, Emphysem): Zusätzlich Röntgen-Thorax (s. o.) und Ventilationsszintigraphie.
- **Pulmonaliskatheter:**
  - *Indikation* (abhängig von Klinik und Hämodynamik): Zur Bestimmung von kapillärem Verschlußdruck (PCWP s. S. 310, 311), Pulmonalisdruck (S. 33, 37) und Herzzeitvolumen (S. 38), zur Verifizierung einer pulmonalen Hypertonie.
  - *Beurteilung* (mittlere Pulmonalarteriedruck PAm – gute Korrelation mit Ausmaß der Lungengefäßobstruktion): < 20 mmHg = Lungenembolie unwahrscheinlich; > 30 mmHg massive Lungenembolie. Typisch ist ein Sprung der Druckwerte zwischen PCWP und diastolischem Pulmonalisdruck (aber nur wegweisend bei signifikanten Änderungen im Vergleich zum Vorbefund!).
- **Pulmonalisangiographie:**
  - *Prinzip:* Sicherste Methode zum Nachweis oder Ausschluß einer Lungenembolie (v. a. bei massiver bis submassiver Lungenembolie) mit direktem Nachweis von Thromben (Gefäßabbrüche, Füllungsdefekte). Letalität: 0,2–0,7%.
  - *Indikationen:* Bei unsicherer Diagnose trotz nichtinvasiver Verfahren und Erwägung einer chirurgischen Embolektomie.
- **Spiral-CT:** Nachweis ausgedehnter Thromboembolien in den zentralen Abschnitten der Pulmonalarterien. Nur einsetzbar, wenn der Patient nicht akut vital gefährdet ist. (Sensitivität ist vergleichbar mit Szintigraphie; Spezifität ist vergleichbar mit Angiographie).

31.9 Lungenembolie (akutes Cor pulmonale)

Differentialdiagnose

Tabelle 78 Differentialdiagnose der Lungenembolie nach Leitsymptomen (aus Lorenz. Checkliste Pneumologie. 1. Auflage. Stuttgart: Georg Thieme; 1998)

Symptom	Differentialdiagnose
akute Luftnot	– Pneumothorax – Lungenödem – Pneumonie – Asthma bronchiale – Pleuritis exsudativa – Pericarditis exsudativa – Bronchusverschluß
akuter Thoraxschmerz	– Koronarischämie – Pleuritis – Perikarditis – Aortendissektion – akutes Abdomen – Milzinfarkt – Pankreatitis – Gallenkolik – Interkostalneuralgie
Tachykardie	– Paroxysmale supraventrikuläre Tachykardie – Hochdruckkrise – Orthostasesyndrom – vasovagale Reaktion
Synkope	– zerebraler Krampfanfall – Hypoglykämie – zerebrale Embolie – Intoxikation – Bradykardie (AV-Block, Sick Sinus, Karotissinussyndrom) – vasovagale Reaktion
Schock	– Myokardinfarkt – Perikardtamponade – brady-/tachykarde Herzrhythmusstörungen – rupturierendes Aortenaneurysma – Sepsis – Anaphylaxie – Myokarditis, Endokarditis – Vorhofmyxom – Pankreatitis

- **Kardial:** Akuter Myokardinfarkt, Angina pectoris, Perikardtamponade, Herzrhythmusstörungen, Herzinsuffizienz.
- **Thorakal, pulmonal:** Lungenödem, Asthma bronchiale, akuter Asthma-Anfall, Spannungspneumothorax, Pneumothorax, Pleuritis, Pneumonie, thorakales Aortenaneurysma.
- **Andere:** Herpes-zoster-Infektion, unklare Schockzustände, Ulkusperforation, Pankreatitis.

Allgemeine Therapie

Cave: Keine i.m.-Injektionen beim geringsten Verdacht auf Lungenembolie!

- Lagerung mit leicht erhöhtem Oberkörper, O_2-Gabe 2 – 6 l/min.
- **Monitoring:** EKG (s. S. 10), kontinuierliche Blutdruckmessung (s. S. 23), Pulsoxymetrie (s. S. 46, 48), i. v.-Zugang, Pulmonaliskatheter (s. S. 33).
- **Analgesie, Sedierung:** Morphin (2,5 – 5 mg i. v.) *oder* Fentanyl (0,05 – 0,1 mg i. v.), Diazepam 5 – 10 mg p. o./i. v.
- **Volumensubstitution:** Bei arterieller Hypotonie kristalloide Lösungen (z. B. Tutofusin 200 ml/30 min i. v.).
- **Nitrate:** Nitroglyzerin (1 – 6 mg/h i. v.) und/oder Kalziumantagonisten (Nifedipin 5 mg/50 ml mit LR 6 – 12 ml/h) zur Senkung des Druckes in der Arteria pulmonalis.
- **Katecholamine:** Bei Hypotonie Dobutamin (2,5 – 10 μg/kg KG/min) in Kombination mit Dopamin (2,5 – 10 μg/kg KG/min). Bei massiver Lungenembolie Noradrenalin (2 – 20 μg/kg KG/min); alternativ Adrenalin (0,05 – 0,15 μg/kg KG/min).
- **Heparin** (zur Verhinderung von Appositionsthromben, keine Lyse!):
  - *Dosierung:* Bei Fehlen von Kontraindikationen (s. S. 217) 5000 – 10 000 IE Heparin i. v. als Bolus; anschließend ca. 1000 – 2000 IE/h (*Ziel-PTT:* 1,5 – 2,5facher Ausgangswert).
  - *Monitoring:* Initial ca. alle 3 – 4 h PTT-Kontrolle zur Dosisanpassung.
  - Überlappend *Kumarintherapie* (auch als Sekundärprophylaxe!), Ziel-INR 2 – 3.

Spezielle Therapie

- **Thrombolyse:**
  - *Indikation:* Therapie der Wahl bei akuter Lungenembolie mit hämodynamischer Instabilität → Stadium III und IV nach Grosser, gelegentlich auch im Stadium II bei chronisch rezidivierenden Lungenembolien (s. Tab. 77).
  - *Kontraindikationen, Komplikationen + deren Therapie:* s. S. 341.
  - *Monitoring:* 2 ×/d BB, Quick, PTT, TZ, Fibrinogen, U-Status (Erys?).
  - *Durchführung (alternativ):*
    - Urokinase: 1 – 2 Mio. IE als Bolus, dann 3 Mio. IE/h über 2 h. Unter Reanimationsbedingungen ggf. 2 Mio IE i. v. Parallel Heparinisierung (Ziel-Fibrinogen < 100 mg/dl).
    - Streptokinase: Prednison 250 mg i. v.; 1,5 Mio. IE über 30 min, dann 1,5 Mio IE über 2 h. Zum Monitoring Fibrinogen von 50 – 80 mg/dl anstreben. Bei Werten > 80 mg/dl Dosis für mehrere Stunden halbieren. *Nach*behandlung mit Heparin 800 – 1000 IE/h i. v.
    - rt-PA: 20 mg als Bolus, 100 mg über 2 h; parallel immer Vollheparinisierung.

31.9 Lungenembolie (akutes Cor pulmonale)

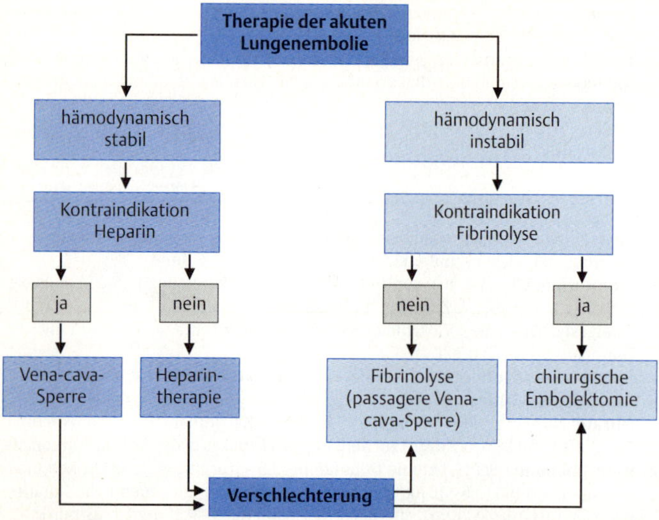

Abb. 65 Therapeutisches Vorgehen bei akuter Lungenembolie (aus Lasch, Lenz, Seeger. Lehrbuch der Internistischen Intensivmedizin. 3. Aufl. Stuttgart: Schattauer; 1997)

- **Katheterfragmentation:** Indiziert im Stadium IV (ggf. auch III) bei KI gegen Lyse bzw. mangelndem Lyse-Erfolg. Das thrombotische Materials wird über einen Katheter mechanisch zerkleinert, der im Bereich des Pulmonalisverschlusses plaziert werden muß („clot-buster"). Hoher technischer Aufwand, nur in spezialisierten Kliniken möglich.
- **Operativ = chirurgische Embolektomie** (Trendelenburg-OP): Indiziert bei massiver Lungenembolie mit hämodynamischer Instabilität (= Stadium IV) bei unzureichendem Thrombolyse-Erfolg. Hohe OP-Letalität (30 – 50 %).
- **Vena-cava-Filter** (Cava-Schirm): Indiziert bei rezidivierenden Lungenembolien trotz effektiver Antikoagulation oder bei Kontraindikationen für eine Antikoagulation. Implantation unterhalb der Nierenvenen. OP-Letalität 2 – 5 %; hohe Komplikationsraten (Verschluß der V. cava inferior, Perforation in Nachbarorgane) → sehr strenge Indikationsstellung!

Therapie in Abhängigkeit vom klinischen Stadium (s. Tab. 79)

Tabelle 79 Therapie in Abhängigkeit vom klinischen Stadium

Therapiemaßnahme	Stadium I	Stadium II	Stadium III	Stadium IV
Heparin	+	+	+	+
Thrombolyse	–	(+)	+	+
Katheterfragmentation	–	–	(+)	+
chirurgische Embolektomie	–	–	–	+

+ Indikation; (+) Einzelfall-Indikation; – keine Indikation

Prognose

- Abhängig vom Ausmaß des Verschlusses der pulmonalarteriellen Strombahn und vorbestehender kardialer Erkrankungen. Verlegung der Lungenquerschnittsfläche < 50% → Letalität 5%; > 50% → Letalität 32%. Entscheidend ist die Einleitung einer adäquaten frühzeitigen Therapie.

31.10 Aortendissektion, Aortenaneurysma

H. J. Trappe

Definition und Klassifikation

- **Aneurysma verum:** Ausweitung aller Gefäß-Wandschichten; meist in Form eines *Bauchaortenaneurysmas* (> 80% distal der Nierarterienabgänge).
- **Aneurysma dissecans aortae:** Lokalisierter Intimaeinriß mit longitudinaler Aufsplitterung der Aortenwand und Einblutung im Mediabereich mit konsekutiver Entstehung zweier Lumina (wahres und falsches Lumen). Meist beginnt die Dissektion im Bereich der Aorta ascendens, seltener im Bereich der Aorta descendens, sehr selten im Bereich des Aortenbogens. Etwa 2/100000 Einwohner/Jahr.
  - *Einteilung nach DeBakey:*
    - Typ I: Dissektion der *gesamten* Aorta ascendens und descendens bis zur Bifurkation. Evtl. Einbeziehung von Viszeral-, Nieren- und Beckenarterien (Inzidenz: 50–60%).
    - Typ II: Dissektion der Aorta ascendens (Inzidenz: 10–20%). Dissektion bleibt auf Aorta ascendens beschränkt.
    - Typ III: Dissektion der Aorta descendens (Inzidenz: 30–40%). Nur thorakaler Anteil der Aorta = *Typ IIIa*; Ausdehnung bis abdominell = *Typ IIIb*.
  - *Einteilung nach Stanford:*
    - Typ A: Dissektion der Aorta ascendens, fakultativ auch im Bereich der Aorta descendens (= DeBakey-Typ I, II).
    - Typ B: Dissektion nur im Bereich der Aorta descendens (= DeBakey-Typ III).

Ätiologie, Pathophysiologie

- **Ätiologie:** Arteriosklerose, idiopathische zystische Medianekrose, selten Lues und Marfan-Syndrom, Trauma.
- **Pathophysiologie der Aortendissektion:**
  - *Retrograde Ausbreitung:* Bis zur Aorta ascendens mit teilweisem Abriß der Aortenklappe → akute Aortenklappeninsuffizienz → linksventrikuläre Volumenüberlastung, bei Verlegung der Koronararterien mit akuter Myokardischämie oder Myokardinfarkt (evtl. Perikardtamponade, kardiogener Schock).
  - *Anterograde Ausbreitung:* u. U. bis in die Aortenbifurkation oder in die Beinarterien → akute Verlegung aller Gefäßabgänge (keine ausreichende Perfusion mehr!). Gelegentlich „Reentry" = erneuter Einriß im distalen Anteil der Aorta vom falschen Lumen in Richtung wahres Lumen. (Evtl. lebensbedrohliche Blutung, wenn die Dissektion durch die Adventitia nach außen fortschreitet).

Klinik, klinischer Befund

- **Bauchaortenaneurysma:** Oft asymptomatisch; evtl. in den Rücken oder die Beine strahlende Bauchschmerzen, Claudicatio intermittens, palpabler abdomineller Tumor (evtl. pulsierend). Bei Ruptur (gedeckt oder frei) häufig „akutes Abdomen", evtl. mit Blutungsschock.
- **Aortendissektion:**
  - *Typisch:* Plötzlich einsetzender, massiver Thoraxschmerz mit Vernichtungscharakter, der an Intensität spontan wieder abnehmen kann („inneres Zerreißen").
  - *Charakteristische Schmerzlokalisation:* Thorax (Aorta ascendens) oder zwischen den Schulterblättern (Aorta descendens); bei einer sich nach kaudal ausbreitenden Dissektion auch Ausstrahlung in die Nierengegend oder ins Abdomen.

- *Symptome durch Komplikationen:* Hemiparese, Sensibilitätsstörungen, Paresen, akutes Abdomen, akuter arterieller Verschluß. Bei Perikardtamponade Zeichen des kardiogenen Schocks mit oberer Einflußstauung (S. 312). Ausgeprägte Pulsation im Bereich der oberen Thoraxapertur bei Dissektion der Aortenäste.
- *Blutdruck, Puls:* Hypertensive oder hypotensive Blutdruckwerte möglich, hinweisend für Dissektion sind Seitendifferenzen des Pulsstatus oder des peripheren Blutdrucks. Bei Dissektion und Stenosierung des wahren Lumens durch das falsche Lumen Blutdruckdifferenz zwischen Armen und Beinen.
- *Auskultation:* Bei Dissektion DeBakey-Typ I und II möglicherweise Zeichen der Aortenklappeninsuffizienz (diastolisches Decrescendogeräusch p.m. über Erb). Sehr verdächtig ist ein neu aufgetretenes Aortenklappeninsuffizienzgeräusch!

Diagnostik

- **Bauchaortenaneurysma:** Abdomen-Sono, -CT, Angiographie der Aorta.
- **Aortendissektion:**
  - *EKG:* Oft unauffällig (keine typischen EKG-Zeichen), bei arterieller Hypertonie evtl. Zeichen der Linksherzhypertrophie, bei Dissektion mit Verlegung (Beteiligung) der Koronarostien Zeichen einer akuten Myokardischämie oder eines akuten Infarktes.
  - *Röntgen-Thorax* (mögliche Befunde): Mediastinalverbreiterung (vergrößerter Herzschatten), Elongation und/oder Verbreiterung der Aorta ascendens und des Aortenbogens, Hämatothorax links, neu aufgetretener Pleuraerguß. Unspezifische Veränderungen wie Aortenektasie, Aortenelongation oder Aortensklerose. Gelegentlich Doppelkontur der Aortenwand.

  Cave: Ein unauffälliges Röntgenbild schließt eine Dissektion nicht aus!
  - *CT-Thorax/-Abdomen:* Aorta in Längs- und Querschnitten; direkter Nachweis der Dissektionsmembran und des wahren und falschen Lumens (oft erst nach KM-Applikation); Beurteilung des Ausmaßes (Ausdehnung) der Dissektion, v.a. zur Beurteilung der unter dem Zwerchfell gelegenen Anteile der Aorta.
  - *Echokardiographie* (s. S. 88, 89):
    1. Transösophageal: Nachweis der Dissektions-Membran und -Eintrittspforte. Farbdopplersonographisch kann eine begleitende Aorteninsuffizienz qualitativ und quantitativ beurteilt werden.
    2. Transthorakal: Direkte Darstellung der abgelösten Innenschicht (nicht immer möglich), bei akuter Dissektion flottierende Bewegungen, Aorteninsuffizienz, Perikarderguß, Pleuraerguß, Darstellung der Aorta ascendens.
  - *Angiographie:* Nur indiziert, wenn die nichtinvasiv erhobenenen Befunde nicht ausreichen. Bei Hinweisen für eine Beteiligung der Koronararterien (Klinik, klinischer Befund?) zusätzlich diagnostische Koronarangiographie (Technik nach Sones zu empfehlen).

Differentialdiagnose

- **Kardial, Kreislauf:** Akuter Myokardinfarkt (S. 334), Angina-pectoris-Anfall (S. 345),
  Perikarditis, hypertensive Krise (S. 370).
- **Thorakal, pulmonal:** Penetration eines thorakalen Aortenaneurysmas, akute Lungenembolie (S. 375), Pleuritis, Kostovertebralsyndrom.
- **Andere:** Zerebraler Insult (S. 517, 514), akutes Abdomen (S. 468), peripher-arterielle Embolie.

31.10 Aortendissektion, Aortenaneurysma

Vorgehen, Therapie

- **Bauchaortenaneurysma:** *Operation* sofort bei Ruptur, binnen Stunden bei symptomatischen Aneurysmen, elektiv bei Durchmesser ≥ 5 cm. In anderen Fällen abwarten und regelmäßig Sono-Kontrollen (1/4-jährlich), RR-Kontrolle.
- **Aortendissektion:**
  - Bettruhe, Lagerung mit leicht erhöhtem Oberkörper, O_2-Gabe (2 – 4 l/min).
  - *Labor:* BB, Gerinnung, Kreatinin, Elektrolyte, CK, GOT, Blutgruppe, Kreuzblut.

  Blutkonserven bestellen!
  - *Monitoring:* ZVD, EKG (S. 10), arterielle RR-Messung (S. 23), Pulsoxymetrie (S. 46, 48), i. v.-Zugang, langsame Infusion einer Ringer-Laktat-Lösung (S. 182).
  - *Analgesie:* Fraktionierte Schmerztherapie mit Morphin (2,5 mg in einer Verdünnung von 1 : 10 mit NaCl 0,9% langsam i. v.).
  - *Sedierung:* Diazepam 10 mg p. o./i. v.
  - *Bei Hypertonie:* Senkung auf Ziel-RR_{syst} von 100 – 120 mmHg mit Nifedipin 10 mg p. o., Urapidil 10 – 50 mg langsam i. v., Esmolol initial 500 µg/kg KG/min i. v.
  - *Operation, spezielle Therapie:*
    - DeBakey-Typ I und II: Notfallmäßige OP in herzchirurgischem Zentrum.
    - DeBakey-Typ III: Aufgrund der hohen OP-Komplikationsrate konservative Therapie; OP nur bei therapierefraktären Schmerzen, fortschreitender Dissektion, Organkomplikationen (z. B. ischämisch bedingtes Nierenversagen, Blutung).
  - *Prognose:* Unbehandelt meist letaler Ausgang (Letalität: 50% in den ersten 48 h, 80 – 90% in den ersten 3 Monaten). OP-Letalität ca. 20%, Paraplegie als Frühkomplikation nach Ersatz der Aorta ascendens (durchtrennte Spinalarterien mit konsekutiver Rückenmarksischämie). Gute Prognose bei zufriedenstellender antihypertensiver Therapie einer Dissektion der Aorta descendens.

H. J. Trappe

Grundlagen

- **Definition:** Rasche Ansammlung von Flüssigkeit im Herzbeutel mit Beeinträchtigung der Füllung des Herzens und der Herzfunktion.
- **Ätiologie:**
  - *Trauma:* Stumpfes Thoraxtrauma mit Verletzungen des Perikards, penetrierende Herzverletzungen, Komplikation bei diagnostischen und/oder therapeutischen Kathetereingriffen, nach herzchirurgischen Eingriffen
  - *Im Rahmen von (Vor-)Erkrankungen:* Herzwandruptur, nach Myokardinfarkt (Dressler-Syndrom [S. 344], Ventrikelruptur), entzündliche Herzerkrankungen, Urämie, Malignome, primäre und sekundäre Herz- und Perikardtumoren, Tuberkulose, Zustand nach Bestrahlung, Myxödem, Aortendissektion (S. 382), Postkardiotomiesyndrom, Lupus erythematodes disseminata, Antikoagulation (überdosiert).
- **Pathophysiologie:** Austretende Flüssigkeit (Erguß, Blut) → Erhöhung des intraperikardialen Drucks → Anstieg der transmuralen Drücke auf Vorhof und Ventrikel, Abnahme des diastolischen Koronarflusses → verminderte Ventrikelfüllung, vermindertes Herz-Zeit-Volumen → verminderter venöser Rückfluß → rechtskardiales Vorwärtsversagens, linkskardiale Füllungsbehinderung → reflektorischer Anstieg der Herzfrequenz und Zeichen der peripheren Vasokonstriktion → plötzlicher Kreislauf-Zusammenbruch.

  Hinweis: Bei rascher Ergußentwicklung können bereits 250 ml zur Perikardtamponade führen, bei langsamer Ergußbildung sind mehr als 2 l ohne Tamponadezeichen möglich.

Klinik, klinischer Befund

Hinweis: Das klinische Bild wird häufig durch Begleitverletzungen (z. B. perforierende Herzverletzung) verschleiert!

- **Plötzliche Tachykardie, Tachypnoe, vegetative Symptomatik** (Blässe und Kaltschweißigkeit), Leberstauung.
- **Hypotonie, Pulsus paradoxus** (= Abfall des RR_{syst} um mind. 10 – 15 mmHg bei tiefer Inspiration, palpatorisch deutliche Pulsabschwächung bis zum nicht tastbaren Puls → meist nur bei kontinuierlicher arterieller RR-Messung feststellbar).
- **Kardiale Dekompensation** (kardiogener Schock; s. S. 312) mit weiterem RR-Abfall, Herzinsuffizienz, oberer Einflußstauung (starke Jugularvenenfüllung, Kussmaul-Zeichen positiv = paradoxer inspiratorischer Druckanstieg in der Jugularvene/anstelle zweiphasiger Venenpulsation nur einphasige Füllungsverminderung in der Systole).
- Je nach Ursache Zeichen eines Thoraxtraumas oder einer perforierenden Herzverletzung (*cave* „versteckte" Verletzungen!), Zeichen der Grundkrankheit.
- **Auskultation:** Die Herztöne können normal sein, sind aber oft abgeschwächt; Perikardreiben.

31.11 Herzbeuteltamponade

Diagnostik, Differentialdiagnose

- **EKG:** Es gibt keine spezifischen EKG-Veränderungen – *mögliche* Befunde:
  - *Elektrischer Alternans* (spezifisches Zeichen des „swinging heart" als Ausdruck von Lageänderungen der Ventrikel im ergußgefüllten Perikard; ein „swinging heart" reflektiert lediglich einen ausgedehnten Erguß, nicht aber eine Tamponade.).
  - *ST-Strecken-Hebung bei akuter Perikarditis* (aus aufsteigender S-Zacke) in Extremitäten- und Brustwandableitungen.
  - *Niedervoltage* bei großen Perikardergüssen.
  - *Unauffälliger Befund* bei Thoraxtraumen oder perforierenden Verletzungen.
- **Röntgen-Thorax:**
  - *Akute Tamponade* durch Perforation oder Penetration: Keine Veränderungen von Herzform/-größe.
  - *Chronischer Perikarderguß (> 250 ml):* Vergrößerte Herzsilhouette mit „Bocksbeutelform" (oder Dreiecksform) des Herzens.
- **Echokardiographie** – *Methode der Wahl!* (s. S. 88, 89):
  - *Transthorakal:* Große Flüssigkeitsansammlung im Herzbeutel (vor der Vorder- und Hinterwand) mit Kompression des rechten Ventrikels. Spätdiastolischer und frühsystolischer Kollaps des rechten Vorhofs. Die Ergußmenge kann gut abgeschätzt werden.
  - *Doppler:* Die Strömungsgeschwindigkeit über der Mitral- und Trikuspidalklappe nimmt inspiratorisch zu.
- **Rechtsherzkatheter:** Erhöhter Druck im rechten Vorhof; Angleichung von Mitteldruck im rechten Vorhof, enddiastolischem Druck im linken und rechten Ventrikel und in der A. pulmonalis.
- **Differentialdiagnose:** Spannungs-Pneumothorax (s. S. 54, 400), akutes Rechtsherzversagen/Lungenembolie (s. S. 375), konstriktive Perikarditis, Hämatothorax, Erkrankungen mit vermindertem Herz-Zeit-Volumen.

Therapie

- **Monitoring:** EKG, kontinuierliche Blutdruckmessung, Pulsoxymetrie, i. v.-Zugang.
- **Perikardpunktion** (s. S. 42): *Bei akuter Perikardtamponade* mit instabiler Hämodynamik sofort punktieren und Perikarddrainage einlegen (z. B. Pigtail-Katheter).
- **Operative Therapie:** Indiziert bei perforierender Herzverletzung (Dekompression des Perikardraumes und Versorgung der kardialen Verletzung), bei purulenter Perikarditis oder TBC sowie bei chronischem Erguß.

31.12 Akuter arterieller Verschluß

H. J. Trappe

Grundlagen

- **Definition:** Akuter Arterienverschluß durch Embolie (ca. 80%) oder lokale Thrombose (ca. 20%) mit akuter Ischämie. Je nach Schweregrad der Durchblutungsstörung Einteilung in komplettes oder inkomplettes Ischämiesyndrom (*Lokalisation:* A. femoralis > A. iliaca > A. poplitea > Aorta > A. axillaris > A. brachialis > Unterschenkelarterien > Unterarmarterien).
- **Ätiologie:**
  - *Arterielle Embolie:* In der Regel ohne präformierte Kollateralen (ca. 80% der Fälle). Ursprung in 90% aus linkem Vorhof (Herzohr) oder linkem Ventrikel. Prädisponierend sind Vorhofflimmern, Mitralvitien, Myokardinfarkt, Zustand nach Kunstklappenersatz, Endokarditis. In ca. 10% Embolien aus thrombosierten arteriosklerotischen Plaques oder Aneurysmen (aorto-iliakaler Bereich).
  - *Arterielle Thrombose:* Bei vorbestehender Stenose oder Aneurysma möglich.
  - Kompression (Knochenbruchstück, Hämatom), entzündliche/degenerative Gefäßerkrankungen, mechanische oder chemische Gefäßtraumen, Arterienspasmus, Phlegmasia coerulea dolens (S. 372), Aortendissektion (S. 382).
- **Pathophysiologie, Komplikationen:**
  - Plötzlicher Gefäßverschluß → vollständige O_2-Ausschöpfung → Anhäufung saurer/toxischer Stoffwechselprodukte → *schwere Azidose, Hyperkaliämie* (mit kardiodepressiver Wirkung).
  - Bei prolongierter Ischämie (Revaskularisation > 6 h nach Gefäßverschluß) Risiko der Myoglobinämie und Myoglobinurie mit *sekundärem Nierenversagen.*
  - Nach Revaskularisierung mögliche Permeabilitätssteigerung mit Ödembildung und interstitieller Drucksteigerung in den Unterschenkellogen mit Ausbildung eines *Kompartmentsyndroms.*

Klinik

- Akuter, peitschenartiger Schmerz, nachfolgend Blässe, Kühle, Gefühl- und Bewegungslosigkeit. „6 P" nach Pratt (in etwa 60% der Fälle mit akuten Extremitätenverschlüssen nachweisbar): ***p**ain* (Schmerz), ***p**ulselessness* (Pulsausfall), ***p**aleness* (Blässe), ***p**aresthesia* (Gefühlsstörung), ***p**aralysis* (Lähmung), ***p**rostration* (Schock).
- Diese Symptome treten nur in Ausnahmefällen gemeinsam auf. Oligosymptomatische Verläufe sind möglich, besonders bei älteren bettlägerigen Patienten.

Diagnostik, Differentialdiagnose

- **Klinischer Befund:**
  - *Inspektion:* Extremität hängt meistens nach unten (Restdurchblutung zur Schmerzsenkung), evtl. livide marmorierte Haut (Farbunterschiede, Stasezeichen?) Beim Anheben der Extremität unverkennbare Blässe (Seitenvergleich!).
  - *Körperliche Untersuchung:* Extremität kalt (aber auch abrupte Temperatursprünge), fehlender Puls distal des Verschlusses, Schwäche, Parästhesie, Ödem, Schock? *Auskultatorisch* Strömungs- und/oder Stenosegeräusche als H.a. mögliche Emboliequellen (z. B. im Bereich der Mitralklappe)?
- **Echokardiographie:**
  - Emboliequelle (v.a. im linkem Vorhof, Herzohr und Ventrikel (Mitralvitien, Morphologie und Funktion implantierter Herzklappen)?
  - Transthorakal, TEE: Aneurysmata und/oder Dissektionen der Aorta, Vegetationen bei Endokarditis?

- **EKG:** In der Regel unauffällig, bei Embolien oft Vorhofflimmern; sonst Veränderungen im Rahmen der Grunderkrankung (Hypertrophie, Myokardinfarkt?).
- **Duplexsonographie** (s. S. 93): Indiziert zur Lokalisation des Gefäßverschlusses und zur Beurteilung seiner hämodynamischen Konsequenzen.
- **Angiographie und DSA:** Akut nur selten indiziert (zu zeitaufwendig). Gut zur Verschlußlokalisation und zum Nachweis zusätzlicher Gefäßveränderungen.

Differentialdiagnose

- Periphere arterielle Verschlußkrankheit (pAVK).
- Akute Phlebothrombose (s. S. 372), Phlegmasia coerulea dolens (s. S. 372).
- Polyneuropathie (s. S. 331).
- Diskusprolaps.

Therapie

Hinweis: Die Therapie muß so schnell wie möglich eingeleitet werden!

- **Allgemeine Maßnahmen:**
  - *Extremität flach oder leicht tief lagern* (Verbesserung des Perfusionsdrucks), in Verbandswatte hüllen (gegen Auskühlung), Druckstellen an Ferse oder Fibulaköpfchen vermeiden. Nicht aktiv aufwärmen → der lokale O_2-Verbrauch wird erhöht, die Ischämiefolgen werden aggraviert!
  - *Analgesie:* Morphin 5 – 10 mg i. v. *oder* Pethidin 50 – 100 mg i. v.
  - *Immer Heparin-Bolus* 5000 – 10 000 IE i. v.?

  Cave:
    - Nur i. v.! Eine Lysetherapie ist nach i. m./i. a.-Injektion nicht mehr möglich!
    - Keine gefäßerweiternden Medikamente (*cave* Steal-Effekt!).
    - Den Patienten möglichst in ein Gefäßzentrum überweisen!
- **Monitoring:** i. v.-Zugang, Ringer-Laktat-Lösung (HZV ↑; s. S. 311).
- **Das weitere therapeutische Vorgehen hängt von verschiedenen Faktoren ab:**
  1. *Ausmaß der Ischämie:* Kompletter Verschluß oder inkomplettes Ischämiesyndrom?
  2. *Mechanismus:* Embolie und/oder Thrombose?
  3. *Verschlußlokalisation?*
- **Konservative Therapie:**
  - *Kriterien:* Noch grenzwertige hämodynamische Kompensation mit eher distaler Verschlußlokalisation und schlechten Rekonstruktionsmöglichkeiten.
  - *Durchführung:* Infusionsbehandlung mit Prostaglandinen – 2 × 40 µg Alloprostadil in 250 ml NaCl 0,9% pro Tag i. v.
- **Heparin:** 5000 – 10 000 IE Heparin als Bolus i. v. zur Verhinderung von Appositionsthromben, dann Heparin 15 – 20 IE/kg KG/h über Perfusor. *Ziel-PTT:* Verlängerung auf das 1,5 – 2,5fache des Ausgangswertes.
- **Embolektomie:**
  - *Indikationen:* Arterienverschluß durch Embolus, Aneurysma, Kompressionssyndrom (kausale Therapie, Vermeidung von Rezidiven).
  - *Zeitpunkt:* Nur innerhalb von 6 h nach Gefäßverschluß! Bei späterer chirurgischer Intervention Gefahr des *Tourniquet-Syndroms:* Muskelödeme, Rhabdomyolyse mit Myoglobinurie, Hyperkaliämie, metabolischer Azidose, Schock, akutem Nierenversagen, Verbrauchskoagulopathie.
  - *Technik:* In der Regel Embolektomie mittels Fogarty-Katheter. Alternativ Bypassverfahren oder Desobliteration.

- ***Lokale* Thrombolyse:**
  - *Indikationen:* Erfolglose Embolektomie, sehr langer oder distaler Gefäßverschluß, Bypassverschluß, multimorbider Risikopatient.
  - *Durchführung:*
    - *Urokinase:* Lokale Lyse mit mehrfachen Bolusgaben von 50 000 – 100 000 IE i.a., alternativ Dauerlyse mit 100 000 IE/h. Verbesserung der Wiedereröffnungsrate durch mehrfaches Injizieren von je 500 IE Plasminogen nach Unterbrechung der Urokinase-Zufuhr für max. 10 min.
    - *rt-PA:* Lokale Gabe von 2 – 5 mg i.a. über 2 h (max. 2 mg/h über 48 h).
- ***Systemische* Thrombolyse:** Aufgrund der Therapiedauer und der unklaren Erfolgsraten nur bei inkomplettem Ischämiesyndrom nichtembolischer Genese.
- **Operative Faszienspaltung** bei Kompartmentsyndrom (Faktor Zeit beachten!).

Prognose

- Bei komplettem Ischämiesyndrom ist die Ischämiezeit entscheidend. *Amputationsraten* bei Reperfusion: < 6 h nach Gefäßverschluß ca. 10%, 6 – 12 h nach Gefäßverschluß ca. 25%, 12 – 24 h nach Gefäßverschluß ca. 50%, 24 – 72 h nach Gefäßverschluß ca. 60%, > 72 h nach Gefäßverschluß > 60%.
- Mortalität: Bei Ischämiedauer > 12 h ca. 30%, bei Ischämiedauer < 6 h unter 15%.

32.1 Aspirationssyndrom

P. Weismüller

Grundlagen

- **Definition:** Akute Verlegung der Atemwege.
- **Ätiologie, Pathogenese:**
  - *Risikofaktoren, Ätiologie:*
    - Bewußtseinsstörung mit eingeschränkten Schutzreflexen: *Endogen* (Apoplex, Koma, Krampfanfall, Synkope, Psychose), *exogen* (Trauma [v.a. Schädel-Hirn-Trauma], Intoxikation [z.B. Drogen, Alkohol], Narkose, Reanimation).
    - Anatomische Störung: *Exogen* (Sondenernährung, Intubation, Tracheotomie), *endogen* (ösophagotracheale Fistel, Zenker-Divertikel, Pharynxdeformation).
  - *Pathogenese:*
    - Obstruierend/Fremdkörper: Organisch (v.a. bei Kindern, z.B. Nüsse, Erbsen), anorganisch (z.B. Zahnersatz, Münzen, Batterien).
    - Toxisch (+ potentiell bakteriell kontaminiert): Magennüchternsekret *(Mendelson-Syndrom)*, Mageninhalt, Blut, Galle, Öle, Puder, Kohlenwasserstoffe.

Klinik

- **Allgemein, Fremdkörperaspiration:** Akuter Hustenreiz, Dyspnoe, Stridor, inverse Atmung, Atemstillstand.

Hinweis: Klinisch häufig stumm! Bei Bolus-Aspiration reflektorischer Herz-Kreislaufstillstand!

- **Mendelson-Syndrom, toxische Aspiration:** Innerhalb von Stunden Entwicklung eines toxischen Lungenödems mit Bronchospastik, feinblasigen RGs.
- **Komplikationen:**
  - *Aspirationspneumonie:* Innerhalb von Stunden bis max. 2 Wochen (s. S. 392).
  - *ARDS* (s. S. 310), *Lungenödem* (s. S. 349).

Diagnostik

Hinweis: Bei akuter Dyspnoe erst nach Akuttherapie!

- **Anamnese:** Riskofaktoren?
- **Klinischer Befund:** Dyspnoe, Tachypnoe, Stridor, aufgehobenes Atemgeräusch, Rasselgeräusche?
- **Labor:** Häufig massive Leukozytose, CRP ↑.
- Röntgen-Thorax (mögliche Befunde):
  - *Toxische Aspiration:* Lungenödem (diffuse, beidseitige Trübung).
  - *Fremdkörperaspiration:* Atelektasen, Überblähung, Fremdkörper, Pneumonie.
- **Bronchoskopie:** Immer indiziert außer bei bereits vorliegendem Ödem.
- Mikrobiologische Untersuchung von Abszeß- und Empyempunktaten.

Therapie

- **Allgemein:**
  - Manuelle Ausräumung/Absaugen des Nasen-Rachen-Raumes in Kopftieflage unter laryngoskopischer Sicht, evtl. unter Sedierung mit Diazepam 5–10 mg i.v.
  - Wenn nicht ausreichend bronchoskopische Sekretabsaugung und Fremdkörperentfernung.
  - Sauerstoffzufuhr (4–8 l/min).

Heimlich-Handgriff:
- *Indikation:* Nur bei *vitaler Bedrohung* mit kompletter Verlegung der Trachea! (→ *cave* Gefahr der Verletzung innerer Organe).
- *Durchführung:* Sitzende Patienten von dorsal umfassen mit beiden Händen im Epigastrium (bei liegenden Patienten von ventral). Mehrere kräftige Stöße ins Epigastrium in Richtung Zwerchfell.

- **Toxische Aspiration/Mendelson-Syndrom:** Glukokortikoide (umstritten!), initial Prednisolon 250 mg i. v. (z. B. Solu-Decortin H), 100 mg nach 12 h, 50 mg nach weiteren 12 h, usw. Immer Intubation und Beatmung mit PEEP!
- **Nottracheotomie:** Nur bei unmittelbarer Erstickungsgefahr (s. S. 64)!
- **Bolus-Aspiration** mit reflektorischem Herz-Kreislaufstillstand: Reanimation (s. S. 112).
- **Therapie der Komplikationen:**
  - Aspirationspneumonie s. S. 392.
  - Lungenödem (s. o. „toxische Aspiration" und S. 349), ARDS (s. S. 310).

32.2 Pneumonie

P. Weismüller

Grundlagen

- **Definition:** Durch Erreger verursachte akute oder chronische Entzündung des Alveolarraums und/oder des Interstitiums der Lunge
- **Einteilungen:**
  - *Ätiologisch:* Viren, Bakterien (einschließlich Tbc), Pilze, Parasiten.
  - *Klinisch:*
    - Primär: Ohne prädisponierende Vorerkrankung (meist ambulant erworben, oft Pneumokokken).
    - Sekundär: Bettlägrigkeit, kardiale Stauung, vorbestehende Lungenerkrankung (z. B. COPD), Abwehrschwäche (Alkoholismus, Diabetes mellitus, Therapie mit Immunsuppressiva, Zytostatika, Malignome, AIDS etc.). Anderes Erregerspektrum (Haemophilus influenzae, Pneumokokken, Klebsiellen, Staphylokokken, gramnegative Problemkeime).
  - *Pathoanatomisch:* Alveolär (oft bakteriell), interstitiell (oft viral).
  - *Epidemiologisch:* Ambulant erworben, nosokomial.
  - *Verlauf:* a) Typisch, b) atypisch (häufige Erreger: Chlamydien, Mykoplasmen, Legionellen, Viren).
  - *Pathophysiologie:* Lobärpneumonie (bei Pneumokokken), lobuläre Herdpneumonie, akute interstitielle Pneumonie, chronische interstitiellePneumonie, Bronchopneumonie.
- **Ursachen:** Erregerquelle ist hauptsächlich der infizierte Oropharynx. Von dort gelangen die Erreger durch Mikroaspirationen am Tubus vorbei ins Bronchialsystem. Begünstigend wirken:
  - Störung der Hustenmechanik und der mukoziliaren Clearance (durch den Tubus, bei Rauchern, COPD, Asthma etc.).
  - Schleimhautläsionen infolge von Intubation und Absaugvorgängen.
  - Wegfall des natürlichen Luftwegfilters (Nase).
  - Konsumierende Grunderkrankungen, fortgeschrittenes Alter und längerfristige Beatmung.
- **Erreger:**
  - *1. Krankheitswoche:* Keime der normalen Rachenflora wie Pneumokokken, Haemophilus influenzae, Staphylococcus aureus und anaerobe Mundkeime.
  - *Ab der 2. Woche:* Verschiebung der Oropharyngealflora in Richtung oft hochresistenter gramnegativer Stäbchen (Enterobakterien, Pseudomonas spp.) und Pilze (Candida). Ursächlich ist ein Verlust an Fibronektin (daran haften normalerweise grampositive Keime) mit anschließender Überwucherung durch gramnegative Erreger.

Klinik

- **Typischer Verlauf:** Akuter Beginn mit hohem Fieber, Schüttelfrost, Husten, Atemnot, Nasenflügelatmen, evtl. atemabhängiger Thoraxschmerz bei Begleitpleuritis, Tachypnoe, Tachykardie, Schmerzen im Oberbauch, rotbraunes Sputum, kritische Entfieberung am 7.–9. Tag. Dauer ohne Antibiose ca. 4 Wochen.
- **Atypischer Verlauf** (häufiger als typischer Verlauf): Langsamer Beginn, Kopfschmerzen, Myalgien, geringes Fieber, trockener Reizhusten, spärlicher oder fehlender Auswurf.
- **Komplikationen:** Septische Streuung bei bakterieller Pneumonie, Pleuritis, Pleuraerguß, Pleuraempyem , chronische Pneumonie, toxisches Herz-/Kreislaufversagen, respiratorische Insuffizienz, Thrombembolien, Leber- und Nierenbeteiligung, Rezidiv.

Diagnostik

- **Körperliche Untersuchung:** Bei typischem Verlauf Dyspnoe, Tachypnoe, Bronchialatmen, klingende feinblasige RG. Bei atypischem Verlauf nur geringer Auskultationsbefund.
- **Labor:** BSG ↑, Differentialblutbild (Leukozytose mit Linksverschiebung, toxische Granulationen, Eosinopenie, Lymphopenie), evtl. HIV-Titer (bei Verdacht auf Pneumocystis-carinii-Pneumonie), CRP.
- **Blutgasanalyse:** Hypoxie, evtl. Hypokapnie (zu Beginn Hyperventilation), respiratorische Globalinsuffizienz (= Indikation zur Beatmung).
- **Lungenfunktion:** Abnahme der Compliance.
- **Röntgen-Thorax:**
  - *Lobärpneumonie:* Dichte, scharf begrenzte Verschattung, positives Bronchoaerogramm.
  - *Bronchopneumonie:* Segmentale Verschattung.
  - *Atypische Pneumonie:* Diskrepanz zwischen Röntgenbefund (bdS. fleckige, retikuläre oder homogene Verschattungen) und geringem Auskultationsbefund.
  - *Interstitielle Pneumonie:* Fleckig-netzartige Zeichnung.
- **Erregernachweis:**
  - *Mikroskopie/Kultur:* Aus eitrigem Sputum, Bronchiallavage (BAL; Keimzahlen $< 10^4$/ml sind nicht signifikant), Pleuraerguß, Blut, Lunge (transthorakale Nadelaspiration, transbronchiale Lungenbiopsie): Aussagen über Zellart, Zellzahl und Erreger. Die Menge der Leukozyten ermöglicht ein Unterscheidung zwischen Infektion und Besiedelung. Quantitativer Nachweis von Bakterien und Pilzen

  Hinweis:
    - Eine Bronchoskopie zur Keimgewinnung ist nur dann vorteilhaft, wenn die Infektion höchstwahrscheinlich von einem bestimmten Bereich ausgeht (z.B. Atelektase). Empfehlenswert für die Materialgewinnung ist in diesen Fällen eine geschützte Teleskopbürste (protected specimen brush = PSB). Aufwendiges Verfahren!

    Cave Lokalanästhetika wirken bakterizid!
    - Eine BAL kann zur Erregerverschleppung und Surfactantauswaschung führen → strenge Indikationsstellung! Weitere Risiken: Atemwegsläsion, Blutung, Pneumothorax/Luftleck.
  - *Serologie* (bei begründetem Verdacht):
    - Antikörpernachweis (frühestens nach einer Woche, nicht bei immunsupprimierten Patienten): Legionella, Chlamydien, Mycoplasma, Q-Fieber, Influenza, Adenovirus, RSV.
    - Immunfluoreszenz, z.B. Antikörper gegen Legionellen.
    - Antigennachweis, z.B. gegen Legionellen.
    - PCR (Nachweis spezifischer DNA- und RNA-Sequenzen), z.B. bei Mykobakterien, Chlamydien.

  Hinweis: Der Erregernachweis gelingt nur in ca. $^1/_3$ aller Fälle!

Differentialdiagnosen

- **Primär pulmonal:**
  - *Pneumonitis:* Entzündungsreaktion durch physikalische (Strahlen, Fremdkörper in den Bronchien) oder chemische Noxen (Reizgase [Inhalationstrauma], Aspiration von Magensaft, Zytostatika).
  - *Andere:* Lungeninfarkt nach Lungenembolie (S. 375), Lungenödem (S. 349), ARDS (S. 310), Aspiration (S. 390), Lungenblutung.
- **Autoimmunerkrankungen.**

Allgemeine DD Dyspnoe/respiratorische Insuffizienz: Siehe Tab. 80.

Tabelle 80 Differentialdiagnose von Dyspnoe und respiratorischer Insuffizienz (nach Lorenz, 1998)

Verdachtsdiagnose	wegweisende Untersuchung
Störung der Atemmechanik	
Asthma bronchiale (S. 397), Bronchitis, Emphysem	Lungenfunktionsprüfung
zentraler, endobronchialer Tumor	Bronchoskopie
Trachealstenose, stenosierender Larynxprozeß	Endoskopie
Lungengerüsterkrankung	HR-CT, Lungenfunktionsprüfung
Linksherzinsuffizienz (S. 349)	Echokardiographie
Pleuraschwarte	Röntgenbild, Sonographie
Kyphoskoliose	Röntgenbild, Lungenfunktionsprüfung
abdominelle Raumforderung	Sonographie
Adipositas	klinischer Befund, Lungenfunktionsprüfung
Schwäche der Atempumpe	
Poliomyelitis, Guillain-Barré-Syndrom (S. 542), Amyotrophe Lateralsklerose, Muskeldystrophie, Lupus erythematodes (Myopathie), Polymyositis, Hyperthyreose (Myopathie, S. 331)	neurologisch-klinischer Befund, Lumbalpunktion, Lungenfunktionsprüfung, Labordiagnostik, Elektromyographie
Überblähung: Emphysem, Asthma bronchiale (S. 397)	Lungenfunktionsprüfung, Röntgenbild, CT

Tabelle 80 Fortsetzung

Verdachtsdiagnose	wegweisende Untersuchung
Pneumothorax (S. 54, 400), Pleuraerguß (S. 402)	Röntgenbild,Sonographie
vermehrter Atemantrieb	
Hypoxämie	Blutgasanalyse
metabolische Azidose (S. 445)	Blutgasanalyse
Anämie, Hämoglobinopathie	Labordiagnostik
erniedrigtes Herzzeitvolumen	Echokardiographie, Linksherzkatheter
pulmonale Infiltration, pulmonale Hypertonie, Lungenödem (S. 349)	Röntgenbild, Szintigraphie, Rechtsherzkatheter, Echokardiographie
Totraumventilation	
Lungengerüsterkrankung, Lungenemphysem	HR-CT, Lungenfunktionsprüfung
Lungenembolie (S. 375)	Szintigraphie
Vaskulitis	Labordiagnostik, Lungenbiopsie
Konversionssyndrom, Somatisierung, Angst, Depression	psychopathologischer Befund

Allgemeine Therapie

- Bettruhe, Thromboseprophylaxe (Antithrombosestrümpfe, Heparin 3 × 5000 IE s. c.), ausreichend Flüssigkeit (Flüssigkeitsverlust bei Fieber: ca. 500 ml/°C), fiebersenkende Maßnahmen, Atemtherapie mit Klopfmassagen, bei Hypoxie O_2-Gabe mit BGA-Kontrollen, Beatmung bei respiratorischer Insuffizienz.
- Lagerungsmaßnahmen, intensive Atemtherapie.
- Bei MRSA: Isoliermaßnahmen, Schutzkleidung, Dekontaminationsmaßnahmen versuchen.

Antibiose, Prophylaxe

- Nur nach vorheriger Materialentnahme zur Erregerdiagnostik (s. o.), zunächst ungezielte Behandlung nach vermuteter Ätiologie. Evtl. Therapie an Antibiogramm anpassen (evtl. Antibiotikum wechseln).

32.2 Pneumonie

- **Ambulant erworbene Pneumonien:**
  - *Lobärpneumonie/segmental begrenzt* (Pneumokokken): Penicillin 3 × 5 Mio. IE i. v.
  - *Brochopneumonie:*
    - Aminopenicillin + β-Laktamasehemmer (s. S. 246).
    - Oder: Cephalosporin 2. Generation (s. S. 247).
    - Oder: Makrolid-Antibiotikum (oral anwendbar; s. S. 251).
  - *Atypische Pneumonie* Erythromycin 4 × 500 mg/d p. o. *oder* 3 × 1 g i. v. (z. B. Erythrocin) *oder* Clarithromycin (S. 252) 2 × 500 mg p. o. (z. B. Klacid).
  - *Aspirationspneumonie:* Clindamycin (S. 251) 3 × 600 mg/d (Sobelin), bei schwerem Verlauf Imipenem/Cilastin (S. 249) 3 × 1 g/d (Zienam).
- **Beatmungs-assoziierte Pneumonien oder Immunschwäche:**
  - *1. Woche:* Wie Brochopneumonie (s. o.).
  - *Ab 2. Woche:*
    - Nach Erregernachweis.
    - Oder: Cephalosporin 3. Generation (s. S. 247) + Clindamycin (s. S. 251) + evtl. Aminoglykosid (s. S. 249).
    - Oder: Acylureidopenicillin + β-Laktamasehemmer (s. S. 246).
    - Oder: Acylureidopenicillin (s. S. 246) + Clindamycin (s. S. 251) + evtl. Aminoglykosid (S. S 249).
    - Oder: Carbapenem (s. S. 249) + evtl. Aminoglykosid (s. S. 249).
    - Oder: Gyrasehemmer (hochdosiert; s. S. 250) + evtl. Clindamycin (s. S. 251).
    - Bei Methicillin-/Oxacillin-resistenten Staphylokokken (MRSA/ORSA): + Vancomycin (s. S. 253).
- **Prophylaxe:** Steriles Absaugen. (Häufiger Wechsel der Beatmungsschläuche hat keinen Effekt. Antibiotische und antimykotische Prophylaxemaßnahmen wie z. B. die *selektive Darmdekontamination [SDD]* konnten die Gesamtmortalität und Häufigkeit eines Multiorganversagens nicht reduzieren. Probleme mit möglicher Resistenzentwicklung sind nicht geklärt. Insgesamt können diese Verfahren zur Zeit nicht empfohlen werden).

Prognose

- Häufigste zum Tode führende Infektionserkrankung! Ungünstig: Hohes Lebensalter, Herz-/Lungenerkrankungen, Immunschwäche, Erregertyp, Niereninsuffizienz, ungünstige antibiotische Therapie.

32.3 Asthma bronchiale, akute bronchiale Obstruktion

P. Weismüller

Grundlagen

- **Definition:** Hyperreaktivität der Atemwege mit meist nachweisbarer Entzündung und meist anfallsweiser Atemwegsobstruktion.
- **Ätiologie:**
  - *Allergisches Asthma (extrinsic Asthma):* IgE-vermittelte Reaktion vom Sofort-Typ auf Antigenexposition (z. B. Pollen, Hausstaubmilben, Nahrungsmittel).
  - *Nichtallergisches Asthma (intrinsic Asthma):* Asthma durch unspezifische Reize (inhalative Reizstoffe, körperliche Anstrengung, kalte Luft, respiratorischer [Virus-]Infekt, Medikamente [ASS, Betablocker, Parasympathomimetika]).
- **Pathophysiologie** – unterscheidbare Phasen:
  - *Akutphase:* Sofortreaktion innerhalb von Minuten mit Bronchospasmus und erhöhter Permeabilität der Bronchialschleimhaut augrund von freigesetzten Mediatoren.
  - *Verzögerte Phase:* Spätreaktion mit zusätzlichem Schleimhautödem und Hyperreagibilität.
  - *Späte entzündliche Phase:* Bronchospasmus, Schleimsekretion mit eosinophiler Infiltration der Schleimhäute.

Klinik

- Anfallsweise auftretende Luftnot mit exspiratorischem Stridor.
- Husten mit zähem, glasigem, bei Infekt auch eitrigem Auswurf.
- Orthopnoe, Benutzung der Atemhilfsmuskulatur.

Diagnostik

- **Klinischer Befund:**
  - *Auskultation:* Giemen, Brummen, verlängertes Exspirium, im Status asthmaticus nahezu kein Atemgeräusch mehr („silent lung").
  - *Perkussion:* Zeichen der Lungenüberblähung (hypersonorer Klopfschall, Zwerchfelltiefstand).
  - Tachykardie, evtl. Pulsus paradoxus (inspiratorischer RR-Abfall um > 10 mmHg).
  - Typische Klinik (s. o.).
- **Labor:** Eosinophilie, Immunglobuline und IgE erhöht.
- **EKG:** Sinustachykardie, Zeichen der Rechtsherzbelastung (P-pulmonale, Rechtslagetyp, S_I/Q_{III}-Typ, $S_I/S_{II}/S_{III}$-Typ).
- **Röntgen-Thorax:** Tiefstehende Zwerchfelle, fast waagerechte Rippen, vermehrt strahlentransparentesLungenparenchym, schmale Herzsilhouette.
- **Lungenfunktion:**
  - FEV_1 vermindert (forciertes exspiratorisches Volumen in der ersten Sekunde).
  - PEF vermindert (exspiratorischer Spitzenfluß: „peak expiratory flow rate").
  - Vitalkapazität vermindert bei ausgeprägter Obstruktion.
- **Arterielle Blutgase im Asthmaanfall:**
  - *Stadium I:* p_aO_2 normal, p_aCO_2 ↓, pH ↑ (respiratorische Alkalose).
  - *Stadium II (resp. Partialinsuffizienz):* $p_aO_2 < 70$ mmHg, pCO_2 normal, pH normal.
  - *Stadium III (resp. Globalinsuffizienz):* $pO_2 < 50$ mmHg, $pCO_2 > 50$ mmHg, pH ↓ (respiratorische Azidose).
- **Schweregradeinteilung** (Deutsche Atemwegsliga, 1993):

32.3 Asthma bronchiale, akute bronchiale Obstruktion

Tabelle 81 Schweregrade – Asthma bronchiale

Schweregrad	Symptom	morgendlicher peak flow in % des Sollwertes
leichtgradig	häufiger als 3 ×/Woche	60–80
mittelgradig	mehrfach täglich und nachts	50–60
schwer	ständig	< 50

Differentialdiagnose

- Asthma cardiale: Dyspnoe bei Prälungenödem/Lungenödem.
- Lungenembolie (s. S. 375).
- Aspirationssyndrom (s. S. 390): Inspiratorischer Stridor.
- Spannungspneumothorax (s. S. 54, 400).
- Hyperventilationssyndrom.
- ***Cave:*** Initial ist auch bei Asthma bronchiale bei normalem pO_2 der pCO_2 erniedrigt!
- Pneumonie (s. S. 392).
- Bronchiolitis obliterans, chronisch obstruktive Bronchitis, Obstruktion zentraler Atemwege.

Therapie (akuter Asthmaanfall/Status asthmaticus)

- **Sedierung:** Möglichst zurückhaltend (Verringerung des Atemantriebes). Patienten beruhigen, Promethazin (Atosil) 10–20 Tropfen p. o. (evtl. 1 Amp. i. v.) *oder* Ketamin ½ Amp. (= 25 mg) i. v.
- Zentraler Zugang (s. S. 27 ff).
- **Sauerstoffgabe:** 4–6 l/min unter BGA-Kontrolle (O_2 reduziert Atemantrieb → laufende Bewußtseinskontrollen!). Bei zunehmender CO_2-Narkose O_2-Zufuhr reduzieren, evtl. Intubation und Beatmung.
- **β_2-Sympathomimetika:**
  - *Dosieraerosol:* Salbutamol (Sultanol), initial 5 Hübe, dann 2 Hübe alle 5 min bis 20 (max. 50[!] Hübe → Kalium kontrollieren).
  - *Alternativ Inhalation mit Düsenvernebler:* Lösung = Salbutamol (Sultanol) 1,25 mg + Ipratropiumbromid (Atrovent) 4–8 Tropfen 0,25%ige Lösung in 4 ml sterile 0,9%ige NaCl-Lösung.
  - Evtl. Terbutalin (Bricanyl) ½–1 Amp. s. c. (*cave* Tachykardie!) *oder* Salbutamol i. v. (Salbulair) 5 Amp. à 5 mg in 50 ml NaCl 0,9%, Laufrate 2–10 ml/h.
- **Theophyllin** (z. B. Euphyllin):
  - *Ohne Vorbehandlung:* 5 mg/kg KG innerhalb von 20 min i. v. (1–2 Amp. à 200 mg) oder als Kurzinfusion.
  - *Vorbehandelte Patienten:* 2–2,5 mg/kg KG innerhalb von 20 min i. v.
  - *Erhaltungsdosis:* 10 mg/kg KG/d (1–2 Amp. à 200 mg 2–3 ×/d langsam i. v.) oder über Perfusor 1 mg/kg KG/h für 12 h, danach 0,8 mg/kg/h. (→ z. B. 1 Amp. à 200 mg mit NaCl 0,9% auf 50 ml verdünnen; LR 4–14 ml/h).
  - *Kontraindikationen, Nebenwirkungen:* s. S. 710.
  - *Blutspiegelkontrollen* nach 24 h (therapeutischer Bereich: 8–20 mg/l).

32.3 Asthma bronchiale, akute bronchiale Obstruktion

- **Glukokortikoide:** 50 – 100 mg Prednisolonäquivalent i.v (Solu-Decortin-H, Urbason); evtl. nach 1/2 – 1 h wiederholen. Kontraindikationen und Nebenwirkungen s. S. 693.
- **Sekretolyse:**
  - Ambroxol (Mucosolvan) 1 – 2 Amp. i. v., Flüssigkeit 3 – 4 l/d zur Sekretverdünnung i. v. (*cave* Herzinsuffizienz).
  - Bei zunehmender respiratorischer Insuffizienz bronchoskopische Sekretabsaugung mit Lavage (z. B. 0,1 – 0,2 mg Adrenalin in 20 ml NaCl 0,9 %).
- **Antibiotika:** Bei Infektexazerbation (Röntgen): Cefuroxim (Zinacef) 3 × 1,5 g/d i. v.
- **Beatmung:**
  1. *Zunächst Versuch der nichtinvasiven Maskenbeatmung* mit BIPAP vor Intubation und maschineller Beatmung.
  2. *Maschinelle Beatmung:* Indiziert bei respiratorischer Globalinsuffizienz (BGA), klinisch drohender Erschöpfung durch Atemarbeit, Atemfrequenz > 30/min, zunehmender Eintrübung.

32.4 Pneumothorax

P. Weismüller

Grundlagen

- **Definition:** Luftansammlung im Pleuraspalt.
- **Einteilung, Formen:**
  - *Spontanpneumothorax:* Auftreten ohne äußere Einwirkung.
  - *Traumatischer Pneumothorax:* Nach äußerer Einwirkung.
  - *Offener Pneumothorax:* Verbindung des Pleuraraumes zur atmosphärischen Luft (über Thoraxwand oder Atemwege).
  - *Geschlossener Pneumothorax:* Spontaner Verschluß der pleuralen Läsion.
  - *Spannungspneumothorax:* Akut lebensbedrohlicher Notfall! Mechanismus: Inspiratorisch wird Luft in den Pleuraraum angesaugt, exspiratorisch kommt es zur Verlegung des Pleuralecks → mit jedem Atemzug steigt die Luftmenge und der Druck im Pleuraraum, was konsekutiv zur Verschiebung des Mediastinums zur gegenüberliegenden Seite unter Abscherung der großen Gefäße führt.
- **Ätiologie:**
  - *Spontanpneumothorax:* Meist bei Männern im Alter von 20–40 Jahren durch Ruptur einer subpleuralen Emphysemblase.
  - *Sekundär:* Bei Patienten mit Lungenemphysem, Asthma bronchiale, Lungenzysten, intrapulmonalen Einschmelzungshöhlen, Lungenfibrosen, Thoraxwandtrauma, iatrogen (nach Subklaviakatheter, Biopsie, Pleuradrainage, Reanimation, Beatmung). Deshalb nie beidseitige Subklaviapunktion!

Klinik

- Plötzlich oder allmählich einsetzende Atemnot, kurzfristig schmerzhafter Husten, Tachypnoe, bei Spannungspneumothorax Schock.

Diagnostik, Differentialdiagnosen

- **Körperliche Untersuchung:** Asymmetrische Atembewegung, hypersonorer Klopfschall auf der kranken Seite mit abgeschwächtem Atemgeräusch, abgeschwächter Stimmfremitus.
- Röntgenthorax (im Stehen in tiefer Inspiration *und* Exspiration – bei Exspiration deutlichere Darstellung des Pneumothorax):
  - *Pneumothorax:* Spiegelbildung im Pleuraspalt ist beweisend für Luft zusammen mit Flüssigkeit.
  - *Verlaufskontrollen:*
- **BGA:** Hypoxämie bei Normo-/Hypokapnie. Bei schwerer Hypoxämie ($p_aO_2 < 45$ mmHg) oder Hyperkapnie Verdacht auf Spannungspneumothorax oder symptomatischen Spontanpneumothorax bei schwerer pulmonaler Grunderkrankung.
- **EKG:** Evtl. Rechtsherzbelastungszeichen.
- **Thorax-CT:** Zu einem späteren Zeitpunkt zur weitergehenden Abklärung.
- **Differentialdiagnosen:** Alle Erkrankungen mit Thoraxschmerz (Angina pectoris, Myokardinfarkt, Lungenembolie, Aortendissektion).

Therapie

- **Kleiner Spontanpneumothorax** (Breite der Luftsichel < 2 cm): Bettruhe (→ spontane Resorption der Luft).
- **Größerer Pneumothorax:** Anlage einer Thoraxsaugdrainage (s. S. 54), evtl. in Kombination mit Thorakoskopie mit lokalen therapeutischen Maßnahmen (Koagulation).

- **Spannungspneumothorax:** Sofortige Entlastung durch Pleurapunktion mit möglichst großer Braunüle (Durchführung s. S. 52).
- **Analgesie:** Paracetamol 500 mg bis zu 8 ×/d.
- **Antitussiva:** Kodein (z. B. Paracodin) 3 × 1 – 3 Tbl. à 20 mg.
- **Pleurodese:** Indiziert bei symptomatischem, rezidivierendem oder größerem Spontanpneumothorax; größerer Pneumothorax (iatrogen/traumatisch); erfolglose konservative Therapie.
- Operativer Verschluß des Lecks.
- **Komplikationen:** Hautemphysem, Mediastinalemphysem, bilateraler Pneumothorax, Blutung, Infektion.

Prognose

- Der primäre Spontanpneumothorax hat eine hohe Rezidivrate von 50 – 70 %! Hieraus resultiert eine frühe Operationsindikation zur Rezidivprophylaxe. Der Patient sollte auf Tauchen verzichten.

32.5 Pleuraerguß

P. Weismüller

Grundlagen

- **Definition:** Flüssigkeitsansammlung in der Pleurahöhle.
- **Ergußformen:**
  - *Transsudat:* Pleuraerguß mit niedrigem spezifischen Gewicht (< 1,015 g/ml).
  - *Exsudat:* Pleuraerguß mit höherem spezifischen Gewicht (> 1,015 g/ml).
  - *Pleuraempyem:* Eitriger Pleuraerguß (> 15 000 Leukozyten/μl).
  - *Chylothorax:* Lymphe (milchig, > 4 g Fett/l).
  - *Hämatothorax:* Blut (HK im Ergußmaterial > 50% des peripheren Blutes).
- **Ätiologie** (große Fülle internistischer Krankheitsbilder):
  - *Onkotisch, hydrostatisch:* z. B. Herzinsuffizienz, Leberzirrhose, Hypalbuminämie, nephrotisches Syndrom.
  - *Infektiös:* Bakteriell (unspezifisch, tuberkulös, Mykoplasmen), viral, Pilze, Parasiten.
  - *Neoplastisch:* z. B. Metastasen, Bronchialkarzinom, diffuses malignes Mesotheliom, hämatologische Systemerkrankung.
  - *Vaskulär:* Lungeninfarkt, Kollateralen bei Leberzirrhose.
  - *Autoimmunologisch:* z. B. rheumatoide Arthritis, systemischer Lupus erythematodes, Churg-Strauss-Syndrom, Mittelmeerfieber.
  - *Gastrointestinal:* z. B. Pankreatitis, subdiaphragmaler Abszeß, Leberzirrhose, Aszites, Meigs-Syndrom.
  - *Traumatisch* (→ Hämatothorax, s. o.).
  - *Idiopathisch* (in 10 – 15%).

Klinik

- **Atemnot:** Entweder durch große Ergußmenge oder durch zugrundeliegende Lungenerkrankung.
- **Thoraxschmerzen:** Atemabhängig bei Pleuritis sicca ohne größeren Erguß oder durch zugrunde liegende Erkrankung (Tumorinfiltration, Rippenfraktur).
- **Husten, Auswurf:** Durch zugrundeliegende Lungenerkrankung.

Diagnostik

- **Anamnese:** Fieber, Gewichtsabnahme, Thoraxschmerzen?
- **Klinischer Befund:** Abgeschwächte Perkussion, Bronchialatmen, verstärkter Stimmfremitus.
- Labor.
- **Röntgen-Thorax** (2 Ebenen): Erguß ab 200 – 300 ml zu erkennen.
- **Sonographie:** Erguß ab 100 ml zu erkennen.
- **Pleurapunktion:** Durchführung s. S. 52.
- Zur Differenzierung Exsudat/Transsudat s. Tab. 82.
- **Diagnostik aus Ergußpunktat:**
  - *Klinische Chemie:* Spezifisches Gewicht, pH, Gesamteiweiß, LDH, Glukose, Leukozyten, Erythrozyten, Triglyzeride, Lipase.
  - *Mikrobiologie:* Bakteriologie (Blutkulturflaschen), Tbc-Diagnostik (natives Material).
  - Zytologie.

Hinweis: Ein blutiger Erguß ist tumorverdächtig!

- Weiterführende Diagnostik durch Pleurastanzbiopsie oder Thorakoskopie.

Tabelle 82 Differenzierung Exsudat/Transsudat

Parameter	Transsudat	Exsudat
spezifisches Gewicht	< 1,015 g/ml	> 1,015 g/ml
Gesamteiweiß (GE)	< 30 g/l	> 30 g/l
Quotient GE-Punktat/ GE-Serum	< 0,5	> 0,5
LDH	< 200 U/l	> 200 U/l
Quotient LDH-Punktat/ LDH-Serum	< 0,6	> 0,6
Glukose	wie im Blut	bei Infektionen niedriger als im Blut, sehr niedrige Werte bei Kollagenosen
Leukozyten	< 1 000/µl	> 1 000/µl
Erythrozyten	< 10 000/µl	> 10 000/µl

Therapie und Prognose

- Jeder Pleuraerguß erfordert eine diagnostische und gegebenenfalls therapeutische Punktion, evtl. Anlage einer Saugdrainage (s. S. 54) bei konservativ nicht beherrschbaren Ergüssen.
- Analgesie: Paracetamol, maximal 8 × 500 mg/d.
- Antitussiva: Kodein (z. B. Paracodin) 3 × 1 – 3 Tbl. à 20 mg.
- Pleurodese (= chemische oder chirurgische Verödung des Pleuraspaltes bei malignem rezidivierendem Erguß).
- Weitere Behandlung abhängig von der Grunderkrankung.
- **Prognose:** Abhängig von der Grunderkrankung.

32.6 Pleuraempyem

P. Weismüller

Grundlagen

- **Definition:** Infizierter Pleuraerguß (eitriger bakterieller Infekt [nichttuberkulös]).
- **Ätiologie:** Pneumonie (häufigste Ursache, v. a. Aspirationspneumonie), Lungenabszeß, nach Thorakotomie, bronchopleurale Fisteln, Verletzungen der Brustwand, subphrenischer/peritonealer/retroperitonealer Infektionsherd, Ösophagusperforation, selten hämatogen. In > 60% der Fälle sind Anaerobier ursächlich beteiligt. Seltene Ursachen: Tuberkulose, Aktinomykose, Pilze.

Klinik

- Akut als Notfallsituation möglich (starke Schmerzen, septische Temperaturen, Schock). Subakut bei Patienten mit anaeroben Infektionen.
- **Komplikationen:** Organisation und Verklebung des Ergusses, Abheilung mit Verschwartung und erheblicher Funktionsminderung, Thoraxschrumpfung bis zur Kyphoskoliosemit respiratorischer Insuffizienz und Cor pulmonale.

Diagnostik

- **Röntgen, Sonographie, Labor** (S. unter Pleuraerguß S. 403).
- **Probepunktion** bei einer Ergußbreite > 10 mm (s. S. 52)! (Diagnostik des Ergußpunktates s. S. 402). Mikroskopisch evtl. Nachweis von Bakterien.

Hinweis: Ein makroskopisch nichteitriger Erguß in Zusammenhang mit einer Lungeninfektion wird wie ein Pleuraempyem behandelt, wenn folgende Kriterien erfüllt sind: pH < 7,0 *oder* Glukose < 40% der Serumkonzentration *oder* mikroskopischer und/oder der kultureller Nachweis von Erregern.

- **Weiterführende Diagnostik:** CT-Thorax, Thorakoskopie.

Therapie und Prognose

- Analgesie, Sauerstoffzufuhr.
- Sofortige Anlage einer großlumigen Thorax-Saug-/Spül-Drainage (s. S. 54).
- Intrapleurale Fibrinolyse (im fibropurulenten Stadium).
- **Empirische Antibiose** (bis zum definitiven Erregernachweis):
  - *Parapneumonisches Empyem ohne bekannte Pseudomonas-Infektion + ohne vorangegangene Thorakotomie:* Amoxicillin + Clavulansäure (Augmentan; S. 246) 3 × 2,2 g als Kurzinfusion, *oder:* Cefuroxim (Zinacef; S. 248) 3 × 1,5 g als Kurzinfusion + Metronidazol (Clont; S. 253) 3 × 500 mg als Kurzinfusion.
  - *Alle andere Fälle oder bei klinischer Verschlechterung:* Piperacillin-Tazobactam (Tazobac; S. 247) 3 × 4,5 g als Kurzinfusion, *oder:* Imipenem (Zienam; S. 249) 4 × 0,5 g als Kurzinfusion.
- **Frühdekortikation:** Indiziert bei ausbleibender Entfieberung innerhalb von 3 – 4 Tagen, ausbleibendem Rückgang der Leukozytose, fehlender klinischer Besserung.
- **Prognose:** Abhängig von Grunderkrankung, Lebensalter, Zeitpunkt der Behandlung, insbesondere der Anlage einer Pleuradrainage. Letalität 50%, wenn Folge einer nosokomial erworbenen Pneumonie.

32.7 Lungenblutung

P. Weismüller

Grundlagen

- Sämtliche Übergänge zwischen blutig tingiertem Auswurf und massiver Lungenblutung können vorkommen. Bluthusten immer sofortiger abklären! – *Einteilung:*
  - Hämoptyse = blutig tingiertes Sputum oder < 300 ml/24 h reines Blut.
  - Massive Hämoptoe: > 300 ml/24 h reines Blut oder akut 150 ml.
- **Ätiologie** (Beispiele):
  - *Pulmonal:* Tumoren, Bronchiektasen, akute Tracheobronchitis, Pneumonie, Tuberkulose, Gangrän, Lungenabszeß, Mykosen, Zysten-/Wabenlunge.
  - *Vaskulär:* Lungeninfarkt, AV-Fistel, Morbus Osler, Goodpasture-Syndrom, Hämosiderose, Panarteriitis nodosa.
  - *Extrapulmonal:* Linksherzinsuffizienz, Ruptur eines Aortenaneurysmas, Endometriose.
  - *Traumatisch:* Punktion, Biopsie, Bronchusruptur, Fremdkörperaspiration.
  - *Iatrogen:* Antikoagulation, pulmonalarterieller Katheter.

Klinik, Diagnostik, Differentialdiagnose

- **Klinik:** Abhängig von der Ursache; oft nur blutig tingierter Auswurf bis hin zu massiver Blutung.
- **Diagnostik:**
  - *Körperliche Untersuchung:* RR, Herzfrequenz, Thorax-Auskultation (Rasselgeräusche, Bronchialatmen?), Thorax-Perkussion (Dämpfung?).
  - *Labor:* Kreuzblut, BGA, Gerinnung.
  - *Röntgen-Thorax:* Pneumonisches Infiltrat, noduläre Verdichtungen?
  - *HNO-ärztliche Untersuchung* (bei unklarer Blutungsquelle).
  - *Bronchoskopie (s. u.):* Zur Soforttherapie; bei akuter, massiver Hämoptoe.
  - *Ösophago-Gastro-Duodenoskopie* (obligat bei unklarer Blutungsquelle).
  - *Angiographie* (bei Lungenembolie, AV-Mißbildung).
  - *Bronchoalveoläre Lavage:* Differenzierung lokalisierte/diffuse Blutung.
  - *Thorax-CT:* Bei AV-Mißbildung, Lungenembolie, Bronchiektasen.
- **Differentialdiagnose:**
  - Bluterbrechen: Kaffeesatzartig, sauer. → Therapie: Magensonde.
  - Pseudohämoptoe: Aus supraglottischem Raum stammendes, aspiriertes und wieder ausgehustetes Blut (HNO-Bereich, oral).

Therapie

- Lagerung: Flach auf die kranke Seite.
- Sedierung: Promethazin (Atosil) 1 Amp. i. v. oder Diazepam ½– 1 Amp. i. v.
- Bei Bedarf Antitussiva: Hydrocodon (Dicodid) 1 ml (15 mg) s. c.
- Sauerstoff 2 – 4 l/min.
- Volumenersatz i. v. (s. S. 180).
- Notfallbronchoskopie (vgl. S. 94; evtl. starres Bronchoskop in Narkose) mit Absaugung, Lokalisation der Blutungsquelle, lokaler Blutstillung.
- Intubation mit Doppellumen-Tubus und Blockierung der gesunden Seite.
- Evtl. Bluttransfusion (s. S. 188).
- Evtl. weitere Therapie durch Thorax-Chirurgen.
- Röntgen-Thorax-Verlaufskontrollen.

32.8 Inhalationstrauma

M. Leuwer, O. Zuzan

Grundlagen

- **Definition:** Thermische und/oder chemische Verletzung der Atemwege und der Lunge bei einem Verbrennungsunfall.
- **Ätiologie:**
  - Verbrennungsunfall im geschlossenen Raum mit starker Verqualmung. Häufig begleitend Intoxikation mit CO (S. 406), Zyanid, Reizgasen.
  - Explosion mit Stichflamme.
- **Pathophysiologie:**
  - *Direkte Schädigung des respiratorischen Epithels* durch Hitze und/oder chemische Bestandteile des inhalierten Rauchs → chemotaktisch bedingte Einwanderung von neutrophilen Granulozyten → Freisetzung proteolytischer Enzyme.
  - *Mukosaschädigung/-abschilferung* bei behinderter mukoziliärer Clearance → Mukusaggregate mit Obstruktion mittlerer Atemwege → Atelektase, distales air-trapping, zunehmendes Barotrauma.
  - *Thromboxan-Freisetzung durch Rauch* → Anstieg des pulmonalarteriellen Drucks.
  - *Schädigung der endothelialen/epithelialen Integrität* → Plasma-Exsudation in die terminalen Atemwege → Nährboden für Bakterienwachstum → Pneumonie.
  - *Schädigung von Typ-II-Pneumozyten* → beeinträchtigte Surfactant-Produktion.
  - Häufig *Hypoxie* durch Einatmen eines sauerstoffarmen Gasgemisches (bei Brand in geschlossenen Räumen) und/oder als Folge der begleitenden Intoxikationen.

Klinik, Komplikationen

- **Klinik:** Heiserkeit, Stridor, Husten, rußiges Sputum, Atemnot, Tachypnoe, Zyanose, Koma, Desorientiertheit (Hypoxie!).

Achtung:
  - Bei gleichzeitig bestehenden Verbrennungen an der Körperoberfläche darf ein Inhalationstrauma nicht übersehen werden!
  - Die Symptome des Inhalationstraumas können sehr variabel und verzögert auftreten!
- **Komplikationen:** Progrediente respiratorische Insuffizienz und pulmonale Infektionen bis hin zum ARDS (s. S. 310). Spätkomplikationen: Bronchiolitis obliterans, Lungenfibrose.

Diagnostik

- **Inspektion:** Ruß im Rachenraum, Verbrennungen im Gesichts- oder Halsbereich, versengte Nasenhaare, Rachen- und Kehlkopfrötung.
- **Auskultation:** Trockene und/oder feuchte RGs, ggf. initial unauffälliger Befund.
- **Labor:** Blutgasanalyse, COHb-Bestimmung, Zyanid-Bestimmung.
- **Röntgen-Thorax:** Ggf. unspezifische Veränderungen, initial häufig unauffällig.
- **Bronchoskopie** (S. 94): Rötung, Ödem, Ischämie, Bläschenbildung, Hämorrhagie, Ulzeration, ggf. Ruß. In der Initialphase sind falsch negative Befunde möglich.
- **^{133}Xe-Ventilations-Perfusions-Szintigraphie:**
  - *Indikation:* Dringender Verdacht auf Inhalationstrauma und unauffälliger Bronchoskopie-Befund.
  - *Beurteilung:* Inhomogene Aktivitätsverteilung, verlangsamte Aktivitätsabnahme (Gas-Retention) in betroffenen Arealen.

Differentialdiagnose

- Gelegentlich Fehlinterpretation von vorbestehenden entzündlichen Veränderungen des Tracheobronchialsystems (z. B. chronische Bronchitis).

Therapie

- **Therapieprinzipien:** Atemwege offenhalten; adäquate Oxygenierung; Prophylaxe + Therapie der bronchialen Obstruktion; zusätzliche Beatmungsschäden (hohe F_iO_2 und Beatmungsdrücke) vermeiden; Infektionen (Pneumonie) gezielt therapieren.
- **Monitoring:** Kreislaufüberwachung, engmaschig BGA und mikrobiologische Überwachung.
- **Spezielle Therapiemaßnahmen:**
  - *Atemwegsmanagement:*
    - Intubation bei Atemnot, Stridor, Hypoxämie/Hyperkapnie, Kehlkopfödem, schweren Brandverletzungen an Gesicht und Hals. Innendurchmesser des Tubus möglichst nicht < 7,5 mm (wegen Bronchoskopie + Bronchialtoilette).
    - Bei absehbar längerer Beatmung frühzeitig Tracheotomie (umstritten!; s. S. 64).
    - Atemgaskonditionierung (s. S. 157), regelmäßige Bronchialtoilette.
  - *Beatmung:*
    - 100% O_2 bis zum sicheren Ausschluß einer CO-Intoxikation (S. 406).
    - Beatmung unter Einbeziehung der Spontanatmung (CPAP + SIMV [S. 165], CPAP + Druckunterstützung [S. 165], BIPAP [S. 169]), bei schwerer respiratorischer Insuffizienz frühzeitig inverse-ratio-ventilation (s. S. 160).
    - Hochfrequenz-Jet-Beatmung (möglicherweise sinnvoll): Verminderte Atemwegsdrücke → geringeres Barotrauma; Verbesserung des Ventilations-Perfusions-Verhältnisses → F_iO_2 ↓, bessere Sekretmobilisation.
    - Kinetische Therapie (Bauchlagerung, Rotorest-Bett o. ä.; S. 172).
  - *Flüssigkeitszufuhr:*
    - Erhöhter Flüssigkeitsbedarf → Erhöhung der Zufuhr von kristalloiden Lösungen um mindestens 40% über den anhand der verbrannten Körperoberfläche errechneten Bedarf (s. S. 562).
    - Nach den ersten 24 h zusätzlich kolloidale Lösungen (S. 562).

    Hinweis: Keine Flüssigkeitsrestriktion, in Studien mit erhöhtem Volumenersatz fand sich kein Hinweis für ein erhöhtes Lungenödemrisiko.
  - *Kortikosteroide*: Kein routinemäßiger Einsatz! (Wirksamkeit nicht belegt, ggf. sogar höhere Letalität – im Gegensatz zur Reizgasinhalation; s. S. 406).
  - *Antibiotikatherapie*: Keine prophylaktische Antibiotikatherapie! Bei Infektzeichen gezielte Therapie nach Keimnachweis, Resistenzbestimmung.
  - *Adjuvante Maßnahmen*: Atemgymnastik, Sekretolytika (z. B. N-Acetylcystein [zusätzliche Wirkung als Radikalfänger, ggf. positive Wirkung durch inhalative Applikation]), Bronchodilatatoren (Behandlung der bronchialen Obstruktion, z. B. mit Theophyllin [Dosierung s. S. 710]).

Prognose

- Verbrennungspatienten mit Inhalationstrauma haben eine deutlich höhere Letalität als Patienten mit entsprechende Verbrennungen ohne Inhalationstrauma.
- Letalität von Verbrennungspatienten mit Inhalationstrauma: Etwa 60%.

32.9 Beinahe-Ertrinken

O. Zuzan, M. Leuwer

Grundlagen

- **Definitionen:**
  - *Beinahe-Ertrinken:* Primäres Überleben eines asphyktischen Geschehens bei Untertauchen in flüssigem Medium (evtl. mit Aspiration).
  - *Verzögerter Tod nach Beinahe-Ertrinken*: Tod nach initial erfolgreicher Primärversorgung bzw. Wiederbelebung eines Beinahe-Ertrunkenen.
  - *Ertrinken ohne Aspiration*: Tod durch Atemwegsobstruktion und Ersticken bei Untertauchen in flüssigem Medium.
  - *Ertrinken mit Aspiration*: Tod durch Ersticken und pulmonale Veränderungen infolge Aspiration bei Untertauchen in flüssigem Medium.
- **Ursachen:** Erschöpfung, Hypothermie, unbeabsichtigter Sturz ins Wasser; Alkohol- oder Drogeneinfluß; SHT oder Wirbelsäulenverletzung durch Sprung in flaches Wasser; Hypoxämie bei längerem Tauchen nach vorheriger Hyperventilation; kardiale Probleme, Myokardinfarkt, Herzrhythmusstörungen; Epilepsie oder andere Ursachen für Bewußtseinsstörungen.
- **Folgen, Pathophysiologie:**
  - *Hypoxie – Süßwasser:* Wird relativ rasch aus der Lunge resorbiert (evtl. mit akuter Hämodilution und Hämolyse durch Abfall der Plasma-Osmolalität); *Salzwasser:* Hohe Osmolaliät → Flüssigkeit strömt noch zusätzlich aus den Gefäßen in die Alveolen → Verstärkung des Lungenödems).
  - *Zusätzliche Hypothermie:* Hypoxiefolgen werden u. U. gemindert, andererseits können auch spezielle therapeutische Maßnahmen erforderlich werden (s. S. 577).

Klinik, Komplikationen

- **Klinik:** Bewußtseinstrübung/-losigkeit, Zyanose, Apnoe, Bradykardie, Asystolie.
- **Komplikationen:**
  - *Hirnödem* (s. S. 505): *Cave* Hirndruckkrisen und Einklemmung.
  - *Pulmonale Störungen mit respiratorischer Insuffizienz:* Häufige Folge der Aspiration von Wasser und korpuskulären Bestandteilen.
  - *Nierenversagen* (s. S. 325): Selten durch eingeschränkte Perfusion, Hypoxämie oder schwere Hämoglobinurie.
  - *Elektrolytstörungen:* Selten (v. a. K^+- und Cl^--Homöostase).
  - *Disseminierte intravasale Gerinnung* (s. S. 330): Sehr selten.

Diagnostik

- **Anamnese** (Augenzeugen, Angehörige, Ersthelfer, Rettungsdienst-Personal): Genaue Umstände, mögliche Ursachen? Dauer des Untertauchens? Temperatur und Art der Flüssigkeit (Kontamination, Süß- oder Salzwasser)? Beginn und Effektivität von Ersthelfermaßnahmen? Vorerkrankungen?
- **Auskultation:** Ggf. feuchte Rasselgeräusche; häufig auch unauffällig.
- **Begleitverletzungen ausschließen** → bei Aufnahme Röntgen-HWS.
- **Röntgen-Thorax:** Unspezifische Veränderungen.
- **Monitoring:**
  - *Basismonitoring:* EKG, (invasive) RR-Messung, Pulsoxymetrie, Temperatur.
  - *Labor:* Engmaschig BGA, Elektrolyte, Retentionswerte, Gerinnung.
  - Dauerkatheter, Kontrolle der Urinausscheidung.
  - *Pulmonaliskatheter* (s. S. 33) bei Patienten mit instabiler Hämodynamik und/oder schlechter respiratorischer Situation (hoher O_2-Bedarf).

Therapie

- *Cave:* Jeden Patienten nach einem Ertrinkungsunfall mindestens 24 h stationär überwachen, auch wenn er zunächst asymptomatisch erscheint!
- **Kardiopulmonale Reanimation** (S. 112) bei Atem-/Herzkreislaufstillstand.
- *Cave:* Die Kreis-/Pulskontrolle kann durch Hypothermie, Bradykardie und Vasokonstriktion erschwert sein. Im Zweifel mit Thorax-Kompressionen beginnen.
- **Atemwegsmanagement:**
  - *Möglichst frühzeitige Intubation!* Häufig werden große Mengen an Wasser geschluckt → Aspirationsgefahr! *Cave* begleitende HWS-Verletzung!
  - *Indikation zur Beatmung:* Bewußtseinstrübung, Hypoventilation, Hypoxämie ($p_aO_2 < 90$ mmHg bei $FiO_2 > 0{,}5$ und/oder p_aO_2/FiO_2-Quotient < 300 mmHg).
- **Beatmung:**
  - Bis zum Ergebnis der ersten BGA 100% O_2.
  - *Immer CPAP oder PEEP.* „Best PEEP" titrieren ohne daß es zum ausgeprägten Abfall des Herzzeitvolumens kommt (ggf. Pulmonalarterienkatheter).
  - *Bei Spontanatmung* CPAP + SIMV *oder* CPAP + ASB *oder* BIPAP (S. 169).
  - *Bei wachen Patienten* mit ausreichenden Schutzreflexen ggf. Masken-CPAP.
  - *Bei Hinweis auf Hirnödem/Hirndruck:* Hyperkapnie vermeiden (S. 505).
- **Therapie der Hypothermie** (s. S. 577):
  - Zügig erwärmen, vor weiteren Wärmeverlusten schützen!
  - *„Nobody is dead until warm and dead"* → so lange reanimieren, bis die Körpertemperatur annähernd normal ist (*Ausnahme:* Sichere Todeszeichen s. S. 302).
  - *Cave:* < 30 °C keine Katecholamine (Vasokonstriktion + Arrhythmieneigung ↑) oder Antiarrhythmika. Bei Kammerflimmern bis zu 3mal defibrillieren; wenn erfolglos, dann erst wieder Defibrillation bei Temperatur > 30 °C.
- **Flüssigkeitshaushalt, Hämodynamik:**
  - *Bei instabiler/schlechter hämodynam. Situation* Pulmonalarterienkatheter (s. S. 33).
  - *Volumenzufuhr:*
    - Kristalloide (z. B. Ringer-Lösung) und/oder kolloidale Volumenersatzmittel (z. B. Hydroxyethylstärke 6% 200/0,5; vgl. S. 182; ggf. auch Katecholamine (z. B. Dopamin oder Dobutamin, s. S. 670).
    - Glukosehaltige Lösungen nur bei *Hypo*glykämie verwenden (Hyperglykämie verstärkt die sekundäre ischämische Hirnschädigung).
  - *Cave:* Keine hypoosmolalen Infusionslösungen (ischäm. Hirnödem ↑)!
- **Säure-Basen-Haushalt** (gemischt respiratorisch metabol. Azidose): Respiratorisch → adäquate Ventilation; metabolisch → $NaHCO_3$ (S. 445) bei pH < 7,2.
- **Kortikosteroide:** Kein routinemäßiger Einsatz!
- **Antibiose** (s. S. 239): Keine Antibiotikaprophylaxe (Ausnahme: Stark kontaminiertes Aspirat). Kalkulierte Antibiotikatherapie nur bei Zeichen einer beginnenden Infektion.
- **Maßnahmen bei Hirnödem** und erhöhtem intrakraniellem Druck s. S. 505.

Prognose

- **Outcome nach primär erfolgreichen Wiederbelebungsmaßnahmen:**
  - 10–30% der Patienten versterben im Krankenhaus.
  - 10% der Patienten haben schwerste neurologische Schäden und/oder bleiben im „persistierenden vegetativen Status" (= apallisches Syndrom/Coma vigile).
  - 50–80% der Patienten können ohne oder nur mit geringen neurologischen Schäden das Krankenhaus verlassen.

33.1 Coma diabeticum

T. H. Schürmeyer

Übersicht

➤ Wichtige Befunde und charakteristische Parameter: Siehe Tab. 83.

Tabelle 83 Wichtige mit Diabetes mellitus assoziierte Komaformen

	Ketoazidose	hyperosmolares Koma	Laktatazidose	Hypoglykämie
Beginn	1 – 24 h	24 h bis 2 Wochen	1 – 24 h	plötzlich
Serum-Glukose (mg/dl)	> 300	> 600	unterschiedlich	< 50 (bei Diabetikern z. T. bei < 80)
Osmolalität	normal	> 360 mosm/l	normal	normal
pH	< 7,2	normal	< 7,2	normal
base excess (BE)	< – 20	normal	< 20	normal
Ketonurie	+++	0	0	0
Hyperventilation	+++	0	+++	0
Dehydratation	+++	+++	+	0

Ketoazidotisches Koma

➤ **Grundlagen:**
- *Definition:* Über mehrere Tage entstehende Stoffwechselentgleisung bei Insulinmangel mit metabolischer Azidose durch gesteigerte Lipolyse und letalem Ausgang ohne Therapie.
- *Epidemiologie:* 5 × häufiger als hyperosmolares Koma; 2 – 3 Fälle/1000 Diabetiker jährlich; Erstmanifestation bei 20% der Diabetiker; F : M ≅ 1,7 : 1; Altersgipfel um 17. und 60. Lj.
- *Auslöser:* 64% Infekte, 6% kardiovaskuläre Krankheiten, gelegentlich Medikamente (z. B. Glukokortikoide, Diuretika).

➤ **Klinik und Diagnostik**
- *Klinik:* Erbrechen (70%), Polyurie (40%), Schwäche und Müdigkeit (25%), Gewichtsverlust (20%).
- *Klinische Befunde:*
  - Schwere Exsikkose: Weiche Bulbi, Hautturgor ↓, kollabierende V. cava, trockene Schleimhäute.
  - Schock: Hypotonie, Tachykardie, oft akutes Nierenversagen, aber rotes Gesicht.
  - Kussmaul-Atmung (DD Cheyne-Stoke-Atmung; s. S. 2, 3), Azidose-Geruch.
  - Allgemein: Reflexe ↓, u. U. Pseudoperitonitis = Bauchschmerzen (verschwindet ca. 3 Stunden nach adäquater Therapie).

- *Labor:*
  - Serum: Hyperglykämie (meist > 300 mg/dl), Hämatokrit ↑, Leukozytose, Harnstoff ↓, häufig CPK ↑ und Transaminasen ↑, Serum-Na^+ ↓ und -K^+ ↓.
  - Urin: Glukosurie, Ketonkörperausscheidung.
  - Arterielle Blutgasanalyse: Metabolische Azidose (pH < 7,2).

➤ **Differentialdiagnose:**

- *Andere metabolische Azidosen:* Urämie, Laktatazidose (s. S. 412), Salizylat- (s. S. 625) oder Alkohol-Intoxikation (s. S. 611).
- *Schädel-Hirn-Trauma* (s. S. 501) mit Läsion im Bereich des 4. Ventrikels und schwerer Hyperglykämie.
- *Sonstige:* Coma hepaticum (S. 484), Sepsis (S. 317), Hypoglykämie.

Tabelle 84 Therapie des ketoazidotischen diabetischen Komas

I. Allgemein:
- Monitor, engmaschige RR-Messung, bei Bedarf O_2-Gabe
- Zentraler Venenkatheter (ZVD-Messung), Blasenkatheter (Bilanz, Überlaufschutz), Laborkontrollen (Glukose, K^+, Na^+, BGA)
- Magensonde bei Bewußtlosigkeit
- Heparin- und Dekubitusprophylaxe

II. Substitution von Flüssigkeit und Elektrolyten:
- *Defizite:* ca. 5 – 10 Liter Flüssigkeit, Na^+ 500 mmol (3 – 4 l NaCl 0,9 %), K^+ 240 mmol, PO_4^{3-} 67 mmol
- *Akut:* In der ersten Stunde 1 000 ml NaCl 0,9 % + 40 mval KCl, nachfolgend 500 ml Flüssigkeit/h bis ZVD bei ca. 10 cm H_2O liegt (bei Niereninsuffizienz genauso vorgehen unter Kalium- und ZVD-Kontrolle)
- *Natrium* (Serum-Na^+ in mmol/l):
  wenn Serum-Na^+ ≤ 145 mmol/l, dann Infusion NaCl 0,9 %,
  wenn Serum-Na^+ 145 – 165 mmol/l, dann Infusion NaCl 0,45 %,
  wenn Serum-Na^+ > 165 mmol/l, dann Infusion Glukose 5 %.
- *Kalium* (Serum-K^+ in mval/l): Frühzeitig substituieren (K^+ sinkt vor BZ; *cave* außer bei Hyperkaliämie!)
  wenn Serum K^+ < 3,5 mmol/l, dann Infusion 20 mmol/h,
  wenn Serum K^+ 3,5 – 5 mmol/l, dann Infusion 5 – 10 mmol/h.
- *Phosphat:* Nur bei Serum-PO_4^{3-} < 1,5 mg/dl und intakter Nierenfunktion; Dosierung: 1 – 2 g/Tag (vgl. S. 438)

III. Insulin: Nur Normalinsulin, initial sind 10 IE möglich, sonst abhängig vom Serum-Blutzuckerspiegel:
- BZ < 300 mg/dl → 2 IE/h
- BZ < 500 mg/dl → 3 IE/h
- BZ > 500 mg/dl → 4 IE/h
- Ab BZ < 250 mg/dl BZ nur noch sehr langsam senken! Der BZ-Abfall sollte nicht mehr als 50 mg/dl/h betragen!
- Vor Insulin-Gabe immer auf K^+ achten, Insulin u. U. erst nach Anhebung des K^+-Werts.
- Wenn BZ nicht ausreichend sinkt: Mehr Insulin, mehr Flüssigkeit!

IV. Azidosekorrektur: Nur bei pH < 7,1; *Vorgehen:* $NaHCO_3$ 1,39 % über 2 Stunden nach der Formel: BE (mmol/l) × kg KG × 0,1 (vgl. S. 445).

33.1 Coma diabeticum

- **Therapie:** Siehe Übersicht in Tabelle 84 S. 411.
- **Prognose:** Die Letalität beträgt in den ersten 3 Tagen ca. 3%, in den ersten 12 Tagen ca. 12%, bei initialem Koma bis zu 50%. Höhere Letalität bei alten Patienten (durch kardiovaskuläre Belastung). Allgemeine Gefahr einer Infektionsverkennung (Infektion ohne Fieber!).

Hyperosmolares Koma

- **Grundlagen:**
  - *Definition:* Langsame Stoffwechselentgleisung bei Diabetes mellitus mit erhaltener Insulin-Sekretion durch Flüssigkeitsverlust z. B. bei starker Glukosurie.
  - *Epidemiologie:* Seltener als Ketoazidose, Mischbilder sind jedoch häufig; Altersgipfel > 70. Lj.
  - *Auslöser:* Mangelnde Flüssigkeitszufuhr bei gestörter Osmoregulation (Alter, ZNS-Schädigung); Gesteigerter Flüssigkeitsverlust (Diuretika, Diarrhö, Fieber) bei gleichzeitiger Glukosurie.
- **Klinik und Diagnostik:**
  - *Symptomatik:* Apathie, neurologische Störungen, Hypotonie.
  - *Klinische Befunde:*
    - Schwere hypovolämische Dehydratation: Exsikkose, trockene und heiße Haut.
    - Schock: Tachykardie und Hypotonie, Gefahr des Nierenversagens.
    - Neurologisch: Apathie, generalisierte Krampfanfälle, Lähmungen.

  Hinweis: *Keine* Kussmaul-Atmung (S. 2, 3), *kein* Azidose-Geruch!
  - *Labor:* Hyperglykämie (> 600 mg/dl), Plasma-Osmolalität > 360 mosmol/l, Serum-Na^+ und -K^+ meist ↓, *keine* metabolische Azidose (S. 445), *keine* Ketonurie.

  Hinweis: Abschätzung der Plasma-Osmolalität nach der Formel 2 × Na^+ (in mmol/l) + BZ (in mg/dl) ÷ 20 + Harnstoff (in mg/dl) ÷ 3.
- **Differentialdiagnose:**
  - ZNS-Erkrankungen: Apoplektischer Insult (S. 514, 517), Fieberkrämpfe, Epilepsie (S. 527), Parkinson-Krise , intrazerebrale Blutung (S. 514), Intoxikation (Medikamente, CO).
  - Exsikkose bei Infekten.
  - Ketoazidose (s. S. 410).
- **Therapie und Prognose:**
  - *Therapie:* Siehe ketoazidotisches Koma – Tab. 84 S. 411.
  - *Prognose:* Vermutlich bedingt durch das höhere Lebensalter der Patienten ist die Letalität mit ca. 50% *größer* als beim ketoazidotischen diabetischen Koma.

Laktatazidotisches Koma

- **Grundlagen:**
  - *Definition:* Anstieg des Serum-Laktats auf > 5 mmol/l unabhängig vom Blutzucker, metabolische Azidose, Anionenlücke > 12 (s. S. 444).
  - *Pathophysiologie:* Vermehrte Laktatproduktion bei Gewebshypoxie und verminderter Laktatabbau bei Leber- und Nierenfunktionsschädigung, Thiamin-Mangel bei längerer parenteraler Ernährung.
  - *Auslöser:* Biguanide, Salicylate, Fruktoseinfusion, Alkohol, Sepsis.
- **Klinik und Diagnostik:** Ähnlich wie bei Ketoazidose S. 410; vgl. Tab. 83.
- **Therapie und Prognose:** Die Hämodialyse (S. S. 222) ist die einzige therapeutische Option. Trotzdem liegt die Letalität bei ca. 90%.

33.2 Hypoglykämisches Koma

T. H. Schürmeyer

Grundlagen

- **Definition:** Symptomatisch niedrige Blutzuckerwerte mit insuffizienter endogener Gegenregulation.
- **Epidemiologie:** Oft mehrfach im Monat auftretende Begleiterscheinung einer Blutzucker-normalen Diabetes-mellitus-Einstellung mit Insulin; selten Symptom anderer Erkrankungen.
- **Auslöser:** Diätfehler, falsche Insulin-Dosis, Alkoholkonsum (evtl. am Vortag), körperliche Belastung, zusätzliche Begleiterkrankung.

Klinik, Diagnostik

- **Klinische Symptome, Befunde:**
  - *Durch Neuroglykopenie:* Konzentrationsstörungen, Sprachstörungen, Teilnahmslosigkeit, Verwirrtheit, Amnesie, Stupor, Somnolenz, Bewußtlosigkeit, zerebrale Krampfanfälle, Paresen.
  - *Durch adrenerge Gegenregulation* (*cave:* Diese kann unter β-Blocker-Therapie oder bei einer autonomen Neuropathie fehlen!): Heißhunger, Kopfschmerzen, Übelkeit, Schwitzen, Mydriasis, Affektlabilität, Parästhesien, Angst, Blässe, Tremor, Tachykardie, Blutdruckanstieg.
- **Labor:** Blutzucker < 50 mg/dl (bei Diabetikern gelegentlich schon Symptome < 80 mg/dl).

Differentialdiagnose

- Gestörte Glykogen-Bereitstellung: z. B. Leberparenchymschaden, Untergewicht.
- Gestörte endokrine Gegenregulation: Nebennierenrindeninsuffizienz (S. 420), Hypothyreose (S. 416), Wachstumshormon-Mangel, autonome Neuropathie.
- Hyperhypoglykämie-Syndrom (= Hyperglykämie gefolgt von einer reaktiven Hypoglykämie): Spät-Dumping, Frühform des Diabetes mellitus.
- Autonome Insulin-Sekretion: Insulinom (selten), Nesidioblastose (= diffuse Inselzell-Hyperplasie; sehr selten).
- Große Tumoren mit Störung des Intermediärstoffwechsels durch Freisetzung von Stoffwechselprodukten oder paraneoplastisch sezernierte Hormone (z. B. IGF = insulin-like growth factor).
- Kohlenhydrat-Verwertungsstörungen: Alkohol-Intoxikation (S. 611), Fruktose- und Galaktose-Intoleranz.
- Medikamente: Insulin, Sulfonylharnstoffe; *verstärkend wirken:* Kumarine, Sulfonamide, INH, Pentamidin, PAS (Paraaminosalicylsäure), Hydantoine, Phenylbutazon, Salicylsäure, Paracetamol, ACE-Hemmer.

Therapie und Prognose

- **Therapie:**
  - Auch im Zweifel, ob eine Hypo- oder Hyperglykämie vorliegt: 40 – 80 ml Glukose 20 % i. v.
  - Alternativ: 1 mg Glukagon i. v., i. m. oder s. c.
- **Prognose:** Abhängig von der Dauer der Hypoglykämie; normalerweise gut.

33.3 Hyperthyreose (Thyreotoxische Krise)

T. H. Schürmeyer

Grundlagen

- **Definition:** Akut beginnende, bedrohliche Exazerbation einer Schilddrüsenüberfunktion.
- **Epidemiologie:** In der BRD < 100 Fälle/Jahr; F : M ≈ 3 : 1; Gipfel um das 60. Lj.
- **Auslöser:** In ca. 50% der Fälle Jodexposition (Kontrast- und Desinfektionsmittel, Amiodarone), d.h. iatrogene Auslösung!, Änderung der Lebenssituation (Infektion, hormonelle Umstellung, Streß) bei vorbestehender Autonomie oder Immunthyreopathie.

Klinik, Diagnostik

- **Symptome, Befunde und Stadien** (nach Herrmann):

Hinweis: Im Alter oft mono- oder oligosymptomatisch!

  - *Stadium I:* Tachykardie > 150/min, Herzrhythmusstörungen, Tremor, motorische Unruhe, psychische Erregbarkeit bis zum Delir, Exsikkose (durch Schwitzen, Diarrhö und Erbrechen), Adynamie, Fieber, Oligurie, hyperkinetischer Kreislauf, hohe RR-Amplitude, Gewichtsverlust.
  - *Stadium II:* Zusätzliche Bewußtseinstrübung (Desorientierung zu Zeit, Ort und Person), Psychose, Halluzinationen, ggf. Somnolenz und Stupor, u. U. Schock.
  - *Stadium III:* Bewußtseinsverlust (Koma).
- **Labor:** TSH ↓, fT_3 ↑, fT_4 ↑ (vor Therapiebeginn abnehmen!) – *Normwerte:*
  - TSH: 0,3 – 4,0 μU/ml.
  - fT_3: 3 – 6 pg/ml.
  - fT_4: 0,8 – 2,1 ng/dl.

Differentialdiagnose

- Neurologisch-pyschiatrische Krankheiten: Delir (S. 550), Psychose, Enzephalitis (S. 535), Bulbärparalyse.
- Toxische Komaformen und Intoxikationen: Amphetamine (S. 623), Designer-Drogen (S. 623).
- Sepsis und kardiovaskuläre Erkrankungen mit zusätzlicher Hyperthyreose.

Therapie

Hinweis: Bereits bei klinischem Verdacht unter Intensivüberwachung mit der Therapie beginnen!

Andere Therapieansätze:

  - *Lithium* (Therapie 2. Wahl): 1000 – 1500 mg/d (Quilonum 3 – 6 Tbl./d); Ziel-Plasma-Lithiumspiegel: 1 mmol/l.
  - *Bei Thiamazol-Unverträglichkeit:* Propylthiouracil (Propycil 300 – 600 mg/d).
  - *Plasmapherese:* Ggf. indiziert bei Neugeborenen mit schwerer Hyperthyreose bei Immunthyreopathie der Mutter; sonst keine Indikation.
  - *Jodid:* Keine Indikation, überholte Therapieform!
- **Nachbehandlung nach Überstehen der akuten Krise:**
  - *Allgemein:* Reduktion von Hydrocortison (Ausschleichen in wenigen Tagen) und Thyreostatika (Thiamazol 40 – 80 mg/d) anhand der fT_3- und fT_4-Werte (TSH reagiert verzögert).
  - *Postoperativ:* Für eine Woche L-Thyroxin 50 μg/d und langsame Dosisanpassung.
  - *Laborkontrollen (fT_3 und fT_4):* Nach 7 Tagen, dann alle 2 – 3 Wochen.

Tabelle 85 Therapie der thyreotoxischen Krise

I. Allgemeine, supportive Maßnahmen:

- Monitor, RR-Messung, ggf. O_2-Gabe
- Zentraler Venenkatheter (ZVD-Messung)
- Blasenkatheter (zur Ein-/Ausfuhrkontrolle)
- hochkalorische Ernährung (3 000 kcal/d) s. S. 213
- ggf. Kühlung mit Eisbeutel
- Heparin- und Dekubitusprophylaxe
- Digoxin bei Herzrhythmusstörungen
- Laborkontrollen (z. B. täglich BB bei Thiamazol)

II. Thyreostatika, z. B. Thiamazol 40 – 80 mg (1 – 2 Amp.) i. v. alle 8 h. *NW* (z. T. dosisabhängig): Thrombo-, Granulozytopenie, Cholestase, gastrointestinale Beschwerden, Exanthem; *KI:* Bekannte Allergie, bekannte Leberschäden, Knochenmarksdepression

III. Infusionstherapie bei Exsikkose unter *ZVD-Kontrolle* (*cave* kardiale Dekompensation)

IV. Sedierung, z. B. Diazepam 5 – 10 mg i. v., Promethazin (z. B. Atosil) oder Phenobarbital (z. B. Luminal) – nur im Stadium I; *cave* verschleiert Übergang in Stadium II

V. β-Blocker (möglichst wenn keine KI, zur Konversionshemmung von T_4 zu T_3): z. B. Pindolol (z. B. Visken) ca. 0,1 mg/h i. v., alternativ z. B. Metoprolol (z. B. Beloc) 50 – 200 mg/d oder Atenolol (z. B. Tenormin) 25 – 100 mg/d. *NW:* Bradykardie, Hypotonie, Herzinsuffizienz, Bronchokonstriktion, Verschlechterung einer diabet. Stoffwechsellage. *KI:* Dekomp. Herzinsuffizienz, AV-Block II°/III°, SA-Block, Sinusknotensyndrom, Hypotonie, Asthma bronchiale

VI. Hydrocortison: 50 – 100 mg alle 8 Stunden i. v. (alternativ 25 – 50 mg Prednisolon)

VII. Frühoperation: Im Stadium II und III, v. a. bei jodinduzierter Hyperthyreose; spätestens, wenn in 48 Stunden keine Stabilisierung (Rückführung in Stadium I) erreichbar ist → fast totale Thyreoidektomie (Schilddrüsenrest < 2 g). *KI:* Schwere Gerinnungsstörung, Veto des Anästhesisten

VIII. Hämoperfusion (mit Aktivkohle, ca. 120 min/d) bei Kontraindikationen gegen OP

Prognose

- **Dauer:** Nach 48 h Entscheidung über Notwendigkeit der OP erforderlich.
- **Verschlechtert durch** Alter, Begleitkrankheit, Therapieverzögerung, Jod-Exposition.
- **Komplikationen:** Nieren- oder Leberversagen, Herzinsuffizienz oder -infarkt, Myopathie.
- **Letalität:** Stadium I ca. 5 – 10 %; Stadium II ca. 10 – 20 %; Stadium III > 30 %.

33.4 Hypothyreotes Koma (Myxödem-Koma)

T. H. Schürmeyer

Grundlagen

- **Definition:** Vital bedrohlicher Thyroxin-Mangel, der sich innerhalb von Wochen entwickelt.
- **Epidemiologie:** In der BRD ca. 30 Fälle/Jahr; Hypothyreose-*Inzidenz* 1/1000 Einwohner jährlich, *Prävalenz* vor dem 60. Lj. 0,5 – 1%, nach dem 60. Lj. 1 – 2% der Bevölkerung; F : M ≈ 4 : 1; Altersgipfel ca. 70. Lj.
- **Ursache:** In 99% der Fälle primärer Ausfall der Schilddrüsenfunktion durch chronische Thyreoiditis (70%), iatrogen (20%, z. B. Operation, Thyreostatika, Lithium, Interferon α, Interleukin) oder angeborene Defekte (10%, anatomischer Defekt, Dyshormonogenese); in 1% der Fälle sekundär durch gestörte Hypophysenfunktion (z. B. bei Tumor, Trauma oder Operation).

Klinik und Diagnostik

- **Symptome und Befunde** (*cave:* Oft als „Altersbeschwerden" fehlinterpretiert!):
  - Muskelschwäche, Ermüdbarkeit, Bradykardie, Herzinsuffizienz.
  - Interesselosigkeit, Konzentrationsstörungen, Apathie.
  - Hypoventilation, Globalinsuffizienz, Schlafapnoesyndrom, Gefahr des Atemstillstands.
  - Frieren, Hypothermie, kühle und blasse, schuppige Haut, rauhe Stimme, Gesichtsschwellung.
  - Polyneuropathie, Schwerhörigkeit.
  - Hypoglykämie-Neigung.
  - Obstipation bis zum Ileus.
- **Labor:**
  ↑ : TSH (> 4.0), Cholesterin; u. U. CPK, LDH, GOT, GPT, p_aCO_2, MAK, TAK.
  ↓ : Na^+, K^+, pH, p_aO_2; u. U. fT_4, fT_3, u. U. BZ, Hb.

Differentialdiagnose

- Niedrig-T3-, -T4-Syndrom bei schwerer Grunderkrankung: Keine TSH-Erhöhung.
- Internistische Erkrankung: Herzinsuffizienz, Anämie, Niereninsuffizienz, Sepsis.
- Psychiatrische Erkrankung: Depression, Psychopharmaka-Intoxikation.
- Neurologische Erkrankung: Enzephalitis, M. Parkinson, apoplektischer Insult.
- Anderes endokrines Koma: Hypophysär, adrenal, diabetogen.

Therapie

- Intensivüberwachung (v. a. Atmung, BGA, ZVD, RR, Puls, Bilanz) und -pflege.
- Infusionstherapie nur unter ZVD-Kontrolle.
- Glukosezufuhr im Rahmen der parenteralen Ernährung (s. S. 199, 216).
- **Am 1. Tag:**
  - L-Thyroxin 500 µg i. v.
  - Hydrocortison 50 – 100 mg i. v. alle 8 Stunden (empirische Therapieempfehlung).
- **Ab 2. Tag:** 100 µg L-Thyroxin täglich i. v., Dosis-Anpassung unter Kontrolle von fT_3 und fT_4 (ab 2. Tag kein Hydrocortison mehr).

Cave:
- Keine Sedativa (Ateminsuffizienz).
- Keine Katecholamine (Herzrhythmusstörungen, Herzinfarkt).
- Iatrogene Hypernatriämie (zentrale pontine Myelinolyse; vgl. S. 429).
- Bei gleichzeitiger NNR-Insuffizienz keine L-Thyroxin-Gabe ohne Kortison-Substitution!
- Eine zu rasche Infusionstherapie oder Normalisierung der Körpertemperatur führt zur kardialen Dekompensation, da das Herzminutenvolumen nicht gesteigert werden kann!

Prognose

- **Letalität:** Trotz Therapie ca. 30% (Gefahr von kardialer Dekompensation, Apnoe, Pneumonie und Nierenversagen).
- Der *kurzfristige Therapieerfolg* der schweren Hypothyreose ist sehr gut; der *längerfristige Therapieerfolg* ist durch Fehleinschätzung der Erkrankung (zunehmendes Desinteresse des Patienten und fehlerhafte Substitutionstherapie) dagegen oft schlecht.

33.5 Phäochromozytom

T. H. Schürmeyer

Grundlagen

- **Definition:** Bei mehr als 90% der Patienten in den Nebennieren gelegener Tumor der chromaffinen Zellen (rechts > links, 5 – 10% bilateral, 10% maligne).
- **Epidemiologie:** < 0,5% der Hypertonie-, 1 – 2% der Neurofibromatose- und 50% der MEN IIa (Sippel-Syndrom)-Patienten; F : M ≈ 1,7 : 1; Altersgipfel ca. 50. Lj.
- **Auslöser der Symptomatik:** Abdominelle Druckerhöhung, Operation, Medikamente (z. B. Glukagon bei radiologischer oder endoskopischer Diagnostik), spontane Entwicklung.

Klinik und Diagnostik

- **Symptome:** Palpitationen (68%), starkes Schwitzen (53%), Kopfschmerzen (42%).
- **Klinische Befunde:**
  - *Hypertonie:* Konstant (58%), paroxysmal (20%), keine (22%).
  - *Cave* u. U. Hypotension!
  - *Kardiale Symptome:* Angina pectoris (10 – 20%), Myokardinfarkt (5 – 10%), Rhythmusstörungen (10 – 20%), akute Herzinsuffizienz (5 – 10%) bei Kardiomyopathie (ca. 50%).
  - *Abdominelle Symptome:* Akutes Abdomen (10 – 20%), Schock bei Tumorruptur.
- **Labor:**
  - *Urin-Katecholamine* (Adrenalin, Noradrenalin, Vanillinmandelsäure): Bei > 98% der Patienten überhöht. Medikamente, die zerebral oder peripher mit dem adrenergen System interferieren, müssen 1 Woche zuvor abgesetzt werden (β-Blocker, α-Blocker, Clonidin, MAO-Hemmer etc.).
  - *Blutbild:* u. U. BZ ↑, HK ↑.
- **Lokalisationsdiagnostik:** Sonographie (> 80%), CT (> 90%), MIBG-Szintigraphie (> 85%). Zur Differentialdiagnose ggf. MRT.

Cave:
  - Stimulationstests (mit z. B. Glukagon) oder Suppressionstest (mit z. B. Clonidin); Punktion eines Nebennierentumors, solange ein Phäochromozytom nicht ausgeschlossen ist.
  - Eine Punktion kann eine Krise auslösen!

Differentialdiagnose

- Hyperkinetische Kreislaufsituation z. B. bei Hyperthyreose (S. 414).
- Blutdruckkrise (S. 370) bei essentieller Hypertonie oder Nierenarterienstenose.
- Psychiatrische Erkrankungen mit erhöhtem „Sympathikotonus".
- Alkoholentzug (S. 550).
- Plötzliches Absetzen von Clonidin oder β-Blockern.
- Einnahme von Drogen (z. B. Kokain [S. 617], Amphetamine [S. 623]), Tyramin-Ingestion unter Therapie mit MAO-Hemmern.

Therapie

- **Akut** (bei Tachykardie Kombination mit β-Blocker, z. B. Metoprolol [z.B. Beloc] 1 × 1 Tbl. oder Bisoprolol [z.B. Concor] 1 × 1 Tbl. oder Nebivolol [z.B. Nebilet]) 1 × 1 Tbl.:
  - *1. Wahl:* α-Blocker (z. B. 10 – 50 mg Urapidil i. v.).
  - *2. Wahl:* Kalzium-Antagonist (z.B. Nifedipin 10 – 20 mg p.o. *oder* Nifedipin 1 mg/h i. v. *oder* Nitrendepin 5 mg i. v.).
  - *3. Wahl:* Vasodilatator (Dihydralazin 12,5 mg i. v. *oder* Nitroprussid 0,5 – 6 µg/kg KG/min i. v.).
- **Chirurgische Therapie:**
  - *Präoperativ:* Mit Phenoxybenzamin (z. B. Dibenzyran) 20 mg/d beginnen und über ca. 2 Wochen langsam steigern, bis orthostatische Reaktion erreicht ist (bei ca. 200 – 300 mg/d); auch hier ggf. mit β-Blocker kombinieren (s. o.).
  - *Intraoperativ:* Nitroprussid (ca. 200 µg/min), Volumengabe vor Ligatur der Tumorvene (1000 ml durch Anästhesisten).
  - Die Plasmakatecholaminspiegel normalisieren sich postoperativ nach ca. 5 – 10 min.

Cave: Die Gabe von β-Blockern *ohne* α-Blockade kann durch periphere Vasokonstriktion eine RR-Krise und durch negative Inotropie eine akute Herzinsuffizienz bewirken.

- **Bei Inoperabilität:**
  - *Symptomatische Therapie:* Phenoxybenzamin (Dibenzyran), α-Methyltyrosin, β-Blocker.
  - *Therapieversuch bei Malignität:* Nuklearmedizinisch → MIBG; onkologisch → Chemotherapie.

Prognose

- **Bei Benignität:** Gute Prognose, Mortalität perioperativ < 5 %. *Längerfristig* oft Folgeprobleme durch Kardiomyopathie, koronare Herzerkrankung, sekundär fixierte arterielle Hypertonie.
- **Bei Malignität** (10 %) schlechte Prognose.

33.6 Nebennierenrinden-Insuffizienz (Addison-Krise)

T. H. Schürmeyer

Grundlagen

- **Definition:** Akuter, vital bedrohlicher Gluko- und Mineralkortikoid-Mangel.
- **Epidemiologie:** *Inzidenz* der NNR-Insuffizienz 3 Fälle/1 Mio. Einwohner jährlich; *Prävalenz* ca. 100 Fälle/1 Mio. Einwohner; Altersmaximum zwischen 30. und 50. Lj.
- **Ort der Störung:**
  - *Primär (Nebenniere; Syn.: Morbus Addison):* Autoimmunerkrankung (> 70%), Infektion (Tbc, AIDS, CMV), Nebennieren-Infarkt (Waterhouse-Friderichsen-Syndrom = Meningokokkensepsis), -Blutung (Antikoagulation) oder -Metastasen (Bronchialkarzinom), adrenogenitales Syndrom, Adrenomyeloneuropathie, Medikamente (z. B. Ketokonazol, Aminoglutethimid, Rifampicin, INH).
  - *Sekundär (hypophysäre ACTH-Sekretion ↓):* Behandlung mit > 7,5 mg Prednisolon-Äquivalent/d über mehr als eine Woche; hypophysäre oder hypothalamische Erkrankung (Tumor, Operation, Trauma).
- **Auslöser:** Oft starker Flüssigkeitsverlust (Diarrhö, Fieber, Schwitzen).

Klinik und Diagnostik

- **Symptome und Befunde:**
  - *> 90% der Fälle: Schwäche* und Müdigkeit, Appetitlosigkeit, Überpigmentierung (*nicht* bei sekundärer NNR-Insuffizienz oder perakuter Entwicklung).
  - *> 70% der Fälle: Hypotonie, Tachykardie,* Gewichtsverlust, Unruhe.
  - *> 50% der Fälle: Übelkeit und Erbrechen,* sonstige gastrointestinale Beschwerden.
  - *Bei Waterhouse-Friderichsen-Syndrom:* Fieber, Meningismus, petechiale Einblutungen.
- **Labor:**
  ↓ : Na^+ (< 130 mmol/l in > 90% der Fälle), Cl^-, BZ, pH (metabolische Azidose), ZVD, Kortisol.
  ↑ : K^+ (> 50% der Fälle), u. U. Ca^{2+}, HK (Dehydratation), Renin, ACTH (bei primärer NNR-Insuffizienz).
- Sonographie zur Differentialdiagnostik (z. B. Einblutung, Metastasen?).

Differentialdiagnose

- Endokrine Erkrankung: Hypothyreose (S. 416), Hypoglykämie (S. 413), Hyperkalzämie (S. 436).
- Sonstige Erkrankungen: Myokardinfarkt (S. 334), Lungenembolie (S. 375), Sepsis (S. 317), Intoxikation.

Therapie

- **Allgemein:** Intensivmedizinische Überwachung (RR, Urinproduktion), Bilanzierung, Elektrolyte, Nierenfunktion, Prophylaxe von Streßulzera, Thromboseprophylaxe.

33.6 Nebennierenrinden-Insuffizienz (Addison-Krise)

- **Akut:**
  1. *Schocktherapie (Volumentherapie):* 3–4 l NaCl 0,9% i.v. (zusätzlich Glukosedauerinfusion [Glc 10% mit 50–100 ml/h], wenn der Patient nicht essen kann).

  Cave hypertone NaCl-Lösungen wegen Gefahr der pontinen Myelinolyse!

  2. *Hydrocortison:* Akut 100 mg i.v. als Kurzinfusion, dann 100–300 mg/24 h i.v. Wird an Stelle von Hydrocortison Prednisolon (z.B. Solu-Decortin H) gegeben (ca. 1/4 der Hydrocortison-Dosis), so ist die zusätzliche Gabe von Fludrocortison (z.B. Astonin H; ca. 0,1 mg/d) per Magensonde erforderlich.
- **Dauertherapie:**
  - *Hydrocortison* 20–30 mg/d (hiervon 2/3 morgens) oder 25–37,5 mg Cortisonacetat.

  Hinweis: Notwendigkeit der Dosisanpassung (500–100 mg/d) bei Streßsituationen (Operation, Trauma, Fieber) oder Wechselwirkungen mit anderen verabreichten Medikamenten (z.B. bei beschleunigtem Abbau durch Rifampicin, Barbiturate).

  - *Fludrocortison* (z.B. Astonin H) 50–200 µg/d nur bei *primärer* Nebennierenrindeninsuffizienz.
- **Kontrollparameter:** Klinischer Befund, RR, Na^+, K^+, ggf. Renin; *nicht*: ACTH, Kortisol.

Hinweis: Notfallausweis erforderlich!

Prognose

- Bei adäquater Therapie gut, wenn die akute Gefahr durch Schock und Hyperkaliämie beherrscht ist

33.7 Hypophysenvorderlappen-Insuffizienz

T. H. Schürmeyer

Grundlagen

- **Definition:** Vital bedrohlicher Ausfall der hypophysären ACTH- und TSH-Sekretion (der zusätzliche Ausfall der Gonadotropin- und Prolaktin-Sekretion ist nicht lebensbedrohlich) – hypophysäres Koma.
- **Ursachen und Auslöser:**
  - *Unzureichende Substitution* bei bekannter Hypophysenvorderlappen-Insuffizienz.
  - *Perakut:* Schock, Schädel-Hirn-Trauma oder postpartale ischämische Hypophysen-Nekrose *(= Sheehan-Syndrom).*
  - *Akut:* Verminderte hypophysäre Sekretionsreserve (bei Tumor, nach Operation oder Bestrahlung) und zusätzlicher Streß-Situation (Infektion, Flüssigkeitsverlust).

Klinik und Diagnostik

- **Symptome und klinische Befunde:** Kombination der Symptome einer sekundären Nebennierenrinden-Insuffizienz (s. S. 420) und sekundären Hypothyreose (s. S. 416).
- **Labor:**
  ↑ : Renin.
  ↓ : pH (respiratorische Azidose), BZ, Na^+, fT_3, fT_4, Kortisol, ACTH.
- Zur Differentialdiagnostik kranielles MRT.

Differentialdiagnose

- Siehe Nebennierenrinden-Insuffizienz S. 420, siehe Hypothyreose S. 416.
- Diabetes insipidus (S. 423), kardiogener oder hypovolämischer Schock (S. 312).

Therapie

- Flüssigkeits- und Elektrolyt-Bilanzierung.
- Therapie wie bei kombinierter Nebennierenrinden-Insuffizienz/Addison-Krise (s. S. 420) und Hypothyreose/Myxödem-Koma (s. S. 416).

Cave:
  - Durch sekundäre Nebennierenrindeninsuffizienz Flüssigkeitsbedarf, *aber* durch sekundäre Hypothyreose Neigung zur kardialen Dekompensation!
  - Nie Gabe von L-Thyroxin ohne vorherige Hydrocortison-Substitution!
  - Notfallausweis erforderlich!

Prognose

- Bei adäquater Therapie gut.

Cave: Eine verminderte hypophysäre Sekretionsreserve kann bei chronischer Entwicklung über viele Jahre verborgen bleiben und dann bei erhöhtem Kortison-Bedarf in einer Streß-Situation plötzlich zu vital bedrohlichen Symptomen führen.

33.8 Diabetes insipidus

T. H. Schürmeyer

Grundlagen

- **Definition:** Vital bedrohlicher Wasserverlust durch Mangel oder fehlende Wirksamkeit von antidiuretischem Hormon (= ADH; *Synonym:* Vasopressin).
- **Ursachen:**
  - *Zentral (> 90%; ADH-Mangel):* Durch Operation, Tumor (z. B. Kraniopharyngeom, Germinom, Histiozytosis X) oder sonstige Schädigung im Bereich von Hypothalamus und Hypophysen-Hinterlappen; ca. 20% idiopathisch.
  - *Renal (< 10%; fehlendes Ansprechen der Nieren auf ADH):* Angeboren oder bei Nieren-Erkrankung (Amyloidose, Nephritis) bzw. -Schädigung (Lithium, Hyperkalzämie), auch polyurische Phase des akuten Nierenversagens.

Klinik und Diagnostik

- **Symptomatik:** Plötzliche Polyurie und Polydipsie (bis zu 40 Liter pro Tag!).
- **Klinische Befunde:** Exsikkose, massiver Flüssigkeitsverlust bis zum Schock.
- **Labor:**
  ↓ : Spezifisches Uringewicht (< 1005), Urinosmolalität (< 300 mosmol/kg KG).
  ↑ : Na^+, HK, Plasma-Osmolalität.

Cave: Eine gleichzeitige Hypophysenvorderlappen-Insuffizienz kann die Labordiagnostik fehlleiten, da die *Hypo*natriämie durch sekundäre Nebennierenrindeninsuffizienz und Hypothyreose die *Hyper*natriämie durch den Diabetes insipidus verschleiert.

- **MRT** zur weiteren Abklärung.
- Nephrologische Abklärung nur bei anamnestischen Hinweisen (z. B. ANV).

Differentialdiagnose

- Psychogene Polydipsie: Meist nicht plötzlich, Trinkmenge nur tagsüber ↑.
- Polyurie durch BZ ↑ („entgleister" Diabetes mellitus), Harnstoff ↑, Ca^{2+} ↑, Herzinsuffizienz, Diuretika.

Therapie

- **Zentraler Diabetes insipidus:** Desmopressin (Minirin) 2 × 5–20 µg/d intranasal *oder* 2–4 µg s.c./i.v. *Mögliche NW:* Bei Überdosierung Verdünnungshyponatriämie, selten Wasserintoxikation. *WW:* Wirkungssteigerung bei gleichzeitiger Gabe von Prostaglandinsynthesehemmern. *KI:* Psychogene Polydipsie, Polyurie bei ANV oder Diabetes mellitus, Nykturie bei Herzinsuffizienz.

Achtung: Keine „ex juvantibus"-Desmopressin-Gabe bei Polyurie, da durch die Flüssigkeitsretention eine bedrohliche Hyponatriämie oder bei kardio-pulmonaler Vorerkrankung eine gefährliche intravasale Hypervolämie entstehen kann!

- **Renaler Diabetes insipidus:**
  - Polyurische Phase des akuten Nierenversagens : Volumentherapie (ZVD, Bilanz).
  - Andere Ursache: Versuch mit Thiazid-Diuretika (Hydrochlorothiazid 100 mg/d).
- **Erforderliche Kontrolle:** Einfuhr-Ausfuhr-Bilanz, spez. Urin-Gewicht, HK, Na^+.

Prognose

- Letal, wenn nicht erkannt; gute Prognose bei adäquater Therapie, selten pontine Myelinolyse bei sich rasch entwickelnder Hypernatriämie, zerebrale Dauerschäden sind bei wiederholten schweren Entgleisungen möglich.

34.1 Störungen des Wasser- und Natriumhaushalts

M. Karst

Grundlagen

- **Gesamtkörperwasser** (Wassergehalt des menschlichen Körpers): Erwachsene Frau 50%, erwachsener Mann 60%, Neugeborenes 75%.
- **Wasserverteilung im Körper:** *Intra*zellulärvolumen 40% des Körpergewichts, *Extra*zellulärvolumen 20% des Körpergewichts (= davon 75% interstitiell + 25% intravasal [= Plasmavolumen]).
- **Wasserumsatz** eines gesunden Erwachsenen in 24 Stunden: S. Tab. 86.

Beachte: Bei Fieber ist der Flüssigkeitsbedarf erhöht – pro °C über 37 °C besteht ein zusätzlicher Bedarf von 0,5 – 1 Liter/24 h.

Tabelle 86 24h-Wasserumsatz (gesunde Erwachsene)

Aufnahme (ml)		Abgabe (ml)	
– Flüssigkeit	1000 – 1500	– Nieren	1000 – 1500
– feste Nahrung	700	– Haut + Lunge (perspiratio insensibilis)	900
– Oxidationswasser	300	– Darm	100
Gesamt	2000–2500		2000 – 2500

- **Osmolarität und Osmolalität:**
  - *Osmolarität* = Menge osmotisch wirksamer Teilchen pro Volumeneinheit des Lösungsmittels. *Einheit:* mosm pro Liter (1 osmol = 1 Mol osmotisch wirksamer Teilchen).
  - *Osmolalität* = Menge osmotisch wirksamer Teilchen pro Masse des Lösungsmittels. *Einheit:* mosm pro kg Lösungsmittel.
  - *Osmolarität und Osmolalität sind nur dann gleich groß,* wenn das Lösungsmittel ausschließlich aus Wasser besteht. Im Plasma sind aber unter anderem 70 g/l Proteine enthalten, so daß ein Liter Plasma nur 0,93 kg Wasser entspricht.
  - *Messung der Osmolalität:* Nach dem Prinzip der Gefrierpunkterniedrigung – reines Wasser gefriert bei 0 °C; je mehr osmotisch wirksame Teilchen gelöst sind, desto mehr sinkt der Gefrierpunkt der Lösung unter 0 °C.
  - *„Osmotische Lücke":* Der gemessene Wert der Osmolalität liegt mehr als 10 mml/kg H_2O über dem berechneten Wert. Ursache sind meist zusätzliche osmotisch wirksame Substanzen im Plasma (z. B. Alkohol, Ketonkörper, Laktat).

Formel zur Berechnung der Osmolalität der Extrazellulärflüssigkeit
Osmolalität = $[Na^+] + [Cl^-]$ + [Glukose] + [Harnstoff] ≈ 290 mmol/kg H_2O
Wenn die Chloridkonzentration nicht zur Verfügung steht, kann ersatzweise die Natriumkonzentration doppelt berücksichtigt werden. Glukose- und Harnstoffkonzentration müssen in mmol/l angegeben werden. Umrechnung: Glukose (mg/dl) ÷ 18 = Glukose (mmol/l). Harnstoff (mg/dl) ÷ 6 = Harnstoff (mmol/l).

- **Osmotischer Druck:**
  - *Grundlagen:* Osmotisch wirksame Teilchen erzeugen an einer semipermeablen Membran einen osmotischen Druck (Tonizität, effektive Osmolalität). So kann z. B. das Harnstoffmolekül ungehindert durch Zellmembranen diffundieren und erzeugt keinen osmotischen Druck. Die errechnete effektive Osmolalität des Plasmas liegt deshalb bei 285 mosmol/kg H_2O, da die Harnstoffkonzentration hier nicht berücksichtigt wird.
  - Für klinische Belange kann man davon ausgehen, daß die effektive Osmolalität des Plasmas im wesentlichen von der Na^+-Konzentration abhängt.
  - Auch große Moleküle wie die Plasmaproteine erzeugen einen osmotischen Druck, der in diesem Fall *onkotischer oder kolloidosmotischer Druck* genannt wird.
- **Störungen des Wasserhaushalts** (eng mit Störungen des Natriumhaushalts verknüpft):
  - *Isotone, hypotone, hypertone Zustände* → je nach Osmolalität bzw. Plasma-Natriumkonzentration.
  - *Normovolämie, Hypovolämie (Dehydratation), Hypervolämie (Hyperhydratation)* → je nach Volumenstatus.

  Beachte: Die Natriumkonzentration im Serum sagt nichts über den Gesamt-Natriumbestand aus. Eine Hyponatriämie kann Folge eines Wasserüberschusses sein, eine Hypernatriämie Folge eines Wasserdefizits. Daher sollte der Natriumhaushalt immer gemeinsam mit dem Wasserhaushalt und dem Volumenstatus beurteilt werden.
- **Einschätzung des Volumenstatus:**
  - *Klinisch-anamnestisch:* Gewichtsänderung, periphere Ödeme, Lungenödem, Hautturgor, Venenfüllung (periphere Venen, Halsvenen, sublinguale Venen), Feuchtigkeitsgrad der Schleimhäute, Urinausscheidung.
  - *Invasiv-apparativ:* Zentraler Venendruck (ZVD), pulmonalkapillärer Verschlußdruck (PCWP), Herzzeitvolumen (HZV).

Dehydratation

- **Ursachen:**
  - *Flüssigkeitsverluste: Gastrointestinal* (Erbrechen, Diarrhö), über die *Haut* (extremes Schwitzen, Verbrennungen), *renal* (osmotische Diurese bei Hyperglykämie, polyurisches Nierenversagen, chronische Nierenerkrankungen mit mangelnder Konzentrationsfähigkeit und Salzverlust, Therapie mit Diuretika, Nebenniereninsuffizienz).
  - *Unzureichende Flüssigkeitsaufnahme:* Vermindertes Durstempfinden bei älteren Patienten, Bewußtseinstrübung.
- **Klinik, Symptomatik:**
  - *Zentral:* Verwirrtheit, ggf. fokale neurologische Zeichen, Durst.
  - *Haut:* Verminderte Venenfüllung, stehende Hautfalten, trockene Schleimhäute (Mund/Zunge).
  - *Kardiovaskulär:* Blutdruckabfall und Tachykardie (häufig erst bei ausgeprägter Hypovolämie).
  - *Renal:* Oligurie bis Anurie.

- **Diagnostik, Monitoring:**
  - Anamnese, körperliche Untersuchung (mögliche Befunde s. o.).
  - Engmaschige nicht-invasive Blutdruckmessung, bei ausgeprägter Hypovolämie kontinuierliche invasive Blutdruckmessung.
  - Blasenkatheter mit stündlicher Kontrolle der Urinausscheidung.
  - Zentraler Venenkatheter zur ZVD-Messung bei ausgeprägter Dehydratation/Hypovolämie.
  - *Labor:*
    - Blut: Natrium, Kalium, Chlorid, Kreatinin, Harnstoff und Glukose im Serum, Blutbild.
    - Urin: Elektrolytkonzentration, Osmolalität und Proteingehalt (ggf. 24 h-Sammelurin).
- **Therapie:**
  - Behandlung der zugrundeliegenden Störung (s. o.).
  - Volumensubstitution mit *Vollelektrolytlösung* (s. S. 182), ggf. zusätzlich mit *kolloidalen Volumenersatzmitteln* (s. S. 184). Die Infusionsmenge wird gesteuert nach Urinproduktion, Blutdruck/Herzfrequenz, ggf. auch nach zentralem Venendruck (vgl. s. S. 31, 33).
  - Ggf. zusätzlich Therapie einer begleitenden Störung des Na^+-Haushalts (s. S. 430).

Hyperhydratation

- **Ursachen:**
  - *Vermehrte Flüssigkeitszufuhr:* Iatrogen durch überschießende Volumenzufuhr, transurethrale Operationen (Resorption der Spülflüssigkeit), vermehrte Flüssigkeitsaufnahme bei Magenspülung.
  - *Verminderte renale Flüssigkeitselimination:* Akute Glomerulonephritis (nephritisches Syndrom), terminale Niereninsuffizienz, akutes Nierenversagen, Präeklampsie/Eklampsie.
  - *Pathologische renale Flüssigkeitsretention:* Primärer Hyperaldosteronismus, Herzinsuffizienz, nephrotisches Syndrom, Leberzirrhose.
- **Klinik, Symptomatik:**
  - Periphere Ödeme, Gewichtszunahme.
  - Gute Venenfüllung, ggf. gestaute Halsvenen.
  - Arterielle Hypertonie.
  - Ggf. Lungenödem (Dyspnoe, feuchte Rasselgeräusche).
  - Ggf. Hirnödem (Übelkeit, Erbrechen, Kopfschmerzen, Bewußtseinstrübung).
- **Differentialdiagnose:** Hypoproteinämie, Myxödem bei Hypothyreose (s. S. 416).
- **Diagnostik, Monitoring:**
  - Anamnese, körperliche Untersuchung (mögliche Befunde s. o.).
  - *Labor:* Elektrolyte, Harnstoff, Kreatinin und Proteingehalt im Serum; Blutbild. Hämatokrit und Proteingehalt können durch den Verdünnungseffekt vermindert sein; dies ist jedoch kaum diagnostisch wegweisend (viele andere mögliche Ursachen).
  - Dauerkatheter und stündliche Kontrolle der Urinausscheidung.
  - Ggf. zusätzlich Messung des zentralen Venendrucks (S. 31, 33).
- **Therapie:**
  - *Monitoring:* Klinischer Hydratationszustand, Körpergewicht, stündliche Urinausscheidung, Serumelektrolyte.
  - Behandlung der zugrundeliegenden Störung.

- Behandlung einer begleitenden Herzinsuffizienz: Nitro-Präparate, Furosemid, ggf. Katecholamine.
- Vorsichtige antihypertensive Therapie bei exzessiven Blutdruckwerten (systolisch > 180 mmHg, diastolisch > 110 mmHg).
- Bei Niereninsuffizienz mit erhaltener Urinproduktion: Natrium- und Flüssigkeitsrestriktion (beim Intensivpatienten muß der Natriumgehalt von Antibiotika berücksichtigt werden!).
- *Förderung der renalen Flüssigkeitselimination:*
  - Furosemid z. B. initial 20 mg i. v.
  - Dopamin in niedriger Dosierung (2–3 μg/kg KG/min).
- Bei Oligurie/Anurie: Extrakorporale Nierenersatzverfahren (Hämodialyse, Hämofiltration; s. S. 222 ff.).

Achtung: Außer bei Hypervolämie mit bedrohlicher Symptomatik sollte der Flüssigkeitsentzug schonend erfolgen (Ödemausschwemmung etwa 1 l/d bzw. Abnahme des KG 1 kg/d). Bei überschießender Therapie droht eine Hypovolämie mit Verschlecherung der Nierenfunktion bis hin zum akuten Nierenversagen.

Hyponatriämie (Serum-Na^+ < 135 mmol/l)

- **Definition:** Natriumkonzentration im Serum < 135 mmol/l.

Achtung: Ähnlich wie bei der Hypernatriämie kann dieser Zustand mit einem erniedrigten, normalen oder erhöhten Extrazellulärvolumen einhergehen → Einschätzung des Volumenstatus erforderlich!

- **Ursachen:**
  - *Hypovolämische Hyponatriämie:* Renale Natriumverluste bei exzessiver Diuretikatherapie, Nebennierenrinden-Insuffizienz (Aldosteronmangel), persistierendes Erbrechen, Durchfälle.
  - *Isovolämische Hyponatriämie:*
    - Psychogene Polydipsie.
    - Syndrom der inadäquaten ADH-Freisetzung (= SIADH): Bei Tumoren (Bronchial-Ca, Pankreas-Ca und Duodenal-Ca, Lymphome), ZNS-Läsionen (Enzephalitis, Schädel-Hirn-Trauma, Hirntumoren), pulmonalen Erkrankungen, Hypothyreose/Myxödem.
    - Medikamente: ADH-Analoga (z. B. Desmopressin), Oxytocin, Antidepressiva, Neuroleptika, Sulfonylharnstoffe, Zytostatika (Vincristin, Endoxan), Clofibrat, Carbamazepin.
  - *Hypervolämische Hyponatriämie:*
    - Herzinsuffizienz: Aktivierung des Renin-Angiotensin-Aldosteron-Systems mit nachfolgender ADH-Freisetzung.
    - Niereninsuffizienz: Aktivierung des Renin-Angiotensin-Aldosteron-Systems, Abnahme der Natriumreabsorption.
    - Leberinsuffizienz: Verminderter Aldosteronmetabolismus.
    - Exzessive Wasserzufuhr, z. B. durch Spülflüssigkeit bei transurethralen Operationen oder durch überschießende Infusion von Kohlenhydratlösungen.
- **Symptome:**
  - Symptome der Grunderkrankung.
  - Mattigkeit, Konzentrationsschwäche, Kopfschmerzen, Nervosität, Bewußtseinsstörungen bis zum Koma, zerebrale Krampfanfälle.
  - Muskelkrämpfe.

- **Komplikationen:**
  - Zunehmende Hirnschwellung mit Einklemmung von Hirnteilen bis hin zum Hirntod.
  - Schwere zerebrale Komplikationen bei zu rascher Korrektur einer Hyponatriämie: Dehydrierung des Hirngewebes, intrazerebrale Blutungen, Demyelinisierung (zentrale pontine Myelinolyse; s. S. 429).
  - Bei normo- oder hypervolämischer Hyponatriämie kann es durch die Natriumsubstitution zu einer kritischen Expansion des Extrazellulärvolumens mit Linksherzinsuffizienz und Lungenödem kommen.
- **Diagnostik:**
  - Anamnese, körperliche Untersuchung, Kontrolle der Urinausscheidung.
  - *Labor:*
    - Blut: Na^+-, K^+-, Cl^--Konzentration, Harnstoff, Glukose, Blutbild.
    - Urin: Na^+-Konzentration und Osmolalität, ggf. Bestimmung der Natriumausscheidung im 24 h-Sammelurin (normal 50 – 200 mmol/24 h).
  - RöThorax.
- **Differentialdiagnostisches Vorgehen:** S. Tab. 87.

Tabelle 87 Differentialdiagnostisches Vorgehen bei Hyponatriämie

Beurteilung des Volumenstatus					
Hypovolämie Urinnatrium?		**Normovolämie** Urinosmolalität?		**Hypervolämie** Urinnatrium?	
>20 mmol/l: Renaler Natrium-verlust	< 20 mmol/l: Extra-renaler Natrium-verlust	< 100 mosm/kg: Psycho-gene Poly-dipsie	> 100 mosm/kg: Inadäquate ADH-Wirkung	> 20 mmol/l: Niereninsuffizienz	< 20 mmol/l: Herzinsuffizienz, Leberinsuffizienz

- **Allgemeine Therapie:** Behandlung der zugrundeliegenden Störung, z. B. Diuretika absetzen.

Natriumsubstitution:
- *Achtung:* Entscheidend ist die Geschwindigkeit der Substitution. Das Serum-Na^+ sollte wegen der Gefahr zentralnervöser Komplikationen (s. o.) um *nicht mehr als 0,5 mmol/l pro Stunde* steigen. Insgesamt sollte das Serum-Na^+ *unter 130 mmol/l* bleiben!

Formel zur Berechnung des Natriumdefizits (Zielgröße 130 mmol/l)
Gesamt-Na^+-Defizit = normales Gesamtkörperwasser (s. S. 424) × (130 mmol/l — aktuelle Na^+-Konzentration)
Beispiel (Serum-Na^+ 120 mmol/l, 70 kg schwerer Mann): 0,6 × 70 × 10 mmol = 420 mmol Na^+ werden zur Substitution benötigt

- *NaCl-Lösungen:*
  - 0,9% NaCl-Lösung (= isotone Lösung) → 154 mmol Na^+ pro Liter.
  - 5,85%ige NaCl-Lösung (= 1 molare Lösung) → 1000 mmol Na^+ pro Liter bzw. 1 mmol Na^+ pro ml.
  - 10%ige NaCl-Lösung → ca. 1700 mmol Na^+ pro Liter bzw. 1,7 mmol Na^+ pro ml.

➤ **Spezielle Therapie:**
- *Hypovolämische Hyponatriämie:* Infusion von isotoner Kochsalzlösung.
- *Isovolämische Hyponatriämie:* Infusion hypertoner Lösung.
- *Hypervolämische Hyponatriämie:* In erster Linie Restriktion der Wasserzufuhr, nur bei ausgeprägten zerebralen Symptomen sollte eine hypertone NaCl-Lösung angewendet werden (s. o.). Die Hypervolämie durch gleichzeitige Anwendung von Furosemid behandeln; u. U. extrakorporale Nierenersatzverfahren (Hämofiltration, Dialyse) einsetzen (s. S. 222 ff.).

➤ **Prognose:** Die Mortalität ist bei Intensivpatienten mit einer Hyponatriämie doppelt so hoch wie bei Patienten mit normaler Serum-Natriumkonzentration.

Zentrale pontine Myelinolyse:
- *Definition:* Akute symmetrische Demyelinisierung im Zentrum der Pons mit neurologischer Symptomatik.
- *Begünstigende Faktoren und Grunderkrankungen:* Hyponatriämie (v. a. bei zu schneller iatrogener Anhebung der Serum-Natriumkonzentration), Hypernatriämie, Dehydratation, chronischer Alkoholabusus (v. a. im Rahmen eines Delirs), pulmonale Infektionen, Malignome der Lunge oder des Magen-Darm-Traktes, ZNS-Erkrankungen, Lebererkrankungen (z. B. Morbus Wilson) bzw. Leberversagen (z. B. nach Lebertransplantation).
- *Klinik:* Verwirrtheit, Halluzinationen, Bewußtseinstrübung bis zum Koma, Para- oder Tetraparese bis hin zum Locked-in-Syndrom, Hirnnervenstörung (Störungen der Blickmotorik, Schluckstörungen, Sprechstörungen), zerebrale Krampfanfälle, Blasen- und Mastdarmstörungen, vegetative Störungen (Hypotonie, Atemdepression).

  Diagnostik: Kranielles MRT (Entmarkungsherde im Zentrum der Pons, ggf. auch extrapontin; bei fehlender MRT-Möglichkeit auch CCT).

  Achtung: In der Frühphase nach Auftreten der neurologischen Symptomatik sind sowohl MRT als auch CCT häufig unauffällig. Die Entmarkungsherde kommen häufig erst nach 1–2 Wochen zur Darstellung.
- *Therapie:*
  - Eine kausale Therapie ist nicht bekannt!
  - Engmaschige Überwachung der Serumelektrolyte und der Urinausscheidung, Bilanzierung von Ein- und Ausfuhr; vorsichtiger Ausgleich einer Hyponatriämie (s. o.) bis auf etwa 125–130 mmol/l.
  - Bei schwerer Bewußtseinstrübung (Aspirationsgefahr) oder respiratorischer Insuffizienz endotracheale Intubation und Beatmung.
- *Prognose:* Bei ausgeprägter Symptomatik hohe Letalität; Überleben und Besserung der neurologischen Symptomatik sind aber prinzipiell möglich.
- *Prävention:* Langsame und maßvolle Natrium-Substitution bei Hyponatriämie!

34.1 Störungen des Wasser- und Natriumhaushalts

Hypernatriämie (Serum-Na^+ > 145 mmol/l)

- **Definition, Grundlagen:** Serum-Natriumkonzentration > 145 mmol/l. Ausgeprägte Symptome sind bei Natriumkonzentrationen über 160 mmol/l zu erwarten. Werte über 175 mmol/l sind häufig letal.

Achtung: Ob tatsächlich ein Natriumüberschuß vorliegt, ist abhängig vom Volumenstatus.

- **Ursachen:**
  - *Mangelnde Wasserzufuhr:* Durstregulation ↓, z.B. bei bewußtseinsgetrübten Patienten.
  - *Abnorme Wasserverluste:*
    - Extrarenal: Schwitzen, Verbrennungen, Hyperventilation, Diarrhö, Erbrechen, kontinuierliche Drainage von Magensaft, Fisteln.
    - Renal: Diabetes insipidus (renal oder zentral); osmotische Diurese durch übermäßige Zufuhr osmotisch wirksamer Teilchen (z.B. bei Osmotherapie oder nach Injektion größerer Kontrastmittelmengen) oder durch Hyperglykämie.
  - *Verminderte renale Natriumaussscheidung,* z.B. bei Hyperaldosteronismus.
  - *Vermehrte Na^+-Zufuhr,* z.B. Antibiotika (vor allem Betalaktam-Antibiotika), Natriumbikarbonat.
- **Symptome:**
  - Symptome der Grunderkrankung (s.o).
  - *Symptome der Hypernatriämie:*
    - Zentral: Durst, Fieber, Bewußtseinsstörung bis zum Koma, epileptische Anfälle, selten auch fokale neurologische Ausfälle.
    - Kardial: Bei schweren Hypernatriämien ventrikuläre Extrasystolen und tachykarde Herzrhythmusstörungen.
  - *Hämodynamische Zeichen des Volumenmangels* (Tachykardie, Blutdruckabfall) treten erst spät auf, da die erhöhte Osmolalität der Extrazellulärflüssigkeit Wasser von intrazellulär nach extrazellulär verschiebt. Aus diesem Grund steigt auch der Hämatokrit nur wenig an, da die Erythrozyten durch den Wasserverlust kleiner werden.
- **Diagnostik:**
  - Anamnese, körperliche Untersuchung, Kontrolle der Urinausscheidung.
  - *Labor:*
    - Serum: Na^+ und K^+-Konzentration.
    - Urin: Na^+ -Konzentration und Osmolalität.
- **Therapie:**
  - Behandlung der zugrundeliegenden Störung(en).

  Achtung: Obwohl die Hirnzellen initial auch schrumpfen, füllen sich die Zellen innerhalb weniger Stunden wieder, indem sie ihre intrazelluläre Osmolalität mit Hilfe sogenannter idiogenetischer osmotischer Substanzen erhöhen. Wenn in dieser Situation größere Mengen hypotoner Flüssigkeit infundiert werden, kommt es durch den osmotischen Gradienten zu einem Wassereinstrom in die Hirnzellen mit ausgeprägter Hirnschwellung. *Daher darf das Wasserdefizit nur sehr langsam über 48 bis 72 Stunden ausgeglichen werden!*
  - *Bei Notwendigkeit eines initial schnellen Volumenersatzes* (Blutdruckabfall, Oligurie): Isotone Elektrolytlösungen und/oder kolloidale Volumenersatzmittel (s. S. 182 ff.) verwenden!

- *Alle anderen Fälle:* Wasserersatz entweder mit 5%iger Glukoselösung oder mit Halbelektrolytlösungen. Die Infusion von Glukoselösung wird in der Praxis mit der Zufuhr freien Wassers gleichgesetzt, da die Glukose unter physiologischen Bedingungen von den Zellen aufgenommen und metabolisiert wird. Bei gestörter Glukoseverwertung (häufig bei Intensivpatienten: Insulinresistenz) kann es allerdings zur Akkumulation von Glukose im Plasma kommen.
- Bei Hinweisen auf einen zentralen Diabetes insipidus (ZNS-Läsion, Urinosmolalität < 800 mosm/kg): Therapieversuch mit ADH-Analogon Desmopressin (z. B. 1 Ampulle Minirin s. c.).

Formel zur Abschätzung des Infusionsbedarfs

Flüssigkeitsdefizit = 0,6 × kg KG × (1 – $[Na^+_{Soll}]$ ÷ $[Na^+_{Ist}]$)

Infusionsvolumen = Flüssigkeitsdefizit × 1/X (X = Verhältnis der Na^+-Konzentration im Ersatzvolumen bezogen auf die Na^+-Konzentration in einer isotonen Elektrolytlösung; X = $[Na^+]$ im Ersatzvolumen/154)

Beispiel: Wird als Ersatzvolumen eine halbisotone Elektrolytlösung (Na^+ = 75 mmol/l) verwendet, gilt für ein errechnetes Flüssigkeitsdefizit von 4,5 l:
Infusionsmenge = 4,5 × 1/0,5 = 9 l.

Tabelle 88 Differentialdiagnostisches Vorgehen bei Hypernatriämie

Beurteilung des Volumenstatus			
Hypervolämie	**Normovolämie**	**Hypovolämie Urinosmolalität?**	
– Natriumzufuhr reduzieren – Furosemid	– Natriumzufuhr reduzieren – Wasserzufuhr steigern (Glc 5 %)	hoch (> 800 mosm/kg): Wasserzufuhr steigern	niedrig (< 800 mosm/kg): Diabetes insipidus? → ADH-Zufuhr

34.2 Störungen des Kalium-Haushalts

H. Ruschulte

Grundlagen

- **Gesamtkörperkalium:** Beim Erwachsenen etwa 140 g bzw. 3500 mmol (etwa 50 mmol/kg); etwa 98 % intrazellulär, etwa 2 % extrazellulär.
- **Physiologische Serum-Konzentration:** 3,5 – 5,0 mmol/l.

Hinweis: Bei der Beurteilung der Serumkonzentration ist zu prüfen, ob tatsächlich ein Kalium-Mangel oder -Überschuß besteht oder ob es sich um eine gestörte Verteilung zwischen Intra- und Extrazellulärraum handelt.

- **Physiologische K^+-Ausscheidung:** Bei gesunden Erwachsenen etwa 3 – 4 g/d (bzw. 75 – 100 mmol); ca. 90 % renal, ca. 10 % gastrointestinal. Bei niereninsuffizienten Patienten kann die gastrointestinale Kaliumausscheidung zunehmen.
- **Physiologische K^+-Aufnahme:** Ebenfalls 3 – 4 g/d (bzw. 75 – 100 mmol). Die Resorption erfolgt in den oberen Dünndarmabschnitten.
- **Aufnahme von Kalium in die Zellen:** Sie erfolgt über eine hormonelle Stimulation u. a. durch Insulin, Mineralkortikoide und Katecholamine.

Hypokaliämie (Serum-K^+ < 3,5 mmol/l)

- **Definition:** Serum-Kalium-Konzentration < 3,5 mmol/l.
- **Ursachen:**
  - *Interne Bilanzstörung:* Verschiebung von Kalium aus dem Extrazellulärraum in den Intrazellulärraum durch Alkalose, β-Sympathomimetika (Adrenalin, β_2-Mimetika) oder Insulin.
  - *Externe Bilanzstörung:*
    - Enterale K^+-Verluste: Erbrechen, Diarrhö, mangelnde K^+-Resorption.
    - Renale K^+-Verluste: Hyperaldosteronismus, Cushing-Syndrom, Medikamente (Diuretika, Penicillinderivate, Amphotericin B), Ureterosigmoidostomie.
- **Symptomatik:**
  - *Kardial:* EKG-Veränderungen (verlängerte QT-Zeit, flaches oder negatives T, U-Welle); Herzrhythmusstörungen (SVES, VES, Kammertachykardie, *evtl. maligne Arrhythmien bis zum Kammerflimmern*).

  Cave: Zunahme der Digitalistoxizität!
  - *Muskulär:* Generalisierte Schwäche der Muskulatur bis bis hin zur respiratorischen Insuffizienz durch Schwäche der Atemmuskulatur; Relaxation der glatten Muskulatur des Gastrointestinaltraktes mit Obstipation bis hin zum Subileus.
- **Diagnostik:**
  - Anamnese, körperliche Untersuchung.
  - *Labor:* Elektrolytbestimmung im Serum, (arterielle) Blutgasanalyse, K^+-Ausscheidung im 24 h-Sammelurin (< 10 mmol/d → extrarenale Ursache der Hypokaliämie).
  - EKG.
- **Therapie:**
  - Behandlung der zugrundeliegenden Störung (s. o.).
  - *K^+-Substitution:*
    - Indikation: K^+ < 3 mmol/l, Hypokaliämie mit Herzrhythmusstörungen, Hypokaliämie unter Digitalistherapie.

    1. *Enterale Substitution* (Kalinor-Brause; 1 Tbl. enthält 40 mmol K^+; NW: Übelkeit, Erbrechen): Zur Anhebung der Serum-K^+-Konzentration um 1 mmol/l werden 100 – 200 mmol benötigt.

2. *Parenterale Substitution* (KCl 7,45%; 1 ml entspricht 1 mmol K^+):
   a. Maximal 15 mmol/h.
   b. Periphervenös als Infusionszusatz (*verdünnen* mit isotoner Lösung!). *Cave:* Bei periphervenöser Anwendung hochdosierter Lösung kann es zur Phlebitis kommen.
   c. Zentralvenös unverdünnt möglich: Über Perfusor (50 mmol KCl 7,45% = 50 ml; Laufrate max. 15 ml/h).

Achtung: Parenterale K^+-Substitution nur unter EKG-Monitoring!

Hyperkaliämie (Serum-K^+ > 5,5 mmol/l)

- **Definition:** Serum-Kalium-Konzentration > 5,5 mmol/l.
- **Ursachen:**
  - Abnahme- bzw. Meßfehler (zu lange Stauung, zu schnelle Aspiration, Hämolyse auf dem Transport bzw. in vitro).
  - Verschiebung von Kalium aus dem Intrazellulärraum in den Extrazellulärraum (Azidose, Hämolyse, Chemotherapie bzw. Tumorzerfall, Verbrennung, Rhabdomyolyse).
  - Exzessive Kaliumzufuhr.
  - Verminderte Kaliumausscheidung: Niereninsuffizienz/Nierenversagen, Hypoaldosteronismus, Medikamente (kaliumsparende Diuretika, β-Blocker, Digitalis, ACE-Hemmer, Heparin, nichtsteroidale Antiphlogistika).
- **Symptomatik:**
  - *Kardial:* Störung der Erregungsausbreitung mit Verbreiterung des QRS-Komplexes und Verlängerung der PQ-Zeit; Verkürzung der QT-Zeit; hochpositive T Wellen; maligne tachykarde Herzrhythmusstörungen (Kammertachykardie, Kammerflattern/-flimmern), Asystolie.
  - *Neuromuskulär:* Schlaffe Lähmungen der Extremitäten, Hypo- bis Areflexie, Parästhesien.
- **Diagnostik:**
  - Anamnese, körperliche Untersuchung (mögliche Befunde s.o.)
  - *Labor:* Elektrolyte, Blutbild, Serumparameter (Kreatinin, Glukose, CK, GOT, LDH), (arterielle) Blutgasanalyse.
  - EKG.
- **Therapie** (*Monitoring:* Kontinuierliche EKG-Überwachung, engmaschige Kontrolle der K^+-Konzentration):
  - *Behandlung der Grunderkrankung,* z.B. Insulintherapie bei diabetischer Ketoazidose (s.S. 410), Hydrocortison bei M. Addison (s.S. 420), Reduktion der K^+-Zufuhr.
  - *Diuresesteigerung:* Furosemid 40–80 mg i.v.
  - *Kationenaustauscher* (z.B. Resonium; *KI:* Hypernatriämie): Oral (3 × 15 g in 100 ml H_2O) oder rektal (1–2 × 30 g in 200 ml H_2O). Bei oraler Anwendung Kombination mit osmotischem Laxans (z.B. Sorbit).

Notfallmaßnahmen: s.Tab. 89 S. 434.

34.2 Störungen des Kalium-Haushalts

Tabelle 89 Notfallmaßnahmen bei Hyperkaliämie (extreme Werte, maligne Arrhythmien, Kreislaufstillstand)

- *Kalziumglukonat 10%:* 10 ml (= 9 mg bzw. 2,3 mmol Ca^{2+}) langsam i. v., bei mangelndem Erfolg 1 – 2mal wiederholen

Achtung: Kalzium darf bei digitalisierten Patienten nur sehr langsam als Kurzinfusion angewendet werden! Bei Digitalisüberdosierung mit Hyperkaliämie kontraindiziert!

- *Natriumbikarbonat 8,4%:* 50 – 100 mmol langsam i. v.

Achtung: Bikarbonat bindet Kalzium; daher ist die *kombinierte Infusion* von Kalzium und Natriumbikarbonat gefährlich

- *Glukose-Insulin-Kurzinfusion* (z. B. 500 ml G 20% + 20 IE Alt-Insulin) über 30 – 60 min
- Bei Digitalisintoxikation mit Hyperkaliämie und malignen Arryhthmien: Magnesiumsulfat 1 – 2 g langsam i. v.
- Hämodialyse, Peritonealdialyse oder Hämofiltration

34.3 Störungen des Kalzium-Haushalts

H. Ruschulte

Grundlagen

- **Konzentration im Serum:** Sie liegt zwischen 2,1 und 2,7 mmol/l.
- **Formen:**
  - *„Frei" (ionisiertes Kalzium):* Etwa 55%; nur dieses ionisierte Kalzium ist physiologisch aktiv. Seine Konzentration liegt zwischen 1,0 und 1,5 mmol/l.
  - *Gebunden:* Zu etwa 40% an Proteine und zu etwa 5% an organische Säuren.
- **Hormonelle Regelung der Kalzium-Homöostase:**
  - *Parathormon (PTH):* → Kalzium-Konzentration ↑
    - Freisetzung von Kalzium und Phosphat aus dem Knochen.
    - Reduktion der renalen Kalziumausscheidung.
    - Stimulation der renalen Kalzitriol-Bildung.
  - *Kalzitonin (CT):*
    - Hemmung der Kalziumfreisetzung durch Osteoklasten.
    - Verstärkter Einbau von Kalzium in den Knochen.
    - Hemmung der intestinalen Kalziumresorption.
  - *Kalzitriol (Vitamin-D-Hormon):* Erhöhung der intestinalen Kalziumresorption.

Hypokalzämie (Serum-Gesamt-Ca^{2+} < 2,1 mmol/l)

- **Definition:** Gesamtkalzium-Konzentration < 2,1 mmol/l bzw. Konzentration des ionisierten Kalziums < 1,0 mmol/l im Serum.
- **Ursachen:**
  - *Verminderte Parathormon-Wirkung:* Postoperativer Hypoparathyreoidismus, z. B. nach Schilddrüsen-OP; idiopathischer bzw. immunologischer Hypoparathyreoidismus; Hypomagnesiämie; verminderte Konzentration/Ansprechbarkeit der Parathormonrezeptoren.
  - *Verminderte Kalzitriol-Wirkung:* Alimentärer Kalzitriol-Mangel; gesteigerter hepatischer Metabolismus, z. B. bei Therapie mit Antikonvulsiva; verminderte renale Hydroxylierung (terminale Niereninsuffizienz).
  - *Verminderte Kalzium-Aufnahme:* Verminderte enterale Resorption; Mangelernährung (z. B. bei Alkoholismus).
  - *Vermehrte renale Kalziumausscheidung:* Schleifendiuretika; Hyperaldosteronismus.
  - *Vermehrte Kalzium-Aufnahme in das Skelett,* z. B. nach erfolgreicher Nierentransplantation (Rückgang des sekundären Hyperparathyroidismus).
  - *Physikochemische Ursachen: Hyperphosphatämie* (Ausfällung von Kalziumphosphat); *akute Pankreatitis* (Komplexbildung von Kalzium mit freien Fettsäuren); *Fluoridintoxikation* (Ausfällung von Kalziumfluorid); *Sepsis* (Mechanismus unklar, z. B. durch Zunahme der Albuminbindung); *Alkalose* (Zunahme der Albuminbindung des Kalziums); *Medikamente* (z. B. Aminoglykoside, Cimetidin, Heparin, Theophyllin [Bindung ionisierten Kalziums]); *Hypoproteinämie* (Abnahme des proteingebundenen Kalziums; die Konzentration des ionisierten Kalziums ändert sich hierbei kaum).
- **Symptome:**
  - *Kardial:* Hypotonie, Abnahme des Herzzeitvolumens, ektope ventrikuläre Aktivität (VES, Kammertachykardie).
  - *Neuromuskulär:* Periorale und/oder periphere Parästhesien, Hyperreflexie, Muskelspasmen, besonders sog. Karpopedalspasmen (Pfötchenstellung der Hände) und Spasmen der Kiefermuskulatur (= Trismus). Gelegentlich auch Spasmen der Atemmuskulatur (Thoraxrigidität) und der Kehlkopfmuskulatur (Laryngospasmus).

- *Zentral:* Psychische Veränderungen (gesteigerte Erregbarkeit, Verstimmung bis zur Psychose, hypokalzämisches Durchgangssyndrom), zerebrale Krampfanfälle.

➤ **Diagnostik:**
- Anamnese und körperliche Untersuchung (mögliche Befunde s. o.).
- *Labor:*
  - Kalzium, Phosphat, Kreatinin, Harnstoff und Gesamteiweiß im Serum.
  - Ggf. Hormonbestimmung im Serum: Parathormon, Kalzitriol.
- EKG.

➤ **Therapie:**
- Behandlung der zugrundeliegenden Störung.
- *Akutsubstitution – intravenös:*

  Hinweis:
  - Intravenöse Kalziumlösungen sind hyperosmolar und sollten zentralvenös oder in verdünnter Form periphervenös appliziert werden.
  - Ca^{2+} i. v. nur mit großer Vorsicht bei digitalisierten Patienten anwenden! *Cave* Zunahme der Digitalistoxizität mit Herzrhythmusstörungen.
  - Kalziumglukonat 10% 10 – 30 ml langsam i. v. bzw. als Kurzinfusion, weitere Dosierung nach Kontrolle der Serum-Konzentration.
  - Meist ist eine Erhaltungsinfusion notwendig, z. B. 1 – 2 mg Ca^{2+}/kg KG/h i. v. für mindestens 6 Stunden (10 ml Kalziumglukonat 10% enthalten 90 mg Ca^{2+} bzw. 2,3 mmol Ca^{2+}).
- *Orale Substitution:* Kalzium-Brausetabletten 0,5 bis max. 4 g/d (Kalziumglukonattabletten enthalten 0,5 mg Kalzium pro Tablette).

Hyperkalzämie (Serum-Gesamt-Ca^{2+} > 3 mmol/l)

➤ **Definition:** Gesamt-Kalzium-Konzentration > 3 mmol/l, freies Kalzium > 1,5 mmol/ l.

➤ **Ursachen:**
- *Endokrin:*
  - Hyperparathyreoidismus.
  - Hyperkalzämie nach Nierentransplantation (durch langjährigen sekundären Hyperparathyreoidismus kann es zur Hyperplasie der Nebenschilddrüsen mit erhöhter Basalsekretion kommen, die dann bei Wiederaufnahme der Nierenfunktion zur Hyperkalzämie führt).
  - M. Addison.
- *Verminderte renale Kalziumausscheidung:* Medikamente, z. B. Thiazide, Lithium, Östrogen, Vitamin A.
- Vermehrte Kalzium-Zufuhr.
- *Gesteigerter Knochenmetabolismus:* Maligne Tumoren (häufig: Mamma-Ca, Bronchial-Ca, Nieren-Ca, Schilddrüsen-Ca), Plasmozytom.

➤ **Symptomatik:**
- *Gastrointestinal:* Übelkeit, Erbrechen, Verstopfung, Ileus, Pankreatitis.
- *Renal:* Polyurie.
- *Kardiovaskulär:* Hypovolämie, Hypotonie, Tachykardie, Herzrhythmusstörungen.
- *Zerebral:* Verwirrtheit/Desorientiertheit, Somnolenz bis hin zum Koma.

- **Komplikationen:**
  - Maligne Herzrhythmusstörungen bis zu Kammerflimmern und Asystolie.
  - Hyperkalzämische Nephropathie durch Kalziumablagerungen in den Nierentubuli.
  - Koma.
- **Diagnostik:**
  - Anamnese und körperliche Untersuchung (mögliche Befunde s. o.).
  - *Labor:*
    - Serum: Kalzium, Phosphat, Kreatinin, Harnstoff und Gesamteiweiß im Serum.
    - (Arterielle) Blutgasanalyse, ggf. mit begleitenden Störungen des Säure-Basen-Haushalts.
    - Urin: Bestimmung der Kalzium- und Phosphatausscheidung im 24 h-Sammelurin.
    - Ggf. Parathormonbestimmung.
  - EKG.
- **Therapie:**
  - *Monitoring:* EKG-Monitoring, Blutdruck, Urinausscheidung (Dauerkatheter), zentraler Venendruck, engmaschige Kontrollen der Serum-Elektrolyte.
  - Behandlung der zugrundeliegenden Störung.
  - *Flüssigkeitssubstitution* (Ausgleich der Hypovolämie): Isotone NaCl-Lösung, u. U. sind mehrere Liter erforderlich.
  - *Förderung der renalen Kalziumausscheidung:* Furosemid 40–80 mg i. v. alle 2 Stunden.
  - *Kalzitonin* (zur Hemmung der Kalziumfreisetzung aus dem Knochen): V. a. sinnvoll bei Tumor-assoziierter Hyperkalzämie, aber auch bei anderen Formen. Effekt allerdings nicht sehr ausgeprägt. *Dosierung:* 4 IE/kg KG s. c. oder i. m. alle 12 Stunden.
  - *Hydrocortison* (Hemmung des Wachstums lymphatischer Gewebe; Verstärkung der Wirkung von Vitamin D): Besonders sinnvoll bei Plasmozytom oder Nierenversagen. *Dosierung:* 2 × 100 mg/d i. v. Wird üblicherweise mit Kalzitonin kombiniert.
  - *Hämodialyse oder Peritonealdialyse:* In schweren Fällen bzw. bei terminaler Niereninsuffizienz/Nierenversagen.

34.4 Störungen des Phosphat-Haushalts

M. Karst

Grundlagen

- **Referenzbereich für Phosphat im Serum:** 0,8 – 1,6 mmol/l mit starken Schwankungen im Tagesverlauf. (Niedrige Konzentrationen am Vormittag, hohe Konzentrationen in den frühen Morgenstunden).
- Ein direkter Zusammenhang zwischen Abweichungen der Phosphat-Serumkonzentration von den Normalwerten mit klinischer Symptomatik läßt sich meist nicht nachweisen.
- Der größte Teil des Phosphats (85%) im menschlichen Körper ist in organischen Molekülen und im Knochen enthalten. Der Rest liegt als inorganisches Phosphat vor und befindet sich vorwiegend intrazellulär, wo es im Zusammenhang mit der Glykolyse und mit der ATP-Produktion von Bedeutung ist.
- **Formen im Blut:** *1)* Freies Ion (55%; nur die ionisierte Form ist physiologisch aktiv!), *2)* Protein-gebunden (12%), *3)* Komplex-gebunden (33%).
- **Hormonelle Regulation der Phosphat-Homöostase:** Zusammen mit der von Kalzium durch Parathormon und Vitamin D. Der wesentliche Steuermechanismus ist hierbei die renale Exkretion.
- **Phosphat-Tagesbedarf** 0,5 – 0,7 mmol/kg KG/d.

Hypophosphatämie (Serum-PO_4^{3-} < 0,8 mmol/l)

- **Definition:** Phosphatkonzentration < 0,8 mmol/l im Serum.
- **Ursachen:**
  - *Verschiebung von Phosphat nach intrazellulär:*
    - Verstärkte zelluläre Glukoseaufnahme (z.B. bei Beginn einer parenteralen Ernährung mit Kohlenhydraten, vermehrte Insulinzufuhr).
    - Respiratorische Alkalose (pH ↑ → Glykolyse ↑ → **zelluläre Glukoseaufnahme** ↑).
    - Erhöhte exogene oder endogene Katecholaminspiegel (Therapie mit β-Rezeptor-Agonisten oder Adrenalin bzw. Noradrenalin).
  - *Renaler Verlust von Phosphat:* Hyperglykämie mit osmotischer Diurese, Polyurie verschiedener Ursache, Medikamente (Diuretika, Glukokortikoide, Natriumbikarbonat), Hyperparathyreoidismus.
  - *Mangelnde Phosphat-Aufnahme:* Orale Zufuhr phosphatbindender Substanzen, z.B. Aluminiumhydroxid oder Magnesiumhydroxid, gastrointestinale Erkrankungen mit gestörter Resorption.
  - *Kombinierte Mechanismen:* Diabetische Ketoazidose, Alkoholismus, Nierentransplantation, Störungen des Vitamin D-Stoffwechsels.
- **Pathophysiologie:** Geringere Verfügbarkeit von anorganischem Phosphat für die Synthese energiereicher Phosphate → Verschlechterung der zellulären Energieversorgung:
  - Abnahme der myokardialen Kontraktilität.
  - Schlechte Verformbarkeit der Erythrozyten und ggf. Hämolyse mit hämolytischer Anämie.
  - Abnahme der 2,3-Diphosphoglycerat-Konzentration in den Erythrozyten (Linksverschiebung der Sauerstoffbindungskurve des Hämoglobins mit schlechterer Sauerstoffabgabe in den Geweben; klin. Relevanz unklar).
  - Diskutiert werden auch Muskelschwäche, ggf. mit Beteiligung der Atemmuskulatur; Leberzellschäden.

- **Symptomatik:** Eine Hypophosphatämie ist klinisch meist unauffällig. Bei extremer Hypophosphatämie werden folgende Erscheinungen auf den Phosphatmangel zurückgeführt:
  - *Kardial:* Zeichen der akuten Herzinsuffizienz. Bei Patienten mit klinischen Zeichen der Herzinsuffizienz und Hypophophatämie läßt sich durch Phosphatsubstitution eine Verbesserung der Myokardfunktion erreichen.
  - *Neuromuskulär:* Rhabdomyolyse mit Muskelschmerzen und Muskelschwäche, ggf. auch Schwäche der Atemmuskulatur (weaning-Versagen), Parästhesien.
  - *Zentral:* Verwirrtheit, Halluzinationen, Bewußtseinstrübung bis zum Koma, epileptische Anfälle.
  - *Hämatologisch:* Hämolytische Anämie (s. o.).
  - *Hepatisch:* Zeichen der Leberzellschädigung (erhöhte Transaminasen).
- **Diagnostik:**
  - Anamnese, klinische Untersuchung (mögliche Befunde s. o.).
  - *Labor:*
    - Blutbild (Anämie?), LDH (Hämolyse?), Creatinkinase (Rhabdomyolyse?), GOT/GPT (Leberschädigung?), Serum-Elektrolyte (Natrium, Kalium, Chlorid, Kalzium, Magnesium).
    - Bestimmung der Phosphat-Ausscheidung im Urin (normal: 23 – 40 mmol/24 h).
- **Therapie:**
  - *Monitoring:* Engmaschige (z. B. alle 6 h) Überwachung der Phosphat-, Kalzium-, Natrium- und Kalium-Konzentration im Serum (abhängig vom zur Substitution verwendeten Phosphat-Salz).
  - Behandlung der zugrundeliegenden Störung.
  - *Parenterale Substitution:*
    - Präparate: Glycerolphosphat-Natrium-Konzentrat, Natriumphosphat, Natriumglycerophosphat, Kaliumphosphat.
    - Fehlende Symptomatik: 0,02 mmol Phosphat/kg KG/h i. v.
    - Bei klinischen Symptomen: 0,03 mmol Phosphat/kg KG/h i. v. (maximal 1 mmol Phosphat/kg KG/24 h, üblicherweise werden 40 – 80 mmol kontinuierlich über 24 h infundiert, um Spitzen der Serum-Phosphat-Konzentration zu vermeiden. *Cave:* Phosphat nicht mit Kalzium-haltigen Lösungen mischen!).

    Beachte: Bei *zu hohen Phosphat-Konzentrationen* kann es zu Kalziumphosphat-Ausfällungen im Gewebe kommen. Deshalb auch extreme Vorsicht bei Patienten mit Hyperkalzämie.
  - *Orale Substitution (Kapseln),* z. B. Reducto-spezial 4 × 2 Kps/d.

  Hinweis: Die gleichzeitige Behandlung mit Sucralfat oder Antazida behindert die Resorption von Phosphat.

Hyperphosphatämie (Serum-PO_4^{3-} > 1,7 mmol/l)

- **Definition:** Phosphatkonzentration > 1,7 mmol/l im Serum.
- **Ursachen:**
  - *Verminderte renale Elimination:* Niereninsuffizienz, Hypoparathyreoidismus, Akromegalie.
  - *Vermehrte Freisetzung aus dem Intrazellulärraum:* Zelluntergänge (z. B. Rhabdomyolyse, Tumorzerfall, Gewebsnekrosen, Hämolyse), Sepsis, Hypothermie.
  - *Vermehrte Zufuhr:* Laxanzien oder Einläufe mit hohem Phosphat-Gehalt, Überschießende Phosphat-Substitution.

34.4 Störungen des Phosphat-Haushalts

- **Pathophysiologie:** Bildung von unlöslichen Kalziumphosphatkomplexen mit Ausfällung in den Geweben und sekundärer Hypokalzämie.
- **Symptomatik:**
  - Durchfall, Übelkeit, Erbrechen, Bauchschmerzen.
  - Verwirrtheit, Somnolenz, Tetanie, zerebrale Krampfanfälle.
  - Muskelschwäche, Muskelkrämpfe.
- **Diagnostik:**
  - Anamnese und körperliche Untersuchung (mögliche Befunde s. o.).
  - Labor: Serum-Elektrolyte, Phosphat, Harnstoff, Kreatinin, Creatinkinase, LDH, Blutbild.
- **Therapie:**
  - Behandlung der zugrundeliegenden Störung (s. o.).
  - *Phosphatbinder* (oberer GI-Trakt): Aluminium-haltige Substanzen, z. B. Aluminiumhydroxid.
  - *Förderung der renalen Ausscheidung:* Infusion von NaCl 0,9 % + Furosemid.
  - *Hämodialyse* bei terminaler Niereninsuffizienz bzw. Nierenversagen.
  - *Kalziumacetat-Tabletten:* Serum-Kalzium ↑ → Phosphatkonzentration ↓ .

34.5 Störungen des Magnesium-Haushalts

O. Zuzan

Grundlagen

- **Referenzbereich (Gesamt-Magnesium):** 0,8 – 1,6 mmol/l (1,6 – 2,4 mg/dl).
- **Mg^{2+}-Bestimmung im Serum:** Üblicherweise wird *nicht* das freie Magnesium, sondern das *Gesamt-Magnesium* bestimmt.
- **Vorkommen, Formen:** Weniger als 1% des Gesamt-Magnesiums ist im Serum enthalten als *1)* freies ionisiertes Magnesium (55%), *2)* proteingebundenes Magnesium (30%), *3)* Komplex-gebundenes Magnesium (15%). Nur das ionisierte Magnesium ist physiologisch aktiv. Der große Rest ist überwiegend in Muskel- und Knochengewebe zellulär gebunden.
- **Physiologische Aufgaben:** Intrazelluläres Ion, Co-Enzym elementarer Enzymsysteme wie z. B. der Natrium-Kalium-ATPase, Produktion von cAMP, Regulation der langsamen Ca^{2+}-Kanäle, Membranpermeabilität, neurochemische Übertragung, Zellteilungsvorgänge. Magnesium gilt als physiologischer Kalziumantagonist.
- **Enger Zusammenhang zwischen Mg^{2+}- und K^+-Homöostase:** Mg^{2+}-Mangel führt zur K^+-Verarmung der Zelle und zu renalem K^+-Verlust. Bei der K^+-Substitution wiederum ist Mg^{2+} für den Eintritt des Kaliums nach intrazellulär erforderlich. Deshalb sollte ein Magnesiummangel gleichzeitig mit der Behandlung einer Hypokaliämie ausgeglichen werden.
- Die Serum-Konzentration von Magnesium wird vorwiegend durch die renale Exkretion gesteuert.

Hypomagnesiämie (Serum-Gesamt-Mg^{2+} < 0,7 mmol/l)

- **Definition:** Gesamt-Magnesium-Konzentration < 0,7 mmol/l.
- **Ursachen:**
  - *Renaler Verlust:* Nierenerkrankungen, Medikamente (Diuretika, Aminoglykoside, Amphotericin B, Ciclosporin, Digitalis, Kalzium, Äthanol, Schilddrüsenhormone), Phosphatmangel, Kaliummangel, Azidose.
  - *Gastrointestinaler Verlust:* Durchfall, Fisteln, kontinuierliche Magensaftdrainage.
  - *Mangelnde Zufuhr:* Mangelernährung, Malabsorption.
  - *Umverteilung:* Start einer Ernährung nach Hungerzustand, Erwärmungsphase nach Hypothermie, Z. n. Parathyreoidektomie, Ausfällung im Gewebe bei Pankreatitis oder Rhabdomyolyse, Therapie mit Katecholaminen oder Insulin.
  - *Alkoholismus:* Mangelernährung, vermehrte renale Ausscheidung, beim Delir (Verschiebung nach intrazellulär, respiratorische Alkalose).
- **Symptomatik:**
  - *Kardiovaskulär:* Herzrhythmusstörungen, Vasospasmen, Angina pectoris.
  - *Neuromuskulär:* Generalisierte Muskelschwäche bis hin zur Ateminsuffizienz, Muskelkrämpfe, Tetanie, Tremor.
  - *Zentral:* Depression, Apathie, Bewußtseinstrübung bis hin zum Koma, epileptische Anfälle.
  - *Gastrointestinal:* Übelkeit/Erbrechen, Schluckbeschwerden.
  - *Metabolisch:* Häufig begleitende Hypokalzämie, Hypokaliämie und Hypophosphatämie.

34.5 Störungen des Magnesium-Haushalts

➤ **Diagnostik:**
- Anamnese, körperliche Untersuchung.
- *Labor:* Magnesium, Kalzium, Kalium, Natrium, Kreatinin, Harnstoff, Glukose und Phosphat im Serum.
- EKG.
- Bestimmung der Magnesiumkonzentration im 24 h-Sammelurin (normal: 2,5 – 7,5 mmol Mg^{2+}/24 h).

➤ **Therapie:**
- Behandlung der zugrundeliegenden Störungen (s. o.).

Beachte: Magnesium-Substitution bei Niereninsuffizienz erfordert wegen der Gefahr der iatrogenen Hypermagnesiämie besondere Vorsichtsmaßnahmen: Klinische Überwachung, Überwachung des Herzrhythmus (EKG-Monitoring), engmaschige Kontrolle der Serum-Mg^{2+}-Konzentration.

- *Parenterale Substitution:*
  - *Substanz:* Üblicherweise Magnesiumsulfat. 1 g Magnesiumsulfat enthält 4 mmol Mg^{2+}. Verfügbar sind 20%ige (200 mg/ml bzw. 0,8 mmol/ml) und 50%ige (500 mg/ml bzw. 2 mmol/ml) Lösungen. Aufgrund ihrer hohen Osmolalität muß die 50%ige Lösung für eine periphervenöse Injektion verdünnt werden.
  - *Dosierung:* 1 – 2 mmol Mg^{2+}/kg KG/24 h i. v., maximal 50 – 100 mmol/24 h. (Beispiel 70 kg: Bei 20%iger Lösung ca. 90 ml; bei 50%iger Lösung ca. 35 ml).
- *Orale Substitution* (erhaltene enterale Resorption, milde Hypomagnesiämie): Üblicherweise 20 – 50 mmol Mg^{2+}/d p. o. Mögliche Nebenwirkung: Diarrhö.

Hinweis: Eine begleitende Hypophosphatämie ist häufig kausal mit für die Hypomagnesiämie verantwortlich (renale Magnesiumausscheidung ↑) und sollte deshalb auch behandelt werden (s. S. 438).

Hypermagnesiämie (Serum-Gesamt-Mg^{2+} > 2 mmol/l)

➤ **Definition:** Gesamt-Magnesium-Konzentration > 2 mmol/l im Serum.

➤ **Ursachen:**
- Niereninsuffizienz bei vermehrter Magnesiumzufuhr (z. B. magnesiumhaltige Antazida).
- Diabetische Ketoazidose, Nebenniereninsuffizienz, Hyperparathyreoidismus, Lithiumintoxikation, hochdosierte Magnesiumtherapie (z. B. bei Eklampsie).

➤ **Symptomatik:**
- Motorische Schwäche bis hin zur schlaffen Lähmung, Hypo- bis Areflexie, in schweren Fällen bis hin zur respiratorischen Insuffizienz durch Schwäche der Atemmuskulatur.
- Müdigkeit, Somnolenz bis hin zum Koma.
- Hypotonie, Verlängerung der PQ-Zeit, AV-Überleitungsstörungen, Verbreiterung des QRS-Komplexes, Herzstillstand.
- Sekundär kann eine Hypokalzämie auftreten (Suppression der Nebenschilddrüsenfunktion); mögliche klinische Symptomatik s. S. 433, 435.

➤ **Diagnostik:**
- Anamnese, körperliche Untersuchung (mögliche Befunde s. o.).
- Labor: Magnesium, Kalzium, Natrium, Kalium, Kreatinin und Harnstoff im Serum.
- EKG.

- **Therapie:**
  - Stopp der Magnesiumzufuhr.
  - *Notfallmaßnahme in bedrohlichen Situationen:* Kalziumglukonat 10% 1 g (= 10 ml) i. v. über 2 – 3 min. Kalziumglukonat kann einige der kardialen Magnesiumwirkungen antagonisieren.
  - *Bei respiratorischer Insuffizienz:* Endotracheale Intubation (s. S. 58) und kontrollierte Beatmung (s. S. 154).
  - *Elimination des Magnesiums:*
    - In schweren Fällen bzw. bei Niereninsuffizienz: Hämodialyse mit Magnesium-freiem Dialysat.
    - Bei weitgehend erhaltener Nierenfunktion: Forcierte Diurese durch großzügige Volumensubstitution (Vollelektrolytlösung, NaCl 0,9%) und Gabe von Furosemid.

34.6 Säure-Basen-Haushalt: Grundlagen

M. Karst

Referenzbereiche im arteriellen Blut

- pH 7,36 – 7,44.
- p_aCO_2 36 – 44 mmHg.
- Bikarbonat (HCO_3^-) 22 – 26 mmol/l.
- Base excess (BE) 0 ± 2 mmol/l (vgl. S. 45).

Regulationsmechanismen

- Puffersysteme: Bikarbonat, Plasmaproteine, Phosphat, Hämoglobin.
- Ventilation: Abatmung von CO_2.
- Renale Ausscheidung von H^+ und Rückresorption von Bikarbonat.

Hinweis: Größte klinische Bedeutung hat das CO_2-HCO_3^--System.

Differenzierung möglicher Störungen

- **Primär metabolisch:** Gleichsinnige Veränderung von pH und pCO_2.
- **Primär respiratorisch:** Gegensätzliche Veränderung von pH und pCO_2.
  Hinweis: Respiratorische Störungen werden ***metabolisch*** kompensiert; metabolische Störungen werden *respiratorisch* kompensiert. pCO_2 und Bikarbonat sind bei einfachen Störungen durch Kompensationsmechanismen gleichsinnig verändert. Starke Abweichungen der Bikarbonat-Konzentration (< 15 mmol/l oder > 40 mmol/l) deuten auf eine primär metabolische Störung hin.

Anionenlücke

- **Definition:** Die Anionenlücke beschreibt die Differenz zwischen der Konzentration der nicht routinemäßig gemessenen Anionen (UA^- = unbekannte Anionen = alle Plasmaanionen außer Cl^- und HCO_3^-) und der Konzentration der nicht routinemäßig gemessenen Kationen (UK^+ = unbekannte Kationen = alle Plasmakationen außer Na^+). Aus Gründen der Elektroneutralität muß die Konzentration aller Plasmaanionen gleich der Konzentration aller Plasmakationen sein: $[Na^+] + [UK^+] = [Cl^-] + [HCO_3^-] + [UA^-]$ bzw. *Anionenlücke* $= [UA^-] - [UK^+] = [Na^+] - ([Cl^-] + [HCO_3^-])$.
- **Normwert:** 8 – 12 mmol/l.
- **Ziel:** Weitere Differenzierung metabolischer Störungen. (Anionenlücke ↑ = erhöhte Konzentration nicht routinemäßig bestimmter Anionen, z. B. durch vermehrten Anfall von Säuren. Bei vermehrtem Anfall von HCl oder H_2CO_3 allerdings ändert sich die Anionenlücke nicht wesentlich).
- **Blutgasanalytik:** Technische Aspekte s. S. 45; die BGA-Veränderungen bei den vier Hauptstörungen sind als Übersicht in Tab. 90 zusammengestellt.

Tabelle 90 BGA-Veränderungen bei den vier Hauptstörungen des Säure-Basen-Haushalts

	BE	pH	p_aCO_2
metabolische Azidose (s. S. 445)	↓	↔ bis ↓	↔ bis ↓
respiratorische Azidose (s. S. 446)	↔ bis ↑	↔ bis ↓	↑
metabolische Alkalose (s. S. 447)	↑	↔ bis ↑	↔ bis ↑
respiratorische Alkalose (s. S. 448)	↔ bis ↓	↔ bis ↑	↓

↔ = unverändert; ↑ = Anstieg; ↓ = Abnahme

34.7 Säure-Basen-Haushalt: Azidose

M. Karst

Pathophysiologie, klinische Folgen

- **Kardiovaskulär:**
  - Einerseits Zunahme des Sympathikotonus mit Freisetzung von Katecholaminen, andererseits verminderte Ansprechbarkeit des Myokards und der Gefäßmuskulatur auf endogene oder exogene Katecholamine.
  - Abnahme der myokardialen Kontraktilität.
  - Arterioläre Vasodilatation, venöse Vasokonstriktion.
  - Zunahme des pulmonalvaskulären Widerstands.
  - Abnahme von Herzzeitvolumen, arteriellem Blutdruck, hepatischem und renalem Blutfluß.
  - Herzrhythmusstörungen (Reentry-Tachykardien), Abnahme der Flimmerschwelle.
- **Respiratorisch:** Hyperventilation, verminderte Kraft und schnellere Ermüdbarkeit der Atemmuskulatur, Dyspnoe.
- **Metabolisch:**
  - Hyperkaliämie durch Kaliumverschiebung aus dem Intrazellulärraum in den Extrazellulärraum.
  - Erhöhter Bedarf an energiereichen Substraten (durch Zunahme der sympathiko-adrenergen Aktivität).
  - Veränderungen des Glukosestoffwechsels: Insulinresistenz mit verminderter zellulärer Glukoseaufnahme, Hemmung der Glykolyse (verminderte Aktivität der Glc-6-Phosphokinase) → verminderte ATP-Synthese → schlechtere Versorgung der Gewebe mit energiereichen Substraten.
  - Katabolie mit verstärktem Abbau von Proteinen.
- **Zerebral:** Veränderungen des Hirnmetabolismus, Zunahme des Hirnvolumens mit Erhöhung des intrakraniellen Drucks → Verwirrtheit, Bewußtseinsstörungen, Koma.

Metabolische Azidose

- **Symptome:** Kompensatorisch vertiefte Atmung (Kussmaul-Atmung; s. S. 2, 410), Bewußtseinsstörungen, Herzrhythmusstörungen.
- **Diagnostik:**
  - *Arterielle BGA:* Bikarbonat ↓, kompensatorisch auch pCO_2 ↓; pH entweder ↓ (dekompensiert) oder normal (kompensiert).
  - Elektrolyte, Berechnung der Anionenlücke (S. 444) → Analyse s. Tab. 91.
- **Therapie:**
  - Kausale Therapie der zugrundeliegenden Störungen (s. Tab. 91).
  - ***Natriumbikarbonat i. v.*** (Voraussetzung: Intakte Atmung). Berechnung des $NaHCO_3$-Bedarfs: *$NaHCO_3$ (mmol) = negativer BE × 0,3 × kg KG.* Hiervon zunächst die Hälfte infundieren, danach erneute BGA-Kontrolle. Weitere Infusion je nach Effekt der ersten Dosis.

34.7 Säure-Basen-Haushalt: Azidose

Tabelle 91 Befunde und Ursachen bei metabolischer Azidose

Befund	**möglicher Pathomechanismus**	**Ursachen**
normale Anionenlücke (Serumchlorid ↑)	Subtraktionsazidose	– enteraler Bikarbonatverlust (Diarrhö, Mainz-Pouch u. a.) – renaler Bikarbonatverlust (proximal tubuläre Azidose, Therapie mit Carboanhydrasehemmern)
vergrößerte Anionenlücke (Serumchlorid normal)	Additionsazidose	– endogene Säurebildung (Ketoazidose, Laktatazidose, Urämie) – exogene Säurezufuhr (z. B. Intoxikation mit Salizylaten)
	Retentionsazidose	– Niereninsuffizienz – distale tubuläre Azidose mit verminderter Ausscheidung von H^+-Ionen

Respiratorische Azidose

- **Pathomechanismus:** Respiratorische Insuffizienz mit Hyperkapnie entweder durch Hypoventilation(Koma, Atemdepression, neuromuskuläre Erkrankungen) oder durch eine Lungenerkrankung mit ausgeprägter Gasaustauschstörung.
- **Symptome:** *a)* Hypoventilation, Koma; *b)* Zeichen einer schweren Lungenerkrankung.
- **Diagnostik** *(arterielle BGA):* p_aCO_2 ↑, kompensatorisch häufig auch Bikarbonatkonzentration ↑; pH entweder ↓ (dekompensiert) oder normal (kompensiert); p_aO_2 ↓.
- **Therapie:**
  - Verbesserung der Ventilation bzw. kontrollierte Beatmung.
  - Behandlung der zugrundeliegenden Störung.

  Beachte: Bei längerdauernder respiratorischer Azidose setzen metabolische Kompensationsmechanismen ein. Eine rasche Normalisierung des Kohlendioxidpartialdrucks durch Beatmung führt hierbei leicht zu einer Alkalose mit möglicherweise ernsten Konsequenzen.
  - *Wenn kompensatorisch Bikarbonatkonzentration* ↑*:* Zufuhr von Chlorid (z.B. Kaliumchlorid) zur Förderung der renalen Elimination von Bikarbonat. Ggf. zusätzlich Acetazolamid 1–2 × 250–375 mg/d i. v.

34.8 Säure-Basen-Haushalt: Alkalose

M. Karst

Pathophysiologie, klinische Folgen

- **Kardiovaskulär:** Arterioläre Vasokonstriktion, Abnahme des koronaren Blutflusses, ggf. mit klinisch manifester Koronarischämie (Angina pectoris), supraventrikuläre und ventrikuläre Herzrhythmusstörungen.
- **Respiratorisch:** Hypoventilation mit Hyperkapnie und Hypoxämie.
- **Metabolisch:**
  - Stimulation der anaeroben Glykolyse und der Produktion organischer Säuren.
  - Verminderung des Anteils des ionisierten Kalziums im Plasma → Tetanie.
  - Hypokaliämie durch Verschiebung von K^+ von extrazellulär nach intrazellulär (s. S. 432).
  - Hypomagnesiämie (s. S. 441) und Hypophosphatämie (s. S. 438).
  - Linksverschiebung der Sauerstoffbindungskurve des Hämoglobins → Verschlechterte Sauerstoffabgabe im Gewebe (vgl. S. 44, 45).
- **Zerebral:** Abnahme des zerebralen Blutflusses, zerebrale Krampfanfälle, Delir, Bewußtseinstrübung.

Metabolische (hypochlorämische) Alkalose

- **Pathomechanismen:**
  - *Additionsalkalose:* Alkalose durch vermehrte Bikarbonatzufuhr.
  - *Subtraktionsalkalose:*
    - Verlust von saurem Magensaft (Erbrechen, Magensonde).
    - Diuretikatherapie mit Hypokaliämie (bei Hypokaliämie werden vermehrt H^+-Ionen renal ausgeschieden).
    - Mineralkortikoidexzeß (Mineralkortikoide stimulieren die Sekretion von K^+- und H^+-Ionen im distalen Tubulus der Niere).
    - Verlust von schwachen Säuren (Hypoproteinämie).

  Beachte: Die metabolische hypochlorämische Alkalose ist die häufigste Säure-Basen-Störung beim Intensivpatienten, bedingt durch eine Reihe von häufigen Maßnahmen wie beispielsweise:
    - Diuretikatherapie mit Verlust von Clorid- und Kaliumionen.
    - Drainage von Magensaft mit Verlust von HCl.
    - Verlust von Proteinen (Operationen, Flüssigkeitsansammlungen im dritten Raum).
    - Zufuhr von natriumreichen, chloridarmen Lösungen wie Natriumbikarbonat, Antibiotika (häufig Natriumsalze) oder Blutprodukten mit Natriumzitrat.
- **Symptome:** Ggf. verminderte Atmung als Kompensationsversuch, ggf. kardiale Symptomatik mit Extrasystolen, ggf. Tetanie.
- **Diagnostik:**
  - *Arterielle BGA:* Bikarbonatkonzentration ↑, p_aCO_2 kompensatorisch ↑, pH entweder ↑ (dekompensiert) oder normal (kompensiert).
  - *Chloridausscheidung im 24 h-Urin:*
    - $<$ 10 mmol/l: Chloridsensible Form (Magensaftverluste) → Behandlung durch Infusion physiologischer NaCl-Lösung möglich.
    - $>$ 10 mmol/l: Chloridresistente Form (Mineralokortikoidexzeß) → Behandlung s. u.

34.8 Säure-Basen-Haushalt: Alkalose

➤ **Therapie:**
- Therapie der zugrundeliegenden Störung (s. o.).

Hinweis: Zufuhr von Bikarbonat und Vorstufen (Laktat, Zitrat, Azetat) vermeiden!
- *Bei chloridsensiblen Formen:* Infusion von NaCl 0,9% (der Volumeneffekt ist bei der häufig bestehenden Hypovolämie sinnvoll), bei Kaliummangel KCl zusetzen.
- *Bei chloridresistenten Formen:* Azetazolamin 1 – 2 × 250 – 375 mg/d i. v. zur Förderung der renalen Bikarbonatausscheidung. *Nebenwirkung:* Zunahme der renalen Kalium- und Phosphatausscheidung.
- *Bei schweren Entgleisungen:* Infusion von L-Arginin-Hydrochloridlösung (Bedarf in mmol = BE × 0,3 × kg KG). Erstes Ziel ist die Senkung des pH unter 7,55. Die Infusion muß über einen *zentralen Venenkatheter* erfolgen!
- *Bei Patienten mit Herzinsuffizienz und/oder Niereninsuffizienz* ist der Einsatz eines extrakorporalen Nierenersatzverfahrens (Hämodialyse, Hämofiltration; s. S. 222) empfehlenswert.

Beachte: Kompensatorisch kommt es bei einer metabolischen Alkalose zu Hypoventilation mit Anstieg des p_aCO_2. Als Faustregel führt eine Zunahme des BE um 1 mmol/l zu einem Anstieg des p_aCO_2 um 1 mmHg. So treten bei einem BE von + 10 bis + 15 p_aCO_2-Werte von über 50 mmHg auf. In dieser Situation kann die Entwöhnung des Patienten vom Respirator (weaning) scheitern.

Respiratorische Alkalose

➤ **Pathomechanismen:**
- Psychogene Hyperventilation.
- Kompensatorische Hyperventilation bei Hypoxie (Lungenerkrankungen, Aufenthalt in großer Höhe).
- Zerebrale Störungen mit Hyperventilation.

➤ **Symptome:**
- Ggf. Hyperventilationstetanie mit Muskelzittern und Parästhesien.
- Ggf. Minderung der zerebralen Durchblutung mit Reizbarkeit und Bewußtseinsstörungen.

➤ **Diagnostik** (arterielle BGA): p_aCO_2 ↓, Bikarbonat ↓, pH entweder ↑ (dekompensiert) oder normal (kompensiert).

➤ **Therapie:**
- Behandlung der zugrundeliegenden Störung (s. o.).

Hinweis: Außer bei der psychogenen Hyperventilation ist in den meisten Fällen einer respiratorischen Alkalose keine Therapie notwendig, da sie nicht lebensbedrohlich ist und nur wenige oder keine Symptome zeigt.
- *Bei psychogener Hyperventilation:* Beruhigung, ggf. medikamentöse Sedierung, CO_2-Rückatmung.
- *Bei Hypoxie:* Erhöhung der inspiratorischen Sauerstoffkonzentration, Behandlung der zugrundeliegenden Störung.

Pseudorespiratorische Alkalose

➤ **Pathomechanismus:** Myokardiales Pumpversagen oder Reanimation mit verminderter Lungenperfusion bei erhaltener alveolärer Ventilation → reduzierte CO_2-Elimination über die Lungen → Hyperkapnie im gemischtvenösen Blut bei systemarterieller Normo- oder Hypokapnie.

- **Symptome:** Zeichen des kardialen Pumpversagens bzw. während einer kardiopulmonalen Reanimation auftretend.
- **Diagnostik:**
  - *Blutgasanalyse:* Gemischtvenös + arteriell (s. Tab. 92).
  - *Beachte:* Um bei einem Patienten mit kardialem Pumpversagen eine pseudorespiratorische Alkalose erkennen zu können, ist eine Blutgasanalyse aus gemischtvenösem Blut (Pulmonalarterienkatheter) oder ersatzweise aus zentralvenösem Blut notwendig.
- **Therapie:** Therapie der zugrundeliegenden Störung.

Tabelle 92 Blutgasanalyse bei pseudorespiratorischer Alkalose

	BGA gemischtvenös	BGA arteriell
pCO_2	↑	n oder ↓
pH	↓	leicht ↓ bis ↑

n = normal; ↑ = erhöht; ↓ = vermindert

Gemischte Alkalose

- **Definition:** Gemischte metabolisch-respiratorische Alkalose.
- **Pathomechanismus:** Eine besonders ausgeprägte Alkalose tritt bei Patienten mit vorbestehender respiratorischer Alkalose auf, bei denen es zusätzlich *1)* zu einem Verlust saurer Valenzen oder *2)* zur Akkumulation von Bikarbonat kommt. Häufig sind dies entweder
  - *Patienten mit chronischen Lebererkrankungen und primärer Hypokapnie,* bei denen es durch Erbrechen, Magensaftdrainage, Diuretika, Hypokaliämie oder Zufuhr alkalischer Valenzen zusätzlich zu einer metabolischen Alkalose kommt.
  - *Patienten mit terminaler Niereninsuffizienz und primärer Hypokapnie,* bei denen es im Rahmen von Nierenersatzverfahren zur Zufuhr von Bikarbonat kommt.
- **Diagnostik** (arterielle BGA): pH ↑↑, p_aCO_2 ↓, HCO_3^- ↑, positiver Base excess.
- **Therapie:**
  - Verlust saurer Valenzen reduzieren.
    Reduktion des Bikarbonatgehalts der Dialyseflüssigkeit.
  - Ggf. zusätzlich Infusion von L-Arginin-Hydrochloridlösung (s. S. 448).

35.1 Dysphagie

T. H. Schürmeyer

Grundlagen

- **Definition:** Gestörter Transport von festen oder flüssigen Nahrungsmitteln durch die Speiseröhre (Passagezeit > 15 sek). Oropharyngeale Dysphagie. = v. a. flüssige Speisen; Ösophageale Dysphagie = v. a. feste Speisen betroffen.
- **Ursachen:**
  - *Neuromuskuläre Störung:*
    - Oropharyngeal: Myasthenia gravis, Amyotrophe Lateralsklerose, Multiple Sklerose, Poliomyelitis, Bulbärparalyse, Hirntumor, Hirnnervenschädigung (N. facialis, N. hypoglossus, N. glossopharyngeus, N. vagus, N. accessorius).
    - Ösophageal: Achalasie (Kontraktion des unteren Ösophagus-Sphinkters), Ösophagus-Spasmus, Kollagenose, Amyloidose, Polyneuropathie (z. B. bei Diabetes mellitus).
  - *Mechanische Störung:*
    - Oropharyngeal: Makroglossie bei Akromegalie oder Myxödem, Xerostomie, Struma, Halstumor, zervikale Lymphknotenschwellung oder HWS-Osteophyten, Zenker-Divertikel.
    - Ösophageal: Ösophagus-Tumor, mediastinaler Tumor, entzündliche Stenose (z. B. duch KCl, Alendronat, Tetracycline, Eisenpräparate, ca. 10% der Patienten mit Refluxkrankheit), Divertikel (epiphrenisch, ösophageal), Z. n. Fundoplicatio, Ring-Membran (Schatzki-Ring an der Zylinderepithel-Plattenepithel-Grenze), Aortenaneurysma, massive Kardiomegalie, atypischer Verlauf der A. subclavia dextra („Dysphagia lusoria"), Fremdkörper („Steakhouse-Syndrom").

Klinik

- **Schluckstörungen** (evtl. Besserung beim Strecken des Oberkörpers bei Achalasie):
  - *Grad I:* Dysphagie bei festen Speisen.
  - *Grad II:* Nur pürierte Kost möglich.
  - *Grad III:* Nur flüssige Kost möglich.
  - *Grad IV:* Dysphagie bei flüssiger Kost.
- **Regurgitationen** (nachts, nach Bauchpresse, Bücken oder im Liegen), Aspiration.
- **Retrosternale Schmerzen** (bei Ösophagus-Spasmus), Sodbrennen (bei Reflux).
- **Tylosis** (Hyperkeratosis palmaris et plantaris) bei Ösophagus-Karzinom.

Diagnostik

- **Anamnese.**
- **Inspektion** des Mund- und Rachenraumes, Ösophago-Gastroskopie (suspekte Areale? – ggf. Biopsie).
- **Röntgen:** HWS, Thorax, CT-Hals (ggf. mit Ösophagus-Breischluck → Durchleuchtung, während der Patient Barium-Brei trinkt oder Barium-getränktes Brot schluckt [*cave:* Aspiration]).
- **Endosonographie** (intra-/extramurale RF?), Ösophagus-Manometrie (Motilitätsstörung?), pH-Metrie (Reflux?).
- **Labor:** Abhängig vom Lokalbefund.

Differentialdiagnosen

- Odynophagie: Hypersensitiver Ösophagus z. B. nach Ösophagitis.
- Pseudodysphagie: Globusgefühl und psychogene Schluckstörung.

Therapie und Prognose

- **Therapie:**
  - *Beseitigung der Ursachen:* z. B. Fremdkörperentfernung, Reflux-Behandlung, lokale Soorbehandlung mit Amphotericin B (Ampho-Moronal 4 × 1 ml/d), Bougierung oder Dilatation von Stenosen (ggf. Stent-Implantation), Operation von Divertikeln oder Tumoren.
  - *Bei Ösophagus-Spasmus* Therapieversuch mit 10 mg Nifedipin s.l.
  - *Bei nicht zu beseitigender Passagestörung* und rezidivierender Aspiration evtl. symptomatische PEG-Anlage.
- **Prognose:** Abhängig von der Ursache der Dysphagie.

35.2 Übelkeit und Erbrechen

T. H. Schürmeyer

Grundlagen

- **Definition:** Reflexartige abdominelle Muskelkontraktion mit Verschluß von Pylorus, Nasopharynx und Glottis und Relaxation von Cardia und Fundus ventriculi.
- **Pathophysiologie:** Reizschwellen-Überschreitung des Brechzentrums in der Formatio reticularis der Medulla oblongata, Reflex über N. phrenicus, N. vagus und Spinalnerven.
- **Ursachen:**
  - *Gastroenterologische Erkrankung:* Akutes Abdomen (s. S. 468), gastrointestinale Infektion, Ulkusleiden, Magenausgangstenose, gastrointestinale Blutung (s. S. 474), Pankreatitis (S. 480), Frühdumping-Syndrom.
  - *Schwere allgemeine Grunderkrankung:* Schock z.B bei Myokardinfarkt (S. 312), starker Schmerz z. B. bei Kolik, Tumorerkrankung, Urämie.
  - *Neurologische Erkrankungen:* Hirndruck-Erhöhung (S. 505), Hirntumor, Migräne, meningeale Reizung, Blutdruckkrise (S. 370), Gastroparese bei Polyneuropathie.
  - *Augen- o. Ohren-Erkrankung:* Glaukom, M. Menière, Neuritis vestibularis, Seekrankheit.
  - *Endokrine oder Stoffwechsel-Störung:* Hyperemesis gravidarum, Hyperthyreose (S. 414), Hyperkalzämie (S. 436), M. Addison (S. 420), Laktat-Azidose (S. 412), Ketoazidose (S. 410), Porphyrie.
  - *Intoxikation:* Verdorbene Nahrungsmittel, Drogen (z. B. Alkohol), Medikamente (Apomorphin, Digitalis, Zytostatika, Antibiotika, Opiate, NSAR).
  - *Psychiatrische Erkrankung:* Bulimie, selbstinduziertes Erbrechen.
  - *Emotionale Reaktion:* Geruch, Schmerz, erlernte Reaktion (z. B. bei Chemotherapie).

Differentialdiagnostisch wichtige Begleit-Symptome

- Für differentialdiagnostisch wichtige Begleit-Symptome s. Tab. 93.

Tabelle 93 Differentialdiagnostisch wichtige Begleit-Symptome und Befunde bei Übelkeit und Erbrechen

Begleitsymptomatik	Beispiele für mögliche Ursachen
relatives Wohlbefinden	Schwangerschaft, Bulimie, Achalasie, Ösophagus-Divertikel
Schock	akutes Abdomen, GI-Blutung, Addison-Krise (S. 420), Myokardinfarkt (S. 334)
Bradykardie	Digitalis-Intoxikation (S. 627), Hirndruckerhöhung (S. 505), Vagusreflex
Pupillen: – *Miosis*	Opiate
– *Mydriasis*	Glaukom, Schock
– *Anisokorie*	ZNS-Erkrankung

Tabelle 93 Fortsetzung

Begleitsymptomatik	Beispiele für mögliche Ursachen
Schmerz	Ulkus, Steinleiden, akutes Abdomen, Myokardinfarkt (S. 334), Peritonismus
Darmgeräusche	bei Gastroenteritis ↑, bei akutem Abdomen ↓
Gewichtsabnahme	Tumorleiden, Anorexie, Bulimie
Abhängigkeit von der Nahrungszufuhr - *nüchtern*	Ulkusleiden, alkoholtoxische Gastritis, Hyperemesis gravidarum
– *postprandial*	Gastroenteritis, Nahrungsmittel-Intoxikation, Magenausgangsstenose, Bulimie, Angina abdominalis, Syndrom der zuführenden Schlinge
Kopfschmerzen	Glaukom, Hirndruckerhöhung (S. 505), Migräne

Diagnostik

- **Anamnese, Inspektion des Erbrochenen** (z.B. *unverdaute Nahrung* → Ösophagusobstruktion, Kardiakarzinom, Divertikel; *fäkulenter Geruch* → Miserere, Dickdarmobstruktion).
- **EKG:** Ausschluß Myokardinfarkt (s. S. 341) und Herzrhythmusstörungen.
- **Röntgen:** Abdomen (stehend oder in Linksseitenlage) + Thorax p.a.: Bei Verdacht auf Ileus, Perforation, Boerhaave-Syndrom (Ösophagus-Ruptur) → freie Luft, Pleuraerguß?
- **Sonographie des Abdomen:** Ileus (S. 459), freie Flüssigkeit, Tumor, Steinleiden, Volumenmangel (kollabierte V. cava), Cholestase, Pankreatitis, Harnaufstau.
- **Labor:** BB, Gerinnung, Laktat, BZ, Kreatinin, CK, Elektrolyte, Lipase, Blutgasanalyse; evtl. Digoxin-/Digitoxin-Spiegel, Urinstatus, Toxikologie, Porphyrine, TSH.
- **Ösophago-Gastro-Duodenoskopie:** Ulkus, Ösophagitis, Erosionen, Tumor.

Komplikationen

- Elektrolytentgleisung, Exsikkose, metabolische Alkalose (s. S. 447).
- Aspiration (s. S. 390).
- Ösophagus-Ruptur (Boerhaave-Syndrom): Operation, Pleuradrainage.
- Hämatemesis (s. S. 474).

Differentialdiagnosen

- Anorexie: Appetitverlust (Störung der hypothalamischen Regulation).
- Nausea (Übelkeit): Stimulation des Brechzentrums unterhalb der Brechschwelle.
- Dysphagie (vgl. auch S. 450), Rumination (Wiederkäuen) bei neurotischen Störungen.

35.2 Übelkeit und Erbrechen

Therapie

- **Behandlung der Grunderkrankung,** evtl. Magensonde (z. B. bei Magenausgangsstenose), evtl. Nahrungskarenz und parenterale Elektrolyt- und Flüssigkeits-Substitution (s. S. 180 ff., 424 ff.).
- **Besonders bei gastroenterologischen Ursachen** – *Metoclopramid* (z. B. Paspertin; s. S. 694): *Dosierung:* Akut 1 Amp. à 10 mg (2 ml) i. v. (hochdosiert 50 – 100 mg langsam i. v.), dann Perfusor mit 250 mg über 8 – 24 h i. v. *NW:* Dyskinesien, gastrointestinale Hyperkinesie, Galaktorrhoe. *Antidot:* 1 Amp. Biperidin (Akineton) i. v., 1 Amp. Butylscopolamin (Buscopan) i. v. *Alternativ* Domperidon (z. B. Motilium) 30 – 120 mg/d p. o.
- **Besonders bei zentralen Ursachen** – *Triflupromazin* (z. B. Psyquil; Neuroleptikum, Sympathikolytikum, Anticholinergikum u -histaminikum). *Dosierung:* Akut 1 Amp. à 10 mg langsam i. v. *Pharmakologie:* HWZ ca. 6 h. *NW:* Trockener Mund, Harnverhalt, Dyskinesien, AV-Block, Sedierung. *Alternativ:* Haloperidol (s. S. 682), Droperidol (s. S. 672).
- **Besonders bei Zytostase + Radiatio:**
  - *Ondansetron* (z. B. Zofran; Serotonin-Antagonist). *Dosierung:* Akut 1 Amp. à 4 mg i. v. *oder* 1 Tbl. à 4 mg p. o. (maximal 24 mg/d). *Pharmakologie:* HWZ ca. 4 h, Ausscheidung nach hepatischer Konjugation. *NW:* Sedierung, Kopfschmerzen, Obstipation, Flush.
  - *Alizaprid* (z. B. Vergentan; Dopamin-Antagonist). *Dosierung:* Akut 1 – 2 Amp. i. v.; bis zu 6 Tabl./d p. o.
- **Besonders bei Kinetosen** – *Anticholinergica, Antihistaminika,* z. B. Scopolamin (z. B. Scopoderm TTS; Blockade afferenter Impulse des Vestibular-Apparats) *oder* Dimenhydrinat (z. B. Vomex A) 1 – 2 Amp./Supp. oder Tabletten.

Prognose

- Abhängig von Grunderkrankung.

35.3 Ösophagus-Verätzung

T. H. Schürmeyer

Grundlagen

- **Definition:** Durch Laugen oder Säuren hervorgerufene Nekrosen v. a. im Bereich der Speiseröhrenengen (Ösophagus-Mund, Aortenbogen/Trachealbifurkation-Höhe, Zwerchfelldurchtritt → „*S A T Z*").
- **Epidemiologie:** Laugenverletzungen mit NaOH/KOH (geschmacklos!) machen 2% der Intoxikation aus (meist Kleinkinder), selten Säurenverletzungen.
- **Ursachen:** Unfall bes. bei Kleinkindern (z. B. bunte Behälter mit Haushaltsreinigern, Laugen, Säuren); Suizidversuche mit Säuren.
- **Pathophysiologie:** Akut Schleimhaut-Nekrose, Gewebskolliquation. Nach 2–3 Tagen lokale Thrombosen, Maximum der Gewebsschädigung, evtl. Perforation mit Mediastinitis. Nach 7 Tagen Granulation, Reepithelialisierung, Kollagenbildung. Nach 3 Wochen Beginn von Striktur, Kontraktur und Stenosierung.

Klinik und Befunde

- Bei Verätzungen glasige Schwellung (Kolliquationsnekrosen) von Haut und Schleimhäuten (oft nicht im Mund), Bluterbrechen, hämorrhagischer Schock, akutes Abdomen; evtl. Stridor und Atemnot bei Larynx-Schwellung.
- **Komplikationen** (im Stadium III bei ca 70% der Patienten): Schock, Ösophagusperforation, Mediastinitis, Magenruptur, Larynxödem, tracheo- oder aortoösophageale Fisteln.

Diagnostik

- **Röntgen** (evtl. mit wasserlöslichem Kontrastmittel, z. B. Gastrografin): Thorax p.a. und seitlich, Abdomen (freie subphrenische oder mediastinale Luft?).
- **Ösophago-Gastro-Duodenoskopie** (unerläßlich in den ersten 24 Stunden zur Stadieneinteilung [nach Zargar]):
  - *Stadium I:* Erythem, fokales Ödem.
  - *Stadium II:* Ulzerationen (*a.* oberflächlich; *b.* tief), leichte Blutungen.
  - *Stadium III:* Nekrosen (*a.* kleine Areale; *b.* ganze Zirkumferenz), größere Blutungen.
  - → *Kontroll-Ösophago-Gastro-Duodenoskopie:*
    - Nach ca. 3 Tagen: Entscheidung über eventuelle Frühbougierung.
    - Nach ca. 3 Wochen: Striktur-Bildung? Immer vor Manometrie!
- HNO-Konsil, Laryngoskopie (Begleitverletzungen?)
- Ösophagus-Manometrie (frühestens nach 3 Wochen) Motilitätsstörung?
- Labor: BB, Gerinnung, Elektrolyte, Kreatinin, Blutgasanalyse.

Therapie

- Intensivmedizinische Überwachung ab Stadium IIb.
- Schocktherapie (s. S. 312), Lagerung mit leicht erhöhtem Oberkörper und angehobenen Beinen.
- Analgesie, z. B. 10 mg Morphin i. v.
- Sedierung, 5 mg Midazolam i. v.
- Lokale Spülbehandlung mit Wasser (keine Milch!) in den ersten 10–20 min (Mundspülen + trinken).

Cave: Keinen Magenschlauch, keine Magensonde! (Mögliche Regurgitation des ätzenden Materials und Perforationsgefahr).

35.3 Ösophagus-Verätzung

- Kortikosteroide bei Stridor (0,25 – 1 g Prednisolon i. v.), frühzeitige Intubation.
- Antibiotika bei Perforation/Fisteln, z.B. Clindamycin (s.S. 251) + Cephalosporin (s.S. 247) oder Ampicillin (s.S. 246).
- Totale parenterale Ernährung (s.S. 199, 216), immer bei Perforation/Fisteln.
- Bougierung (Savary-Gillard-Bougies) oder pneumatische Dilatation nach frühestens 3 Tagen (*cave:* zuvor immer Ösophago-Gastro-Duodenoskopie!).
- Operation: Indiziert bei Pneumothorax, Mediastinalemphysem, langstreckigen Stenosen, evtl. bei Sepsis, Pleuraerguß, respiratorischen Störungen (→ Tracheotomie; s.S. 64).
- Fragliche Wirksamkeit: Kortikosteroide oder Acetylcystein zur Striktur-Prophylaxe.

Prognose

- OP-Letalität (Kolon-Interponat, Gastrektomie) ca. 15%, sehr oft Strikturen (32% Perforationsrate bei Dilatation), Antrumstenose, nach Jahrzehnten Ösophagus-Karzinom (Risiko ca. 5%).

35.4 Ösophagus-Fremdkörper und -Verletzung

T. H. Schürmeyer

Grundlagen

- **Definition:** Verlegung oder Verletzung des Ösophagus durch Nahrung oder die absichtliche oder unabsichtliche Aufnahme von Fremdkörpern.
- **Epidemiologie:** Einige hundert Todesfälle jährlich (davon 80% Kinder). Risikogruppen: Strafgefangene, psychisch Kranke.
- **Pathophysiologie:** Passagestörung an den physiologischen Ösophagusengen. (Intragastrale Fremdkörper ∅ < 2 cm und kürzer als 6 cm passieren normalerweise auch die weiteren Engen [Duodenum, Ileozökalregion, Sigma]).

Klinik und Befunde

- Dysphagie (s. S. 450), Odynophagie, Hypersalivation, Hautemphysem bei Perforation, evtl. Stridor und Atemnot bei Larynx-Schwellung, evtl. Kollaps bei Vagusreaktion.
- **Komplikationen:** Schleimhautverletzungen, Ösophagusperforation, Mediastinitis, Abszedierung, Pneumothorax (s. S. 54, 400), Trachealkompression (bei Kindern), Herzrhythmusstörungen (s. S. 353, 354 ff.), lokale Verätzungen oder Quecksilber-Intoxikationen durch Batterien (s. S. 455).

Diagnostik, Differentialdiagnose

- Röntgen Hals und Thorax p.a./seitlich: Lokalisation röntgendichter Fremdkörper, freie mediastinale Luft?
- Ösophago-Gastro-Duodenoskopie (flexibles Endoskop evtl. mit Tubus): Blutungslokalisation, Fremdkörperlokalisation, Fremdkörperentfernung.
- Labor: BB, Gerinnung, Blutgasanalyse.
- Diffentialdiagnose: Refluxösophagitis.

Therapie und Prognose

- **Therapie:**
  - Sedierung (z. B. Midazolam 5 mg i. v.), Atemwege freihalten (s. S. 58), evtl. Atropin 1 Amp. (= 0,5 mg) i. v. bei Vagusreaktion (Bradykardie).
  - Endoskopische Fremdkörper-Extraktion (evtl. durch Tubus).
  - Bei Hämatemesis s. S. 474.
  - Bei Fleischbolus evtl. Relaxation des unteren Ösophagus mit Glukagon (1 Amp. i. v.).
- **Prognose:** 98% der Fremdkörper lassen sich endoskopisch extrahieren.

35.5 Akute Obstipation

T. H. Schürmeyer

Grundlagen

- **Definition:** Über mehrere Tage ausbleibende Defäkation bei zuvor regelmäßigem Stuhlgang. (DD *chronische Obstipation:* < 3 Defäkationen/Woche + Notwendigkeit des Pressens).
- **Ursachen:**
  - *Hypokaliämie* (s. S. 432).
  - *Niedriges Stuhlgewicht* (z. B. Anorexia nervosa).
  - *Mechanisches Hindernis:* Innerer Rektum-Prolaps (*cave:* Rektum-Ulkus!), Rektozele, Anismus z. B. bei Analfissur (paradoxe Kontraktion von M. puborektalis und Sphincter ani beim Pressen), Amyloidose, Sklerodermie, Briden, Passage-Verlegung durch Adenome oder Karzinome.
  - *Neurologische Erkrankungen (oft „Pseudo-Obstruktion"):* Morbus Hirschsprung (aganglionäres Kolon-Segment), Guillain-Barré-Syndrom, Morbus Parkinson, Neurofibromatose Recklinghausen, Multiple Sklerose, Morbus Chagas, spinale Erkrankung, Tabes dorsalis, Muskeldystrophie, Paraneoplasie.
  - *Endokrine oder metabolische Erkrankungen und Konstellationen:* Diabetische Polyneuropathie, Hypothyreose, Hyperparathyreoidismus, Schwangerschaft, 2. Zyklushälfte, Glukagonom, Porphyrie.
  - *Medikamente:* Opiate, Antikonvulsiva, Diuretika, Gestagene, Anticholinergika (z. B. Morbus-Parkinson-Therapeutika), Kalzium- oder Aluminium-haltige Antazida, Clonidin, Kalzium-Antagonisten, Antidepressiva, Bariumsulfat, Eisen.
  - *Fraglich* durch faserarme Kost und verminderte Flüssigkeitszufuhr.
  - Im Krankenhaus verstärkt durch Immobilisation, Bewegungsmangel.

Klinik und Befunde

- Darmgeräusche vorhanden, palpable Darmschlingen, kein Peritonismus, bei der digitalen Untersuchung Stuhl im Rektum.
- **Komplikation:** Ileus (s. S. 459, 462).

Diagnostik und Differentialdiagnose

- Röntgen-Abdomenübersicht *oder* Sonographie: Koprostase.
- Endoskopie oder Kolon-Kontrasteinlauf: Bei Verdacht auf z. B. Stenose oder Kyballa.
- Labor: Hämatokrit, K^+, Ca^{2+}, ggf. TSH (Hypothyreose?), BZ (diabet. Stoffwechsellage?).
- Sonographie: Tumor? Füllungszustand des Darmes?
- **Differentialdiagnose:** Pseudo-Obstruktion = massive Gasdilatation des rechten Kolon ohne mechanisches Hindernis.

Therapie

- **Allgemein:** Beseitigung der Ursache, kein Pressen, Ballaststoffe und hohe Trinkmenge, Bewegung, Viez, Federweißer, Pflaumensaft.
- **Speziell:**
  - Osmotisch wirkende Substanzen, z. B. Laktulose (z. B. Bifiteral) 2 × 10 g/d oder Lactitol (z. B. Impertal) 2 × 10 g/d.
  - Prokinetika, z. B. Cisaprid (z. B. Propulsin, Alimix) 3 × 10 mg/d p. o.
  - Klistir oder Bisacodyl-Supp. (10 mg, z. B. Dulcolax) bei rektaler Form.
  - Selten: Sekretions-Stimulatoren (Anthrachinon [z.B. 1 Teelöffel/d Liquidepur], Diphenole (Bisacodyl [z.B. Dulcolax] 2 Drg. abends).
  - Siehe auch „spezielle Therapie" bei paralytischem Ileus S. 462.

T. H. Schürmeyer

Grundlagen

- **Definition:** Verschluß des Darmlumens mit Hyperperistaltik, Darmdilatation proximal der Stenose und intraluminärem Flüssigkeitsverlust.
- **Prävalenz:** Ca. 90% der Ileus-Fälle.
- **Ursachen** (in $^2/_3$ der Fälle Obstruktion, in $^1/_3$ der Fälle Strangulation):
  - *Im Dünndarm:* 50% Briden, Adhäsionen, Invaginationen, Malrotation; 25% Hernien; 25% Stenosen (Morbus Crohn), Bezoare (Gastrolith), Gallensteine.
  - *Im Dickdarm:* 55% Kolon-Karzinom; 15% Volvolus; 15% Divertikulitis, Stenosen (Morbus Crohn, Colitis ulcerosa); 15% Kotstau, Ascariasis, Fremdkörper, Peritonealkarzinose.

Klinik und Befunde

- Krampfartige, z.T. kolikförmige Bauchschmerzen (je höher der Verschluß, um so stärker), Übelkeit, Erbrechen, Miserere (Koterbrechen), Stuhlverhalt, „hochgestellte", „metallisch" klingende und evtl. spritzende Darmgeräusche, sichtbare Darmversteifungen, Schock.
- Vor-OP, Narben, Hernien, Stuhlanamnese?
- **Komplikationen:** Schock mit ANV (s.S. 325) und ARDS (s.S. 310), Darmgangrän, Durchwanderungsperitonitis.

Diagnostik

- **Rö-Abdomenübersicht** (besser in Exspiration → a.p.-Durchmesser ↓) im Stehen oder in Linksseitenlage (mindestens 5 – 10 Minuten so liegen); s. Abb. 66, Abb. 67 S. 462:
  - *Ileus:* Geblähter Darm mit Flüssigkeitsspiegeln (proximal der Stenose).
    - Duodenal-Ileus: Doppelblase im rechten Oberbauch – *„double bubble"*.
    - Dünndarm-Ileus: *Kleine* Flüssigkeitsspiegel im Mittelbauch, rechten Oberbauch (hoher Ileus), linken Unterbauch (tiefer Ileus), Dünndarm-∅ < 3 cm.
    - Dickdarm-Ileus: *Große* Flüssigkeitsspiegel im Kolonrahmen, Dickdarm-∅ > 5 cm.
  - *Perforation:* Freie Luft z.B. unter rechtem Leberrand.
  - *Pneumoperitoneum und Liegendaufnahme:* Scharfe Zeichnung der inneren und äußeren Darmwand (= Rigler-Zeichen).
  - *Retroperitoneale Luft:* Aufhellung entlang von M. Psoas, Nieren und Zwerchfellschenkeln.
  - *Aerobilie:* Bei biliodigestiven Fisteln, emphysematöser Cholezystitis, nach Papillotomie und Gallenwegs-Drainage.
  - *Luft im Pfortadersystem:* Bei Darminfarkt.
  - *Darmpneumatose:* Bei Darmischämie, Pneumatosis cystoides coli.
- **Röntgen-Thorax:** Hinweis auf Perforation (subphrenische Luftsichel)?
- **Sonographie:** Flüssigkeitsgefüllte, erweiterte Darmschlingen evtl. mit verdickter Wand, Darstellung von Kerckring-Falten oder Haustren und sedimentiertem Darminhalt, rückgerichtete oder Pendel-Peristaltik, fehlende Peristaltik bei paralytischem Ileus, evtl. Darstellung der Stenose, freier abdomineller Flüssigkeit oder der Ursache des Ileus.

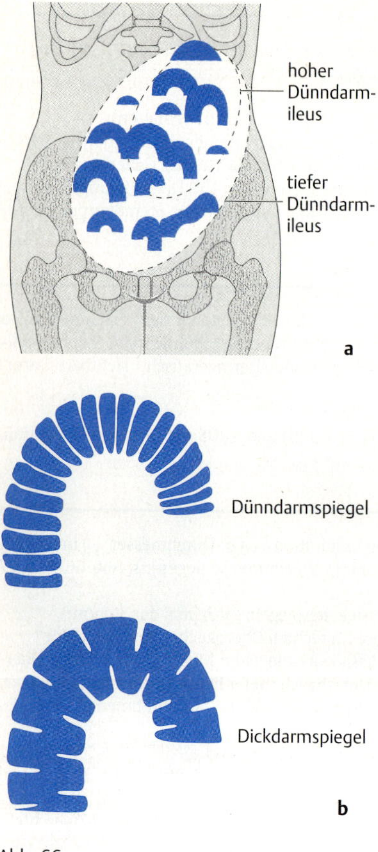

Abb. 66
a. Dünndarmileus – Lokalisation der Verschlußhöhe;
b. Röntgenologische Unterscheidung Dünndarm- und Dickdarmspiegel

- **Weitere apparative Diagnostik-Möglichkeiten:** Peritrast-Kolon-Kontrasteinlauf oder Gastrografin-Schluck zur Lokalisation der Stenose; Mesenterikographie bei Verdacht auf Mesenterialinfarkt.
- **Labor:** BB, K^+, Na^+, Ca^{2+}, Lipase, alkalische Phosphatase, Laktat, γ-GT, BGA, Blutgruppe, Kreuzblut, ggf. Delta-Aminolävulinsäure (bei V.a. Porphyrie), Urinstatus.

Therapie

- **Allgemein:**
  - *Schocktherapie:* Ausgleich der Flüssigkeits- und Elektrolytbilanz nach ZVD und Laborparametern mit z.B. isotonischer Elektrolytlösung im Wechsel mit Glukose 5% (*Ziel-ZVD* 4 – 10 cm H_2O).
  - Absolute Nahrungskarenz, parenterale Ernährung (s. S. 199, 216).
  - Magen- oder Duodenal-Sonde, genaue Bilanzierung von Ein- und Ausfuhr.
- **Speziell:**
  - *Antibiose* (nach spätestens 24 h, sofort bei V.a. Perforation oder Peritonitis): z.B. Cephalosporin (z.B. Rocephin 2 g/d i.v.) + Metronidazol (z. B. Clont 3 × 0,5 g/d i.v.); vgl. S. 237 ff.
  - ***Operation sofort*** bei Passage-Hindernis (Strangulation, Stenose etc.) oder Darminfarkt (*keine* laparoskopische OP, da in > 70% Konversion in offenen Eingriff erforderlich wird).
- **Symptomatisch:** Sonden (Miller-Abbot-Sonde, Levine-Sonde) zur Druckentlastung.

Prognose

- Reflektorische und metabolische Ursache: Gut in den ersten 7 Tagen postoperativ.
- Mechanische Ursache: Letalität 10 – 15%; 100%ige Letalität wenn die mechanische Ursache chirurgisch nicht beseitigt werden kann.
- Peritonitis, Sepsis, ANV und ARDS: Deutlich schlechtere Primär-Prognose.

Inkarzerierte Hernien

- **Grundlagen:**
  - *Definition:* Irreponible Ausstülpung meist des Dünndarms oder des Omentum majus mit dem parietalen Peritoneum vor oder in die Bauchwand.
  - *Ursachen:*
    - Leistenhernien (80%): Meist bei Männern (hiervon 80% „indirekte" mit innerer Bruchöffung lateral der Gefäße) und Austritt oberhalb des Leistenbandes oder in das Skrotum.
    - Femoralhernien: Seltener, aber häufiger bei Frauen, Austritt am Oberschenkel. Cave häufige Inkarzeration wegen kleiner Bruchpforte.
    - Narben- und Umbilikalhernien: V.a. bei Aszites, Adipositas, Kachexie.
- **Klinik, Diagnostik:** Spontan schmerzhafte, prall-elastische, irreponierbare Schwellung.
- **Differentialdiagnosen** (Abgrenzung u.U. durch Sonographie): Lymphome, Hydrozele, Varikozele, Hodenektopie, Abszeß.
- **Therapie:**
  - Symptomatik < 4 Stunden + keine lokale Reizerscheinung: Darm und Blase entleeren → Bauchdecke entspannen (gebeugte Knie) → Repositionsversuch.
  - Symptomatik > 4 Stunden, unsichere Reposition (persistierende innere Fesselung durch Peritoneum?) oder persistierende Beschwerden → sofortige Operation (Herniotomie).

35.7 Paralytischer Ileus

T. H. Schürmeyer

Grundlagen

- **Definition:** Lähmung der Darmperistaltik mit intraluminärem Flüssigkeitsverlust.
- **Epidemiologie:** Prävalenz primär nur ca. 10% aller Ileus-Fälle.
- **Ursachen:**
  - *Möglicher Folgezustand:* Nach *mechanischem Ileus* (s.o.)! oder *reflektorisch* durch peritoneale Reizung postoperativ (bis 7. Tag möglich), bei Koliken, Pankreatitis, Enteritis, Perforation, Myokardinfarkt.
  - *Toxisch:* Bei Sepsis, Urämie, Enteritis, Pneumonie, „toxischem Megakolon".
  - *Metabolisch:* Bei Diabetes mellitus, Porphyrie.
  - Hypokaliämie, Hyponatriämie.
  - *Ischämisch:* Mesenterialinfarkt, ischämische Kolitis.
  - *Neurogen:* Bei Trauma von N. vagus oder Rückenmark, Apoplex, Anticholinergika.

Klinik

- Aufgetriebener, druckschmerzhafter Bauch, Übelkeit, Erbrechen, Exsikkose, Singultus, keine spontanen Darmgeräusche („Totenstille"), keine Koliken, Schock.
- Komplikationen s. S. 459.

Diagnostik

- Siehe Vorgehen bei mechanischem Ileus S. 459.

Therapie und Prognose

- **Allgemein:** Siehe Vorgehen bei mechanischem Ileus S. 461.
- **Speziell** = Stimulation der Darmperistaltik:
  - *Hoher Einlauf.*
  - *Metoclopramid* (z. B. Paspertin) 1 – 3 Amp. (= 10 – 30 mg).
  - *Ceruletid* (z. B. Takus; wirkt wie Cholecystokinin): 1 Amp. (40 µg) ad 50 ml NaCl 0,9% NaCl, Laufrate 5 – 10 ml/h i. v. (auch auf 500 ml NaCl 0,9% über 2 h).
  - *Neostigmin* (z. B. Prostigmin) 1 Amp. (0,5 mg) + *Dexpanthenol* 4 Amp. (= 2 g) ad 500 ml NaCl 0,9% NaCl über 6 h i. v. (ca. 80 ml/h).

a
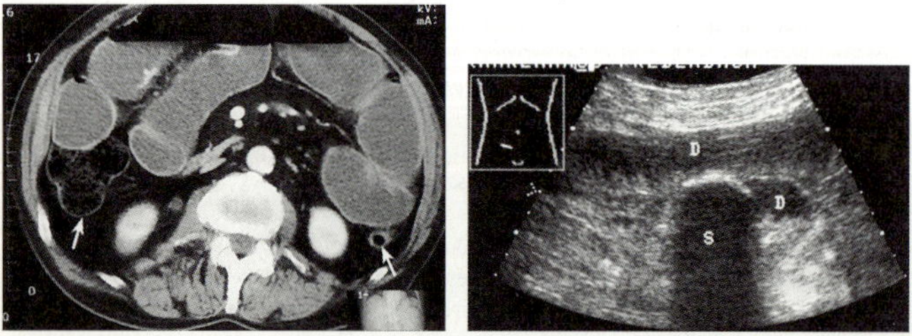

Abb. 67 Spiegelbildung bei Ileus im CT-Abdomen (a) und bei Sonographie (b)

- *„Donner-Tropf“:* 6 Amp. Metoclopramid (= 60 mg) + 6 Amp. Dexpanthenol (= 3 g) + 6 Amp. Neostigmin (= 3 mg Prostigmin) ad 500 ml NaCl 0,9% über 6 – 12 h i. v.; *mögliche NW:* Übelkeit, Erbrechen, Bronchialobstruktion, Speichelfluß, Schweißausbruch, Bradykardie.
- *Evtl. Sympathikolyse:* 1 – 2 mg Dihydrogergot i. m.

Wenn sich nichts tut:

- Therapie nach frühestens 48 h wiederholen.
- Antibiose nach 24 h (z. B. Rocephin [S. 248] + Clont [S. 253]).
- Dekompressionssonde (Miller-Abbot-Sonde, Levine-Sonde).

➤ **Prognose:** Siehe S. 461.

35.8 Beschleunigte Darmpassage, akute Diarrhö

T. H. Schürmeyer

Grundlagen

- **Definition:** > 3 dünnflüssige Defäkationen/d über weniger als 4 Wochen.
- **Epidemiologie:** Weltweit ca. 20000 Todesfälle täglich (v. a. Kinder).
- **Pathogenese und Ursachen:** Vier Mechanismen (s. u.) beeinflussen sich gegenseitig, > 80% der akuten Diarrhöen sind infektiös bedingt.
  - *Osmose* ↑ (Passage schlecht resorbierbarer osmotisch wirksamer Substanzen, die Durchfälle sistieren bei Nahrungskarenz):
    - *Endogene Ursache:* Postenteritischer Disaccharidase-Mangel; exokrine Pankreasinsuffizienz; Kurzdarmsyndrom, Sprue, Zoeliakie; Hyperthyreose, Nebennierenrinden-Insuffizienz.
    - *Exogene Ursache:* $MgSO_4$, PEG (Goletely), Glaubersalz (Na_2PO_4), Sorbit, Mannit, Lactulose, Lactitol, Acarbose, Xylit, Neomycin.
  - *Sekretion* ↑ (vermehrte Sekretion von Cl^- und HCO_3^- in den Darmkrypten und/oder gestörte Resorption von Na^+, K^+, Cl^-, HCO_3^- an den Darmzotten):
    - *Endogene Ursache:* Villöse Adenome; Gallensäuren, langkettige Fettsäuren; Postgastrektomie-Syndrom (auch nach Billroth II-Rekonstruktion); Serotonin, Histamin, Kalzitonin, VIP usw. sezernierende Tumoren (Vipom, medulläres Schilddrüsenkarzinom, Karzinoid, Mastozytose); Störung der α-adrenergen Innervation (diabetische Enteropathie).
    - *Exogene Ursache:* Toxine (Arsen, Pilz-Toxine, Botulinus-Toxin, Organophosphate); Enterotoxine (Vibrio cholerae, E. coli, Campylobacter, Yersinia enterocolitica, Clostridium difficile, Staphylococcus, Rota-Viren); Nahrungsmittel-Allergie; Laxanzien (Phenolphthalein, Antrachinone, Senna, Rizinus); Medikamente (Chinidin, Theophyllin, Colchizin, Gold, Diuretika).
  - *Motilität ↑:* Durch lokale Entzündung mit Zytokin-Freisetzung und Überschreiten der Resorptionskapazität des Darms (ca. 20 l/d).
  - *Exsudation* ↑ (von Blut, Schleim, Proteinen – Ursachen): Chronisch entzündliche Darmerkrankungen (Colitis ulcerosa, Morbus Crohn); Immunkrankheit (Kollagen-Kolitis, GvH-disease [s.S.195], HIV-Infekion); Infektion mit invasiven Keimen (s. Tabelle unter Labor); ischämische Kolitis; postoperative Fisteln.
- *Symptome und Übertragungswege* (s. Tab. 94) geben Hinweise auf die zu bevorzugende Therapie und die Prognose.

Diagnostik

- **Koloskopie:** Bei Verdacht auf pseudomembranöse Kolitis, Kollagen-Kolitis, adenovillöse Polypen, Colitis ulcerosa usw.
- **Duodenoskopie:** Mit Biopsien bei V. a. Lambliasis, Morbus Whipple, Sprue.
- **Sonographie des Abdomens:** Darmkokarden?, Pankreatitis?, Abszedierung?
- **Magen-Darm-Passage:** Bei Verdacht auf z. B. ileo-jejunale Fistel.
- **H_2-Atemtest:**
  - Mit *Glukose* bei Verdacht auf bakterielle Fehlbesiedlung des Dünndarms.
  - Mit *Laktulose* bei Verdacht auf beschleunigte Dünndarmpassage.
  - Mit *Laktose* bei Verdacht auf Laktase-Mangel.
- **D-Xylose-Test:** Bei Verdacht auf Resorptionsstörung des Dünndarmepithels.
- **Labor:** Differential-BB, Elektrolyte, Kreatinin, Amylase, CRP, Gesamteiweiß, Blutgas-Analyse (zum Ausschluß einer metabolischen Azidose), evtl. TSH.

35.8 Beschleunigte Darmpassage, akute Diarrhö

Tabelle 94 Symptome und Übertragungswege bei infektiös bedingter Diarrhö

Keim	Übertragung durch	Blutung	Fieber	Erbrechen	Schmerz
Staphylokokken	Salate, Fleisch			++	(+)
Clostr. perfringens	Salate, Fleisch			++	(+)
Shigellen	Salate, Milch	++	++	+	++
Salmonellen	Geflügel, Eier, Milch	+	+	+	+
Salmon. typhii	fäko-oral	(+)	+++	+	(+)
Campylobacter	Geflügel, Milch, Wasser	(+)	+	(+)	++
Yersinien	Milch, Tofu	(+)	++	(+)	++
E. coli (ETEC, EPEC)	Salate, Fleisch, Früchte		(+)	(+)	(+)
E. coli (EIEC, EHEC)	Salate, Fleisch, Käse	++	++	(+)	++
Viren	Wasser		(+)	++	++
Amöben	Wasser, Salate, Früchte	++	++	+	++
Lamblien	Wasser				(+)
Cryptosporium parvum	Wasser		(+)		(+)

++ = häufig; + = meist; (+) = selten

- **Bakteriologie:** Blutkultur (v.a. bei Typhus), Serologie (Yersinien, Amöben, Campylobacter), Stuhlkultur, Untersuchung auf Wurmeier.

Meldepflicht:
- *Verdacht* auf Cholera, Typhus, Paratyphus, Shigellen (Ruhr), Salmonellen.
- *Nachweis* von Vibrio cholerae und Salmonellen.
- Mikrobiell bedingte Lebensmittel-Intoxikation.

35.8 Beschleunigte Darmpassage, akute Diarrhö

Tabelle 95 Blutbildveränderungen und Charakteristika enteropathogener Keime

Neutrophilie	möglicherweise Neutrophilie	keine Neutrophilie
Shigellen (i, z)	Yersinien (i, e)	Pseudomonas (e)
Campylobacter (i)	Salmonellen (i)	E. coli – ETEC (e)
E. coli – EIEC (i)	Vibrionen (i, e)	E. coli – EPEC (z)
E. coli – EHEC (z)	Staphylokokken (e, z)	
Clostridium difficile (z)		

i = invasiv; e = enterotoxisch; z = zytotoxisch

Differentialdiagnosen

- Pseudodiarrhö: Gesteigerte Defäkationsfrequenz ohne Änderung von Konsistenz und Stuhlgewicht, z. B. bei Motilitätsstörung oder anorektaler Erkrankung.
- Steatorrhoe: Stuhlfettausscheidung > 7 g/d.
- Inkontinenz: Unfreiwilliger Stuhlabgang.
- Meteorismus, Flatulenz: Anaerobe Fermentation von Kohlenhydraten im Kolon mit Bildung von H_2, CH_4 und CO_2.

Therapie

- **Beseitigung der Grunderkrankung** z. B. bei Hyperthyreose (vgl. S. 414), Karzinoid-Syndrom etc.
- **Flüssigkeits- und Elektrolytsubstitution:**
  - *Oral mit WHO-Lösung p. o.* (z. B. Elotrans; Zusammensetung: Na^+ 90, K^+ 20, Cl^- 80, Zitrat 30 mmol/l; Glukose 20 g/l), indiziert bei sekretorisher Diarrhö. *Rezept:* 3,5 g NaCl, 2,5 g $NaHCO_3$, 1,5 g KCl, 20 g Glukose auf 1000 ml Wasser. *Dosierung:* Akut 50 – 100 ml/kg KG; später 10 ml/kg KG/Durchfall.
  - *Parenteral:* Bei schwerer Dehydratation (Verlust von 10% des KG; s. S. 425).
- **Diät** bzw. Nahrungskarenz bei osmotischer Diarrhö. *Cave:* Milchpodukte, Disaccharide und osmotisch aktive Nahrungsmittel.
- **Rein symptomatisch:** *Loperamid* (z. B. Immodium, bis zu 6 Kps/d) – *cave:* Möglichst nicht bei einer Infektion und hohem Fieber!
- **Besondere Hygiene-Maßnahmen** bei infektiös bedingter Diarrhö.
- **Antibiotische Therapie** (bei Infektion):
  - *Indikation:* Fieber > 39 °C, schweres Krankheitsgefühl, blutige Diarrhö, Verlauf > 2 Wochen. Behandlungsbeginn abhängig von der Klinik – Keimnachweis und Serologie kommen u. U. zu spät.
  - *Allgemein:* Ciprofloxacin (z. B. Ciprobay; S. 250) 2 × 500 mg/d *oder* Cotrimoxazol (z. B. Bactrim forte; S. 254) 2 × 1 Tbl/d *oder* Ceftriaxon (z. B. Rocephin; S. 248) 1 – 2 g/d i. v.

- *Bei Lambliasis:* Metronidazol (z. B. Clont 3 × 250 mg/d für 1 Woche; S. 253).
- *Bei pseudomembranöser Kolitis:* Metronidazol (z. B. Clont 3 × 500 mg/d p. o. für 2 Wochen; S. 253) *oder* (teuer!) Vancomycin 4 × 125 – 250 mg/d *p. o.* (S. 253).
- *Bei Amöbiasis:* Metronidazol (z. B. Clont 3 × 750 mg/d p. o. für 2 Wochen; S. 253).
- *Bei Morbus Whipple:* Amoxicillin (z. B. Augmentan 3 × 1,2 g/d i. v.; S. 246) über 2 Wochen, dann Cotrimoxazol (z. B. Bactrim forte 2 × 1 Tbl./d p. o.; S. 254) über 1 Jahr.

➤ Bei diabetischer Enteropathie: Clonidin (z. B. Catapresan 150 – 600 mg/d p. o.).
➤ Bei intraabdominellen Fisteln oder HIV-Diarrhö: Oktreotid (bis zu 3 × 200 mg/d s. c.).
➤ Bei chologener Diarrhö: Colestyramin (z. B. Quantalan bis zu 3 × 8 g/d).
➤ Akuter Schub einer chronisch entzündlichen Darmerkrankung: Mesalazin (5-Aminosalizylsäure, z. B. Salofalk 3 × 500 mg/d p. o.), evtl. Prednisolon (z. B. Decortin H, zu Beginn 60 mg/d p. o.).

Hinweis: Der Versuch der Toxinbindung durch Gabe von Aktivkohle ist nicht wirksam!

Komplikationen und Prognose

➤ Schock (s. S. 312) und ANV (s. S. 325): Durch Volumenmangel, häufigste Todesursache.
➤ Salmonellen-Infektion: Letalität unbehandelt bis zu 15 %, behandelt bis zu 2 %, Entwicklung von Dauerausscheidern in 2 – 5 % der Fälle.
➤ E. coli – EHEC: Oft Entwicklung eines hämolytisch-urämischen Syndroms (HUS) mit disseminierter intravasaler Gerinnung (DIC; s. S. 330).
➤ Clostridium-difficile-Infektion: Diarrhö unbehandelt selbstlimitierend nach ca. 10 Tagen, Diarrhö mit Fieber und pseudomembranöser Kolitis letal in ca. 20 % (Therapie s. o.).
➤ Amöben-Ruhr: Leberabszesse in ca. 10 % der Fälle.
➤ Oligoarthritis: Besonders bei Yersinien, Shigellen, Campylobacter, Salmonellen-Infekt.
➤ Guillain-Barré-Syndrom: Besonders bei Campylobacter-jejuni-Infektion.

35.9 Akutes Abdomen

F. Largiadèr

Grundlagen

- **Definition:** Akute, diagnostisch noch nicht geklärte Erkrankung in abdomine mit Handlungszwang.
- **Obligate Leitsymptome:**
  - *Abdominale Schmerzen:*
    - Viszerale Schmerzen: Dumpf, krampfartig zu- und abnehmend (kolikartig), häufig schlecht lokalisierbar.
    - Somatische Schmerzen: Scharf, brennend, in der Regel gut lokalisierbar.
  - *Unwillkürliche Abwehrspannung (Défense):*
    - Lokalisiert: In der Region des betroffenen Organs.
    - Diffus: Im gesamten Abdomen, Hinweis auf diffuse Peritonitis.
  - *Störung der Peristaltik.*
- **Fakultative Symptome:** Fieber, Unruhe, Dyspnoe, Diarrhö, Übelkeit, Erbrechen; Stuhl- und Windverhaltung, Kollaps, Schock.

Achtung: Schwere, Kombination und Reihenfolge des Auftretens der Leitsymptome und fakultativen Symptome ermöglichen meist eine genaue Diagnosestellung!

- **Schweregradeinteilung:**
  - *Perakutes Abdomen:* Vernichtungsschmerz, bretthartes Abdomen, Schocksymptomatik Behandlungszwang innerhalb von Minuten!
  - *Akutes Abdomen:* Heftige abdominelle Schmerzen, Peritonitis, Kreislauflabilität Behandlungszwang innerhalb weniger Stunden.
  - *Subakutes Abdomen:* Persistierende oder abklingende abdominelle Beschwerden mit geringer peritonealer Mitbeteiligung und ohne Kreislaufbeteiligung Kein unmittelbarer Handlungszwang, beschleunigte Abklärung möglich.

Häufigste Ursachen

- **Jüngere Patienten:** Meist Appendizitis.
- **Ältere Patienten:** Meist Ileus oder Subileus durch inkarzerierte Hernien, Briden, intestinalen Durchblutungsstörungen, Divertikelperforation.
- Weiterhin häufig sind Cholezystolithiasis, Cholezystitis, Cholangitis, akute Pankreatitis, Nierenkolik, Divertikulitis, Ulkusperforation, Gastroenteritis sowie gynäkologische Ursachen (s. Tab. 96).

Diagnostisches Vorgehen

Achtung: Diagnostisches Vorgehen stets unter Berücksichtigung des Zustandes des Patienten und der für diagnostische Zwecke verbleibenden Zeit!

- **Anamnese:**
  - *Schmerzbeginn, Schmerzverlauf, Schmerztyp:*
    - Perforationsschmerz: Akuter, heftiger Beginn, evtl. passageres Abklingen, später Peritonitis; z.B. bei Ulkus-, Gallenblasen-, Divertikelperforation, Mesenterialinfarkt.
    - Kolikschmerz: An Intensität zu- und abnehmend, krampfartig; z.B. bei Gallen-, Nierenkolik, mechanischem Ileus.
    - Entzündungsschmerz: Langsam zunehmend; z.B. bei Appendizitis, Cholezystitis, Divertikulitis, Pankreatitis.

- *Schmerzlokalisation,-ausstrahlung:*
  - Rechter Oberbauch, rechter Rücken: z. B. Cholezystitis.
  - Oberbauchmitte: z. B. Ulcus duodeni.
  - Oberbauchmitte, Rücken: z. B. akute Pankreatitis.
  - Rechter Unterbauch: z. B. akute Appendizitis (häufig atypische Lokalisation!).
  - Linker Unterbauch: z. B. akute Sigmadivertikulitis.
  - Rechter oder linker Unterbauch, Leiste: z. B. perforierte Kolontumoren, Ovarialzyste, Tubargravidität.
  - Rechte oder linke Flanke, Leiste oder äußeres Genitale: z. B. Nieren-, Uretersteine.
- *Vorausgehende Ereignisse:* Alkoholkonsum (z. B. akute Pankreatitis)? Fettreiches Essen (z. B. Gallenkolik)? Postprandiale Schmerzen (z. B. Mesenterialinfarkt)?
- *Stuhlgang:* Zeitpunkt des letzten Stuhlgangs, Konsistenz, Farbe?
- *Miktion:* Beschwerden?
- *Gynäkologische Anamnese:* Letzte Menstruation, mögliche Gravidität?
- *Vorerkrankungen?*
- *Medikamenteneinnahme, Alkohol-, Nikotin-, Drogenabusus?*

➤ **Klinische Untersuchung:**
- *Allgemeinzustand:* Schocksymptomatik? Exsikkosezeichen?
- *Körperhaltung:* Gekrümmt (z. B. Pankreatitis, Appendizitis)? Unruhig (z. B. Gallen-, Nierenkolik)?
- *Abdomenuntersuchung:*
  - Inspektion: Vorwölbungen? Narben?
  - Palpation: Bauchdecken weich? Resistenzen? Abwehrspannung? Druckschmerz? Klopf- oder Loslaßschmerz? Bruchpforten offen oder geschlossen? Inkarzerierte Hernie?
  - Perkussion: Meteorismus (z. B. Ileus)?
  - Auskultation der Darmgeräusche (alle 4 Quadranten!): Verstärkt (z. B. Enterokolitis)? Metallisch klingend, hochgestellt (z. B. mechanischer Ileus)? Fehlend (z. B. paralytischer Ileus)?
- *Rektale Untersuchung:*
  - Druckschmerzhafter Douglas-Raum (z. B. Appendizitis, Adnexitis)?
  - Blut am Fingerling (z. B. Mesenterialinfarkt)?
  - Palpable Resistenz (z. B. Rektumkarzinom mit mechanischem Ileus)?
- *Herz- und Lungenauskultation und -perkussion:* Herzinsuffizienz, Pleuritis, Pneumonie?

➤ **Obligate Untersuchungen:**
- *Labor:* CRP, Blutbild, Differentialblutbild, Blutzucker, Gerinnungsstatus, CK, Transaminasen, Bilirubin, alkalische Phosphatase, Lipase, Amylase, Kreatinin, Harnstoff, Elektrolyte, Urinstatus, ggf. β-HCG-Test bei V. a. Gravidität.
- *Abdomensonographie:* Abszeß? Konkremente? Freie Flüssigkeit?
- *Röntgen-Abdomenübersichtsaufnahme* (wenn möglich, Aufnahme im Stehen und im Liegen): Freie Luft unter dem Zwerchfell (Perforation)? Konkremente? Spiegelbildung (Ileus)?
- *Röntgen-Thorax* (wenn möglich, Aufnahme im Stehen): Freie Luft unter dem Zwerchfell (Perforation)? Pleuraerguß? Pneumonie?
- *EKG:* Myokardinfarkt?

- **Ergänzende Untersuchungen:** Je nach Verdachtsdiagnose (s. Tab. 96):
  - *CT Abdomen:* Wenn Sonographie wegen Gasüberlagerung nicht schlüssig.
  - *Röntgen-Kontrastmitteluntersuchungen:* Gastrografinschluck bei Verdacht auf Perforation, Peritrasteinlauf (Perforation, Ileus).
  - *I.v.-Pyelogramm:* Verdacht auf Nieren-Ureterkonkrement.
  - *Gastroskopie:* Ulkus? Blutung?
  - *Laparoskopie:* Bei extraluminalen Blutungen (Trauma), Entzündungen, Perforationen, Durchblutungsstörungen (Mesenterialinfarkt).

Sofortmaßnahmen

- **Schockbehandlung:** Kreislaufstabilisierung, engmaschige Überwachung.
- Zügige Operationsvorbereitung!

Differentialdiagnose

Tabelle 96 Differentialdiagnose des akuten Abdomens nach Schmerzlokalisation

Verdachtsdiagnose	wegweisende Untersuchungen
Oberbauch	
Oberbauch allgemein	
Gastritis	Gastroskopie
Gastroenteritis	Stuhl auf pathogene Keime
Magen-, Duodenalulkus, evtl. perforiert	Gastroskopie, Röntgen-Abdomenübersichtsaufnahme
Pankreatitis	Lipase, Amylase
Refluxösophagitis	Ösophagogastroskopie
Traumatische Ösophagusruptur, Ösophagusspontanruptur	Röntgen-Thorax, Ösophaguspassage (Gastrografin)
Basale Pleuritis	Röntgen-Thorax
Pneumothorax	Röntgen-Thorax
Lungenembolie	Lungenszintigraphie, Spiral-CT
Herzinfarkt	EKG, Herzenzyme
Oberbauch links	
Milzruptur	Sonographie
Milzinfarkt	Sonographie

Tabelle 96 Fortsetzung

Verdachtsdiagnose	wegweisende Untersuchungen
Oberbauch rechts	
Cholelithiasis, Choledocholithiasis	Sonographie
Cholecystitis acuta, Gallenblasen-empyem	Sonographie
Nephrolithiasis rechts	Sonographie, Urinstatus
Subphrenischer Abszeß	Sonographie
Appendicitis acuta (bei Adipositas, Gravidität)	Klinik, Sonographie
Leberabszeß, Stauungsleber	Sonographie
Leberruptur	Sonographie
Leberhämangiom	Sonographie, CT
Pleuritis rechts	Röntgen-Thorax
Mittelbauch (evtl. schlecht lokalisiert)	
Unspezifische Enterokolitis	Klinik, Stuhluntersuchung
Dünndarmileus	Röntgen-Abdomenübersicht
Dickdarmileus	Röntgen-Abdomenübersicht
Angina abdominalis	Klinik, Angiographie
Mesenterialinfarkt	Klinik, Angiographie
Ischämische Kolitis	Klinik
Colitis ulcerosa	Koloskopie, Röntgenkontrast-untersuchung
Aortenaneurysma (rupturierend)	Klinik, Sonographie, CT
Unterbauch	
Unterbauch allgemein	
Meckel-Divertikulitis	Laparoskopie
Inkarzerierte Hernie	Klinik
Adnexitis (rechts, links oder beidseits)	Sonographie, gynäkologische Untersuchung

Fortsetzung Tabelle 96, S. 470

35.9 Akutes Abdomen

Tabelle 96 Fortsetzung

Verdachtsdiagnose	wegweisende Untersuchungen
Unterbauch	
Unterbauch allgemein	
Tubarruptur (rechts oder links), Extrauteringravidität	Sonographie, gynäkologische Untersuchung
Stielgedrehte Ovarialzyste (rechts oder links)	Sonographie, gynäkologische Untersuchung
Ureterstein (rechts oder links)	Sonographie, Urinstatus
Follikelsprung	Sonographie, gynäkologische Untersuchung
Intraabdominale Blutung	Sonographie
Akute Harnverhaltung	Klinik, Sonographie
Unterbauch links	
Sigmadivertikulitis	Sonographie, Röntgen-Abdomenübersicht
Unterbauch rechts	
Appendizitis	Klinik, Sonographie
Enteritis regionalis (vorwiegend rechts)	Sonographie, Röntgenkontrastuntersuchung
Diffuse Peritonitis	
Ulkusperforation (Magen, Duodenum)	Sonographie, Röntgen-, Thorax- und Abdomenübersicht
Appendicitis perforata	Sonographie, Röntgen-Abdomenübersicht
Sigmadivertikulitisperforation	Sonographie, Röntgen-, Thorax- und Abdomenübersicht
Gallenblasenperforation (Hydrops, Empyem)	Sonographie, Röntgen-Abdomenübersicht
Traumatische Magenperforation	Sonographie, Röntgen-Abdomenübersicht

Tabelle 96 Fortsetzung

Verdachtsdiagnose	wegweisende Untersuchungen
Nekrotisierende Pankreatitis	Sonographie, Röntgen-Abdomenübersicht
Tumorperforation (Magen, Dünndarm, Kolon)	Sonographie, Röntgen-Abdomenübersicht
Traumatische Darmruptur	Sonographie, Röntgen-Abdomenübersicht
Typhusulkusperforation des Dünndarms	Sonographie, Röntgen-Abdomenübersicht
Kaliumulkusperforation des Jejunums	Sonographie, Röntgen-Abdomenübersicht
Mesenterialinfarkt (Spätphase)	Sonographie, Laparoskopie
Toxisches Megakolon mit Perforation	Sonographie, Röntgen-Abdomenübersicht
Instrumentelle Sigmaperforation	Anamnese, Röntgen-Abdomenübersicht
Instrumentelle Uterusperforation	Anamnese, Sonographie, Röntgen-Abdomenübersicht
Hämatogene Peritonitis	Klinik
Pseudoperitonitis (Peritonismus ohne Peritonitis)	
Drogenentzug	Anamnese
Hämolytische Krise	Blutbild, LDH, Haptoglobin
Urämie	Kreatinin
Porphyrie, akute intermittierende	Porphobilinogen im Urin
Pseudoperitonitis diabetica	Blutzucker
Intoxikationen (Blei, Thallium, Methylalkohol)	Anamnese, Blutspiegel
Epilepsie	Anamnese, Klinik
Gravidität	β-HCG-Test
Tabes dorsalis	Anamnese, Klinik

35.10 Obere gastrointestinale Blutung

T. H. Schürmeyer

Grundlagen

- **Definition:** Blutungen aus dem Bereich zwischen oberem Ösophagussphinkter und der Flexura duodenojenunalis (Treitzsches Band).
- **Epidemiologie:** Häufigste gastroenterologische Notfallsituation; ca. 90% aller gastrointestinalen Blutungen; Inzidenz 50 – 100/100 000 Einwohner/Jahr.
- **Ursache:**
  - Ulkus-Erkrankung (50 – 60%, je ca. 25% Ulcus ventriculi/duodeni).
  - Ösophagus- oder Fundusvarizen (15 – 20%).
  - Ösophagitis, Anastomosen-Ulkus, Tumoren (je ca. 5%).
  - Mallory-Weiss-Syndrom, Erosionen, Angiodysplasien, portale Gastropathie/ Wassermelonen-Magen (je < 5%).
  - Ulcus Dieulafoy, Hämobilie, Haemosuccus pancreaticus, aortointestinale Fisteln, Boerhave-Syndrom (je < 1%).
  - Sehr selten Morbus Whipple, Amyloidose, Vaskulitis.
  - Portale Hypertension:
    - Prähepatisch: Thrombose oder Fehlbildung der V. portae.
    - Intrahepatisch: Präsinusoidal (Leber [Fibrose, Granulomatose], Hepatitis, sinusoidal (Leber-Zirrhose), postsinusoidal (Hämochromatose, M.Wilson, Venenverschlußkrankheit).
    - Posthepatisch: Budd-Chiari-Syndrom, Rechtsherzinsuffizienz, Vena-cava-Verschluß, Pericarditis constrictiva.
- **Auslöser:** Antikoagulation, NSAR, Leberzirrhose, portale Hypertension.

Klinik

- **Allgemein:** Körperliche Schwäche, Kreislaufdepression oder hypovolämischer Schock; Schockindex (Puls ÷ RR_{syst}) ca. 1 bei Blutverlust von 20 – 30%, ca. 1,5 bei Blutverlust von 40 – 50%.
- **Manifestationsformen der oberen GI-Blutung:**
  - *Hämatemesis (Bluterbrechen):*
    - „Kaffeesatz" (Hämatin durch Salzsäure zu Häm umgewandelt).
    - Reines Blut bei massiver Blutung, Blutung aus Ösophagus, Achlorhydrie.
  - *Meläna:* Teerstuhl, meist Blutung aus oberem Gastrointestinaltrakt, Blutung von > 50 ml, mit fermentativer Zersetzung bei einer mehrstündigen Passage durch den Darm.
- **Klinik bei speziellen Ursachen:**
  - Ulkus-Krankheit: Schmerzen, Einnahme von NSAR, Steroiden, Antikoagulanzien (z. B. Marcumar).
  - Ösophagusvarizen: Hämatemesis hellroten Blutes aus Wohlbefinden heraus; oft: Ikterus, Leberhautzeichen, Aszites.
  - Aortointestinale Fistel nach Gefäßoperation.
  - Gerinnungsstörungen: Hämatome, Petechien, Nasenbluten, Hämaturie.

Diagnostik und Differentialdiagnosen

- **Ösophago-Gastro-Duodenoskopie:**
  - *Indikation:* Im Notfall immer indiziert; weitlumiges Endoskop mit großem Arbeitskanal (≥ 3,7 mm) verwenden!
  - *Ziele:* Sicherung der Blutungslokalisation (gelingt in 95 % der Fälle), Quantifizierung der Blutungs-Aktivität (s. Forrest-Stadien), prognostische Hinweise (s. Tab. 97), Feststellung der Ursache der Blutung (z. B. Ulkus), Versuch der Blutungsstillung, ggf. Histologie-Gewinnung (meist erst bei Kontroll-Untersuchung).
- **Endoskopische Stadien:** Blutungs-Aktivität (nach Forrest) s. Tab. 97, Ösophagusvarizen (nach Paquet und Oberhammer) s. Tab. 98.

Tabelle 97 Blutungsaktivität (Forrest-Stadien)

Stadium	Kriterien
I. Blutung	a. spritzend, arteriell b. sickernd
II. Läsion (= „es hat geblutet")	a. sichtbarer Gefäßstumpf b. aufsitzende Koagel c. Hämatin-Belag
III. aktuell nicht blutende Läsion	

Tabelle 98 Endoskopische Stadien von Ösophagusvarizen (nach Paquet und Oberhammer, 1978)

Stadium	Kriterien	häufige Konsequenz
I	ektatische Venen	meist keine Sklerosierung/Ligatur erforderlich
II	einzelne Varizen	normale Kost bis zur Sklerosierung/Ligatur
III	deutliche Einengung des Lumens durch Varizen	passierte Kost bis zur Sklerosierung/Ligatur
IV	fast komplette Verlegung des Lumens durch Varizen	Nahrungskarenz bis zur Sklerosierung/Ligatur

35.10 Obere gastrointestinale Blutung

- **Labor:** Sofort BB, Blutgruppe, Kreuzblut, Quick, PTT; bei V.a. Verbrauchskoagulopathie evtl. AT III, Fibrinogen; zum Hämoccult-Test s. S. 478.
- **Angiographie – Indikationen:**
  1. Blutung > 50 ml/h und Blutungsquelle kann endoskopisch nicht gefunden werden.
  2. Endoskopisch gesicherte Blutung aus Pankreaskopfbereich (Tumor, Pankreatitis) vor Embolisation (siehe Therapie).
- **Differentialdiagnosen:**
  - Hämoptysen, Blutung aus Nasen-Rachenraum: Verletzung, Tumor.
  - Meläna: Einnahme von Eisen-, Wismut- oder Kohle-Präparaten.

  Cave: Patienten mit Ösophagusvarizen bluten in 40% aus anderen Läsionen!

Therapie

- **Allgemein:**
  - *Schocktherapie* (2–10 l isotonische Elektrolytlösung im Wechsel mit Glukose 5%); bei Eiweißverlust + 500 ml Humanalbumin 5% oder HES.
  - *Substitutionstherapie:* Erythozyten = EK (s. S. 188), evtl. Thrombozyten (intraarteriell; s. S. 190), FFP (s. S. 191; wenn > 2 FFP, dann intraarteriell!).
  - *Heparin:* Evtl. 2 × 2500 IE/24 h s. c. zur Verhinderung einer DIC.
  - Nahrungskarenz (→ parenteral s. S. 199, 216; Schmerztherapie s. S. 136).
  - *Säureblockade:*
    - Ranitidin (z. B. Zantic 50 mg alle 6 h i. v.), alternativ z. B. Famotidin (z. B. Pepdul 20 mg alle 12 h i. v.). *NW:* Leukopenie, AV-Block, Sinusbradykardie, Schwindel, Verwirrung, GOT ↑.
    - *Oder* Omeprazol (Antra 80 mg i. v., dann 40 mg alle 8 h), alternativ Pantoprazol (Pantozol). *NW:* Leukopenie, Thrombopenie, Kopfschmerzen, Schwindel, Depression. *KI:* Schwere Leberfunktionsstörungen.
  - *Perfusionsminderung im Splanchnikus-Gebiet:*
    - Indikation: Besonders bei Varizenblutung.
    - Ornipressin (POR 8, 25 IE über 12 h i. v., maximal über 48 h) *oder* Terlipressin (Glycylpressin, 1–2 Amp. i. v., dann 1 Amp./4 h, maximal über 48 h). *NW:* Hautdurchblutung ↓ (Blässe, Dekubitus, AVK), Koronardurchblutung ↓, Bradykardie, RR-Anstieg um ca. 15 mmHg, Darmperistaltik ↑ (Schmerzen).
    - Somatostatin (3 mg ad 50 ml NaCl 0,9% über 12 h i. v.) oder Oktreotid (100–200 µg/8 h s. c.). *NW:* Übelkeit, Hypoglykämie-Neigung.
  - Überholt sind Eiswasserspülungen und Antazida; β-Blocker zur Senkung des Pfortaderdruckes sind nicht sinnvoll in der Akutsituation und kontraindiziert im Schock.
- **Speziell:**
  - *Kompressionstherapie:*
    - Sengstaken-Sonde (Zwei-Ballon-Sonde): Bei Ösophagusvarizen (s. S. 69).
    - Linton-Sonde (Ein-Ballon-Sonde): Bei Fundusvarizen (s. S. 69).
  - *Therapeutische Endoskopie:*
    - KI: Unkooperativer Patient, erkannte Perforation; relative KI: Sehr schlechte Blutgerinnung, instabile Herz-Kreislaufsituation.
    - Ulkus (Forrest I, II): Unterspritzung mit ca. 2 ml Adrenalin (Suprarenin 1 : 10 000), Polidocanol (z. B. Aethoxysklerol) oder Fibrinkleber, eventuell Clip (v. a. bei Gefäßstumpf oder Ulcus Dieulafoy).
    - Mallory-Weiss-Syndrom: Unterspritzung mit ca. 2 ml Adrenalin (Suprarenin 1 : 10 000).

- Angiodysplasien: Argon-Beamer, Laser, Elektrokoagulation.
- Diffuse Schleimhautblutung: Eventuell Argon-Beamer.
- Ösophagus-Varizen: Para- oder intravasale Sklerosierung mit maximal 30 ml Aethoxysklerol oder Gummibandligatur.
- Fundus-Varizen: Intravasaler Block mit Histoacryl (0,5 – 1 ml) und 1 – 2 ml Lipidol oder intravasale Sklerosierung mit Aethoxysklerol.

– *Angiographische Katheter-Embolisation* z. B. der A. pancreaticoduodenalis mit Metallspiralen, Gelfaom etc. (Erfolgsrate 7%).

Ultima-ratio-Therapie:

- TIPS (= *t*ransjugulärer *i*ntrahepatischer *p*ortosystemischer *S*hunt).
- Notfallshunt.
- Operation bei nicht beherrschbarer Blutung und Perforation.

➤ **Rezidiv-Prophylaxe:**

– Helicobacter pylori-Eradikation (*Standard:* Omeprazol 2 × 20 mg p. o. + Clarithromycin 2 × 250 mg p. o. + Metronidazol 2 × 400 mg p. o. über 7 Tage).
– Langzeit-Säureblockade (Omeprazol 2 × 20 mg).
– Versuch der portalvenösen Drucksenkung z. B. mit Propranolol (z. B. Dociton) 3 × 40 mg p. o., Atenolol (z. B. Tenormin)100 mg p. o.
– Konsequente Sklerosierung oder Ligatur aller Ösophagus- und Fundus-Varizen oder porto-systemischer Shunt (z. B. TIPS [s.o.], spleno-renaler Shunt).

Komplikationen

➤ **Akut:** Multiorganversagen im Schock (S. 323); Aspiration (S. 390); DIC (S. 330).

➤ **Subakut:** Periphere Vasodilatation mit protrahiertem Schock, ARDS (S. 310) nach i. v.-Massivtransfusion (s. S. 194; v. a. FFP und Thrombozyten); Durchwanderungs-Peritonitis mit Sepsis oder Abszedierung.

➤ **Längerfristig:** Chronische Blutungs-Anämie.

➤ **Spezielle Komplikationen:**

– *Bei β-Blocker-Gabe:* Hypotonie und Bradykardie.
– *Bei Sklerosierung von Ösophagus- und Fundus-Varizen:* Aszites-Bildung; Sklerosierungsmittel *paravasal* (→ Schleimhautnekrosen; Fieber (> 38,5 °C); Pleuraerguß); *intravasal* (→ Pfortaderthrombose bei unkontrollierter Sklerosierung, Kardiodepression, Verschleppung von Sklerosierungsmittel mit Emboliegefahr).
– *Shunt-Anlage:* Abnahme der metabolischen Kapazität der Leber.

Prognose

➤ Spontanes Sistieren der Blutung z. B. durch Blutdruckabfall bei ca. 85%, aber Rezidiv-Blutung bei 25% der Patienten.

➤ Gesamtletalität bei Blutung ca. 5%, durch Blutung ca. 2%. Die Letalität hängt ab von der Blutungsursache (Ulkus-Blutung < Varizen-Blutung), Schwere der Lebererkrankung (Child A < B < C), Forrest-Stadium, Zahl notwendiger Transfusionen.

➤ **Ungünstige Prognose-Kriterien:** Schock bei Aufnahme (Hb < 8 g/dl), hohes Alter, gravierende (z. B. kardiovaskuläre Begleiterkrankungen), Ulkus an Hinterwand des Bulbus duodeni (hier verläuft die A. gastroduodenalis!).

35.11 Untere gastrointestinale Blutung

T. H. Schürmeyer

Grundlagen

- **Definition:** Blutungen aus dem Bereich aboral des Treitzschen Bandes.
- **Epidemiologie:** Ca. 10% aller gastrointestinalen Blutungen. Inzidenz 5–10/100000 Einwohner pro Jahr.
- **Ursache** (in abnehmender Reihenfolge):
  - *Bei Jugendlichen* Meckel-Divertikel, Colitis ulcerosa, Morbus Crohn, Polypen.
  - *Bei Erwachsenen:*
    - < 60. Lj. Divertikel, Colitis ulcerosa, Morbus Crohn, Polypen, Karzinom, Angiodysplasien.
    - > 60. Lj. Angiodysplasien, Divertikel, Karzinom, Polypen.

Klinik

- **Allgemein:** Kreislaufdepression/hypovolämischer Schock, körperliche Schwäche.
- **Manifestationsformen der Blutung:**
  - *Hämatochezie:* Roter Stuhl, 80% aus Kolon, je 10% aus Dünndarm oder oberem Gastrointestinaltrakt (v. a. bei massiver Blutung/intestinalen Fisteln).
  - *Meläna:* Teerstuhl, selten aus dem unteren Gastrointestinaltrakt.
  - *Hämorrhoidal:* Am Ende der Defäkation Abgang von hellrotem Blut, das dem Stuhl aufgelagert ist.
- **Komplikationen** s. S. 477.

Diagnostik

- **Inspektion und Proktoskopie:** Anorektaler Lokalbefund und digitale rektale Untersuchung.
- **Sigmoidoskopie/Koloskopie:** Zunächst nur endoskopische Untersuchung des anorektosigmoidalen Bereichs. Die Notfall-Koloskopie ist selten zwingend, aber riskant und selten aussagekräftig! Koloskopie besser elektiv erst nach korrekter Darm-Lavage.
- **Szintigraphie** bei intermittierenden, endoskopisch nicht darstellbaren Blutungsquellen mit ^{99m}Tc-markierten Erythrozyten oder Kolloiden (Erfolgsrate ca. 85%). → z. B. bei Verdacht auf Meckel-Divertikel zum Nachweis ektoper Magenschleimhaut besonders bei Kindern und Jugendlichen.
- **Selektive Angiographie** der A. mesenterica superior und inferior (Erfolgsrate von ca. 50% bei aktiver Blutung von ca. 1 ml/min). Indiziert bei endoskopisch nicht erkennbarer Blutungsquelle, Blutung > 50 ml/h.
- **Enteroklysma** nach Sellink (S. 85) zum Ausschluß eines Dünndarm-Tumors (ungeeignet im Notfall).
- **Labor:** BB, Quick, GOT, Blutgruppe, evtl. Kreuzblut.
- **Hämoccult-Test:** Nachweis von Hämoglobin und *nicht* von Hämatin, deswegen sensitiver für Blutung aus Kolon oder Rektum als für obere GI-Blutung. *Falsch positiv* durch rohes Fleisch, Eisenpräparate, Tomaten, Rohkost. *Falsch negativ* durch Hämoglobin-Abbau bei langer MD-Passage.

Therapie und Prognose

- **Allgemein:**
  - Schocktherapie (2 – 10 l isotonische Elektrolytlösung im Wechsel mit Glukose 5 %); bei Eiweißverlust + 500 ml Humanalbumin 5 % oder HES (s. S. 186).
  - Parenterale Ernährung bis Ursache abgeklärt ist (s. S. 199, 216).
- **Speziell:**
  - *Notfall-Rekto-Sigmoido- und/oder -Koloskopie* mit Versuch der Beseitigung der Blutungsursache (s. S. 474), besser Untersuchung nach Reinigung des Darmes.
  - *Antibiotikagabe bei Divertikulitis:* z. B. Gyrasehemmer (z. B. Ciprofloxacin 2 × 200 mg/d i. v.; S. 250) *oder* Cephalosporin (z. B. Rocephin 1 – 2 g/d i. v.; 248) *oder* Metronidazol (Clont 3 × 0,5 g/d i. v.; 253).
  - Operation.
- **Prognose:** 5-Jahres Überlebenszeit bei kolorektalem Karzinom Dukes A 95 %, B 85 %, C 55 %, D < 5 %.

35.12 Akute Pankreatitis

T. H. Schürmeyer

Grundlagen

- **Definition:** Entzündung der Bauchspeicheldrüse mit akuten abdominellen Schmerzen und erhöhten Pankreasenzymen.
- **Epidemiologie:** Inzidenz 10/100 000 Einwohner/Jahr, Mortalität 1/100 000 Einwohner/Jahr (im 4. Lebensjahrzehnt ca. 1 % der Todesfälle!).
- **Auslöser:** 30–40 % erhöhter Alkoholkonsum (v. a. Männer), 30–40 % Cholezystolithiasis(v. a. Frauen), 20 % „idiopathisch (z. B. Mumps-Viren?, parainfektiös). *Selten* posttraumatisch (OP, ERCP), bei Hyperparathyreoidismus, Hypertriglyzeridämie, Mukoviszidose oder durch Medikamente (Azathioprin, Steroide, Thiazide, Furosemid, Sulfonamide), fraglich durch Pankreas divisum (besteht bei 7 % der Bevölkerung).

Klinik und Befunde

- **Symptomatik:** > 90 % akute Oberbauchschmerzen (meist periumbilikal oder gürtelförmig), 70–80 % Übelkeit oder Erbrechen, Fieber, Meteorismus; 50 % Schmerzausstrahlung in den Rücken; 30 % Schock-Symptome (s. S. 312).
- **Klinische Befunde:**
  - *Allgemein:* Rubeosis faciei bei peripherer Vasodilatation (vasoaktive Substanzen), Schock (Blässe, Hypotonie, Tachykardie, Oligo- oder Anurie), Mikrozirkulationsstörungen, u. U. Ikterus, Pleuraerguß (v. a. links).
  - *Lokal:* „Gummibauch" (teigige Resistenz), paralytischer (Sub)-Ileus mit tympanitischem Klopfschall des geblähten Colon transversum, bei Einblutung livide Hautzeichen in den Flanken (Grey-Turner-Zeichen), um den Nabel (Cullen-Zeichen) oder in der Leiste (Fox-Zeichen).
  - *Klinische Stadien:* s. Tab. 99.

Tabelle 99 Klinische Stadien der akuten Pankreatitis

Stadium	pathologischer Befund	klinische Symptome
I	Ödem	Amylase-Erhöhung, Schmerz
II	Hämorrhagie	(Sub-)Ileus, Schock
III	Nekrose	Schock mit Oligurie, Hypocalcämie
IV	komplette Organ-Nekrose	irreversibler Schock, Anurie

Diagnostik

- **Labor:** Diagnosestellung bei Erhöhung von Amylase (reagiert rascher) oder Lipase (spezifischer); *prognostisch wichtig* sind BB (Leukozytose), BZ ↑, LDH ↑ (Nekrose?), GOT ↑, Harnstoff ↑, Ca^{2+} ↓, BGA (p_aO_2 ↓, BE ↑); *hilfreich* sind CRP, AP + γ-GT (Cholestase?), Kreatinin, Bilirubin, Na^+, K^+, Quick + Fibrinogen (DIC?), Albumin ↓.

- **Röntgen-Abdomenübersicht** (im Stehen und Rechtsseitenlage): Ileus (Spiegel?; vgl. S. 459), Perforation (subphrenische Luftsichel?), Verkalkungen, verstrichener Psoas-Schatten bei Senkungsabszeß, „Sentinel loop"-Zeichen (geblähter Dünndarm im linken Oberbauch), „Colon-cut-off"-Zeichen (geblähtes rechtes Colon bei Enge der linken Flexur durch Pankreasschwanz-Schwellung)?
- **Röntgen-Thorax** (2 Ebenen): Pleuraerguß, Plattenatelektase, ARDS (S. 310)?
- **Sonographie Abdomen:** Organ wegen Meterorismus und Ileus nur in 70–80% der Fälle darstellbar; *mögliche Befunde:* Nekrosestraßen und ein erweiterter Ductus choledochus bei biliärer Ursache; echoarme Organvergrößerung, Inhomogenität, Organunschärfe (60–70%); intra- oder retroperitoneale Flüssigkeitssequester (30–40%); Dilatation der Gallenwege (bis zu 10%).
- **CT** (s. Abb. 68): Immer indiziert (verläßlichste Methode!), möglichst als Angio-CT zur Abgrenzung von durchbluteten von nekrotischen Anteilen (ca. 150 ml 60%iges Kontrastmittel), Beurteilung s. Prognose.
- **Endoskopie mit ERCP** s. spezielle Therapie.
- **MRT:** Unzuverlässig, nicht indiziert.
- **EKG:** Unspezifische Veränderungen.

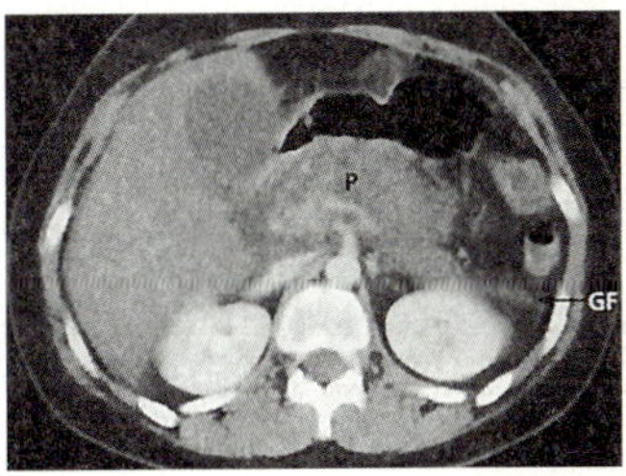

Abb. 68 Computertomographie bei Pankreatitis Grad D

- **Differentialdiagnosen** (bei nur 2–3facher Erhöhung der Pankreasenzyme):
  - *Gastroenterologisch:* Penetrierendes/perforierendes Ulcus ventriculi oder duodeni, Cholezystitis, intestinale Ischämie, Milzinfarkt, Gastroenteritis, Pankreastumor.
  - *Sonstige:* Nierenversagen, Makroamylasämie, Parotitis, Sialadenitis, Aortenaneurysma, Entzündungen im gynäkologischen Bereich, basale Pneumonie, Extrauterin-Gravidität.

Komplikationen

- **Akut:** Multiorganversagen im Schock (s. S. 323), DIC (s. S. 330).
- **Subakut:** Periphere Vasodilatation mit protrahiertem Schock (S. 312), ARDS (S. 310) und Enzephalopathie (S. 484) durch toxische oder vasoaktive Substanzen; Durchwanderungs-Peritonitis mit Sepsis oder Abszedierung; Obstruktion von Gallengang/Duodenum; retroperitoneale oder gastrointestinale Blutung (S. 474 ff) bei Gefäßarrosion (z. B. von A. lienalis oder A. gastroduodenalis).
- **Längerfristig:** Milzvenenthrombose mit Bildung von Magenfundusvarizen; Pseudozysten-Bildung (50% spontane Rückbildung in ca. 6 Wochen); Minderung der exokrinen oder endokrinen (selten) Pankreasfunktion.

35.12 Akute Pankreatitis

AllgemeineTherapie

- **Schocktherapie** (2–10 l isotonische Elektrolytlösung im Wechsel mit Glukose 5%); bei Eiweißverlust + 500 ml Humanalbumin 5% oder HES (*Ziel-ZVD* 4–10 cm H_2O).
- **Frühzeitige PEEP-Beatmung** bei respiratorischer Insuffizienz (p_aO_2 < 70 mmHg).
- **Frühzeitige Dialyse** bei akutem Nierenversagen (s. S. 231).
- **Heparin:** 2 × 7500 IE/d s.c. zur Hemmung einer DIC und Thromboseneigung durch aktivierte Proteasen und Thrombozyten.
- **Magensonde** (bei Verdacht auf Ileus, Subileus; vgl. S. 462).
- **Ulkusprophylaxe.**
- **Schmerztherapie:** z. B. Pethidin (z. B. Dolantin) 1 Amp à 50 mg i. v. (Wirkdauer ca. 3 h) *oder* Pentazocin (z. B. Fortral) 1 Amp. à 30 mg i. v. (Wirkdauer ca. 4 h) *oder* Buprenorphin (z. B. Temgesic) 1 Amp. à 0,3 mg i. v. (Wirkdauer ca. 8 h) *oder* Procain-Cl 1% (z. B. Novocain) 2–8 ml/h i. v. *oder* Peridural-Katheter (Carbostesin 0,25% 3–4 ml/h; vgl. S. 151).
- **Nahrungskarenz + parenterale Ernährung** (S. 199, 216; *Cave* Fettlösungen in der Frühphase nicht wegen Beinflussung der Sekretion, sondern wegen Hypertriglyzeridämie und Gefahr des Lungenversagens).
- **Azidose-Ausgleich,** wenn BE unter –10 mmol/l (s. S. 445).
- **Kalzium-Gabe** nur in Ausnahmefällen, wenn Serum-Kalzium < 1,6 mmol/l (s. S. 433, 435).
- **Evtl. Insulin** (s. S. 412).
- **Kostaufbau** ab 3.– 10. Tag abhängig vom klinischen Bild (schmerzfrei, regelmäßiger Stuhlgang, keine Organkomplikation), *nicht* von der Enzymaktivität (zunächst KH-reiche + fettarme Diät, dann MCT-Fette, die auch ohne Lipase resorbiert werden).

Spezielle Therapie

- **Notfall-ERCP** innerhalb von 12 h, bei erweitertem Ductus choledochus *oder* Cholecystolithiasis *oder* AP-/γ-GT-Erhöhung; Papillotomie nur bei Stein-Nachweis.
- **Perkutane Drainage** von Nekrose oder Pseudozyste bei lokaler Kompression oder Infektion (Feinnadelpunktion).
- **Octreotid** (z. B. Sandostatin) 3 × 50 bis 3 × 200 µg/d s. c. bei Pleura- oder Peritonealhöhlen-Fisteln.
- **Antibiotika:** Bei bakterieller Besiedlung einer Nekrose: z. B. Gyrasehemmer (z. B. Ciprofloxacin 2 × 200 mg/d i. v.; S. 250) *oder* Imipenem (4 × 0,5 g/d i. v.; S. 249) *oder* Cephalosporin (z. B. Rocephin 2 g/d i. v.; S. 248) *oder* Metronidazol (Clont 3 × 0,5 g/d i. v.; S. 253) *oder* Breitspektrumpenicilline (nicht Ampicillin oder Aminoglykoside wegen schlechter Penetration in nekrotisches Gewebe).
- **Operation** (akute Nekrosektomie und Bursalavage, Zeitpunkt meist nach ca. 7–10 Tagen); *Indikationen:* Nekrose mit Sepsis (Leukos > 20000/µl, therapierefraktäres Fieber); Nekrosen mit pulmonaler und renaler Insuffizienz; Nekrose und kontinuierlicher Hb-Abfall; Blutung bei Gefäßarrosion (A. lienalis, A. gastroduodenalis); Oktreotid-refraktäre Fistel; Pseudozyste, wenn sie nach Drainageversuch wieder auf > 6 cm anwächst und lokale Beschwerden macht.
- **Interventionell-radiologischer Verschluß** der A. gastroduodenalis bei Blutung aus dem Pankreas-Kopf.

- **Experimentell:** Cholezystokinin (=CCK)-Hemmung durch Somatostatin oder CCK-Antagonisten; Plasmapherese zur Entferung toxischer Substanzen; Papillotomie und Stent in dorsalen Gang bei Pancreas divisum.
- **Wirkung nicht belegt:** Magensonde (außer bei Subileus und Ileus, s.o.); Blockierung der Magensäure-Sekretion zur Hemmung der duodenalen Sekretin-Sekretion; Verbesserung der Mikrozirkulation durch Dextrane oder Heparin; Sekretionshemmung mit Glukagon, Atropin, Kalzitonin, Carboanhydrasehemmern; prophylaktische Antibiotika-Gabe.

Prognose

- **Allgemein:** Höhere Letalität bei älteren Patienten (exponentieller Anstieg), schlechtem CT- oder APACHE-II-Score (s. S. 98, 101).
- **Beste Prognose-Beurteilung durch CT-Einteilung:** s. Tab. 100.

Tabelle 100 CT-Einteilung zur Prognose-Beurteilung bei akuter Pankreatitis (Balthazar et al. 1989)

Grad A	Normalbefund	0 Punkte
Grad B	fokale oder diffuse Vergrößerung	1 Punkt
Grad C	leichte, peripankreatische entzündliche Veränderungen	2 Punkte
Grad D	deutliche, peripankreatische entzündliche Veränderungen	3 Punkte
Grad E	ausgeprägte Flüssigkeits-Ansammlung oder Abszedierung	4 Punkte
zusätzlich für Nekrosen:	< 30 %	+ 2 Punkte
	30 – 50 %	+ 4 Punkte
	> 50 %	+ 6 Punkte
→ Gesamt-Letalität ca. 10 % (< 4 Punkte 3 %; 4 – 6 Punkte 6 %; > 6 Punkte 17 %)		

35.13 Leberversagen, portosystemische Enzephalopathie

T. H. Schürmeyer

Grundlagen

- **Definition:** Unzureichende hepatische Entgiftung und Synthese durch fulminanten (1 – 2 Wochen), akuten (bis 8 Wochen) oder subakuten (bis 26 Wochen) Leberzerfall oder chronischen Leberausfall (unzureichende Entgiftung über Monate), ggf. mit potentiell reversibler ZNS-Funktionsstörung.
- **Ätiologie:**
  - *Akutes Leberversagen:* Hepatitis (70%; hiervon ca. 10% A, 50% B, 40% C); Medikamente (15%; INH, Sulfonamide, Tetrazykline, Ketoconazol, MAO-Hemer, Antidepressiva, Valproat, Phenytoin, NSAR, Gold, Allopurinol, α-Methyldopa, Amiodaron, Halothan, Paracetamol); Gifte (5%; Knollenblätterpilze, Herbizide, halogenierte Kohlenwasserstoffe); Morbus Wilson, Reye-Syndrom (< 1%; akute fettige Leberdegeneration bei Jugendlichen durch Infektion oder Toxine wie Lösungsmittel, Aflatoxin, Pestizide, Valproat, Acetylsalicylsäure)!
  - *Chronisches Leberversagen:*
    - Alkohol (Frauen > 20 g/d, Männer > 60 g/d).
    - Infektionen (Hepatitis, Schistosomiasis, chronische Cholangitis).
    - Autoimmunerkrankungen (Autoimmunhepatitis, PSC, PBC).
    - Venöse Abflußstörung (Budd-Chiari-Syndrom, Venenverschlußkrankheit, Rechtsherzinsuffizienz).
    - Medikamente (Methotrexat, α-Methyldopa, INH, Amiodaron).
    - Stoffwechselstörungen (Morbus Wilson, Hämochromatose, α_1-Antitrypsin-Mangel, Glykogenose Typ IV, Mukoviszidose, erythropoetische Porphyrie, Galaktosämie).
  - *Portosystemische Enzephalopathie bei Leberversagen:*
    - Vermehrte Eiweißanflutung aus dem Darm (Blutung) oder der Muskulatur (Fehlernährung).
    - Eröffnung von Umgehungskreisläufen (TIPS [S. 477], Shunts).
    - Medikamente (Sedativa, Hypnotika), Endotoxine.
- **Pathophysiologie:**
  - *Unzureichende Entgiftungsfunktion* (Ikterus, Enzephalopathie).
  - *Hirnödem* (durch Permeabilität der Blut-Hirn-Schranke ↑ [= extrazelluläres Ödem] und toxisch bedingte Astrozyten-Schwellung [zelluläres Ödem]).
  - *Unzureichende hepatische Synthese:*
    - Koagulopathie (Gerinnugsfaktoren ↓).
    - Metabolische Alkalose (hepatische Harnstoff-Bildung ↓, K^+ ↓).
    - Hypoproteinämie (→ Aszites).
  - *Hyperdyname Kreislaufsituation* mit niedrigem vaskulärem Widerstand (HMV ↑) → gesteigerte intestinale Durchblutung → erhöhter portalvenöser Druck, Kreislauflabilität.

Klinik und Befunde

- **Allgemein:** Zunehmende Enzephalopathie (s. Tab. 101), Koagulopathie, Ikterus s. S. 489, Foetor hepaticus, Aszites, Hypotonie-Neigung.
- **Speziell:**
  - *Paracetamol-Intoxikation* (> 10 g, bei vorgeschädigter Leber oder Hunger weniger): Primär Übelkeit, Erbrechen, nach Besserung für 1 – 2 Tage dann die oben genannten Symptome (vgl. auch S. 624).
  - *Knollenblätterpilzvergiftung:* 4 – 24 h nach Ingestion Bauchschmerzen, Übelkeit, Erbrechen, wäßrige Diarrhö, dann Dehydratation, Elektrolytentgleisung und nach 1 – 3 Tagen die oben genannten Symptome.

35.13 Leberversagen, portosystemische Enzephalopathie

Tabelle 101 Klinische Stadien der portosystemischen Enzephalopathie (nach Pappas und Jones, 1983)

I.	Unruhe, Schlafstörungen, z. T. Desorientierung, Angst, Euphorie
II.	Antriebsminderung, Lethargie, Asterixis (plötzlicher Tonusverlust), Flapping Tremor, Desorientierung, inadäquates Verhalten, verwaschene Sprache
III.	Somnolenz, Stupor, Delir, Tremor, Halluzinationen
IV.	Koma

Komplikationen

- Infektionen (bakteriell oder mykotisch durch Einschwemmung von Darmkeimen und gestörte Funktion der Kupfferschen Sternzellen: Sepsis, Pneumonien, urogenitale Infektionen.
- Akutes Nierenversagen (S. 325), akute tubuläre Nekrose.
- Hepatorenales Syndrom (S. 495).
- Respiratorische Insuffizienz (30%).
- Gerinnungsstörungen, DIC (wenn AT III ↓ ↓ ; S. 330).

Diagnostik

- **Labor** (+ mögliche Befunde): Albumin, Quick ↓, PTT ↑, Faktor V ↓, AT III ↓, Protein C ↓, Ammoniak ↑, evtl. Methionin ↑, Laktat ↑, Bilirubin ↑, BZ (stündlich), Na^+, K^+ (↑ ?), mg^{2+}, Blutgasanalyse, GOT ↑, GPT ↑, CHE ↓, Kreatinin ↑, Harnstoff ↑, Ammoniak ↑, Blutbild; Virusserologie.
  - Hepatitis bei Lupus eryth.: ANA, Anti-dsDNA-AK, Anti-Sm, LKM, LMA. Primär biliäre Zirrhose: AP ↑, γ-GT ↑, AMA (v. a. Subtyp Anti-M_2).
  - Primär sklerosierende Cholangitis: p-ANCA, AP ↑, γ-GT ↑ (keine AMA).
  - Morbus Wilson: Serum (Cu^{2+} ↓, Coeruloplasmin ↓); Urin (Cu^{2+} ↑).
  - Hämochromatose: Eisen ↑, Ferritin ↑, freies Transferrin ↓.
  - Leberzell-Karzinom: α_1-Fetoprotein (AFP) ↑.
  - α_1-Antitrypsin-Mangel: α_1-Antitrypsin ↓.
- **Sonographie:** Lebergröße/Binnenstruktur, Organdurchblutung, Gallenwege, V. portae (portaler Hypertonus?), Milz, Aszites (ab ca. 100 ml nachweisbar, schwimmende Darmschlingen, „blooming"-Effekt mit Pseudo-Verdickung der Gallenblasen- und Darmwand durch wandseitige Schallverstärkung?).
- **Ösophago-Gastro-Duodenoskopie:** Ausschluß/Therapie von Blutungen (Varizen?, Stauungsgastritis).
- **Leberpunktion** (evtl. mit Laparoskopie → Histologie) u./o. **Aszitespunktion** (→ Zytologie, Protein, Cholesterin, Amylase, LDH, Bakteriologie) bei unklarer Ursache.
- **EEG** zur Verlaufsbeobachtung (s. S. 75), evtl. CCT (S. 87), LP (S. 76).
- **Epidurale Hirndruckmessung** (s. S. 73, 121) zur Steuerung der Hirnödem-Therapie (s. S. 505) und zur Beurteilung der Prognose bei evtl. geplanter Lebertransplantation. Indiziert im Koma-Stadium III (s. Tab. 101) und geplanter Lebertransplantation.
- Röntgen-Thorax, EKG.

35.13 Leberversagen, portosystemische Enzephalopathie

Differentialdiagnose

- **Leberversagen:** Siehe oben unter Ätiologie.
- **Enzephalopathie:**
  - *Reye-Syndrom:* Anamnese!
  - *Morbus Wilson:* Anamnese, Serum-Cu^{2+} und -Coeruloplasmin ↓; Urin-Cu^{2+} ↑.
  - *Subdurales Hämatom* (s. S. 514): Anamnese (Trauma?), CCT.
  - *Wernicke-Enzephalopathie:* Doppelbilder, Amnesie, Nystagmus, evtl. Korsakow-Syndrom → Alkohol-Anamnese, neurologische Untersuchung.
  - *Alkoholentzugssyndrom:* s. S. 550.
  - *Elekrolytstörungen* (v. a. Hyponatriämie): s. S. 427.

Therapie

- **Engmaschig Flüssigkeitsbilanzierung unter ZVD-Messung** mit Ausgleich des Säure-Basen-Haushalts und von Elektrolytverschiebungen.
- **Eventuelle Auslöser beseitigen:** Blutung stillen, Sedativa absetzen, Eiweißrestriktion auf 1 g/kg KG/d.
- **Bei Juckreiz durch Cholestase:** Colestyramin (z. B. Quantalan) 4 – 6 g/d, Antihistaminika (z. B. Fenistil 3 × 1 – 2 Drg/d).
- **Reduktion ammoniakbildender Bakterien, Hemmung der Aminosäurenresorption:**
  - *Osmotische Diarrhö:* Laktulose *oder* Lactitol initial 100 ml p. o. oder über Magensonde, danach 30 – 150 ml/d, evtl. Lactulose-Einlauf mit 500 ml NaCl 0,9% + 500 ml Lactulose. *NW:* Meteorismus, Diarrhö, Übelkeit, Hypokaliämie. *Cave:* Galaktose-Intoleranz, Xylit, Sorbit.
  - *Darmsterilisation:* Neomycin initial 3 × 2 g/d, dann 1 – 2 × 2 g/d p. o./Magensonde *oder* Paromomycin (z. B. Humatin) initial 3 g, dann 1 – 3 g/d p. o./Magensonde *NW:* Diarrhö, Übelkeit. *Cave:* Oto- und Nephrotoxizität (Resorption ca. 3%).
  - *GI-Blutungs-Prophylaxe:* z. B. Ranitidin (z. B. Zantic, Soytril) 3 Amp./24 h i. v.
- **Parenterale Ernährung** (1850 kcal in 1,75 l): z. B. 500 ml Glukose 50%, 750 ml verzweigtkettiger Aminosäuren 10% (z. B. Aminoplasmal Hepa – 10% Infusionslösung), 500 ml Fettlösung 10% (s. auch S. 199, 216).

  Cave: Infusion von Aminosäuren ohne Glukose (Hypoglykämie!); Infusion von Methionin oder aromatischen Aminosäuren (Koma-Verstärkung!); mehr als 400 g Glukose/d; mehr als 1 g Fett/kg/d.
- **Senkung des Hirndrucks** (s. S. 505).
  - Oberkörper hochlagern (45°), kurzfristig evtl. leichte Hyperventilation.
  - 20% Mannitol (z. B. Osmosteril 0,3 g/kg KG als i. v.-Bolus, wenn Hirndruck > 20 mmHg, ca. 100 – 500 ml/24 h, solange Plasma-Osmolarität < 320 mosmol/l).
  - Fraglich wirksam: Dexamethason (z. B. Fortecortin 3 × 8 mg/d i. v.).
- **Gerinnung substituieren** (Ziel: Quick > 40%, Thrombozyten > 50 000/μl):
  - Vitamin K (z. B. Konakion 20 mg i. v.), Gerinnungsfaktoren (PPSB, ggf. AT III).
  - Humanplasma (FFP, möglichst intraarteriell, da sonst Gefahr des ARDS!).
  - Heparin ca. 200 IE/h (bei Verdacht auf Verbrauchskoagulopathie).
  - Thromobozyten (möglichst intraarteriell, wenn Thrombozyten < 20 000/μl).
- **Plasmapherese:** *Keine gesicherte Wirksamkeit und große Risiken!* (Austausch von 3 l Plasma/d über die A. femoralis).

- **Lebertransplantation:** *Ind.:* Bes. wenn < 10. Lj., > 40. Lj, Quick < 20%, Faktor V < 20%, pH < 7,3, toxische Hepatitis, Enzephalopathie > II° (s. S. 485) mehr als 7 Tage nach Ikterus. *KI:* Sepsis, AIDS, Psychose, Alkoholismus, Drogenabusus, > 65. Lj.
- **Spezielles Vorgehen bei klinisch dominierendem Aszites:**
  - *Natriumrestriktion* (2–3 g/d; *cave* z. B. natriumreiche Antibiotika).
  - *Flüssigkeitsrestriktion* auf 1,5 l/d, bei Na^+ < 120 mmol/l auf 1 l/d.
  - *Diuretika* (angestrebter Gewichtsverlust 500 g/d; Erfolgsrate ca. 85%):
    - Spironolacton (Aldactone 100–400 mg/d): Volle Wirkung erst nach 3 Tagen! *NW:* Gynäkomastie, Hyperkaliämie. *KI:* Hyperkaliämie, schwere Hyponatriämie, Niereninsuffizienz, akutes Nierenversagen, Anurie.
    - Xipamid (Thiazid-Derivat, z. B. Aquaphor 20–40 mg/d) *oder* Furosemid (beginnen mit z. B. Lasix 40 mg/d) *oder* Torasemid (beginnen mit z. B. Unat 10 mg/d). *NW:* Hypokaliämie, Rebound-Effekt. *KI:* Präkoma/Coma hepaticum, Hypokaliämie, Sulfonamid-Allergie, Gicht.

    Falsch: Erhöhung der Diuretika-Dosis bei mangelndem Erfolg und niedrigem Urin-Na^+.
  - Evtl. therapeutische Parazentese, Shunt-OP.
- **Spezielles Vorgehen bei Intoxikation:**
  - *Paracetamol* (evtl. auch bei anderen toxischen Schäden): Magenspülung (bis zu 36 h nach Aufnahme), Aktivkohle p. o., möglichst früh N-Acetylcystein (z. B. Fluimucil 300 mg/kg KG in 12–24 h, hiervon initial 150 mg/kg KG i. v.). Siehe auch S. 624.
  - *Knollenblätterpilz:* Magenspülung, Aktivkohle, Elektrolytausgleich, Flüssigkeitsbilanzierung, forcierte Diurese, Penicillin (1 Mio IE/kg KG/d), Liponsäure (50–100 mg alle 6 h i. v.), Silibinin (z. B. Legalon 5 mg/kg KG über 3 h i. v. alle 6 h), evtl. kontinuierliche Hämofiltration.
- **Spezielles Vorgehen bei extrahepatischer Cholestase:** Papillotomie, endoskopische Steinextraktion, Einlage einer oder mehrerer Kunststoff-Prothesen oder Metall-Stents, PTCD mit externer oder interner Ableitung, mechanische o. elektrohydraulische oder laserinduzierte Lithotripsie, extrakorporale Stoßwellenlithotripsie.
- **Spezielles Vorgehen bei Cholangitis:** Mezlocillin (z. B. Baypen 3 × 2 g i. v.) *oder* Ceftriaxon (z. B. Rocephin 1 × 1 g) *oder* Ciprofloxacin (z. B. Ciprobay 2 × 500 mg p. o.).
- **Spezielles Vorgehen bei chronischer Virushepatitis:** Interferon.
- **Spezielles Vorgehen bei Autoimmunhepatitis:** Immunsuppression (Glukortikoide, Azathioprin).
- **Spezielles Vorgehen bei PBC und PSC:** Ursodesoxycholsäure (z. B. Ursofalk 3 × 1 Kps. à 250 mg/d).

Prognose

- **Überlebensrate:**
  - Akutes Leberkoma: Bis 10. Lj 10%, bis 40. Lj 30%, > 40. Lj < 10%.
  - Leberversagen durch Hepatitis: A 40%, B 23%, NANB 10%, Intoxikation 10%.
  - Bei Koma-Stadium I–II 60%, III–IV < 20% (s. S. 485).
  - Bei Lebertransplantation ca. 70%.
- Ungünstige Prognose: Faktor V < 15%, Bilirubin > 15 mg/dl, pH < 7,3.
- Letalität chronischer Leberschädigung in den nächsten 12 Monaten: Child-Pugh-Stadium A (< 7 Punkte) < 10%, B (7–9 Punkte) 30%, C (> 9 Punkte) 50%.

Tabelle 102 Child-Pugh-Score der chronischen Lebererkrankung

Parameter	1 Punkt	2 Punkte	3 Punkte
Serum-Albumin (g/dl)	> 3,5	2,8 – 3,5	< 2,8
Aszites	fehlend	wenig	viel
Bilirubin (mg/dl)	< 2	2 – 3	> 3
Enzephalopathie (s. S. 485)	fehlend	I–II	III–IV
Quick (%)	> 70	40 – 70	< 40

Child A: 5 – 6 Punkte; Child B: 7 – 9 Punkte; Child C: > 9 Punkte

T. H. Schürmeyer

Grundlagen

- **Definition:** Anstieg des Plasma-Bilirubins mit Gelbfärbung von Skleren, Haut und Schleimhäuten.
- **Pathophysiologie:** Hämoglobin wird im Retikuloendothelialen System zu Bilirubin abgebaut → Transport des unkonjugierten (indirekten) Bilirubins an Albumin zur Leber → Konjugation des Bilirubins an Glukuronsäure → aktive Sekretion des konjugierten (direkten) Bilirubins in die Gallenwege → teilweise Dekonjugation und Oxidation im Darm zu Urobilinogen → Resorption von 20% des wasserlöslichen Urobilinogens und renale Exkretion.
- **Ätiologie:**
  - *Prähepatisch:* Hämolyse.
  - *Hepatisch:*
    - Funktionell: Morbus Meulengracht, Crigler-Najjar-Syndrom, Dubin-Johnson-Syndrom, Rotor-Syndrom, Neugeborenen-Ikterus.
    - Hepatitis: Viral, autoimmunologisch, toxisch, granulomatös.
    - Speicherkrankheiten: Morbus Wilson, Hämochromatose, Amyloidose.
    - Zirrhose: durch Alkohol, Hepatitis, PBC, PSC, Cirrhose cardiac.
    - Toxisch: Alkohol, Medikamente.
    - Schwangerschaftsbedingt: Schwangerschaftscholestase, HELLP-S.
    - Tumoren: Lymphome, Leberzell-Karzinom, Metastasen.
  - *Posthepatisch:*
    - Steinleiden: Choledocholithiasis, Hepatikolithiasis = Caroli-Syndrom.
    - Entzündungen: PSC, Cholangitis, Granulome, Strikturen.
    - Tumoren: Pankreaskopf-Karzinom, Klatskin-Tumor, Cholangio-Karzinom, Papillentumor, Lymphome, Metastasen, Hepatom.
    - Sonstige: Parasiten, Zysten, Mirizzi-Syndrom, Duodenaldivertikel, Ganganomalie.

Klinik, Befunde

- **Allgemein:** Gelbfärbung von Haut, Schleimhäuten und Skleren, Pruritus, evtl. Farbveränderungen von Stuhl und Urin (prähepatisch Stuhl dunkel, Urin normal; hepatisch + posthepatisch Stuhl hell, Urin dunkel).
- **Speziell:**
  - Bei Leberzirrhose: Palmarerythem, Lacklippen und -zunge, Bauchglatze, Aszites, Gynäkomastie, Spider-Naevi, Caput medusae, Cheilitis angularis, Splenomegalie.
  - Bei Hepatitis: Fieber, Abgeschlagenheit.
  - Bei Malignom u. U. Gewichtsverlust.
  - Bei Cholangitis Fieber, evtl. Sepsis.
  - Bei Morbus Wilson: Kayser-Fleischer-Kornealring, Bronzefärbung der Haut.
  - Bei kardial bedingter Zirrhose: Dyspnoe, Zyanose, Halsvenenstauung, Splenomegalie.
  - Bei Hämolyse: Abdominelle Koliken.

Hinweis: Cholestase ist auch ohne Ikterus möglich!

35.14 Ikterus

Diagnostik

- **Apparative, bildgebende Verfahren:**
  - *Sonographie:* Immer indiziert – mögliche Befunde: Weite intra- o. extrahepatische Gallenwege, Tumoren, Cholelithiasis, Leberzirrhose, Lymphknotenschwellung, Aszites, Splenomegalie.
  - *Endosonographie:* Zur Beurteilung von Leberpforte und Pankreas; indiziert bei erweiterten Gallenwegen, wenn DD durch CT, ERCP und/oder PTC nicht geklärt werden kann.
  - *ERCP:* „Goldstandard" (Sensitivität > 90% für Konkremente, Stenosen oder intraduktale Tumoren), Beurteilung der Papille und des Gangsystems; indiziert bei erweiterten Gallenwegen.
  - *PTC* (*p*erkutane *t*ranshepatische *C*holangiographie): Alternative zur ERCP bei erweiterten Gallenwegen.
  - *Cholangioskopie:* Im Rahmen einer ERCP oder PTC; indiziert, wenn DD durch ERCP und/oder PTC nicht geklärt werden kann.
  - *CT-Abdomen mit KM:* Zum Tumorstaging, zur Pankreasdarstellung, bei Verdacht auf Hämochromatose (hier Dichte >110 HE).
  - *MRT:* Messung der Eisenbeladung bei (Verdacht auf) Hämochromatose.
  - *MRCP* (MRT mit Rechner-gestützter Rekonstruktion der ableitenden Wege von Galle und Pankreas): Nicht-invasive Darstellung der Gallenwege und des Ductus pancreaticus; indiziert, wenn ERCP und/oder PTC nicht möglich sind oder alleine nicht zur klaren Diagnose führen.
- **Labor:**
  - *Immer:* BB, GOT, GPT, γ-GT, AP, Lipase, Kreatinin, Quick, PTT, CHE, E-phorese, direktes + indirektes Bilirubin im Serum, Bilirubin + Urobilinogen im Urin. Mögliche Befunde entsprechend der Ätiologie s. Tab. 103.

Tabelle 103 Mögliche Laborbefunde bei Ikterus

	prähepatisch	hepatisch	posthepatisch
Serum:			
direktes Bilirubin		+	+
indirektes Bilirubin	+	+	
Urin:			
Bilirubin		+	+
Urobilinogen	+	+	

- *Mögliche Befunde bzw. fakultative Untersuchungen bei Verdacht auf:*
  - Hämolyse: BB (Hb ↓, Ery ↓, HK ↓), Retikulozyten ↑, LDH ↑, freies Hb, Haptoglobin ↓, Coombs-Test (Autoimmunhämolyse?).
  - Cholestase: AP ↑, γ-GT ↑.
  - Leberparenchymschaden: CHE ↓, GPT/GOT > 1 (= De-Ritis-Quotient), Ammoniak ↑, Quick ↓ (Faktor I, II, V, VII, X), PTT ↑, Harnstoff ↑, Albumin ↓, Elektrophorese (α_1-Fraktion fehlt bei α_1-Antitrypsin-Mangel).
  - Virus-Infektion: Hepatitis-Serologie.
  - Cholangitis: BB (Leukos ↑, Linksverschiebung?), CRP ↑, evtl. Blutkultur.
  - Lupoide Hepatitis: ANA, Anti-dsDNA-AK, Anti-Sm, LKM (AK gegen Leber- und Nieren-Mikrosomen), LMA (AK gegen Leber- und Muskel-Aktin).
  - Primär biliäre Zirrhose: AP ↑, γ-GT ↑, AMA (v. a. Subtyp Anti-M_2).
  - Primär sklerosierende Cholangitis: p-ANCA, AP ↑, γ-GT ↑ (keine AMA).
  - Morbus Wilson: Serum (Cu^{2+} ↓, Coeruloplasmin ↓); Urin (Cu^{2+} ↑).
  - Hämochromatose: Eisen ↑, Ferritin ↑, freies Transferrin ↓.
  - Leberzell-Karzinom: α_1-Fetoprotein (AFP) ↑.
  - α_1-Antitrypsin-Mangel: α_1-Antitrypsin ↓.

Therapie

- **Symptomatisch (Juckreiz):** Colestyramin (z. B. Quantalan) 4 – 6 g/d, Antihistaminika (z. B. Fenistil 3 × 1 – 2 Drg/d).
- **Bei gestörter Fettresorption:** MCT-Fette, fettlösliche Vitamine (z. B. ADEK Falk 1 Amp./Woche i. m.).
- **Bei Hämolyse:** Expositionsprophylaxe, Prednisolon (akut 250 mg i. v.), polyvalente Immunglobuline (akut 6 – 10 g i. v. bei Therapieresistenz).
- **Bei extrahepatischer Cholestase:** Papillotomie, endoskopische Steinextraktion, Einlage einer oder mehrerer Kunststoff-Prothesen oder Metall-Stents, PTCD mit externer oder interner Ableitung, mechanische o. elektrohydraulische oder laserinduzierte Lithotripsie, extrakorporale Stoßwellenlithotripsie.
- **Eventuell Chirurgie:** Biliodigestive Anastomose, wenn Problem endoskopisch nicht lösbar ist; Lebertransplantation v. a. bei akutem Leberversagen durch z. B. Intoxikation mit Paracetamol (S. 624) oder Knollenblätterpilz.
- **Bei Cholangitis:** Mezlocillin (Baypen 3 × 2 g i. v.) *oder* Ceftriaxon (Rocephin 1 × 1 g) *oder* Ciprofloxacin (Ciprobay 2 × 500 mg p. o.).
- **Bei funktionellem Ikterus** (s. o.): Evtl. Phenobarbital (bis zu 120 mg/d p. o.).
- **Bei chronischer Virushepatitis:** Interferon
- **Bei Autoimmunhepatitis:** Immunsuppression (Glukortikoide, Azathioprin).
- **Bei PBC und PSC:** Ursodesoxycholsäure (z. B. Ursofalk3 × 1 Kps. à 250 mg/d).

35.15 Aszites

T. H. Schürmeyer

Grundlagen

- **Definition:** Ansammlung freier Flüssigkeit in der Peritonealhöhle.
- **Ursachen** (s. Abb. 69):
  - *Transsudat (Eiweißgehalt < 25 g/l – bei > 80% der Patienten):*
    - Portale Hypertension bei Leberparenchymerkrankung, Lebermetastasen, Budd-Chiari-Syndrom oder Pfortaderthrombose.
    - Rechtsherzinsuffizienz, Pericarditis constrictiva, Trikuspitalinsuffizienz.
    - Nierenerkrankung mit Hypalbuminämie und Serositis (z. B. akute GN).
  - *Exsudat (Eiweißgehalt > 25 g/l – bei > 10% der Patienten):*
    - Neoplasie: z. B. bei Peritonealkarzinose, Hepatom, Meigs-Syndrom bei Ovarial- oder Mammakarzinom, Adenokarzinom des Kolon, Magen, Pankreas.
    - Entzündung mit hoher Kapillarpermeabilität: z. B. Peritonitis, Tbc, Serositis.

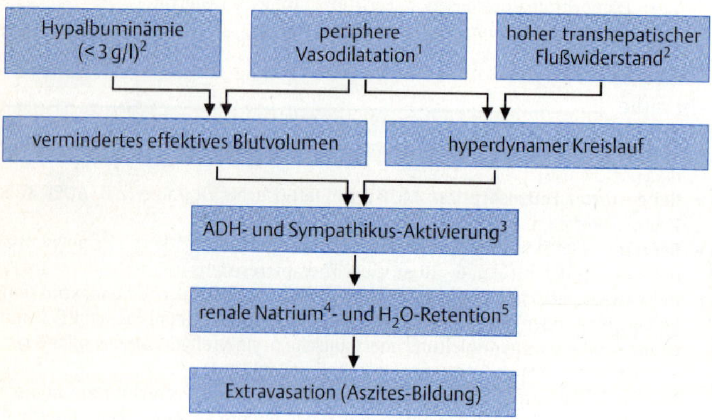

[1] durch Glukagon, Gallensäuren, Prostaglandine, Substanz P
[2] vermehrte hepatische Lymphproduktion
[3] Korrelation zwischen Plasma-Noradrenalin und Natriurese
[4] durch Aktivierung des Renin-Angiotensin-Aldosteron-Systems
[5] durch ADH-Wirkung

Abb. 69 Aszites-Ursachen

Klinik, Befunde, Differentialdiagnosen

- Zunahme von Bauchumfang und Körpergewicht, Meteorismus, Dyspnoe, Hernien, ausladende Flanken, verstrichener Nabel, Striae distensae, Flankendämpfung ab ca. 2 Litern, Undulationen.
- **Differentialdiagnosen:** Schwangerschaft, große Ovarial- oder Pankreaspseudozysten, intraabdominelle Blutung (S. 474 ff; Gefäßruptur, Milztrauma), Ruptur von füssigkeitsgefüllten Organen (Blase, Magen, Darm), Flüssigkeitsübertritt bei massiven Pleuraergüssen, flächige, diffuse Abszedierung oder Galleleck (z. B. nach OP), Flüssigkeitsdepot bei Peritonealdialyse.

Diagnostik

- **Sonographie:** Flüssigkeitsnachweis ab ca. 100 ml möglich, schwimmende Darmschlingen, „blooming"-Effektmit Pseudo-Verdickung der Gallenblasen- und Darmwand durch wandseitige Schallverstärkung.
- **Parazentese** (zur Punktatgewinnung): Sonographisch gezielt, mit dünner Nadel in möglichst tangentialer Richtung unter Verschiebung der Bauchhaut (*cave:* Aszites-Leck!). *KI* gegen „blinde" Punktion: Schwangerschaft, Ovarialzysten, Hydronephrose. *Cave:* Hämorrhagische Diathese, A. epigastrica inferior, innere Umgehungskreisläufe, Milzverletzung bei Splenomegalie.
- **Labor:**
  - *Blut:* BB, Quick, GOT, CHE, Protein, Albumin, Amylase, Kreatinin, Na^+, K^+, CRP.
  - *Aszites:* Zellzahl, Protein, Cholesterin, Amylase, LDH, Zytologie, Bakteriologie.
  - *Beurteilung:*
    - Differenz von Serum- und Aszites-Albumin = Albumingradient: Die Höhe der Differenz korreliert mit dem portalen Druck (s. Tab. 104).
    - Hämorrhagisch: Karzinom, Pankreatitis, Tbc, Trauma.
    - Chylös: Verlegung des Ductus thoracicus durch Lymphom, Leukosen, Metastasen oder nach Ruptur einer Ovarial-Zyste.
    - > 250 Neutrophile/µl: Bakterielle Infektion (eine spontane Peritonitis ist in 50% der Fälle asymptomatisch!).
    - Bakteriologie: Sensitivität der Gram-Färbung 10%, der Aszites-Kultur 85%!
    - Lymphozytose: Häufig bei peritonealer Tuberkulose.
    - Aszites-Amylase > Serum-Amylase: Häufig bei Pankreaskarzinom.
    - Allgemeine Hinweise auf einen malignen Aszites: Tumorzellen, LDH > 200 IE/l, Cholesterin > 45 mg/dl, Albumingradient > 1,1 g/dl.

Tabelle 104 Differenz Serum-Albumin — Aszites-Albumin (Albumingradient)

> 1,1 g/dl:	Leberzirrhose, Hepatitis, Herzinsuffizienz, Lebermetastasen, Budd-Chiari-Syndrom, Pfortaderthrombose
< 1,1 g/dl:	Peritonealkarzinose, Tbc, Pankreas-Erkrankung, Serositis, nephrotisches Syndrom

Komplikationen

- Hepatorenales Syndrom: s. S. 495.
- Prärenales Nierenversagen (s. S. 325) durch Volumendepletion bei forcierter Diurese (Urin-Natrium > 5 mmol/l).
- Hypokaliämie (s. S. 432), Hyponatriämie (s. S. 427), hepatische Enzephalopathie (s. S. 484).
- Bakterielle Peritonitis (spontan bei ca. 15% der Patienten mit Aszites) meist durch gramnegative Keime (E. coli) und Anaerobier bes. bei niedrigem Aszites-Protein.

Therapie und Prognose

- **Allgemein:**
  - *Diät:* Natrium-Restriktion auf 2 – 3 g/d (Erfolgsrate 15 %).
  - *Cave:* Antibiotika, Konserven, Schokolade, Backpulver, Milch, Mineralwasser!
  - *Flüssigkeits-Restriktion* auf 1,5 l/d, bei Natrium < 120 mmol/l auf 1 l/d.
  - *Falsch:* Natrium-Gabe bei Hyponatriämie, da eine Verdünnungs-Hyponatriämie besteht!
  - *Diuretika* (angestrebter Gewichtsverlust 500 g/d; Erfolgsrate ca. 85 %):
    - Spironolacton (Aldactone 100 – 400 mg/d): Volle Wirkung erst nach 3 Tagen! *NW:* Gynäkomastie, Hyperkaliämie. *KI:* Hyperkaliämie, schwere Hyponatriämie, Niereninsuffizienz, akutes Nierenversagen, Anurie.
    - Xipamid (Thiazid-Derivat, z. B. Aquaphor 20 – 40 mg/d) *oder* Furosemid (beginnen mit z. B. Lasix 40 mg/d) *oder* Torasemid (beginnen mit z. B. Unat 10 mg/d). *NW:* Hypokaliämie, Rebound-Effekt. *KI:* Präkoma/Coma hepaticum, Hypokaliämie, Sulfonamid-Allergie, Gicht.
    - *Falsch:* Erhöhung der Diuretika-Dosis bei mangelndem Erfolg und niedrigem Urin-Na^+.
  - *Therapeutische Parazentese:*
    - Indikation: Schmerzen durch gepannte Bauchdecke, Dyspnoe, hepatorenales Syndrom (Urin-Natrium < 5 mmol/l), Diuretika-Resistenz.
    - Durchführung: Täglich 4 – 6 Liter Aszites ableiten und ersetzen mit Albumin (6 – 8 g/l Aszites) *oder* Haemaccel (150 ml/l Aszites) i. v. und intravenöser Albumin-Ersatz.
    - Alternative: Totale Parazentese innerhalb von ca. 60 min.
- **Speziell:**
  - *Operation* bei eitriger Peritonitis durch Perforation.
  - *Tuberkulostatische Medikation* bei Peritoneal-Tuberkulose.
  - *Peritoneo-venöser Shunt* (LeVeen-Shunt, Denver-Shunt) bei Diuretika-Resistenz. *NW:* Mögliche Infektion, Shuntverschluß, Aktivierung des Gerinnungssystems.
  - *Portale Drucksenkung* durch portosystemische oder splenorenale Shunts (Warren-Shunt, TIPS; Erfolgsrate ca. 50 %).
  - *Polychemotherapie* bei malignem Aszites, z. B. bei kolorektalem Karzinom (5-Fluorouracil und Folinsäure), Ovarial- oder undifferenziertem Karzinom (Cisplatin, Taxol: Ansprechrate ca. 70 %), Non-Hodgkin-Lymphom, Keimzell-Tumoren, *nicht* bei Pankreas-, Magen- oder anderen Adenokarzinomen (hohe Nebenwirkungen bei nur geringem Erfolg).
- **Prognose:** Abhängig von der Grunderkrankung, 50 % der Patienten mit „Diuretika-sensitivem" Aszites überleben 2 Jahre, 50 % der Patienten mit „Diuretika-resistentem" Aszites überleben 6 Monate.

35.16 Hepatorenales Syndrom

T. H. Schürmeyer

Grundlagen

- **Definition:** Oligurisches Nierenversagen ohne Diuresesteigerung durch Volumenangebot bei Lebererkrankung ohne primäre Nierenerkrankung.
- **Prävalenz:** Bei Leberzirrhose-Patienten mit Aszites-Bildung in 18% der Fälle nach 1 Jahr und in 39% der Fälle nach 5 Jahren.
- **Pathophysiologie** (sehr komplex!): Hyperdyname Zirkulation mit Vasodilatation im Splanchnikus-Gebiet → reflektorische Sympathikus-Aktivierung mit α-Rezeptor-vermittelter GFR-Verminderung, Barorezeptor-Aktivierung mit vermehrter ADH-Ausschüttung → Vasokonstriktion in der Nierenrinde und erhaltene Durchblutung der medullären Anteile, Oligurie durch Wasser- und extreme Na^+-Retention.
- **Risikofaktoren:** Kleine Leber, Hyponatriämie, Hypoosmolarität, Hypotonie.
- **Auslöser:** Endotoxinämie, Hypovolämie (Diuretika, Parazentese, Blutung), Medikation (z. B. NSAR).

Diagnostik

- **Labor-Kriterien:**
  - Urin-Natrium < 5 mmol/l.
  - Urinosmolarität > 100 mosml/l über Plasma-Osmolarität.
  - Spezifisches Uringewicht > 1010.
  - Kreatinin-Quotient Urin/Plasma > 30 : 1.
  - Verdünnungshyponatriämie.
  - Kreatininclearance < 40 ml/min.
  - Urinvolumen < 500/24 h.
- **Sonographie** von Nieren und V. cava.

Differentialdiagnosen

- **Prärenales Nierenversagen** durch Volumenmangel (s. S. 325): Urin-Na > 5 mmol/l, Kreatinin-Quotient Urin/Plasma < 30 : 1, Diuresesteigerung durch Volumenangebot.
- **Akute Tubulusnekrose:** Urin-Na > 30 mmol/l, Urin-Osmolarität wie Plasma, Kreatinin-Quotient Urin/Plasma < 20 : 1, keine Diuresesteigerung durch Volumenangebot.
- **Glomerulonephritis bei persistierender Hepatitis:** Proteinurie, granulierte Zylinder, oft Hämaturie, anamnestisch Hypertonie.
- **Akute tubulointerstitielle Nephritis bei Leptospirose:** Fieber, Muskelschmerzen, Blutungen, Leukozytose.
- **Lupus erythematodes:** ANA, Erythrozyturie, 4 von 11 ARA-Kriterien (Hautveränderungen im Wangenbereich, diskoider Hautausschlag, Lichtempfindlichkeit, orale Ulzera, Arthritis, Serositis, Leukozyten < 4000/µl, Lymphozyten < 1500/µl, Hämolyse, Thrombozyten < 100 000/µl, neurologische Symptome, positiver Anti-DNA- oder LE-Test, ANA positiv).

35.16 Hepatorenales Syndrom

Therapie

Hinweis: Lebertransplantation ist die effektivste Therapie → *TIPS* (S. 477) überbrückend bis zur Transplantation.

- **Monitoring, Volumentherapie:** ZVD, stündliche Bilanzierung. Flüssigkeits- und NaCl-Beschränkung unter ZVD-Kontrolle.
- **Arteriovenöse Hämofiltration** (S. 222 ff.; besser als Hämodialyse oder Peritonealdialyse) nur bei akutem Leberversagen oder geplanter Lebertransplantation.
- **Medikamentös:**
  - *Ornipressin* (Por 8 Sandoz, 25 IE über 12 Stunden i. v.) bewirkt Diuresesteigerung in 50 % der Fälle. *NW:* Hautblässe, gesteigerte Darmperistaltik, Nausea, Erbrechen. *KI:* Pulmonal-respiratorische Erkrankungen, Allergie.
  - *Dopamin* (s. S. 670) 200 mg/24 h i. v.) zur Erhöhung des peripheren und Senkung des renalen Gefäß-Widerstands → Steigerung der GFR und Diurese.
  - Nicht hilfreich: α-Blocker, ACE-Hemmmer, Thromboxan-Rezeptorantagonisten.

Prognose

- < 90 % Letalität innerhalb von Tagen bis Wochen, passagere Besserung durch TIPS in ca. 60 % der Fälle, Restitution nur durch Lebertransplantation möglich.

J. M. Hahn

Grundlagen

- **Einteilung quantitativer Bewußtseinsstörungen** (= Vigilanzstörungen):
  - *Benommenheit:* Verlangsamte, unpräzise Reaktionen des Patienten.
  - *Somnolenz:* Schlafähnlicher Zustand, aus dem der Patient durch äußere Reize (z.B. Ansprechen) erweckbar ist.
  - *Sopor:* Patient ist nur durch starke Reize (z.B. Schmerzreize) kurzfristig erweckbar.
  - *Koma:* Patient ist durch äußere Reize nicht mehr erweckbar. (Präkoma: Zustand ohne wesentliche Bewußtseinsstörung, der in ein Koma überzugehen droht).
- **Komastadien** s.S. 501, **Glasgow-Coma-Scale** s.S. 501.

Häufigste Ursachen des primär unklaren Komas

- Exogene Vergiftungen, v.a. Alkohol und Psychopharmaka.
- Metabolische Störungen: Diabetisches, hepatisches, urämisches Koma.
- Zerebrales Koma: Ischämischer Insult, Hirnblutung.
- Kreislaufschock.

Vorgehen

- Jedes Koma stellt primär einen lebensbedrohlichen Zustand dar. Die Erstmaßnahmen beschränken sich daher zunächst auf die Kontrolle und ggf. Therapie akut gefährdeter vitaler Funktionen, s. Abb. 70.
- **Fremdanamnese** – im Vordergrund stehen folgende Fragen:
  - Zeitliche Entwicklung: Akut, schleichend?
  - Grunderkrankungen: Diabetes mellitus, Leber-, Nierenerkrankungen?
  - Hinweise für suizidale Intoxikation: z.B. Medikamentenverpackungen, Abschiedsbrief, bekannte Depression?
  - Alkoholkonsum, Medikation?
  - Vorausgegangenes Trauma?
  - Vorausgegangener Krampfanfall?
  - Vorausgegangene Hirndruckzeichen, z.B. Kopfschmerzen, Erbrechen?
- **Körperliche Untersuchung** – v.a. achten auf:
  - *Foetor* – z.B. *alkoholisch* (Alkoholintoxikation), nach *Azeton* (diabetisch), *Urin* (urämisch), frischer *Leber* (hepatisch), *Bittermandel* (Zyanidintoxikation), *Knoblauch* (Alkylphosphatintoxikation).
  - *Körpertemperatur:*
    Erhöht: z.B. Sepsis, Meningitis, Hyperthyreose, Hitzschlag.
    Erniedrigt: Alkohol- oder Barbituratintoxikation, Hypothyreose, Schock.
  - *Hautbefund* – *Exsikkose* (diabetisches hyperosmolares Koma), *Zyanose* (resp. Insuffizienz), *Blässe* (Schock, Blutung, Hypoglykämie), *Ikterus* (Leberinsuffizienz), *dunkel pigmentiert* (Morbus Addison, Urämie), *Hautblutungen* (hämorrhagische Diathese, Meningokokkensepsis).
  - *Atmung:*
    Hyperventilation: Metabolische Azidose, Sepsis, Hirnschädigung.
    Periodisch: Hirnschädigung.
  - *Pupillen* – *Miosis* (Opiat-, Alkylphosphatvergiftung); *mittelweit reaktionslos* (Hirnschädigung); *Mydriasis* (fortgeschrittene Hirnschädigung, Intoxikation mit Atropin, Antidepressiva, Antihistaminika); *Seitendifferenz* (unilaterale Hirnläsion).

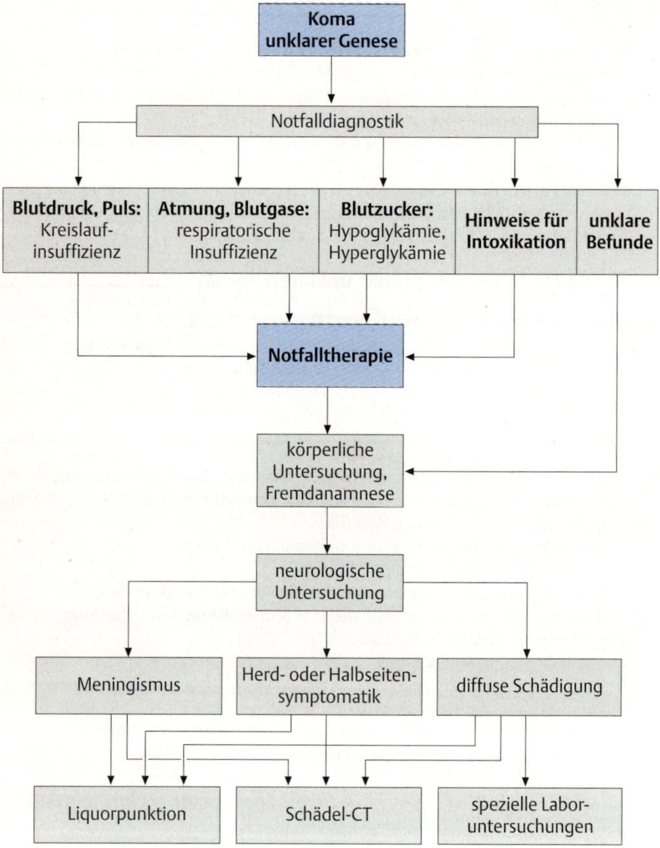

Abb. 70 Primäres Vorgehen beim Koma unklarer Genese

- *Meningismus:* Meningoenzephalitis, SAB, Hitzschlag.
- *Halbseitensymptomatik* (Reflexdifferenz, pathol. Reflexe): Unilaterale Hirnschädigung (z. B. Blutung, Tumor, Ischämie, Abszeß).
- *Verletzungszeichen.*
- *Leitsymptome häufiger Vergiftungen* s. Tab. 105.

➤ **Labor:** BSG, Blutbild, BZ, BGA, Kreatinin, Na+, K+, Ca2 +, γ-GT, GOT, GPT, LDH, CK, Ammoniak, Laktat, Alkoholspiegel, Quick, PTT, Urinstatus, Aservierung von Blut, Urin und ggf. Mageninhalt für evtl. toxikologische Untersuchung.

➤ **Weitere Maßnahmen** in Abhängigkeit vom klinischen Verdacht – s. Tab. 105.

Tabelle 105 Leitsymptome wichtiger exogen-toxischer Komaursachen

Vergiftung	Leitsymptome
Alkohol/Ethanol (S. 611)	Foetor alcoholicus, Hypothermie, Hypoglykämie
Alkylphosphate (Insektizide, Lacke)	Knoblauchgeruch, Miosis, Bronchialhypersekretion, Speichelfluß, Erbrechen, Schwitzen
Atropin, Antihistaminika, trizyklische Antidepressiva	Mydriasis, Fieber, Tachykardie, Hautrötung, trockene Schleimhäute, motorische Unruhe, gesteigerte Muskeleigenreflexe
Barbiturate, Benzodiazepine	Kreislauf- und Atemdepression, Hypothermie, abgeschwächte Muskeleigenreflexe, Muskelhypotonie
Kohlenmonoxid	rosige Hautfarbe, Muskelkrämpfe, Laktatazidose
Methanol, Ethylenglykol	Lösungsmittelgeruch, Laktatazidose
Neuroleptika	Muskelspasmen, Tortikollis (Schiefhals), Zungenprotrusion Trismus (Kiefersperre)
Opiate	Miosis, Kreislauf- und Atemdepression, Lungenödem
Paracetamol	Erbrechen, akute Leberinsuffizienz mit Ikterus, metabolische Azidose
Salicylate (z. B. Acetylsalicylsäure)	Hyperventilation mit respiratorischer Alkalose (evtl. später metabolische Azidose), Schwitzen, Fieber, Krampfanfälle
Zyankali (Blausäure)	Bittermandelgeruch, hellrote Gesichtsfarbe

Differentialdiagnose

Tabelle 106 Differentialdiagnose komatöser Zustände

Verdachtsdiagnose	wegweisende Untersuchungen
Stoffwechselstörungen:	
Hypoglykämie	Blutzucker < 50 mg/dl
diabetisches ketoazidotisches Koma	Blutzucker > 300 mg/dl, BGA, U-Status (Ketonurie)
diabetisches hyperosmolares Koma	Blutzucker > 600 mg/dl, Serumosmolalität > 350 mosm/kg

Fortsetzung Tabelle 106, S. 500 ▶

Tabelle 106 Fortsetzung

Verdachtsdiagnose	wegweisende Untersuchungen
Stoffwechselstörungen:	
hepatisches Koma	Ikterus, γ-GT, GPT, Quick, NH_3
urämisches Koma	Kreatinin, BGA
Addison-Krise	Na^+, K^+, Blutzucker, Kortisol
hypophysäres Koma	Na^+, K^+, Blutzucker, TSH, ACTH
thyreotoxisches Koma	Klinik, fT_3, fT_4
Myxödemkoma	Klinik, fT_4
Hyperviskositätssyndrom	Gesamteiweiß, Elektrophorese
Hyperkalzämie	Ca^{2+}
Hypernatriämie	Na^+
Hypovolämie	Klinik
Laktatazidose	Laktat, Klinik, BGA
Zerebrale Erkrankungen:	
ischämischer Insult, Hirnblutung, Tumor, Metastasen, Sinusthrombose, Abszeß	neurologischer Befund, CCT
Epilepsie, postiktuales Koma	Fremdanamnese, Verlauf, ggf. Prolaktin
Meningoenzephalitis	Meningismus, Liquorpunktion
Hitzschlag	Fremdanamnese
zerebrale Malaria	Blutausstrich
Trauma	Fremdanamnese, Klinik, CCT
Exogene Vergiftungen	Fremdanamnese

36.2 Schädel-Hirn-Trauma (SHT)

E. Rickels

Grundlagen

- **Pathophysiologie:** Der primäre Hirnschaden entsteht durch die direkte mechanische Schädigung des Gehirns. Folge ist eine Kaskade pathophysiologischer Reaktionen, die zum sekundären Hirnschaden führt.
- **Glasgow Coma Scale, Komastadien:**
  - *Glasgow Coma Scale* (GCS): Praktikable Quantifizierung der Bewußtseinstrübung (s. Tab. 107) → Schweregrad des SHT.
  - *Koma-Stadien* s. S. 505.

Tabelle 107 Glasgow Coma Scale

Parameter	Funktion	Punkte
Augen öffnen	spontan	4
	auf Aufforderung	3
	auf Schmerzreiz	2
	keine Reaktion	1
beste verbale Reaktion	konversationsfähig	5
	orientiert	4
	desorientiert	3
	inadäquate Äußerung (Wortsalat)	2
	unverständliche Laute	1
	keine Reaktion	
beste motorische Reaktion	auf Aufforderung	6
	auf Schmerzreiz gezielt	5
	normale Beugeabwehr	4
	Beugesynergien	3
	Strecksynergien	2
	keine Reaktion	1

Bewertung des SHT-Schweregrades:

9 schwer	9 – 12 mittelschwer	> 12 leicht

Klinische Untersuchung, apparative Diagnostik

Hinweis: Nach bzw. während der Sicherung der Vitalfunktionen erfolgt eine orientierende neurologische Untersuchung des Patienten. Die Befunde sind jedoch bei Hypothermie, Schock, Intoxikation oder Narkose nur eingeschränkt interpretierbar.

- **Klinische Untersuchung des bewußtlosen Patienten** → Abschätzung der Glasgow-Coma-Scale (s. o.).
  - *Erweckbarkeit* (ansprechen, Schmerzreiz).
  - *Pupillenweite und Lichtreaktion:* Eng, mittelweit, weit, entrundet, isokor?
  - *Orientierender Hirnnervenstatus:* Bulbusstellung, Kornealreflex, Reaktion auf Schmerzreiz im Trigeminusgebiet, Schluck- und Hustenreflex beim Absaugen?

36.2 Schädel-Hirn-Trauma (SHT)

- *Extremitätenbewegung auf äußere Reize:*
  - Seitengleich, seitendifferent (→ Hinweis auf Blutung oder Kontusion im Bereich einer Hemisphäre)?
  - Werden Arme und Beine bewegt? → Querschnitt?
- *Verletzung am Kopf* (oft durch Haare verdeckt)? Liquor- oder Blutaustritt aus Nase oder Ohr? Hirnaustritt?

Beachte: Bei jeder Bewußtlosigkeit nach einem Trauma muß nach Stabilisierung der Vitalfunktionen ein CCT (s. u.) durchgeführt werden!

➤ **Klinische Untersuchung des wachen Patienten:**

- *Anamnese:* Fragen stellen, die die Bewußtseinslage klären (Ort, Zeit, Unfallhergang, Beruf u.ä.).
- *Hirnnerven* (vgl. S. 5): Pupillenweite und Lichtreaktion, Riechprobe, Okulomotorik (inkl. Frage nach Doppelbildern), Kornealreflex, Schluckvermögen, Zungenbewegung, Gaumensegelfunktion.
- *Motorik, Sensibilität:*
  - Kopfbeweglichkeit in allen Ebenen (erst nach Röntgendiagnostik der Halswirbelsäule).
  - Extremitäten: Beweglichkeit, Kraft und Sensibilität.
- *Reflexprüfung* (orientierend; s. S. 6): Muskeleigenreflexe, Pyramidenbahnzeichen (v. a. Babinski). Bei Verdacht auf ein spinales Trauma Analreflex und Analtonus prüfen.

➤ **Kraniale Computertomographie (= CCT):**

- *Indikationen:* Bei jedem SHT mit Bewußtseinstrübung und bei SHT mit knöchernen Verletzungen im Bereich des Schädels.
- *Beurteilung, Fragestellung:*
  - Kontusionsherde (hypodense Areale)?
  - Epidurales Hämatom: Akute lebensbedrohliche Blutung zwischen Schädelkalotte und harter Hirnhaut. Ursache ist eine Verletzung einer meningealen Arterie durch eine Fraktur oder direkte Blutung aus einem Frakturspalt (im CCT „linsenförmiges" hyperdenses Areal, s. Abb. 71 S. 504).
  - Subdurales Hämatom (hyperdense Areale): Zerreißung von Hirngefäßen mit Blutung in den Raum zwischen Kortex und harter Hirnhaut (im CCT „sichelförmiges" hyperdenses Areal, s. Abb. 72 S. 504).

  Achtung: Nach der Verletzung mit kurzer Bewußtlosigkeit kann es zu einem *freien Intervall* mit weitgehend unauffälliger Neurologie kommen. Die raumfordernde Wirkung der Blutung nimmt langsam zu und es kommt dann zur plötzlichen Bewußtlosigkeit mit der Gefahr der akuten Einklemmung und Tod → „talk and die"-Patienten.

  - Traumatische *S*ub*a*rachnoidal*b*lutung = SAB (Blut [hyperdens] im Subarachnoidalraum; S. 509)?
  - Hirnödem (Mittellinie verlagert, kortikale Sulkuszeichnung vermindert, Seitenventrikel ein- oder beidseitig verengt; S. 505)?
- *CCT-Kontrolle:* Bei jeder neurologischen Verschlechterung, sonst alle 5 Tage. Bei fraglichen Befunden im Erst-CCT und/oder bei kurzer Zeit zwischen Trauma und Erst-CCT sollte das CCT nach 4–6 h wiederholt werden (Grund: u. U. dauert es einige Stunden, bis sich ein intrakranielles Hämatom ausbildet).
- *Röntgen-Schädel (oder CT mit Knochenfenster)* + Darstellung der Halswirbelsäule vom kraniozervikalen Übergang bis HWK 7: Bei jedem SHT indiziert → Begleitverletzungen? (Frakturen durch die Schädelbasis im Bereich des Sinus cavernosus begünstigen die Entwicklung einer Sinus-cavernosus-Fistel).
- *Angiographie:* Indiziert bei Exophthalmus und Strömungsgeräusch über dem Bulbus.

Therapie

- **Ziel:** Während das Ausmaß des primären Hirnschadens therapeutisch kaum beeinflußbar ist, zielt die Therapie des SHT darauf ab, das sekundäre Fortschreiten der Schädigung zu vermindern und Komplikationen zu vermeiden.
- **Monitoring:**
  - *Achtung:* Engmaschig Bewußtseinslage und Pupillenstatus überprüfen (= sensitivster Parameter, auch bei Patienten mit Hirndruckmonitoring!).
  - *Basisüberwachung:* EKG, kontinuierliche Blutdruckmessung, kontinuierliche Temperaturmessung (Temperatursonde), Blasenkatheter (Bilanzierung von Einfuhr und Ausfuhr).
  - *Spezielle Überwachungsmethoden* (bei komatösen/narkotisierten Patienten):
    - Hirndrucksonde/Ventrikelkatheter (S. 73, 121): Obligatorisch bei schwerem SHT (Anlage durch Neurochirurgen).
    - Bulbus venae jugularis-Oxymetrie: s. S. 74.
    - Gewebs-pO_2 im Hirnparenchym (z.B. LICOX): Hinweise über die lokale zerebrale Oxygenierung (pO_2). Bei Perimed-Gerät zusätzlich lokaler pCO_2 und pH.
    - EEG-Monitoring (2 – 4 Kanäle/Hemisphäre; S. 75).
    - Transkranieller Dopple: Nichtinvasives Verfahren, das z.B. bei SAB täglich wiederholt werden sollte (Strömungsprofil seitenvergleichend in A. cerebri media, anterior, posterior).
    - Near-infrared-spectroscopy (zerebale Oxygenierung – Aussagekraft ↓).
    - Experimentell: Mikrodialyse (Messung metabolischer Parameter im Hirnparenchym, z. B. Laktat, Glutamat, Pyruvat).
- **Intubation, maschinelle Beatmung:**
  - *Indikation:* SHT mit GCS-Score < 9 (*cave* Hypoventilation und Aspiration).
  - *Ziel = Optimierung des arteriellen Sauerstoffangebots:* O_2-Sättigung $> 97\%$, Hb ≥ 12 g/dl bzw. Hk $\geq 30\%$; PEEP $\leq 10\,cmH_2O$ (führt nicht zu einem relevanten Anstieg des intrakraniellen Drucks); p_aCO_2 35 – 40 mmHg.
    Hyperventilation: Effektive Therapie bei krisenhaften kritischen Anstiegen des intrakraniellen Drucks und bei akuten Einklemmungssituationen.
  - *Cave:* Die routinemäßgige kontinuierliche Hyperventilation hat *keinen* positiven Effekt, kann aber eine zerebrale Ischämie provozieren!
- **Kreislauf, Hämodynamik:**
  Unbedingt Hypotonie und Hypovolämie vermeiden! Bei Hypotonie zunächst Volumenersatz (nur mit isoosmolaren kolloidalen und kristalloiden Lösungen, s. S. 180) – Ringer-Laktat ist schwach hypoosmolar und sollte nicht in größeren Mengen verabreicht werden. Bei persistierender Hypotonie Katecholamine einsetzen, z. B. Dopamin initial 4 – 6 µg/kg KG/min (s. S. 659).
  - *Elektrolyte* im Normbereich halten (*cave* Salzverlustsyndrom bei SHT).
  - *Serumosmolarität* (320 – 350 mOsm) täglich kontrollieren.
  - *Körpertemperaturerhöhung strikt vermeiden* (Ziel: 35 – 37 °C). Milde Hypothermie ist möglicherweise wirksam, kann aber noch nicht als Routinemaßnahme empfohlen werden.
  - *Normoglykämie* aufrechterhalten – *cave* Verstärkung von sekundären Hirnschäden durch Hyperglykämie.
  - *Kopf in Neutralstellung* lagern, um den venösen Abstrom nicht durch Abknicken der Jugularvenen zu behindern.

- *Oberkörperhochlagerung* bis zu 30° soll den venösen Abstrom verbessern, der Nutzen ist aber nicht belegt. Auf keinen Fall darf es durch die Oberkörperhochlagerung zu einem Abfall des zerebralen Perfusionsdrucks kommen (*wichtig:* Nullpunkt des Druckaufnehmers für invasive Blutdruckmessung muß auf Höhe des äußeren Gehörgangs kalibriert werden).
- *Antikoagulanzien* nur vorsichtig einsetzen – *cave* Einblutung bei Hirnkontusion.

➤ **Erhöhter intrakranieller Druck:** Vorgehen s. S. 505.

➤ **Epidurales/subdurales Hämatom:** Neurochirurgische Anlage eines Bohrlochs + Ausräumen/Absaugen des Hämatoms (epidurale Blutungen <1 cm Dicke werden nicht operiert). CCT-Kontrolle am 1. postoperativen Tag.

Hinweis: Nach der operativen Ausräumung kommt es häufig zu einer starken Hirnschwellung mit krisenhaften Anstiegen des intrakraniellen Drucks, besonders bei akuten subduralen Hämatomen → frühzeitig an erweitertes Monitoring denken, vor allem Messung des intrakraniellen Drucks (s. S. 73, 121).

➤ **Rhino- und Otoliquorrhoe:** Während der Akutphase eines schweren Schädel-Hirn-Traumas keine operative Therapie. Nach der Akutphase und dem Abschwellen der Weichteile muß der Defekt in der Schädelbasis radiologisch dargestellt und dann gedeckt werden.

➤ **Neuroprotektion** (zur Verhinderung des sekundären Hirnschadens): Bislang konnte für keine Substanz klinisch eine Wirkung nachgewiesen werden (u. a. Glukokortikoide, Tirilazad und Nimodipin). Nimodipin hat aber möglicherweise positive Effekte bei einer traumatischen SAB. NMDA- (N-Methy-D-Aspartat) und Glutamat-Antagonisten werden derzeit klinisch getestet.

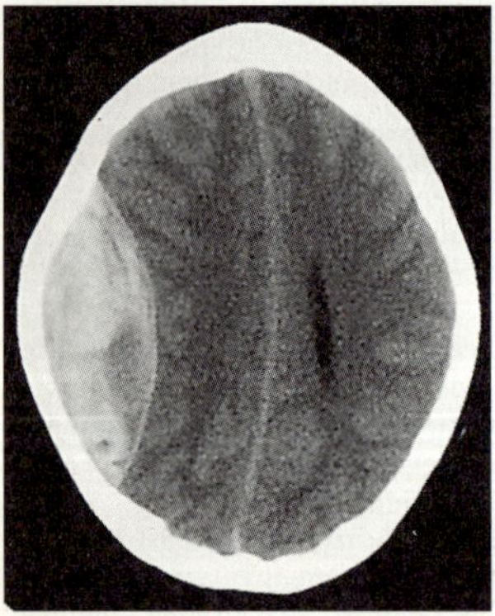

Abb. 71 Epidurales Hämatom (CCT)

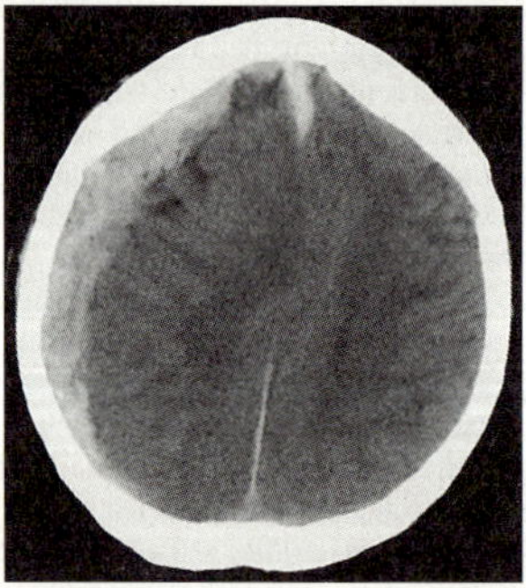

Abb. 72 Subdurales Hämatom (CCT)

36.3 Hirnödem, erhöhter intrakranieller Druck (ICP)

O. Zuzan, E. Rickels

Grundlagen

- **Ursachen eines erhöhten intrakraniellen Drucks** (ICP > 15 mmHg; s. S. 73, 121):
  - *Intrakranielle Raumforderung:* Tumor, Abszeß, Hämatom.
  - *Liquoraufstau* (Hydrocephalus).
  - *Hirnödem:*
    - Vasogen: Durch Gefäßschädigung (Tumor, Abszeß, Kontusion).
    - Zytotoxisch: Versagen der Zellmembran-gebundenen Ionen-Pumpen (Hypoxämie, Ischämie, Toxine).
    - Hydrostatisch: Hoher transmuraler vaskulärer Druck.
    - Hypoosmolar: Hyponatriämie (s. S. 427).
  - *Vermehrte Gefäßfüllung* mit Zunahme des intrakraniellen Blutvolumens: Arterielle Vasodilatation (aktiv, passiv), venöse Stauung bzw. Abflußbehinderung.
- **Pathophysiologie:** Aufgrund der starren Schädelkalotte steigt der ICP mit Zunahme des intrakraniellen Volumens an. Stärkere Druckanstiege als Folge einer intrakraniellen Raumforderung können zunächst durch Verschiebung von Liquor und intrakraniellem Blutvolumen vermieden werden → bei Ausschöpfen dieses Kompensationsmechanismus und Fortschreiten der Raumforderung kommt es schlagartig zu einem heftigen ICP-Anstieg. Gefährliche Folgen sind u. U. die Einklemmung von Hirnteilen und Abnahme der zerebralen Perfusion. Klinisch wird dies von neurologischen Symptomen begleitet (Bewußtseinsverlust, Pupillenphänomene).
- **Mechanismen der Einklemmung von Hirnteilen** (s. Abb. 73):
  - *Subfalciale Einklemmung* durch laterale Druckgradienten bei einseitigen supratentoriellen Raumforderungen.
  - *Transtentorielle Einklemmung* durch axiale oder laterale Druckgradienten am Tentoriumschlitz bei supratentoriellen Raumforderungen → klinische Zeichen des Mittelhirnsyndroms (s. S. 505).
  - *Hinterhaupt-Einklemmung* (Foramen-magnum-Einklemmung) durch axiale Druckgradienten bei fortschreitenden supratentoriellen Raumforderungen und Raumforderungen in der hinteren Schädelgrube (Kleinhirnblutung, Kleinhirninfarkt) → klinische Zeichen des Bulbärhirnsyndroms (s. S. 505).

Klinik

- Kopfschmerz, Übelkeit, Erbrechen, Singultus.
- Konzentrationsstörungen, Schläfrigkeit, fortschreitende Bewußtseinstrübung bis hin zum Koma. Die Tiefe des Komas nimmt mit dem weiteren Anstieg des intrakraniellen Drucks zu.

Koma = fehlende Erweckbarkeit auf Ansprache oder Schmerzreiz. Komastadien (WFNS; World Federation of Neurosurgeons):
  - *Stadium I:* Bewußtlosigkeit ohne weitere neurologische Symptome.
  - *Stadium II:* Bewußtlosigkeit mit neurologischen Symptomen (unkoordinierte Reaktion auf Schmerzreiz, Paresen, epileptische Anfälle und/oder Anisokorie).
  - *Stadium III = Mittelhirnsyndrom* → Bewußtlosigkeit, Pupillen mittelweit bis weit, Lichtreaktion vermindert, gesteigerter Muskeltonus, gesteigerte Muskeleigenreflexe, Pyramidenbahnzeichen, Strecksynergismen, Blutdruckanstieg.
  - *Stadium IV = Bulbärhirnsyndrom* → Bewußtlosigkeit, Pupillen maximal weit und lichtstarr, schlaffer Muskeltonus, Muskeleigenreflexe erloschen, Atemstillstand, Erlöschen des Hustenreflexes, Abfall von Blutdruck und Herzfrequenz.

36.3 Hirnödem, erhöhter intrakranieller Druck (ICP)

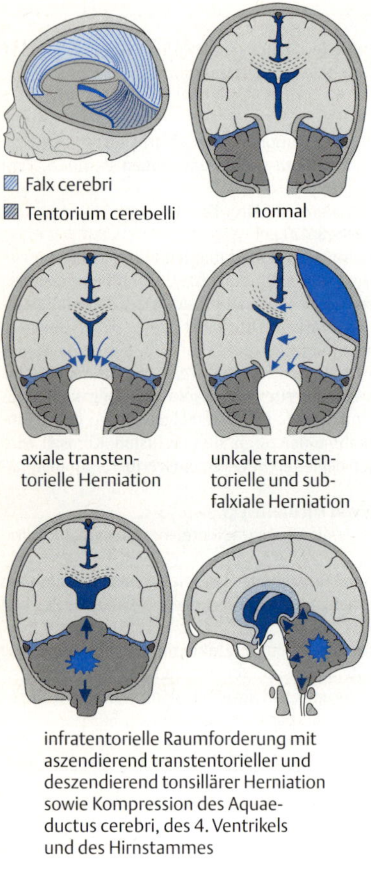

Abb. 73 Mechanismen der Einklemmung

- **CUSHING-Reflex:**
  - Anstieg des arteriellen Blutdrucks mit reflektorischer Bradykardie bei akuten, kritisch hohen ICP-Werten (Versuch des Organismus, den zerebralen Perfusionsdruck aufrechtzuerhalten?).
  - *Cave:* Notfall, Alarmzeichen für schwerste zerebrale Schädigung – sofort reagieren! → der erhöhte Blutdruck sollte nicht gesenkt werden, außer wenn er in exzessive Bereiche mit Gefahr kardiovaskulärer Komplikationen steigt ($RR_{syst} > 200$ mmHg).

36.3 Hirnödem, erhöhter intrakranieller Druck (ICP)

Allgemeine Therapie

- **Ziel:** Aufrechterhaltung eines ausreichenden zerebralen Perfusionsdrucks (nicht < 60 – 70 mmHg). Bei niedrigeren Werten versagt die Autoregulation der hirnversorgenden Gefäße und es kommt zur zerebralen Minderperfusion.
- **Ausreichende Oxigenierung sicherstellen,** Hypoventilation vermeiden; bei stärkerer Bewußtseinstrübung (z. B. Glasgow Coma Scale < 9) Intubation und kontrollierte Beatmung (s. S. 58, 154).
- **Maximal 30°-Oberkörperhochlagerung** in Mittelstellung, um den venösen Abstrom zu erleichtern.

Achtung: Keine prolongierte oder routinemäßige Hyperventilation! Durch die Hyperventilation wird eine Vasokonstriktion der hirnversorgenden Gefäße provoziert, die zu zerebraler Ischämie führen kann. Andererseits hält der vasokonstriktorische Effekt nur 12 – 24 h an, so daß dann die Hyperventilation als wichtige Therapieoption für akute Einklemmungssituationen wegfällt.

- **Hypotonie und Hypovolämie vermeiden** → *cave* Zunahme der ischämischen Hirnschädigung durch den erhöhten intrakraniellen Druck.
- **Serum-Elektrolytkonzentrationen** engmaschig kontrollieren/ausgleichen:
  - Serum-Na^+-Konzentration (viele Patienten mit erhöhtem intrakraniellem Druck neigen zu einer Hyponaträmie; Therapie s. S. 427).
  - Serum-Osmolarität (v. a. bei Anwendung von Osmotherapeutika).
- **Fieber aggressiv behandeln** – *cave* erhöhter zerebraler Metabolismus und mögliche Hirnödem-Verstärkung → Therapie s. S. 568.
- **Hyperglykämie vermeiden** – *cave* Verstärkung ischämisch bedingter Hirnschädigungen, die ein wichtiger Pathomechanismus bei kritisch erhöhtem intrakraniellem Druck sind.

Therapie zur Erhaltung des zerebralen Perfusionsdrucks (CCP)

- **Senkung des intrakraniellen Drucks:**
  1. *Entlastung/Drainage* bei raumfordernden intrakraniellen Hämatomen und Hydrozephalus durch Liquorabflußstörungen.
  2. *Osmotherapie:* Mit Mannitol 20 % (125 ml über 10 min i. v.), ggf. auch Sorbit (125 ml über 10 min i. v. – *KI:* Fruktoseintoleranz). Glycerin 40 % wird beim SHT kaum noch eingesetzt (*cave* Thrombozytenfunktion!). Wegen Venenreizung/ Phlebitis immer zentralvenös applizieren!

     Vorsicht: Durch die Osmotherapie soll keine Hypovolämie provoziert werden; ein suffizienter Volumenersatz ist wichtig. Neben der wasser-entziehenden Wirkung, die erst nach einer Latenzzeit zur Senkung des intrakraniellen Drucks beiträgt, hat Mannitol auch Sofortwirkungen (Abnahme der Blutviskosität, Vasokonstriktion der hirnversorgenden Gefäße), die als Erklärung für die häufig bereits während der Infusion zu beobachtende Senkung des intrakraniellen Drucks angenommen werden. (*Experimentell* wird auch hyperosmolare Kochsalzlösung eingesetzt [NaCl 10 % 100ml als Bolus i.v.]).
  3. *TRIS-Puffer* (Trishydroxymethylaminomethan = THAM). 200 ml TRIS-Puffer in 300 ml Glukose 5 % lösen, hiervon dann 125 ml über 15 – 20 min infundieren (2 mmol/kg KG). *Effekt:* Ausgleich von Liquor- und Hirngewebsazidose, Senkung des intrakraniellen Drucks, Erhalt der CO_2-Reaktivität.

4. *Glukokortikoide:* Sie sind nur wirksam beim perifokalen Hirnödem (bei chronischen Raumforderungen wie intrakraniellen Tumoren). Keine Anwendung bei diffusem, postischämischem, posttraumatischem oder posthypoxischem Hirnödem. *Dosierung:* Initial Dexamethason 80 mg i.v. als Bolus, dann 4 × 8 mg i.v. (unter Magenschutz).
5. *Barbiturate:* Thiopental (s. S. 142) oder Methohexital (s. S. 142) bei beatmeten Patienten unter EEG-Kontrolle bis zur burst-suppression (s. S. 75). *Effekt:* Senkung des Hirnmetabolismus führt bei erhaltener Kopplung zwischen Metabolismus und Perfusion zu einer Vasokonstriktion mit Abnahme des intrakraniellen Blutvolumens und Senkung des intrakraniellen Drucks.
6. *Dekompressive Kraniotomie:* Bei Versagen der medikamentösen Therapie rechtzeitig erwägen, bevor die Situation infaust ist.

- **Erhöhung des arteriellen Mitteldrucks (induzierte Hypertonie):**
  - *Prinzip:*
    - Aufrechterhaltung eines ausreichenden zerebralen Perfusionsdrucks, um ischämische Komplikationen zu vermeiden.
    - Vasokonstriktion in Arealen mit intakter Autoregulation (durch erhöhten Blutdruck) → Abnahme des intrakraniellen Blutvolumens → ICP ↓.
  - *Durchführung:* Infusion von Volumenersatzlösungen, so daß eine Normovolämie bis leichte Hypervolämie erreicht wird. Zusätzlich Anwendung von Katecholaminen.

  Cave: Wenn große Teile der hirnversorgenden Gefäße die Fähigkeit zur Autoregulation verloren haben, kann eine Anhebung des Blutdrucks zu einem Anstieg des intrakraniellen Drucks führen → die kontinuierliche ICP-Messung ist unverzichtbar (s. S. 73, 121)! Nicht bei ungeklipptem Aneurysma!

Notfallmaßnahmen bei akuter Einklemmung

- **Endotracheale Intubation** (S. 58): Narkoseeinleitung mit Hypnotikum und Relaxans, z. B. Thiopental 5 mg/kg KG i. v. + Succinylcholin 1 mg/kg KG i. v. (nach Präkurarisierung; vgl. S. 146).
- **Hyperventilation:** Kurzfristige Steigerung der Ventilation, so daß der arterielle pCO_2 bei etwa 30 mmHg liegt.
- **Barbiturat – Thiopental:** Insgesamt etwa 8 – 10 mg/kg KG i. v., ggf. in fraktionierten Einzeldosen (*cave* RR-Abfall vermeiden!).
- **Osmotherapie:** Mannitol 20% 0,5 g/kg KG bzw. 125 ml i. v. über 10 – 15 min, Dosis ggf. wiederholen.
- **Induzierte Hypertonie:** Arteriellen Mitteldruck auf 110 – 130 mmHg anheben, z. B. mit Noradrenalin (1 mg in 250 ml Infusionslösung, langsam tropfen lassen, Tropfgeschwindigkeit anhand der Wirkung anpassen).
- **CCT als Notfalldiagnostik:** Behandelbare Ursachen (Raumforderung, Liquoraufstau)?
- **Operative Entlastung:** Ventrikeldrainage, Hämatomausräumung.

36.4 Subarachnoidalblutung (SAB)

S. Schwab, E. Rickels

Grundlagen

- **Definition:** Spontane Blutung in den Subarachnoidalraum. Ursache von 5–10% aller Schlaganfälle (traumat. SAB werden im folgenden nicht behandelt).
- **Ätiologie:**
  - *Sackförmiges Aneurysma:* Häufigste Ursache (ca. 60%). Anlagebedingte Fehlbildung der Tunica media, in 15% multipel, Prävalenz 1–2%, oft asymptomatischer Zufallsbefund. Inzidenz am größten im Alter 35–65 Jahre. Assoziation mit polyzystischer Nierendegeneration, Marfan- und Ehlers-Danlos-Syndrom. *Aneurysmalokalisation:* Basale Hirnarterien, vor allem an Gefäßabzweigungen. In abnehmender Häufigkeit: A. cerebri anterior, A. communicans anterior, A. carotis interna, A. communicans posterior, A. basilaris. *Risikofaktoren:* Arterielle Hypertonie, Rauchen, Alkohol.
  - *Seltenere Ursachen:* Angiom, schwere Arteriosklerose, Gerinnungsstörung, Drogen (Kokain), Vaskulitis, primär intrazerebrale Blutung mit Anschluß an den Subarachnoidalraum, Leukämie, Hirntumor, Metastasen.
  - In ca. 20% der Fälle bleibt die Ursache ungeklärt (vor allem bei kleinen perimesenzephalen Blutungen).
- **Pathophysiologie:** Anlagebedingte Fehlbildung oder erworbene Schwäche der Gefäßwand → ballonartige Ausweitung der Gefäßwand → Ruptur, v.a. nach Belastung (Blutdruckerhöhung, körperliche Anstrengung) → akuter Hirndruckanstieg, Stillstand der Blutung mit zunehmendem Gegendruck.

Klinik, klinische Befunde

- **Variable Symptomatik je nach Schweregrad und Lokalisation der SAB** (Schweregradeinteilung nach Hunt und Hess s. Tab. 108):
  - Heftigste, plötzliche einsetzende (Nacken-)Kopfschmerzen („wie noch nie").
  - Übelkeit, Erbrechen.
  - Meningismus (tritt häufig erst einige Zeit nach der Blutung, kann bei tiefer Bewußtlosigkeit nicht mehr nachweisbar sein).

  Achtung: Bei akut aufgetretenem Nackenkopfschmerz mit Meningismus besteht SAB-Verdacht, bis dieser mit hinreichender Sicherheit ausgeschlossen ist!
  - Bewußtseinstrübung.
  - Variable fokale Defizite je nach Lokalisation der Blutung und Einbruch in das Hirnparenchym.
  - Bei massiver SAB Zeichen der tentoriellen Einklemmung (s. S. 505).
- **Komplikationen:**
  - *Blutungsrezidiv:* Am häufigsten in den ersten 14 Tagen.
  - *Zerebrale Vasospasmen* (s. u.) Auftreten meist nach 3–8 Tagen.
  - *Liquorzirkulationsstörung:* Entweder als Hydrocephalus occlusus bei Verlegung des IV. Ventrikels oder als Hydrocephalus communicans(oft als Spätkomplikation nach Tagen bis Wochen) aufgrund einer gestörten Liquorresorption durch das subarachnoidale Blut oder dessen Abbauprodukte.
  - *Krampfanfälle* (ca. 15%).
  - *Neurogenes Lungenödem:* In der Initialphase bei massiver SAB.
  - *Initial häufig Bewußtseinsverlust und Erbrechen* → Aspiration.
  - *EKG-Veränderungen* bei fast jeder SAB aufgrund einer sympathikoadrenergen Reaktion: Arrhythmien verschiedenster Art bis zum Kammerflimmern; EKG-Veränderungen wie beim akuten Myokardinfarkt (s. S. 341).

  Achtung: Aufgrund der EKG-Veränderungen wird die SAB oft als Myokardinfarkt verkannt!

36.4 Subarachnoidalblutung (SAB)

Tabelle 108 Schweregradeinteilung einer Subarachnoidalblutung nach Hunt und Hess

Grad	Symptomatik
O	nicht rupturiertes Aneurysma
I	asymptomatisch bzw. leichte Kopfschmerzen und/oder leichter Meningismus
II	starke Kopfschmerzen und/oder Meningismus, keine neurologischen Defizite
III	Lethargie, Somnolenz, Verwirrtheit, leichte neurologische Defizite
IV	Stupor bis Koma, schwere neurologische Defizite (u. a. Hemiparese), vegetative Zeichen
V	tiefes Koma, Strecksynergismen oder Dezerebrationsstarre

Diagnostik

- **CCT – mögliche Befunde** (Sensitivität für den Nachweis einer SAB > 90%):
  - *SAB-Zeichen:* Hyperdensitäten in den Liquorräumen, vor allem in den basalen Zisternen und in der Fissura sylvii.
  - *KM-CCT/CT-Angiographie:* Oft bereits Hinweise auf die Blutungsquelle.
  - *Nachweis von Komplikationen:* Liquorzirkulationsstörung, Ischämien, parenchymatöse Blutung.
  - *Indirekte Hinweise auf die Blutungsquelle* anhand der hauptsächlichen Verteilung des Blutes:
    - Fissura sylvii: Aneurysma der A. cerebri media.
    - Interhemisphärenspalt: Aneurysma der A. communicans anterior (oft mit Einbruch in den III. Ventrikel).
    - Fossa interpeduncularis: Aneurysma der A. basilaris.

  Achtung: Ein unauffälliges CCT schließt eine SAB nicht sicher aus! Normale CT- und Liquorbefunde machen eine SAB aber extrem unwahrscheinlich.
- **Lumbalpunktion (LP):** Indiziert bei unauffälligem CCT zum sicheren Ausschluß einer SAB. Bei SAB blutiger Liquor mit xanthochromem Überstand nach Zentrifugation. Der Nachweis der SAB im CCT macht die LP überflüssig.

  Cave: Akute Einklemmung bei erhöhtem intrakraniellem Druck! → Vor der LP bei Verdacht auf eine SAB müssen im CCT ein Hydrozephalus und eine intrakranielle Raumforderung (Blutung) ausgeschlossen werden!
- **Angiographie:** Goldstandard zur Klärung der Ursache. Alle hirnversorgenden Gefäße (beide Karotiden und Vertebralarterien) müssen dargestellt werden (häufig multiple Aneurysmen). Bei unauffälliger Angiographie Wiederholung nach einer Woche.
- **Transkranieller Doppler**: Nachweis und Monitoring von Vasospasmen. Tägliche Verlaufskontrolle!

Differentialdiagnose

- Sinusvenenthrombose: s.S. 525.
- Meningitis: s.S. 531.
- Intrazerebrale Blutung: s.S. 514.
- Benigner Kopfschmerz bei sexueller Aktivität.

Allgemeine Therapiemaßnahmen

- Möglichst rasche Verlegung in ein neurologisch-neurochirurgisches Zentrum.
- **Engmaschige (halbstündliche) Überwachung** von Bewußtseinslage und Pupillenstatus.
- **Bei Bewußtseinstrübung** frühzeitig Intubation und kontrollierte Beatmung.
- **Adäquate Schmerztherapie und Sedierung.** Oft sind für die neurovegetative Dämpfung auch Opiate notwendig. *Problem:* Die Analgosedierung soll tief genug sein, um unerwünschte vegetative Reaktionen und Blutdruckspitzen zu vermeiden. Andererseits soll aber die neurologische Beurteilbarkeit nicht unmöglich gemacht werden. Beim wachen Patienten hilft Metamizol besser gegen die Kopfschmerzen als Opiate. Siehe auch S. 136.
- **Blutdruckeinstellung** auf systolische Werte von 120–150 mmHg. Bei zu hohem Blutdruck Nachblutungsrisiko, bei zu niedrigem Blutdruck und erhöhtem intrakraniellem Druck oder Vasospasmen Gefahr einer kritischen Abnahme des zerebralen Perfusionsdruckes mit zerebraler Ischämie.
- **Kreislauf-, Volumentherapie:** Kontinuierliche invasive arterielle Blutdruckmessung (s.S. 23), ZVD-Messung, Überwachung der Urinausscheidung (Dauerkatheter), exakte Bilanzierung (Einfuhr/Ausfuhr). Hypovolämie vermeiden/behandeln.
- **Bronchoskopie** + Absaugen solider Partikel bei Hinweis auf Aspiration. *Cave* Blutdruckanstieg!
- **Externe Liquordrainage:** Indiziert bei kritisch erhöhtem intrakraniellem Druck bzw. bei Vorliegen einer Liquorzirkulationsstörung.

Achtung: Jede Verschlechterung des klinischen Zustands nach einer SAB kann durch einen Hydrozephalus oder eine Nachblutung verursacht sein und eine sofortige operative Intervention erfordern (Ventrikeldrainage, Hämatomausräumung). Daher bei jeder neurologischen Verschlechterung Kontroll-CCT!

- Eventuelle Hyponatriämie ausgleichen (s.S. 427).
- Magensonde, Streßulkusprophylaxe.
- Antikonvulsive Prophylaxe/Therapie, z.B. Phenytoin 3 × 125 mg/d i.v.
- Stuhlaufweichendes Laxans verabreichen, um starkes Pressen zu vermeiden.

Spezielle Therapie

- **Frühangiographie:**
  - *Prinzip:* Nachweis und Lokalisation der Aneurysmen zur Planung der weiteren Therapie.
  - *Zeitpunkt:* Sofort nach Feststellung der Diagnose SAB.
  - *Keine Indikation* bei V.a. Hirndruck im CCT oder schlechtem klinischem Zustand (→ keine operativen Konsequenzen).
- **Frühe Intervention** (= *innerhalb der ersten 72 h* – vor Auftreten von Vasospasmen oder Verschlechterung des Allgemeinzustandes): Ziel ist die Ausschaltung des Aneurysmas von der Zirkulation zur Verhinderung der Rezidivblutung. In den Stadien I–III empfohlen; in Stadium IV und V wegen erhöhter OP-Komplikationsrate und meist ungünstigem Outcome umstritten.

- **Operative Therapie:** Kraniotomie und Präparation des Aneurysmas + Abklemmung des Aneurysma-Stiels mit einem Metall-Clip. *Vorteil:* Entfernung des umgebenden Hämatoms möglich. *Nachteil:* Bei ungünstiger Lokalisation ist das Aneurysma nur mit sehr hohem Risiko operabel.
- **Endovaskuläre Therapie:** Verschluß des Aneurysmas durch ablösbare Metall-Spiralen (Coils) über Mikroangiographiekatheter. *Vorteile:* Geringe Invasivität, auch bei schlechter Allgemeinsituation durchführbar. *Nachteile:* Nicht in jedem Fall möglich (abhängig von Lage und Form des Aneurysmas). Die Komplikationsrate (Ruptur, Dislokalisation der Metallimplantate) ist bei Beherrschen der Technik ähnlich wie beim chirurgischen Vorgehen.
- **Vasospasmus:**
  - *Klinische Bedeutung:*
    - Der Vasospasmus ist eine wesentliche Ursache von neurologischer Verschlechterung und Mortalität nach SAB. Bei etwa 30% der Patienten treten nach einer SAB klinisch relevante Vasospasmenauf.
    - Auftreten fast nie in den ersten 72 h und selten später als 18 d nach der Blutung → ***Prozedere:*** Früh-OP innerhalb der ersten 72 h, keine Operation in der Vasospasmus-gefährdeten Zeit, Spät-OP nach ca. 3 Wochen.
  - *Pathophysiologie:* Der zerebrale Vasospasmus nach einer SAB beginnt als Vasokonstriktion und führt dann zu einer proliferativen entzündlichen Vaskulopathie mit morphologischem Umbau und Einengung der Gefäße → „delayed ischemic neurologic deficit“ durch zerebrale Ischämie.
  - *Klinik:* Zunehmende Verlangsamung, Verwirrtheit, in der Folge dann Lähmungen und zunehmende Bewußtseinstrübung bis hin zum Koma.
  - *Diagnostik und Monitoring:*
    - Methode der Wahl ist die transkranielle Dopplersonographie (TCD), am leichtesten der A. cerebri media (temporales Knochenfenster).
    - In kurzen Abständen *CCT-Kontrollen*, um raumfordernde Infarkte und Anzeichen eines erhöhten intrakraniellen Drucks rechtzeitig zu erkennen.
    - Bei komatösen Patienten Monitoring des intrakraniellen Drucks (epidurale Sonde, Ventrikelkatheter; S. 73, 121).
  - *Therapie:*
    - Kalziumantagonist **Nimodipin** (z.B. Nimotop): Bei SAB neuroprotektive Wirkung. Beginn der Therapie nach Diagnosestellung. *Dosierung:* Initial 1 mg/h i.v. als Dauerinfusion, nach einer Stunde Dosiserhöhung auf 2 mg/h i.v. *Alternativ:* Nimodipin oral 6 × 60 mg/d. *Dauer:* 2–3 Wochen bzw. bis zur Normalisierung der Flußgeschwindigkeit in der transkraniellen Dopplersonographie. *Cave* RR-Abfall! *NW:* RR ↓, Zunahme der intrapulmonalen Shunt-Perfusion.

Tabelle 109 Interpretation der Flußgeschwindigkeit im TCD

Flußgeschwindigkeit (cm/s)	Interpretation
< 120	normal
120–200	Vasospasmus
> 200	schwerer Vasospasmus

- Interventionell-neuroradiologisch in Form einer Angioplastie oder einer intraarteriellen Papaverin-Applikation (in einzelnen Zentren).
- Osmotherapie (bei kritisch erhöhtem intrakraniellem Druck): Mannitol 20% oder Glycerin, ggf. auch TRIS-Puffer, Liquor-Drainage (s. S. 505).
- Tirilazad (Freedox): Bei Männern Reduktion des Vasospasmus und Verbesserung des Outcome, abschließende Bewertung steht noch aus. In Österreich und der Schweiz bereits zugelassen, in Deutschland noch keine Zulassung. *Dosierung:* 6 mg/kg KG/h i. v.
- Aufrechterhaltung eines hohen zerebralen Perfusionsdrucks durch Volumensubstitution und Katecholamininfusion *nach Ausschaltung der Blutungsquelle* → „Triple-H-Therapie" = Hypertonie, Hypervolämie, Hämodilution:
  → Katecholamine (s. S. 314): Arterenol, Dopamin, Dobutamin.
  → Kolloidale Volumenersatzmittel (s. S. 184; Dextrane sind wegen der möglichen Beeinträchtigung der Gerinnung nicht empfehlenswert).

➤ Empfehlenswert ist die Überwachung der Therapie durch ZVD-Messung (s. S. 31, 33), ggf. auch durch einen Pulmonalarterienkatheter (s. S. 33): ZVD 8 – 12 cmH_2O; PAP ≤ 20 mmHg. Der HK sollte nicht über 35% liegen.
Cave: Keine induzierte Hypertonie bei ungeklipptem Aneurysma!

Prognose

➤ Stark vom SAB-Schweregrad abhängig; 6-Monats-Letalität insgesamt 30%.
➤ Rezidivblutung (Letalität > 50%): Bei unbehandeltem Aneurysma in den ersten 14 Tagen ca. 25%, anschließend jährliches Blutrungsrisiko von ca. 3%.
➤ Bei Patienten ohne angiographisch faßbare Blutungsquelle gute Prognose und geringe Letalität (5%).

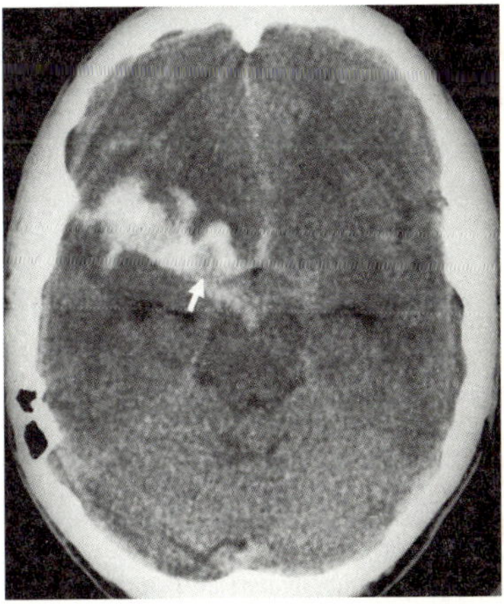

Abb. 74 47jährige Patientin mit A.-carotis-interna(ACI)-Aneurysma rechts. Das CCT zeigt eine SAB mit Schwerpunkt in der Fissura Sylvii rechts mit beginnendem Hydrozephalus

36.5 Intrazerebrale Blutung (ICB)

S. Schwarz, S. Schwab

Grundlagen

- **Definition:** Intrakranielle Blutung, die im Unterschied zur Subarachnoidalblutung und sub- bzw. epiduralen Blutungen primär im Hirnparenchym lokalisiert ist (Ursache von ca. 10% aller Schlaganfälle).
- **Ätiologie:**
  - *Hypertonie:* Häufigste Ursache (ca. 50%). Vorzugslokalisation: Stammganglien, Kleinhirn, Pons.
  - *Zerebrale Amyloidangiopathie:* Vor allem subkortikale lobäre Blutungen bei alten Patienten; häufig multilokulär.
  - *Gefäßanomalien* (Aneurysma, Angiom, A/V- Malformation, Durafistel, Teleangiektasie): Vor allem bei jüngeren Patienten ohne Hypertonieanamnese.
  - *Gerinnungsstörungen:* Antikoagulanzientherapie (am häufigsten), Thrombopenie, Leberinsuffizienz, Leukosen.
  - *Nach Lysetherapie,* z.B. Myokardinfarkt, ischämischer Hirninfarkt.
  - *Drogen:* Kokain, Crack, Amphetamine.
  - *Sekundär:* Bei Sinusvenenthrombose (s.S. 525), Schädelhirntrauma (s.S. 501), intrazerebralen Tumoren/Metastasen.
- **Pathophysiologie:**
  - Gefäßruptur → lokale Druckerhöhung durch das Hämatom → Ruptur weiterer Gefäße in der Umgebung (Schneeballeffekt) → Stillstand der Blutung durch den Gegendruck des umliegenden komprimierten Gewebes (bei großen Blutungen auch durch den erhöhten Hirndruck).
  - Im umgebenden Gewebe Störung der Mikrozirkulation → relative Ischämie → sekundäre ischämische Schäden → perifokales Hirnödem (Manifestation nach 24–48 h).
  - Erhöhter intrakranieller Druck, bei großen Blutungen Gefahr der transtentoriellen Herniation (s.S. 505).
  - Bei Einbruch in das Ventrikelsystem → Behinderung des Liquorabflusses → Hydrozephalus. Bei Kompression der Liquorabflußwege → Hydrozephalus.

Klinik

- Sehr variabel, abhängig von Größe und Lokalisation der Blutung:
  - Meist plötzliches Einsetzen der neurologischen Symptomatik (*relatives* Unterscheidungskriterium zum ischämischen Infarkt), jedoch auch subakuter Beginn möglich.
  - Häufig Kopfschmerzen.
  - *Stammganglienblutungen*: z.B. kontralaterale sensomotorische Hemiparese, homonyme Hemianopsie, Aphasie.
  - *Lobäre Blutungen*: Variabel, Einzelsymptome wie Hemianopsie, Monoparese, Aphasie, möglicherweise asymptomatisch.
  - *Hirnstammblutungen*: Primär Bewußtlosigkeit, multiple Hirnnervensymptome, Ateminsuffizienz, Beuge-, Strecksynergismen.
  - *Kleinhirnblutungen*: Kleinhirnsymptome wie Ataxie, Schwindel, Übelkeit, bei Kompression des Hirnstammes Bewußtseinstrübung, Pupillenstörung, Ateminsuffizienz.
  - *Große supratentorielle Blutungen mit erhöhtem Hirndruck*: Bewußtseinstrübung, Pupillenstörungen, respiratorische Insuffizienz.

- **Komplikationen:**
  - Nachblutung, v.a. bei unkontrolliertem Bluthochdruck.
  - Transtentorielle Herniation bei großen supratentoriellen Blutungen.
  - Hirnstammkompression bei raumfordernden Kleinhirnblutungen.
  - Ventrikeleinbruch.
  - Epileptische Anfälle (bei 10%).
  - Hydrozephalus (Mechanismen s.o.)

Diagnostik

- **Anamnese:** Hypertonie, Drogen, gerinnungshemmende Medikamente?
- **Notfallabor** inklusive Gerinnungsparameter.
- **CCT:** Unverzichtbar zur Differenzierung von ischämischen Infarkten (initial unauffällig oder hypodens) und intrazerebralen Blutungen (sofort hyperdens) → sofort nach Stabilisierung der Vitalfunktionen durchführen! Bei atypischen Blutungen evtl. CCT mit KM.
- **Angiographie:** Zur Ursachenabklärung bei atypischen Blutungen ohne Hypertonieanamnese möglichst schnell durchführen (Aneurysma?, Angiom?). Bei Tumorverdacht reicht häufig bereits ein CCT mit Kontrastmittelgabe aus.
- **Magnetresonanztomographie:** Zur Primärdiagnostik wegen langer Untersuchungszeiten nicht geeignet. Bei atypischen Blutungen in Verbindung mit der Angiographie zur Darstellung von Gefäßanomalien und Tumoren.

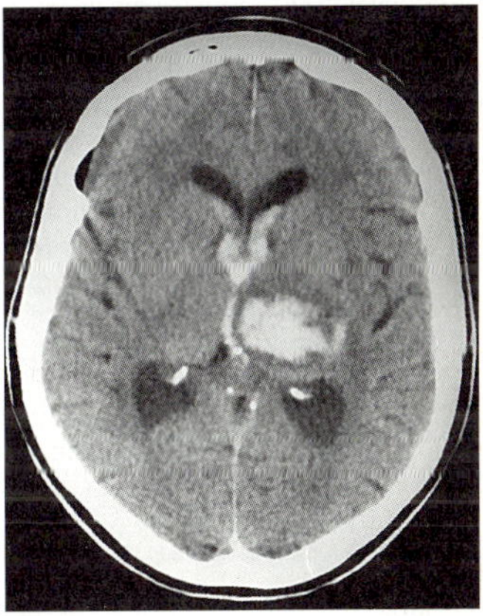

Abb. 75 Typische hypertensive Thalamusblutung mit Einbruch in das Ventrikelsystem

Allgemeine Therapie

- **Monitoring:** Blutdruck, EKG, Pulsoxymetrie, Bewußtseinslage, Pupillenstatus.
- Sauerstoff-Insufflation (Ziel: O2-Sättigung > 95%); Indikation zu Intubation und Beatmung frühzeitig stellen, v.a. bei bewußtseinsgetrübten Patienten.
- **Blutdruckeinstellung:** $RR_{syst} < 170$ mmHg. Keine drastische Senkung → Gefahr der zerebralen Minderperfusion, besonders bei großen Blutungen mit erhöhtem Hirndruck. *Vorgehen:* z.B. Urapidil langsam in 5 mg-Schritten i.v.

- **Hirndrucktherapie:** Bei kritisch erhöhtem Hirndruck mit drohender oder beginnender Einklemmung (s. S. 507); i.d.R. sind aber aggressive Hyperventilation sowie Osmotherapeutika (→ Diffusion in die Blutung und Verstärkung der Raumforderung) *nicht* indiziert! (Osmotherapeutika sind evtl. sinnvoll bei ausgedehntem perifokalem Hirnödem in der Post-Akut-Phase).
- ***Cave Kortikoide:*** Obsolet bei spontanen intrazerebralen Blutungen!
- **Gerinnungsfaktoren (PPSB) und Fresh-Frozen-Plasma** bei Gerinnungsstörungen substituieren: Ziel-Quick > 50%. Bei ICB unter Kumarintherapie z. B. PPSB 20–25 IE/kg KG i. v. (+ Konakion 10–30 mg i. v. (= 1–2 Amp.) oder 10–30 gtt p. o.)
- **Normoglykämie aufrechterhalten,** bei Hyperglykämie ggf. durch Infusion von Altinsulin.
- **Bei zerebralen Krampfanfällen** akut Clonazepam 1–2 mg i. v. *oder* Diazepam 10 mg i. v., gefolgt von Phenytoin i. v. (zunächst 15 mg/kg KG i. v., dann Erhaltungstherapie mit 300–500 mg/d; Spiegelbestimmung! Vgl. S. 527). Eine medikamentöse Prophylaxe ist umstritten.
- **Thromboseprophylaxe** mit low-dose Heparin ist möglich (z. B. 2 × 5000 IE/d).

Spezielle operative Therapie

- **Externe Ventrikeldrainage:** Sofort bei Liquorzirkulationsstörung im CCT (→ Neurochirurgie verständigen).
- **Hämatomausräumung:**
  - *Kleinhirnblutungen:* In Betracht ziehen bei Hirnstammkompression sowie allgemein bei einem maximalen Durchmesser > 2 cm.
  - *Hirnstammblutungen:* In der Regel nicht operabel.
  - *Supratentorielle Blutungen* (der Nutzen ist umstritten. Bei großen raumfordernden Blutungen sichert die Operation häufig das Überleben, jedoch oft mit schweren neurologischen Defiziten). *Richtlinien* zur Indikationsstellung der Hämatomausräumung bei supratentoriellen Blutungen:
    - Patienten mit kleinen Blutungen (< 30 ml Hämatomvolumen) haben auch ohne OP eine gute Prognose.
    - Patienten mit sekundärer progredienter Verschlechterung können von einer OP profitieren; ein gutes Outcome wird jedoch selten erreicht.
    - Patienten mit initialem Koma oder bilateralen Pupillenstörungen profitieren nicht von einer OP.
    - Bei großen linkshirnigen Blutungen zurückhaltend vorgehen.
  - *Symptomatische Blutungen (Aneurysma, Angiom, Tumor):* Falls möglich operative Beseitigung der Blutungsursache.

Prognose

- Stark von Größe, Ursache und Lokalisation der Blutung abhängig; Hirnstammblutungen haben eine hohe Mortalität.
- Etwa ein Drittel der Patienten verstirbt, meist innerhalb der ersten 30 Tage.
- Die überlebenden Patienten zeigen häufig eine gute funktionelle Restitution.

S. Schwab

Grundlagen

- **Definition:** Lokaler zerebraler Blut- bzw. Sauerstoffmangel durch arteriellen Gefäßverschluß.
- **Einteilung:**
  - *Nach der Pathogenese:* Mikroangiopathie versus Makroangiopathie.
  - *Nach dem zeitlichen Verlauf:*
    - TIA (transitorisch ischämische Attacke): Die Symptome bilden sich innerhalb 24 Stunden vollständig zurück.
    - Minor stroke: Die Symptome bilden sich innerhalb weniger Tage vollständig zurück.
    - Major stroke: Verbleibendes neurologisches Defizit.
- **Pathophysiologie:**
  - Abfall des regionalen zerebralen Blutflusses bei Ischämie wird zunächst durch Erhöhung der Sauerstoffausschöpfung kompensiert.
  - Bei Unterschreiten kritischer Durchblutungswerte unterschreitet die Sauerstoffzufuhr den Sauerstoffbedarf der Zellen.
  - Bei zerebraler Ischämie und Hirninfarkt existieren neben einer Zone, in der die Zellen zugrunde gehen, auch Areale, in denen der Blutfluß zwar nicht für eine adäquate Funktion ausreicht, aber dennoch über eine gewisse Zeit die Aufrechterhaltung des Strukturstoffwechsels und damit das Überleben der Zelle ermöglicht (ischämische Grenzzone, Penumbra).
- **Ätiologie:**
  - *Embolisch:* Kardial (bei intrakardialen Emboliequellen [z.B. durch Vorhofflimmern, Herzwandaneurysma], offenes Foramen ovale); arterio-arteriell (Thrombenbildung an arteriosklerotischen Plaques in den Karotiden).
  - *Hämodynamisch:* Bei relevanten Stenosen der A. carotis interna.
  - *Mikroangiopathisch:* Bei Hyalinisierung kleiner Hirnarterien.
  - *Andere seltenere Ursachen:* Dissektionen der hirnversorgenden Gefäße; Vaskulitiden; andere hämatologische Erkrankungen.

Klinik

- **Karotisstromgebiet** (typische Befunde):
  - *A. cerebri media:* Sensomotorische brachiofazial betonte Hemiparese (Tonuserhöhung [Spastik], gesteigerte Muskeleigenreflexe [MER], Pyramidenbahnzeichen), homonyme Hemianopsie, *fakultativ* konjuguierte Blickdeviation zur betroffenen Seite, Bewußtseinsstörung (Zeichen für Raumforderung!), neuropsychologische Ausfälle (z.B. Aphasie, Apraxie, Agnosie, Alexie).
  - *A. cerebri anterior:* Beinbetonte Hemiparese, Inkontinenz, ggf. Frontalhirnsyndrom (Verlangsamung, Primitivreflexe).

  Hinweis: Eine Tonuserhöhung (Spastik) auf der betroffenen Seite bildet sich oft erst nach Tagen aus.
  - *A. cerebri posterior:* Homonyme Hemianopsie, abhängig von betroffenen Endarterien u.U. Hemiparese, dissoziierte Sensibilitätsstörung, visuelle Halluzinationen, kortikale Blindheit (bei bilateralem Ausfall).
- **Hinteres Stromgebiet** (= A. basilaris/vertebralis): Allgemein Augenmuskelparese, Dysarthrie, Dysphagie, Nystagmus, Hemiparese, Ataxie, Schwindel.
  - *Hirnstamm:* Hirnnervenausfälle mit rasch einsetzender Bewußtseinsstörung, häufig beidseitigem Babinski-Zeichen und Hemi- oder Tetraparese (typischerweise gekreuzte Symptomatik mit ipsilateralen Hirnnervenausfällen und kontralateraler Hemiparese).

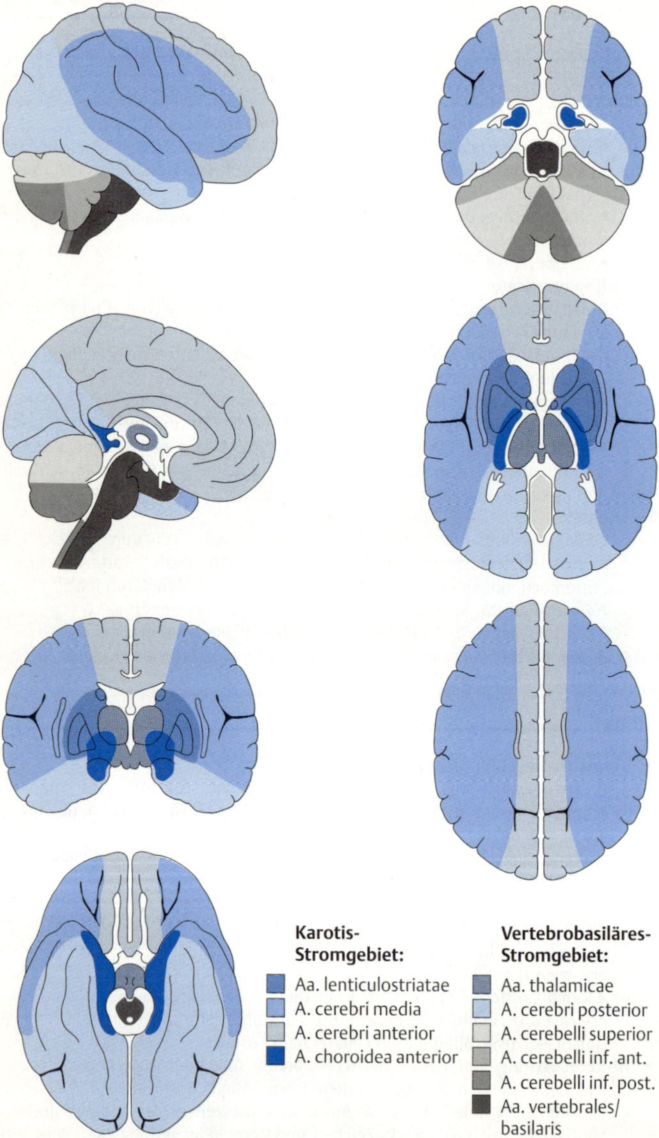

Abb. 76 Versorgungsgebiete der Hirnarterien

- *Kleinhirn:* Ipsilaterale Ataxie, Dysmetrie, Gangunsicherheit, evtl. mit Zeichen der Einklemmung wie Erbrechen und Nackenschmerzen.
- **Komplikationen:**
  - In ca. 10% aller schweren Hirninfarkte kommt es zu einem schweren postischämischen Hirnödem, das zur transtentoriellenHerniation und Hirntod führen kann.
  - Sekretretention, Aspiration (s. S. 390), Pneumonie (s. S. 392).
  - Phlebothrombose (s. S. 372), Lungenembolie (s. S. 375).

Diagnostik, Differentialdiagnose

- **CCT:** Akut zum Ausschluß einer (im CT hyperdensen) intrazerebralen Blutung oder Subarachnoidalblutung. Zeichen der Ischämie sind meist schon innerhalb der ersten 4–6 Stunden nach Symptombeginn erkennbar (Hypodensität, verstrichene Sulkuszeichnung).
- **MRT:** Infratentorielle Infarkte sind im CCT oft schwer zu beurteilen. Das MRT ist hier dem CCT zur Lokalisierung des Infarktes überlegen. Ein Blutungsausschluß ist aber auch mit dem CCT möglich.
- **EKG:** Absolute Arrhythmie mit Vorhofflimmern oder frischer Herzinfarkt als Hinweis auf Emboliequelle? Während der postakuten Abklärung Langzeit-EKG und Echokardiographie.
- **Doppler-/Duplexsonographie:** Nachweis von Stenosen der extrakraniellen oder intrakraniellen hirnversorgenden Arterien.
- **Labor:** BSG, CRP, BB, BZ, Gerinnung (Quick, PTT, AT III), Leber- u. Nierenwerte. Insbesondere bei jungen Patienten ohne vaskuläre Risikofaktoren seltene Gerinnungsparameter (APC-Resistenz, Protein C und S, Lupus-AK) und Vaskulitisparameter bestimmen!
- **Arterielle selektive DSA:** Auch akut bei Verdacht auf Basilaristhrombose, Subarachnoidalblutung (s. S. 509) oder Sinusvenenthrombose (s. S. 525).
- **Differentialdiagnose:** Intrazerebrale Blutung (s. S. 514; sehr ähnliche Symptomatik!); Subarachnoidalblutung (s. S. 509); Sinusvenenthrombose (s. S. 525); AV-Malformationen (→ Angiographie); Hirntumoren (→ CCT); Vaskulitiden (→ Liquor, Angiographie, Labor), Enzephalitis (→ Liquor), Migräne mit Aura, postiktuale (Toddsche) Parese.

Allgemeine Therapie

- **Monitoring:** Engmaschige Überwachung der Bewußtseinslage, Atmung (v. a. bei vigilanzgestörten Patienten), Pulsoxymetrie, BGA, Blutdruckkontrolle.
- **O_2-Zufuhr** 2–4 l/min über Nasensonde oder Gesichtsmaske.
- **Intubation und Beatmung:** Bei vitaler Bedrohung (z. B. Ateminsuffizienz mit schlechten BGA-Werten), höhergradiger Bewußtseinsstörung (Aspirationsgefahr!) oder drohender Einklemmung.
- **Blutdruckeinstellung:**
  - *Achtung:* Keine generelle RR-Senkung! Hypertone Werte bilden sich meist innerhalb von 12 h zurück.

- *Nur bei anhaltend exzessiv hohem RR_{syst}* deutlich > 200 mmHg langsam auf Werte zwischen 140 – 180 mmHg senken (nicht tiefer!), z. B. mit:
  - Nifedipin (z. B. Adalat) 10 mg p. o. (*cave* protrahierter Wirkeintritt mit überschießendem RR-Abfall).
  - *Oder* Urapidil (z. B. Ebrantil) in Repetitionsdosen von 5 mg langsam i. v. (nach Wirkung); Injektionspumpe, Dosis nach Bedarf (s. S. 715).
- Bei *hypotonen Blutdruckwerten* Blutdrucksteigerung durch Volumensubstitution und/oder Katecholamine (z. B. Noradrenalin-Perfusor, Dosis nach Bedarf).

Achtung: Eine iatrogene, zu starke Blutdruck-Senkung kann zu einer kritischen Abnahme der Perfusion im ischämischen Grenzbereich führen, bei langjährigen Hypertonikern mit hochgradigen Stenosen sogar zu hämodynamischen Infarkten. Daher den RR_{syst} nie unter 140 mmHg senken!

- **Flüssigkeits- bzw. Volumenersatz** bei Anhalt für Hypovolämie/Exsikkose (s. S. 180 ff.). Kontrolle des Therapieerfolgs: Urinausscheidung 1 – 2 ml/kgKG/h, Hautturgor, Rekapillarisierungszeit < 3 sek (Zeit bis zur Rückkehr der rosigen Farbe nach Druck auf das Nagelbett), Venenfüllung, zentraler Venendruck.

  Cave: Auf Volumenüberlastung bei kardial oft eingeschränkten Patienten achten!
- **Oberkörperhochlagerung 30°**, besonders bei Anhalt für erhöhten intrakraniellen Druck (Bewußtseinstrübung!). Ein Abfall des systemarteriellen Blutdrucks muß hierbei unbedingt vermieden werden, da es sonst zu einer Abnahme des zerebralen Perfusionsdrucks kommt.
- **Strikte Blutzuckereinstellung:** Hyperglykämie verschlechtert die Prognose.
- **Magensonde:** Bei Schluck- oder Bewußtseinsstörung.
- **Blasenkatheter:** Bei Bewußtseinstrübung oder Blasenstörung/Inkontinenz. Frühzeitig suprapubischen Katheter in Erwägung ziehen.
- **Dekubitusprophylaxe:** Lagerung, physikalische Anwendungen.
- **Thromboseprophylaxe**: Aktive Bewegungsübungen, frühzeitige Mobilisierung, low-dose-Heparin s. c.
- **Pneumonieprophylaxe**: KG, Atemtraining, Mobilisierung.

Spezielle Therapie

- **Vollheparinisierung:**

  Cave: Im CT Blutung ausschließen, Gerinnung engmaschig kontrollieren!
  - *Indikation:*
    - Sinnvoll bei allen makroangiopathischen Infarkten (außer kompletten Territorialinfarkten), insbesondere bei intra- oder extrakraniellen Gefäßstenosen oder Verdacht auf kardiale Embolien zur Vermeidung von Reembolien oder appositioneller Thrombose.
    - Dissektion.
  - *Kontraindikation:*
    - Absolut: Blutung
    - Relativ: Hämorrhagische Infarzierung, großer raumfordernder Infarkt.
  - *Dosierung:* Initial 5000 – 10.000 IE i. v., dann Dauerinfusion 20.000 – 30.000 IE/ 24 h. *Ziel:* PTT auf das 1,5 – 2fache des Ausgangswertes erhöht.
  - Nach 7 – 10 Tagen überlappender Übergang zu oraler Antikoagulation.
- **Orale Antikoagulation** (Kumarine, z. B. Marcumar): Indiziert bei Nachweis oder hochgradigem Verdacht auf kardiale oder vaskuläre Emboliequelle. *Ziel-INR*: I. d. R. 2 – 3. Überlappende Einstellung = Heparininfusion nach Erreichen der Ziel-INR beenden.

➤ **Thrombozytenaggregationshemmer:**
  - *Indikation:* Rezidivprophylaxe nach Hirnischämie, wenn keine Kumarintherapie stattfindet.
  - *Dosierung, Präparate:*
    - Standard: Acetylsalicylsäure 1 × 300 mg/d.
    - Umstellung auf Clopidogrel erwägen, wenn unter ASS erneute Ischämie bzw. bei ASS-Unverträglichkeit (Clopidogrel 1 × 75 mg/d p. o.).

➤ **Low dose-Heparin:** Immer bei akuten zerebralen Durchblutungsstörungen, die zur Immobilisation führen (bei KI gegen Vollheparinisierung; s. o.).

➤ **Thrombolyse:**
  - Mit rt-PA als *systemische* Fibrinolyse oder in seltenen Fällen auch *lokale* intraarterielle Thrombolyse (mit Urokinase oder rt-PA) über angiographischen Katheter. In Deutschland zur Zeit noch experimentelle Therapie und Gegenstand klinischer Untersuchungen.
  - *Indikationen:*
    - Nachgewiesene lokale Basilaristhrombose (s. S. 522).
    - Gefäßverschlüsse des Karotisstromgebietes mit max. 6 h Latenz (später in der Regel trotz Rekanalisation keine klinische Besserung).
  - *Kontraindikationen:*
    - Beginn der klinischen Symptomatik vor über 6 h.
    - Koma.
    - Gerinnungsstörungen (Quick, PTT, TZ, AT III und Thrombozytenzahl müssen normal sein).
    - Intrakranielle Blutungen.
    - Infarktdemarkierung im CCT (sog. Frühzeichen der zerebralen Ischämie).
    - Innerhalb der letzten 4 Wochen Schlaganfall, OP, größere Traumata.
    - Unkontrollierte arterielle Hypertonie mit $RR_{syst} > 200$ mmHg.
  - *Dosierung (systemische Lyse):* rt-PA 0,9 mg/kg KG, davon 10% als Bolus, Rest über 1 Stunde. Anschließend sofort Vollheparinisierung.
  - *Probleme:*
    - Der Zeitfaktor ist entscheidend, viele Patienten haben jedoch erst nach Ablauf der Frist ihren ersten Arztkontakt.
    - In den ersten Stunden nach dem Gefäßverschluß ist der computertomographische Nachweis eines Hirninfarkts schwierig; trotzdem ist eine CCT-Untersuchung zum Ausschluß einer Blutung unverzichtbar. Die Entscheidung zur Lyse muß daher meist nach klinischen Kriterien erfolgen. Eine Alternative ist die sofortige Angiographie mit Darstellung des Gefäßverschlusses und lokaler thrombolytischer Therapie.

➤ **Hämodilution:** Indikation und Wirksamkeit sind sehr umstritten, bei Polyglobulie mit HK > 50% oder bei Hyperviskositätssyndromen (Morbus Waldenström, Polyzythaemia vera) vertretbar.

➤ **Spezielle Therapie bei raumforderndem Mediainfarkt:**
  - *Konservative Hirndruck-Therapie:* s. S. 505.
  - *Operative Therapie:* Entlastungstrepanation. *Indikation:* Sehr große raumfordernde Mediainfarkte der nicht-dominanten Hemisphäre.

Prognose

➤ Bei raumforderndem Mediainfarkt schlecht (Mortalität > 80%). Mit Entlastungstrepanation und Hypothermie als derzeit noch experimentelle Methoden kann die Mortalität auf ca. 30 – 40% gesenkt werden.

36.7 Basilaristhrombose

S. Schwarz, S. Schwab

Grundlagen

- **Definition:** Die Basilaristhrombose ist ein Verschluß der A. basilaris mit Ischämien im Bereich der von der A. basilaris abhängigen Hirnareale: Kleinhirn, Mittelhirn, Pons, Thalamus, Posterior-Stromgebiet. Ohne sofortige effektive Behandlung ist die Erkrankung meist letal.
- **Ätiologie:**
  - *Arteriosklerotischer Verschluß:* Verlegung des Gefäßlumens durch Appositionsthromben an einer arteriosklerotisch vorgeschädigten Gefäßwand, meist im mittleren und kaudalen Bereich. (Übliche vaskuläre Risikofaktoren.)
  - *Embolischer Verschluß:* Ein Embolus passiert in der Regel die A. basilaris und bleibt an der Aufzweigung in die Aa. posteriores hängen (Basilarisspitzenembolie). Emboliequellen sind das Herz (Vorhofflimmern, Herzklappenersatz etc.) sowie der Aortenbogen und die Aa. vertebrales.
- **Pathophysiologie:**
  - Akute Durchblutungsstörung im Versorgungsgebiet der A. basilaris (s. Abb. 77).
  - *Sonderform:* „top-of-the-basilar"-Syndrom bei – meist embolischem – Verschluß der Basilarisspitze mit (im Vollbild) bilateralen Thalamus-, Mittelhirn -, A.-cerebelli-superior- und A.-cerebri-posterior-Infarkten.
  - Bei langsamem Verschluß gelegentlich asymptomatischer Verlauf durch Ausbildung suffizienter Kollateralen.

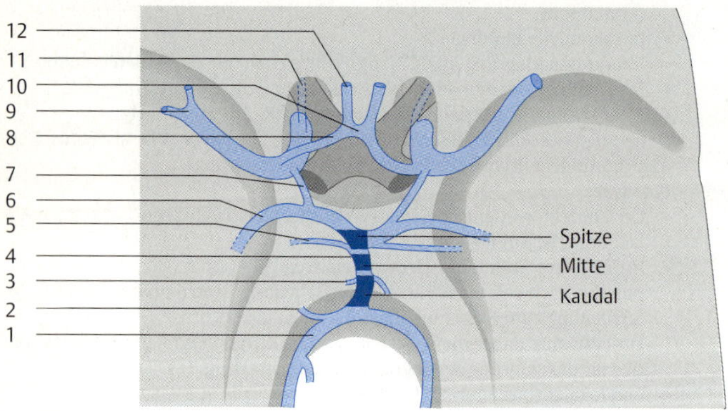

Abb. 77 Von der A. basilaris ausgehende Gefäße und Einteilung der Verschlußlokalisation. 1 = A. vertebralis; 2 = A. cerebelli inferior posterior (PICA); 3 = A. cerebelli inferior anterior (AICA); 4 = A. basilaris; 5 = A. cerebelli superior; 6 = A. cerebelli posterior (P_2); 7 = A. communicans posterior; 8 = A. cerebri anterior (pars horizontalis); 9 = A. cerebri media; 10 = A. communicans anterior; 11 = A. ophthalmica; 12 = A. cerebri anterior

Klinik

- **Häufig transiente prämonitorische Symptome:** Übelkeit, Erbrechen, flüchtige Paresen, Doppelbilder, Dysarthrie, Synkope.
- **Hirnstamm- und Kleinhirnsymptome** variabler Ausprägung in Abhängigkeit von der Verschlußlokalisation. Vor allem initial häufig stark fluktuierend.

- Typisch ist eine akute, rasch progrediente Bewußtseinstrübung bis zum Koma.
- Hemi- oder Tetraparese mit uni- oder bilateralen (charakteristisch!) Pyramidenbahnzeichen. In seltenen Fällen können Paresen auch völlig fehlen.
- Beuge- und Strecksynergismen.
- Pupillenstörung: Anisokorie bis zu bilateral weiten, lichtstarren Pupillen.
- Sensibilitätsstörungen verschiedenen Ausmaßes.
- Störung der Blickmotorik, divergente Bulbi, Nystagmus, Blickparesen.
- Gesichtsfelddefizite, kortikale Blindheit (Posteriorinfarkte).
- Ataxie (Kleinhirninfarkte).

➤ **Komplikationen:**
- *Liquorzirkulationsstörung* durch Kompression der Liquorabflußwege bei Hirnstamm- oder raumfordernden Kleinhirninfarkten → externe Ventrikeldrainage (s. S. 73, 121).
- *Sekundäre Hirnstammkompression* durch raumfordernde Kleinhirninfarkte → Hirnödemtherapie, evtl. operative Dekompression der hinteren Schädelgrube.

Diagnostik

➤ **Notfalldiagnostik:**
- *Anamnese und klinische Befunde:* Akute Bewußtseinstrübung mit variablen Hirnstammsymptomen (s. o.).
- *Transkranieller Doppler:* Abbruch des Signales in der A. basilaris. In den Händen eines erfahrenen Untersuchers hat die Methode eine hohe Sensitivität.
- *CCT:* Initial häufig unauffällig, später multiple Hirnstamminfarkte. *CT Angiographie:* Schnelle und sichere Detektion des Gefäßverschlusses.
- *Angiographie:* Goldstandard, gleichzeitig Voraussetzung zur intraarteriellen Fibrinolyse.
- *Labor:* Gerinnung (Quick, PTT, Fibrinogen), Nieren- und Leberwerte, BB.

➤ **Zusatzdiagnostik:**
- *Magnetresonanztomographie:* In der Akutphase wegen der langen Untersuchungsdauer zur Zeit noch nicht indiziert.
- *Evozierte Potentiale (AEP und SEP):* Prognostisch äußerst zuverlässig, die Untersuchung darf jedoch den Beginn der Therapie nicht verzögern.

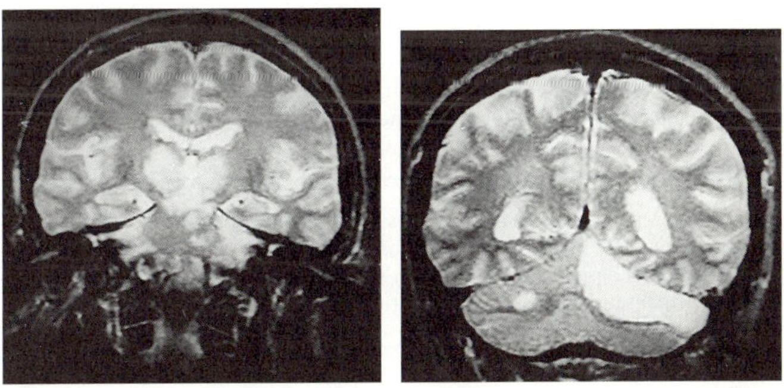

a b

Abb. 78 a, b: Basilaristhrombose mit bilateralen Thalamus-, Kleinhirn- und Mittelhirninfarkten (MRT, T_2-gewichtet)

- *EEG und Lumbalpunktion:* Zum Ausschluß einer Enzephalitis bei inkonsistenten Doppler- und radiologischen Befunden.

Differentialdiagnose

➤ **Basilarisembolie:**
- Passagerer, meist embolischer Verschluß der A. basilaris, der sich bei Eintreffen in der Klinik bereits spontan rekanalisiert hat → kein Gefäßverschluß mehr nachweisbar, initiales CT und Doppler oft normal. Später evtl. Hirnstammin-farkte im hinteren Stromgebiet wie bei der permanenten Basilaristhrombose.
- *Vorgehen:* Zur Rezidivprophylaxe Heparin i. v. und Suche nach der Emboliequelle (Doppler, kardiologische Untersuchung mit Echokardiographie).

➤ **Hirnstammenzephalitis:** Selten, vaskuläre Untersuchungen alle normal, in der Regel subakuter Beginn der Symptomatik, Fieber und andere systemische Infektzeichen, epileptische Anfälle → bei Verdacht EEG, Lumbalpunktion.

➤ **Basilarismigräne:** Bewußtseinstrübung mit variablen Symptomen der hinteren Zirkulation, meist aber weniger schwerwiegend, subakuter Beginn, Symptome verschwinden oft mit dem Beginn von Kopfschmerzen → Kopfschmerzen, Migräneanamnese?

Therapie

➤ **Basismaßnahmen** wie bei Hirninfarkt (s. S. 519). Frühzeitige Intubation bei Bewußtseinstrübung und Ateminsuffizienz.

➤ **Blutdruck anheben** (Ziel: RR_{syst} ca. 170 mmHg durch Volumen und Katecholamine) zur besseren Perfusion der kollateralen Gefäße.

➤ **Bolus von 5000 IE Heparin i.v.** sofort nach Diagnosestellung, anschließend Dauerinfusion mit 20 000 – 30 000 IE/24 h. *Ziel-PTT:* 60 – 80 sek.

➤ **Lysetherapie:**
- *Kontraindikation:* Bereits demarkierte größere Infarkte (Blutungsrisiko).
- *Sofortige intraarterielle Lyse* = Therapie der Wahl (im Rahmen der Angiographie). Über einen Angiographiekatheter in der A. vertebralis oder distalen A. basilaris mit Urokinase (500 000 IE in der ersten Stunde, 250 000 IE in der zweiten Stunde), alternativ rt-PA.
- *Intravenöse Lyse* mit rt-PA (0,9 – 1,1 mg/kg KG; Applikation wie bei Infarkten in der vorderen Zirkulation, S. 521): Effektivität bisher nicht nachgewiesen, experimentell oder falls keine Angiographie verfügbar ist.
- Vollheparinisierung (S. 218) direkt nach der Lyse (Ziel-PTT 60 – 80 sek).
- Therapieoptionen bei Komplikationen siehe oben.

Prognose

➤ Unbehandelt hat die Basilaristhrombose eine Letalität von ca. 80%, eine erfolgreiche Lysetherapie verbessert die Prognose erheblich.

➤ Patienten mit Basilarisembolie mit nur vorübergehendem Verschluß und spontaner Rekanalisation haben eine weit geringere Letalität und oft eine komplette Restitution.

36.8 Sinusvenenthrombose (SVT)

S. Schwarz, S. Schwab

Grundlagen

- **Definition:** Thrombenbildung in den intrakraniellen Sinus oder Venen. Das mittlere Alter beträgt ca. 40 Jahre.
- **Ätiologie:** Eine Vielzahl von Situationen sind mit der Sinusvenenthrombose (SVT) assoziiert; in einem Viertel der Fälle bleibt die Ursache ungeklärt:
  - *Blande SVT:* In der zweiten Hälfte der Schwangerschaft und im Wochenbett (am häufigsten); Ovulationshemmer; Kachexie; Hirntumor; nach Schädel-Hirn-Trauma bzw. neurochirurgischen Operationen; Gerinnungsstörungen mit Hyperkoagibilität (z. B. Protein C- und -S-Mangel, pathol. APC-Resistenz, Prothrombinmutation); Polyzythämie; Dehydratation, Exsikkose; maligne Tumoren.
  - *Septische SVT:* Lokale, fortgeleitete Infektion durch Schädel-Hirn-Trauma, intrakranielle Infektionen, regionale Infekte; systemische Infektionen (z. B. Sepsis, infektiöse Endokarditis).
  - *Häufige Ursachen bei speziellen Lokalisationen der SVT:*
    - Thrombosen des Sinus transversus (am häufigsten) gehen vom Innenohr und vom Mastoid aus.
    - Thrombosen des Sinus cavernosus gehen oft von Infekten der Augenhöhlen und des Gesichts auf (Gesichtsfurunkel!).
- **Pathophysiologie:** Störung des venösen Abflusses (Sinus oder zentrale Hirnvenen) durch Sinusvenenthrombose → Stauung → Hirnödem, intrakranielle Blutungen, Stauungsinfarkte.

Klinik

- **Typisch ist eine große Variabilität der Symptome und ein subakuter Beginn:**
  - *Kopfschmerzen*, Nackensteife, Übelkeit, Erbrechen.
  - Fokal eingeleitete zerebrale *Krampfanfälle*.
  - Variable fokal-neurologische Zeichen: Hemiparese, Hemihypästhesie, neuropsychologische Defizite, Antriebsarmut, delirante Symptomatik.
  - Bewußtseinstrübung.
  - Bei septischer SVT: Fieber, Leukozytose, Infektionen im HNO/Gesichtsbereich.
- **Komplikationen:** Intrazerebrale (S. 514) und Subarachnoidalblutungen (S. 509); epileptische Anfälle; Stauungsinfarkte; Hirnödem (S. 505); Papillenödem und Visusverlust.

Diagnostik, Differentialdiagnose

- Aufgrund der unspezifischen Initialsymptomatik wird die Diagnose oft erst spät gestellt.
- **Anamnese:** Subakuter Beginn und fluktuierender Verlauf variabler neurologischer Symptome, fokale Anfälle, Kopfschmerzen, Infektionen im HNO/Gesichtsbereich, Schwangerschaft.
- **Klinische Untersuchung:** Papillenödem (Stauungspapille; STP) und gestaute Venen bei der Spiegelung des Augenhintergrundes, Protrusio bulbi (bei Sinus-cavernosus-Thrombose), schmerzhafte NAP, entzündliche Schwellung im Gesichtsbereich.
- **CCT:** Ergibt Anhaltspunkte (dichte Sinus; „empty triangle") und indirekte Zeichen (Hirnödem, Stauungsinfarkte, atypische Blutungen) für eine SVT, ist jedoch *häufig unauffällig*. Der Stellenwert der CT-Angiographie ist noch ungeklärt.

36.8 Sinusvenenthrombose (SVT)

- **MRT mit MR-Angiographie:** Darstellung der Venen und Sinus gelingt fast so gut wie mit der konventionellen Angiographie → meist ausreichend zur Diagnosestellung (außer bei Brückenvenen).

Hinweis: Atypisch lokalisierte intrakranielle Blutungen in Verbindung mit schwer behandelbaren Anfällen sind verdächtig auf das Vorliegen einer Sinusvenenthrombose.

- **Angiographie:** Früher der Goldstandard, wird zunehmend vom MR abgelöst. Darstellung von KM-Aussparungen in den Sinus.
- **EEG:** Herdbefund (ca. 80%), nicht spezifisch.
- **Liquor:** Oft unauffällig. Häufig erhöhter Liquoröffnungsdruck. Eiweißerhöhung und Mischpleozytose sind möglich.
- **Labor:** Routinelabor, AT III, Protein C, Protein S, Fibrinogen, APC-Resistenz; Prothrombinmutation?
- **HNO-ärztliche Untersuchung:** Anzeichen für lokale Infektion?
- **Differentialdiagnose:** Klinisch ist die Abgrenzung von Meningoenzephalitis, Hirninfarkt, spontaner intrazerebraler Blutung oder einer Eklampsie (bei Schwangeren mit Anfällen) oft nicht möglich. Die Diagnose einer SVT gelingt mit Hilfe der technischen Untersuchungen jedoch rasch, sobald gezielt danach gesucht wird. Bei Pseudotumor cerebri kann ebenfalls eine Stauungspapille vorliegen, die Sinus sind aber durchgängig.

Therapie und Prognose

- **Basismaßnahmen:** Überwachung und Stabilisierung der Vitalfunktionen, ggf. Intubation und Beatmung (vor allem bei schwerer Bewußtseinstrübung und/oder respiratorischer Insuffizienz).
- **Sofortige Antikoagulation mit Heparin** (Ziel-PTT 60 – 120 sek; s. S. 218), auch bei der Präsenz von Blutungen (!). Nach 2 Wochen Umstellung auf orale Antikoagulanzien, z. B. Marcumar (Ziel-INR 2 – 3) für mindestens 6 Monate.
- **Behandlung der Grundkrankheit** (Infektion, Gerinnungsstörung etc.).
- Anfallsbehandlung (S. 527).
- Hirnödemtherapie (S. 505).
- Experimentell: Lokale Fibrinolyse mit rt-PA oder Urokinase via transvenöse Angiographie.
- **Prognose:** Unter effektiver Antikoagulation erholen sich 75% der Patienten vollständig; die Letalität beträgt ca. 5%. Unbehandelt ist die Prognose deutlich schlechter.

36.9 Status epilepticus

S. Schwarz, S. Schwab

Grundlagen

- **Definition:**
  - *Lebensbedrohlicher Grand-mal-Status: a)* Kontinuierlicher Grand mal Anfall von mehr als 20 min Dauer oder *b)* eine Serie von Anfällen ohne Wiedererlangung des Bewußtseins zwischen den einzelnen Anfällen.
  - *Weniger gefährlich:* Status fokaler Anfälle bzw. Petit-mal-Status (hier nicht besprochen).

Hinweis: Der Status epilepticus ist ein lebensgefährlicher Zustand, der umgehend unterbrochen werden muß, bevor irreversible Schäden entstehen.

- **Ätiologie:**
  - Entzug von Alkohol oder anderen Drogen.
  - Hypoglykämie.
  - Intoxikation (z. B. Alkohol, Kokain, Amphetamine, trizyklische Antidepressiva, Theophyllin, Antihistaminika).
  - ZNS-Infektion (Meningitis, Enzephalitis).
  - Nach Schlaganfall (Ischämie oder Blutung).
  - Nach Schädel-Hirn-Trauma.
  - Nach hypoxischem Hirnschaden.
  - Intrazerebraler Tumor.
  - Elektrolytstörungen (Hyponatriämie).
  - Selten als Exazerbation einer genuinen Epilepsie, hier in der Regel in Gegenwart auslösender Faktoren (Schlafentzug, Fieber, Medikamente, Alkohol, Absetzen einer antikonvulsiven Therapie).
  - Beispiele für Medikamente, die die Krampfschwelle senken: Theophyllin, Neuroleptika, Imipenem-Cilastatin, Analeptika, Antidepressiva, Isoniazid.
- **Pathophysiologie:**
  - Versagen der inhibitorischen Mechanismen → Überwiegen exzitatorischer Neurotransmitter → Steigerung des Gehirnmetabolismus → nach 20 – 60 min Versagen der Sauerstoff- und Energiezufuhr → Neuronenuntergang, zytotoxisches Hirnödem, erhöhter intrakranieller Druck.
  - Behinderung regelrechter Atembewegungen → Hypoxie.
  - Unkontrollierte Muskelkontraktion → CK-Erhöhung, Rhabdomyolyse, Hyperthermie, Frakturen.
  - Erhöhte Muskelarbeit → vermehrte CO_2- und Laktat-Produktion → in Verbindung mit behinderter Atmung kombinierte respiratorische und metabolische Azidose.
  - Sympathotone Übererregung → neurogenes Lungenödem, kardiale Arrhythmien.

Klinik

- Beginn als primär oder sekundär generalisierter tonisch-klonischer Anfall.
- Bewußtseinsverlust, zwischen den konvulsiven Phasen wird das Bewußtsein nicht wiedererlangt.
- Während der konvulsiven Phasen ggf. Apnoe (+ Zyanose) und weite, lichtstarre Pupillen.
- Im EEG-Monitoring Epilepsie-typische Potentiale, im Intervall postiktale Verlangsamung („waxing and waning" von iktalen Entladungen).

- Postiktualer Dämmerzustand: Kann nach Status epilepticus oder vorgeschädigtem Gehirn über viele Stunden andauern. Die Differenzierung von einem nonkonvulsiven Status oft nur mit einem EEG möglich.
- Toddsche Parese: Bei fokalen Anfällen über Stunden andauernde Parese an der betroffenen Extremität nach Ende des Anfalls. Gegebenenfalls CCT zum Ausschluß einer anderen Ursache.
- **Komplikationen:** Rhabdomyolyse; Hyperthermie; respiratorische Insuffizienz-durch Hypoventilation/Apnoe und/oder Atemwegsverlegung → Hypoxämie → hypoxische Organschäden (vor allem des ZNS); Aspiration; Hirnödem; Herzrhythmusstörungen.

Diagnostik

Hinweis: Oberstes diagnostisches Ziel ist es, behandelbare Ursachen des Grand-mal-Status zu ermitteln!

- **Anamnese:**
  - Bekanntes Anfallsleiden, familiäre Belastung, Schädel-Hirn-Trauma, Anhaltspunkte für Infektion?
  - Krampfauslösende Situation (Schlafentzug oder Fieber)?
  - Alkohol, andere Drogen (Entzugssituation?), Medikamente?
- **Labor:** Routinelabor inkl. Glukose, Elektrolyte, CK (+ Alkoholspiegel und Toxikologiescreening bei unbekannter Anfallsursache).
- **CCT:** Zur Abklärung der Ursache bei unbekannter Ätiologie und zum Ausschluß von Schädel-Hirn-Verletzungen als Folge des Anfalles.
- **Lumbalpunktion** (S. 76) bei unklarer Ätiologie, insbes. bei Anhaltspunkten für Meningitis/Enzephalitis (Meningismus, Fieber, andere syst. Infektzeichen) nach CCT.
- **EEG:** Herdhinweise, Monitoring der Therapie (S. 75).

Hinweis: Wenn sich ein Grand-mal-Status nicht mit einfachen Maßnahmen durchbrechen läßt (Stufe 1 und 2 der Stufentherapie s. Tab. 110), ist für die Steuerung der weiteren Therapie eine EEG-Überwachung notwendig.

Differentialdiagnose

- Gelegentlich werden Beuge/Strecksynergismen („Streckkrämpfe") bei Hirnstammläsionen als Anfälle fehlinterpretiert.
- Generalisierter Tetanus: Die Muskelkontraktionen können ähnlich verlaufen, das Bewußtsein bleibt jedoch erhalten.

Therapie

- **Stufentherapie des Status epilepticus** s. Tab. 110 S. 530.
- **Vitalfunktionen aufrechterhalten, Intensivüberwachung:**
  - *Atemwege sichern:* Sekret, Blut und Erbrochenes absaugen, ggf. nasopharyngealen Tubus (Wendl-Tubus) einführen. *Intubation,* wenn die Atemwege damit nicht ausreichend frei gehalten werden können oder wenn Aspirationsgefahr durch Sekret, Blut oder Erbrochenes besteht (s. u.).
  - *Ausreichende Oxygenierung sicherstellen:* O_2-Insufflation, endotracheale Intubation bei persistierender Hypoxämie (Zyanose, Sauerstoffsättigung < 90%).

- ***Endotracheale Intubation beim Grand-mal-Status*** (vgl. S. 58): Hypnotikum + Muskelrelaxans verwenden, um eine traumatische Intubation mit schweren Verletzungen der oberen Atemwege zu vermeiden!
  - *Hypnotikum:* Thiopental 4 – 7 mg/kg KG *oder* Etomidate 0,2 – 0,3 mg/kg KG *oder* Propofol 1,5 – 2 mg/kg KG.
  - *Muskelrelaxation:* Succinylcholin 1 mg/kg KG i. v. (S. 150; gut geeignet aufgrund des schnellen Wirkeintritts und der kurzen Wirkdauer). *Cave:* Beim prolongierten Grand mal-Status ist es vorstellbar, daß die Injektion von Succinylcholin mit lebensbedrohlichen Herzrhythmusstörungen einhergeht, wenn bereits eine schwere Azidose mit Hyperkaliämie und/oder eine Rhabdomyolyse vorliegt.
  - → *Mögliche Alternative:* Rocuronium (0,6 – 0,9 mg/kg KG i. v.; S. 149), das unter den nicht-depolarisierenden Muskelrelaxanzien einen vergleichsweise schnellen Wirkeintritt zeigt (*cave* Wirkungsdauer von etwa einer Stunde!).
  - Bei Hypotonie großzügige Volumensubstitution (z. B. mit kolloidalen Volumenersatzmitteln; S. 184), ggf. auch Einsatz von Katecholaminen.
- **Venösen Zugang sicherstellen:** Wegen der hohen Dislokationsgefahr durch die Konvulsionen möglichst *zwei Zugänge* legen. Bei persistierenden Konvulsionen engmaschig die intravasale Lage überprüfen, damit die weitere Medikation nicht versehentlich paravasal appliziert wird!
- **Korrektur einer Hypoglykämie:** Falls keine Blutzuckerbestimmung möglich, probatorisch 100 ml Glukose 20 % i. v., bei Erwachsenen zusätzlich Thiamin verabreichen, z. B. 100 mg i. v. (wegen Gefahr der Wernicke-Enzephalopathie).
- **Antikonvulsive Therapie:** Siehe Tab. 110. Nach Beendigung des Status langsame Deeskalation.
- **Ausgleich von Elektrolytstörungen und Rehydratation:** Bei Alkoholikern und kachektischen Patienten auch an Magnesiumsubstitution denken (z. B. Magnesiumsulfat initial 1 – 2 g i. v.).
- **Bei Hyperthermie externe Kühlung.** (Nach Beendigung des Status fällt die Temperatur auch ohne äußere Kühlung oft rapide ab, vor allem unter Barbiturattherapie).

Prognose

- Abhängig von der Dauer des Status. Unbehandelt innerhalb weniger Stunden Hirnödem, Hyperthermie, Rhabdomyolyse und zentrales Herz-Kreislaufversagen.

36.9 Status epilepticus

Tabelle 110 Stufentherapie des Status epilepticus (Grand-mal-Status)

Schritt	Medikament	Bemerkung
1. Schritt	– Lorazepam 0,1 mg/kg KG (2 mg/min) *Alternativ:* – Clonazepam 1 – 2 mg i. v. – Diazepam 10 – 20 mg i. v. (Clonazepam und Diazepam werden sofort mit Phenytoin kombiniert)	– falls kein venöser Zugang möglich, Diazepam 10 – 20 mg rektal oder Midazolam 10 – 15 mg i. m.
2. Schritt (bei Versagen von 1)	– Phenytoin 15 – 20 mg/kg KG i. v. (50 mg/min) *Alternativ:* – Midazolam 0,2 mg/kg i. v., gefolgt von 0,8 – 10 µg/kg KG/min als Dauerinfusion – Propofol 1 – 2 mg/kg KG i. v., gefolgt von 2 – 10 mg/kg KG/h als Dauerinfusion – Valproat 10 – 20 mg/kg KG i. v.	– bei Phenytoin sicherer venöser Zugang notwendig (Nekrosen bei paravasaler Injektion), Applikation unter EKG- und RR-Monitoring (EKG-Veränderungen, bei zu schneller Applikation ausgeprägte Hypotensionen und Gefahr lebensbedrohlicher Arrhythmien bis zur Asystolie) – Midazolam und Propofol in dieser Dosierung erfordern endotracheale Intubation und Beatmung – für Valproat i. v. liegen bislang keine größeren Erfahrungen vor
3. Schritt (bei Versagen von 2)	– Narkoseeinleitung mit Thiopental 4 – 7 mg/kg KG i. v., Intubation (s. u.) und Beatmung. Anschl. Thiopental 3 – 5 mg/kg KG/h bzw. 4 – 8 g/d über Perfusor – *Alternativ:* Phenobarbital 100 mg/min bis zum Ende des Status oder bis zur Maximaldosis von 20 mg/kg KG, anschl. bis zu 10 g/d über Perfusor nach EEG	– Phenobarbital ist wegen der Kumulationsgefahr weniger günstig. – EEG-Monitoring obligat (Dosiserhöhung bis zum Burst-suppression-Muster)
4. Schritt (bei Versagen von 3)	– Muskelrelaxation mit nichtdepolarisierendem Muskelrelaxans (S. 148)	– Die Relaxierung beendet den Status nicht, unterbindet aber die Muskelaktivität → Verhindern von Rhabdomyolyse und Hyperthermie. EEG-Monitoring ist hierbei unverzichtbar

36.10 Bakterielle Meningitis

M. Bertram, S. Schwab

Grundlagen

- **Definition:** Entzündung der harten (Pachymeningitis) und/oder der weichen (Leptomeningitis) Hirn- und Rückenmarkshäute, häufig mit Beteiligung der Hirnnerven bzw. Nervenwurzeln.
- **Ätiologie:**
  - *Mikrobielle Meningitis:*
    - Bakterielle Meningitis: Eitrige (s. u.); nicht-eitrige (Tuberkulose, Borreliose, Leptospirose).
    - Abakterielle Meningitis: Viren (v. a. Coxsackie, ECHO-, Entero-, Poliomyelitis-, Mumps-, Adeno-, LCM-Virus); Pilze (v. a. Cryptococcus neoformans, Coccidoides immitis); Protozoen (v. a. Toxoplasma gondii); Parasiten (z. B. Zystizerken).
  - *Nicht-mikrobielle Meningitis:*
    - Reiz- oder Fremdkörpermeningitis nach Punktionen, ZNS-OPs.
    - Sympathische Meningitis: Entzündlicher Prozess in direkter Nachbarschaft zum Liquorraum.
    - Radiogene Meningitis: Nach Bestrahlung, Insolation.
    - Vaskulitiden, Sarkoidose.
    - Meningeosis carcinomatosa, melanomatosa, lymphomatosa.
- **Epidemiologie der bakteriellen Meningitis:** Inzidenz: Industrieländer 3–10/100 000/Jahr; Entwicklungsländer, z. B. 70/100 000/Jahr in Afrika. 80 % der Fälle treten bei Kindern unter 10 Jahren auf. Nosokomial etwa 50 %.
- **Pathogenese der bakteriellen Meningitis:**
  - Hämatogen: Im Rahmen einer Septikopyämie z. B. bei Endokarditis, Pneumonie, Bronchopneumonie, Osteomyelitis, Nephritis, Follikulitis.
  - Fortgeleitet: Otogen bei Otitis media, Mastoiditis; rhinogen bei Sinusitis ethmoidalis, frontalis, sphenoidalis.
  - Direkt: Offene Schädelverletzung, OP. Traumatische Frühmeningitis durch Einschleppen von Keimen, traumatische Spätmeningitis durch Liquorfistel.
  - Prädisposition: Alkoholismus, Leberzirrhose, Plasmozytom, CLL, HIV, Glukokortikoid-Medikation, Diabetes mellitus, Sichelzellanämie, Thalassämie, Asplenie, Immunsuppression, (Reisen in Endemiegebiete).
- **Keimspektrum bei Erwachsenen:**

Tabelle 111 Keimspektrum bei bakterieller Meningitis (Angaben in %)

Erreger	ambulant	nosokomial
Streptococcus pneumoniae	37	5
Neisseria meningitidis	13	< 1
Listeria monocytogenes	10	3
andere Streptokokken	7	7
Staphylococcus aureus	5	10
Gram-negative Stäbchen	3	39
Haemophilus influenzae	4	3
Anaerobier	1	1
Koagulase-neg. Staphylokokken	0	8

36.10 Bakterielle Meningitis

Klinik

- Oft uncharakteristisches Prodromalstadium mit Abgeschlagenkeit, Frösteln, Gliederschmerzen.
- Heftiger Kopfschmerz mit Nackensteifigkeit.
- Antriebsstörung, Eintrübung, Verwirrtheit.
- Übelkeit, Erbrechen, Photophobie.
- Krampfanfälle in 30–40%; Hörverlust in 10–30%.
- Fokal-neurologische Ausfälle wie Hemiparese, Tetraparese, Ataxie, Aphasie, Hemianopsie in 10%; Hirnnervenausfälle (v. a. III, VI, VII, VIII) in10%.
- Petechien (v. a. bei Meningokokken).
- Fieber (intermittierend oder continua) in 75%.
- ***Beachte:*** Bei älteren Patienten, Kindern oder Patienten mit Abwehrschwäche/Neutropenie sind o.g. Zeichen wesentlich seltener und/oder schwächer ausgeprägt, bei Älteren u. U. nur Unruhe, bei Säuglingen und Kleinkindern ggf. nur Trinkschwierigkeiten, gespannte Fontanelle.
- **Komplikationen:**
  - Waterhouse-Friderichsen-Syndrom (S. 420; bei Meningokokken).
  - Septische Sinusvenenthrombose (S. 525), Vaskulitis.
  - Hirnödem (S. 505).
  - Hirnabszeß, subdurales Empyem.
  - Arachnopathie → Hydrocephalus communicans.
  - Septischer Schock (S. 317), DIC (S. 330), Pneumonie (S. 392), ARDS (S. 310).
  - Diabetes insipidus oder inadäquate ADH-Sekretion (S. 423).

Diagnostik

- **Anamnese:** Hinweis auf Fokus oder Eintrittspforte (vgl. Pathogenese s. o.)?
- **Körperliche Untersuchung:**
  - Meningismus in ca. 88% (Nackensteifigkeit, positives Kernig- und Brudzinsky-Zeichen; s. S. 1).
  - Hinweis auf Fokus, Eintrittspforte (z. B. NAP, Auskultation)?
- **Labor:** Blutkulturen; Routinelabor mit Differentialblutbild (Leukozytose, Neutrophilie, Linksverschiebung), BSG ↑, CRP ↑; Urinstatus.
- **Liquorpunktion** (Technik S. 76) – typische Befunde bei bakterieller Meningitis: Trübe, gelblich; *Zellzahl* > 1000/μl; *zytologisch* > 85% neutrophile Granulozyten; *Protein* > 100 mg/dl; *Glukose* < 50% des Serumglukosespiegels; *Laktat* > Serumlaktatspiegel; Grampräparat, Kulturen; Schnelltests (Latexagglutination): Identifikation von H. influenzae, S. pneumoniae, N. meningitidis.

  Hinweis:
  - Ein lymphozytäres Zellbild oder Mischbild mit mäßiger Pleozytose kann im Folgestadium einer bakteriellen Meningitis sowie im Akutstadium einer tuberkulösen, Borreliose- und viralen Meningitis vorliegen; bei letzterer sind Glukose, Laktat und Eiweiß zumeist normal.
  - Im Akutstadium einer viralen Meningitis kann aber auch ein *granulozytäres* Zellbild vorherrschen, das dann hier zu der falschen Verdachtsdiagnose einer bakteriellen Meningitis führen kann → im Zweifelsfall Antibiose und Kontrollpunktion.
  - Bei V. a. Pilzerkrankung (Immunsuppression, gemischtzellige Pleozytose) auch Tuschepräparat anfertigen!

- **CCT:**
  - Parameningeale Foci (CT mit Knochenfenster)?
  - Intrakranielle freie Lft (Liquorfistel)?
  - Hirnabszeß, subdurales Empyem?
  - Frühkomplikation wie Sinusvenenthrombose, Hydrocephalus, Infarkt, Hirndruckzeichen?
- **Fokussuche:** Röntgen-Thorax, HNO-Konsil, ggf. Echokardiographie.
- **EEG:** Bei V.a. Enzephalitis.

Therapie

- **Intensivüberwachung** der Vitalfunktionen, des neurologischen Status (Hirndruck, fokale Ausfälle); Kontrolle des Therapieerfolgs (Kontrollpunktionen).
- Kontroll-LP nach 3 – 5 Tagen, wenn bis dahin keine Entfieberung aufgetreten ist.
- **Allgemein:** Bei Bedarf Analgetika (z. B. Paracetamol, ASS), Antikonvulsiva (S. 527).
- **Antibiose:**

  Hinweis: So früh wie möglich *nach Gewinnung von Blut und Liquor* für Kulturen mit der Therapie beginnen.
  - *Kalkulierte Kombinationstherapie:* z. B. mit Ampicillin 3 – 4 × 2 g i. v. (S. 246) + Cefotaxim 3 × 2 g i. v. (S. 248; Claforan) + Netilmicin 1 × 5 mg/kg KG i. v. (S. 250; Certomycin; *cave* Niereninsuffizienz → Dosisreduktion!).
  - *Ggf. Umstellung nach Keimdifferenzierung* oder bei fehlendem Rückgang der Liquorpleozytose (Kontrollpunktionen!): s. Tab. 112.
  - *Empfohlene Dauer der Antibiose:* 10 – 14 Tage bzw. 7 Tage nach Verschwinden des Fiebers, bei Listeria monocytogenes 3 – 4 Wochen.
  - *Ersatzantibiotika bei Resistenz, mangelndem Erfolg, Abszeß:* Metronidazol 3 × 500 mg; Chloramphenicol 3 × 1 g; Ciprofloxacin 3 × 200 – 400 mg; Ofloxacin 2 × 200 mg.
- **Fokussanierung**, z. B. operative NNH-Sanierung, Verschluß einer Liquorfistel.
- **Neue Therapieansätze** (Kontrollierte Studien noch nicht abgeschlossen bzw. positiver Effekt im Tierversuch beim Menschen noch nicht bestätigt).
  - *Radikalfänger:* Pentoxifyllin 2 × 600 mg, Ascorbinsäure 2 × 0,5 g.
  - *Kortikoide:* Gesicherter Nutzen von Dexamethason bei Kindern mit Haemophilus-influenzae-Meningitis und tuberkulöser Meningitis.
  - *Nicht-steroidale Antiphlogistika:* Positiver Effekt von Indometacin im Tierversuch.

    Andere: Monoklonale Antikörper gegen Adhäsionsmoleküle, Endotoxin, Interleukin-1β.

Hinweis: Der Verdacht auf eine bakterielle Meningitis ist ein Notfall! Die Prognose ist vom Intervall Symptombeginn → Therapie abhängig. Therapierbare Komplikationen (s. u.) müssen erkannt und die Differentialdiagnose der SAB (s. S. 509) ausgeschlossen werden.

- **Prophylaxe bei Kontaktpersonen** von Patienten mit Meningokokken-Meningitis (gleicher Haushalt mit > 4 h Kontakt/d in der Woche vor dem Ausbruch): Rifampicin 2 × 600 mg/d p. o. für 2 d (Kinder < 12 a 2 × 10 mg/kg KG/d p. o. für 2 d). Alternativ bei Erwachsenen Ciprofloxacin 2 × 250 mg/d p. o. für 2 d.

36.10 Bakterielle Meningitis

Tabelle 112 Empfohlene Antibiose bei identifiziertem Keim

Erreger	Antibiotikum der 1. Wahl	Antibiotikum der 2. Wahl
Streptococcus pneumoniae	Penicillin G *oder* 3. Generations-Cephalosporin[1]	Ampicillin
Neisseria meningitidis	Penicillin G *oder* Ampicillin	3. Generations-Cephalosporin[1]
Haemophilus influenzae	3. Generations-Cephalosporin[1]	Ampicillin
Listeria monocytogenes	Ampicillin (+ Aminoglykosid[2])	Trimethoprim-Sulfamethoxazol
Enterobacteraceae	3. Generations-Cephalosporin[1]	Piperacillin+ Aminoglykosid[2]
Pseudomonas aeruginosa	Ceftazidim + Aminoglykosid[2]	Piperacillin+ Aminoglykosid[2]
Staphylococcus aureus (Methicillin-sensibel)	Isoxazolylpenicillin	Vancomycin *oder* Fosfomycin
Staphylococcus aureus (Methicillin-resistent)	Vancomycin	
Koagulase-negativ	Vancomycin	

1 = Cefotaxim *oder* Ceftriaxon; 2 = Gentamicin *oder* Tobramycin *oder* Netilmicin

Prognose

- Unter adäquater Therapie deutliche Besserung innerhalb weniger Tage.
- Prädiktoren für ungünstigeren Verlauf: Apurulente Meningitis, systemische Begleiterkrankung (Immundefizit, Endokarditis), Alter > 40 Jahre, langes Intervall bis zum Therapiebeginn, Gram-negative Bakterien, Pneumokokken.
- Letalität: 10 – 20 % (Streptococcus pneumoniae 20 – 30 %).
- Morbidität: Neurologische und neuropsychologische Defizite bei 30 – 50 % der Kinder (15 % Hörverlust) und > 50 % der Erwachsenen.

M. Bertram, S. Schwab

Definition

- Meist mit Virusbefall assoziierte Entzündung des Hirnparenchyms, als para- oder postinfektiöse Komplikation einer generalisierten Virusinfektion (z.B Masern, Mumps) oder Exazerbation einer latenten Viruspersistenz (Herpes simplex, Varizella zoster). (Von den zahlreichen Enzephalitisformen werden hier nur die unter intensivmedizinischem Aspekt bedeutsamen Formen dargestellt).

Herpes-simplex-Enzephalitis

- **Pathogenese:** Überwiegend Speichelübertragung von HSV Typ 1 und Replikation im Epithel, wahrscheinlich retrograder axonaler Transport und Persistenz in Trigeminusganglien, bei Reaktivierung orthograder Transport in Peripherie und ggf. in den basalen Frontal- und Temporallappen durch N. olfactorius und durale Äste des N. trigeminus. Dort hämorrhagisch-nekrotisierende Enzephalitis.
- **Klinik:**
  - *Prodromalstadium* mit grippaler/meningitischer Symptomatik: Kopfschmerzen, Fieber, Erbrechen.
  - *Nach wenigen Tagen Temporallappensymptomatik* mit Geruchs-, Geschmackssensationen, sensorischer Aphasie, komplex-fokalen Anfällen, mnestischer Störung, Wesensveränderung.
  - *1–2 Tage später* Zeichen des rasch progredienten Hirnödems mit Bewußtseinstrübung.
  - *Komplikationen:*
    - Raumforderndes Ödem des Temporallappens mit transtentorieller Uncus-Herniation, dadurch Hirnstammkompression.
    - Ausgedehntes bilaterales diffuses Hirnödem mit Hirndrucksteigerung.
- **Diagnostik:**
  - *Labor:* Entzündungsparameter (BB, BKS, CRP), Antikörper-Nachweis, HIV-Test (opportunistische Infektion?).
  - *Liquor:* Bis 500 Zellen/µl; initial granulozytäres, dann lymphozytäres Zellbild, ggf. frischere und ältere Blutbeimengungen; Eiweißerhöhung mit intrathekaler Immunglobulinbildung, oligoklonale Banden; leichte Glucoseverminderung; *HSV-PCR*, Liquor/Serum-Antikörperindex.
  - *Neuroradiologie*: Im MRT frühestens nach 2 Tagen, im CCT nach 4 Tagen uni- oder bilaterale temporale und ggf. frontoorbitale Läsionen.
  - *EEG:* Zwischen dem 2. und 15. Tag periodische steile Wellen alle 2–3 Sekunden oder sharp-slow-wave-Komplexe.
  - *Differentialdiagnose* zu anderen akuten viralen Enzephalitiden mit ähnlichem klinischem und Liquorbefund: Prodromi (z.B. Masern-Exanthem, Zostereffloreszenzen), PCR (VZV-, CMV-PCR), Antikörperdiagnostik, Neuroradiologie (typische HSV-Läsionsmuster).
- **Therapie:**
  - Allgemeinmaßnahmen und Monitoring der Vitalfunktionen, des neurologischen Status (Hirndruck, fokale Ausfälle) auf der Intensivstation.
  - Aciclovir (z.B. Zovirax) 3 × 10 mg/kg KG i.v. als Kurzinfusion für 10–14 d.
  - *Alternativ bei Aciclovirallergie:* Vidarabin 15 mg/kg KG/d i.v. über 14 d.
  - Antikonvulsiva nach Auftreten des ersten Krampfäquivalentes (Aufsättigen mit Phenytoin und Fortführen über 6 Monate).
  - Gegebenenfalls Hirnödem-Therapie (s. S. 505).

Hinweis: Ein Therapieerfolg kann nur bei frühem Therapiebeginn erwartet werden, daher bereits bei klinischem Verdacht mit der Aciclovir-Therapie beginnen!

- **Prognose:** Ohne Behandlung Letalität ca. 70%, komplette Erholung in ca. 2,5% der Fälle; unter Aciclovir Letalität 15–20%, komplette Erholung in ca. 40% der Fälle.

Bakterielle Herdenzephalitis

- **Pathogenese:** Absiedelung von Erregern im ZNS bei Sepsis (metastatische Herdenzephalitis) oder multiplen septischen Embolien, besonders bei bakterieller Endokarditis (embolische Herdenzephalitis).
- **Klinik:**
  - Meningitische Begleitsymptomatik mit Kopfschmerz, Meningismus, Fieber.
  - Zunehmende psychopathologische Veränderungen, Wesensveränderungen, Bewußtseinstrübung.
  - Herdsymptome wie bei multiplen ischämischen Läsionen.
  - *Komplikationen:* Eitrige Meningitis (s. S. 531), Hirnabszeß, sog. mykotische Aneurysmen mit Subarachnoidalblutung (s. S. 509) oder intrazerebraler Blutung (s. S. 514).
- **Diagnostik:**
  - *Labor:* Leukozytose mit Linksverschiebung, BKS ↑, CRP ↑, Blutkulturen.
  - *Liquor:* In der Regel granulozytäre Pleozytose, aber weniger Zellen als bei bakterieller Meningitis.
  - *CCT:* Hypodense Herde mit fleckförmiger Kontrastmittelaufnahme.
  - *EEG:* Allgemeinveränderungen und Herdbefunde.
  - *Fokussuche:* Herzecho, EKG, Oberbauchsono u. a.
- **Therapie:** Antibiose wie bei bakterieller Meningitis (s. S. 533).
- **Prognose**: Abhängig vom Therapiebeginn, insgesamt jedoch schlecht mit einer Letalität von 50% und Spätfolgen (Herdsymptome, epileptische Anfälle).

36.12 Zentrales anticholinerges Syndrom

E. Keller, S. Schwab

Grundlagen

- **Definition:** Überdosierung und Vergiftung mit anticholinerg wirksamen Substanzen.
- **Ätiologie:**
  - *Atropin.*
  - *Antihistaminika,* z.B. Promethazin (z.B. Atosil), Hydroxycine (z.B. Atarax).
  - *Neuroleptika,* z.B. Levomepromazin (z.B. Neurocil), Thioridazin (z.B. Melleril), Haloperidol (z.B. Haldol).
  - *Antiparkinsonmedikamente*: Belladonnaalkaloide, Trihexyphenidyl (z.B. Artane), Biperiden (z.B. Akineton).
  - *Trizyklische und tetrazyklische Antidepressiva,* z.B. Mianserin (z.B. Tolvin), Doxepin (z.B. Apronal), Trimipramin (z.B. Stangyl), Imipramin (z.B. Tofranil).
  - *Augentropfen* (Mydriatika).
  - *Antispasmolytika,* z.B. Butylscopolamin (z.B. Buscopan), Glycopyrrolat (z.B. Robinul).
- **Pathophysiologie:**
  - *Wirkungsmechanismen peripher:* Kompetitiver Antagonismus an Acetylcholin-Rezeptoren.
  - *Wirkungsmechanismen zentral:* Passage durch die Blut-Hirn-Schranke → relative Verminderung von Acetylcholin im Verhältnis zu anderen Neurotransmittern (Dopamin, Serotonin, Norepinephrin) → zentrales anticholinerges Syndrom.

Klinik

- **Symptome der zentralen Wirkung:** Agitiertheit, Halluzinationen, choreoatethotische Bewegungen, Myoklonien, Tachypnoe.
- **Symptome der peripheren Wirkung:** Tachykardie, Hyperthermie, Obstipation, trockene gerötete Haut, verminderte Speichel- und Schweißsekretion, Harnretention, Mydriasis, Akkommodationsstörung.

Hinweis: Bei Kindern und Jugendlichen überwiegt die zentrale Symptomatik bei insgesamt längerer Dauer!

- **Komplikationen:**
  - Herzrhythmusstörungen (z.B. supraventrikuläre Tachykardie).
  - Myokardischämie, Dekompensation bei latenter Herzinsuffizienz.
  - Krampfanfälle.

Diagnostik

- Fremdanamnese, klinische Untersuchung (Hämatome, Zungenbiß?).
- **Labor:** Arterielle BGA, Kreatinin, Elektrolyte, BZ, BB, CRP, Leberenzyme, Quick, Ammoniak, CK, Alkoholspiegel, Serum und Urin für toxikologische Untersuchungen, Blutkulturen bei erhöhtem CRP/Leukozyten ↑.
- **Röntgen-Thorax**: Aspiration, Pneumonie?
- **EKG**: Rhythmusstörungen?
- **CCT:** Bei V.a. SHT (S. 501), intrazerebrale Blutung (S. 514), zerebrale Ischämie/Hirninfarkt (S. 517), Hirntumor.
- **Liquorpunktion:** Bei Verdacht auf Enzephalitis (S. 531, 535).
- **EEG:** Bei Verdacht auf Grand mal- oder Petit mal-Status (S. 527).

36.12 Zentrales anticholinerges Syndrom

Differentialdiagnose

- Intoxikation (Alkohol, Medikamente, Drogen), Entzugssyndrom (Medikamente, Drogen – S. 552).
- Andere Medikamentenunverträglichkeit besonders bei Kindern und älteren Patienten (z. B. Benzodiazepine, Anticholinergika, Antidepressiva, L-Dopa, Glukokortikoide, Antikonvulsiva).
- Akute psychotische Störung.

Therapie

- Anticholinerg wirksame Medikamente absetzen.
- EKG-Monitoring, Atemwege sichern.
- Magenspülung (verzögerte Magenentleerung bei verminderter GI-Motilität), Kohle, Glaubersalz.
- Flüssigkeits- und Elektrolytsubstitution (S. 180), Bilanzierung, Ernährung (S. 209), Kühlung bei Hyperthermie (S. 568).
- Benzodiazepine (*cave* keine Neuroleptika!) zur Therapie der psychomotorischen Unruhe.
- **Physostigmin** (Cholinesterase-Inhibitor):
  - *Indikationen:* Koma, Delirien, Halluzinationen, Myoklonus, Krampfanfälle, therapieresistente tachykarde Rhythmusstörungen.
  - *Kontraindikationen:* Asthma, COPD, KHK, pAVK, Überleitungsstörungen im EKG, Bradykardie, mechanische Obstruktion im GI-Trakt, entzündliche Darmerkrankung, Schwangerschaft.
  - *Dosierung:* Testdosis 0,5 mg i. v., dann bei fehlenden cholinergen Nebenwirkungen 1 – 2 mg langsam i. v., bei fehlender Wirkung Wiederholung nach 10 min. Bei Besserung 6 mg/3 h über Perfusor. Maximal 12 mg/d.

Prognose

- Kurz- und mittelfristig gut bei Frühdiagnose und rechtzeitig einsetzender Therapie.
- Psychiatrisches Konsil vor Entlassung.

E. Rickels

Grundlagen

- **Ursachen:**
  - Trauma (Kontusion, knöcherne Fragmente).
  - Blutung (z. B. Angiom).
  - Tumor.
  - Ischämie.

Klinik

- **Typische Querschnittssyndrome:**
  - Läsionen oberhalb von C 3: Herz-Kreislaufversagen, Atemstillstand.
  - Läsionen in Höhe von C 4: Ausfall des Diaphragmas → Atemnot!
  - Spinalis-anterior-Syndrom: Paraplegie, Verlust von Schmerz- und Temperaturempfindung (= dissoziierte Sensibilitätsstörung).
  - Brown-Sequard-Syndrom: Ipsilaterale Lähmung und Verlust von Vibrations- und Lageempfindung; kontralateral Verlust der Schmerz- und Temperaturempfindung (= dissoziierte Sensibilitätsstörung).

Diagnostik

- **Neurologische Untersuchung zur Höhenlokalisation der Verletzung:**

  Hinweis: Die klinisch-neurologische Höhenlokalisation kann bis zu zwei Dermatome von der morphologischen Läsionsstelle abweichen.
  - *Klinische Prüfung* (s. Tab. 113):
    - Sensibilität: Klinisch prüfen durch seitengetrennte sensible Reize vom Kopf bis zum Fuß (Betasten bzw. Nadelstiche).
    - Motorik: Seitengetrennte Prüfung der motorischen Funktion verschiedener Muskelgruppen.
    - Muskeleigenreflexe: In der Regel nach akuten Läsionen des Rückenmarks nicht auslösbar.
    - Blasen- und Mastdarminkontinenz sind Zeichen der ausgefallenen zentralen Steuerfunktion (häufig Priapismus).
- **Bildgebende Diagnostik:**
  - *Röntgen-HWS (kraniozervikaler Übergang bis C7/Th1):* Immer durchführen bei Schädel-Hirn-Trauma oder Verdacht auf Wirbelsäulenverletzung!
  - *Funktionsaufnahmen in Flexion und Retroflexion:* Indiziert bei radiologischen Zeichen der Subluxation ohne neurologische Symptomatik.
  - *CT:* Bei bewußtlosen Patienten und Patienten mit neurologischen Defiziten bei Anhalt für eine Fraktur (ggf. mit 3 D-Rekonstruktion).
  - *MRT:* Bei Verdacht auf eine intraspinale Raumforderung (Blutung, Knochenfragment) am aussagekräftigsten (mit/ohne KM).

Therapie und klinisches Management

- **Immobilisierung:**
  - *Indikation:* Instabile WS-Frakturen, inkomplette oder komplette Querschnittssymptomatik.

  Achtung: Jeder Patient mit Schädel-Hirn-Trauma wird bis zum Beweis des Gegenteils so behandelt, als habe er eine instabile Wirbelsäulenverletzung → u. a. Immobilisierung der HWS mit einer Krawatte (z. B. stiff neck o.ä.).

36.13 Spinale Verletzungen

Tabelle 113 Klinische Höhenlokalisation

Kenn-Dermatom	Höhe der Läsion	Kenn-Muskel (-Reflex)
Schulter	C 4	
	C 5	M. deltoideus
Daumen	C 6	
Mittelfinger	C 7	M. trizeps (TSR)
Kleinfinger	C 8	
Brustwarze	Th 4	
Xiphoid	Th 6	
Nabel	Th 10	
oberhalb der Patella	L 3	M. quadrizeps (PSR)
	L 4	M. tibialis anterior
Großzehe	L 5	
lateraler Fußrand	S 1	M. gastrocnemius (ASR)
Analbereich	S 4–5	

- *Umlagern, Betten oder Untersuchen* bei Frakturen im HWS-Bereich nur unter manueller „in-line"-Stabilisierung der HWS oder nach Anlage eines Halo-Fixateurs!

Manuelle „in-line"-Stabilisierung: Der Kopf des Patienten wird unter vorsichtigem Zug in Neutrallage zum Körper gehalten, während der Patient gedreht wird. So soll eine Rotation der Wirbelkörper zueinander vermieden werden.

➤ **Oxygenierung und Ventilation:**
- O_2-Gabe und ggf. Intubation werden häufig bei HWS-Läsionen mit Ausfall von Zwerchfell und/oder Interkostalmuskulatur notwendig.

Hinweis: Eine zunehmende Schwellung des Myelons kann auch noch Tage nach dem Trauma zu einer plötzlichen Ateminsuffizienzführen.

- Vorsicht bei der Intubation von Patienten mit HWS-Verletzungen! Goldstandard ist die fiberoptische Intubation. Falls nicht möglich, dann konventionelle Intubation unter manueller in-line-Stabilisierung (s.o.) der HWS durch eine Hilfsperson!

➤ **Kreislaufstabilisierung:** Ein spinaler Schock (Hypotonie, meist auch Bradykardie) direkt nach dem Trauma wird mit Katecholaminen (z.B. Dopamin 3–6 µg/kg KG/min) behandelt. Vorsichtige Volumengabe wegen der Gefahr des neurogenen Lungenödems.

- **Medikamentöse Therapie** (gegen das sekundäre Fortschreiten der Rückenmarksschädigung). Bislang war dies allerdings wenig erfolgreich mit leichten Besserungen im Rahmen der NASCIS-II-Studie: Methylprednisolon Initialbolus 30 mg/kg KG, 15 min Pause, dann 5,4 mg/kg KG/h für 23 h.
- **Allgemeine Maßnahmen:**
  - *Magensonde:* Routinemäßig anlegen wegen Magen-Darm-Atonie. Keine perorale Ernährung bis zur ersten Stuhlentleerung.
  - *Blasenkatheter:* Obligat bei inkomplettem oder komplettem Querschnitt wegen der Störung der Blasenfunktion.
  - *Dekubitusprophylaxe* (Patienten mit Querschnittssymptomatik sind wegen der gestörten Hautdurchblutung und wegen der fehlenden Sensibilität stark Dekubitus-gefährdet) → schon in den ersten Stunden spezielle Matratzen bzw. Betten einsetzen!
  - Physikalische Therapie, Krankengymnastik, Atemtraining.
  - Thromboseprophylaxe (mindestens low-dose-Heparin; high-dose nur dann, wenn Blutungsrisiko sicher ausgeschlossen werden kann!).
  - Streßulkusprophylaxe.
- **Operative Versorgung:**
  - *Notfallindikation:* Akute Raumforderungen wie Blutungen oder knöcherne Fragmente bei imkompletter Querschnittssymptomatik.
  - *Elektiv:* Kompletter Querschnitt (i. d. R. keine Besserung durch akute operative Stabilisierungsoperationen). Stabilisierungen sollten hier nach der Akutphase erfolgen und sind vorwiegend für die Rehabilitation notwendig.

36.14 Polyradikulitis Guillain-Barré

M. Bertram, S. Schwab

Grundlagen

- **Definition:** Akut oder subakut auftretende Entzündung von peripheren Nerven und Nervenwurzeln infolge einer ätiologisch-pathogenetisch noch nicht vollständig geklärten Autoimmunreaktion vom zellvermittelten Typ mit disseminierter Demyelinisierung.
- **Epidemiologie:** Inzidenz 1,2 – 1,7/100 000, Erkrankungsgipfel um 25. und 60. LJ., Männer häufiger als Frauen betroffen.

Klinik, klinische Befunde

- **Typischer Verlauf:** Beginn oft mit uncharakteristischen Rückenschmerzen und distalen Parästhesien, dann meist an den Beinen, seltener auch an den Armen oder den Hirnnerven beginnende aufsteigende Paresen.
- **Vollausprägung des Syndroms** (meist nach 3 – 4 Wochen erreicht):
  - Proximal betonte Paresen, Atrophien und Areflexie.
  - Diplegia facialis und Schluckstörungen, im Extremfall Locked-in-Syndrom.
  - Atemlähmung in 20% der Fälle.
  - Oft nur geringe sensible Ausfälle.
  - Vegetative Symptome: Schweißsekretionsstörungen, tachykarde und bradykarde Rhythmusstörungen, Hypo- und Hypertonie, Thermodysregulation, Störungen der Sphinkterfunktion, Störungen der Pupillomotorik.
  - *Miller-Fisher-Syndrom:* Sonderform mit typischer Symptomtrias Ophthalmoplegie, Areflexie und zerebelläre Ataxie. Nur selten Atemlähmung und Beteiligung der Extremitätenmuskulatur. Rückbildung ohne Therapie innerhalb von 4 – 6 Wochen.

Hinweis: Das Guillain-Barré-Syndrom (GBS) sollte als ein neurologischer Notfall behandelt werden, da sich rasch lebensbedrohliche Situationen durch Ateminsuffizienz und kardiale Komplikationen entwickeln können.

- **Komplikationen:**
  - Atemmuskelparesen → Pneumonie, Hypoventilation mit CO_2-Retention bis hin zur CO_2-Narkose.
  - Dysautonomie → Harnverhalt, Harnwegsinfekte, hypertensive Krise, Hypotonie, distributiver Schock, Bradykardie, Bradyarrhythmie, AV-Blockierungen, Asystolie, Tachykardie.
  - Paresen → Beinvenenthrombose, Lungenembolie.

Diagnostik

- **Anamnese:** 2 – 4 Wochen zuvor häufig oberer Atemwegsinfekt oder Gastroenteritis. Klinischer Befund s. o.
- **Liquorpunktion:**
  - Zellzahl normal oder leicht erhöht (< 50/μl) bei deutlich erhöhtem Liquoreiweiß (bis 2 g/l) → typische zyto-albuminäre Dissoziation (tritt häufig erst nach 2 – 4 Wochen auf).
  - Mikrobiologie: Evtl. Nachweis einer Campylobacter-jejuni-Infektion.
- **Elektrophysiologie:** Verlängerung der minimalen F-Wellen-Latenz oder Fehlen der F-Welle als Zeichen einer proximalen Demyelinisierung; Leitungsblöcke bei mehr als einem Nerv. Im Verlauf evtl. pathologische Spontanaktivität im EMG, v. a. in der distalen Muskulatur (prognostisch ungünstig, weil Hinweis für axonale Läsion); niedrige Amplituden (axonale Beteiligung).

- **EKG:** Rhythmusstörung, Leitungsblockierung (AV-Block).
- **Erregernachweis** im Serum: In einigen Fällen Leptospiren, Campylobacter jejuni, Rickettsien, Mykoplasmen, Zytomegalie, Varizella zoster oder Mononukleose nachweisbar.

Therapie

- **Allgemeine Therapiemaßnahmen, Monitoring:**
  - *Atmung:* Atemgymnastik, dreimal täglich Messung der Vitalkapazität (VK).
  - → Faustregel (Normwert): Männer VK = 25 ml × Größe (cm); Frauen VK = 20 ml × Größe (cm).
  - *Indikationen zur Intubation und Beatmung:*
    - VK < 15 ml/kg KG *oder* rascher Abfall unabhängig vom Absolutwert.
    - Dyspnoe (normale O_2-Sättigung und BGA sind nicht richtungsweisend, Hypoxie und die früher nachweisbare Hyperkapnie treten oft erst relativ spät auf).
    - Sekretretention durch Hustenschwäche.
    - Aspiration wegen Schluckstörung.
  - *Paresen:* Krankengymnastik, Thromboseprophylaxe (low-dose-Heparin; bei Plegie z. B. Fragmin P Forte verwenden), Verhinderung von Nervenschäden und Dekubiti durch adäquate Lagerung.
  - *Dysautonomie:* Täglich Rhythmusstreifen unter Valsalva-Manöver; bei fehlender Frequenzvariabilität EKG-Monitoring und Intensivüberwachung. Bei symptomatischen Bradykardien, AV-Block oder Arrest: Anlage eines passageren Demand-Schrittmachers (transvenös oder transkutan).
- **Spezielle Therapiemaßnahmen:**
  - *Plasmapherese:*
    - Indikation: Rasche Progredienz des Krankeitsbildes und hochgradige Paresen.
    - Kontraindikation: Bestehende Infektion.
    - Effekt: Hemmt bei Anwendung in den ersten Wochen nach Krankheitsbeginn die Progredienz, reduziert das Ausmaß der Ausfälle, beschleunigt die Rückbildung der Defizite, reduziert somit auch Krankenhauskosten.
    - Anwendung: 5maliger Austausch von 40 ml/kg KG/d alle 2 – 3 Tage.
  - *7 S-Immunglobuline (z. B. Venimmun, Sandoglobulin):*
    - Indikation und Effekt wie bei Plasmapherese. *Vorteil:* Im Vergleich zu Plasmapherese einfachere und risikoärmere Anwendung bei mindestens gleicher Wirksamkeit.
    - Nebenwirkungen: Vor allem Allergie, Flush, Kreislaufreaktionen.
    - Kontraindikationen: Keine absoluten KI.
    - Anwendung: Langsame Infusion von 0,4 – 0,5 g/kg KG/d i. v. über 5 Tage.
  - Kombination von Plasmapherese und Immunglobulinen: Kein Vorteil gegenüber entsprechender Monotherapie.
  - *Glukokortikoide:* Eine Steroid-Monotherapie ist bei akutem GBS wirkungslos; Kombination in klinischer Testung.
- **Therapiestrategien bei Komplikationen:**
  - Hypertonie → z. B. Clonidin (s. S. 661).
  - Tachykardie → z. B. Propanolol.
  - Rhythmusstörungen → passagerer Schrittmacher (s. S. 126).

36.14 Polyradikulitis Guillain-Barré

Prognose

- Bis zu 70% Restitutio ad integrum, 15% schwere Residualsyndrome. Rezidive bei ca. 4% der Patienten.
- Chronifizierung in Richtung CIDP bei etwa 10%.
- Prädiktoren für schlechte Prognose: Höheres Alter, rapide Entwicklung der Paresen, Beatmungspflichtigkeit, Hinweise auf axonale Läsion im EMG, NLG.

36.15 Myasthene Syndrome

S. Schwab

Myast henia gravis

- **Definition**: Klinisch gekennzeichnet durch eine vorschnelle Ermüdbarkeit der Muskulatur mit verzögerter und nicht ausreichender Erholung.
- **Ätiologie:**
  - Autoimmunerkrankung mit Antikörpern gegen den postsynaptischen Acetylcholinrezeptor an der neuromuskulären Endplatte, daneben auch medikamentös induzierte Formen möglich.
  - Die Myasthenie tritt gehäuft im Zusammenhang mit anderen Autoimmunerkrankungen auf (Thymom, Hyper/Hypothyreose, Polyarthritis).
- **Pathophysiologie**: Die Zahl der postsynaptischen Acetylcholinrezeptoren ist erheblich reduziert → verkleinertes Endplattenpotential → klinisch Zeichen rascher Ermüdbarkeit und Muskelschwäche.
- **Klinik:**
  - Frühzeitige belastungsabhängige Schwäche der Willkürmuskulatur, besonders der proximalen Muskeln.
  - Initial oft Ptose; Doppelbilder.
  - Näselnde Sprache mit Dysarthrie; Kauschwäche.
  - Schluckstörungen.
  - Später auch dauerhafte Paresen.
  - Verstärkung der Symptome durch Infektion, Hitze, Streß, Medikamente (s. Tab. 114).
- **Komplikationen:**
  - *Myasthene Krise:* Rasch zunehmende muskuläre Ermüdbarkeit besonders der Atemmuskulatur bei nicht oder ungenügend behandelter Myasthenie (Schwäche, Atemstörung, Schwitzen, Unruhe, weite Pupillen, Tachykardie).
  - *Cholinerge Krise:* Überdosierung von Cholinesterasehemmern (enge Pupillen, Augentränen, gerötete Haut, Verschleimung, Speichelfluß, Kopfschmerzen, Unruhe, Verwirrtheit).
- **Diagnostik:**
  - Anamnese s.o.
  - *Provokationstest:*
    - Simpson-Test → zunehmende Ptose beim Blick nach oben, tritt nach etwa 1–2 min auf.
    - Tensilon-Test: 1 ml = 10 mg Tensilon + 9 ml NaCl 0,9% aufziehen. Zunächst Testdosis 2 mg = 2 ml Tensilon i.v., nach 1 min bei Verträglichkeit (*cave* Bradykardie, Bronchokonstriktion, Speichelsekretion ↑) Restdosis von 8 mg = 8 ml i.v. Wirkung (rasche Verbesserung der Muskelschwäche, z.B. Doppelbilder und Ptose gebessert) nach 30–45 sek. Als Antidot 1 Amp. Atropin bereithalten!
    - Vorhalteversuche → Einteilung nach standardisiertem Schema (z.B. Besinger score).
  - *Labor:* ACh-Rezeptor-Antikörper (positiv bei 80–90% der Patienten mit generalisierter Myasthenie) → geeignet zur Beurteilung des intraindividuellen Krankheitsverlaufes.
  - *EMG (repetitive Reizung):* Bei Serienreizung peripherer Nerven Abnahme der Muskelsummenaktionspotentiale um mehr als 10% (Dekrement).
  - *Thorakales CT oder MRT* zur Diagnose eines Thymoms.

36.15 Myasthene Syndrome

- **Differentialdiagnosen:**
  - Okuläre oder okulopharyngeale Muskeldystrophie: Klinik kann ähnlich verlaufen, aber keine Belastungsabhängigkeit, keine Antikörper.
  - Okuläre Myositis: meist akuter Beginn, Augenmuskelparesen, erhöhte BSG.
  - Endokrine Orbitopathien.
  - Botulismus mit Erbrechen, Doppelbildern, Okulomotoriusparese, Schluckstörungen.
- **Therapie der generalisierten Myasthenie:**
  - *Cholinesterasehemmer* (Pyridostigmin, Prostigmin), nach Wirkung dosieren. Beginn z. B. mit Mestinon 3 – 4 × 60 mg/d p. o. oder 8 – 12 mg/24 h i. v.
  - *Dämpfung des Autoimmunprozesses:*
    - Immunsuppressiva, z. B. Azathioprin (z. B. Imurek) 2,5 mg/kg KG + Prednison (z. B. Decortin) 20 – 100 mg *oder* Cyclophosphamid *oder* Ciclosporin nach Bestimmung der Plasmakonzentrationen mindestens über 2 Jahre, danach langsam absetzen.

    Cave: Ciclosporin nur im äußersten Bedarfsfall, sonst immer Azathioprin!
    - Thymektomie.

Tabelle 114 Myasthenie-verstärkende Medikamente und Alternativen

Symptomverstärkung	Alternativen
Aminoglykoside	Cephalosporine
Polymyxine	Penicilline
Sulfonamide	Gyrasehemmer
Tetrazykline	Tuberkulostatika
Phenytoin	Carbamazepin
Barbiturate	Valproinsäure
Benzodiazepine	Thioridazin (z. B. Melleril)
Neuroleptika (niedrigpotent) trizyklische Antidepressiva	Promethazin (z. B. Atosil), Chloralhydrat (z. B. Chloraldurat)
orale Kontrazeptiva	
Kortison	nur unter Kontrolle erlaubt
β-Blocker	Kalzium-Antagonisten
Lidocain	
Ajmalin	Digitalis
Amantadin	L-Dopa
Furosemid, Triamteren	

- Plasmapherese (bei schwerer generalisierter Myasthenie): 5 Plasmapheresen in 10 d mit je mindestens 2 l Austauschvolumen.
- 7 S-Immunglobuline (z. B. Venimmun, Sandoglobulin): 30 g/d i. v. für 5 d.

Vorgehen bei myasthener und cholinerger Krise:

- Schwierige Differenzierung! Zum Ausschluß einer cholinergen Krise kann der Tensilon-Test durchgeführt werden (s. o.).
- *Allgemeine Maßnahmen:* Intensivstation, bei Atemlähmung maschinelle Beatmung, orale Cholinesterase-Hemmer absetzen (→ i. v.). Immer Bronchialtoilette, Atemtherapie und Thromboseprophylaxe.
- *Speziell bei myasthener Krise:*
  - Hochdosiert Kortison (Prednison 1000 mg/d i. v.) und Plasmapherese.
  - Mestinon i. v.: Beginn mit 8 – 12 mg/d, nach klinischem Effekt bis auf 24 mg/d steigern (2 mg i. v. ≈ 60 mg der oralen Dosis Pyridostigmin).
- *Speziell bei cholinerger Krise:* Atropin 2 – 6 mg i. v. alle 4 – 6 h.

Lambert-Eaton-Syndrom

- **Definition, Ätiologie:** Seltene Autoimmunerkrankung mit Antikörpern gegen Kalzium-Kanäle der präsynaptischen Membran. Meist als Paraneoplasie (beim kleinzelligen Bronchial-Karzinom) oder bei Autoimmunerkrankungen.
- **Klinik:**
  - Proximal und beinbetonte Schwäche der Muskulatur.
  - Mundtrockenheit und Schluckstörungen.
  - Ptose, Muskelschmerzen.
- **Diagnostik:**
  - Tensilontest: Meist nicht so eindeutig wie bei Myasthenie.
  - EMG mit hochfrequenter Serienreizung zeigt *Inkrement* bei niedrigen Potentialen.
  - Labor: Antikörper gegen Kalzium-Kanäle.
  - Tumorsuche.
- **Therapie:**
  - Kortikosteroide, z. B. Prednison 25 – 50 mg/d p. o.
  - Therapie der Neoplasie.
  - Plasmapherese und Immunsuppression wie bei Myasthenie (s. o.).
  - 3,4-Diaminopyridin soll zu einer Verbesserung der Transmitterausschüttung führen. Dosis einschleichen bis zu 3 – 4 × 20 mg/d p. o.

36.16 Erregungszustand, akute Verwirrtheit, Suizidalität

T. R. Payk

Erregungszustand, akute Verwirrtheit

- **Definition, Klinik:**
  - *Erregungszustand:* Steigerung von Antrieb und Psychomotorik, verbunden mit affektiver Enthemmung, starker motorischer Unruhe und Kontrollverlust (→ Angst, Panik, Bewegungsdrang, Fremd- oder Eigenaggressivität).
  - *Verwirrtheit:* (Zusätzlich) Störung der Orientierung zu Zeit, Ort, Person, Situation (Ratlosigkeit, Unruhe).
- **Ätiologie:**
  - *Organische Ursachen:* Intoxikation, Rauschzustände (Alkohol, Drogen, Medikamente), ZNS-Störung (z. B. zerebrovaskulär, Epilepsie, Meningitis, Enzephalitis), Minderbegabung, Demenz, internistische Erkrankung (z. B. Hyperthyreose, Hyper-/Hypoglykämie, Herz-/Nieren-/Leberinsuffizienz), endokrine oder Stoffwechselentgleisung (z. B. Hyperthyreose).
  - *Psychiatrische Ursachen:* Panikattacke, Schizophrenie, Überforderungsreaktion, Belastungsstörung, Manie, agitierte Depression, Persönlichkeitsstörung.
- **Diagnostik:**
  - *Anamnese:* Beginn, Veränderungen der Sprache bzw. des Sprechens, Progredienz, Grunderkrankungen, Medikamente, Alkohol, Drogen?
  - *Körperlicher Befund* (evtl. mit Sedierung [s.u.]; *cave* Bewußtseinstrübung!)
  - *Routinelabor;* auch Drogen- und Medikamentenscreening, Alco-Test.
  - *Lumbalpunktion* (s. S. 76): Bei V. a. auf entzündlichen ZNS-Prozeß.
  - *CCT* (bei fokalen neurologischen Ausfällen), *SPECT* (Hypoperfusion → Ischämie, Hyperperfusion → Entzündung?), *EEG* (Anfallsäquivalente?), *Dopplersonographie* (Karotisstenose?).
- **Differentialdiagnose:** Delir (S. 550, 552), Wernicke-Enzephalopathie (Alkoholanamnese, Nystagmus, Augenmuskelparesen, zerebelläre Ataxie, vegetative Dysregulation), Korsakow-Syndrom (Merkfähigkeitsstörung, Desorientiertheit, Konfabulationen), transitorisch globale Amnesie (TGA = vorübergehende ausgeprägte Störung des Kurzzeitgedächtnisses mit Ratlosigkeit, Perseverationen und nachfolgender Amnesie. Ätiologie unklar).
- **Therapie:**
  - *Allgemein:* Beruhigen („talking down"), Überwachung sicherstellen, Grunderkrankung behandeln (s. o.).

  Achtung: Immer stationäre Aufnahme!
  - *Medikamentös:*
    - Primär Benzodiazepine, z. B. Lorazepam (z. B. Tavor) 2 – 4 mg i. v./i. m. *oder* Diazepam 5 – 10 mg i. v. oder i. m. (bei unzureichender Wirkung gleiche Menge nach 30 – 60 min wiederholen; Maximaldosis Lorazepam 6 mg, Diazepam 30 mg).
    - Bei Psychosen: Haloperidol (z. B. Haldol) 5 mg i. v./i. m. (max. 20 – 30 mg/d) *oder* Clopenthixol (z. B. Ciatyl) 25 – 50 mg i. m. (max. 50 – 100 mg/d) *oder* Levomepromazin (z. B. Neurocil) 50 mg i. v./i. m. (max. 100 mg/d) *oder* Promazin (z. B. Protactyl) 50 – 100 mg i. m. (max. 150 mg/d).

  Cave: Benzodiazepine und auch Levomepromazin/(Zuclopenthixol) sind bei Intoxikationen mit Alkohol, Drogen, Medikamenten kontraindiziert! Haloperidol ist hier Mittel der Wahl.

Suizidalität

- **Klinik:** Suizidversuch, Todesgedanken, Lebensüberdruß, Depressivität, Ratlosigkeit, Verworrenheit.
- **Ätiologie:** Depression (40 – 60%), Sucht (Alkohol in 20%), Psychosen (10%), unheilbare körperliche Erkrankung, Krisen-/Belastungssituation, Risikofaktoren (frühere Suizidversuche, Suizidankündigung).
- **Management:**

  Cave: Keine moralisierenden Äußerungen, Patienten ernst nehmen, sich Zeit nehmen für den Aufbau einer Vertrauensbasis.
  - *Anamnese*, Fremdanamnese.
  - *Suizidrisiko einschätzen* (immer Psychiater hinzuziehen!):
    - Verspüren Sie (immer noch) einen Todeswunsch?
    - Haben Sie (immer noch) Selbstvernichtungsphantasien oder Todesgedanken?
    - Haben Sie Vorstellungen über die Art des geplanten Suizids?
    - Befinden Sie sich aktuell in einer Krisensituation?
    - Wie ist Ihre soziale Situation, allgemeine Lebenssituation?
    - Alkohol-, Medikamenten-, Drogenkonsum?
  - *Dämpfendes Antidepressivum,* z. B. Amitriptylin (z. B. Saroten) 50 mg p. o. oder Doxepin (z. B. Aponal) 50 – 75 mg i. v./i. m. (auch als Kurzinfusion in 250 – 500 ml NaCl 0,9%); ggf. kombiniert mit Benzodiazepin, z. B. Oxazepam (z. B. Noctazepam) 10 – 20 mg i. v./i. m. *oder* Lorazepam (z. B. Tavor) 2 mg i. v./i. m.
  - *Bei psychotischer Suizidalität:* Zusätzlich dämpfendes Neuroleptikum, z. B. Promazin (z. B. Protactyl) 50 mg i. v. oder Chlorprothixen (z. B. Truxal) 50 mg i. v. oder Flupentixol (z. B. Fluanxol) 1 – 2 mg i. v., evtl. in Verbindung mit Benzodiazepinpräparat.

36.17 Alkoholentzugssyndrom

E. Keller, S. Schwab

Grundlagen

- **Definition:** Psychische und körperliche Symptome nach Absetzen von Alkohol (selten auch unter fortgesetztem Alkoholkonsum als Kontinuitätsdelir).
- **Ätiologie:** Entzug von Alkohol, auch durch interkurrente Erkrankungen (Gastritis, Ösophagusvarizenblutung, Pneumonie, Trauma, postoperativ).
- **Pathophysiologie:**
  - *Gesamtorganismus:* Dehydratation und Elektrolytstörungen.
  - *ZNS:* Erhöhte Glutamatrezeptordichte bei chronischem Alkoholismus; im Entzug Enthemmung der glutamatergen Transmission über NMDA-Rezeptoren → Krampfanfälle (verminderte GABAerge Transmission → Agitiertheit, epileptische Anfälle).

Klinik

- Auftreten bis zu 10 Tage nach Alkoholentzug; Dauer 2 – 8 Tage.
- Fluktuierende Bewußtseinslage, Desorientiertheit, Bewegungsunruhe, Denkstörungen, Suggestibilität, Halluzinationen; Gedächtnisstörungen.
- Vegetative Störungen: Schwitzen, Hypo-/Hypertonie, Tachykardie, Mydriasis, Thermoregulationsstörungen.
- Tremor 6 – 8/sek.
- **Komplikationen:** Aspiration (s. S. 390), Pneumonie (s. S. 392), respiratorische Insuffizienz, Sepsis (s. S. 317); zerebrale Krampfanfälle (s. S. 527); Hyperthermie (s. S. 568); Erbrechen, verminderte Flüssigkeitseinnahme, Dehydratation, Hypovolämie, prärenale Niereninsuffienz; Elektrolytentgleisung, Laktatazidose; Rhabdomyolyse mit Crush-Niere.

Diagnostik

- Fremdanamnese, klinische Untersuchung (neurologische Untersuchung [Hyperreflexie?], Prellmarken?, Zungenbiß?).
- **Labor:** Arterielle BGA, Kreatinin, Elektrolyte, BZ, BB, CRP, Leberenzyme, Quick, Ammoniak, CK, Alkoholspiegel, Serum und Urin für toxikologische Untersuchungen, Blutkulturen bei erhöhtem CRP/Leukozyten ↑.
- **Röntgen-Thorax:** Aspiration, Pneumonie, Rippenserienfrakturen?
- **EKG:** Rhythmusstörungen (alkoholtoxische Kardiomyopathie?), Blockbilder, Ischämiezeichen?
- **CCT:** Bei Verdacht auf SHT (s. S. 501), intrazerebrale Blutung (s. S. 514), ischämischen Infarkt (s. S. 517), Hirntumor.
- **Liquorpunktion:** Bei V. a. Meningitis (s. S. 531), Enzephalitis (s. S. 535).
- **EEG:** Bei Verdacht auf Grand mal- oder Petit mal-Status (vgl. S. 527).

Differentialdiagnose

- Intoxikation (Alkohol, Medikamente, Drogen – vgl. S. 607 ff.).
- Anderes Entzugssyndrom (Medikamente, Drogen – s. S. 552).
- Medikamentenunverträglichkeit besonders bei Kindern und älteren Patienten (z. B. Benzodiazepine, Anticholinergika, Antidepressiva, L-Dopa, Glukokortikoide, Antikonvulsiva).
- Zentrales anticholinerges Syndrom (s. S. 537).
- Metabolische Störungen: Hypo-/Hyperglykämie, Hypoxie, Hyperkapnie, Elektrolytstörung, Exsikkose (Laxantien, Diuretika bei älteren Patienten).

- Urämie, hepatische Enzephalopathie (s. S. 484).
- Sepsis (Urosepsis bei älteren Patienten; s. S. 317).
- Enzephalitis (S. 535), SHT (S. 501), intrazerebrale Blutung (S. 514), zerebrale Ischämie/Hirninfarkt (S. 517), Hirntumor, Petit mal-Status (S. 527), postiktaler Zustand, Wernicke-Enzephalopathie, Demenz.
- Selten: Thyreotoxikose (S. 414), Hyperparathyreoidismus, Addison-Syndrom (S. 420), Cushing-Syndrom, malignes neuroleptisches Syndrom, Katatonie, maligne Hyperthermie (v. a. postoperativ), zentrales anticholinerges Syndrom (S. 537).

Therapie und Prognose

- **Basismaßnahmen:**
  - Flüssigkeits- und Elektrolytsubstitution (Bilanzierung; *cave* evtl. begleitende alkoholtoxische Kardiomyopathie!), Ernährung.
  - Kühlung bei Hyperthermie (vgl. S. 568).
  - Vit. B_1 (z. B. Betabion) 100 mg/d i. v. + Multivitaminpräparat (z. B. Multibionta).
- **Antikonvulsive und sedierende Therapie** (Dosierung nach Symptomatik – Verminderung der motorischen Unruhe bei erhaltener Weckbarkeit. Kombinationsbehandlung nur bei besonderer Indikation; Vermischung mehrerer, nicht-antagonisierbarer Substanzen vermeiden):
  - *1. Wahl = Benzodiazepine:* Diazepam (z. B. Valium) prophylaktisch bei positiver Anamnese, z. B. 5 – 5 – 10 mg p. o. oder rektal; additiv 5 – 10 mg i. v. (Intensivstation!). *Vorteile:* Sedierend, antikonvulsiv, anxiolytisch, antagonisierbar. *Nachteile:* Kumulation, Atemdepression, keine direkte antipsychotische Wirkung.
  - *2. Wahl: Clomethiazol (z. B. Distraneurin; S. 660):* 4 – 8 × 2 Kps./d. *Vorteile:* Sedierend, anxiolytisch, antikonvulsiv in hohen Dosen. *Nachteile:* Bronchorrhoe, Atemdepression. *KI:* COPD, Rippenserienfraktur, Niereninsuffizienz. I.v.-Therapie nur unter strenger Überwachung (*cave* Atemstörung, Bronchosekretion).
- **Neuroleptika:** Bei ungünstigem Verlauf des halluzinatorischen Zustandsbildes oder bei Kontraindikation für Benzodiazepine als primäre Therapie → Haloperidol (z. B. Haldol) z. B. 2,5 – 2,5 – 5 mg/d p. o. bis max. 20 mg/d p. o. oder i. v. (Intensivstation!). *Nachteil:* Senkung der Krampfschwelle.
- **Vegetative Dämpfung:** Bei vordergründiger Sympathikotonie → Clonidin (z. B. Catapresan) initial 0,15 mg, dann 0,15 – 0,3 mg/h über Perfusor. *Nachteile:* Sinusbradykardie, Blockbilder, Rebound-Phänomen (→ ausschleichen!).
- **Prognose:** Kurz- und mittelfristig gut bei Frühdiagnose und rechtzeitig einsetzender Therapie.

36.18 Entzug bei Medikamenten- und Opiatabhängigkeit

E. Keller, S. Schwab

Grundlagen

- **Definition:** Psychische und körperliche Symptome nach Absetzen von suchterzeugenden Medikamenten und Opiaten.
- **Ätiologie:** Entzug bzw. zu rasche Reduzierung von Medikamenten (Benzodiazepine, Barbiturate, Analgetika) oder Drogen (Mischdrogen, Heroin, Kokain, Halluzinogene, Amphetamine).

Klinik

- Siehe S. 550.
- Zusätzlich „Craving" (unbezwingbares, unkontrollierbares Verlangen); Frieren, Diarrhö, Schmerzen; bei Kokain Aggressivität, Halluzinationen (z. B. Epizoonosewahn).
- **Komplikationen:** Siehe S. 550.
  - Speziell bei Kokain: Entzugs-Psychose, Myokardischämie (Angina pectoris, Myokardinfarkt), zerebrale Ischämie, SAB bei vorgängiger Intoxikation.
  - Speziell bei LSD, Amphetaminen: Suizidgefahr.
  - Speziell bei Analgetika: Schmerzen.

Cave: Polytoxikomanie, Mischdrogen (Entzugssyndrom mehrerer Substanzen).

Diagnostik, Differentialdiagnose

- **Diagnostik:** Siehe S. 550. Bei der klinischen Untersuchung achten auf Einstichstellen, Spritzenabszesse, Logensyndrom, Prellmarken, Zngenbiss, eng/weite Pupillen. Eventuell psychiatrisches Konsil.
- **Differentialdiagnose:** Siehe S. 550. Zusätzlich Alkoholentzugssyndrom; akute psychotische Störung (Extremfall: Katatonie mit spezieller Motorik: Flexibilitis cerea, Negativismus).

Therapie und Prognose

- Basismaßnahmen: Siehe Alkoholentzugssyndrom S. 551.
- **Benzodiazepine:** Diazepam z. B. 5 – 5 – 10 mg p. o. oder rektal, additiv 5 – 10 mg i. v. (Intensivstation!). *Vorteile:* sedierend, antikonvulsiv, anxiolytisch, antagonisierbar. *Nachteile:* Kumulation, Atemdepression, keine direkte antipsychotische Wirkung.
- **Bei paranoid-halluzinatorischer Psychose (flash back):**
  - *Zusätzlich Neuroleptika:* z. B. Haloperidol (z. B. Haldol) 2,5 – 2,5 – 5 mg/d p. o. bis maximal 20 mg/d p. o. oder i. v. (Intensivstation!). *Nachteil:*Senkung der Krampfschwelle.
  - *Alternativ: stark sedierende Neuroleptika:*
    - Levomepromazin (z. B. Neurocil) 2 × 25 mg p.o; 12,5 – 25 mg i. v.; *Nachteil:* Hypotonie, Atemdepression.
    - Clozapin (z. B. Leponex) initial 2 × 12,5 mg/d p. o. oder i. v. *Nachteil:* Agranulozytose-Gefahr.
- **Prognose:** Kurz- und mittelfristig gut bei Frühdiagnose und rechtzeitig einsetzender Therapie.

H. C. Pape, M. Leuwer, O. Zuzan

Grundlagen

- **Definitionen:**
  - *Polytrauma:* Mindestens 2 Verletzungen, von denen eine oder die Kombination aller Einzelverletzungen lebensbedrohlich ist.
  - *Barytrauma:* Einzelne lebensbedrohliche Verletzung.
- **Grundprinzipien der Therapie** („auch der späte Tod wird früh festgelegt"):
  - Frühe Intubation und Beatmung (Oxygenierung).
  - Volumentherapie (mindestens 3 großlumige Zugänge, Druckinfusion).
  - Beachten der *„golden hour of shock"* → kurze Rettungs-, Diagnostikzeiten.
  - Frühe Stabilisierung von Frakturen (Blutstillung, Vermeidung einer Fettembolie).
- **Todesursachen und Komplikationen:** Siehe Tab. 115.
- **Versorgungsphasen des polytraumatisierten Patienten:** Siehe Tab. 116.

Tabelle 115 Polytrauma-Zeitphasen (nach Trunkey)

akuter Tod (Sekunden–Minuten)	früher Tod (Minuten–Stunden)	später Tod (Tage–Wochen)
– schwerste ZNS-Traumen – Herz-Verletzungen – Ruptur großer Gefäße	– epi-/subdurale Hämatome – Hämatopneumothorax – schwere Milz/Leber-zerreissungen – Beckenquetschungen – traumatische Amputation	– ARDS (Lungenversagen) – Multiorganversagen – Sepsis, SIRS

Tabelle 116 Polytrauma-Versorgungsphasen (nach Tscherne)

1 Reanimationsphase	1. – 3. Stunde	Aufrechterhaltung der Vitalfunktionen, Diagnostik, lebenserhaltende Sofortoperationen
2 Primärphase	3.– 72. Stunde	Reevaluation, Intensivtherapie, Primär-Operationen
3 Sekundär-/Regenerationsphase	3.– 10. Tag	Intensivtherapie, rekonstruktive Operationen
4 Tertiärphase	> 8. Tag	Intensivtherapie, Weaning, Mobilisation
5 Rehabilitation	je nach Dauer von Punkt 4	

37.1 Polytrauma

1. Akutphase – Reanimation

➤ **Oberste Priorität = „ABC":** ***A*** = Atemwege freihalten; ***B*** = Beatmung; ***C*** = Circulation (Kreislaufstabilisierung/Blutungskontrolle); ***D*** = Dysfunktion (neurologische Einschätzung); ***E*** = Exposition (den Patienten entkleidet untersuchen [schützt vor Fehleinschätzung, z.B. Übersehen einer Beckeninstabilität mit einem Blutverlust von 2–5 l], aber Hypothermie vermeiden [Folie, Decken]).

Hinweis: Die Verletzungsschwere wird in 40–70% der Fälle unterschätzt. Der Zustand des Schwerverletzten verschlechtert sich bis zum Beweis des Gegenteils!

➤ **Atemwege:**

- *Oberste Priorität:* Atemwege freihalten, Aspirationsschutz, adäquate Oxigenierung und Ventilation sicherstellen.
- *Intubation* (S. 58), *kontrollierte Beatmung* (s. u.): Indiziert bei Atemstillstand, deutlicher Bewußtseinstrübung, schwerem Thoraxtrauma, Aspirationsgefahr (Mittelgesichtsfrakturen), ausgeprägtem Schock (Beckenfrakturen mit klinischer Instabilität, Frakturen mehrerer langer Röhrenknochen), schwerem Verletzungsmuster. Im Zweifel eher großzügige Indikationsstellung!

Cave Thoraxtrauma! Hier droht nach der Intubation ein Spannungspneumothorax → bei schwerem Thoraxtrauma prophylaktisch Thoraxdrainage legen (S. 54)! Wegen der Gefahr der Verstopfung (DIC mit erheblicher Gerinnungsneigung) möglichst großlumige Drainage wählen (> 32 Ch). Lokalisation: Mittlere Axillarlinie in Höhe der Mamille.

Cave HWS-Verletzung!

- Adäquate Schmerzangabe (bei wachen und auf Ansprache reagierenden Patienten)? *Typisch:* Bei Fraktur starker Bewegungsschmerz über Dornfortsätzen; bei HWS-Distorsionen geringe Schmerzen am 1. Tag, oft einseitig lateral im Bereich des M. trapezius. (Bei Polytrauma mit SHT oder verminderter Reaktion auf Ansprache an HWS-Verletzung denken!).
- Bei Intubation und Lagerung manuelle „in-line"-Stabilisierung anwenden (s. S. 540)!
- Goldstandard bei nachgewiesener HWS-Verletzung und weniger dringlicher Intubationsindikation ist die *fiberoptische Intubation* (s. S. 63).

Achtung: Für die Intubation ist auch bei bereits bewußtseinsgetrübten Patienten eine medikamentöse Unterstützung bzw. Narkose notwendig (s. S. 146).

➤ **Beatmung:**

- *Schema* (Erwachsene): Kontrollierte Beatmung, Atemfrequenz 8–12, Atemzugvolumen 10 ml/kg KG, FiO_2 100%, PEEP 5 cm H_2O, I : E-Verhältnis 1 : 1,5 bis 1 : 2, weitere Anpassung nach Pulsoxymetrie und arterieller BGA.
- *Monitoring:* Beatmungsspitzendruck (im Rettungsmittel bei fehlender Auskultationsmöglichkeit einziger „früher Hinweis auf Spannungspneu), AMV.

➤ **Kreislaufstabilisierung und Blutstillung:**

- Jeder polytraumatisierte Patient benötigt mindestens 3 großlumige venöse Zugänge!
- Großzügige Volumensubstitution (Druckinfusion!).
- ***Abschätzung des Volumenbedarfs:*** Unfallhergang, Verletzungsmuster, RR_{syst} am Unfallort < 90 mmHg (Alarmzeichen für schwere Blutung), Kapillarfüllungszeit ↑ (Rosigfärbung nach Nagelbettdruck dauert > 2 sek), Schockindex (*cave* nur geringe Aussagekraft; s. S. 313); s. Tab. 555.

Tabelle 117 Blutverluste bei Verletzungen

Körperregion	Verletzung	Blutverlust (Richtwerte)
Thorax	Rippenserienfrakturen mit Hämatothorax	1 – 3 l bis Verbluten (Pulmonalgefäße)
Abdomen	Milz-Leberverletzungen	1 l–Verbluten (V.cava)
Becken	bei Instabilität (a.p. Kompression)	2 l–Verbluten (Plexus sacralis)
Extremitäten-frakturen	Oberarm Unterarm Oberschenkel Unterschenkel	100 – 800 ml 50 – 400 ml 600 – 2 000 ml 200 – 1 000 ml

- *Katecholamine:* Katecholamine bewirken eine periphere Vasokonstriktion mit erhöhtem Risiko für Ischämie-Reperfusionsschäden und Schockfolgeerkrankungen (generalisierter Kapillarschaden mit ARDS und MOV). Unter Umständen aber indiziert bei polytraumatisierten Patienten mit Schädel-Hirn-Trauma, da der arterielle Mitteldruck zur Aufrechterhaltung eines ausreichenden zerebralen Perfusionsdrucks nicht absinken darf.

➤ **Interventionen:**
- Vor Ausschluß einer HWS-Verletzung immer Halskrause zur Immobilisation!
- Bei schwerem Thoraxtrauma prophylaktische Thoraxdrainage (s. o.).
- Reposition von Frakturen so früh wie möglich, auch schon am Unfallort → sonst erheblich stärkerer Weichteilschaden und Gefahr eines Kompartmentsyndroms bzw. von Gefäß-Nerven-Schäden.
- Offene Wunden verbinden (Verbände bis in den OP belassen).

➤ **„Lebenserhaltende Sofortoperation" – Indikationen:**
- *Kontrolle einer Massenblutung* (= durch Volumentherapie nicht kontrollierbarer RR-Abfall): *Intraabdominell* → Laparotomie; *retroperitoneal* (durch sakrale Venenplexus bei Beckeninstabilität) → Anlage einer Beckenzwinge in der Notfallaufnahme; *intrathorakal* → Notfallthorakotomie.
- *Intrakranielle Hämatome* mit drohender Einklemmung → Neurochirurgie!

2 a. Primärphase – Notaufnahme

➤ **Basis-Diagnostik:**
- *Klinische Untersuchung:* Bewußtseinslage (GCS S. 501), Pupillenreaktion, Thorax- und Beckenstabilität (Patienten vorsichtig umdrehen → WS-Verletzung?), Körperöffnungen untersuchen (z. B. Rektumeinriß?).
- *Labor:* Arterielle BGA, BB, Blutgruppe, Gerinnung, Elektrolyte, BZ.
- *EKG:* Rhythmusstörung (Herzkontusion, Elektrolytstörung?), Herzfrequenz (Schockbeurteilung; Schockindex s. S. 312)?
- *Röntgen:*
  - Thorax, HWS (wichtig ist die [schwierige] vollständige radiologische Darstellung des 7. Halswirbels durch Zug am Arm [häufige Frakturlokalisation!]; evtl. ist eine sogenannte „Schwimmer"-Aufnahme sinnvoll).
  - Becken.

- Abdomen-Ultraschall (wird parallel durchgeführt).
- Blasenkatheter (Hämaturie, Urinausscheidung), Körpertemperatur rektal.

➤ **Erweiterte Maßnahmen:**

- Arterieller Zugang zur kontinuierlichen RR-Messung und BGA-Kontrolle.
- ZVK (eher elektiv anlegen!). Wenn peripher nicht genügend großlumige Zugänge gelegt werden können, wird eine Schleuse oder ein Shaldon-Katheter in Seldinger-Technik eingeführt (z.B. in die V. jugularis int. oder V. femoralis).
- Magensonde.
- Transfusionstherapie nach Labor bzw. geschätztem Blutverlust (s. S. 188).
- Korrektur von Säure-Basen- und Elektrolythaushalt nach BGA und Labor (s. S. 444).

Hinweis: Immer *Kontrollsonographie des Abdomens* vor Beginn der Primäreingriffe (= vor Verlassen der Notaufnahme), da häufig erst nach adäquater Volumentherapie der Nachweis von freier Flüssigkeit oder deren Zunahme erbracht werden kann!

➤ **Erweiterte Diagnostik,** wenn keine „lebensrettende Sofortoperation (s. o.) erforderlich ist: CCT bei Anhalt für Schädel-Hirn-Trauma; Röntgen-BWS, -LWS, -Extremitäten; Angiographie bei Anhalt für Gefäßverletzungen.

Hinweis: „Nach Beseitigung der lebensgefährlichen Blutungen und Sicherung der Vitalfunktionen gehört die Abklärung eventueller intrazerebraler Verletzungen zur höchsten Priorität" (Tscherne).

➤ **Operative Versorgung:**

- *„Primäreingriffe", day-one-surgery:* Intrazerebrale Verletzung (epidurale/subdurale Hämatome); Organverletzungen (Milz/Leber/Darm etc.); Einengung des Spinalkanals (zunehmende neurologische Symptomatik); Frakturstabilisierung (Prioritäten: Tibia > Femur > Becken > Wirbelsäule > obere Extremität); Spaltung aller Mukellogen bei Kompartmentsyndrom; Notfallstabilisierung von Mittelgesichtsverletzungen.
- *Gefäßverletzungen der Extremitäten:* Hierbei ist die Gefahr eines Ischämie-Reperfusionsschadens erheblich und das Risiko der Entwicklung eines Organversagens potenziert → *keine* Rekonstruktion bei *a)* langer Ischämiedauer > 6 h (Gefahr des Ischämie-Reperfusionsschadens); *b)* Polytrauma mit Verletzungsschweregrad >30 Punkte nach PTS (S. 98) oder 25 Punkte nach ISS (S. 98) oder kritischem Allgemeinzustand.
- *Amputationsverletzungen:* Bei kritischem Allgemeinzustand ist eine Replantation bei subtotaler/totaler Amputation nicht indiziert und gefährdet den Patienten.
- *Kompartmentsyndrom:* Klinik, Diagnostik: *1.* Schwellung der Haut; *2.* glänzende Haut, evtl. Spannungsblasen; *3.* Störung von Sensibilität (Hypästhesie), Schmerzen und Perfusion (beides Spätsymptome, außerdem beim sedierten, beatmeten Patienten von limitiertem Wert). *4.* Diagnose sicher bei Kompartmentdruckmessung: P > 40 mmHg oder Druckdifferenz $RR_{dia} - P_{Kompartment} < 30$ mmHg.

Hinweis: Ein nicht behandeltes (operativ gespaltenes) Kompartmentsyndrom erhöht dramatisch die lokale Infektions- und Amputationsrate auch bei geschlossenen Verletzungen (hämatogene Streuung in nekrotische Muskulatur)!

- *Kontraindikation für primär definitive operative Versorgung* (*cave* inflammatorische Reaktion durch ausgedehnte Primäroperation!):
  - Schweres Thoraxtrauma ($AIS_{Thorax} > 3$): Keine intramedulläre Stabilisierung des Oberschenkelknochens (Markraumfettembolisierung), nur Fixateur externe.

- Kritischer Allgemeinzustand: Beckenfraktur → nur Beckenzwinge; Frakturen langer Röhrenknochen → nur Fixateur externe.
- Schweres SHT: Bei Frakturen nur Fixateur externe.
- Keine *nicht lebensnotwendigen* Operationen planen, die vorhersehbar länger als 6 Stunden dauern.

2b. Primärphase – Intensivstation, Stabilisierung

➤ Die Intensivtherapie polytraumatisierter Patienten besteht initial aus der Fortführung und Komplettierung der in der Reanimationsphase eingeleiteten Maßnahmen. Sie erfordert einschlägige Erfahrung und enge interdisziplinäre Kooperation.

➤ **Übernahme eines polytraumatisierten Patienten:** ***A*** Atemwege überprüfen (Beutelbeatmung und Auskultation) | ***B*** Beatmung initial mit hoher Sauerstoffkonzentration | ***C*** Kreislauf einschätzen (Hautfarbe, -temperatur, -konsistenz, Kapillarfüllung, Blutdruck, Herzfrequenz, intraoperative Urinausscheidung) | ***D*** Diagnosen und bisherige Maßnahmen vergegenwärtigen, orientierende kranio-kaudale Untersuchung.

- *Atemwege:* Atemwegsprobleme (Tubusprobleme, Obstruktionen, Blutungen etc.)? → Zunächst mit dem Beatmungsbeutel manuell beatmen und auskultieren. Bei Notwendigkeit einer Umintubation s. S. 61.
- *Beatmung:*
  - Initial wird der Patient bis zur ersten arteriellen BGA mit einer hohen Sauerstoffkonzentration beatmet.

  Cave: Ein bislang nicht diagnostizierter, anfänglich kleiner Pneumothorax kann sich unter der Beatmung zu einem Spannungspneumothorax entwikkeln! Die Thoraxdrainage kann bei Umlagerungsmaßnahmen abknicken!
  - Beatmungsmuster: Initial kontrollierte Beatmung wie in der Reanimationsphase. Modifizierung im weiteren Verlauf.
  - Umintubation/Tracheotomie: Die Entscheidung zur Tracheotomie sollte früh gestellt werden, da diese Verfahren bei einer weiteren Verschlechterung der Oxygenierung (z. B. bei zusätzlichem Thoraxtrauma) ein deutlich erhöhtes Risiko aufweisen.
- *Transfusionstherapie* (s. S. 188).
- *Pulmonalarterienkatheter – Indikation:* Persistierende instabile Hämodynamik bzw. Schocksituation trotz aggressiver Volumentherapie und hohem ZVD (> 12 mmHg bzw. > 16 cmH_2O).

Ursachen persistierender Schocksymptomatik: Unerkannte Blutungsquelle, Spannungspneumothorax (S. 54, 400), massiver Hämatothorax (S. 405), Herzbeuteltamponade (S. 385), venöse Luftembolie, systemische Luftembolie bei Lungenverletzung (S. 405), hohe Rückenmarks-Verletzung (S. 542), ausgeprägte Azidose (S. 445), Hypothermie (S. 577), Mangel an ionisiertem Kalzium nach Massivtransfusion (S. 194).

➤ **Diagnostik:**
- Radiologische Diagnostik ggf. komplettieren.
- Stets an die Möglichkeit denken, daß bestimmte Verletzungen übersehen worden sind. Ggf. Wiederholung oder Weiterführen der Diagnostik.
- Routinemäßige engmaschige Überwachung: Labor, Blutgasanalyse, Röntgen-Thorax, ggf. auch Abdomen-Sonographie, Mikrobiologie (Wundabstriche, Trachealsekret etc.).

37.1 Polytrauma

- **Medikamente:**
  - Ausreichende Analgesie (und Sedierung; s. S. 133).
  - Beginnende Infektionen frühzeitig gezielt behandeln.
  - Nur bei bestimmten Verletzungen prophylaktische antimikrobielle Therapie (z. B. offene Frakturen).
  - Katecholamine (s. o.); (häufig) prophylaktische low-dose-Dopamininfusion (= „Nierendosis“, s. S. 314).
- **Ergänzende und weiterführende Maßnahmen:**
  - Allgemeine pflegerische Maßnahmen (Prophylaxen, Bronchialtoilette, Lagern), Physiotherapie.
  - *Frühzeitiger Ernährungs-Aufbau:* Wenn irgend möglich, vorsichtig enterale Ernährung aufbauen (wichtig, da sonst leicht Atrophie der Darmschleimhaut, Verlust der Schutzbarriere, Translokation von Darmbakterien, Sepsis). Verschiedene Techniken sind möglich (s. S. 199, 68).

3. Sekundärphase – Intensivstation, rekonstruktive Eingriffe

- **Oberstes Ziel:** Erhalt der Organfunktionen, Vermeidung weiterer Komplikationen (v. a. des Einzel- und Multiorganversagens). Hier gelten dieselben Prinzipien wie in der Primärphase (s. o.).
- **Therapie von Komplikationen:**
  - ARDS bzw. akutes Lungenversagen: s. S. 310.
  - Nierenversagen: s. S. 325.
  - Sepsis und Sepsissyndrom: s. S. 317.
  - Multiorganversagen: s. S. 323.
  - Koagulopathien: s. S. 330.
- **Operative Versorgung – rekonstruktive Eingriffe:**
  - Längerdauernde Gelenkrekonstruktionen bei Frakturen/Kapselbandverletzungen.
  - Sekundärer Wundverschluß nach offener Fraktur.
  - Verfahrenswechsel.
  - Versorgung frontobasaler Schädelfrakturen, Mittelgesichts- und Kieferfrakturen.
  - Osteosynthese der oberen Extremität.
  - *Kriterien der Operabilität in der Sekundärphase:*

    Cave: Entwicklung eines Organversagens bei Operation zum falschen (zu frühen) Zeitpunkt. *„Borderline“-Patient* = schwerverletzter Patient in anscheinend klinisch stabilem Zustand, welcher nach einem ausgedehnten operativen Eingriff unerwartet ein Ein- oder Mehrorganversagen entwikkelt → größere Sekundäreingriffe sollten daher nicht durchgeführt werden *a)* am 2. – 4. Tag nach Trauma während der „labilen Periode; *b)* bei Patienten in unsicherem Zustand („Borderline“).

    - Thrombozyten > 100 000 oder 90 000 mit steigender Tendenz.
    - Horovitz-Quotient (p_aO_2/F_iO_2) >250.
    - Pulmonalarterieller Druck (mittel) < 24 mmHg; Atemwegsdruck (P_{max}) < 35 cm H_2O.
    - Flüssigkeitsbilanz über 48 h mind. ausgeglichen, besser negativ > 500 ml.
    - Faktor V > 68%.
    - Fibrinogen > 3,5 μmol/l.

    Borderline-Patienten: ≥ 2 dieser Kriterien sind nicht erfüllt!

4. Tertiärphase – Intensivstation, Weaning

- **Allgemeine Diagnostik:** Engmaschige Überwachung von Laborparametern, (Blutgasanalyse), Röntgen-Thorax, ggf. auch Abdomen-Sonographie.
- **Atemwege, Beatmung:** Spontanatmung intensivieren (s.S. 165), Sedativa ausschleichen. Eine frühzeitig nach Trauma durchgeführte Umintubation nasal oder Tracheotomie ist hilfreich (*cave* Weaning-Durchgangssyndrom mit Zubeißen eines oralen Tubus). Beatmung bei pulmonalen Problemen s.S. 154; weaning s.S. 173. Voraussetzung für die Entscheidung zum weaning ist eine negative Flüssigkeitsbilanz als Ausdruck der „Ausheilung" des Kapillarschadens.
- **Kreislauf** (Volumentherapie) → *Pulmonaliskatheter:* Die Indikation zur Steuerung einer Volumentherapie muß im Einzelfall gestellt werden.

Hinweis: Die Lunge als „erster Filter" (Fettembolie, DIC, Kapillarschaden etc.) bietet im kleinen Kreislauf ein Perfusionshindernis → falsch hohe ZVD-Werte → ein relativer Volumenmangel kann häufig nur durch einen Pulmonaliskatheter (S. 33) verifiziert werden!

Intensivmedizinische Besonderheiten einzelner Verletzungsmuster

- **Schädel-Hirn-Trauma:** s.S. 501.
- **Lungenkontusion** (= Parenchymschaden durch direktes/indirektes Trauma):
  - *Cave:* Häufig unterschätzt, da sie auch unabhängig von knöchernen Verletzungen auftreten kann! Die initiale Röntgendiagnostik kann negativ sein – radiologisch zeigt sich eine Lungenkontusion nach Stunden bis zu 1 Tag.
  - *Pathophysiologie:* Auch bei einseitigem Auftreten kann sekundär die kontralaterale Lunge im Sinne eines Kapillarschadens und interstitiellen Ödems betroffen sein. Eine starke Mediatorausschüttung aus kontusioniertem Gewebe potenziert das ARDS-Risiko.
  - *Therapie:*
    - Frühzeitige Intubation und Beatmung mit kontinuierlich positiven Atemwegsdrücken, Vermeiden hoher Beatmungsspitzendrücke.
    - Exakte Bilanzierung des Flüssigkeitshaushalts (Hypovolämie und Hyperhydratation vermeiden, ggf. Swan-Ganz-Katheter).
    - Lagerungstherapie (Rotorest-Bett, Wechsellage Bauch/Rücken; S. 172).
- **Pneumothorax:** Bei Spannungspneumothorax Beatmungsdruck ↑, Atemgeräusch ↓, respiratorische Insuffizienz, Hypotension, gestaute Halsvenen, Zyanose als Spätzeichen. *Therapie:* Notfallmäßig Thoraxdrainage (s.S. 54).
- **Hämatothorax** → großlumige Thoraxdrainage (≥ 32 Ch; s.S. 54); Thorakotomie bei initial sehr hohem Blutverlust (> 1000 – 1500 ml) über die Drainage *oder* persistierendem Blutverlust > 200 – 300 ml/h über mehr als 4 h.
- **Herzkontusion:**
  - *Diagnostik:* Unfallmechanismus, EKG-Veränderungen (VES, Sinustachykardie, Vorhofflimmern, Schenkelblock [meist RSB], ST-Strecken-Veränderungen), Echokardiographie, hoher ZVD ohne erkennbaren Grund (H.a. Rechtsherzinsuffizienz bei Herzkontusion), Labor (Elektrolyte?).
  - *Differentialdiagnose:* Elektrolytstörungen, Herzinfarkt.
  - *Therapie:* Keine spezifische Therapie, aber engmaschige Überwachung.
- **Traumatische Herzbeuteltamponade:**
  - *Diagnostik:* Beck-Trias (ZVD ↑, RR ↓, gedämpfte Herztöne), kleine Blutdruckamplitude, gestaute Halsvenen (kann bei Hypovolämie fehlen), Schock bis hin zur pulslosen elektrischen Aktivität (PEA, s.S. 120).

- *Therapie:* Perikardpunktion (subxiphoidal; S. 151) → danach auch bei erfolgreicher Punktion immer Thorakotomie und Inspektion des Herzens!

➤ **Aortenruptur:**
- *Ätiologie:* Schweres Dezelerations- oder Kompressionstrauma; meist primär tödlich, nur ein Teil der Patienten erreicht lebend das Krankenhaus (dann liegt meist ein gedecktes Hämatom vor).
- *Formen: a)* Primäre Ruptur mit Blutung; *b)* Aortendissektion mit Gefahr der sekundären Perforation und Blutung noch Tage nach dem Trauma.
- *Lokalisation: a)* Am häufigsten am Aortenisthmus distal des Abgangs der linken A. subclavia; *b)* Seltener in der A. ascendens; *c)* Sehr selten in der distalen und abdominalen Aorta.
- *Diagnostik, Befunde:*
  - Unfallmechanismus, unspezifische Symptome (Thorax- u. Rückenschmerzen, Dyspnoe).
  - Auffälligkeiten im Thorax-Röntgenbild; Thorax/Abdomen-CT ggf. mit CT-Angiographie: Verbreiterung des oberen Mediastinums, Frakturen der ersten und zweiten Rippe, Trachealverlagerung nach rechts, Elevation und Rechtsverlagerung des rechten Stammbronchus, Kaudalverlagerung des linken Stammbronchus (> 140°), Verlagerung des Ösophagus nach rechts (Verlauf der Magensonde), unscharfe Kontur des Aortenbogens, Verlegung des Raums zwischen Pulmonalarterie und Aorta, apikales Hämatom, linksseitiger Hämatothorax.
  - Aortographie, transösophageale Ultraschalluntersuchung ggf. hilfreich.
- *Therapie: 1.* Blutdruck-Kontrolle → *cave* RR_{syst} nicht > 140 mmHg! (Nach Entscheidung über OP-Indikation evtl. Modifikation des Grenzwertes). *2.* Im Einzelfall kann bei Dissektion in Abhängigkeit vom Verlauf abgewartet werden, sonst partieller Aortenersatz und evtl. -naht.

➤ **Zwerchfellruptur:**
- *Ätiologie:* Meist nach stumpfen Traumen (links > rechts).
- *Probleme: 1.* Darmnekrose durch Verlagerung abdomineller Strukturen in den Thoraxraum, Herniation an der Bruchlücke. *2.* Kompression der Lunge mit Einschränkung der Oxygenierung.

Cave: Das Thorax-Röntgenbild kann einen Pneumo- oder Hämatothorax vortäuschen → Gefahr der Verletzung von Organen beim Legen einer Thoraxdrainage.

- *Diagnose:* Thorax-Röntgenaufnahme (Magensonde intrathorakal, ggf. abdominelle Organe erkennbar), Kontrastmitteluntersuchung.
- *Therapie:* Operative Versorgung über abdominellen Zugang.

➤ **Systemische Luftembolie (selten)** = Eintritt von Luft in die systemische Zirkulation durch broncho-pulmonalvenöse Fistel.
- *Ursachen:* $^2/_3$ penetrierendes Trauma, $^1/_3$ stumpfes Thoraxtrauma.
- *Diagnostik, Befunde:* Hämodynamische Instabilität, fokale neurologische Ausfälle ohne SHT, bei Funduskopie Luft in den retinalen Gefäßen, Doppleruntersuchung von Arterien.
- *Therapie:* Sofortige Thorakotomie + Hilus der verletzten Lunge abklemmen.

➤ **Abdominaltrauma:**
- *Richtungsweisende anamnestische Hinweise und Befunde:* Verletzungsmechanismus und Unfallhergang, Lokalisation penetrierender Verletzungen, Gurtmarken, Hämatome als oberflächliche Hinweise auf stumpfe Verletzungen, Zeichen der zunehmenden peritonealen Irritation.

- *Typische Verletzungen:* Milzruptur, Leberruptur, Pankreaskontusion, Duodenalruptur, Mesoeinrisse oder Perforation von Colon- und Rektum, Zwerchfellruptur.
- *Unspezifische Diagnostik:* Abdomen-Sonographie, CT-Abdomen.

Cave: Sekundäre Ruptur/Blutung (z.B. Milz) nach symptomfreiem Intervall möglich!

- *Spätere Komplikationen:* Peritonitis, Sepsis (S. 317), Organversagen (S. 323), Folgen direkter Organverletzungen (z.B. Pankreatitis [S. 480], Cholestase bei Gallenwegsverletzungen, Herniation/Strangulation bei unerkannter Zwerchfellruptur [s.o.] oder traumatischer Bauchwandhernie).
- *Indikationen zur Laparotomie:* ***1.*** Hypotension bei penetrierenden Verletzungen oder stumpfem Trauma mit größeren Mengen freier Flüssigkeit. ***2.*** Peritonitis (akut oder im weiteren Verlauf). ***3.*** Rezidivierende Hypotension trotz adäquatem Volumenersatz. ***4.*** Nachweis extraluminaler Luft. ***5.*** Zwerchfellverletzung. ***6.*** Zystographischer Nachweis einer intraperitonealen Gallenblasenperforation. ***7.*** CT-Nachweis von Verletzungen an Pankreas, Gastrointestinaltrakt, Leber, Milz oder Nieren. ***8.*** Kontrastmittelaustritt bei Magen-Darm-Passage. ***9.*** Persistierende Amylase-Erhöhung mit klinisch auffälligen abdominellen Befunden.
- *Management des Abdominaltraumas:*
  - Vitalfunktionen stabilisieren, Gewebsperfusion und -oxygenierung optimieren.
  - Verletzungsmechanismus identifizieren.
  - Stets an okkulte Gefäß- und Retroperitonealverletzungen denken.
  - Engmaschige klinische Untersuchung, Änderung des Vorgehens erwägen.
  - Diagnostische Verfahren gezielt auswählen.
  - Notwendigkeit zur operativen Intervention frühzeitig erkennen.

➤ **Beckentrauma:**

- *Akutkomplikationen:* Starke Blutverluste, die nur schwer stillbar sind.
- *Diagnostik: 1.* Klinische Untersuchung (Stabilität bei anteriorer und seitlicher Kompression, Hämatome, Extremitätenverkürzung, Verletzungen des Perineums, Makrohämaturie oder Blut aus der Harnröhrenöffnung, Hämatome der Labien bzw. des Skrotums?). *2.* Konventionelle Röntgenaufnahmen. *3.* Ggf. retrogrades Urogramm (z.B. bei Blutung aus der Harnröhre). *6.* Angiographie, wenn trotz externer Fixation der Blutverlust weiter anhält.
- *Notfall-Maßnahmen bei kontinuierlichem Blutverlust:*
  - Supportiv wird eine allgemeine Schocktherapie mit Volumenersatz und Substitution von Blutkomponenten durchgeführt (S. 180, 188, 312).
  - Kausal = am besten Fraktur ruhigstellen: Bei *vorderer* Instabilität (Symphysensprengung) ventraler Fixateur externe (in der Primärphase), bei *hinterer* Beckeninstabilität Beckenzwinge (primär) gefolgt von innerer Stabilisierung über Plattenosteosynthese (erst bei sicher stabilem Patienten; *cave* „Borderline-Patient" – s.o.).
  - Bei Verletzungen großer Gefäße direkte operative Intervention.
  - Der Wert einer angiographischen Embolisation wird immer wieder diskutiert, ein Nutzen in Bezug auf die Blutstillung ist bisher jedoch nicht nachgewiesen, dazu kommt ein erhebliches Nebenwirkungsrisiko (Nekrose der Glutealregion, septisches MOF).

38.1 Verbrennungskrankheit

B. Vangerow, H. Rückoldt

Grundlagen

- **Pathophysiologie:** Das Verbrennungstrauma führt zu einer mehr oder weniger lokalisierten Schädigung der Haut → *Systemische Folgen:*
  - *Freisetzung inflammatorischer Mediatoren* (Zytokine, Prostaglandine, Stickstoffmonoxid, Superoxid-Ionen).
  - *Generalisierte Erhöhung der Kapillarpermeabilität:* Verlust von Albumin und anderen Plasmaproteinen aus dem Intravasalraum; schwere generalisierte Ödembildung auch in gesunden Arealen.
  - *Verbrennungsschock durch Verlust extrazellulärer Flüssigkeit* (verstärkt durch hämodynamische Wirkung von Mediatoren) mit Hämokonzentration, verminderter Gewebsperfusion und -oxygenierung, sekundären Organschäden.
  - *Reduzierte Perfusion und Oxygenierung des Magen-Darm-Trakts* (auch bei suffizientem Volumenersatz) → Beeinträchtigung der mukosalen Integrität → Translokation von Darmbakterien → generalisierte Infektion, Sepsis.
  - *Generalisierte Abnahme immunologischer Aktivität* (Lymphozyten-Subpopulationen, phagozytäre Kapazität von Makrophagen und Neutrophilen, Immunglobuline, Protease-Inhibitoren, chemotaktische Faktoren) → extreme Infektionsgefahr.

  Hinweis: Neben primär schon nekrotischen Arealen existieren bei Verbrennungen geschädigte Grenzbereiche, die in Abhängigkeit von der Therapie entweder zunehmend nekrotisch werden oder aber erhalten werden können.
  - *Hypermetabolismus* im Anschluß an ein Verbrennungstrauma (Dauer: mehrere Wochen): Erhöhte Körpertemperatur, erhöhter Sauerstoffverbrauch, massiver Protein-Katabolismus, Lipolyse, negative Stickstoffbilanz, Muskelabbau und hepatische Fettablagerung.
  - Evtl. begleitende systemische Intoxikationen (v.a. in geschlossenen Räumen, z.B. Kohlenmonoxid, Zyanid).

Einschätzung des Patienten

- **Anamnese:** Unfallhergang, Art und Dauer der thermischen Schädigung.
- **Körperliche Untersuchung:**
  - Den Patienten immer ganz entkleiden.
  - Hinweise auf Inhalationstrauma? → Auf Ödembildung im Rachenbereich achten, um den Patienten ggf. rechtzeitig zu intubieren.
  - Begleitverletzungen?
  - Ausmaß + Schweregrad der Verbrennungen beurteilen: s. Abb. 79, Tab. 118 + 119.
  - Patienten wiegen.
- **Größenabschätzung** des verbrannnten Areals nach der *„Neuner-Regel"* von Wallace: s. Abb. 79.
- **Schweregrad der Gewebsschädigung:** s. Tab. 118.
- **Klinischer Schweregrad von Verbrennungen:** S. Tab. 119.

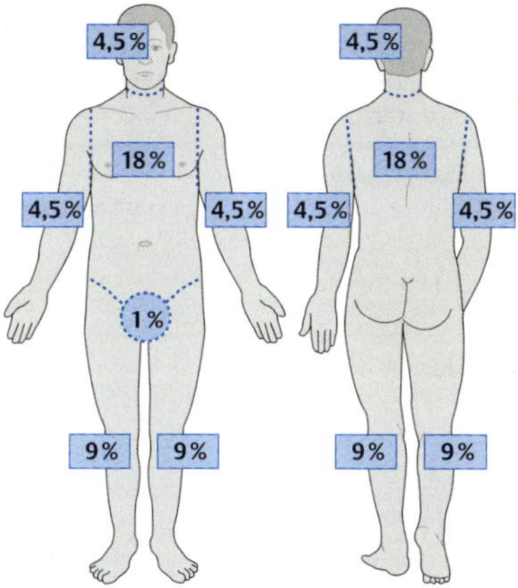

Abb. 79 Abschätzung der verbrannten Körperoberfläche nach Wallace („Neuner-Regel")

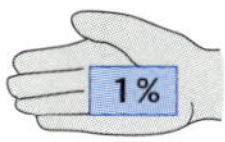

Handfläche des Patienten ~ 1% Körperoberfläche

Tabelle 118 Schweregrad der Gewebsschädigung bei Verbrennungen

Grad I	Erythembildung, nur Epidermis betroffen
Grad II	Blasenbildung unterhalb der Kutis (oft extrem schmerzhaft)
Grad III	Gewebe bis zur Subkutis verbrannt, Nekrosenbildung (schmerzlos)
Grad IV	Verbrennung von Muskulatur und Knochen

Zentren für Schwerbrandverletzte

Bundesweiter Nachweis von Spezialbetten für Schwerbrandverletzte:
☎ *040/42851–3998* oder *-3999;* **Fax** *040/42854–5647.*

→ **Kriterien für die Verlegung in ein Zentrum für Schwerbrandverletzte:**
- Verbrennungen II. Grades > 20% der Körperoberfläche.
- Verbrennungen III. Grades > 10% der Körperoberfläche.
- Inhalationstrauma.
- Verbrennungen III. Grades im Gesicht, Genitalbereich, an Händen oder Füßen, Gelenken.
- Verbrennungen bei Elektrounfall.
- Verbrennungen mit Begleitverletzungen.
- Verbrennungen bei Kindern oder älteren Menschen oder bei Patienten mit Vorerkrankungen, die einen Risikofaktor darstellen (z.B. kardio-pulmonale Erkrankungen).

38.1 Verbrennungskrankheit

Tabelle 119 Klinische Einteilung der Schweregrade von Verbrennungen (American Burn Association)

Schweregrad	Kriterien = % verbrannte KOF
leichte Verbrennungen	– erstgradige Verbrennungen – < 2 % KOF drittgradig – < 15 % KOF zweitgradig – bei Kindern < 10 % KOF
mittelgradige Verbrennungen	– < 10 % KOF drittgradig – 15 – 25 % KOF zweitgradig – Bei Kindern 10 – 20 % KOF
schwere Verbrennungen	– 10 – 20 % KOF drittgradig – 25 – 50 % KOF zweitgradig – bei Kindern > 20 % KOF – Oder mittelgradige Verbrennung + Inhalationstrauma oder zusätzliche Verletzungen oder Schock oder Beteiligung von Händen, Füßen, Gesicht, Dammregion oder chemische oder elektrische Verbrennungen
schwerste Verbrennungen	– > 20 % KOF drittgradig – > 50 % KOF zweitgradig

Komplikationen

- **Pneumonie** (s. S. 392).
- **Ulcus** ventriculi, Ulcus duodeni.
- **Ileus** (s. S. 462).
- **Capillary-Leak-Syndrome** (frühe Phase = ca. Tag 1 – 4): Massiver Verlust von Flüssigkeit und Proteinen ins Interstitium und über die verbrannte Körperoberfläche. Bei ungenügender Volumentherapie resultieren Hämokonzentration und Störungen der Mikrozirkulation. Ein spezifisches Verbrennungstoxin ist nie nachgewiesen worden. Die systemischen Erscheinungen sind möglicherweise durch Freisetzung von Mediatoren, Kontaktaktivierung und Aktivierung der Komplementkaskade zu erklären.
- **Rückresorption (späte Phase = ca. ab Tag 4 – 6):**
  - *Massive Rückresorption der Ödeme* → Gefährdung des Patienten im Sinne einer Volumenüberladung, vor allem bei ungenügender Nierenfunktion.
  - *Manifestation von Folgeschäden der initialen Mikrozirkulationsstörung* → Multiorganversagen: ARDS, Nieren- und Leberversagen, Ileus und Herzinsuffizienz.

- **Crush-Syndrom:**
  - *Definition:* Sekundäres Nierenversagen durch freies Myo- und Hämoglobin → Verstopfung der Tubuli; häufig nach elektrothermischen Verbrennungen.
  - *Therapie:* Ausreichend Volumen zuführen (Diurese > 2 ml/kg KG/h); Urin pH auf > 6 (mit $NaHCO_3$) anheben. Therapie fortsetzen, bis kein Myo-/Hämoglobin im Urin mehr nachweisbar ist; evtl. Mannitol als Osmodiuretikum einsetzen.

Diagnostik

- Einschätzung des Patienten – siehe oben.
- Labor: Arterielle BGA mit CO-Hb und Met-Hb, Blutbild, Gerinnung, Elektrolyte, Retentionswerte, Urinstatus, Blutgruppe.
- Röntgen-Thorax.

Therapie

- **Basismaßnahmen:** Sauerstoffinsufflation, Tetanusprophylaxe, Blasenkatheter (Urinbilanzierung), Magensonde, Streßulkusprophylaxe, Unterkühlung durch Wärmeverluste über die Haut vermeiden (Raumtemperatur erhöhen, Patienten mit Folie abdecken).
- **Monitoring:**
  - ***Achtung:*** Wegen der extremen Infektionsgefahr muß die Indikation für invasives Monitoring (arterielle Kanüle, zentraler Venenkatheter, Pulmonalarterien-Katheter) restriktiv gestellt werden!
  - *Engmaschige klinisch-apparative Überwachung:* Pulsoxymetrie, EKG, Blutdruck, Körpertemperatur.
  - *Blasen-Dauerkatheter,* stündliche Kontrolle der Urinausscheidung.
  - *Engmaschige mikrobiologische Überwachung:* Wundabstriche, Blutkulturen, Trachealsekret etc.
- **Intubation und Beatmung:**
  - *Indikationen:* Bewußtlosigkeit, Polytrauma, Schock, schwere CO-Intoxikation, Dyspnoe nach Inhalationstrauma/Gesichtsverbrennungen.
  - ***Achtung:*** Bei Patienten mit Inhalationstrauma kann sich ein ausgeprägtes Ödem der oberen Luftwege mit einer Latenz von mehreren Stunden entwickeln!
  - *Endotrachealtubus:* Ausreichend großlumigen (> 7,0 mm I.D.; high volume-/low pressure cuff) wählen (für Bronchoskopie + Bronchialtoilette).
  - *Relaxation mit Succinylcholin:* Nur innerhalb der ersten 24 h nach einem Verbrennungsfall einsetzen!
  - ***Cave:*** Succinylcholin kann bei schweren Verbrennungen mehrere Tage bis Wochen nach dem Trauma eine lebensbedrohliche Hyperkaliämie auslösen!
  - → Bis zum Ausschluß einer begleitenden Intoxikation (Kohlenmonoxid) mit 100 % Sauerstoff beatmen!
  - ***Hinweis:*** Bei jedem Verbrennungsunfall (v. a. in geschlossenen Räumen) an CO-Intoxikation denken (Symptome: Kopfschmerz, Übelkeit/Erbrechen, Sehstörungen, Schwäche, Bewußtseinsstörungen, Tachykardie).
- **Volumensubstitution:**
  - Die Kreislaufstabilisierung sollte primär durch Volumenersatz erfolgen; die Verabreichung von Katecholaminen kann durch eine Vasokonstriktion zu einer Vergrößerung der Nekrosezonen führen.

- Ohne adäquate Volumentherapie entwickelt sich schnell ein hypovolämischer Schock mit ausgeprägten Mikrozirkulationsstörungen, deren Folgen den Patienten im weiteren Verlauf massiv gefährden.
- Bei jedem Patienten, der mehr als nur leichte Verbrennungen hat, sollte mindestens ein großlumiger venöser Zugang gelegt werden.

Formeln zur Berechnung der Infusionsmenge:
  - *Erwachsene (Parkland-Schema nach Baxter):* Ringerlaktat 4 ml × kg KG × verbrannte KOF (in %) innerhalb 24 h; von der errechneten Menge werden 50% in den ersten 8 Stunden infundiert.
  - *Kinder (Butenandt/Coerndt):* Ringerlaktat 5 ml × kg KG × verbrannte KOF (in %) in 24 h zusätzlich zum Erhaltungsbedarf (1,8 l/m²/24 h).
- Unabhängig von der gewählten Formel für den Volumenersatz muß sich der Volumenersatz an klinischen Parametern orientieren: Stabile Hämodynamik, Urinausscheidung mindestens 1 ml/kg KG/h.
- Aufgrund der Sekretion aus den Wundflächen ist eine exakte Flüssigkeitsbilanzierung oft kaum möglich; hier kann ein fortlaufendes Gewichtsmonitoring hilfreich sein.
- Für den Volumenersatz gilt sicher nicht „viel hilft viel“! Eine überschießende Volumenzufuhr kann schädlich sein (exzessive Hypervolämie mit kardialer Dekompensation auch bei herzgesunden Patienten + Zunahme des Gewebsödems).
- *Kolloide:*
  - Nicht erforderlich bei Verbrennungen < 40% der Körperoberfläche.
  - Auch bei großflächigen Verbrennungen nicht innerhalb der ersten 8 h.
  - Bei großflächigen Verbrennungen zum Erhalt eines kolloidosmotischen Drucks sinnvoll.
  - Ziele: Gesamteiweiß > 35 g/l, Albumin > 25 g/l, kolloidosmotischer Druck > 15 mmHg.
  - Durchführung: Infusion von Albumin 20% und von künstlichen kolloidalen Lösungen (z. B. HES 6%) → siehe S. 186.

➤ **Analgesie und Sedierung** (vgl. S. 133): Neben der Schmerzlinderung auch wichtig zur Reduktion der Streßantwort (hohe Katecholaminspiegel führen durch Vasokonstriktion zu verminderter Durchblutung der verbrannten Areale → sekundäre Schädigung):
- *Analgesie,* initial z. B. mit
  - Fentanyl 1 – 2 μg/kg KG i. v.
  - *Oder:* Morphin 0,1 mg/kg KG i. v.
  - *Oder:* Ketamin 0,25 – 1 mg/kg KG i. v.
- *Sedierung,* initial z. B. mit Midazolam 0,05 – 0,1 mg/kg KG i. v.

➤ **Ernährung** (s. S. 199; ausgeprägte katabole Stoffwechsellage, deren Ausmaß von der Größe der verbrannten Körperoberfläche abhängig ist):
- *Erwachsene* (nach Curreri): 25 kcal/kg KG + 40 kcal/% verbrannte KOF.
- *Kinder* (nach Curreri): 60 kcal/kg KG + 35 kcal/% verbrannte KOF.

Achtung: Eine adäquate Ernährung verbessert die Prognose des Patienten deutlich! Frühzeitig (in manchen Zentren innerhalb von 4 h) enterale Ernährung anstreben (die mukosale Integrität des Magen-Darm-Trakts wird erhalten, die Translokation von Darmbakterien verhindert).

- **Wundbehandlung:**
  - *Lokale* Wundbehandlung mit antimikrobiellen Substanzen (z.B. Sulfadiazine) zur Reduktion von Infektionen und Verbesserung der Wundheilung.
  - Frühzeitige Exzision von nekrotisch-verbranntem Gewebe (→ Abnahme der Letalität, Verkürzung des Krankenhausaufenthaltes, besseres funktionelles und ästhetischem Ergebnis).
  - *Cave:* Möglicherweise ausgedehnte Blutverluste → Konserven bereitstellen!
  - Deckung von Defekten mit verschiedenen Techniken (v.a. Mesh-Graft aus autologer Spalthaut, allogene Haut).
  - Neue Ansätze: Lokale Therapie mit rekombinanten Wachstumsfaktoren, Defektdeckung mit kultiviertem Epithel und künstlicher Haut.
- **Escharotomie (= Spaltung des nekrotischen Areals):**
  - *Hintergrund:* Schwellungen der Extremitäten bei zirkulären Verbrennungen können zu kritischer Perfusionsbehinderung der Extremität führen (Extremitäten zur Verbesserung des venösen Abstroms auf Herzhöhe hochlagern!)
  - *Indikation:*
    - Extremitäten: Frühzeitig bei Anzeichen einer beeinträchtigten Durchblutung (Zyanose, reduzierte Kapillarfüllung, Parästhesien, Schmerz, Doppler-Befund) zur Entlastung des komprimierten Gewebes.
    - Thorax (bilaterale Escharotomie-Inzisionen in der vorderen Axillar-Linie): Bei Behinderung der Atemexkursionen bei großflächigen (zirkulären) Verbrennungen des Thorax.
- **Fasziotomie (= Spaltung von Muskelfaszien):** Erwägen, wenn sich nach Escharotomie die Extremitätendurchblutung nicht erholt (Muskelischämie kann zu Kompartmentsyndromgeführt haben).

Sonderformen

- **Inhalationstrauma** → s.S. 406.
- **Elektrothermische Verbrennungen:**
  - Das Ausmaß der Gewebsschädigung wird bei Stromverletzungen meistens unterschätzt. *Cave* Kompressionssyndrom bei Extremitätenverbrennungen → rechtzeitig prophylaktische Fasziotomie erwägen!
  - Begleitverletzungen: Häufig Herzrhythmusstörungen, Frakturen durch Sturz oder Muskelkontraktion (→ Wirbelsäulenverletzung ausschließen), auf Gefäßverletzungen/Thrombosierungen achten.
- **Chemische Verbrennungen:**
  - Säuren → Koagulations-, Basen zu Kolliquationsnekrosen.
  - *Vorgehen:*
    - Bei Flußsäureverletzungen: Lokal mit Kalziumglukonat unterspritzen.
    - Phosphorverbrennungen: Mit verdünnter Kupfersulfatlösung spülen, Phosphorreste färben sich dabei dunkel (Kupfersulfat wirkt toxisch, mit viel Flüssigkeit nachspülen).
    - *Cave:* An eine eventuelle Resorption und systemische Wirkung denken!

39.1 Maligne Hyperthermie (MH)

H. Ruschulte

Grundlagen

- **Definition:** Subklinische Myopathie aufgrund eines genetisch bedingten Defekts der Calcium-Homöostase am sarkoplasmatischen Retikulum, die als lebensgefährliche, akute pharmakogenetische Erkrankung während oder nach Allgemeinanästhesie zu einem generalisierten Hypermetabolismus-Syndrom führt.
- **Epidemiologie:** Inzidenz Erwachsene 1/100000/a; Kinder 1/3000 – 15000/a.
- **Ätiologie, Risikofaktoren:** Veranlagung heterogenetisch vererbt; i. a. autosomal-dominanter Erbgang (Risiko für Vollgeschwister 50%); Mutation des Ryanodin-Rezeptor-Gens. Neuromuskuläre Erkrankungen (Inzidenz ↑).
- **Pathophysiologie:**
  - *Auslösung durch Triggersubstanzen:*
    - Depolarisierende Relaxanzien (Succinylcholin).
    - Halogenierte Inhalationsanästhetika (Halothan, Enfluran, Isofluran, Desfluran, Sevofluran).
    - Fraglich präoperativer „Streß" (Angst, Schmerzen).
  - Nach Exposition mit Triggersubstanzen Anstieg der myo-plasmatischen Kalziumkonzentration:
    - Aktivierung v. Aktin- und Myosinfilamenten → Muskelkontraktionen.
    - Stimulation des Energieverbrauchs → Produktion von Wärme, CO_2 und Laktat.
  - Katecholaminausschüttung.
  - Untergang von Muskelgewebe.
  - Aktivierung des Gerinnungssystems.
  - Kombiniert metabolisch-respiratorische Azidose.
- **Verlaufsformen:**
  - *Abortive MH-Krise* (sog. „possible MH") bei inkompletter oder nicht genau abgrenzbarer Symptomatik.
  - *Fulminante MH-Krise* mit zweifelsfreier (klinisch erhebbarer) Diagnose.

Klinik

- **Mögliches Warnzeichen:** Masseterspasmus nach Succinylcholingabe mit erschwerter bzw. unmöglicher Intubation.
- **Allgemein:** Muskelrigor, fleckige Hautrötung, Hyperthermie.
- **Herz, Kreislauf:**
  - Unerklärte Tachykardie, komplexe Arrhythmien.
  - Initial ggf. hyperdyname Kreislaufsituation, im Verlauf dann hypodyname Kreislaufsituation mit Hypotonie.
- **Atmung:**
  - Zyanose, Abfall der Sauerstoffsättigung.
  - *Bei Spontanatmung:* Erhöhung von Atemfrequenz und Atemminutenvolumen.
  - *Beatmete Patienten:* Unerklärlicher CO_2-Anstieg (BGA, endtidale CO_2-Messung [S. 46]; Atemkalk-Verfärbung und -Erwärmung am Narkosegerät).
- **Komplikationen:**
  - Herzrhythmusstörungen bis zum Herz-Kreislauf-Stillstand.
  - Elektrolytentgleisungen (s. S. 427 ff).
  - Rhabdomyolyse.
  - Akutes Nierenversagen (s. S. 325).
  - Verbrauchskoagulopathie (s. S. 330).
  - Multiorganversagen (s. S. 323).

Diagnostik

- **Anamnese** (Eigen- und Familienanamnese):
  - Anästhesiezwischenfälle?
  - Neuromuskuläre Erkrankungen, Myoglobinurie z.B. nach körperlicher Anstrengung?
  - „Unerklärliche" CK-Erhöhung?
- **Labor:** K^+ ↑, Ca^{2+}, exzessiver CK-Anstieg, Myoglobinämie und Myoglobinurie, Fibrinogen ↓, Thrombozyten ↓.
- **Apparative bzw. invasive Diagnostik:**
  - Bei akuter MH ohne Bedeutung!
  - Untersuchung der MH-Neigung bzw. nach überlebter MH: Muskelbiopsie mit Halothan-Koffein-Kontraktionstest.
  - Mutations-Nachweis am Ryanodin-Rezeptor-Gen.

Differentialdiagnose

- **Hypermetabole Störungen bei anderen Erkrankungen:** Septischer Schock, thyreotoxische Krise, Porphyrie, hormonproduzierende Tumoren (Phäochromozytom).
- **Kardiopulmonale Störungen:** Bronchospasmus, Lungenembolie, allergische Reaktion.
- **Iatrogen verursachte Symptome:** Malignes Neuroleptisches Syndrom (NMS; s.u.), flache Narkose, einseitige Intubation, Atelektase, Hypovolämie/Exsikkose.

Therapie

- **Prinzipien:** Elimination der Triggersubstanz, Infusion von Dantrolen, Prophylaxe bzw. Therapie von Komplikationen.
- **Monitoring:**
  Kapnometrie (S. 46), EKG (S. 10), arterielle Blutdruckmessung (S. 23), Körpertemperatur, Urinausscheidung.
  - Labor: Arterielle BGA, Elektrolyte, CK, Laktat, Myoglobin, Transaminasen, Blutbild, Gerinnung.
- **Elimination der Triggersubstanz:** Zufuhr volatiler Anästhetika beenden, Frischgasfluß erhöhen, Narkose und Eingriff so schnell wie möglich beenden, ggf. Anästhesie intravenös weiterführen.
- Gegebenenfalls Sedierung mit Benzodiazepin.
- **Beatmung:**
  - Sauerstoffangebot erhöhen auf FiO_2 = 1,0!
  - Atemminutenvolumen (AMV) zur CO_2-Elimination drastisch erhöhen! Unter Umständen ist ein Vielfaches des vorherigen AMV erforderlich!
- **Dantrolen**-Infusion (nur durch Dantrolen läßt sich der Hypermetabolismus-Prozeß stoppen!):
  - *Initial* Gabe nach Effekt, meist ca. 2,5 mg/kg KG i.v.
  - *Weiter* mindestens 1 mg/kg KG i.v. alle 6 h *oder* 10 mg/kg KG kontin. über 48 – 72 h.

  Achtung: Entscheidend für das Überleben des Patienten sind frühe Diagnosestellung und sofortiger Beginn der Dantrolen-Therapie: „Immediate and aggressive therapy"!
- Behandlung von Azidose (s. S. 445) und Hyperkaliämie (s. S. 433).

- **Behandlung von kardiovaskulären Störungen:**
  - Ausgleich eines möglichen Volumendefizits (30 ml/kg KG in den ersten 60 min, weitere Gaben nach Urinausscheidung und Hämodynamik). Diurese bei mindestens1,5 ml/kg KG/h halten.
  - *Achtung:* Das in *Dantrolen* enthaltene Mannit kann durch Osmodiurese auch bei Hypovolämie noch eine Urinausscheidung bewirken!
  - Bei persistierenden supraventrikulären tachykarden Arrhythmien Esmolol (0,25 mg/kg KG repetitiv i. v.) oder anderen β-Blocker.
  - Bei persistierenden ventrikulären tachykarden Arrhythmien Lidocain (1 mg/kg KG i. v.).
  - *Cave:* Keine Digitalispräparate oder Kalziumantagonisten!
- **Kühlung:** Keine Decke, kühle Lösungen i. v. (S. 568), Kältedecke, Cool-Packs/Eisbeutel.
- **Heparingabe** zur Prophylaxe/Therapie einer disseminierten intravasalen Gerinnung wird kontrovers diskutiert (s. S. 330).
- **Prognose:** „Immediate aggressive therapy", vor allem in Form der *Dantrolen*-Infusion, bestimmt die Prognose einer Malignen Hyperthermie.

Maßnahmen nach einer MH-Episode

- Patientenaufklärung und -untersuchung (s. o.).
- Familienuntersuchung.
- MH-Ausweis („medic alert"-Plakette).

Prophylaxe

- **Bei erneuter Narkose:**
  - Suffiziente Prämedikation mit einem Benzodiazepin.
  - *Dantrolen*-Vorräte überprüfen (36 × 20 mg sollten in jeder Anästhesieabteilung bzw. -praxis stets vorrätig sein).
  - *Triggerfreie Narkose*, d. h. Verzicht auf depolarisierende Relaxanzien und volatile Anästhetika; frisch aufgerüsteten Kreisteil und Respirator.
  - *Prä-, intra- und postoperativ Überwachung* von EKG, Puls, Blutdruck, Temperatur, Atemminutenvolumen (Kapnometrie), BGA, CK. (Intensiv-Überwachungsbett für 24 h).
  - *Dantrolen*-Prophylaxe ist umstritten; je nach anästhesiologischer Entscheidung präoperativ 2,5 mg/kg KG i. v. (*Cave:* Gefahr der Ateminsuffizienz, keine orale Gabe).
- **Rund-um-die-Uhr-Informationsdienste bei MH-Notfällen:** s. Tab. 120.

Tabelle 120 Informationsdienste bei MH-Notfällen

Deutschland	Österreich	Schweiz
Klinik für Anästhesie und Operative Intensivmedizin Städt. Krankenhaus Heilbronn Am Gesundbrunnen 20 D-74024 Heilbronn Tel. 07 13 11 – 48 20 50 Fax 0 71 31 – 91 08 48	Klinik für Anästhesie und Allgemeine Intensivmedizin der Universität Wien Spitalgasse 23 A-1090 Wien Tel. 01 – 4 04 00 64 23 Fax 01 – 4 04 00 41 65	Department Anästhesie Universitätsklinken Kantonsspital CH-4031 Basel Tel. 0 61 – 2 65 72 54 oder 0 61 – 2 65 25 25 (nachts diensthabenden Anästhesie-Oberarzt verlangen) Fax 0 61 – 2 65 73 20

39.2 Malignes neuroleptisches Syndrom (MNS)

H. Ruschulte

Grundlagen

- **Definition:** Akute Erkrankung bei dopaminantagonistisch wirkender Medikation (v. a. Neuroleptika) bzw. dem Entzug dopaminagonistisch wirksamer Medikamente. Bei ca. 90% während der ersten 4 Therapiewochen.
- **Epidemiologie:** 0,02 – 3,2% aller mit Neuroleptika behandelten Patienten (ca. $^2/_3$ Männer, $^1/_3$ Frauen; kein bevorzugtes Alter).
- **Risikofaktoren:**
  - Neuroleptika oder Antidepressiva (Lithium, trizyklische Antidepressiva, MAO-Hemmer), v. a. bei zu hohen Initialdosen und schneller Dosissteigerung.
  - Erschöpfung, Dehydratation, Überwärmung.
  - Organischer Hirnschaden, konsumierende Erkrankung.
  - Anamnestisch bekannte MNS-Neigung.
- **Pathophysiologie:** Gedrosselte dopaminerge Aktivität im zentralen und peripheren Nervensystem mit relativem Überwiegen anderer Neurotransmitter wie Serotonin und Noradrenalin.

Klinik

- **Hauptkriterien:** Neuroleptika-Behandlung, Hyperthermie (39 – 42 °C) mit Hyperhidrosis, Rigor, CK-Erhöhung.
- **Nebenkriterien:** Stuporös-autistische Wesensänderung, Verwirrtheit, seltener Agitiertheit; Dysarthrie, Dysphagie, Hypersalivation; Tremor, Inkontinenz; Kreislaufinstabilität mit tachykarden Rhythmusstörungen; Tachydyspnoe mit Zyanose; Myoglobinurie; Leukozytose; metabolische Azidose.
- **Komplikationen:**
  - Herz-Kreislaufstörungen, Rhythmusstörungen (bis Asystolie).
  - Lungenödem (S. 349), Lungenembolie (S. 375), Aspiration (S. 390).
  - Akutes Nierenversagen (S. 325), Rhabdomyolyse (S. 329), Myoglobinurie.
  - Zerebrale Krampfanfälle (S. 527).

Diagnostik

Hinweis: Die Diagnose wird vor allem nach klinischen, bisher nicht einheitlich gefaßten Kriterien gestellt (s. o.). Entscheidend ist, die Symptome des MNS als unerwünschte Arzneimittelwirkung zu identifizieren.

- Anamnese: Allgemein, psychiatrisch, Medikamente.
- **Klinik** (s. o.).
- **Labor:** Arterielle BGA, BB, Gerinnung, Elektrolyte, CK, Myoglobin (Serum + Urin).
- Infektsuche (Syphilis, HIV).

Differentialdiagnose

- **Zentralnervöse organische Erkrankungen:** Schädel-Hirn-Trauma, Mening(oenzephal)itis, Neurolues, Morbus Parkinson, Epilepsie bzw. Status epilepticus, Tetanie, Tetanus.
- **Psychiatrische Erkrankungen:** Akute febrile Katatonie (= perniziöse K.: Sehr ähnliche Symptomatik, aber gegensätzliche Therapie [Neuroleptika, EKT]! → psychiatrisches Konsil!), Alkohol-/Drogenentzugsdelir (s. S. 550, 552).
- **Systemische Erkrankungen:** Hyperthyreose (S. 414), Phäochromozytom (S. 418), Porphyrie, Sepsis (S. 317), Polymyositis.

- **Iatrogene Störungen:** Maligne Hyperthermie (S. 568), L-Dopa-Entzug, zentrales anticholinerges Syndrom (S. 537; reagiert auf Cholinesterase-Inhibitor), gleichzeitige Gabe von MAO-Inhibitor und trizyklischen Antidepressiva.

Therapie und Prognose

- **Neuroleptika absetzen,** übrige Medikation auf etwaige MNS-verursachende bzw. -unterhaltende Wirkung überprüfen.
- Vegetative Funktionen überwachen und stabilisieren, Temperatursenkung (s. S. 568; Antipyretika sind umstritten), Flüssigkeitsbilanzierung.
- **Monitoring:** RR, EKG, Temperatur, Labor (BGA, Elektrolyte, CK, Myoglobin).
- **Dopaminagonisten:**
  - Amantadin 2 × 100 mg p. o.
  - Bromocriptin 2 × 2,5 mg/d bis 3 × 20 mg/d p. o.
- **Dantrolen:** 0,8 – 1,5 mg/kg KG i. v. alle 6 h.
- **Antikonvulsiva** bei zerebralen Krampfanfällen, z. B. Diazepam 5 – 20 mg i. v.
- **Elektrokrampftherapie (EKT):** Vereinzelt mit guten Resultaten, wird jedoch nicht als Standardtherapie empfohlen. Ultima-ratio-Therapie bei persistierender psychotischer Symptomatik.
- **Prognose:** Letalität in neueren Studien bis zu 10 %; selten neurologische Residuen.

39.3 Hitzschlag

H. Ruschulte

Grundlagen

- **Definition:** Zentrale Temperaturregulationsstörung nach Einfluß erhöhter Umgebungstemperatur und/oder schwerer körperlicher Anstrengung.
- **Begünstigende Faktoren:** Übergewicht, chronischer Alkoholabusus, Lebensalter > 50 Jahre, männliches Geschlecht, Herzinsuffizienz, Infektionen, Hauterkrankungen (Ichthyosis vulgaris), Flüssigkeits- und Elektrolytverluste durch körperliche Anstrengung, Drogen (Ecstasy), Medikamente (u.a. Diuretika, Neuroleptika, Antihistaminika).
- **Pathophysiologie:** Überschreiten der Regulationsmöglichkeiten der hypothalamischen Temperaturregulation, besonders der Wärmeabgabe → exzessiver Anstieg der Körpertemperatur → Organperfusionsstörungen mit Zellschädigung (Leber, Endothelien, Lunge, Myokard, ZNS), Rhabdomyolyse, Aktivierung des Gerinnungssystems, u.U. Multiorganversagen.

Klinik

- Hyperthermie: 41 – 44 °C.
- Neurologische Symptome: Unruhe, Verwirrtheit, Aphasie, Apraxie, Muskelzittern, Krampfanfälle, Bewußtlosigkeit.
- Gastrointestinale Symptome: Übelkeit, Erbrechen.
- Kardiovaskuläre Symptome: Tachykarde Rhythmusstörungen.

Diagnostik

- **Anamnese.**
- **Klinik und Labor:**
  - *„Klassischer" Hitzschlag:* Trockene, fahle, heiße Haut, respiratorische Alkalose, Elektrolytentgleisungen.
  - *Überanstrengungshitzschlag:* Schweißnasse, rote, heiße Haut, metabolische Azidose, Myoglobinurie, Elektrolytentgleisungen.

Therapie und Prognose

- **Prinzipien:** Temperatursenkung und symptomatische Behandlung begleitender Störungen.
- **Monitoring:** EKG, Blutdruck (kontinuierlich), Atmung, Labor (arterielle BGA, Elektrolyte, Blutbild, Gerinnung).
- **Herz, Kreislauf:** Ausgleich von Elektrolyt- und Volumenmangel, antiarrhythmische Therapie.
- Ggf. Beatmung.
- **Heparingabe** zur Prophylaxe einer DIC wird diskutiert, z.B. 50 – 70 IE/kg KG i.v. als Initialbolus, anschließend 5 – 10 IE/kg KG/h i.v. als Dauerinfusion (s.S. 330).
- Dantrolen (umstritten), ggf. Dosierung wie bei MH (s.S. 569).
- Kortikosteroide (umstritten).
- Oberflächenkühlung, Hämofiltration.
- **Prognose:** Letalität liegt in einigen Untersuchungen über 50%; bei älteren deutlich höher als bei jüngeren Patienten.

39.4 Fieber beim Intensivpatienten

H. Ruschulte

Grundlagen

- **Definition:** Fieber = Verstellung des Körpertemperatur-Sollwerts in Hypothalamus, hervorgerufen durch endogene und exogene Pyrogene.
- **Ätiologie:**
  - *Infektionen:* Bakterien, Viren, Pilze, Parasiten.
  - *Entzündungen:* Pankreatitis, chronisch-entzündliche Darmerkrankungen.
  - *Verschiedenes:*
    - Exsikkose.
    - Neoplasie, Kollagenose, Granulomatose.
    - Zentralnervöse Störungen.
    - Intrakranielle Blutung (u.a. „Resorptionsfieber").
    - Endokrinologische Störungen: Hyperthyreose, thyreotoxische Krise.
    - Alkohol- und/oder Medikamentenentzug.
    - Hyperthermiesyndrome (s.o.).
    - Lungenembolie.
  - *Unverträglichkeitsreaktionen:*
    - Medikamente („drug fever"): Zytostatika, Immunsuppressiva, Amphotericin B, Interferone.
    - Impfreaktion.
    - Transfusionsreaktion, Hämolyse.
- **Lokalisation typischer Infektionen:** Chirurgische Wunden, Punktionsstellen, Atemwege, Nasennebenhöhlen, Harnwege, Gallenwege, Gastrointestinaltrakt, zentrales Nervensystem, Herz und Gefäßsystem, Blutstrom, Kathetermaterialien, Drainagen, Implantate

Diagnostisches Vorgehen

- **Anamnese:**
  - Beginn, Höhe und Verlauf des Fiebers?
  - Unspezifische Symptome: Abgeschlagenheit, Gewichtsverlust, Schweißneigung?
  - Begleitsymptome je nach Organsystem (s.u.), Begleiterkrankung (s.o.).
  - Erkrankte Angehörige, Medikamente?
  - Kontakt zu gleich oder ähnlich Erkrankten, Kontakt zu Tieren?
  - Reiseanamnese?
- **Körperliche Untersuchung:**
  - *Haut:* Farbe, Temperatur; Turgor, Ödeme; Effloreszenzen; Lymphknoten?
  - *Atemwege:* Dyspnoe, Thoraxschmerz; Auswurf; Erguß; Rasselgeräusche?
  - *Herz, Kreislauf:* Pulsstatus; Blutdruck; Herzinsuffizienz; Herztöne/-geräusch; Volumenstatus?
  - *Verdauungssystem:* Ikterus; Mundhöhle, Bauchdecken (weich, elastisch, gespannt, Peritonismus?), Leber- und/oder Milzvergrößerung?, Darmgeräusche?, rektale Untersuchung.
  - *Urogenitalsystem:* Dysurie, Pollakisurie, Harnverfärbung, Flankenschmerz?; vaginale Untersuchung.

  Nervensystem: Meningismus?; Reflexstatus.

  Augenhintergrund, Trommelfelle; Wirbelsäule.

- **Apparative Diagnostik:**
  - *Labor:* BB, Differential-BB, Serum-Protein und -Elektrophorese, Transaminasen, Kreatinin, Harnstoff; U-Status und -Sediment.
  - *Mikrobiologie:*
    - Serologie: Candida-Ag und -Ak, Virologie (v.a. Herpesviren), Salmonellen, Lues.
    - Blutkultur (v.a. im Temperaturanstieg). Ggf. auch Malariadiagnostik („dicker Tropfen").
    - Material: Sputum, Trachealsekret, Bronchialsekret. Zu favorisieren ist die bronchioalveoläre Lavage (BAL) als Katheter-BAL oder bronchoskopisch gewonnene BAL; Magensaft; Urin (Mittelstrahlurin, Katheterurin); Stuhl; Kathetermaterialien; Lumbalpunktion; Knochenmarkpunktion.
  - *Bildgebung:* Sonographie, Endoskopie, Thorax-Röntgen, Computertomographie.

Hinweis: Neben dem überlegten Einsatz diagnostischer Maßnahmen ist die Wiederholung einzelner Untersuchungen zur Bestimmung einer Verlaufstendenz von Bedeutung.

Maßnahmen und Behandlung

- **Kausale Therapie:** Antiinfektiöse Therapie, die bei geänderter Befundkonstellation angepaßt wird. Ggf. chirurgische Sanierung. Der antiinfektiösen Behandlung sollte stets ein Versuch der Materialgewinnung vorausgehen.
- **Symptomatische Therapie:** Ausgleich eines Volumendefizits.
- **Senkung der Körpertemperatur:**
  - *Allgemein:* Fieber ist zunächst eine physiologische Reaktion des Organismus. Die Senkung der Temperatur wird erst bei Temperaturen > 39 °C empfohlen, um Kreislaufprobleme zu vermeiden und übermäßig starke Anstiege des Sauerstoffverbrauchs zu dämpfen.
  - *Medikamentös:* Paracetamol 1 – 4 × 500 mg(– 1000 mg)/d p.o. *oder* Metamizol (bis zu 6 × 0,5 – 1 g i.v.).
  - *Physikalische Maßnahmen:* Wadenwickel, Kühlpakete, Kältegebläsedecken.

Hinweis: Die physikalische Oberflächenkühlung hat wegen physiologischer Gegenregulationen u.U. nicht den gewünschten Effekt (Vasokonstriktion, Muskelzittern), solange der Temperatur-Sollwert im hypothalamischen Regulationszentrum auf einen höheren Wert eingestellt ist. Bei Versagen anderer temperatursenkender Maßnahmen muß jedoch eine großflächige Kühlung als ultima ratio durchgeführt werden.

O. Zuzan, M. Leuwer

Grundlagen

- **Definitionen:** Körperkerntemperatur von weniger als 35 °C.
  - Milde Hypothermie: 35 °C–32 °C.
  - Mäßige Hypothermie: 32 °C–28 °C.
  - Schwere Hypothermie: < 28 °C.
- **Häufige Ursachen:**
  - Ertrinkungsunfälle, alpine Unfälle.
  - Bewußtseinstrübung (Drogen, Alkohol, neurologische Erkrankungen) bei niedriger Umgebungstemperatur.
  - Polytrauma.
  - Größere und langdauernde Operationen.
- **Pathophysiologie:**
  - *Zunehmende Irritabilität des Myokards* → Bradykardie, Überleitungsstörungen, Arrhythmien (bis hin zum Kammerflimmern). Mechanische Stimulationen (Lagerungsmanöver, Irritation durch zentrale Venenkatheter oder Schrittmacher-Elektroden) können hierbei Kammerflimmern auslösen. Der kritische Temperaturbereich für spontanes oder iatrogen induziertes Kammerflimmern beginnt unterhalb von etwa 28 °C.
  - *Kontinuierliche Abnahme der Herzfrequenz* → Herzminutenvolumen ↓ und peripherer Widerstand ↑ (Vasokonstriktion). Das Schlagvolumen wird zwar durch die Hypothermie direkt nur unwesentlich beeinflußt; aufgrund einer häufig mit akzidenteller Hypothermie einhergehenden Hypovolämie kann es aber auch vermindert sein.
  - Im Endstadium der Hypothermie kommt es zum Kreislaufstillstand. Entscheidend für die Prognose ist die Körperkerntemperatur (bzw. ZNS-Temperatur) bei Eintreten des Kreislaufstillstands: Sehr niedrige Körperkerntemperaturen erhöhen die Hypoxie-Toleranz des ZNS beträchtlich, so daß auch ein längerer Kreislaufstillstand ohne neurologische Folgen überlebt werden kann.
  - *Kalium-Shift nach intrazellulär* → Hypokaliämie. Hohe bis sehr hohe Serum-Kalium-Konzentrationen können Ausdruck einer Azidose und Zellschädigung als Folge der Asphyxie sein und auf eine schlechtere Prognose hinweisen.
  - *Zunahme der Kapillarpermeabilität* → Austritt von intravasaler Flüssigkeit aus dem Kapillarbett → Hypovolämie, Hämokonzentration, Zunahme der Viskosität des Blutes. Dies kann zu disseminierter Thrombenbildung und Verbrauchskoagulopathie führen. Zur Hypovolämie trägt auch eine Hypothermie-induzierte Diurese bei.

Klinik

- **ZNS:** Apathie, Dysarthrie, Halluzinationen, Pupillenerweiterung, Bewußtseinstrübung.

Hinweis: Weite und lichtstarre Pupillen sind bei Hypothermie nicht zwangsläufig Ausdruck einer schweren irreversiblen ZNS-Schädigung!

- **Kardiovaskulär:** Initial Tachykardie, dann progressive Bradykardie, Hypotonie, Zeichen der Vasokonstriktion, supraventrikuläre und ventrikuläre Arrhythmien, EKG-Veränderungen.
- **Atmung:** Initial Tachypnoe, dann progressive Abnahme des Atemminutenvolumens, bronchiale Hypersekretion, Bronchospasmus, pulmonale Stauung mit Lungenödem.
- **Neuromuskulär:** Erhöhter Muskeltonus, Kältezittern, Hypo- bis Areflexie.

40.1 Hypothermie

- **Komplikationen:**
  - Bewußtseinstrübung, Bewußtlosigkeit.
  - Hypoventilation, Apnoe.
  - Maligne Herzrhythmusstörungen, Kammerflimmern, Asystolie.
  - Gerinnungsstörungen.
  - Lungenödem (S. 349), ARDS (S. 310), Pneumonie (S. 392).
  - Nierenversagen (S. 325).
  - Akute Pankreatitis (S. 480).

Diagnostik und Monitoring

- **Temperaturmessung:**
  - Normale Quecksilberthermometer sind meist ungeeignet → entweder spezielle Hypothermie-Thermometer oder elektronische Temperatursonden (Vorteil: Kontinuierliche Messung möglich) verwenden. Eine schnelle und vermutlich relativ genaue Abschätzung der Körperkerntemperatur ist mit einem Tymponthermometer möglich.
  - In der Akutsituation ist rektale Messung für die erste Einschätzung am praktischsten; wegen Temperaturunterschieden zwischen verschiedenen Körperarealen ist Messung an weiteren Meßorten sinnvoll, z. B. Ösophagus und/oder Blase.
- **EKG:**
  - Rhythmusstörungen (bis zum Kammerflimmern, Asystolie; s. o.).
  - Unterhalb von 30 – 31 °C Auftreten einer sogenannten *J-Zacke bzw. Osborn-Zacke* = Nachschwankung am Übergang von QRS-Komplex zur ST-Strecke (positiver Ausschlag in den linksventrikulären Ableitungen, negativer Ausschlag in den rechtsventrikulären Ableitungen).
  - PR-Intervall ↑, QRS-omplex-Dauer ↑, Q-Intervall ↑, horizontale oder konkave ST-Strecken-Senkung, gelegentlich auch ST-Hebung.
- **Kreislaufüberwachung:**
  - *Arterieller Zugang:* Empfehlenswert zum RR-Monitoring, Blutentnahmen (bei < 30 °C Körpertemperatur kann es extrem schwierig sein, einen Puls zu tasten und den Blutdruck nicht-invasiv zu messen, obwohl der Kreislauf ggf. eine den metabolischen Bedürfnissen entsprechende Perfusion gewährleistet).
  - *ZVK:* Bei der Indikationsstellung immer die Gefahr der Myokardirritation mit Auslösen von Kammerflimmern bedenken!
- **Blutgasanalyse:** Bei der Analyse im BGA-Gerät wird die Probe auf 37 °C erwärmt. Die Werte sollten *nicht* temperaturkorrigiert werden; am Gerät wird daher 37 °C als aktuelle Patiententemperatur angegeben. Hierbei gelten dann die gleichen Referenzbereiche wie bei normothermen Patienten (sogenannte „alpha stat"-Methode).
- **Labor:** Blutbild, Gerinnung, Fibrinogen, Elektrolyte, BZ, Kreatinin, Harnstoff.

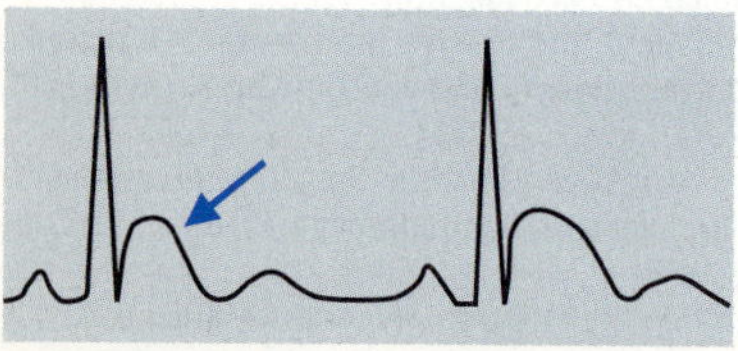

Abb. 80 J-Zacke bzw. Osborn-Zacke

Allgemeine Therapie

Hinweis: Entscheidend ist die zügige Wiedererwärmung und der Schutz vor weiteren Wärmeverlusten!

- **Intubation:** Bei stark bewußtseinsgetrübten/bewußtlosen Patienten ist die frühzeitige Intubation mit anschließender kontrollierter Beatmung indiziert.
- **Beatmung und Oxygenierung:**
  - Bis zum Erreichen eines stabilen Zustands mit hoher FiO_2 beatmen, bei spontan atmenden Patienten per Insufflation (z.B. über Gesichtsmaske).
  - Bei kontrollierter Beatmung: Atemminutenvolumen an die verminderte CO_2-Produktion anpassen → AMV ↓. (*cave* Hyperventilation → weitere Linksverschiebung Sauerstoffbindungs-Kurve → Sauerstoffabgabe im Gewebe ↓) → BGA-kontrolliert *AMV so wählen,* daß die nicht Temperatur-korrigierten pCO_2-Werte bei ca. 40 mmHg liegen.
- **Kardiopulmonale Reanimation:**

  „Nobody is dead until warm and dead → solange reanimieren, bis die Körpertemperatur durch Wiedererwärmungsmaßnahmen annähernd normal ist! Bei sekundärer Hypothermie sind maximale Reanimations- und Wiedererwärmungsmaßnahmen nicht gerechtfertigt!
  - *Reanimation bei extremer Hypothermie (< 30 °C): Keine* Katecholamine oder Antiarrhythmika. Bei Kammerflimmern maximal 3 Defibrillationen → wenn erfolglos, Herz-Druck-Massage fortsetzen und (extrakorporale) Wiedererwärmung durchführen. Weitere Defibrillationsversuche erst wieder bei Temperatur > 30 °C.
  - *Keine Wiedererwärmungsmaßnahmen* (außer Schutz vor weiteren Wärmeverlusten) vor dem Anschluß an ein hochwirksames (extrakorporales) Wiedererwärmungsverfahren (*cave* Gefahr der Zunahme des metabolischen Bedarfs vor Wiederherstellung eines ausreichenden arteriellen Sauerstoffangebots).
- **Kreislaufstabilisierung:**

  Cave: Keine hochdosierten Katecholamine verwenden. Durch die Hypothermie kommt es ohnehin zu einer ausgeprägten Vasokonstriktion. Zudem kann die Arrhythmieneigung verstärkt werden. Eine gewisse Hypotonie ist bei Hypothermie normal.
  - *Indikationen:* Ausgeprägte Hypotonie, die nicht auf Volumenersatz reagiert → vorsichtig Katecholamine geben (initial z.B. Adrenalin, Dosierung s.u.; ggf. mit Dopamin-Infusion fortführen).
  - *Bei Hypovolämie:*
    - Volumenersatz mit kristalloiden und/oder kolloidalen Volumenersatzmitteln *ohne* Laktat-Zusatz (da die Metabolisierung von Laktat durch die Leber bei Hypothermie beeinträchtigt ist).
    - Während der Wiedererwärmung nimmt der Volumenbedarf infolge der Vasodilatation ggf. deutlich zu (→ klinische Zeichen: Persistierende Hypotonie, Tachykardie, Oligurie, metabolische Azidose).
  - *Hypothermie-induzierte Bradykardie:*
    - Atropin hat keinen Effekt!
    - Die isolierte Erhöhung der Herzfrequenz durch Schrittmachertherapie oder reine β-Mimetika kann bei Hypothermie negative Auswirkungen haben (RR-Abfall, Abnahme der Koronardurchblutung).

    → *Therapie der Wahl:* Niedrig dosiertes Adrenalin (z.B. 1 mg Adrenalin mit 100 ml NaCl 0,9 % verdünnen, davon initial 1 ml = 10 µg i.v., weitere Repetitionsdosen oder Dosissteigerungen nach Wirkung).

- **Allgemeine Maßnahmen**
  - Blasenkatheter (Kontrolle der Urinausscheidung).
  - Magensonde (Kälte-induziertes Sistieren der Peristaltik).

Wiedererwärmung

- Jede Form der Wiedererwärmung kann einen vorher weitgehend stabilen Zustand mit Äquilibrium zwischen reduziertem Sauerstoffbedarf und vermindertem Sauerstoffangebot schnell ändern → den Patienten engmaschig überwachen (Kreislauf, Blutgasanalyse, Elektrolyte), frühzeitige Therapie beginnender Störungen.
- Während der Wiedererwärmung muß eine hohe FiO_2 sichergestellt sein.
- *Afterdrop-Problematik:* Durch Einschwemmen von kaltem Blut aus der Periphere in die zentrale Zirkulation kann die Körperkerntemperatur weiter abfallen, ggf. mit Auftreten von malignen Arrhythmien und Kreislaufstillstand. Ursachen: *a)* Vasodilatation in vorher vasokonstringierten kalten Körperarealen (Haut, Extremitäten) durch Wiedererwärmung; *b)* Lagerungsmanöver. Aktive externe Wiedererwärmung sollte daher zunächst auf den Rumpf beschränkt bleiben.
- **Methoden:** Siehe Tab. 121.
  - *Erwärmte Infusionslösungen:* Keine adäquate Wiedererwärmung möglich.
  - *Erwärmte Atemgase:* Ebenfalls ineffektiv und kann zusätzlich zu einer thermischen Schädigung des Epithels in den Atemwegen führen.
  - *Extrakorporale Wiedererwärmungsverfahren:*
    - Problem: Heparinisierung notwendig → bei Traumapatienten kontraindiziert. Eine mögliche Alternative ist die Verwendung Heparin-beschichteter Systeme.
    - *Herz-Lungen-Maschine:* Indiziert bei schwerer Hypothermie mit Kreislaufstillstand (schnellste Methode!). Dies rechtfertigt ggf. auch den Transport unter Fortführung der Reanimationsmaßnahmen über eine weitere Distanz in eine Klinik mit entsprechenden Möglichkeiten.
    - Die Kanülierung für extrakorporale Verfahren kann über zugängliche Gefäße wie beispielweie die Femoralgefäße erfolgen.

Prognose

- Letalität: Nach schwerer akzidenteller Hypothermie insgesamt ca. 30%.
- Allgemeine negative Prognosefaktoren: Dauer und Schwere der Hypothermie, Begleiterkrankungen und -verletzungen.

Aber: Die *individuelle Prognose* kann bei Aufnahme weder durch Ausmaß oder Dauer der Hypothermie noch Alter oder Zustand des Patienten abgeschätzt werden!

Tabelle 121 Methoden zur Wiedererwärmung

		Kinetik
passive Wiedererwärmung	Einhüllen in Reflektorfolie und mehrere Decken → Erwärmung durch die eigene Wärmeproduktion des Patienten	0,1 – 3 °C/h
aktive externe Wiedererwärmung	elektrische Wärmedecken, Hibler-Wärmepackung (mit warmem Wasser angefeuchtete Decken werden auf den Thorax gelegt, dann weiteres Einhüllen des Patienten mit Reflektorfolie und Decken), Warmluftgebläse-Decke, Wärmestrahler	0,9 – 4 °C/h
*aktive Kern-*Wiedererwärmung		
	Peritoneallavage mit erwärmtem kristalloidem Dialysat	1 – 6 °C/h
	extrakorporal: • Hämodialyse	2 °C/h
	• kardiopulmonaler Bypass	3 – 15 °C/h

Tabelle 122 Spezielle Indikationen

klinische Situation	Methode der Wiedererwärmung
milde Hypothermie (> 32 °C) mit stabiler Hämodynamik	passive Wiedererwärmung, zusätzlich aktive externe Wiedererwärmung
mäßige Hypothermie (32 – 28 °C) mit stabiler Hämodynamik	aktive externe Wiedererwärmung, bei unzureichendem Temperaturanstieg zusätzlich aktive Kern-Wiedererwärmung
mäßige Hypothermie (32 – 28 °C) mit instabiler Hämodynamik	extrakorporale aktive Kern-Wiedererwärmung
schwere Hypothermie (< 28 °C) mit ausreichendem Kreislauf	extrakorporale aktive Kern-Wiedererwärmung
schwere Hypothermie (< 28 °C) mit konsekutivem Kreislaufstillstand	extrakorporale aktive Kern-Wiedererwärmung mit Herz-Lungen-Maschine

41.1 Präeklampsie, Eklampsie

T. Beyer

Grundlagen

- **Definitionen:**
  - *Präeklampsie:* Während einer Schwangerschaft Anstieg des peripheren Blutdruckes auf Werte über 140/90 mmHg (Leitsymptom), begleitet von Proteinurie u./o. Ödemen. *Synonym:* EPH-Gestose (E = Ödeme, P = Proteinurie, H = Hypertonie).
  - *Eklampsie:* Während einer Schwangerschaft plötzlich auftretende tonisch-klonische Krampfanfälle, die nicht anderen Ursachen zugeordnet werden können. Im Anschluß komatöse Phase mit Bewußtseinstrübung bis zu mehreren Stunden. Die Krämpfe können antepartal, intrapartal und bis zu 7 Tagen postpartal auftreten.
  - *HELLP-Syndrom:* Schwere Präeklampsie/Eklampsie mit ***H****ämolyse/****e****rhöhten* ***L****eberenzymen/Thrombozytopenie (****l****ow* ***p****latelets).*
- **Epidemiologie:**
  - *Präeklampsie:* Neben vaginalen Blutungen die häufigste Schwangerschaftskomplikation (4–5% der Schwangeren vor allem im letzten Trimenon).
  - *Eklampsie:* Inzidenz 1 : 2000–1 : 3500. Eklamptische Anfälle finden bis zu 85% vor bzw. unter der Geburt statt, etwa 15% *nach* der Entbindung! 20% der mütterlichen Mortalität und etwa 20–30% der neonatalen Mortalität sind auf die EPH-Gestose und ihre Komplikationen (vorwiegend thromboembolische Komplikationen) zurückzuführen!
  - *HELLP-Syndrom:* 70% präpartal (15% im 2. Trimenon), 30% postpartal.
- **Pathophysiologie:**
  - *Eiweißverlust über die Niere* → intravasaler onkotischer Druck ↓ → Flüssigkeitsaustritt in das paravasale Bindegewebe (→ periphere Ödeme) → intravasale Hämokonzentration mit Anstieg des Hämatokrit.
  - *Anstieg des Blutdruckes,* zunehmende Gefäßsteifigkeit, zunächst peripher, dann auch zentral → evtl. Thrombozytenaggregation (Thrombos ↓) + Entwicklung einer disseminierten intravasalen Gerinnung + Hämolyse (mechanisch-hypoxische Schädigung der Erythrozyten).
  - *Beginnende zerebrale Ischämie* durch Vasospasmen und intrakranielle Mikrothromben → zunehmende zentrale Symptome (Kopfschmerzen, Augenflimmern, Somnolenz) bis zu generalisierten tonisch-klonischen Krampfanfällen.

Klinische Kriterien, Befunde

- **Kriterien für EPH-Gestose/leichte Präeklampsie:**
  - RR > 140/90 mmHg.
  - Proteinurie > 300 mg/24 h-Urin *oder* 2fach positiv im Schnelltest (Stix).
  - Schnelle Gewichtszunahme über 500 g/Woche im letzten Trimenon.
- **Kriterien für schwere Präeklampsie:**
  - RR > 160/110 mmHg (Anstieg des RR_{diast} ≥ 30 mmHg über den Ausgangswert, Anstieg des RR_{syst} ≥ 60 mmHg über den Ausgangswert).
  - Proteinurie > 5 g/d (3fach/mehrfach positiv im Schnelltest).
  - Massive Flüssigkeitsretention, generalisierte Ödeme (Füße, Handrücken, Gesicht), Gewichtszunahme > 2 kg KG/Woche.
  - Oligurie (< 500 ml/24 h).
  - Anstieg der Harnsäurekonzentration im Plasma auf > 3,5 mg/dl (vor 32. SSW) und > 5,5 mg/dl (nach 32. SSW).
  - Hämokonzentration (Anstieg des HK auf > 40%).

- Auftreten zusätzlicher systemischer und ZNS-Symptomatik: Übelkeit, Erbrechen, Kopfschmerzen, Somnolenz, Hyperreflexie, motorische Unruhe, visuelle Wahrnehmungsstörungen, Ohrensausen, Lungenödem, Schmerzen im rechten Oberbauch, erhöhte Leberenzyme, Thrombozytopenie (*cave* HELLP-Syndrom).

➤ **HELLP-Syndrom:**
- ***Leitsymptome** = Epigastrische Schmerzen, Schmerzen im rechten Oberbauch,* evtl. mit Druckdolenz, allgemeinem Unwohlsein, Nausea und Erbrechen.
- Gewichtszunahme, Ödeme, Hypertonie, Zeichen der Präeklampsie (s. o.).
- *Labor:* Transaminasen ↑, Thrombozytopenie < 100000/μl, Hämolysezeichen (Haptoglobin ↓, LDH ↑, Bilirubin u. U. ↑; vgl. unten).
- Differentialdiagnose:
  - *Gastrointestinal, Nieren:* Cholezystitis, Cholelithiasis, Hiatushernie, Gastroenteritis, Ulkus, Pankreatitis, Appendizitis, Nierenerkrankungen.
  - *Lebererkrankungen: Akute Schwangerschaftsfettleber* (Ikterus, Fieber, Hypoglykämie, Leukozytose, fehlende Hämolyse, erst sekundäre Thrombopenie); *akute Virushepatitis* (Anamnese, Transaminasen + Bilirubin rasch ↑, fehlende Hämolyse/Proteinurie/Thrombopenie); *intrahepatische Schwangerschaftscholestase* (Ikterus, Juckreiz, AP ↑, γ-GT ↑, Gallensäuren ↑).
  - *Mikroangiopathien: Thrombotisch-thrombozytopenische Purpura – TTP* (hier zusätzlich Fieber, neurologische Symptome, ausgeprägte Hämolyse bei normalem Antithrombin III, Blutdruck normal, Leberenzyme nur geringfügig verändert); *Hämolytisch urämisches Syndrom – HUS* (in der Regel erst postpartal, Leitsymptom ist eine schwere Niereninsuffizienz, zusätzlich ausgeprägte Hämolyse und Thrombozytopenie, Blutdruck initial normal, Leberenzyme kaum verändert).
  - *Lupus erythematodes:* Anamnese, antinukleäre AK (ANA).
  - *Antiphospholipidsyndrom:* Antiphospholipid-AK.

Komplikationen

➤ Intrauterine fetale Asphyxie.
➤ Vorzeitige Plazentalösung mit nachfolgendem intrauterinem Fruchttod.
➤ Verbrauchskoagulopathie, DIC (S. 330).
➤ ZNS-Ischämie, Amaurose, akutes Nierenversagen (S. 325).
➤ Lungenödem.
➤ Einblutungen in ZNS, Leber und Nebennieren, Gewebsnekrosen.
➤ Schock (S. 312), myokardiales Pumpversagen (S. 312).
➤ Entgleisungen des Säure-Basen-Haushaltes (S. 444).
➤ Leberruptur.

Allgemeines Management

Intensivüberwachung (am besten Perinatalzentrum!) bei schwerer Präeklampsie/Eklampsie, HELLP-Syndrom. Bettruhe, Reizabschirmung gegen Lärm, Licht, Schmerz.

➤ **Anamnese** (Risikoabschätzung): Präeklampsie/Eklampsie oder HELLP-Syndrom in einer vorangegangenen Schwangerschaft; Alter < 19 Jahre; Mehrlingsgravidität; vorbestehende Hypertonie oder Nierenschädigung?

➤ **Basismonitoring:**
- Oberbauch-Sono bereits bei Aufnahme (Leberhämatom?).
- EKG, engmaschige Blutdruckmessung + BGA-Kontrollen (→ evtl. arteriellen Zugang legen, s. S. 19), Pulsoxymetrie (S. 46, 48).

- Atemfrequenz kontrollieren (normal > 14/min) → Bradypnoe/Hypoventilation bei Magnesiumtherapie?
- ZVD-Kontrollen (wegen möglicher Blutungsneigung V. jugularis int. bevorzugen!), Flüssigkeitsbilanzierung, Gewichtskontrollen.
- Blasenkatheter (→ Kontrolle der Urinausscheidung; mindestens 100 ml/4 h).
- CTG-Dauerüberwachung.

➤ **Labor:** Blutbild (v. a. Thrombozyten → bei HELLP-Syndrom < 100 000/ µl), Hämatokrit!), Elektrolyte, Kreatinin, Harnsäure, Gesamteiweiß, GOT und GPT (v. a. bei HELLP-Syndrom ↑), γ-GT, Haptoglobin ↓ (Hämolyse? – besserer Marker als LDH!), LDH ↑, Bilirubin, Quick, PTT, TZ (meist noch normal), AT III (häufig ↓ bei HELLP-Syndrom), ggf. T-AT III-Komplex, Fibrinopeptid A, lösliches Fibrin, D-Dimere (aussagekräftiger ist die Thrombozytenkonzentration!)

➤ **24 h-Urin** → Eiweißbestimmung (normal < 0,3 g/24 h)?

➤ **Zustand des Feten kontrollieren:** Biometrie (Retardierung?), Dopplersonographie (fetale Durchblutung im Normbereich?); bei fraglich pathologischem CTG evtl. Oxytozinbelastungsversuch/Streßtest.

➤ **Auf Prodromalsymptome der Eklampsie achten:** Kopfschmerz > Sehstörungen > epigastrischer Schmerz.

Therapie bei schwerer Präeklampsie, HELLP-Syndrom

Achtung: Ab der 34. SSW rasche Entbindung anstreben: Bei spontaner Wehentätigkeit und rascher Eröffnung des Muttermundes evtl. Spontangeburt, sonst Sectio caesarea.

➤ **Evtl. Kortikosteroide** zur vorzeitigen Induktion der fetalen Lungenreife (bis max. 34. SSW), z. B. Betamethason (z. B. Celestan) 2 × 12 mg im Abstand von 12 h *oder* Prednyliden (z. B. Decortilen) 3 × 60 mg im Abstand von 12 – 24 h.

➤ **Volumentherapie:**
- Intravenöse Flüssigkeitssubstitution bei HK > 38 und/oder Zeichen der Hypovolämie mit kolloidalen und kristalloiden Volumenersatzmitteln (S. 182, 184).
- Humanalbumin 20% 3 × 50 ml/d (wegen Eiweißverlusten).

➤ **Sedierung:** Diazepam (z. B. Valium) 10 – 20 mg langsam i. v.

➤ **Acetylsalicylsäure** (ASS) 100 – 150 mg/d (zur Hemmung der Thromboxan-Synthese), maximal bis zur 36. SSW.

➤ **Antihypertensive Therapie:**
- *α-Methyl-Dropa* (z. B. Presinol) 2 – 4 × 250 mg/d p. o. (max. 1 g/d).
- *Und/oder:* β-Blocker – Metoprolol (z. B. Beloc); 2 – 4 × 50 mg/d p. o. (max. 200 mg/d).
- *Und/oder:* Nifedipin (z. B. Adalat) 3 × 5 – 20 mg/d p. o.
- *Und/oder:* Dihydralazin (z. B. Nepresol) 2 – 3 × 25 mg/d (max. 75 mg/d) **p. o.** *oder* **i. v.:** 2 Amp. à 25 mg mit NaCl 0,9% auf 50 ml Perfusorspritze aufziehen (→ 1 ml = 1 mg), Beginn mit 2 ml/h, kurzfristige Steigerung bis 4 – 5 ml/h möglich (max. 100 mg/d).

HELLP-Syndrom: Dihydralazin ist Mittel der Wahl (ab RR 170/100)!

- *Bei hypertoner Krise bzw.* RR_{diast} > 150 mmHg evtl. zusätzlich Diazoxid (z. B. Hypertonalum): 150 mg langsam (innerhalb 15 sek) i. v., Wiederholung nach 15 min möglich.

Achtung:
- Blutdruck nicht zu rasch senken! Nicht um mehr als 20% des Ausgangswertes/Stunde senken!
- Bei ersten Anzeichen einer fetalen Gefährdung Geburt einleiten!

- **Antikonvulsive Therapie:**
  - *Magnesiumsulfat* (1 – 2 – 4 g langsam i. v., dann Dauerinfusion mit 1 – 2 g/h i. v. im Perfusor).
  - *Zeichen der Überdosierung:* Hautrötung (Flush), Somnolenz, Atemfrequenz unter 12 – 14/min, Abschwächung des Patellarsehnenreflexes.
  - *Antidot bei Überdosierung:* Kalziumglukonat 1 g langsam i. v.
- **Auf Prodromi der Eklampsie achten:** In 50 % Kopfschmerz, in 20 % Sehstörungen und epigastrischer Schmerz.

Therapie bei Eklampsie

Eine schnelle Entbindung ist die einzige definitive Therapie!

- Allgemeines Management, Volumentherapie, antihypertensive und antikonvulsive Therapie, Sedierung s. o.!
- Sedierung: Diazepam (z. B. Valium) 10 – 20 mg langsam i. v. *oder* Pentothal 75 – 125 mg langsam i. v.
- Atemwege freihalten; bei anhaltenden Anfällen und/oder respiratorischer Insuffizienz Narkoseeinleitung, endotracheale Intubation und kontrollierte Beatmung.
- Gravidität umgehend beenden (je nach Klinik spontan oder Sectio caesarea).
- 6 – 12 Wochen post partum neurologische Kontrolluntersuchung.

Prognose

- **Mütterliche Mortalität:** Eklampsie (ein Anfall 2 – 5 %, mehrere Anfälle > 35 %); bei HELLP-Syndrom 3 – 5 %.
- **Kindliche Mortalität:** Eklampsie (10 – 20 %; bei mehreren Anfällen > 50 %; die Mehrzahl der kindlichen Todesfälle ist mit der Frühgeburtlichkeit oder mit einer vorzeitigen Plazentalösung assoziiert); bei HELLP-Syndrom 20 – 25 %.
- **Mütterliche Morbidität** (bei HELLP-Syndrom): Postpartale Entwicklung einer Niereninsuffizienz (8 %), intrakranielle Blutungen (5 %), Lungenödem (4,5 %), vorzeitige Plazentalösung (bis zu 20 %).
- **Wiederholungsrisiko** in erneuter Schwangerschaft: Für HELLP-Syndrom 19 %, für Eklampsie 23 %.

41.2 Fruchtwasserembolie

T. Beyer

Grundlagen

- **Definition:** Plötzliche Obstruktion der Lungengefäße durch Fruchtwasserbestandteile mit 2 charakteristischen Phasen: *1.* Kardiorespiratorische Insuffizienz mit Dyspnoe, Angst, Agitiertheit; *2.* DIC.
- **Prädisponierende Faktoren:** Uterus-Trauma (z. B. durch Sectio caesarea), artefizielle Sprengung der Fruchtblase, Einlage einer intrauterinen Druck-Sonde, Oxytocin-Überstimulierung, Prostaglandin-induzierter Abort, hyperfrequente Wehentätigkeit (z. B. „Wehensturm"), intrauteriner Fruchttod.
- **Pathophysiologie:** Anaphylaktoide Reaktion mit Herz-/Kreislaufversagen; Aktivierung des Gerinnungssystems → DIC.

Klinik

- Plötzlich auftretende Dyspnoe und Tachykardie; Agitiertheit und Angst ohne Auftreten von thorakalen Schmerzen; Zyanose, Blutdruckabfall.
- **Komplikationen:** Lungenödem (S. 349), ARDS (S. 310), DIC (S. 330; 30 – 60 min Latenzzeit), generalisierte epileptische Anfälle, Koma, Tod im globalen Herzversagen; als Spätkomplikationen neurologische Folgeschäden der Hypoxie.

Diagnostik, Differentialdiagnose

- Fruchtwasserbestandteile + fetale squamöse Zellen in zentralvenösem Blut.
- **Differentialdiagnose:**
  - *Kardiovaskulär:* Fulminante Lungenembolie (S. 375; hier zusätzlich thorakale Schmerzsymptomatik); akutes Linksherzversagen aus anderer Ursache; Herzinfarkt (S. 334); Luftembolie.
  - *Respiratorisch:* Pneumothorax bds. (S. 54, 400); Aspiration von Mageninhalt (S. 390).
  - *Geburtshilflich:* Eklamptischer Anfall (S. 582); Uterusruptur; Plazentalösung.
  - *Allgemein:* Sepsis (S. 317), anaphylaktischer Schock (S. 312).

Therapie und Prognose

- **Monitoring:** EKG, (invasive) Blutdruckmessung, Pulsoxymetrie; engmaschige Blutgasanalysen, Blutbild, Elektrolyte, „Leberenzyme", Gerinnungsanalysen; ZVK; arterieller Zugang; evtl. zusätzlich Pulmonaliskatheter.
- **Spezielle Therapiemaßnahmen:**
  - *Beatmung:* Sofortige Intubation; 100 % Sauerstoff; PEEP.
  - *Schocktherapie* (S. 312):
    - Volumen (Kristalloide/Kolloide), ggf. zusätzlich z. B. Dopamin-Perfusor.
    - Steroide (wegen Anaphylaxie), z. B. Hydrokortison 500 mg alle 6 h i. v.
    - Bei Bradykardie Atropin 0,5 mg i. v.
    - Bei Lungenödem Furosemid 20 – 40 mg i. v. (s. S. 349).
    - AT III (hoch)-normal halten.
- **Prognose:**
  - *Mutter:* Mortalität bis 86 %, davon 50 % in der ersten halben Stunde; 85 % der Überlebenden haben neurologische Schäden! Bei optimaler, früh einsetzender Therapie Reduktion der Sterblichkeit auf etwa 22 % möglich.
  - *Kind:* Mortalität 21 %; bleibende neurologische Schäden bei ca. 61 %.

41.3 Postpartale Blutungen

T. Beyer

Grundlagen

- **Definition:** Ein postpartaler Blutverlust von mehr als 500 ml in den ersten 24 Stunden (bei etwa 5 – 15 % der Geburten) ist als pathologisch anzusehen.
- **Prädisponierende Faktoren:**
  - Atonie in der Vorgeschichte.
  - Einsatz von Wehenmitteln zur Geburtseinleitung.
  - Uterusüberdehnung durch Hydramnion, Mehrlinge, makrosomes Kind.
  - Vorangegangene operative Entbindung, speziell Sectio caesarea.
  - Sehr rascher Geburtsverlauf.
  - Allgemeinanästhesie mit uterusrelaxierenden halogenierten Anästhetika.
  - Placenta accreta, increta, Uterusfehlbildungen, Uterus myomatosus.
  - Vollständige bzw. unvollständige Uterusinversion.
  - Vorangegangene Chorioamnionitis.
- **Ätiologie und Pathophysiologie:**
  - *Früh = direkt postpartal:*
    - Vollständige oder teilweise Plazentaretention (80 %): Schwache Kontraktion des Uterus bzw. Uterusatonie. Fehlende, ungenügende Komprimierung der Spiralarterien an der Plazentalösungsstelle → verlängerte Blutung an Gefäßwandverletzungen. Thrombozytenaggregation, Fibrinbildung, Verbrauch von Gerinnungsfaktoren → evtl. DIC.
    - Verletzungen der Geburtswege, Einrisse des Muttermundes, Vaginalrisse, (evtl. stille) Uterusruptur (insgesamt 10 %).
    - Primäre Gerinnungsstörungen sind selten!
  - *Spät – Wochenbett:* Unerkannte Plazentareste, Infektionen; Myome; Trophoblasttumore.
- **Komplikationen:** Hypovolämischer Schock (S. 312); DIC (S. 330).

Therapie

- **Primäre Maßnahmen** (rasch handeln!):
  - i. v.- Zugang + sofort großzügige Volumensubstitution.
  - Basismonitoring: EKG, Blutdruckmessung, Pulsoxymetrie.
  - Labor: Blutbild, Thrombozyten, Gerinnung, Elektroyte.
  - Gabe von Kontraktionsmitteln.
  - Cavum uteri vollständig entleeren.
  - Versorgung von Geburtsverletzungen an Vagina, Zervix oder Uterus.
  - Prophylaxe der disseminierten intravasalen Gerinnung (S. 330).
- **Bei Verdacht auf Plazentaretention:** Sofortige Kurettage mit großer stumpfer Kurette (Bumm-Kurette).
- **Plazenta vollständig entwickeln** und Geburtsverletzungen ausschließen (durch vaginale Spekulum-Einstellung)!
- **Bei verstärkter Lösungsblutung postpartal:** Methylergometrin (z. B. Methergin) 1 Amp. à 0,2 mg i. v. + Uterus massieren. *KI:* Nach Präeklampsie, Eklampsie; bei Sepsis. *NW:* RR ↑, Tachy- oder Bradykardie.
- **Bei starker Blutung (bis maximal ca. 500 ml Blutverlust):**
  - *Methylergometrin* (s. o.) + 5 Einheiten *Oxytocin* (z. B. „Syntocinon 3 I.E. → 1 ml = 3 I.E.; „Syntocinon 10 I.E.“ → 1 ml = 10 I.E.) langsam i. v.
  - Ggf. Harnblase entleeren, Versuch mit Eisblase auf Unterbauch, Uterus massieren bzw. „halten“ mit Credé-Handgriff, 500 ml NaCl 0,9 % + 20 I.E. Syntocinon (s. o.) i. v. bis Uterus gut kontrahiert ist.

41.3 Postpartale Blutungen

➤ **Bei massiver lebensbedrohlicher Blutung (> 500 ml Blutverlust):** Vorgehen wie bei starker Blutung s. o. + sofortige *aggressive Volumensubstitution* mit kristalloiden und kolloidalen Volumenersatzmitteln + *Prostaglandine* (je nach Erfahrung i. v., i. m. oder lokal in das Myometrium).

Prostaglandine:

- *Intravenöse Gabe* (gut steuerbar, schneller Wirkungseintritt):
  - Prostaglandin E_2: Kurzfristig bis 4–6 µg/min, anschließend mit reduzierter Geschwindigkeit (ca 0,8 µg/min) fortsetzen.
  - → z. B. Nalador 1 Amp. à 500 µg in 50 ml-Perfusor-Spritze mit NaCl 0,9% auffüllen → Laufrate 5 ml/Stunde = 0,8 µg/min.
  - Prostaglandin $F_2\alpha$: 30–150µg/min.
  - → z. B. Minprostin 1 Amp. à 5 mg in 50 ml Perfusor-Spritze mit NaCl 0,9% auffüllen → Laufrate 0,3–1,5 ml/h.
- *Intramuskuläre Gabe* (einfache Applikation, etwas schlechter steuerbar als i. v.-Gabe, langsamerer Wirkungseintritt):
  - Prostaglandin E_2: Nalador 1/2–1 Amp. à 500µg max. alle 2 h.
  - Prostaglandin $F_2\alpha$ ist zur i. m.-Applikation weniger geeignet (Gefahr von Nekrosen).
- *Lokale Injektion in das Myometrium* (außerordentlich wirksam, subjektiv für die Patientin aber belastend, Gefahr der unkontrollierten intravasalen Applikation!): Prostaglandin $F_2\alpha$: 10 mg (= Minprostin 2 Amp. à 5 mg mit 30 ml NaCl 0,9% verdünnen) → damit getränkte Tamponade in das Cavum uteri einlegen (kann bis zu drei mal wiederholt werden).

Tabelle 123 Infektionskrankheiten – Übersicht

HIV-Infektion	S. 590
Akute Virushepatitis	S. 594
Zytomegalovirus-Infektion	S. 599
virale Enzephalitis	S. 535
Pneumonie/bronchopulmonale Infektionen	S. 392
Sepsis, SIRS	S. 317
Meningitis, Meningoenzephalitis	S. 531
Peritonitis	S. 604
Tetanus	S. 600
Sinusitis	S. 602
Harnwegsinfektionen (HWI)	S. 602
Wund- und Weichteilinfektion	S. 603
Katheter-assoziierte Infektion	S. 603
Toxoplasmose	S. 601
Pilzinfektionen	S. 605
Infektionen bei eingeschränkter Immunabwehr	S. 606

42.2 HIV-Infektion

J. M. Hahn

Grundlagen

- **Erreger:** Human Immunodeficiency Virus = HIV (Retrovirus). Haupttypen:
  - HIV-1 (am häufigsten).
  - HIV-2 (v.a. in Westafrika).
- **Epidemiologie:**
  - *Übertragung:* Sexuell (am häufigsten), parenteral, diaplazentar, perinatal.
  - *Risikogruppen:*
    - Promiskuitive homo- und bisexuelle Männer, seltener heterosexuelle Personen.
    - Intravenös Drogenabhängige.
    - Hämophile und Transfusionsempfänger (Neuinfektion aufgrund des seit 1985 durchgeführten Spender-Screenings derzeit weitgehend ausgeschlossen).
    - Kinder HIV-infizierter Mütter.
  - *Infektiosität:* Kann bereits bei asymptomatischen Patienten und vor Serokonversion vorliegen.
  - *Inkubationszeit:*
    - Klinisch: 2–6 Wochen bei symptomatischer akuter Infektion (< 20%), meist vergehen aber mehrere Jahre bis zum Auftreten erster Symptome.
    - Serologisch: Serokonversion meist 6–8 Wochen nach Infektion.

Klinik

- Progressiver, teils stationärer Verlauf über mehrere Jahre (CDC-Stadien: s. Tab. 124).
- **Akute HIV-Infektion** (bei < 20% der Infizierten 2–6 Wochen nach Erstinfektion, Dauer 1–2 Wochen): Mononukleoseähnliches Krankheitsbild, der HIV-Test ist meist noch negativ.
- **Latenzphase** (meist mehrere Jahre Dauer): Der Patient ist meist beschwerdefrei (und infektiös!).
- **Lymphadenopathie-Syndrom (LAS):** Auftreten bei ca. 50% der Infizierten. > 3 Monate persistierende Lymphknotenvergrößerung (> 1 cm Durchmesser) an mindestens 2 extrainguinalen Lymphknotenstationen bei sonst weitgehender Beschwerdefreiheit (Diagnosestellung: Lymphknoten-Biopsie).
- **Übergangsphase („AIDS-related-complex" = ARC):** Liegt vor, wenn 2 klinische + 2 Laborbefunde vorhanden sind:
  - *Klinische Befunde:* Fieber (> 1 Monat), Nachtschweiß (> 1 Monat), Gewichtsverlust (> 10%), Diarrhö (> 1 Monat, ohne Keimnachweis).
  - *Labor* (s.u.): T-Helferzellen < 400/µl, CD4/CD8-Quotient < 1, Granulozytopenie, Thrombozytopenie, Anämie, γ-Globuline (insbesondere IgG) vermehrt, Reaktion vom verzögerten Typ nach i.c.-Testung vermindert.
  - Evtl. zusätzliche Erkrankungen: Oropharyngeale oder vulvovaginale Candida-Infektion, rezidivierender oder ausgedehnter (> 1 Dermatom) Herpes zoster, Immunkomplex-Glomerulonephritis.
- **AIDS:** Gruppen AIDS-definierender, HIV-assoziierter Erkrankungen, von den mehrere auch gleichzeitig vorliegen können:
  - *Neurologische Störungen:*
    - Subakute Enzephalitis: psychische Veränderungen, Konzentrations- und Gedächtnisstörungen, Hirnnervenbeteiligung u.a.
    - Myelopathie: Periphere Parästhesien, Paresen.
    - Periphere Neuropathien.

- *Opportunistische Infektionen* (Beispiele):
  - Protozoen, Parasiten: Pneumocystis-carinii-Pneumonie, Hirntoxoplasmose, intestinale Kryptosporidiose, Isosporiasis.
  - Pilze: Ösophageale und bronchopulmonale Candidiasis, Kryptokokkose.
  - Viren: Zytomegalie (Retinitis, Pneumonie, gastrointestinaler Befall), Herpes simplex (chronische Ulzera, Bronchitis, Pneumonie, Ösophagitis), Papovaviren (progressive multifokale Leukenzephalopathie).
  - Bakterien: Salmonellensepsis, atypische Mykobakteriosen.
- *Sonstige Infektionen* (Beispiele): Oraler Candidabefall, Herpes zoster, Lungentuberkulose, orale Haarzell-Leukoplakie (Epstein-Barr-Virus-Infektion – weißliche, nicht abstreifbare Beläge am lateralen Zungenrand).
- *Maligne Tumorerkrankungen:* Kaposi-Sarkom, Non-Hodgkin-Lymphome, invasives Zervixkarzinom.
- *Andere HIV-assoziierte Erkrankungen:* z. B. „wasting syndrome" mit Gewichtsverlust > 10% und evtl. chronischer Diarrhö.

Diagnostik

➤ Anamnese (Risikogruppe), Klinik.

➤ **HIV-Antikörper-Nachweis im Serum.** Untersuchung nur mit Einverständnis des Patienten. Ablauf:
- *1. Blutabnahme:* Suchtest mit HIV-ELISA, bei positivem Befund Kontrolle durch Bestätigungstest (z. B. Western-Blot).
- *2. Blutabnahme* bei positivem Bestätigungstest zum Ausschluß von Verwechslungen. Erst bei erneutem Nachweis von HIV-AK gilt der Befund als gesichert, erst dann sollte der Patient über das Ergebnis informiert werden.
- *Bei negativem Testergebnis* diagnostische Lücke im Frühstadium beachten: Auftreten von Antikörpern nach 1 – 2, selten nach bis zu 6 Monaten post infectionem, daher Kontrolluntersuchungen bei Risikopatienten.

➤ In diagnostischen Problemfällen und bei speziellen Fragestellungen: Virusisolierung, Nachweis von HIV RNA (PCR), p24-Antigennachweis u. a.

➤ **Weitere Untersuchungen nach Diagnosestellung:**
- *Laborstatus* inkl. BSG, Blutbild, Differentialblutbild, Transaminasen, AP, Kreatinin, Elektrophorese, Immunglobuline quantitativ, Hepatitis-, Toxoplasmose-, CMV-Serologie, TPHA-Test, Urinstatus.
- *Bestimmung des Status der zellvermittelten Immunität* durch Messung der Reaktion vom verzögerten Typ (Multitest Mérieux).
- *Bestimmung der Lymphozytensubpopulationen:* T-Helferzellen (= CD4 = T4), T-Suppressorzellen (= CD8 = T8). Normwerte: CD4 > 1000/µl, CD4/CD8(T4/T8)-Verhältnis = 1,4 – 2,0 (vgl. CDC-Stadien s. u.).
- *Virusquantifizierung:* RNA-Kopien/ml Plasma bzw. Virusäquivalente/ml Plasma zur Therapie- und Verlaufskontrolle sowie als Prognoseparameter.
- EKG, Abdomensonographie, Röntgen-Thorax.
- Funduskopie, gynäkologische Untersuchung.

➤ Stadieneinteilung der CDC (Centers for Disease Control): s. Tab. 124.

Tabelle 124 CDC-Stadieneinteilung der HIV-Infektion (1993)

Zahl der CD4-positiven T-Lymphozyten	klinische Kategorien		
	asymptomatisch, akute HIV-Krankheit, LAS	symptomatisch, weder A noch C	AIDS-definierende Erkrankungen
> 500/μl	A 1	B 1	C 1
200–500/μl	A 2	B 2	C 2
< 200/μl	A 3	B 3	C 3

auch bei klinischer Besserung findet *keine* Rückstufung statt

Therapie

- Einleitung spezieller Therapiemaßnahmen durch entsprechend erfahrene Ärzte bzw. Zentren unter Berücksichtigung des Krankheits-Stadiums (s. o.). Aktuelle Empfehlungen im Internet unter der Adresse *http://www.hiv.net.*
- **Antivirale Therapie:**
  - Keine Viruselimination, aber antiretrovirale Wirkung. Therapiebeginn (Empfehlungen uneinheitlich) in Abhängigkeit von CD4-Zellzahl (< 350/μl), RNA-Kopien/ml Plasma (> 30000) und Klinik. Unter der Therapie regelmäßige Verlaufskontrollen zur Abschätzung des Behandlungserfolgs (v. a. CD4-Zellzahl und Virusquantifizierung).
  - Zur Vermeidung von Resistenzbildungen Kombination mehrerer (meist Dreierkombination) antiviraler Substanzen.
  - Antiretrovirale Medikamente:
    - Reverse-Transkriptase-Inhibitoren Nukleosidanaloga (NRTI): AZT (Zidovudin), DDC (Zalcitabin), DDI (Didanosin), D4T (Stavudin), 3TC (Lamivudin).
    - Non-Nukleosidanaloga (NNRTI): Delavirdin (Rescriptor), Nevirapin (Viramune).
    - Proteaseinhibitoren: Indinavir (Crixivan), Nelfinavir (Viracept), Ritonavir (Norvir), Saquinavir (Invirase).
- **Medikamentöse Prophylaxe opportunistischer Infektionen:**
  - *Pneumocystis-carinii-Pneumonie (PCP):* Pentamidin (Pentacarinat) 300 mg 4-wöchentl. als Inhalation bei abgelaufener PCP oder CD4 < 250/ μl.
  - *Toxoplasmose-Prophylaxe* mit Pyrimethamin/Sulfadiazin (s. S. 254) bei positiver Toxoplasmose-Serologie und CD4 < 100/μl.
- Therapie opportunistischer Infektionen (Pneumocystis-carinii-Pneumonie, Toxoplasmose s. S. 601) und anderer HIV-assoziierter Erkrankungen.
- Psychosoziale Betreuung z. B. durch Beratungsstellen.

Prophylaxe

- Promiskuität vermeiden, ggf. konsequente Verwendung von Kondomen.
- Keine gemeinsame Nutzung von Spritzbestecken bei Drogenabhängigen.
- Zurückhaltender Einsatz von Blutprodukten, Eigenblutspenden.

- Schutzmaßnahmen exponierter Personen: Einhaltung der Hygienevorschriften, sichere Kanülenentsorgung, Handschuhe, Mundschutz, Schutzbrillen.
- **Vorgehen bei Kontakt mit potentiell HIV- oder Hepatitis-kontaminiertem Material** (z. B. Haut-/Schleimhautkontakt, Nadel-/Kanülenstichverletzung):
  - Gründliche Reinigung/Spülung mit Wasser und Seife bzw. alkoholischer Lösung, bei Stich- oder Schnittverletzung Blutfluß durch Druck auf das umliegende Gewebe fördern (> 1 Min).
  - Bei fehlendem oder unsicherem Impfschutz gegen Hepatitis B aktiv/passive Simultanimpfung (s. S. 595) innerhalb von 24 h, weiteres Vorgehen vom vorher abgenommenen Anti-HBs-Titer abhängig (vgl. S. 598).
  - Überprüfung des Infektionsstatus (HIV-ELISA, Anti-HBc, Anti-HCV) sofort, nach 6 Wochen sowie nach 3 und 6 Monaten.
  - Bei Material von HIV-infizierten Patienten oder Risikopersonen: antiretrovirale Prophylaxe in Abhängigkeit von der Art der HIV-Exposition.
  - D-Arztverfahren und Meldung beim Betriebsarzt.

Tabelle 125 Medikamentöse Postexpositionsprophylaxe (PEP) nach beruflicher HIV-Exposition (Deutsch-Österreichische Empfehlungen 1998)

Art der Exposition	Medikamentöse PEP
– *perkutane* Verletzung mit Injektions- oder anderer Hohlnadel; Körperflüssigkeiten mit *hoher* Viruskonzentration (Blut, Liquor, Punktat-, Organ- oder Viruskulturmaterial):	
• tiefe Stich- oder Schnittverletzung, sichtbares Blut	empfehlen
• Nadel nach intravenöser Injektion	empfehlen
• AIDS-Patient oder hohe Viruskonzentration	empfehlen
• oberflächliche Verletzung (z. B. chirurgische Nadel)	anbieten
– *perkutaner* Kontakt mit Körperflüssigkeiten wie Urin, Tränen oder Speichel	nicht empfehlen
– Kontakt von Schleimhaut oder verletzter/geschädigter Haut mit Körperflüssigkeiten mit hoher Viruskonzentration	anbieten
– Kontakt von intakter Haut mit Blut	nicht empfehlen
– Kontakt von Schleimhaut oder verletzter/geschädigter Haut mit Körperflüssigkeiten wie Urin, Tränen oder Speichel	nicht empfehlen

Standard-Kombination der PEP (Handelsnamen, Nebenwirkungen): Zwei Inhibitoren der Reversen Transkriptase (AZT 2 × 250 mg/d + 3TC 2 × 150 mg/d) + ein Proteaseinhibitor (Indinavir 3 × 800 mg/d oder Nelfinavir 3 × 750 mg/d). *Beginn:* so schnell wie möglich (Notfalldepot!). *Dauer:* 4 Wochen, dabei Antikonzeption, bei Schwangeren keine Proteaseinhibitoren

Prognose

- Verschiedene Verlaufsformen (Dauer zwischen HIV-Infektion und AIDS): *rasch progredienter* (< 4 J.), *langsam progredienter* (4 – 7 J.) und *protrahierter* (7 – 12 J., in Europa und Nordamerika am häufigsten) Verlauf. Bei ca. 5 % der HIV-Infizierten Symptomfreiheit auch noch nach > 12 Jahren.
- Die mittlere Überlebenszeit im klinischen AIDS-Vollbild (s. o.) beträgt bei optimaler therapeutischer Betreuung ca. 2 – 3 Jahre.

42.3 Akute Virushepatitis

J. M. Hahn

Grundlagen

- **Definition:** Akute Infektion der Leber mit primär hepatotropen Viren. Abzugrenzen sind Begleithepatitiden bei systemischen Viruserkrankungen (s. u.).
- **Ursachen – Epidemiologie:**
  - Bisher bekannte Viren: Hepatitisvirus A, B, C, D und E (HGV = Hepatitis G-Virus scheint kein primär hepatotropes Virus zu sein und ist wahrscheinlich nicht humanpathogen).
  - Infektionswege (Risikopersonen bzw. -faktoren):
    - Fäkal-oral (Trinkwasser und Nahrungsmittel, besonders in Ländern mit geringem Hygienestandard): Hepatitis A und E.
    - Parenteral (Krankenhauspersonal, Dialysepatienten, Bluter und andere Empfänger von Blutprodukten, Fixer, Tätowierte): Hepatitis B, C und D.
    - Sexuell, perinatal: Hepatitis B, seltener C und D.
    - Hepatitis-D-Virus-Infektion ist an das Vorhandensein eines Hepatitis-B-Virus gebunden (Simultan- oder Superinfektion).
- **Meldepflicht:** Bei Erkrankung und Tod.

Klinik

- Inkubationszeiten: s. Tab. 126.
- Häufig asymptomatischer Verlauf (60 – 70% der Fälle).
- Prodromalsymptome: Leistungsschwäche, Arthralgien, Myalgien, subfebrile Temperaturen, Druckgefühl im rechten Oberbauch, Übelkeit, Fettintoleranz, Exanthem.
- Später evtl. Ikterus (anikterischer Verlauf häufig) mit dunklem Urin und hellem Stuhl, Juckreiz. Oft gleichzeitige Besserung des Allgemeinbefindens.
- Häufig Hepatomegalie, seltener Splenomegalie.
- Krankheitsdauer ca. 6 – 8 Wochen. Bei Hepatitis A meist kürzer.

Komplikationen

- **Fulminante Verlaufsform** mit akutem Leberversagen (s. S. 484): Schwerer Ikterus, Aszites, Gerinnungsstörungen, Leberkoma: insbesondere bei Hepatitis D (2%) und bei Schwangeren Hepatitis E (20%), seltener bei Hepatitis A (0,1 – 0,2%), B (1%) und C (1%).
- **Chronische Verlaufsform** (Komplikationen: Leberzirrhose, primäres Leberzellkarzinom) oder asymptomatische Viruspersistenz (Infektionsgefahr!): Hepatitis B (Erwachsene 10%, perinatal 90%), C (50%), D-Superinfektion (90%), D-Simultaninfektion (5%).

Diagnostik

- **Anamnese:** Risikofaktoren (vgl. Ursachen), Reiseanamnese.
- **Klinik (s. o.)**
- **Labor (allgemein):**
  - Transaminasenerhöhung: GPT stärker als GOT.
  - Leichtere, bei cholestatischem Verlauf stärkere Erhöhung von γ-GT und AP.
  - Bei ikterischem Verlauf: Bilirubinerhöhung.
  - Anstieg des Serumeisens, leichte BSG-Erhöhung, in der Serumelektrophorese evtl. γ-Globuline erhöht.

Tabelle 126 Vergleich Hepatitis A–E

	Hepatitis A	Hepatitis B	Hepatitis C	Hepatitis D	Hepatitis E
Inkub.-Zeit	2–6 Wochen	1–6 Monate	1–6 Monate	1–6 Monate	3–6 Wochen
hauptsächlicher Übertragungsweg	fäkal-oral	parenteral, sexuell, perinatal	parenteral	parenteral	fäkal-oral
chronischer Verlauf	keiner	Erwachsene 10 %, perinatal 90 %	50 %	Simultaninfektion 5 %, Superinfekt. 90 %	keiner
fulminanter Verlauf	0,1–0,2 %	1 %	1 %	2 %	Schwangere 20 %
Nachweis einer akuten Infektion	Anti-HAV-IgM	HBs-AG, Anti-HBc-IgM	Anti-HCV, HCV-RNA (PCR)	Anti-HDV (+ HBs-AG)	Anti-HEV

- Bei fulminantem Verlauf stark erniedrigte Syntheseparameter (z. B. Quick, Albumin, CHE).

➤ Hepatitisserologie: s. Tab. 126, 127.

Hepatitisserologie

➤ **Suchprogramm** bei V. a. akute Virushepatitis: Anti-HAV (IgG/IgM), HBs-AG, Anti-HBc (IgG/IgM). Bei Antikörpernachweis Differenzierung IgG - IgM.

➤ Bei negativen Befunden: Untersuchung auf Anti-HCV, bei negativem Befund und weiter bestehendem Verdacht auch HCV-RNA, bei Reiseanamnese ggf. auch Anti-HEV.

➤ Nach Diagnose einer akuten Hepatitis B: Untersuchung auf Anti-HDV.

➤ Übersicht: s. Tab. 127.

Verlaufsbeurteilung

➤ **Aktivität?** → Regelmäßige Kontrollen der Transaminasen, Bilirubin und der Syntheseparameter (z. B. Quick, Albumin, CHE) bis zur Normalisierung.

➤ **Hepatitis B:**
- *Infektiosität?* → Positiver Nachweis von HBs-AG oder HBe-AG. Hohes Infektionsrisiko bei HBV-DNA-Nachweis.
- *Chronischer Verlauf?* → HBs-AG > 6 Monate nach Infektion nachweisbar.
- *Asymptomatischer HBs-Träger-Status?* → Normale Leberfunktion, HBs-AG, Anti-HBc und Anti-HBe positiv, HBe-AG und Anti-HBs negativ.

42.3 Akute Virushepatitis

Tabelle 127 Hepatitisserologie

Virus	Parameter	Aussage
A	Anti-HAV (IgM + IgG)	Suchtest, bei frischer oder früherer Infektion positiv
	Anti-HAV-IgM	positiver Wert beweist frische Infektion
	Anti-HAV-IgG	positiv bei frischer oder älterer Infektion
B	Anti-HBc (IgM + IgG)	Suchtest, bei frischer oder früherer Infektion positiv
	Anti-HBc-IgM	beweist frische Infektion auch bei fehlendem Nachweis von HBs-AG
	Anti-HBc-IgG	wird erst. ca. 2 Mon. nach Infektion positiv, oft einziger Hinweis für eine früher abgelaufene Hepatitis B
	HBs-AG	Suchtest, positiv in 90 % bei frischer Infektion sowie bei Viruspersistenz mit Infektiosität. Bei Persistenz > 6 Mon. Chronischer Verlauf wahrscheinlich
	HBe-AG	Marker der Virusreplikation und Infektiosität, chron. Verlauf wahrscheinlich bei Persistenz von > 10 Wo.
	HBV-DNA	empfindlichster Marker der Virusreplikation und Infektiosität. Chronischer Verlauf wahrscheinlich bei Persistenz von > 8 Wochen
	Anti-HBe	positiv nach Verschwinden von HBe-AG (ca. 10 Wo. nach Inf.), Pat. Wahrscheinlich nicht mehr infektiös
	Anti-HBs	bei frischer Infektion erst nach Elimination von HBs-AG positiv (meist erst 3 – 6 Mon. nach Infektion). Die Titerhöhe ist ein Maß für die Immunität (s. u.)
C	Anti-HCV	Suchtest, bei frischer (6 – 8 Wo. nach Infektion = diagnostische Lücke) oder früherer Infektion positiv
	HCV-RNA	Marker der Virusreplikation und Infektiosität. Bestätigt je nach klin. Verlauf akute oder chron. Hepatitis C
D	Anti-HDV	Suchtest, bei frischer (6 – 8 Wo. nach Infektion = diagnostische Lücke) oder früherer Infektion positiv. *Simultaninfektion:* Anti-HBc-IgM und HBs-AG positiv. *Superinfektion:* Anti-HBc-IgM negativ, HBs-AG positiv.
	HDV-RNA	Bestätigt je nach klinischem Verlauf akute oder chronische Hepatitis D
E	Anti-HEV	Suchtest, bei frischer oder früherer Infektion positiv
	HEV-RNA	Nachweis in der Routinediagnostik entbehrlich

- **Hepatitis D** (vgl. Hepatitis B):
  - *Simultaninfektion?* → Anti-HDV, HBs-AG und Anti-HBc-IgM positiv. In > 2% fulminanter Verlauf, in 5% chronischer Verlauf.
  - *Superinfektion?* → Anti-HDV und HBs-AG positiv, Anti-HBc-IgM negativ. In 90% chronischer Verlauf.
  - *Chronischer Verlauf?* → Anti-HDV und HDV-RNA persistierend positiv bei länger als 6 Monate erhöhten Transaminasen.
- **Hepatitis C** – *chronischer Verlauf?* → Anti-HCV und HCV-RNA persistierend positiv bei länger als 6 Monate erhöhten Transaminasen.

Differentialdiagnose

- **Begleithepatitis:**
  - *Viren:* Epstein-Barr-, Cytomegalie-, Varicella-Zoster-, Herpes simplex-, Coxsakkie-, seltener bei anderen Virusinfektionen.
  - *Bakterien:* Brucellosen, Rickettsiosen (Q-Fieber), Leptospirosen (Morbus Weil), Salmonellosen (Typhus abdominalis) u. a.
  - *Parasiten:* z. B. Echinokokkose, Amöbiasis, Malaria.
- **Alkoholtoxische Leberschädigung:** z. B. Fettleberhepatitis.
- **Medikamentös bedingte Leberschädigung:** z. B. Halothan, Isoniazid, Methyldopa, Tetrazykline, Erythromycin, Valproinsäure, Steroide, Chlorpromazin, Sulfonamide, Paracetamol (hohe Dosen), Phenylbutazon.
- **Leberschädigung durch Chemikalien:** z. B. chlorierte Kohlenwasserstoffe.
- **Chronische Lebererkrankungen:** Akuter Schub einer chronischen Hepatitis, Leberzirrhose, Lebertumoren, Stoffwechselerkrankungen

Therapie

- Fulminante Hepatitis (vgl. S. 484): Behandlung in spezialisiertem Zentrum.
- Hepatitis C: Versuch mit -Interferon (senkt hohe Chronifizierungsrate) im Rahmen von Studien (Rücksprache mit spezialisiertem Zentrum).
- Allgemeine Hygienemaßnahmen (*Meldepflicht* s. u.):
  - Hepatitis B, C und D: Vorsicht beim Umgang mit infektiösem Material (s. o.).
  - Hepatitis A und E: direkten körperlichen Kontakt vermeiden, Händedesinfektion, getrennte Toilette, unter stationärer Behandlung Isolation. Infektiosität ca. 2 Wo. vor bis 2 Wo. nach Erkrankungsbeginn. Lebenslange Immunität.
- Symptomatisch: Körperliche Schonung, bei schwerem Verlauf Bettruhe.
- Diät: Alkoholkarenz für $^1/_2$ Jahr; keine spezifische „Hepatitis-Diät", fettarme Kost wird meist besser vertragen.
- Reduktion der Medikamenteneinnahme auf das Notwendigste.
- Bei cholestatischer Verlaufsform mit Juckreiz Therapieversuch mit Antihistaminika lokal und/oder Colestyramin.

42.3 Akute Virushepatitis

Prophylaxe

- Bei Hepatitis A und E allgemeine Hygienemaßnahmen (s. o.). Bei Hepatitis B, C und D vorsichtiger Umgang mit Blut und Blutprodukten, Vermeiden von Promiskuität bzw. Verwendung von Kondomen.
- **Aktivimpfung gegen Hepatitis A:** z. B. Havrix 1440, VAQTA 1 Amp. in den M. deltoideus i. m., Wiederholung nach 6 Monaten. Impfschutz meist nach 1 Monat, bei vollständiger Grundimmunisierung über ca. 10 Jahre. Indikation: gefährdete antikörpernegative Personen (z. B. häufiger Aufenthalt in Ländern mit geringem Hygienestandard, Kanalarbeiter).
- **Aktivimpfung gegen Hepatitis B:** z. B. Gen-HB-Vax (Personen > 15 Jahre), Gen-HB-Vax D (Dialysepatienten), Gen-HB-Vax K pro infantibus (Personen < 15 Jahre). 1 Amp. in den M. deltoideus i. m., Wiederholung nach 1 und nach 6 Monaten. Impfschutz meist nach 6 Monaten. Indikation: Kinder (generelle Impfung), gefährdete Personen in Abhängigkeit der Anti-HBs-Titer (s. u.), z. B. medizinisches Personal, Dialysepatienten, Fixer, Homosexuelle, promiskuitive Personen, Reisende in Endemiegebiete, Kontaktpersonen von HBs-AG-Trägern. 1 – 2 Monate nach der 3. Impfung Kontrolle des Anti-HBs-Titers: < 10 IE/l → erneute Impfung (eine Dosis) und Kontrolle; 10 – 100 IE/l → regelmäßige Kontrollen alle 3 – 6 Monate; > 100 IE/l → Auffrischimpfung (eine Dosis) nach 10 Jahren.
- **Passivimpfung gegen Hepatitis A** mit Gammaglobulin: z. B. Beriglobin 1 Amp. = 5 ml i. m. postexpositionell innerhalb von 10 Tagen oder präexpositionell bei fehlender Zeit für eine Aktivimpfung (Schutzdauer ca. 3 Monate).
- **Passivimpfung gegen Hepatitis B** (gleichzeitig Aktivimpfung durchführen): z. B. Hepatitis-B-Immunglobulin-Behring 0,06 ml/kg KG i. m. bei Personen mit fehlendem oder unsicherem Impfschutz innerhalb von max. 24 h nach Kontakt mit potentiell Hepatitis-kontaminiertem Material.
- Verhalten bei Kontakt mit potentiell Hepatitis- oder HIV-kontaminiertem Material s. S. 593.

42.4 Zytomegalievirus(CMV)-Infektionen

J. M. Hahn

Epidemiologie

- Endogene Reaktivierung: Besonders bei immunsupprimierten Patienten.
- Konnatale Infektion: Transplazentar meist nach Primärinfektion der Mutter in der Schwangerschaft. Meldepflicht bei Erkrankung und Tod.
- Postnatale Infektion: Tröpfchen- und Kontaktinfektion.

Klinik

- **Konnatale Form:** Neigung zu Frühgeburten, Fetopathie mit neurologischen Defiziten (Krampfleiden, geistige Retardierung, Hör- und Sehstörungen), Hepatitis, Anämie, Thrombozytopenie mit petechialen Blutungen.
- **Postnatale Form:** Häufig symptomlos, evtl. mononukleoseähnlicher Verlauf mit Fieber, Lymphadenopathie, Hepatitis und Exanthemen. Bei immunsupprimierten Patienten schwerer Verlauf mit zusätzlichen Symptomen: interstitielle Pneumonie, Retinitis, gastrointestinale Ulzera, Enzephalitis.

Diagnostik, Differentialdiagnose

- Bei immunsupprimierten Patienten (Chemotherpie, Knochenmarktransplantierte, HIV-Infizierte) und entprechender Klinik an CMV-Infektion denken.
- **Labor:**
  - *Unspezifische Veränderungen:*
    - Blutbild: evtl. Leukopenie.
    - Transaminasen-, Bilirubinerhöhung bei Hepatitis.
  - *Nachweis der Primärinfektion:*
    - Antikörpernachweis: KBR (Serokonversion oder 4facher Titeranstieg), CMV-IgM positiv.
    - Virusisolierung, CMV-DNS-Nachweis (PCR): Speichel, Blut, Urin, Abstrichmaterial, Biopsien.
  - *Reaktivierung:* KBR-Titeranstieg, evtl. erneuter CMV-IgM-Nachweis.
- Bei CMV-Infektion augenärztliche Untersuchung: Retinitis?
- **Differentialdiagnose:** Infektiöse Mononukleose, akute HIV-Infektion (s. S. 590), Pneumonien anderer Genese (s. S. 392), Hepatitis (s. S. 594).

Therapie, Prophylaxe, Prognose

- Symptomatische Therapie: Körperliche Schonung.
- Immunsupprimierte Patienten, schwerer Verlauf (Therapie in entsprechend erfahrenen Zentren):
  - Virostatika: Ganciclovir (Cymeven) oder Foscarnet (Foscavir); Dosierung und Nebenwirkungen: s. S. 259, 258.
  - CMV-Immunglobulin.
- Impfung: Passive Immunisierung mit CMV-Immunglobulin z. B. vor Transplantationen.
- Prognose: Schwere und tödliche Verläufe v. a. bei Immundefizienz.

42.5 Tetanus

J. M. Hahn

Grundlagen

- **Erreger:** Clostridium tetani (Anaerobier).
- **Epidemiologie:**
  - *Übertragung:* Eintrittspforten sind meist verschmutzte Wunden. Bildung von neurotropem Ektotoxin, das entlang der Nervenbahnen in das ZNS gelangt.
  - *Inkubationszeit:* 4 – 14 Tage (und länger).
  - *Meldepflicht:* Bei Erkrankung und Tod.

Klinik

- Zunächst Mattigkeit, Kopf- und Gliederschmerzen, Frösteln und Schwitzen.
- Krämpfe: Zunächst der mimischen Muskulatur mit grinsend weinerlichem Gesichtausdruck *(= Risus sardonicus)* und der Kaumuskulatur *(= Trismus),* durch Befall der Nacken- und Rückenmuskulatur Überstreckung von Kopf und Rumpf *(= Opisthotonus).* Später durch geringste Außenreize auslösbare generalisierte tonische Muskelspasmen bis zur minutenlangen, sehr schmerzhaften Körperstarre bei erhaltenem Bewußtsein (!).

Komplikationen

- Erstickung durch Glottiskrampf oder muskuläre Ateminsuffizienz, Aspiration, Pneumonie, Wirbelkörperfrakturen.

Diagnostik

- Klinisches Bild ist am wichtigsten (daran denken!).
- Toxinnachweis im Blut (Tierversuch).

Differentialdiagnose

- Hyperventilationstetanie, Kalziummangel.
- Zerebrale Krämpfe bei Meningitis, Enzephalitis, Schädel-Hirn-Trauma.

Therapie, Prophylaxe, Prognose

- **Sorgfältige Wundtoilette.**
- **Intensivmedizinische Behandlung,** Sedierung (S. 141), Relaxierung (S. 148) Beatmung (S. 154).
- **Tetanusimmunglobulin** (Tetanus-Antitoxin, z. B. Tetagam N): Wunde mit 2000 IE umspritzen, zusätzlich 5000 – 10 000 IE i. m., dann 3000 IE täglich i. m.
- **Penicillin G:** 4 × 5 Mio. IE/d über 10 Tage.
- Tetanusimpfung: Bei Kindern meist als Kombinationsimpfung mit Diphtherie und Pertussis = DTP. Nach Verletzungen bei fehlendem oder unsicheren Impfschutz simultan passiv (z. B. Tetagam N) und aktiv (z. B. Tetanol) i. m. an kontralateralen Körperstellen, Wiederholung der Aktivimpfung nach 4 Wochen und 6 – 12 Monaten, Auffrischung alle 10 Jahre.
- Prognose: Hohe Letalität im Vollbild der Erkrankung (bis 30 %).

J. M. Hahn

Grundlagen

- **Erreger:** Toxoplasma gondii (Protozoon).
- **Epidemiologie:**
  - *Übertragung:* Katzenkot, Genuß von zystenhaltigem rohem Fleisch (Rind, Schwein, Schaf). Diaplazentare Übertragung bei Infektion der Mutter während der Schwangerschaft möglich (= konnatale Toxoplasmose).
  - *Inkubationszeit:* Tage bis mehrere Wochen.
  - *Meldepflicht:* Bei konnataler Toxoplasmose.

Klinik

- Bei immunkompetenten Personen meist asymptomatischer Verlauf.
- **Lymphknotentoxoplasmose:** Meist Befall zervikaler Lymphknoten, evtl. mit Fieber, Kopf- und Gliederschmerzen, Exanthemen.
- Bei immunsupprimierten Patienten oder AIDS Beteiligung v. a. von Gehirn (neurologische Ausfälle), seltener Retina, Myokard, Leber, Milz und Lunge.

Diagnostik, Differentialdiagnose

- Serologischer Nachweis von Antikörpern (ELISA, IFT): alleiniger IgM-Nachweis bei sehr früher Infektion, IgM und IgG bei frischer oder kürzlich abgelaufener Infektion positiv, alleiniger IgG-Nachweis bei früher abgelaufener Infektion. Bei immunsupprimierten Patienten Serologie oft nicht verwertbar.
- Erregernachweis im Blut, Liquor oder Biopsat (auch PCR): wichtig bei Hirnbeteiligung, oft einzige Möglichkeit zur Diagnose bei immunsupprimierten Patienten.
- Lymphknoten-PE: Oft Zufallsbefund bei unklarer Lymphknoten-Schwellung.
- CT, MRT bei V. a. Hirntoxoplasmose.
- Ophthalmologische Untersuchung bei V. a. Augenbeteiligung.
- **Differentialdiagnose:** Lymphknotenvergrößerung anderer Genese.

Therapie – Prophylaxe

- Keine Behandlung bei asymptomatischen Keimträgern.
- **Antibiotische Therapie:**
  - Symptomatische Toxoplasmose, immunsupprimierte Patienten, AIDS, Erstinfektion in der Schwangerschaft nach der 16. SSW:
    - Pyrimethamin (z. B. Daraprim 25 mg/Tbl.) 100 mg/d über 4 Wochen, zur Verhütung einer Thrombopenie unter Pyrimethamin Calciumfolinat 15 mg/d (z. B. Leucovorin 15 mg/Tbl.) +
    - Sulfadiazin (z. B. Sulfadiazin-Heyl 500 mg/Tbl.) 4 g/d über 4 Wochen.
  - Toxoplasmose-Enzephalitis bei AIDS: Lebenslange Therapie.
  - Erstinfektion in der Schwangerschaft vor der 16. SSW: Spiramycin (z. B. Rovamycine 500) 4 × 1,5 Mio. IE/d für 4 Wochen.
- **Prophylaxe:** Exposition (s. o.) vermeiden, Screening bei Schwangeren, medikamentöse Prophylaxe bei AIDS: S. 592.

42.7 Sonstige Infektionskrankheiten

C. Knothe

Sinusitis

- **Ursache:** Abflußbehinderung (z.B. nasale Langzeitintubation, naso-gastrale Sonden, Gesichtsfrakturen) → aufsteigende Infektionen der Nasennebenhöhlen durch nasopharyngeale Besiedelungskeime. Eventuell Sepsis-Herd.
- **Erreger:** Wie bei pulmonalen Infekten (s. S. 392), Besiedelung des Nasen-Rachen-Raums mit Pseudomonas spp. bzw. Enterobakterien führt 3–4 mal häufiger zu Sinusitiden als die Besiedelung mit anderen Erregern.
- **Diagnostik:** Klinisch (zähes, übelriechendes Sekret), Ultraschall, CCT, NNH-Endoskopie.
- **Mikrobiologische Untersuchungen:** Nasenabstriche, NNH-Aspirat.
- **Therapie:** Wie bei Pneumonien/bronchopulmonalen Infektionen (s. S. 392). Wichtig ist die Eiterdrainage, sonst führen Antibiotika nur zur Resistenzzüchtung.
- **Prophylaxe:**
  - Nasale Langzeitintubation vermeiden, ggf. frühzeitig tracheotomieren (nach 7 Tagen Intubation zeigen 90% der Patienten röntgenologisch Verschattungen).
  - Abschwellende Nasentropfen.
  - Physiologische Lagerungsdrainage.

Harnwegsinfektionen (HWI)

- **Ursachen:**
  - Transurethraler Blasenkatheter (Hauptrisikofaktor; das Infektionsrisiko nimmt jeden Tag um 10% zu) = meist in der Schleimschicht zwischen Außenseite des Katheters und der Urethralwand aszendierende Infektionen.
  - Harnwegsobstruktion, vesiko-urethraler Reflux und Abwehrschwäche (Immunsuppression).
- **Erreger** (Keime der Darmflora):
  - *Ambulant erworbene Infektionen:* E. coli in 60–80% der Fälle.
  - *Nosokomiale Infektionen:* Neben E. coli häufig resistente Pseudomonas spp. bzw. andere Enterobakterien.
- **Diagnostik:**
  - *Klinik:* Fieber, Schmerzen, Algurie, ggf. Pollakisurie.
  - *Urinstatus:* Leukozyturie.
  - *Mikrobiologische Untersuchung* (Kultur zum quantitativen Nachweis von aeroben Bakterien): Hinweise auf Infektion sind bei Mittelstrahlurin $> 10^5$ Bakterien/ml, bei Katheterurin $> 10^2$ Bakterien/ml, bei suprapubischem Katheterurin jeder Keimnachweis.
- **Therapie:**
  - *Ambulant erworbener HWI:*
    - Aminopenicillin (s. S. 246).
    - Oder: Trimethoprim-Sulfamethoxazol (s. S. 254).
    - Oder: Gyrasehemmer (Enterokokkenlücke!; s. S. 250).
  - *Nosokomial erworbener HWI:*
    - Nach Erregernachweis und Antibiogramm.
    - Oder: Aminopenicillin (s. S. 246) + b-Laktamasehemmer.
    - Oder: Acylureidopenicillin (s. S. 246) + b-Laktamasehemmer.
    - Oder: Cephalosporin 2./3. Generation (s. S. 247).
    - Oder: Gyrasehemmer (s. S. 250).

➤ **Prophylaxe:**
- Transurethrale Dauerkatheter vermeiden bzw. dessen Liegedauer begrenzen.
- Alternativen bevorzugen: Suprapubischer Blasenkatheter (bei zu erwartender längerfristiger Liegedauer bereits am 1. Tag legen!).
- Beim Legen des Katheters steril und atraumatisch arbeiten!
- Der Urin muß frei ablaufen können: Urinauffangbeutel nicht über Hautniveau hängen, kein „Blasentraining"!

Wund- und Weichteilinfektion

➤ **Ursachen:**
- *Postoperativ:* Erreger aus der Umgebung oder physiologischerweise im OP-Bereich vorhandene Erreger (z. B. Darm, Oropharynx).
- *Nach Verletzungen:* Verschmutzung offener Wunden, v. a. in Wundnischen.

➤ **Erreger:** Staphylococcus aureus (Abszeß), β-hämolysierende Streptokokken, selten gramnegative Stäbchen (Enterobakterien, Pseudomonas spp.), bei abdominellen Operationen aerobe/anaerobe Mischflora.

➤ **Diagnostik:**
- Lokale Infektionszeichen: Rötung, Schwellung, Schmerz, Überwärmung, Eiter. (*Gasbrand:* Süßlicher Geruch, livide Verfärbung, Gasansammlung [Krepitation], hohes Fieber, Somnolenz).
- Fieber, Leukozytose, Lymphangitis.
- Sonographie, CT, Röntgen.
- *Mikrobiologische Untersuchung:* Punktate, Wundabstriche (spezielle Nährmedien bei Anaerobierverdacht), Blutkulturen, bei Gasbrand im Gram-Präparat grampositive Sporenbildner.

➤ **Therapie:**
- *Operativ:* Chirurgische Wundsanierung.
- *Antibiose:* Cephalosporin 1./2. Generation (bei Polytrauma 2./3. Gen.; s. S. 247) + Clindamycin (s. S. 251).

➤ **Prophylaxe:**
- Steriles, schnelles, schonendes Arbeiten mit wenigen Personen im OP.
- Sprechdisziplin.
- Kurzer präoperativer Krankenhausaufenthalt.
- Staphylococcus aureus-Keimträger im Mund- und Rachenraum evtl. mit Mupirocin-Salbe sanieren (z. B. Turixin, 2 – 3 × tägl. über 5 – 7 Tage lokal anwenden).
- Perioperative Antibiotikaprophylaxe (vor Blutsperre bzw. -leere)

Katheter-assoziierte Infektionen

➤ **Ursachen:**
- Durchbrechen der physiologischen Erregerbarriere.
- Fibrinfilm um Katheter begünstigt Haften von grampositiven Bakterien.
- Wichtig: Kathetermaterial (Oberflächenglätte, unterschiedliche Bindung von Bakterien an verschiedene Materialien).
- Entweder lokale Infektion an der Einstichstelle (1.– 10. Tag) oder über Katheteranschlüsse (v. a. bei Liegedauer > 3 Wochen).

➤ **Erreger:** Grampositiv (Staphylokokken, Enterokokken); gramnegativ (Enterobakterien) durch Kontamination mit Speichel bei zentralen Venenkathetern im Hals-/Brustbereich (V. jugularis, V. subclavia).

42.7 Sonstige Infektionskrankheiten

- **Diagnostik:**
  - Fieber (vor allem sprunghafter Anstieg), Leukozytose (vor allem rascher, starker Anstieg).
  - Lokale Entzündungszeichen, Eiter.
  - Mikrobiologische Untersuchung: Katheterspitze, Blutkulturen.
- **Therapie:**
  - *Die Katheterentfernung* ist oft ausreichend, ggf. Neuanlage an anderer Stelle.
  - *Bei Notwendigkeit zur Erhaltung des Katheters* (Problemfälle oder bei Shunt-Implantaten) Vancomycin (s. S. 253), Carbapeneme (s. S. 249).
- **Prophylaxe:**
  - Steriles, atraumatisches Punktieren; regelmäßiges Verbinden der Katheter.
  - Rechtzeitig an Katheterwechsel denken (*aber:* Keine Notwendigkeit zum routinemäßigen Wechsel in bestimmten Zeitintervallen!).
  - Pulmonalarterielle Katheter wegen des Risikos einer Läsion der Herzklappen und einer Staphylococcus aureus-Endokarditis zeitlich begrenzen (3 – 4 Tage).
  - Erfahrungen mit antiseptisch (Chlorhexidin, Silbersulfadiazin) beschichteten Kathetern müssen noch abgewartet werden.

Peritonitis

- **Ursachen:**
  - *Primäre Peritonitis:* Aszendierend vom Urogenitaltrakt oder bei Leberzirrhose und Aszites, selten primär hämatogen.
  - *Sekundäre Peritonitis:*
    - Bakteriell: Perforationsperitonitis nach Perforation oder Nahtinsuffizienz intestinaler Hohlorgane (z. B. Magen-Darm-Trakt, Galle, Pankreas).
    - Durchwanderungsperitonitis im Rahmen septischer Schrankenstörungen des Darmepithels durch lokale Minderperfusion oder paralytischen Ileus.
    - Chemisch-toxisch: Pankreatitis oder gallige Peritonitis (Galle behindert die Phagozytose!).
  - *Katheterperitonitis* bei Implantation von Kathetern zur Peritonealdialyse, Liquor- bzw. Aszitesdrainage.
- **Erreger:**
  - Grampositiv bei hämatogener Ursache und Katheterperitonitis.
  - Keime des Gastrointestinaltraktes, meist aerob/anaerobe Mischinfektion (E. coli, Enterokokken, Anaerobier wie Bacteroides spp. oder Clostridien).
  - Im Rahmen nosokomialer Infektionen: Multiresistente Bakterien (wie Enterobacter, Serratia, Pseudomonas aeruginosa) oder Candida.
- **Diagnostik:**
  - Klinik: Abwehrspannung, Fieber.
  - Labor: Leukozytose, CRP-Anstieg, Prokalzitonin.
  - Apparativ: Ultraschall, Röntgen-Abdomen, CT.
  - Mikrobiologische Untersuchung: Punktate, Peritonealflüssigkeit, intraoperative Abstriche, Blutkulturen.
- **Therapie:**
  - *Chirurgische Herdsanierung* (sonst fraglich, ob Antibiotika ihren Zielort erreichen).
  - *Regelmäßige Spülung* des Peritonealraums mit NaCl 0,9 % oder Ringerlösung (diverse Zusätze [z.B. Taurolin] haben ihren Nutzen noch nicht bewiesen).

- *Antimikrobielle Therapie:* Kann nur (wenn überhaupt) die Ausbreitung der Bakterien und septische Komplikationen verhindern. Eine kalkulierte Therapie ist kaum durchführbar, deshalb frühzeitig Erregernachweis anstreben:
  - Acylureidopenicillin (s. S. 246) + β-Laktamase-Inhibitor oder Clindamycin (s. S. 251) + evtl. Aminoglyosid (wirkt nicht im sauren und anaeroben Milieu der Bauchhöhle; s. S. 24!
  - Oder: Cephalosporin 3. Generation (s. S. 247) + Clindamycin (s. S. 251) *oder* Metronidazol (s. S. 253) + evtl. Aminoglykosid (s. S. 249).
  - Oder: Carbapenem (s. S. 249) + evtl. Aminoglykosid (s. S. 249).
  - Oder: Vancomycin (s. S. 253) + Cephalosporin 3. Generation (bei Katheterinfektion; s. S. 247).
  - Bei Pilzbeteiligung: Fluconazol (s. S. 256).

Achtung: Die „prophylaktische" intraperitoneale Gabe von Antibiotika ist wirkungslos!

Pilzinfektionen

- **Ursachen:** Immunstörungen durch Neutropenie, Leukose, Zytostase, Bestrahlung, Kortisontherapie, Transplantation, AIDS, Langzeitbeatmung (Polytrauma, Peritonitis, Sepsis). Zunahme nach dem 6. Beatmungstag.
- **Erreger:**
  - *Candida:* C. albicans (80 – 90 %), C. glabrata, C. tropicalis, C. krusei.
  - *Aspergillus:* A. fumigatus, A. niger, A. flavus.
  - *Cryptococcus:* C. neoformans.
- **Diagnostik** (schwierige Unterscheidung zwischen Besiedelung und Infektion):
  - *Infektionskriterien:*
    - Infektion ohne Bakteriennachweis („Antibiotika-resistentes Fieber").
    - Weiße Absiedlungsherde im Augenhintergrund.
  - *Aspergillus:* Im Röntgen-Thorax Antibiotika-refraktäre interstitielle Pneumonie, im CT bzw. Ultraschall multiple Herde in Leber, Milz und Niere.
  - *Cryptococcus:* „Schleichende" Meningitis/Meningoenzephalitis.
- **Mikrobiologische Untersuchung:**
  - *Material:* Trachealsekret, Sputum, Wundabstrich, Punktate, Gewebe.
  - *Mikroskopie:* Untersuchungsmaterial mit Pilzen und Leukozyten verdächtig auf Infektion.
  - *Pilzkultur:* Keimzahlen > 10^5 deuten auf eine Infektion hin.
  - *Antikörpernachweis:* Diagnostische Wertigkeit sehr umstritten – Titeranstieg erfolgt erst nach Tagen, kann bei Immuninkompetenten fehlen, auch Gesunde haben häufig Antikörper.
  - *Antigennachweise:* Meist nur experimentell, recht weit verbreitet ist die Bestimmung von Candida-Antigen.
- **Therapie:** Amphotericin B (s. S. 256), Fluconazol (s. S. 256).
- **Prophylaxe:**
  - *Amphotericin-B-Verneblung* bei Patienten mit Breitspektrum-Antibiose (umstritten).
  - *Bei Aspergillus:* Biotonnen vermeiden, da hier massenhaft Pilzsporen, Vorsicht mit Grünpflanzen auf Station.
  - *Bei Cryptococcus:* AIDS-Patienten benötigen lebenslange Rezidiv-Prophylaxe.

42.7 Sonstige Infektionskrankheiten

Infektionen bei Patienten mit eingeschränkter Immunabwehr

- *Neutropenie:* Zellzahlen < 500/µl und Dauer der Neutropenie steigern das Infektionsrisiko. Eintrittspforten sind Schleimhautläsionen nach Zytostatika.
- *Zelluläre Immundysfunktion* (Phagozytendefekt).
- *Humorale Dysfunktion* (Mangel an opsonierenden Antikörpern), z. B. nach Milzexstirpation.

➤ **Erreger:**
- *Initial:* Bakterielle Erreger der endogenen Flora (Oropharynx, Haut, Gastrointestinaltrakt, in der Regel gut empfindliche gramnegative (E.coli) und grampositive (Staphylokokken) Bakterien.
- *Im Verlauf* resistente Enterobakterien, Pseudomonaden und Pilze.
- *Grampositive Erreger* durch Katheterinfektion.
- *Latente Virusinfektionen* (z. B. Zytomegalie, Varizella zoster) können exazerbieren.
- *Bei zellulärer Immundysfunktion:* Listerien, Salmonellen, Legionellen, Nocardien, Mykobakterien, disseminierte Pilzinfektionen.
- *Bei humoraler Dysfunktion:* Pneumokokken, Haemophilus, Meningokokken.

➤ **Diagnostik:**
- Fieber und charakteristische Infektionszeichen (Leukozytose, CRP-Anstieg) fehlen häufig.
- Aggressive Fokussuche ist wichtig (u.a. Spiegelung des Augenhintergrundes zur Pilzbefalldiagnostik).
- Antikörpernachweis häufig unspezifisch.

➤ **Mikrobiologische Untersuchung:** Blutkulturen, Sputum, Urin, Abstriche/Punktate.

➤ **Therapie:**
- *Bei Fieber:* unverzügliche empirische, kalkulierte Antibiotikatherapie gegen grampositive und -negative Keime
- *„Deeskalierendes" Vorgehen* (s. S. 238) unter Berücksichtigung der lokalen Resistenzsituation:
  - Cephalosporin der 3. Generation mit Pseudomonasaktivität (s. S. 247) + Aminoglykosid (s. S. 249).
  - Oder: Cephalosporin der 3. Generation (s. S. 247) + Acylureidopenicillin (s. S. 246) + β–Laktam-Antibiotikum (s. S. 246).
  - Bei Nichtansprechen: zusätzlich Carbapenem (s. S. 249) + Antimykotikum (s. S. 256).
  - Oder: Carbapenem (s. S. 249) + Aminoglykosid (s. S. 249) + Glykopeptid (s. S. 252) + Antimykotikum (s. S. 256).

➤ **Prophylaxe:**
- Isolierung bei einer Leukozytenzahl < 500/ µl.
- Versuch der Dekontamination (z. B. Neomycin 2–4 g/d).
- Antimykotische Prophylaxe (Amphotericin B p. o.).
- Mundpflege, Reduktion der Mundflora durch lokale Antibiotika oder desinfizierende Lösungen.
- Reduktion der Hautflora durch Desinfektion.
- Immunisierung gegen Pneumokokkeninfektionen nach Milzexstirpation.

H. P. Reiffen

Giftinformationszentralen im deutschsprachigen Raum

Tabelle 128 Giftinformationszentralen

Ort	Vorwahl	Telefon	FAX
Berlin	030	19240 *oder* 4505 – 3555 *oder* 4505 – 3565	32680 – 799
Bonn	0228	287 – 3 2111 *oder* 287 – 3333	287 – 3314
Erfurt	0361	730 – 730	730 – 7317
Freiburg	0761	19240 *oder* 270 – 4361	270 – 4457
GIZ Nord (Göttingen)	0551	19240 *oder* 38 – 3180	383 – 1881
Homburg/Saar	06841	19240 *oder* 16 – 2257 *oder* 16 – 2846	16 – 4017
Mainz	061311	19240 *oder* 232 – 466 *oder* 232 – 467	176 – 605
München	089	19240 *oder* 4140 – 22111	4140 – 2467
Nürnberg	0911	398 – 2451	398 – 2205
Wien	0043 –(0)– 1	40643433	44 – 00422525
Zürich	0041 –(0)– 1	251 – 51511	252 – 88333

Internet-Adressen:
- www.giftinfo.de
- www.giftnotruf.de

Allgemeines Vorgehen

- **(Fremd-)Anamnese** (6 „W"): Wer, was, wann, wie, wieviel, warum?
  Ursachen für Intoxikationen:
  - Kinder: Überwiegend akzidentell orale Intoxikationen.
  - Erwachsene: Meist suizidale Genese, Umweltgifte, am Arbeitsplatz.
- **Inspektion der Umgebung des Patienten:** Leere Packungen, Gläser, Flaschen?
- **Klinischer Befund:** ZNS-Störung, gastrointestinale Störungen, Hautzeichen, Foetor, Arrhythmie, Temperaturregulationsstörung?

43.1 Intoxikationen – Grundlagen

- **Labor:** BB, Quick, PTT, BZ, Na^+, K^+, Kreatinin, Harnstoff, Leberwerte, Ammoniak, Laktat, BGA, Cholinesterase, Urin-Teststreifen, Urinsediment.
- **Diagnostik:** Schnelltests und/oder quantitative Analysen.
- ***Therapieprinzipien:***
  - Vitalfunktionen erhalten und Sekundärkomplikationen verhindern.
  - Toxin-Resorption vermindern.
  - Toxin-Wirkung durch Antidote vermindern.
  - Toxin-Elimination beschleunigen.

Primäre Giftelimination

- **Ziel:** Entfernung der Toxine vor deren – vollständiger – Resorption.
- **Nichtorale Giftaufnahme:**
  - Bei Atmungsgiften → O_2-Gabe oder Beatmung mit hoher F_iO_2.
  - Bei Benetzung der Haut: Patienten vollständig entkleiden und abwaschen, zunächst mit Seifenwasser, später mit Lösungsmitteln (s. spezieller Teil).
  - Augenspülung.
- **Orale Giftaufnahme** → Erbrechen und Magenspülung (nur sinnvoll, wenn die Giftaufnahme kürzer als maximal eine Stunde zurückliegt, weil sonst die Resorption meist zu weit fortgeschritten ist [Ausnahmen: Substanzen, die die Magenentleerung verzögern. Siehe spezieller Teil]).
  Monitoring: Überwachung der Vitalfunktionen (Pulsoxymetrie, EKG, Blutdruckmessung), venöser Zugang und Intubationsbereitschaft.
  - *Induziertes Erbrechen:*
    Achtung: Nur bei wachen und kooperationsfähigen Patienten! Nicht bei Vergiftungen mit Säuren, Laugen, organischen Lösungsmitteln oder Schaumbildnern anwenden!
    - Am schnellsten auslösbar durch Reizung der Rachenhinterwand mit dem Finger des Patienten oder einem Guedeltubus.
    - Alternative 1: *Ipecacuanha-Sirup* (30 ml bei Erwachsenen, Kinder bis 1 Jahr 10 ml, Kinder über 1 Jahr 20 ml) + 100 – 200 ml Saft oder Wasser p.o. Wirkungseintritt nach mehreren Minuten, ggf. auch verzögert nach 20 – 30 Minuten; bei Versagen ist die Magenspülung obligat (s. u.).
    - Alternative 2: *Apomorphin i.m.*; wegen ausgeprägter Nebenwirkungen (Blutdruckabfall, anhaltendes Erbrechen) nicht empfehlenswert; wenn trotzdem, dann stets in Kombination mit z.B Akrinor oder Effortil i. v. wegen des ausgeprägten Blutdruckabfalls. Dosierung: Apomorphin 0,1 mg/kg KG i. m. bzw. 5 – 10 mg i. m.; Akrinor $^1/_4$–$^1/_2$ Ampulle i. v. (nach Wirkung).
    - Nach dem Erbrechen Aktivkohle und Laxans geben (s. Magenspülung).
  - *Magenspülung:*
    Achtung: Vorsicht bei Säuren und Laugen → Gefahr der Ösophagusperforation! Somnolente oder nichtkooperative Patienten müssen zum Aspirationsschutz zuvor endotracheal intubiert werden!
    1. Material bereitstellen: Beißkeil (bei nicht intubierten Patienten); 10 l-Eimer mit lauwarmem Wasser (für Kinder < 3 Jahre 4 ml/kg KG NaCl 0,9%); 10 l-Eimer leer; Schöpfgefäß ca. 500 ml; Spülschlauch; Schlauchklemme; Trichter; Silikonspray oder Xylocaingel; Behälter für toxikologische Proben; Aktivkohle 50 – 100 g; Natriumsulfat (= Glaubersalz) 20 – 30 g (vgl. u.).
    2. Wache Patienten in Linksseitenlage bringen.
    3. Spülschlauch gleitfähig machen und mit Trichter verbinden.

4. Spülschlauch (neben Beißkeil) schlucken lassen, bzw. vorsichtig vorschieben bis ca. 40 cm-Marke.
5. Zunächst Mageninhalt frei ablaufen lassen (an Asservierung denken!).
6. Danach jeweils mit max. 400 ml/Durchgang (= 1 Trichterfüllung) nach dem Prinzip der kommunizierenden Röhren spülen.

Cave: Zu große Spülmengen befördern Mageninhalt ins Duodenum!

7. Spülen bis max. 10 l (Erwachsene) oder bis die Spülflüssigkeit klar zurückfließt.
8. Zum Schluß Suspension mit Aktivkohle und Natriumsulfat installieren.
9. Colestyramin zur Unterbrechung eines enterohepatischen Kreislaufs bei bestimmten Indikationen.
10. Schlauch mit Klemme verschließen (Aspirationsgefahr!) und langsam zurückziehen oder bei geplanter wiederholter Gabe von Aktivkohle beim intubierten Patienten belassen.
11. Gegebenenfalls Magensonde legen.

- *Kohle (Aktivkohle, Carbo medicinalis):* Adsorption oral aufgenommener Gifte vor der Resorption. Vor, nach oder anstelle von Magenspülung/Erbrechen möglich. *Dosierung, Anwendung:* $^1/_2$– 1 g/kg KG (50 – 100 g) suspendiert in 7 – 10facher Menge Wasser (0,3 – 1 l) p. o. (bei wachen Patienten) oder über Magensonde. *Relative KI:* Intoxikation mit Säuren und Laugen wegen Verschlechterung der Endoskopie-Bedingungen.

Hinweis: Immer mit Laxans *Natriumsulfat* (= Glaubersalz) kombinieren (20 – 30 g in 100 ml Wasser suspendieren = 20 – 30%ige Lösung → p. o. oder über Magensonde).

- *Perorale Darmspülung:* In seltenen Fällen sinnvoll als Ergänzung zur Magenspülung (z. B. Retardtabletten, bei Darmlähmung). *KI:* Säure-, Laugenverätzung. *Cave:* Regurgitation, Aspiration. *Anwendung:* Lösung zur Koloskopie-Vorbereitung; bei Erwachsenen ≤ 2 l/h (Kinder 0,5 l/h) über 2 – 4 h oder bis Kotverschmutzung der Spülflüssigkeit sistiert.

Sekundäre Giftelimination

- **Ziel:** Entfernung der resorbierten Toxine aus dem Organismus.
- **Forcierte Diurese:**
  - *Prinzip:* Drastische Steigerung der Urinausscheidung durch Flüssigkeitszufuhr und Diuretika. Je nach betreffender Substanz wird zusätzlich der Harn durch Natriumbikarbonat i. v. alkalisiert → verminderte Rückresorption.
  - *Sinnvoll u. a. bei:* Barbituraten, Lithium, Knollenblätterpilz, Vergiftung mit begleitender Rhabdomyolyse (z. B. Opiate, Kohlenmonoxid).
  - *Vorgehen:*
    - Blasenkatheter (Bilanzierung!), BGA- und Elektrolytkontrollen.
    - Glukose 5 % 500 ml/h + jeweils 20 – 40 mmol NaCl und 10 – 20 mmol KCl.
    - Furosemid nach ZVD und Diuresevolumen.
    - Elektrolytkorrektur (Laborkontrollen!) → s. S. 424 ff.
    - Bei Bedarf zusätzlich 60 (1.h), 40 (2.h), 20 (3.h) mmol $NaHCO_3$ + Urin-pH messen (Soll-pH: 7,5 – 8).
  - *Komplikationen:* Lungenödem, Hirnödem, ICB.

- **Hämoperfusion** (s. S. 234):
  - *Prinzip:* Direkte Adsorption von Toxinen im Blut an einer künstlichen Oberfläche, meist aus medizinischer Kohle. Das Blut wird hierbei kontinuierlich durch eine Filterpatrone gepumpt und anschließend venös in den Patienten zurückgeleitet.
  - *Indikationen:* Vorwiegend eingesetzt bei Intoxikationen mit Theophyllin, Pilzgiften, Methotrexat, Phenobarbital und Paraquat.
- **Hämodialyse** (s. S. 222): Nur sinnvoll bei niedriger Plasmaproteinbindung, kleiner Molekülgröße und geringem Verteilungsvolumen. Gleichzeitig Normalisierung von Plasmaelektrolyten und Körpertemperatur möglich. Häufig eingesetzt bei Vergiftungen mit Glykol, Lithium, Methanol, Thallium und Salicylaten.
- **Kontinuierliche Hämofiltration** (s. S. 226):
  - *Prinzip:* Durch hydrostatischen Druck über einen Filter werden Moleküle bis zu einer Größe von etwa 50 000 Dalton abfiltriert. Die recht großen abfiltrierten Flüssigkeitsmengen werden substituiert. Bisher noch kein Standardverfahren zur sekundären Giftelimination.
  - *Mögliche Indikationen:* Vergiftungen mit Lithium, Methotrexat, Paraquat.
  - *Vorteile: 1.* Kein Reboundeffekt bei der Elimination von Substanzen mit großem Verteilungsvolumen (im Gegensatz zur intermittierenden Dialysebehandlung); *2.* Geringere hämodynamische Belastung des Patienten → auch bei instabilen Patienten möglich!

H. P. Reiffen

Äthylalkohol (Äthanol)

➤ **Substanzen:** Branntwein, diverse Getränke, Arzneimittelzusatz.

➤ **Grundlagen:**
- Hohe Lipidlöslichkeit führt zunächst zu zentralnervöser Dämpfung der hemmenden und später der erregenden Systeme → primär Exzitation, bei zunehmender Vergiftung asphyktisch-narkotisches Stadium.
- Abbau über Alkoholdehydrogenase (ADH) zu Acetaldehyd → durch die Acetaldehyd-DH zu Acetat → $CO_2 + H_2O$. ADH ist bei einer Blutalkoholkonzentration (BAK) von ca. 0,5 mg/ml gesättigt → fast linearer Abbau.
- Chronische Alkoholintoxikation induziert Toleranz.
- Azidose entsteht durch Gewebshypoxie bei gesteigertem Sauerstoffbedarf und vermindertem Sauerstoffangebot (u. a. Hypoventilation).

➤ **Klinik** (bei Erwachsenen und unter der Prämisse, daß keine Toleranz vorliegt. BAK und Symptomatik können teilweise erheblichen interindividuellen Schwankungen unterliegen!):
- *Generell:* Hypo- bis Areflexie; Einschränkung bis Verlust der Schutzreflexe; Tachypnoe, übergehend in Bradypnoe und Ateminsuffizienz ; Azidose; gesteigerte Diurese; Hypotension mit peripherer Vasodilatation; Hypothermie; Hypoglykämie.
- *Exzitation (BAK [0,1–1,0]–2,0 mg/ml):* Enthemmung bei eingeschränkter Leistungsfähigkeit; Gleichgewichtsstörungen, verwaschene Sprache; reduziertes Schmerz- und Kälteempfinden; Pupillen mittelweit.
- *Hypnose (BAK 2,0–2,5 mg/ml):* Bewußtseinstrübung bis -verlust; Spontanatmung regelmäßig; Pupillen mittelweit oder eng.
- *Narkose (BAK 2,5–4,0 mg/ml):* Bewußtlosigkeit; Maschinenatmung (Kussmaul); Pupillen eng bis erweitert, Lichtreaktion träge.
- *Asphyxie (BAK > 4,0 mg/ml):* Koma mit Ateminsuffizienz; Pupillen weit, Lichtreaktion fehlt.

➤ **Diagnostik:**
- *(Fremd-)Anamnese:* Aktuelle Trinkmenge, Trinkgewohnheiten?
- *Abschätzung der Blutalkoholkonzentration:* BAK (mg/ml) = Äthanol (g) : (kg KG × 0,7). Alkohol-Vol-% entsprechen grob der Äthanolmenge in g/100 ml (Beispiel Bier → 4–5 Vol-% bzw. 4 g/100 ml bzw. 40 g/l Alkohol).
- *Körperliche Untersuchung:* Foetor alcoholicus? Bewußtseinslage? Auf Zeichen einer Aspiration achten.
- *Labor:*
  - Blutalkoholkonzentration, BZ, BGA, Hb, HK, Elektrolyte, Leberwerte, BB, Lipase, Amylase, Gerinnung, CHE, Albumin, U-Status (Ketone?).
  - Plasmaosmolalität: Die sogenannte „Osmotische Lücke" kann zur Abschätzung der Blutalkoholkonzentration dienen: BAK (mg/ml) = [Gemessene Osmolalität – ($[Na^+]$ + $[Cl^-]$ + [Glukose] + [Harnstoff])] ÷ 27.

  Achtung: Immer an Hypoglykämie und Hypothermie denken!

Achtung: Beim bewußtseinsgetrübten alkoholisierten Patienten immer an die Möglichkeit einer anderen Ursache der Bewußtseinstrübung denken: Hypoglykämie; epidurales/subdurales Hämatom (z. B. nach Sturz); Coma hepaticum (Leberzirrhose bei Alkoholikern); Hypoxämie (Alkoholiker neigen zu schweren bronchopulmonalen Infekten).

- **Therapie:**
  - *Monitoring:* Engmaschige Überwachung von Bewußtseinslage, EKG, Blutdruck, Flüssigkeitsbilanz, Körpertemperatur, BGA, BB, Elektrolyte, BZ.
  - *Primäre Detoxikation:* Induziertes Erbrechen wegen Bewußtseinstrübung und Aspirationsgefahr meist nicht möglich. Magenspülung nur bei Mischintoxikation mit z.B. Medikamenten oder bei ohnehin intubationspflichtigen Patienten. Die aufgenommenen Alkoholmengen überschreiten die Bindungsfähigkeit von Aktivkohle.
  - *Sekundäre Detoxikation:* Hämodialyse bei schweren Intoxikationen.
  - *Bei respiratorischer Insuffizienz* und Bewußtseinstrübung mit Aspirationsgefahr endotracheale Intubation.
  - *Bei Hypoglykämie* Glukose 10% i.v. ca. 50 ml/h, *kein* Glukagon (unzureichende Glykogenspeicher beim Alkoholiker). Beim Alkoholiker zusätzlich Thiamin-Gabe (z.B. Betabion 100 mg i.v.).
  - *Bei Hypotonie* Volumenersatz mit Vollelektrolytlösung und kolloidalen Volumenersatzmitteln (S. 184), ggf. auch Katecholamine (z.B. Dopamin).
  - *Bei Azidose* (Therapiekontrolle durch engmaschige BGA):
    - Metabolisch (meist nicht sehr ausgeprägt. Bei schwerer Azidose *a)* gestörter Laktatmetabolismus der Leber?; *b)* begleitende Intoxikation mit Methanol oder Äthylenglykol?) → Natriumbikarbonat (s. S. 445).
    - Respiratorisch: Endotracheale Intubation, maschinelle Beatmung.
  - *Bei zerebralen Krampfanfällen:* Diazepam 5–20 mg i.v. (s. S. 665).
  - *Bei Entzugssyndrom:* siehe S. 550.
- **Prognose:** Wenn es nicht zu Komplikationen wie einer Aspiration kommt, ist die Prognose recht günstig.

Methylalkohol (Methanol)

- **Substanzen:** Reinigungsmittel, Nebenprodukt bei „Selbstgebranntem".
- **Grundlagen:**
  - Umwandlung durch Alkoholdehydrogenase (ADH) in Formaldehyd → durch Aldehyddehydrogenase zu *Formiat* (eigentliches Toxin, das zu metabolischer Azidose, Sehnervenschädigung, kardialen und zerebralen Schäden führt) → folsäureabhängig und sehr langsam zu $CO_2 + H_2O$.
  - 20% des Methanols werden renal ausgeschieden oder abgeatmet, der Rest mit einer HWZ von 12 h metabolisiert.
  - Die ADH kann durch Äthanolgabe (mit 10mal höherer Affinität zur ADH) gesättigt werden, um den genannten Stoffwechselweg zu blockieren.
- **Klinik, Komplikationen:** Zunächst unspezifische Symptomatik mit Schwindel, Kopfschmerzen, Übelkeit. Danach Unruhe, Erregungszustände, Erbrechen, Hämatemesis, schwere metabolische Azidose, Kussmaul-Atmung, Sehstörungen, peripapilläres Ödem (Sehnervenschädigung), Mydriasis (zunehmend fehlende Lichtreaktion, Konvulsionen, Zyanose, Hirnödem, Nekrosen der Putamina; Ösophagitis, Gastritis, Pankreatitis, Leberschäden, akutes Nierenversagen, Polyneuropathie.

  Achtung:
    - Häufig sind die Patienten initial asymptomatisch. Trotzdem kommt es zur Produktion toxischer Metaboliten. Daher muß bei konkretem Anhalt für eine Methanolvergiftung auch bei asymptomatischen Patienten der Metabolismus durch Äthanolzufuhr gehemmt werden (s.u.)!
    - Zeichen der Intoxikation treten erst nach 6–24 h auf (als Folge der erhöhten Konzentrationen von Formaldehyd und Formiat).

• Häufig Fehleinschätzung durch Kombinationsintoxikation mit dem „Antidot" Äthanol.

➤ **Diagnostik:**
- *Körperliche Untersuchung:* Bewußtseinseinschränkung, Sehstörungen, Pupillen weit und reaktionslos, Kussmaul-Atmung, Zyanose, Hypotension?
- *Augenhintergrund* täglich kontrollieren.
- *Labor:* Arterielle BGA (engmaschig wiederholen!), BZ, Elektrolyte, Nieren-/Leberwerte, BB, Gerinnung, Anionenlücke (s. S. 444), osmotische Lücke (gemessene Osmolalität – (2 × Na^+ + Blutglukose [mmol/l] + Harnstoff [mmol/l]). Bei Werten > 25 mosmol/l: 22 mosmol/l = 1 mg/ml Methanol.
- Bei gleichzeitiger Äthanolintoxikation können Anionen- und osmotische Lücke fehlen.

➤ **Therapie:**
- *Monitoring:* Vitalfunktionen (RR, EKG, Atemfrequenz, Pulsoxymetrie, Bewußtseinslage), engmaschige Laborkontrollen (s. o.), Flüssigkeitsbilanz.
- *Primäre Detoxikation* durch Magenspülung mit 1 – 4% $NaHCO_3$ bis zu 6 h nach Ingestion sinnvoll, sofern keine Hämatemesis besteht. Aktivkohle ist wirkungslos.
- *Bei respiratorischer Insuffizienz:* Endotracheale Intubation und Beatmung.
- *Bei Hypotension:* Korrektur des Volumendefizits mit Vollelektrolytlösung, Steuerung nach Blutdruck, Herzfrequenz, ZVD und Urinausscheidung.
- *Bei zerebralen Krampfanfällen:* Üblicherweise 5 – 20 mg Diazepam i. v. (Ateminsuffizienz beachten!).
- *Bei Hämatemesis:* H_2-Blocker, ggf. Gastro-Ösophagoskopie.
- *Folsäuregabe* zur Coenzymbereitstellung, um den Abbau des Formiat zu beschleunigen: 5 – 10 mg/kg KG i. v. über maximal 6 Tage.
- *Äthanolsubstitution* zur Blockierung der Formaldehydsynthese (Steuerung nach BAK und arterieller BGA):
  • Blutalkoholkonzentration von 1 – 2 mg/ml (= 1 – 2‰) anstreben.
  • Zunächst auch orale Äthanolzufuhr möglich, z. B. Kognak. Initial Äthanol 0,6 – 1,2 mg/kg KG i. v. (= 2 – 4 ml/kg KG 40%iger Alkohol).
  • Erhaltungsdosis 100 – 250 mg/kg KG/h i. v. (= 2 – 5 ml/kg KG/h 5%iger Alkohol; die höheren Dosierungen sind nur während Hämodialyse erforderlich).
- *Bei Azidose:* $NaHCO_3$ (nach BGA dosieren), insbesondere bei fehlender Dialysemöglichkeit. Auf Anstiege der Serum-Na^+-Konzentration achten.
- *Hämodialyse* (entfernt Methanol + Metaboliten; Azidoseausgleich):
  • Indikationen: ***1.*** Immer bei Methanolkonzentrationen > 0,5 mg/ml (> 0,5‰); **2.** < 0,5 mg/ml bei Sehstörungen, Azidose, osmotischer Lücke; **3.** ab Ingestion von 25 ml Methanol in höherer Konzentration.
  • Bikarbonat-Dialyse ist geeigneter als Azetat-Dialyse.
  • Äthanolzufuhr entsprechend der Dialyse-Clearance steigern.

➤ **Prognose:** Bei rechtzeitiger Therapie günstig.

Barbiturate

➤ **In Deutschland verfügbar:** Phenobarbital, Thiopental, Methohexital.

➤ **Grundlagen:**
- ZNS-Dämpfung mit Sedierung bis Hypnose, Hypotension, Abnahme des Atemantriebs, Anxiolyse, verminderter Herzaktivität, antikonvulsiver Wirkung (Phenobarbital). Bei Phenobarbital liegt die mittlere hypnotische Dosis bei 150 mg, die letale Dosis bei 4 – 6 g.

- Bei chronischer Anwendung hepatische Enzyminduktion → Toleranz.
- Etwa 25 % renale Ausscheidung mit tubulärer Rückresorption des nichtdissoziierten Anteils.
- Maximale Wirkung des Phenobarbitals nach 1 – 3 h.
- Gleichzeitige Äthanolintoxikation verstärkt die Wirkung, sodaß toxische Wirkungen bereits bei geringeren Dosen auftreten.

➤ **Klinik** – Schweregradeinteilung nach Reed:
- *Stadium 1:* Ataxie, muskuläre Hypotonie, Nystagmus, Bewußtseinstrübung bis Bewußtlosigkeit.
- *Stadium 2:* Zusätzlich Hyporeflexie, fehlende Schmerzreaktion, Miosis, Herzrhythmusstörungen.
- *Stadium 3:* Zusätzlich Areflexie, Mydriasis, Hypoventilation.
- *Stadium 4:* Zusätzlich Atem- und Kreislaufinsuffizienz, Schock, Atemstillstand.

➤ **Komplikationen:** Aspiration, Aspirationspneumonie, ARDS; Atemstillstand; Hypotension, Schock; Oligurie; metabolische Azidose, Hyperkaliämie; DIC; Rhabdomyolyse, Blasenbildung der Haut; Magen- und Darmatonie.

➤ **Diagnostik:**
- Anamnese; körperliche Untersuchung (Bewußtseinslage).
- *Labor:* Barbiturat-Konzentration, BGA, BB, Gerinnung, Transaminasen, Kreatinin(clearance), Harnstoff, Urin-pH, Kreatininkinase, Myoglobin.
- EKG, Rö-Thorax, EEG (burst suppression?; s. S. 74).

➤ **Therapie:**
- *Monitoring:* Pulsoxymetrie, EKG, Blutdruck, ZVD, Körpertemperatur, EEG (bei Koma), engmaschige Laborkontrollen (s. Diagnostik).
- *Primäre Detoxikation* (wenn > 1 g Barbiturat aufgenommen): Nach Intubation Magenspülung (S. 608). Aktivkohle ist sinnvoll (S. 609).
- *Bei Ateminsuffizienz:* Wegen Aspirationsgefahr Beatmung; initial mit hoher F_iO_2 und PEEP; *cave* ARDS (S. 310) im Verlauf!
- *Bei metabolischer Azidose* → Natriumbikarbonat (S. 445).
- *Bei Hypotension* Volumensubstitution mit Vollelektrolytlösung und kolloidalen Volumenersatzmitteln, Dopamin initial 3 – 5 µg/kg KG/min, ggf. bis auf 15 µg/kg KG/min steigern, bei fehlendem Effekt dann zusätzlich Noradrenalin 0,1 – 0,3 µg/kg KG/min, Elektrolyte kontrollieren.
- *Bei Oligurie:* Volumensubstitution, Furosemid (s. S. 180).
- *Prophylaxe der Verbrauchskoagulopathie* mit 2500 – 5000 IE Heparin i. v. und anschließender Dauerheparinisierung mit 1000 – 1500 IE/h.
- *Bei Hypothermie:* Siehe S. 577.
- *Forcierte Diurese und Alkalisierung des Harns:* Vorgehen s. S. 609.
- *Hämodialyse und Hämoperfusion* bei Koma > Stadium 2 (s. o.) mit 5 – 10fach höherer Clearance als bei forcierter alkalischer Diurese!
- *Repetitive Installation von Aktivkohle:* Indiziert bei unzureichendem Effekt der supportiven Maßnahmen (s. S. 609).
- *Lagerungstherapie* mit häufigen Lagerungswechseln zur Vermeidung von Hautschäden und ARDS. Wäßrige Blasen können steril punktiert werden.

➤ **Prognose:** Wird bestimmt durch das Vorliegen von Rhabdomyolyse, Mendelson-Syndrom und Koagulopathie. Entscheidend sind frühzeitige Diagnosestellung und Therapie.

Benzodiazepine

Hinweis: Intoxikationen mit Benzodiazepinen gehören zu den häufigsten auf Intensivstationen behandelten Intoxikationen!

- **Grundlagen:**
  - Benzodiazepine wirken dosisabhängig an speziellen zentralnervösen Rezeptoren durch eine Verstärkung des GABA-Effektes → anxiolytisch, sedierend bis hypnotisch, antikonvulsiv und muskelrelaxierend.
  - Hohe therapeutische Breite → auch Vergiftungen mit exzessiven Erhöhungen der Plasmaspiegel können überlebt werden.
  - Schnelle Toleranzentwicklung → die klinische Verbesserung kann dem laborchemischen Verlauf der Metabolitkonzentrationen vorauseilen.
  - Alkohol und Barbiturate führen zur Wirkungsverstärkung.
- **Klinik, Komplikationen:** Tiefe Sedierung (Somnolenz bis Koma) mit Sprachstörungen und Ataxie; Hypo- bis Areflexie bei muskulärer Hypotonie, gelegentlich Nystagmus; Kreislaufdepression mit Blutdruckabfall und Tachykardie; Ateminsuffizienz, Aspirationsgefahr.
- **Diagnostik:**
  - Körperliche Untersuchung (Sedierungstiefe, Reflexverlust?).
  - Labor: Routinelabor + Benzodiazepinspiegel.
  - Flumazenil (Antidot; s. u.): Bei fraglicher Benzodiazepinüberdosierung und Bewußtseinstrübung als „Differentialdiagnostikum" u. U. hilfreich, wenn hierdurch aufwendigere bzw. belastendere Untersuchungen vermeidbar sind (z. B. CCT ggf. mit Notwendigkeit eines Interhospitaltransports).
- **Therapie:**
  - *Monitoring:* Vitalfunktionen (Atemfrequenz, Pulsoxymetrie, EKG, Blutdruck, Bewußtseinslage), Flüssigkeitsbilanz.
  - *Ausreichende Oxygenation* durch Intubation und Beatmung sicherstellen. **Alternativ** gezielte Antagonisierung mit Flumazenil (s. u.).
  - *Primäre Detoxikation* (Magenspülung, Kohle) ist nur bei hohen Ingestionsdosen und Kombinationsvergiftungen erforderlich. (Sekundäre Giftelimination wegen der Antagonisierungs-Möglichkeit [s. u.] nicht erforderlich).
  - ***Flumazenil (Anexate):*** Bolus von 0,2 mg i. v., dann vorsichtige Dosissteigerung (Ziel = wacher Patient) bis maximal 1 mg i. v., danach ggf. Dauergabe von 0,1 – 0,5 mg/h in Glukose 5%. Immer auf Rebound-Effekte achten, bedingt durch die mit 1 – 2 h deutlich kürzere Halbwertszeit von Flumazenil!
  - *Entzugs-Krampfanfälle:* Mit Benzodiazepinen(!) durchbrechen.
- **Prognose:** Günstig.

Opiate

- **Substanzen:** Morphin, Heroin, Codein, Tramadol, Methadon.
- **Vorkommen:** Häufig bei Patienten mit vorheriger Gewöhnung an Opiate.
- **Grundlagen:**
  - Bindung an zentrale Opiatrezeptoren mit unterschiedlichen Wirkungen: Analgetisch, atemdepressiv, antitussiv, euphorisierend, sedierend, Sphinktertonus-erhöhend (Sphincter oddi).
  - Unterscheidung in *reine Agonisten* (z. B. Morphin, Opioide), *partielle Agonisten* (z. B. Tramadol, Nalbuphin) und *Antagonisten* (z. B. Naloxon).
  - Die orale Bioverfügbarkeit ist gering, die Ausscheidung erfolgt vorwiegend renal; im Urin erst nach längerem Intervall nachweisbar.
  - *Cave* häufig „Polytoxikomanie" bei Opiatabusus.

➤ **Klinik, Komplikationen:**
- Hautverletzungen bei Selbstapplikation von i. v.-Opiaten; Hypothermie.
- *ZNS:* Analgesie; Euphorie bis Koma; muskuläre Hypertonie; positive Pyramidenbahnzeichen, zerebrale Krampfanfälle.
- *Auge:* Miosis mit engen (stecknadelkopfgroßen) Pupillen, solange keine Hypoxie oder Hypothermie vorliegt → dann Mydriasis (Ausnahme: Pethidin).
- *Lunge:* Atemdepression bis Apnoe, bei Heroin und Methadon auch Heroin-induziertes Lungenödem.
- *Herz:* Vasodilatation mit Hypotonie; Bradykardie und Rhythmusstörungen.
- *GIT:* Übelkeit, Erbrechen, herabgesetzte Darmmotilität (Obstipation).
- *Niere:* Oligurie bis Anurie, Rhabdomyolyse.

➤ **Diagnostik:**
- Anamnese, körperliche Untersuchung (Einstichstellen [+ Zunge, Penis], Abszesse, Phlegmonen, Miosis, Bewußtseinslage, respiratorische Situation)?
- *Labor:* Azidose, Opiate in Serum und Urin, Myoglobin in Serum und Urin.

➤ **Therapie:**
- *Monitoring:* Pulsoxymetrie, EKG, Blutdruck, Körpertemperatur, Blasenkatheter (zur Bilanzierung; *cave* Spasmus des Blasensphinkters → vorsichtige Katheteranlage!).
- Auf ausreichende Oxygenierung achten, ggf. Intubation und Beatmung.
- *Primäre Giftelimination:* Bei meist nichtoraler Giftaufnahme nicht möglich, bei oraler Aufnahme wegen der verzögerten Passage durch den Gastrointestinaltrakt auch noch längere Zeit nach Gifteinnahme sinnvoll. (Sekundäre Giftelimination wegen Antidot [s.u.] nicht sinnvoll).
- *Bradyarrhythmien:* Naloxon (s. u.) und Atropin (0,5 mg i. v.). Bei chronischem Mißbrauch immer auch an Endokarditis denken!
- *Heroin-induziertes Lungenödem: Keine* Diuretika, *kein* Naloxon, sondern PEEP-Beatmung (5 – 10 cm H_2O) und Methylprednisolon i. v. (500 mg Bolus, danach 200 mg/24 h).
- *Zerebrale Krampfanfälle:* Meist hypoxiebedingt → zunächst O_2-Zufuhr, bei mangelndem Erfolg Benzodiazepine (z. B. Diazepam 5 – 20 mg i. v.).
- *Hypothermie:* S. 577.
- *Rhabdomyolyse-induziertes Nierenversagen:* Strenge Bilanzierung, forcierte alkalische Diurese (S. 609); ggf. Hämodialyse (S. 222).
- ***Antidotbehandlung mit Naloxon (Narcanti):***
  - Titrieren mit jeweils 0,2 mg i. v. bis Vigilanz und Spontanatmung ausreichend. Höchstdosis 4 – 10 mg. (Bei Kindern 0,01[– 0,1]mg/kg KG).
  - Dauerinfusion bei langwirkenden Opioiden sinnvoll (0,4 – 5,0 mg/h).
  - Naloxon wirkt kürzer als die meisten Opiate → engmaschig überwachen oder Repetitionsdosen geben!
  - Längere Wirkung durch s. c.- oder i. m.-Gabe (gleiche Dosis) → v. a. sinnvoll bei Patienten, die sich der Überwachung entziehen werden.
  - Auch endobronchiale Gabe möglich (z. B. initial bei Reanimation 1,6 mg).

➤ **Prognose:** Bei akuten Vergiftungen günstig, wenn Atemdepression/Atemstillstand rechtzeitig behandelt werden.

Kokain

- **Substanzen:** Kokain, „Crack", „Rock".
- **Grundlagen:**
  - Zentrale und periphere Sympathikusstimulation durch Blockade der präsynaptischen Wiederaufnahme von Katecholaminen und direkte Ausschüttung von Dopamin und Noradrenalin mit lokaler und systemischer Vasokonstriktion, systemischer Hypertension sowie Arrhythmien.
  - Inhibition der Freisetzung von Serotonin mit zentral anregendem Effekt.
  - Lokalanästhetischer Effekt, Ähnlichkeit mit Klasse-I-Antiarrhythmika.
  - Gute Resorption bei oraler Aufnahme, besser über die Schleimhäute (Nase, Mund, Atemwege) wegen Umgehung des hepatischen „first-pass"-Effekts.
  - Wirkungsverstärkung durch andere zentral anregende Substanzen (z. B. Koffein, Amphetamine).
  - Elimination zu 80% über hepatischen Metabolismus.
- **Klinik, Komplikationen:**
  - *ZNS:* Zunächst (Über-)stimulation (Euphorie, Aggression, epileptische Anfälle), dann Depression (Angst, Kopfschmerzen, Psychosen, Suizidalität), Hirninfarkt, SAB, ICB.
  - *Auge:* Mydriasis (bei normaler Lichtreaktion), Amaurose.
  - *Haut:* Blässe (Vasokonstriktion), Nekrosen an den Extremitäten.
  - *Herz, Kreislauf:* Hypertension (evtl. Entgleisungen mit ICB, SAB); Angina pectoris, Herzinfarkt, Palpitationen; tachykarde Rhythmusstörungen, ventrikuläre Extrasystolen, Kammerflimmern; im Kokainschock auch Bradykardie, Hypotension.
  - *Lunge:* Dyspnoe, Tachypnoe, Bronchospasmus.
  - *GIT:* Erbrechen; Inkontinenz, Darmnekrose (Perforation, Peritonitis), Leberzellnekrosen.
  - Hyperthermie; Hyperglykämie, Niereninfarkt, DIC, Rhabdomyolyse.
- **Diagnostik:**
  - *Anamnese:* Auffindungssituation?
  - *Körperliche Untersuchung:* Nasenschleimhaut; Hautausschlag, Kratzeffekte, Einstichstellen bei intravenöser Injektion?
  - *Labor:* Routinelabor, Myoglobin.
- **Therapie:**
  - *Monitoring:* EKG, Blutdruck, Körpertemperatur, Pulsoxymetrie. Engmaschige Laborkontrollen (s. o.), Flüssigkeitsbilanzierung.
  - *Primäre Detoxikation:*
    - Nase mit Waschbenzin-getränktem Tupfer auswischen (kein Wasser!).
    - Magenspülung (S. 608) ist nur selten sinnvoll.
    - Inkorporierte „Transportbehälter" nicht endoskopisch entfernen (*cave* Zerreißung mit schwerster Intoxikation), sondern Laxantien einsetzen.
  - *Hypertonie:* Glyzeroltrinitrat initial 2 Hübe Nitrospray oder Perfusor mit initial 2 mg/h i. v. (*cave* α-Blocker → Gefahr der hypertensiven Krise durch kokainvermittelte β-Stimulation).
  - *Analgesie* bei Angina pectoris, Herzinfarkt: Morphin niedrig dosiert (S. 139, 698).
  - *Sedierung:* Diazepam 10(– 40 mg) i. v.
  - *Sinustachykardie:* Zunächst Diazepam (s. o.) → zentrale Dämpfung mit Abnahme des Sympathikotonus (psychische Komponente).

- *Herzrhythmusstörungen:* Magnesiumsulfat (initial 1 – 2 g i.v., ggf. mehrmals wiederholen), Natriumbikarbonat (initial 1 – 2 mmol/kg KG i.v.; *cave* möglichst nicht α-Blocker, Diltiazem oder Lidocain verwenden → mögliche Interaktionen durch den Klasse-I-Effekt des Kokains]).
- *Atemnot, Bronchospasmus, Tachypnoe:* Durch Benzodiazepine gemildert.
- *Zerebrale Krampfanfälle:* Diazepam 10(– 40)mg i.v., bei Therapieversagen Phenytoin 250 mg i.v., ggf. Narkoseeinleitung mit Thiopental (s. S. 142,).
- *Hyperthermie:* Physikalische Maßnahmen, Antipyretika (2 g Paracetamol rektal, kein ASS), > 42 °C Dantrolen-Infusion (s. S. 663).
- *Rhabdomyolyse:* Forcierte alkalische Diurese (s. S. 609).
- *Heparinisierung:* 500 – 1000 IE/h zur Prophylaxe der disseminierten intravasalen Gerinnung und von ischämischen Gefäßkomplikationen.
- *Kokainschock:* 0,5 – 1,0 mg Adrenalin i.v. (1 mg auf 10 ml NaCl 0,9%), 500 – 1000 mg Prednisolon i.v., 25 – 50 mg Promethazin i.v., O_2-Gabe/Beatmung.

➤ **Prognose:** Bei fehlenden Komplikationen günstig.

Neuroleptika

➤ **Substanzen:**
- *Butyrophenone:* Dehydrobenzperidol (DHB), Haldol, Bromperidol.
- *Phenothiazine:* Promethazin, Chlorpromazin.

➤ **Grundlagen:**
- *Butyrophenone:* Starke Neuroleptika und Antiemetika mit schwacher sedierender und anticholinerger Wirkung (zentrale Dopaminrezeptorblockade; gute orale Bioverfügbarkeit; β_1-Rezeptor-lockade).
- *Phenothiazine:* Schwache Neuroleptika und Antiemetika mit ausgeprägter anticholinerger und antiadrenerger sowie sedierender Wirkung (β_1-Rezeptor-Blockade; chinidinartige membranstabilisierende Wirkung; antidopaminerge, anticholinerge und antihistaminerge Wirkungen; weniger gute orale Bioverfügbarkeit).
- Bei beiden Substanzgruppen hepatische Elimination mit enterohepatischem Kreislauf; große therapeutische Breite.

➤ **Klinik, Komplikationen:**
- *Allgemein:*
  - ZNS: Extrapyramidal (hyperkinetisch-dyskinetisches Syndrom mit Tremor und Rigor), Somnolenz bis Koma, aber auch Erregungszustände, zerebrale Krampfanfälle.
  - Herz, Kreislauf: Hypotension (β-Blockade), Tachykardie, QT-Syndrom, maligne Herzrhythmusstörungen.
  - Lunge: Ateminsuffizienz.
- *Phenothiazine:* Meist Miosis, aber auch Mydriasis; Strabismus, Nystagmus; Zentrales anticholinerges Syndrom (ZAS; Tachykardie, Hyperthermie mit trokkener, warmer Haut, Bewußtseinstrübung, Hypertonie, Miktionsstörungen); „Holzer"-Blasen an der Haut.
- *Butyrophenone:* Hypothermie; Hypoglykämie; Miktionsstörungen.

➤ **Diagnostik:** Anamnese; körperliche Untersuchung; Labor (s. S. 608).

- **Therapie:**
  - *Monitoring:* Vitalfunktionen (Atemfrequenz, Pulsoxymetrie, EKG, Blutdruck); Laborkontrollen (s. o.); Flüssigkeitsbilanz; Körpertemperatur.
  - *Primäre Detoxikation:* Magenspülung (S. 608) und bei enterohepatischem Kreislauf Aktivkohlegabe immer sinnvoll. Erbrechen ist wegen der antiemetischen Wirkung schwieriger auszulösen. Phenothiazine sind auf Röntgenaufnahmen durch ihre radiopake Eigenschaft darstellbar.
  - *Relativer Volumenmangel* Substitution mit Vollelektrolytlösung und kolloidalen Volumenersatzmitteln (s. S. 184).
  - *Fortbestehende Hypotonie trotz Volumenzufuhr:* Dopamin initial 5 µg/kg KG/min i. v., ggf. bis auf 15 µg/kg KG/min i. v. steigern. Bei unzureichendem Effekt von Dopamin zusätzlich Noradrenalin 0,1 – 0,3 µg/kg KG/min.
  - *Phenothiazinbedingte maligne Herzrhythmusstörungen:*
    - Alkalisierung des Blutes → $NaHCO_3$ (initial 1 – 2 mmol/kg KG i. v.).
    - Anhebung des Natriumspiegels → NaCl-Infusion.
    - Magnesiumsulfat (Bolus von 2 g i. v., dann Infusion 3 – 20 mg/min i. v.); (*alternativ* Phenytoin oder Lidocain).

  Cave: β-Blocker und Kalziumantagonisten sind kontraindiziert!
  - *Respiratorische Insuffizienz* (und insbesondere beim phenothiazininduzierten Lungenödem): Beatmung, initial mit hoher F_iO_2.
  - *Zerebrale Anfälle:* 5(– 20)mg Diazepam i. v.
  - *Zentrales anticholinerges Syndrom (ZAS):*
    - Physostigmin 0,5 – 2,0 mg titrierend i. v., anschließend Infusion mit Physostigmin 2 – 3 mg/h i. v. Maximal 12 mg/d. *Antidot bei Überdosierung:* Atropin 0,5 mg i. v.

    Cave: Physostigmin nur unter EKG-Kontrolle anwenden!
    - Blasenkatheter bei fehlender Miktion.
  - *Hyperkinetisch-dyskinetisches Syndrom:* Biperiden *i. v. a)* langsam 5 – 10 mg; *b)* Kurzinfusion 0,04 mg/kg KG) *oder* Biperiden 0,04 mg/kg KG *i. m.* (in leichten Fällen reicht Sedierung mit Diazepam).
- **Prognose:** Günstig.

Antidepressiva

- **Substanzen:** s. Tab. 129.
- **Grundlagen:**
  - *Tri- (TAD) und tetrazyklische Antidepressiva:*
    - Hemmung der Wiederaufnahme von Noradrenalin und Serotonin in den präsynaptischen Speicher → Konzentration dieser Substanzen im ZNS ↑.
    - Adrenerg durch Verstärkung der Katecholaminwirkung → Hypertonie.
    - In sehr hohen Dosen β-Blockade → Hypotonie.
    - Anticholinerge Wirkung bis zum zentralen anticholinergen Syndrom.
    - Sedierung bis Hypnose.
    - Chinidinartige membranstabilisierende Wirkung (Blockade von Natriumkanälen).
    - Hepatische Metabolisierung mit hohem „first-pass"-Effekt und anschließender renaler Ausscheidung der Metabolite.
  - *Lithium:* Stabilisierung der Neurotransmission?

Tabelle 129 Serumspiegel (therapeutische Richtwerte) häufig verwendeter Antidepressiva (nach Payk)

Wirkstoff	Handelsname (Beispiele)	Serumspiegel (ng/ml)
Amitryptilin	Laroxyl, Saroten	30 – 280
Clomipramin	Anafranil, Hydephen	25 – 190
Desipramin	Pertofran, Petytyl	25 – 110
Doxepin	Aponal, Sinquan	25 – 110
Imipramin	Tofranil, Pryleugan	100 – 300
Maprotilin	Aneural, Ludiomil	110
Mianserin	Tolvin	10 – 170
Trimipramin	Stangyl	10 – 240
Lithium	Quilonum-Retard, Hypnorex-Retard, Lithium-Aspartat, Lithium-Duriles	0,6 – 0,8 mmol/l (toxische Grenze ab 1,6 – 1,8 mmol/l)

- **Klinik und Komplikationen:**
  - *Tri- (TAD) und tetrazyklische Antidepressiva:*
    - ZNS: Zentrales anticholinerges Syndrom (s. S. 537), Koma, Krampfanfälle.
    - Herz, Kreislauf: Herzrhythmusstörungen: Sinustachykardie, Reentry-Tachykardie, Knotentachykardie, Blockbilder, ventrikuläre Extrasystolen, Kammerflattern bis -flimmern, Asystolie, Hyper- bis Hypotension, EKG-Veränderungen (PQ-Zeit ↑, QT-Zeit ↑, QRS-Komplex verbreitert).
    - Lunge: Ateminsuffizienz, Lungenödem, Aspiration.
    - Azidose, paralytischer Ileus.
  - *Lithium:* Durchfall, Erbrechen, Tremor, Dysarthrie, Ataxie, Müdigkeit, Somnolenz (evtl. Koma), Rigor, Reflexsteigerung, Myoklonien, Krampfanfälle, Nierenfunktionsstörungen, Schock, Kreislaufstillstand.
- **Diagnostik:**
  - Anamnese; körperliche Untersuchung, Standard-EKG.
  - Labor: s. S. 608, Myoglobin in Serum und Urin.
- **Therapie** – *trizyklische, tetrazyklische Antidepressiva:*
  - *Monitoring:* Pulsoxymetrie, EKG, Blutdruck, Körpertemperatur. Laborkontrollen, Flüssigkeitsbilanz.

  Achtung: Arrhythmieneigung → Defibrillationsbereitschaft sicherstellen!
  - *Primäre Detoxikation:* Magenspülung+ Kohle sinnvoll bis 4(– 24)h nach Ingestion.
  - *Zentrales anticholinerges Syndrom:* Physostigmin 0,5 – 2,0 mg titrierend i. v., anschließend Infusion mit Physostigmin 2 – 3 mg/h i. v. Antidot bei Überdosierung: Atropin 0,5 mg i. v.

Cave: Der Einsatz von Physostigmin ist umstritten; eine Verschlechterung der kardialen Situation (Kammerflimmern, Asystolie) und die Auslösung zerebraler Krampfanfälle ist möglich. Bei Bradykardie, zerebralen Krampfanfällen im Rahmen der Vergiftung und bei Mianserin-Intoxikation ist Physostigmin kontraindiziert!

- *Bei Hypotension:*
  - Volumengabe bis ZVD = 10 cm H_2O (cave erhöhte Lungenödemgefahr!).
  - Dopamin initial 5 µg/kg KG/min i. v., ggf. bis 15 µg/kg KG/min i. v. steigern.
  - Noradrenalin 0,15 – 0,3 µg/kg KG/min i. v., falls Dopamin > 15 µg/kg KG/min i. v. dosiert wird.
  - Glukagon 50 µg/kg KG i. v. als Bolus (Erhaltungsdosis 1 – 15 mg/h i. v.) bei fehlender Katecholaminwirkung.
  - Bei hämodynamisch relevanter Bradykardie (Blutdruck und Frequenz niedrig): Schrittmacher (s. S. 126).
- *Bei Herzrhythmusstörungen* (Defibrillationsbereitschaft!):

Cave: Antiarrhythmika der Klassen Ia (Chinidin, Ajmali, Disopyramid) und Ic (Propafenon, Flecainid) sind bei Intoxikationen mit trizyklischen Antidepressiva kontraindiziert. β-Blocker und Klasse III-Antiarrhythmika sollten ebenfalls nicht eingesetzt werden.

  - Proteinbindung des Antidepressivums durch Alkalisierung des Plasmas (pH: 7,45 – 7,5) mit $NaHCO_3$ erhöhen (initial 1 – 2 mmol/kg KG i. v.).
  - Serum-Na^+ hochnormal einstellen (Na^+-Antagonismus der Trizyklika).
  - Sinustachykardie (anticholinerge NW): Physostigmin s. o. (*cave* β-Blocker!).
  - Ventrikuläre Tachykardie: Langsam bis 100 mg Lidocain i. v., Magnesiumsulfat initial 1 – 2 g (bis 6 – 8 g i. v.), bei bedrohlicher Symptomatik (Schocksymptomatik, RR < 80 mmHg, Bewußtseinstrübung, Brustschmerz, Atemnot) → Kardioversion (s. S. 123).
  - Torsade-de-Pointes-Tachykardie (S. 367): Magnesiumsulfat initial 1 – 2 g (maximal 6 – 8 g) i. v., ggf. Kardioversion/Defibrillation (s. S. 123).
  - Bradyarrhythmien, insbesondere bei höhergradigen AV-Blockierungen → passagerer Schrittmacher (s. S. 126).
  - Kammerflimmern: Kardioversion (S. 123), zusätzlich 1 – 3 mmol/kg KG $NaHCO_3$ i. v., Lidocain 1 – 2 mg/kg KG i. v., Magnesiumsulfat initial 1 – 2 g (maximal 6 – 8 g) i. v.
- *Intubation und Beatmung:* Indikation großzügig stellen! Eine respiratorische Alkalose ist aber weniger günstig als die durch $NaHCO_3$ erzielte.
- *Zerebrale Krampfanfälle:* Diazepam 5 – 20 mg i. v., ggf. nachfolgend Midazolam-Infusion (s. S. 696).
- *Azidose:* Zwingend sofort ausgleichen (s. o.).
- *Prophylaktische Heparinisierung* mit 500 – 1000 IE/h i. v.
- *Sekundäre Detoxikation* (nur stark eingeschränkt möglich):
  - Forcierte alkalische Diurese (S. 609): *Verzögert* die TAD-Ausscheidung.
  - Hämoperfusion (S. 234): In Einzelfällen wirksam. (Die Hämodialyse ist ineffektiv und somit nicht indiziert).

➤ **Therapie –** *Lithium:* Sofort absetzen, Ausgleich des Wasser- und Elektrolythaushalts (ggf. Na^+-Substitution), forcierte Diurese (S. 609), ab Serumspiegel > 3 mmol/l Hämodialyse (S. 222).

➤ **Prognose:** Ernst; aufgrund der langen Halbwertszeit (16 h für Amitritylin) muß mit einem längeren Verlauf gerechnet werden.

43.2 Spezielle Intoxikationen

H_1-Antihistaminika

- **Substanzen:** Terfenadin, Astemizol, Clemastin, Diphenhydramin.
- **Grundlagen:**
  - Wirkung durch kompetitive Bindung am H_1-Rezeptor.
  - Je nach Substanz unterschiedlich stark anticholinerg, antiserotoninerg, sedierend.
  - Chinidinähnliche Effekte auf die kardiale Erregungsleitung.
  - Teilweise hoher „first-pass"-Effekt (z.B. Astemizol).
  - Elimination, z.T. hepatisch mit biliärer Ausscheidung, z.T. renal.
  - Hohe Plasmaproteinbindung und großes Verteilungsvolumen.
  - Antihistaminika vom Äthanolamintyp (z.B. Diphenhydramin) sind im Wirkungsspektrum und der Vergiftungssymptomatik den trizyklischen Antidepressiva ähnlich (s.S. 619).
- **Klinik** (häufig freies Intervall aufgrund der langen Resorptionszeit):
  - Zentrales anticholinerges Syndrom (S. 537).
  - *ZNS:* Unruhe/Erregung, Somnolenz/Koma; Mydriasis, Nystagmus; extrapyramidale Symptome (Ataxie, Dysarthrie, Hyperreflexie, Tremor).
  - *Herz, Kreislauf:* Tachykardie (aber auch Bradykardie möglich), AV-Blockierungen, Kammertachykardie, Torsade-de-Pointes-Tachykardie, Kammerflattern/-flimmern, Hypertonie (aber auch Hypotonie möglich).
  - *Lunge:* Ateminsuffizienz.
  - Mundtrockenheit, Hyperthermie, Erbrechen, Azidose; Rhabdomyolyse, Niereninsuffizienz.
- **Diagnostik:** Körperliche Untersuchung, Labor (s.S. 608).
- **Therapie:**
  - *Monitoring:* Pulsoxymetrie, EKG, Blutdruck, Körpertemperatur. Laborkontrollen; Flüssigkeitsbilanz.
  - ***Achtung:*** Aufgrund der Arrhythmieneigung Defibrillationsbereitschaft sicherstellen!
  - *Primäre Detoxikation:* Auch Stunden nach Ingestion von stark anticholinerg wirkenden Antihistaminika sinnvoll; Erbrechen erfolgt bei hoher Ingestionsdosis meist spontan und kann wegen der antiemetischen Wirkung der Antihistaminika nur schwer induziert werden.
  - *Sekundäre Detoxikation:* Forcierte Diurese und Hämodialyse zur Entgiftung sind kontraindiziert; Hämoperfusion kann erfolgreich sein.
  - *Zentrales anticholinerges Syndrom:* Therapie mit Physostigmin s.S. 537, 710.
  - ***Achtung:*** Physostigmin ist kontraindiziert *a)* bei Vergiftungen mit Terfenadin und Astemizol (kaum anticholinerge Nebenwirkungen), *b)* bei Bradykardie oder zerebralen Krampfanfällen im Rahmen der Vergiftung.
  - *Hypotension:* Flüssigkeitssubstitution nach ZVD; Dopamin wegen der meist bestehenden Tachykardie nur zurückhaltend einsetzen!
  - *Herzrhythmusstörungen:* Generell schlecht beeinflußbar:
    - Tachykardien mit breitem Kammerkomplex können durch Alkalisierung mit Natriumbikarbonat beeinflußt werden.
    - Repolarisationszeit-verkürzende Antiarrhythmika wie Lidocain oder Phenytoin können positive Effekte haben.
    - ***Cave:*** Antiarrhythmika der Klassen Ia, Ic und III nicht einsetzen (Verlängerung der Repolarisationsdauer)!
    - Bei instabiler Hämodynamik, bzw. Kreislaufstillstand: Kardioversion (S. 123), Defibrillation (S. 115) oder Schrittmachertherapie (S. 126).

    - Monitoring noch über die Akutphase hinaus fortsetzen, weil Rhythmusstörungen noch Stunden später auftreten können.
  - *Respiratorische Insuffizienz:* Zunächst O_2-Inhalation; ggf. Intubation und Beatmung.
  - *Zerebrale Krampfanfälle:* Diazepam 5 – 20 mg i. v. (*cave* Atemdepression!).
  - *Azidose:* $NaHCO_3$ (bei resp. Azidose großzügige Beatmungsindikation).
  - *Rhabdomyolyse:* Forcierte alkalische Diurese (s. S. 609).
  - *Oligo- oder Anurie* Hämodialyse.
- **Prognose:** Wird bestimmt durch die Herzrhythmusstörungen.

Psychotrope Substanzen

- **Amphetaminderivate:**
  - *Substanzen:* Amphetamin, 3,4 Methylendioimethamphetamin (MDMA, „Ecstasy", „XTC"), „Speed".
  - *Grundlagen:*
    - Zunächst ZNS-Stimulation mit nachfolgender Depression.
    - Speedsyndrom: Beeinflussung der Freisetzung oder Wiederaufnahme von Noradrenalin, Dopamin und Serotonin.
    - Appetitzügelnde Wirkungen.
    - Ausscheidung über den Urin, besser im sauren pH-Bereich.
    - Serotoninwirkung im Hirnstamm führt zu Dehydratation, Hyperthermie, zerebralen Krampfanfällen („Serotoninsyndrom").
    - Koffein potenziert die Wirkung von Amphetaminen.
  - *Schweregrade der Amphetaminvergiftung:*
    1. Mydriasis, Flush, Unruhe, Übererregbarkeit, Hyperreflexie, Tremor.
    2. Verwirrung, Überaktivität, Hypertonie, Tachykardie, Extrasystolen, Hyperthermie.
    3. Angst, Psychosen, „Horrortrips", Delir, Halluzinationen, Hypertonie bis zur hypertensiven Krise.
    4. Konvulsionen, Koma, Schock.
  - *Begleitsymptomatik, Komplikationen:* Hypertonie, Tachykardie, Herzrhythmusstörungen, Hyperventilation, Dehydratation, Erbrechen, Rhabdomyolyse, respiratorische Insuffizienz; Hypotonie; Herzinfarkt, Herzrhythmusstörungen; Dehydratation; Rhabdomyolyse.
  - *Diagnostik:* Anamnese; körperliche Untersuchung, Labor (S. 608, Myoglobin).
  - *Therapie:*
    - *Monitoring:* Atemfrequenz, Pulsoxymetrie, EKG, Blutdruck, Körpertemperatur; Flüssigkeitsbilanz; Laborkontrollen.
    - *Primäre Detoxikation:* Die Magenspülung ist bei den meist schwer erregten Patienten kaum möglich (bei oraler Aufnahme aber prinzipiell sinnvoll). (Eine sekundäre Detoxikation ist nicht möglich).
    - *Hypertonie und arterielle Vasospasmen:* Nifedipin oder Nitraten p. o.
    - *Sympathikotonie und Hypertonie:* Kombinationstherapie mit Haloperidol 5 – 10 mg i. v. und Propranolol 1 – 10 mg i. v.
    - *Zentrales anticholinerges Syndrom:* Therapie mit Physostigmin s. S. 537, 710.
    - *Ventrikuläre Herzrhytmusstörungen:* Lidocain 100 – 200 mg i. v. als Bolus gefolgt von 2 – 4 mg/min i. v. Erhaltungsdosis.
    - Respiratorische Insuffizienz: Intubation und Beatmung mit hoher F_iO_2.
    - *Zerebrale Krampfanfälle:* 10 – 20 mg Diazepam i. v.

• *Dehydratation + Hyperthermie:* Zunächst großzügige Flüssigkeitssubstitution (2 l in den ersten 1,5 h, danach weitere 3 – 4 l) sowie äußere Kühlung. (Koronarinsuffizienz und Herzrhythmusstörungen im Rahmen der Vergiftung stellen keine KI dar). Bei Temperaturen > 42 °C kann bei vorhandener Beatmungsmöglichkeit Dantrolen (4 × in 5 min-Abständen Bolus 2,5 mg/kg KG, danach 1 mg/kg KG alle 6 h für 72 h) eingesetzt werden.
• *Azidose:* Nur bei kardialer Symptomatik oder Verdacht auf Rhabdomyolyse mit Natriumbikarbonat ausgleichen (sie fördert die Ausscheidung von Amphetaminen).
• *Rhabdomyolyse:* Forcierte alkalische Diurese (s. S. 609).

➤ **Halluzinogene, Cannabis:**
- *Substanzen:* Lysergsäurediethylamid (LSD), Tetrahydrocannabiol (THC).
- *Grundlagen:*
  • Zunächst ZNS-Stimulation mit nachfolgender Depression.
  • Cannabinoide wirken anticholinerg und serotonerg.
- *Klinik:* Verzerrte Sinneswahrnehmung, Affektlabilität, Hyperthermie, Tremor, Schwindel.
- *Therapie:* Aufgrund der niedrigen Toxizität nur selten behandlungsbedürftig. In der Regel reichen „talking down“ und Reizabschirmung aus; bei schweren Erregungszuständen Diazepam 10 – 20 mg i. v., bei psychotischen Zuständen Haloperidol 5 – 10 mg i. v.

➤ **Prognose:** Bei den meist leichten Intoxikationen sehr günstig.

Paracetamol

➤ **Grundlagen:**
- In üblicher Dosierung hat Paracetamol nur wenig Nebenwirkungen.
- Die orale Bioverfügbarkeit ist hoch, die Ausscheidung erfolgt überwiegend renal nach hepatischer Glukuronidierung oder Sulfatkonjugation. (Dieser Stoffwechselweg ist bei therapeutischer Dosierung gesättigt).
- Ein weiterer Anteil wird Cytochrom-P_{450}-abhängig oxidiert und anschließend mit *Glutathion* konjugiert. Sind die Glutathionvorräte erschöpft, binden sich Paracetamol-Metabolite an zytoplasmatische Proteine der Leberzellen und verursachen den Zelltod.
- *Lebertoxisch* sind 150 – 200 mg/kg KG.

Plasmaspiegel (*keine* strenge Korrelation Dosis → Leberschaden!):
  • < 120 µg/ml nach 4 h (< 50 µg/ml nach 12 h) → meist kein Leberschaden.
  • > 200 µg/ml nach 4 h (> 30 µg/ml nach 15 h) → immer Therapiebedarf.
- *Letal* Dosen > 15 – 25 g (Erwachsene).

➤ **Klinik:**
- *Initial* symptomlos, verzögert Ikterus.
- *Frühsymptome* (12 – 14 h): Übelkeit, Erbrechen, Appetitlosigkeit, Schwitzen, Bauchschmerz, Schwindel, unspezifisches Krankheitsgefühl.
- *Freies Intervall* mit relativem Wohlbefinden (1 – 2 Tage).
- *Spätsymptome, -befunde* (ab 2. Tag):
  • GIT: Anorexie, Oberbauchschmerzen, Ikterus, Pankreatitis,
  • ZNS: Somnolenz bis Koma,
  • Herz: Myokardiale Nekrosen mit infarktähnlichen EKG-Veränderungen.
  • Niere, Stoffwechsel: Oligurie bis Anurie, akutes Nierenversagen, Hypokaliämie, Hypoglykämie, Hypophosphatämie, metabolische Azidose, Phosphaturie, Hämaturie, Proteinurie.

  - Labor: Transaminasen ↑, Kreatinin ↑, Thrombozyten ↓, Gerinnung ↓.
- *Endstadium* (3.–5. Tag): Leber-/Nierenversagen, Enzephalopathie, Blutungen.

➤ **Diagnostik:**
- *Anamnese:* In der Frühphase entscheidend (erst spät körperliche Befunde).
- *Labor:* Frühzeitig Paracetamol-Plasmaspiegel bestimmen (s. o.; Verlaufskontrolle nach 12 h), BGA, BB, Gerinnung (inkl. AT III), Elektrolyte, Phosphat, Transaminasen, Harnstoff, Kreatinin; Phosphatausscheidung im Urin.
- *Spätphase:* Abschätzung der Schädigung von Leber, Niere, Herz, Gerinnung.

➤ **Therapie:**
- *Monitoring:* Atemfrequenz, Pulsoxymetrie, EKG, Blutdruck. Engmaschige Laborkontrollen (s. o.). Flüssigkeitsbilanz.
- *Primäre Detoxikation* (Magenspülung + anschließend Aktivkohle): Immer indiziert innerhalb von 6 h nach Ingestion von > 100 mg/kg KG.
- *Antidot N-Acetylcystein* (nur vor Erreichen der Spätphase sinnvoll):
  - Sehr hohe Mengen erforderlich! Evtl. nachbestellen!
  - *Wirkung:* Verstärkte Glutathionsynthese für die Konjugation von Paracetamolmetaboliten.
  - *Dosierung p. o.:* Initial 140 mg/kg KG, Erhaltungsdosis 70 mg/kg KG alle 4 h für insgesamt 72 h. Bei gleichzeitiger Gabe von Aktivkohle ist eine Dosiserhöhung von 40 % erforderlich.
  - *Dosierung i. v.:* Initial 150 mg/kg KG in 250 ml Glc 5 % über 1 h; danach 50 mg/kg KG in 500 ml Glc 5 % über 4 h; abschließend 100 mg/kg KG in 1000 ml Glc 5 % über 16 h.
  - *NW:* Anaphylaktische Reaktionen → Therapie s. S. 312.
- *Cimetidin* (nur < 8 h nach Ingestion!). Bolus 600 mg, Erhaltungsdosis 80 mg/h über 4 Tage. Wirkprinzip: Blockade Zytochrom-P_{450}-abhängiger Oxigenasen → Reduktion der Neubildung toxischer Metabolite.
- *Nichtkompensierte metabolische Azidose:* Natriumbikarbonat i. v. (s. S. 445).
- *Hypophosphatämie:* Kaliumphosphat 5 mmol/h.
- *Gerinnungsstörungen:* Thrombozytenkonzentrate, Vitamin K1, FFP.
- *Leberversagen:* s. S. 404.
- *Sekundäre Detoxikation:* Hämoperfusion (Clearance von 70–200 ml/min), Dialyse (beide Verfahren haben aber keine große Bedeutung). Die forcierte Diurese ist wirkungslos.

Hinweis: Rechtzeitig an eine Anmeldung zur Lebertransplantation denken!

➤ **Prognose:** Ernst bei erheblichen Gerinnungsstörungen bereits kurz nach Ingestion, Azidose, vorbestehendem Alkoholabusus; Mischintoxikationen.

Acetylsalicylsäure (ASS)

➤ **Grundlagen:**
- Gute orale und perkutane Bioverfügbarkeit, die Resorption nimmt bei Überdosierung ab.
- ASS und andere Salicylate greifen in den Prostaglandinstoffwechsel ein und bewirken niedrig dosiert eine periphere Analgesie sowie eine Verminderung der Thrombozytenaggregation.
- Bei Überdosierungen: Zunächst Tachypnoe und Hyperventilation mit *respiratorischer Alkalose* und kompensatorischem Abfall des Bikarbonats, später *metabolische Azidose* durch verminderte Pufferkapazität (Bikarbonatverlust) und Freisetzung sauer Valenzen aus Salicylsäure und Metaboliten; Elektrolyte und Wasser werden vermehrt ausgeschieden, der Glukosestoffwechsel ist gestört.

→ *3 Phasen der ASS-Vergiftung: 1.* Plasma und Urin alkalisch; *2.* Plasma alkalisch und Urin sauer; *3.* Plasma und Urin sauer.
- Herzrhythmusstörungen durch Elektrolyt- und pH-Entgleisung (z. B. K^+ ↓).
- ASS wird pH-abhängig renal ausgeschieden (teilweise auch metabolisiert).
- In therapeutischen Dosen hohe Plasmaproteinbindung, die im toxischen Bereich gesättigt ist.

➤ **Schweregrade:**
- *Leicht*: Ingestitionsdosis < 150 mg/kg KG, Plasmaspiegel < 500 µg/ml → Übelkeit, Erbrechen, Hörstörungen.
- *Mittel*: Ingestitionsdosis < 300 mg/kg KG, Plasmaspiegel < 750µg/ ml → vermehrte oder vertiefte Atmung, Hyperthermie, Übererregbarkeit (aber auch Lethargie), Störungen der Nierenfunktion, Hypoglykämie.
- *Schwer*: Ingestitionsdosis > 300 mg/kg KG, Plasmaspiegel > 750 µg/ml → stärke Tachy- oder Hyperpnoe, Koagulopathie, Krämpfe, Koma, Lungenödem, Rhythmusstörungen.
- *Potentiell letal*: Ingestitionsdosis > 500 mg/kg KG.

➤ **Klinik:**
- *ZNS:* Unruhe, Agitation, Bewußtseinstrübung bis zum Koma, zerebrale Krampfanfälle.
- *Kardiovaskulär:* Herzrhythmusstörungen bis hin zu Kammertachykardie, Kammerflimmern und Asystolie. Schocksymptomatik.
- *Lunge:* Tachypnoe, Lungenödem.
- *GIT:* Übelkeit, Erbrechen, Bauchschmerzen.
- *Haut:* Schweißig, ggf. Flushbildung.

➤ **Komplikationen:** Bewußtseinstrübung, epileptische Anfälle, Hyperthermie, Rhabdomyolyse, Störungen des Säure-Basen-Haushaltes, maligne Herzrhythmusstörungen bis zum Kreislaufstillstand , Lungenödem, Schock, Gerinnungsstörungen.

➤ **Diagnostik:**
- Anamnese, körperliche Untersuchung.
- *Labor:* Anionenlücke ($Na^+ - HCO_3^- - Cl^-$) > 18 mmol/l (= Kumulation von organischer Säure; vgl. S. 444); Urin- und Plasma-pH (BGA); BB, Gerinnung, Salicylat in Plasma und Urin.

➤ **Therapie:**
- *Monitoring:* Atemfrequenz, Pulsoxymetrie, EKG, Blutdruck, Körpertemperatur; Laborkontrollen; Flüssigkeitsbilanz.
- *Primäre Detoxikation:* Immer indiziert, Spontanerbrechen unterstützen!
- *Wasser- und Elektrolytverlust:* Substitution! *Cave* Lungenödem (überschießende Volumenzufuhr vermeiden).
- *Respiratorische Insuffizienz:* Intubation und PEEP-Beatmung mit hoher F_iO_2.
- *Säure-Basen- und Kaliumhaushalt* (in allen 3 Phasen Bikarbonat, Kalium und Flüssigkeit zuführen. Engmaschige BGA- und Elektrolytkontrollen!):
  - Phase 1 (Alkalose): Relativen Mangel an Bikarbonat durch $NaHCO_3$ ausgleichen, sonst Übergang in Phase 2, zusätzlich Kaliumsubstitution.
  - Phase 2 (Alkalose + Azidurie): Zunächst Hypokaliämie ausgleichen, danach $NaHCO_3$-Gabe.
  - Phase 3 (Azidose): Aggressiver Ersatz von K^+ und $NaHCO_3$, Volumenzufuhr, engmaschiges Monitoring.

Cave: Bei Bikarbonatzufuhr kann es durch Alkalisierung des Plasmas zu einer Verschlimmerung der Hypokaliämie kommen → bei schwerer Hypokaliämie steht zunächst die Kaliumsubstitution im Vordergrund.
- *Gerinnungsstörungen:* Vitamin K 10 mg/d, Faktoren, Thrombozyten.
- *Zerebrale Krampfanfälle:* 10 – 20 mg Diazepam i. v. (*cave* Hypoxie!).
- *Hyperthermie:* Physikalische Oberflächenkühlung.
- *Sekundäre Detoxikation:* Hämodialyse (sehr effektiv): Indiziert bei sehr hohen Ingestionsdosen/Plasmaspiegeln (nach Azidoseausgleich und Rehydratation) sowie bei schweren Symptomen wie Nierenversagen und Lungenödem. Die Effektivität einer forcierten Diurese ist umstritten. Eine Alkalisierung des Harns ist sinnvoll → verminderte renale Rückresorption.

➤ **Prognose:** Tödliche Verläufe sind im Kindesalter oder bei sehr hohen Dosen möglich.

Digitalis

➤ **Substanzen:** Digoxin, Acetyldigoxin, Digitoxin, Fingerhut.

➤ **Grundlagen:**
- *Hemmung der Na^+-K^+-ATPase:*
  - Elektrophysiologische Folgen: Sinusbradykardie, SA-Block, AV-Block; supraventrikuläre und ventrikuläre Extrasystolen, Tachykardien bis hin zum Kammerflimmern.
  - Bei schweren Vergiftungen kommt es zu einer Hyperkaliämie.
- *Verstärkung der toxischen Wirkungen* durch Hypokaliämie, Hyperkalzämie sowie Hypomagnesiämie.
- *Geringe therapeutische Breite,* hohe orale Resorptionsquote.
- *Kinetik:*
  - Digoxin: Geringe Metabolisierung, v. a. renale Ausscheidung (HWZ 2 d).
  - Digitoxin: Metabolisierung + enterohepatischer Kreislauf, zu geringem Anteil renale Ausscheidung (HWZ 6 – 7 d).

➤ **Klinik, Komplikationen:**
- *Herz, Kreislauf:* Sinusbradykardie, SA-Block, AV-Block, Vorhoftachykardie mit Überleitungsblock, Knoten- und Kammertachykardie, Kammerflattern bis -flimmern, Extrasystolen.
- *ZNS:* Müdigkeit, Schwäche, Unruhe, Verwirrtheit. „Gelb-grün-Sehen" ist ein *seltenes* Symptom und nicht aussagekräftig in bezug auf die Vergiftungsschwere.
- Unspezifische Störungen des Gastrointestinaltraktes.

➤ **Diagnostik:**
- Körperliche Untersuchung, Anamnese (Ingestionsdosis?).
- *Labor:* Elektrolyte, Digitalisspiegel (*toxisch:* Digoxin > 2,5 ng/ml; Digitoxin > 30 ng/ml), arterielle BGA.

➤ **Therapie:**
- *Monitoring:* EKG, Blutdruck, Pulsoxymetrie, Atemfrequenz, Flüssigkeitsbilanzierung, Laborkontrollen.
- *Primäre Detoxikation:*
  - Immer Magenspülung und Aktivkohlegabe!
  - Cholestyramin: v. a. bei Digitoxinvergiftung zusätzlich (4 – 8 g alle 6 h)!

- *Antidottherapie mit FAB-Fragmenten:*
  - Indikation: Lebensbedrohliche Herzrhythmusstörungen bei Überdosierung bzw. Intoxikation mit Digitalis-Präparaten.
  - Vor Fragmentgabe Allergietestung (wenn es die Situation zuläßt): 0,5 ml der 1 : 5-verdünnten Lösung intrakutan oder auf die Bindehaut tropfen + Kontrolle durch Vergleich mit der Gegenseite.
  - Dosierung:

  → *Nach Serumkonzentration:* Dosis in mg = Serumkonzentration in ng/ml × kg KG × k (k = 0,37 für Digoxin; k = 0,037 für Digitoxin).

  → *Bei bekannter Ingestionsdosis:* FAB-Fragmentdosis in mg = Ingestionsdosis in mg (im Falle von Digoxin × 0,8) + 1 (im Falle einer Dauertherapie) × 80 mg.

  → 200 mg der errechneten Gesamtdosis werden in den ersten 20 min, der Rest mit einer Rate von 30 mg/h über max. 8 h verabreicht, danach beträgt die Infusionsrate 6 mg/h (bei sehr hohen Ingestionsdosen kann von diesem Schema abgewichen werden).

  → *Bei unbekannter Ingestionsdosis und unsicherer Anamnese,* aber Symptomen: Bolus 200 mg FAB-Fragmente in 20 min, danach 160 mg über 7 h.
- *Hypokaliämie:* Unbedingt ausgleichen → s. S. 432.
- *Hyperkaliämie:* Meist führen FAB-Fragmente zur Normalisierung. In dringenden Fällen $NaHCO_3$ i. v.

Cave: Keine Anwendung von Kalzium bei Hyperkaliämie nach Digitalisintoxikation (→ Zunahme der Digitalistoxizität durch Kalzium)!

- *Herzrhythmusstörungen, die nach Antidot und K^+-Ausgleich persistieren:*
  - *Ventrikuläre Arrhythmie:*

    a) Magnesiumsulfat: 1 – 2 g langsam i. v., ggf. Steigerung bis auf 5 – 8 g.

    b) Lidocain 100 – 200 mg i. v. als Initialbolus, dann 1 – 3 mg/min i. v.

    c) Phenytoin: Sehr niedrig dosiert und unter extrem langsamer Infusionsgeschwindigkeit 6 mg/h bis maximal 30 mg/h i. v.
  - Supraventrikuläre Tachykardie: Verapamil 5 – 10 mg langsam i. v.
  - Lebensbedrohliche supraventrikuläre/ventrikuläre Arrhythmie, wenn andere Maßnahmen wirkunglos sind: Amiodaron: 150 – 300 mg i. v.
  - Passagerer Schrittmacher: Evtl. bis kausale Therapie wirkt.
- *Herzinsuffizienz* (unter Therapie oder als Therapiefolge): Katecholamine (v. a. Dobutamin). *Cave* Erhöhung des Arrhythmierisikos.
- *Sekundäre Detoxikation:* Für Digoxin nicht möglich, die Hämoperfusion bei Digitoxinintoxikation ist von beschränktem Nutzen.

➤ **Prognose:** Ernst.

β-Blocker

➤ **Substanzen:** z. B. Atenolol, Propranolol, Metoprolol.

➤ **Grundlagen:**
- Katecholamin-Antagonismus durch kompetitive Hemmung an β-Rezeptoren (relative Selektivität für β_1-/β_2-Rezeptoren, die im toxischen Bereich verloren geht).
- Einige Wirkstoffe (z. B. Pindolol) wirken partiell agonistisch.
- In toxischen Dosen membranstabilisierende Effekte ähnlich denen der trizyklischen Antidepressiva.
- Gute enterale Resorption, die durch Äthanol verstärkt wird.

- **Klinik und Komplikationen:**
  - *Herz, Kreislauf:* Bradykarde Herzrhythmusstörungen mit QRS-Verbreiterung, Hypotonie, Reizleitungsstörungen, Schock, Asystolie.
  - *ZNS:* Müdigkeit und Apathie bis zum Koma, zerebrale Krampfanfälle.
  - *Lunge:* Dyspnoe, Ateminsuffizienz (selten Bronchospasmus).
  - Hypokaliämie, Hypoglykämie.
- **Diagnostik:**
  - Anamnese, körperliche Untersuchung.
  - *Labor:* BGA, Elyte, Transaminasen, Kreatinin, Glukose, Flüssigkeitsbilanz.
- **Therapie:**
  - *Monitoring:* EKG, Blutdruck, ZVD, Atemfrequenz, Pulsoxymetrie, engmaschige Laborkontrollen, Flüssigkeitsbilanz.
  - *Primäre Detoxikation:* Magenspülung nach Atropingabe, Aktivkohle. (sekundäre Detoxikationsverfahren sind ungeeignet).
  - *Hypotension:* Katecholamine (*cave* bei einem überwiegenden β_2-Effekt ist ein weiterer Blutdruckabfall denkbar) → Dopamin, Noradrenalin und Adrenalin sind geeignet; Dobutamin allein ist u.U. nicht ausreichend.
  - *Bradykardie:*
    - Vagolyse: Atropin 0,04 mg/kg KG i.v. (danach alle 4 h 0,5 – 1,0 mg i.v.).
    - Passagerer Schrittmacher: Evtl. bei extremer Bradykardie. Die isolierte Anhebung der Herzfrequenz ohne zusätzliche Therapie des myokardialen Pumpversagens mit Katecholaminen ist jedoch nicht sinnvoll.
  - *EKG – Verbreiterung des QRS-Komplexes* (= überschießender membranstabilisierender Effekt): Natriumbikarbonat 1 – 2 mmol/l.
  - *Glukagon* 50 – 70 µg/kg KG langsam i.v. zur Erhöhung des intrazellulären cAMP → Erhöhung der myokardialen Kontraktilität und Reizüberleitung.
  - *Respiratorische Insuffizienz:* Intubation und Beatmung mit hohem F_iO_2.
  - *Zerebrale Krampfanfälle:* 5 – 20 mg Diazepam i.v. *oder* Phenobarbital.
  - *Bronchospasmus:* 0,5 mg Terbutalin s.c. (verdünnt langsam i.v.) *oder* Sultanol 0,5 mg i.v. (+ ggf. Theophyllin 200 mg i. v.).
  - *Hypokalziämie:* Kalziumglukonat 1 – 2 g i.v.
  - Blutzucker und pH normalisieren.
- **Prognose:** Abhängig von Komplikationen und kardialen Vorerkrankungen.

Kalzium-Antagonisten

- **Substanzen:** z.B. Nifedipin, Verapamil, Diltiazem.
- **Grundlagen:**
  - Hemmung des Ca^{2+}-Einstroms in die (Muskel-)Zelle und damit Dämpfung des intrazellulären Energieumsatzes → Tonusreduktion der Gefäßmuskulatur, reduzierte Insulinfreisetzung, Verzögerung der Reizleitung im AV-Knoten, Unterdrückung der langsamen kardialen Aktionspotentiale.
  - Geringe Bioverfügbarkeit durch „first pass-Effekt bei hohem Verteilungsvolumen und hepatischem Metabolismus, kaum renale Ausscheidung, hohe Lipidlöslichkeit.
- **Klinik und Komplikationen:**
  - *Herz, Kreislauf:* Hypotension, Schock, bradykarde Herzrhythmusstörungen, AV- und SA-Blockierungen, Schenkelblock, Extrasystolen, elektromechanische Dissoziation, Asystolie, aber auch Tachyarrhythmien.
  - *ZNS:* Somnolenz bis Koma, zerebrale Krampfanfälle, Unruhezustände.
  - *Lunge:* Respiratorische Insuffizienz, Lungenödem.

- *Niere:* Rhabdomyolyse, Nierenversagen, Oligurie.
- *Stoffwechsel:* Hyperglykämie, metabolische Azidose, Hypokaliämie.
- *GIT:* Abdominelle Beschwerden mit Übelkeit und Erbrechen.

➤ **Diagnostik:**
- Anamnese, körperliche Untersuchung.
- *Labor:* Elektrolyte, BGA, Kreatinin, BZ.

➤ **Therapie:**
- *Monitoring:* EKG, Blutdruck, Pulsoxymetrie, Atemfrequenz, Laborkontrollen, Flüssigkeitsbilanzierung.
- *Primäre Detoxikation: Magenspülung bis 4 h nach Ingestion* sinnvoll, davor Atropingabe. (Sekundäre Detoxikationsmaßnahmen sind nicht effektiv und kontraindiziert bei hämodynamischer Instabilität).

Cave: Keine Emetika (Bradykardie, hämodynamische Instabilität)!
- *Hypotonie:* Katecholamine mit ausgeprägter α-mimetischer Wirkung (Noradrenalin, Adrenalin, Dopamin). Ggf. zusätzlich Amrinon (Bolus: 0,75 – 1,0 mg/kg KG; Erhaltung: 6 – 30 µg/kg KG/min) zur Steigerung der Inotropie (Hemmung der Phosphodiesterase → Erhöhung der intrazellulären cAMP-Konzentration → Zunahme des Kalzium-Einstroms).
- *Bradykarde Herzrhythmusstörungen:* Passagerer Schrittmacher; Sinusbradykardien werden meist durch die ohnehin häufig erforderliche Katecholamingabe günstig beeinflußt.
- *Respiratorische Insuffizienz:* Großzügige Indikation zu Intubation und Beatmung mit hoher F_iO_2.
- *Kalziumglukonat 10%* 1 – 2 g (= 10 – 20 ml) i.v. als Bolus gefolgt von 3 – 20 ml/h als Dauerinfusion → Steigerung der Inotropie (aber kein Einfluß auf Chronotropie, Dromotropie, peripheren Widerstand). Eingeschränkte Wirkung bei sehr schweren Vergiftungen. *KI:* Vorherige Digitalisierung!
- *Metabolische Azidose:* Natriumbikarbonat (S. 445).
- *Hypokaliämie:* KCl als Zusatz zu Infusionen (S. 432).
- *Zerebrale Krampfanfälle:* Diazepam 5 – 20 mg i.v.
- *Hyperglykämie:* In schweren Fällen ggf. vorübergehende Insulingabe (S. 411).

➤ **Prognose:** Abhängig vom Grad der Kreislaufdepression und Arrhythmien.

Methylxanthine (Theophyllin)

➤ **Grundlagen:**
- Hemmung der Phosphodiesterase → Erhöhung des intrazellulären cAMP mit Verringerung des Tonus der Bronchialmuskulatur, zentraler atemanaleptischer Wirkung, Tachykardie und gesteigerter Diurese.
- Bei Überdosierung Katecholaminexzeß mit zentralnervöser und kardialer Überaktivierung.
- Hypokaliämie durch Stimulation von β-Rezeptoren und renale Verluste.
- Gute Resorption aus dem Gastrointestinaltrakt; Ausscheidung nach hepatischem Metabolismus über die Niere mit einer Halbwertszeit von 6 – 9 h.
- Geringe therapeutische Breite.

➤ **Klinik und Komplikationen:**
- *ZNS:* Unruhe, Zephalgie, zerebrale Krampfanfälle, Bewußtseinsstörungen.
- *Lunge:* Tachypnoe, Hyperventilation, bei schwerer Intox. Lungenödem.
- *Herz, Kreislauf:* Tachykarde Rhythmusstörungen von Sinustachykardie über Extrasystolie bis hin zum Kammerflimmern, Hypotonie.
- *Niere:* Polyurie, Kalium-/Natriumverluste, Hypokaliämie, Hypovolämie.

- *GIT:* Übelkeit und Erbrechen (bei chronischer Intoxikation Hämatemesis durch Ulzera), Diarrhö, später Ileus durch Hypokaliämie.
- *Stoffwechsel:* Hyperglykämie, Rhabdomyolyse, respiratorische Alkalose und metabolische (Laktat-) Azidose.

Indikatoren für Vergiftungs-Schweregrad: Pulsfrequenz, RR-Abfall, komplexe Rhythmusstörungen, K^+-Konzentration, Grad der Hyperglykämie.

➤ **Diagnostik:**
- Anamnese, körperliche Untersuchung (inkl. Neurostatus, Temperatur).
- *Labor:* Theophyllin-Plasmaspiegel (*normal 10 – 20 µg/ml,* Vergiftungssymptome > 25 µg/ml), Elektrolyte, Flüssigkeitsbilanz, BZ, BB, CK, Myoglobin in Serum und Urin, BGA.

➤ **Therapie:**
- *Monitoring:* Pulsoxymetrie, EKG, RR, ZVD, Körpertemperatur, Laborkontrollen, Flüssigkeitsbilanzierung.
- *Primäre Detoxikation:*
  - Meist ohnehin Erbrechen, ansonsten immer Magenspülung (ggf. nach Intubation); bei Depotpräparaten auch noch lange (12 h) nach Ingestion sinnvoll. Bei lange anhaltendem Erbrechen Metoclopramid 20 mg i. v.
  - Aktivkohle: Eine wiederholte Gabe (z. B. 30 – 50 mg alle 2 – 3 h) ist bei größeren Ingestionsdosen oder bei Retardpräparaten sinnvoll.
- *Flüssigkeitsubstitution* bis zum Ausgleich der Hypovolämie durch Vollelektrolytlösungen, ggf. zusätzlich kolloidale Volumenersatzmittel.
- *Katecholamine:* Wegen der Arrhythmiegefahr nur äußerst zurückhaltend zur Blutdrucksteigerung einsetzen (aufgrund der bei vergleichbaren Dosierungen geringeren β-mimetischen Wirkung vorzugsweise Noradrenalin).
- *Bei Arrhythmien:*
  - Supraventrikuläre Tachykardie oder Extrasystolie: Verapamil (Bolus 5 – 10 mg i. v., Erhaltung mit 2 – 5 µg/kg KG/min) *oder* Propranolol (Bolus 5 – 10 mg i. v., Erhaltung mit 1,5 – 5 mg/kg KG/min) *Cave* nicht kombinieren! β-Blocker sind bei Asthmaanamnese kontraindiziert!
  - Ausgeprägte ventrikuläre Extrasystolie: Lidocain 100 – 200 mg i. v. als Initialbolus, dann 1 – 3 mg/min i. v.
  - Ventrikuläre Tachykardie: Kardioversion (S. 123).
  - Therapieversuch mit Magnesiumsulfat (initial 1 – 2 g langsam i. v.), v. a. bei Hypomagnesiämie.
- *Respiratorische Insuffizienz:* Intubation u. PEEP-Beatmung mit hohem F_iO_2.
- *Zerebrale Krampfanfälle:* Zunächst Diazepam 5 – 20 mg i. v., bei Versagen Phenobarbital 15 mg/kg KG. Als ultima ratio Intubationsnarkose mit Thiopental 5 mg/kg KG (*Cave* Hypotonieverstärkung).
- *Hypokaliämie:* Propranolol (zur Dämpfung der überschießenden β-Rezeptorenstimulation), ggf. zusätzlich K^+ 40 mmol/h i. v., v. a. bei schwerer Hypokaliämie (< 3 mmol/l). Mit fallendem Theophyllinspiegel steigt der K^+-Spiegel an.
- *Azidoseausgleich* nach Korrektur der Hypokaliämie (s. S. 432).
- *Hypophosphatämie:* Kaliumphosphat (5 mmol/h).
- *Sekundäre Detoxikation:*
  - Hämoperfusion → sinnvoll bei Theophyllin-Plasmaspiegeln > 80 µg/l (bei chronischer Intoxikation auch schon bei 60 µg/l).
  - Zusätzlich Hämodialyse bei gleichzeitig schweren Elektrolytstörungen, Rhabdomyolyse oder zu schnellem Verbrauch der Hämoperfusionskapsel oder wenn die Körpertemperatur normalisiert werden soll.

➤ **Prognose:** Ernst.

Pilze

- **Pilzarten:** Pantherpilz, Fliegenpilz, Knollenblätterpilz.
- **Grundlagen:**
  - *Pantherpilz, Fliegenpilz:* Enthalten Muskarin → cholinerge Symptome; aber auch anticholinerge Symptome sind möglich.
  - *Knollenblätterpilz:* Amatoxine (α-Amanitin u.a.) bewirken eine Hemmung der Proteinsynthese der Leberzellen durch Blockade der Transkription von DNS in mRNS. Bei zunehmendem Verlust von Funktions- und Strukturproteinen kommt es schließlich zum Zelluntergang. Besonders gefährdet sind Leber, Niere und Darm. Ausscheidung zu etwa 60% über die Galle mit ausgeprägtem enterohepatischem Kreislauf und über die Nieren.
- **Klinik und Komplikationen:**
  - *Pantherpilz, Fliegenpilz:*
    - GIT: Häufig Unverträglichkeitsreaktionen: Übelkeit und (z.T. lange anhaltendes) Erbrechen, Darmkrämpfe, Diarrhö.
    - Herz, Kreislauf: Hypotension durch Flüssigkeitsverlust oder Vagotonie.
    - Anticholinerges Syndrom: Tachykardie, trockene Haut und Schleimhäute, Mydriasis, ZNS-Symptome (Unruhe, Erregungszustände, Benommenheit, Koma).
    - Cholinerge Phänomene bei Muskarinvergiftung: Bronchorrhö und Bronchospasmus, vermehrter Speichelfluß, Miosis, Schweißausbruch.
  - *Knollenblätterpilz – phasischer Verlauf:*
    - Zunächst 12 h Latenz, danach für 12–24 h gastrointestinale Phase mit Übelkeit, Erbrechen, wäßrigem Durchfall, Exsikkose bis zum Schock, Hypokaliämie, Hyponatriämie, Hypoglykämie.
    - Zweite Latenzphase von 12 h–4 d.
    - Zuletzt hepatorenale Phase: Symptome der Lebernekrose (Ikterus, Transaminasen ↑, Pankreatitis, Gerinnungsstörungen, Blutungen, Oligo- bis Anurie = Nierenversagen, Hypotension bis Schock, zerebrale Krampfanfälle, hepatisches Koma, Hypoglykämie).
- **Allgemeine Diagnostik:**
  - *Anamnese:* Wann wurden die Pilze eingenommen? Haben noch andere Personen daran teilgenommen? Haben diese ebenfalls Beschwerden? Welche Beschwerden?
  - Körperliche Untersuchung.
  - *Labor:* Elektrolyte, BZ, Transaminasen, Amylase, Lipase, AP, Protein, Ammoniak, Gerinnung (inkl. Faktoren und AT III), BB, BGA, Phosphat.
  - *Versuch einer Pilz-Bestimmung* (bei schwerer Symptomatik oder Verdacht auf Muskarin- oder Knollenblätterpilzvergiftung): Patienten, Angehörige befragen (Bildertafeln), Nachweis von Sporen des Knollenblätterpilzes aus Erbrochenem oder Magenspülflüssigkeit, Nachweis von Amatoxinen in Urin oder Serum durch RIA oder HPLC.
  - *Lignin-Schnelltest für Amatoxine:* Pilz(überrest) auf unbedrucktes Papier einer Tageszeitung drücken, Stelle markieren und trocknen. Anschließend mit etwas 10–20%iger Salzsäure betropfen. Wenn im Pilz Amatoxine enthalten waren, zeigt sich nach einigen Minuten eine Blauviolettverfärbung.
- **Therapie** – *Pantherpilz, Fliegenpilz:*
  - *Monitoring:* Pulsoxymetrie, Atemfrequenz, EKG, Blutdruck, engmaschige Laborkontrollen, Flüssigkeitsbilanz.

- *Magenspülung* meist nicht erforderlich. Erbrechen auslösen, falls nicht ohnehin heftig erbrochen wird; Aktivkohlelösung trinken lassen. (Sekundäre Detoxikation ist nicht sinnvoll).
- Großzügige Flüssigkeitssubstitution.
- *Anhaltendes Erbrechen:* 10 mg Metoclopramid i. v. (max 4 ×/d).
- *Schwere cholinerge Symptomatik:* Atropin 0,5 mg i. v./i. m. (max. 3 mg).
- *Anticholinerge Symptomatik* (vor allem bei Erregungszuständen): Physostigmin 2 – 4 mg langsam i. v.
- *Diarrhö:* Sistiert mit zunehmender Giftelimination spontan.

➤ **Therapie –** *Knollenblätterpilzvergiftung:*

- *Monitoring* s. o.
- *Primäre Detoxikation:*
  - Magenspülung: Bis zu $1^1/_2$ Tage nach der Ingestion sinnvoll, nachfolgend repetitive Gaben von Aktivkohle 40 – 50 g alle 4 – 6 h (bei lang-anhaltendem Erbrechen > 20 – 30] ist die Magenspülung verzichtbar).
  - Forcierte Diarrhö: Falls die spontanen Durchfälle sistieren, abführende Maßnahmen einsetzen (z. B. Laktulose 3 × 15 ml p. o. *oder* Natriumsulfat 15 g nach 6 – 12 h p. o. *und/oder* hohe Einläufe).
  - Duodenalsonde zum kontinuierlichen Absaugen bei enterohepatischem Kreislauf.
- *Sekundäre Detoxikation:*
  - In der Frühphase forcierte Diurese (für 36 – 48 h): Infusionsmenge ≥ 500 ml/h (Glc 5 % und Vollelektrolytlösung im Wechsel). Bei unzureichender Ausscheidung Diuretikum einsetzen. (Zusätzliche positive Aspekte: Verdünnungseffekt, durch das erhöhte Harnzeitvolumen kürzere Kontaktzeit der Amatoxine in der Niere).
  - Spätestens im hepatorenalen Stadium zirkulieren keine Amatoxine mehr im Plasma → Hämofiltration und/oder Hämodialyse dient eher der Therapie eines begleitenden Nierenversagens.
- *Verminderung der Toxinwirkung:*
  - Antidot Silibinin (Legalon SIL-Ampullen) 4 – 12,5 mg/kg KG über 2 h langsam i. v., insgesamt 4 ×/d → Hemmung der Amatoxinwirkung.
  - Alternativ: Versuch mit Penicillin G 0,5 – 1 Mio IE/kg KG/d (!) für 3 Tage möglich (*cave* nicht gleichzeitig mit Silibinin!). Penicillin soll die Penetration der Amatoxine in die Leberzelle vermindern. Sehr hohe Penicillindosen → *cave* ZNS- und neuromuskuläre Nebenwirkungen + Natriumbelastung!
- *Allgemeine Maßnahmen:*
  - Flüssigkeitszufuhr nach ZVD und Urinausscheidung.
  - Ausgleich von Elektrolytstörungen.
  - Azidoseausgleich mit Natriumbikarbonat (S. 445).
  - Parenterale Ernährung mit hohem Glukoseanteil.
  - Hypoglykämie, Hypokaliämie nach Labor ausgleichen.
  - Prophylaktische Heparinisierung mit 250 – 500 IE/h.
  - Gerinnungsfaktoren substituieren: FFP; AT III mit z. B. Kybernin hochhalten (Ziel: > 80 %).
- *Therapie bei Leberversagen:* s. S. 484 ff.
- *Hyperbarer Sauerstoff:* Möglicherweise Leber-protektive Effekte.
- *Ultima ratio:* Lebertransplantation. Ggf. frühzeitig mit Transplantationszentrum Kontakt aufnehmen.

43.2 Spezielle Intoxikationen

- **Prognose:** Außer bei Knollenblätterpilz gut; bei Knollenblätterpilzvergiftung durch Quick-Wert als Parameter für die Leberzellschädigung einschätzbar: Quick < 20% am 2./3. Tag nach Ingestion weist auf eine sehr schlechte Prognose hin. Letalität bei Knollenblätterpilzvergiftung: 8–22%, bei Kindern > 50%.

Botulismus

- **Substanzen:** Botulinustoxin Typ a – c.
- **Grundlagen:**
  - *Toxine* (Subtypen mit unterschiedlicher Toxizität): Exotoxine des anaeroben Clostridium botulinum (CB).
  - *Giftaufnahme: a)* oral durch Genuß kontaminierter Nahrungsmittel oder *b)* als „Wundbotulismus (z.B. bei Drogenabusus) bei infizierten Wunden.
  - *Toxinwirkung:* Blockade der synaptischen Acetylcholinfreisetzung. Klinisch betroffen sind die motorische Endplatte (Lähmungen) und die postganglionären Synapsen des Parasympathikus (relative Zunahme des Sympathikotonus).
  - Latenzzeit von 12 h – 1½ d. (Oft mehrere Patienten gleichzeitig betroffen).
- **Klinik und Komplikationen:**
  - *ZNS:* Müdigkeit, Schwäche, Schwindel, Schluck- und Sprechschwierigkeiten, Lichtscheu, weite und lichtstarre Pupillen, Akkommodationsstörungen, Ptosis, muskuläre Hypotonie, erschwerte Zungenbeweglichkeit, abgeschwächte oder aufgehobene Muskeleigenreflexe, absteigende symmetrische Lähmungen (Beginn an den Hirnnerven – z.B. Doppelbilder).
  - *Herz, Kreislauf:* Hypotonie, Tachykardie, Extrasystolie, im EKG flaches T.
  - *Lunge:* Zunehmende respiratorische Insuffizienz bis zur Atemlähmung.
  - *GIT:* Übelkeit und Erbrechen, Obstipation mit fließendem Übergang zum paralytischen Ileus, Miktionsstörungen.
  - Trockene Haut und Schleimhäute (trockene Augen).
- **Diagnostik:**
  - Anamnese, körperliche Untersuchung.
  - *Labor:* Toxinnachweis ab 24 h bis zu 3 Wochen nach Ingestion in Blut, Stuhl, Erbrochenem; arterielle BGA, Elektrolyte, BZ.
- **Therapie** (*cave* vor Therapie Speisereste asservieren!):
  - *Monitoring:* Atemfrequenz, Pulsoxymetrie, EKG, Blutdruck, Körpertemperatur, Laborkontrollen, Flüssigkeitsbilanz.
  - *Primäre Detoxikation* (bei bestehenden Schluckstörungen nicht risikolos):
    - Laxantiengabe (*cave* nicht bei bestehendem Ileus!).
    - Bei Ileus Metoclopramid 30–40 mg über 6–8 h i.v. *oder* Pyridostigmin 25 mg + Dexpanthenol 2,5 g i.v. über 5 h.
    - Magensonde und Darmrohr anlegen zur kontinuierlichen Entleerung des Gastrointestinaltraktes, wiederholt Aktivkohle.
  - *Flüssigkeitssubstitution* nach Diurese und ZVD. Falls notwendig, zusätzlich Blutdrucksteigerung mit Dopamin (*cave* Katecholaminempfindlichkeit ↑).
  - *Herzrhythmusstörungen:* Ggf. passagerer Schrittmacher.
  - *Respiratorische Insuffizienz:* Rechtzeitige Intubation und Beatmung.
  - *Antidottherapie mit Botulismus-Antitoxin:*
    - Allergietestung (intrakutan).
    - Dosierung (= 2 × 250 ml-Fläschchen): 375 000 IE gegen CB Typ A, 250 000 IE gegen CB Typ B, 25 000 IE gegen CB Typ C.

- Praktisches Vorgehen: Zunächst 250 ml langsam i. v., danach weitere 250 ml über mehrere Stunden, danach bei schwerem klinischem Bild weitere 250 ml in 4 – 6 h.
- Intrathekale Injektion bei Wirkungslosigkeit der i. v.-Gabe (Lumbalpunktion s. S. 76): 20 ml Liquor abtropfen lassen → 20 ml Antitoxin injizieren (bei Bedarf alle 24 h wiederholen).

➤ **Prognose:** Ernst, Rekonvaleszenz über mehrere Wochen.

Säuren und Laugen

➤ **Substanzen, Herkunft:** Haushaltsreiniger, chemische Industrie, Fotolabore.

➤ **Grundlagen:**
- *Säuren* → Koagulationsnekrosen, vorwiegend erst im Magen und nicht im Mund oder der Speiseröhre; Pylorospasmus.
- *Laugen* → Kolliquationsnekrosen, Seifenbildung mit Fetten, größere Eindringtiefe ins Gewebe als Säuren.
- *Reflektorisches Erbrechen* mit Aspirationsgefahr.

➤ **Klinik:**
- *GIT:* Häufig keine Verätzungszeichen der Lippen oder der Mundschleimhaut; Schluckstörungen, Übelkeit und (Blut-) Erbrechen, vermehrter Speichelfluß. Perforationen im Gastrointestinaltrakt, im Verlauf Strikturen, Fisteln, nekrotisierende Pankreatitis.
- *Herz, Kreislauf:* Hypotonie und Tachykardie bis zum Schock.
- *Atmung, Lunge:* Heiserkeit, Husten, Stridor, Glottisödem, bei Aspiration Atemnot, im Verlauf Aspirationspneumonie, Stimmbandlähmung, ARDS.
- *Stoffwechsel:* (Laktat-) Azidose, Hyponatriämie, Hypophosphatämie, Hypokalzämie, Hypokaliämie, Hypomagnesiämie.
- Gerinnungsstörungen, Hämolyse, Verbrauchskoagulopathie.

➤ **Diagnostik:**
- Anamnese, körperliche Untersuchung.
- *Labor:* BB, Gerinnung, Elektrolyte, BGA, Transaminasen, Amylase, Lipase, Flüssigkeitsbilanz, freies Hb. Blutgruppe bestimmen und Erythrozytenkonzentrate kreuzen lassen.
- *Röntgen-Thorax.*

➤ **Therapie:**
- *Monitoring:* Atemfrequenz, Pulsoxymetrie, EKG, Blutdruck, ZVD, Laborkontrollen, Flüssigkeitsbilanz.

Cave: Kein Erbrechen auslösen, keine blinde Sondierung des Ösophagus, keine Neutralisations- oder Verdünnungsversuche, keine Aktivkohle!

- *Hypovolämie* nach Diurese u. ZVD mit Vollelektrolytlösungen ausgleichen.
- *Weiterbestehende Hypotension:* Dopamin 5 μg/kg KG/min i. v., Schockbehandlung mit Adrenalin 0,1 – 0,3 mg i. v. (verdünnt und langsam!) und Prednisolon 500 – 1000 mg i. v.
- *Suffiziente Schmerztherapie:* z. B. Piritramid 7,5 – 15 mg langsam i. v. *oder* Diazepam 5 – 10 mg i. v. gefolgt von 1 – 2 mg/kg KG Ketamin i. v.
- *Respiratorische Insuffizienz und/oder Atemwegsverlegung (Glottisödem):* Sofortige Intubation (niemals „blind) und Beatmung.
- *Azidose:* Ausgleich durch Natriumbikarbonat (s. S. 445).
- *Hämolyse:* Plasmaseparation und Austauschtransfusion.

- *Verdacht auf Verbrauchskoagulopathie, bei schweren Vergiftungen:* Auch prophylaktische Heparinisierung mit 10000–20000 IE/d, Gabe von FFP oder Faktorenkonzentraten.
- *Parenterale Ernährung,* später PEG-Anlage/Magensonde und Sondenkost.
- *Stenosen:* Im Verlauf Ösophagusbougierung.
- *Perforationen:* Akut Notfall-OP, später Rekonstruktion.

➤ **Prognose:** Häufig langwierige Verläufe.

Alkylphosphate

➤ **Substanzen:** Parathion und verwandte Insektizide.

➤ **Grundlagen:**
- *Hemmung der Acetylcholinesterase (AChE);* betroffen ist die parasympathische und sympathische postganglionäre Übertragung (Schweißsekretion), parasympathische und sympathische Ganglien, motorische Endplatte, ZNS → endogene Acetylcholin (ACh)-Vergiftung. Regeneration der AChE < 1%/d.
- *Aufnahme:* Transdermal, über die Schleimhäute (inhalativ, konjunktival, p.o.), per injectionem.
- *Metabolisierung* in der Leber und renale Elimination, z.T. auch Giftungsprozesse. Hohes Verteilungsvolumen, hohe Lipidlöslichkeit.

➤ **Klinik und Komplikationen:**
- *ZNS:* Somnolenz bis Koma, Angst, Muskelfibrillationen und -krämpfe, Lähmungen, Areflexie, Sprachstörungen, Miosis.
- *Herz, Kreislauf:* Tachykardie bis Kammerflimmern, Hypertension (nikotinerg), aber auch Bradykardie bis Asystolie, Hypotension (muskarinerg).
- *Lunge:* Bronchorrhoe, Bronchospasmus, zentrale Atemlähmung.
- *GIT:* Erbrechen, Diarrhö.
- Hypersalivation, vermehrter Tränenfluß, Hyperglykämie, Hypokaliämie, Hypothermie.

➤ **Diagnostik:**
- Anamnese, körperliche Untersuchung, regelmäßige Auskultation, Überwachung (Bronchorrhoe, Pupillenweite, Salivation).
- *Labor:* Plasmacholinesterase, BB, Gerinnung, Transaminasen, Amylase, Lipase, Kreatinin, BGA, BZ, Elektrolyte.

Hinweis: Die Plasma-ChE (Pseudo-ChE) ist nicht an der Spaltung des ACh in der Synapse beteiligt; ihre Aktivität läßt aber Rückschlüsse auf die Aktivität der synaptischen AChE und auf die Vergiftungsschwere zu.

- Foetor ex ore (Knoblauch), typische blaue Färbung der Magen-Spülflüssigkeit (Farbstoffbeimengung der Präparate).
- Bei diagnostischer Unsicherheit: Atropin ex juvantibus.

➤ **Therapie:**
- *Monitoring:* Atemfrequenz, Pulsoxymetrie, EKG, Blutdruck, Laborkontrollen, Flüssigkeitsbilanz.

Achtung: Selbstschutz beachten! (Hautkontakt vermeiden, Kleidung sicherstellen).

- Vitalfunktionen sichern (i.d.R. Intubation + Atropingabe [s.u.])!
- *Primäre Detoxikation:*
  - Magenspülung mit bis zu 100 l Spüllösung (kein induziertes Erbrechen).
  - Mehrfache Instillation von $NaHCO_3$ 5% (Hydrolyse der Alkylphosphate).
  - Danach Aktivkohle und Natriumsulfat.

- Bei Hautkontamination: Patienten entkleiden und die gesamte Körperoberfläche gründlich mit Ethanol 30% in warmem Wasser (alternativ Natriumbikarbonatlösung) abwaschen.
- Bei Augenkontamination: 15 min mit warmen Wasser spülen, danach 1–2 Tropfen Homatropin 1% in den Bindehautsack.

– *Sekundäre Detoxikation:* Forcierte Diurese und Peritonealdialyse sind kontraindiziert, Hämodialyse und Hämoperfusion sind wenig effektiv.
– *Antidottherapie mit Atropin:*
  - Wirkung: Kompetitiver ACh-Antagonist →beeinflußt Bronchospasmus, Bronchorrhoe, Hypersalivation, Bradykardie.
  - Testdosis: 1 mg i. v. (Kinder 0,01 mg/kg KG).
  - Danach Atropin 2–5 mg alle 10–15 min bis Atropinwirkung erkennbar (Kinder 0,02–0,05 mg/kg KG alle 10–30 min).
  - Erhaltungstherapie mit Atropin 0,02–0,08 mg/kg KG/h.
  - Höchstdosen können in Bereichen >1 g/d liegen.

  Dosis-Monitoring: Nach bronchialer Sekretion und *nicht* nach Pupillenweite oder Herzfrequenz dosieren!
– *Antidottherapie mit Obidoxim* (nur während der ersten 24 h sinnvoll):
  - Wirkung: Dephosphorylierung der AChE und somit Reaktivierung.
  - Immer erst nach Versuch mit Atropin einsetzen!
  - Dosierung: 250 mg (3–5 mg/kg KG) langsam i. v.
  - Kann nach 2 h und 4 h wiederholt werden.

– *Volumenverluste* nach Diurese und ZVD ausgleichen. Dopamingabe möglich, aber initiale Katecholaminausschüttung durch Intoxikation beachten.
– *Bradykardie:* Atropin, bei Versagen Sympathomimetika oder passagerer Schrittmacher.
– *Beginnende respiratorische Insuffizienz:* Frühzeitige Intubation und Beatmung mit hoher F_iO_2 (ggf. PEEP). Engmaschige Bronchialtoilette!

Cave:
  - Wenn Succinylcholin für die Intubation verwendet wird, muß mit einer verlängerten Wirkdauer gerechnet werden.
  - Kein Theophyllin zur Bronchospasmolyse!

– *Zerebrale Krampfanfälle:* Diazepam 5–20 mg i. v.
– *Metabolische Azidose:* Zunächst Beatmung und Normoventilation, bei persistierender metabolischer Komponente auch Natriumbikarbonat (s. S. 445).
– *Prophylaktische Heparinisierung* mit 500–1000 IE Heparin/h.
– *Hypokalzämie und Hypokaliämie* ausgleichen.
– *Thermoregulation:* Hyperthermie kann Atropin-induziert sein, ansonsten auf Wärmeerhalt achten.

➤ **Prognose:** Häufig sehr langwierige Verläufe.

Herbizide

➤ **Substanzen:** Paraquat, Diquat.

➤ **Grundlagen:**
– Kontaktherbizid. Zell- und Zellmembranschädigung durch Radikale und Wasserstoffperoxid, Organschädigung (vornehmlich der Lunge).
– Keine Aufnahme durch die Haut, aber gute Resorption aus dem Gastrointestinaltrakt; auch die pulmonale Resorption ist möglich.
– Phasischer Verlauf: Gastrointestinaltrakt → Nieren → Lunge.
– Kein Metabolismus, renale Ausscheidung.

- **Klinik und Komplikationen** (bei niedrigeren Ingestionsdosen sind freie Intervalle möglich, hyperakute Verläufe kommen bei sehr hohen Dosen vor):
  - *GIT:* Zunächst Übelkeit, Erbrechen, Diarrhöe, später Ulzerationen im Gastrointestinaltrakt (Ösophagus!), Pankreatitis, Ikterus.
  - *Niere:* Akutes Nierenversagen mit Oligo- bis Anurie.
  - *Herz, Kreislauf:* Rhythmusstörungen, toxische Myokarditis, epikardiale Blutungen, Hypotonie.
  - *Lunge:* Husten, Tachypnoe, später Dyspnoe, Zyanose, Lungenödem, Atelektasen, im Verlauf Alveolitis und Lungenfibrose.
- **Diagnostik:**
  - Anamnese, körperliche Untersuchung.
  - *Labor:* Kreatinin, BGA, Transaminasen, Amylase, Lipase, Bilirubin, BB, Elektrolyte, Kreatininclearance, Laktat, Paraquat im Plasma und Urin.
- **Therapie:**
  - *Monitoring:* Atemfrequenz, Pulsoxymetrie, EKG, Blutdruck, Laborkontrollen, Flüssigkeitsbilanz.
  - *Kein Erbrechen auslösen.* Häufig führt ein Emetikazusatz im Paraquat zu spontanem Erbrechen.
  - *Gründliche Magenspülung* mit mindestens 50 l Spüllösung, danach Aktivkohle (auch repetitiv) und Natriumsulfat.

  Cave: Die Magenspülung mit derartig großen Mengen Spüllösung kann zu schweren Elektrolytstörungen führen, wenn Leitungswasser als Spüllösung verwendet wird →mit physiologischer Lösung spülen (z. B. Ringer-Lösung).
  - Hautdekontamination mit Wasser, Augenspülung.
  - *Maßnahmen zum Versuch einer Reduktion der Lungenschädigung:*
    - Prednisolon 1000 mg/d oder Dexamethason 24 mg/d.
    - Beatmung mit niedriger F_iO_2 zur Verminderung der Peroxidbildung (p_aO_2 50 – 70 mmHg), PEEP-Beatmung, ggf. Zusatz von 25 ppm NO.
    - Acetylcysteingabe (bis 14 g/d) um Glutathionreserven zu schonen.
    - Weitere diskutierte Maßnahmen: *α-Tocopherol* (Vitamin E) als antioxidative Substanz und Radikalfänger; *Immunsuppression* zur Unterdrückung reparativer Prozesse mit Fibrosierung (z. B. Cyclosporin, Cyclophosphamid, Azathioprin); *Strahlentherapie* beider Lungen; *Clofibrat.*
    - Reduktion der Nephrotoxizität durch „Spülen" (Verringerung der Kontaktzeit): Großzügige Flüssigkeitszufuhr (≥ 4 l/d) bei exakter Bilanzierung, Dopamin auf „Nierendosis" (1 – 2 µg/kg KG/min).
  - *Sekundäre Detoxikation:* Hämoperfusion ist der Hämodialyse überlegen (ggf. abwechselnd kombinieren). Frühzeitig Hämoperfusion über Aktivkohlefilter, die über mehrere Tage fortgesetzt werden muß, bis kein Paraquat mehr im Urin nachweisbar ist.
- **Prognose:** Entscheidend für die Prognose sind die frühzeitige Diagnosestellung und der Therapiebeginn vor Eintritt der Organschäden! Nach Eintritt schwerer Lungenschäden ist die Vergiftung trotz Therapie meist letal.

Zyanide

- **Substanzen:** Zyankali, Natriumzyanid, Blausäure.
- **Grundlagen:**
  - Blockade der Zytochrom-A_3-Oxidase und somit der Atmungskette mit konsekutiver Anoxie der Zellen.

– Entgiftung aus Meth-Hb-CN über Rhodanase zu Rhodanid, welches über den Urin ausgeschieden wird.
– Aufnahme: Oral (Alkalizyanide werden durch HCl zu HCN umgewandelt), inhalativ, perkutan.

➤ **Klinik und Komplikationen:**
– Bei hoher Dosierung Tod in Sekunden bis Minuten.
– *ZNS:* Somnolenz bis Koma, zerebrale Krampfanfälle, später Hirnödem.
– *Herz:* Initial Tachykardie und Hypertonie, später Arrhythmien, Angina pectoris, Bradykardien, letztlich Kammerflimmern, elektromechanische Dissoziation, Stillstand.
– *Lunge:* Atemnot mit Tachypnoe später Lungenödem und Atemstillstand.
– *GIT:* Übelkeit, Erbrechen, vermehrter Speichelfluß.
– Rosige Hautfarbe (auch Zyanose möglich); hellrotes venöses Blut, Bittermandelgeruch; (Laktat-)Azidose; Hyperglykämie, Gerinnungsstörungen.

➤ **Diagnostik:** Anamnese, körperliche Untersuchung; Zyanidkonzentration i. S.

➤ **Therapie:**
– *Monitoring:* Atemfrequenz, Pulsoxymetrie, EKG, Blutdruck, Laborkontrollen, Flüssigkeitsbilanz.

Hinweis:
- Selbstschutz beachten!
- Das Überleben der Vergiftung ist abhängig von der schnellen Sicherung oder Wiederherstellung der Vitalfunktionen und nicht von der Geschwindigkeit der Antidottherapie.

– *Immer* Intubation und Beatmung mit $F_iO_2 = 1{,}0$!
– *Magenspülung* (nach Intubation), Aktivkohle ist wenig wirksam.
– *Antidottherapie mit Met-Hb-Bildnern:*
  - 4-Dimethylaminophenol (4-DMAP) 3,25 mg/kg KG i. v. → Monitoring: 15% Met-Hb nach 1 min, 20 – 40% Met-Hb nach 20 – 30 min, Zyanose wird sichtbar.
  - Bei Überdosierung Toluidinblau 2 – 4 mg/kg KG (Zyanose verschwindet; bei Kleinkindern hält die Zyanose lange an).

  Vorsicht: Zunahme der Zyanidwirkung!

– *Antidottherapie mit Natriumthiosulfat* (beschleunigt die Umwandlung von Met-Hb-CN zu Rhodanid): 50 – 100 mg/kg KG Natriumthiosulfat i. v. (max. Erwachsene 10 g, Kinder 5 g, Kleinkinder 2 g, Säuglinge 1 g).
– *Bei Hypotonie:* Volumenausgleich durch Vollelektrolytlösung, ggf. zusätzlich Dopamin 3 – 5 µg/kg KG/min i. v.
– *Herzrhythmusstörungen:* Spontan reversibel nach Hypoxie- und Azidoseausgleich.
– *Zerebrale Krampfanfälle:* 5 – 20 mg Diazepam i. v.
– *Metabolische Azidose:* Vorsichtiger Ausgleich mit Natriumbikarbonat.
– *Hirnödem:* Oberkörperhochlagerung, Normoventilation und Mannitol, Sorbitol oder Glycerol (s. S. 505 ff).

➤ **Prognose:** Schlecht.

Kohlenmonoxid (CO)

➤ **Substanzen:** Rauchgasinhalation, Autoabgase, unvollständige Verbrennung.

➤ **Grundlagen:**
– Für den Menschen nicht wahrnehmbares Gas, leichter als Luft.

- Über 200mal höhere Affinität zu Hb als O_2 → CO-Hb (letztlich Hypoxie auf zellulärer Ebene).
- Über 30mal höhere Affinität zu Myoglobin als zu O_2.
- Bei Rauchern sind bis 10% CO-Hb „physiologisch.
- Vergiftungsgrad hängt ab von F_iCO, Expositionsdauer, Stoffwechsellage.
- Höhere Toxizität in der Schwangerschaft, fetotoxisch.

➤ **Klinik und Akutkomplikationen:**
- *ZNS:* Bei leichter Intoxikation Kopfschmerzen, sonst Somnolenz bis Koma, Hirnödem, zerebrale Krampfanfälle, Sehstörungen, Hörstörungen.
- *Herz, Kreislauf:* Vasodilatative Hypotonie, myokardiale Depression, Infarktsymptomatik inklusive Reizbildungs- und Reizleitungsstörungen.
- *Lunge:* Dyspnoe, gelegentlich Zyanose.
- *GIT:* Übelkeit bis Erbrechen, Leberschädigung mit Gerinnungsstörungen.
- *Niere:* Rhabdomyolyse mit Myoglobinurie, akutes Nierenversagen.
- (Laktat-)Azidose, Hyperglykämie, Muskelschwellung, Kompartmentsyndrom, Hautläsionen (Erythem, Blasen).

➤ **Spätkomplikationen:** Schädigung der Basalganglien mit Parkinson-Symptomatik; kortikale Erblindung; zerebrale Atrophie.

➤ **Diagnostik:**
- Anamnese, körperliche Untersuchung mit Neurostatus.
- *Labor:* CO-Hb, BGA (p_aO_2 meist normal bei erniedrigter O_2-Sättigung), Laktat, LDH, BB, Gerinnung, Transaminasen, Myoglobin in Serum und Urin, Kreatinin, Flüssigkeitsbilanz, Transaminasen, Albumin, Lipase, Amylase, BZ.
- Nach der Akutphase bildgebende Verfahren des Gehirns (CCT, MRT) in Abhängigkeit von der neurologischen Symptomatik.

➤ **Therapie:**
- *Monitoring:* Atemfrequenz, Pulsoxymetrie, EKG, Blutdruck, Laborkontrollen, Flüssigkeitsbilanz.

Hinweis: Eine primäre Detoxikation ist nicht möglich. Essentiell ist die schnellstmögliche Rettung des Patienten aus CO-Atmosphäre.

- *Antidottherapie mit Sauerstoff* (so schnell und so viel wie möglich):
  - Effekt: Verdrängung des CO aus der Bindung an Hb → Verkürzung der Halbwertszeit von CO-Hb.
  - Notbehelf mit Sauerstoffmaske und 10 l/min O_2.
  - Intubation und PEEP ($F_iO_2 = 1,0$).
  - Hyperbarer Sauerstoff (HBO): 2,5 – 3 atm in einer Druckkammer → drastische Verkürzung der CO-Hb-Halbwertszeit + Zunahme der Menge des physikalisch gelösten O_2 im Plasma → Gewebsoxygenierung unter Umgehung des blockierten Hb. *Indikationen:* Schwere neurologische Symptomatik; kardial und hämodynamisch instabile Situation (Arrhythmien, Hypotonie, Lungenödem); schwere metabolische Azidose; Schwangerschaft; Vergiftungen bei Kindern.
- *Azidose-Therapie:* Hyperventilation, Beatmung mit reinem O_2. Bei überschießender Korrektur und Alkalose droht die unerwünschte Linksverschiebung der Hb-Sauerstoffbindungskurve mit Verschlechterung der zellulären O_2-Versorgung.
- *Hypovolämie und Hypotonie:* Maßvolle Volumensubstitution. Bei überschießender Flüssigkeitszufuhr möglicherweise Verstärkung eines Hirnödems. Zusätzlich Katecholamingabe (z.B. 3 – 5 µg/kg KG/min Dopamin, aber auch Noradrenalin oder Adrenalin).
- *Ventrikuläre Extrasystolen:* Lidocain.

- *Zerebrale Krampfanfälle:* Diazepam 5 – 20 mg i. v., ggf. zusätzlich Phenytoin.
- *Hirnödemtherapie* mit Mannitol, Sorbitol oder Glycerol, ggf. zusätzlich Oberkörperhochlagerung, strenge Flüssigkeitsbilanzierung, ausreichend hoher arterieller Mitteldruck (ggf. Katecholamine); vgl. S. 505 ff.
- Fasziotomie bei Kompartmentsyndrom, Vermeidung von Hautulzera durch Lagerungstherapie.
- *Rhabdomyolyse:* Forcierte alkalische Diurese (erst nach CO-Entfernung möglich!); s. S. 609.

➤ **Prognose:**
- Schlecht bei Lebensalter > 60 a oder < 2 a, CO-Hb > 40 %, kardiovaskulären Vorerkrankungen sowie initialem oder prolongiertem Koma.
- Nach freiem Intervall können neurologische Spätschädigungen auftreten.

Reizgase

➤ **Substanzen:** Brand- bzw. Rauchgase, Ammoniak, Formaldehyd, Chlorwasserstoff, Bromwasserstoff, Chlorgas, Schwefeldioxid, Phosgen, Nitrosegase.

➤ **Grundlagen:**
- Verletzung der Bronchialschleimhaut und des Lungenparenchyms → Steigerung der Kapillarpermeabilität → Protein- und Flüssigkeitsansammlung im Lungeninterstitium und den Alveolen = toxisches Lungenödem → schwere Beeinträchtigung der pulmonalen O_2-Aufnahme → Hypoxämie.
- Durch Zunahme des pulmonalen Gefäßwiderstands mit Anstieg der pulmonalarteriellen Drücke kommt es zu einer Rechtsherzbelastung, die bis zur Rechtsherzinsuffizienz führen kann.
- Oft begleitende thermische Schädigung des Respirationstraktes (s. S. 406) und systemische Intoxikationen: CO (s. S. 639), Zyanid (s. S. 638).

➤ **Klinik, Komplikationen:**
- „Rußstraße" in Mund und Rachen.
- Zeichen der Lungenschädigung: Husten, Auswurf, Stridor, Lungenödem, Bronchospasmus, Tachypnoe, Zyanose, Hämoptoe, ARDS.
- Zeichen der Rechtsherzinsuffizienz: Hypotonie, Tachykardie, Einflußstauung, Ödeme; ggf. Rechtsherzversagen.

Cave symptomfreies Intervall! Auch schwere Symptome können erst mit einer Latenz von bis zu 48 h auftreten!

➤ **Diagnostik:**
- *Typische Anamnese:* Verbrennungsunfall in geschlossenem Raum, Verbrennung von Kunststoffen, Patient ist nach Verbrennungsunfall bewußtlos.
- *Körperliche Untersuchung:* Verbrennungen im Gesicht, Rußspuren in Mund und Rachen.
- Röntgenaufnahme des Thorax; ggf. Laryngoskopie, Bronchoskopie.
- *Labor:*
  - BGA: Abfall des p_aO_2, Anstieg des pCO_2, initial häufig noch weitgehend unauffällige Parameter.
  - Bestimmung von HbCO, Methämoglobin und Zyanid-Konzentration.

➤ **Therapieprinzipien:**
- Primäre und sekundäre Detoxikation sind nicht möglich.
- Ziel der Therapie ist es, das Fortschreiten der pulmonalen Schädigung zu verhindern, sekundäre Komplikationen zu vermeiden bzw. zu behandeln und die Vitalfunktionen aufrechtzuerhalten.
- Begleitende systemische Intoxikationen müssen behandelt werden.

- **Spezielle Therapie:**
  - *Monitoring:* Pulsoxymetrie, EKG, Blutdruck, zentraler Venendruck, engmaschige Blutgasanalysen, Flüssigkeitsbilanz.
  - *Kortikoide:*
    - *Inhalativ (am besten über Spacer):* z. B. Budenosid-Dosieraerosol 5 Hübe alle 5 min *oder* Dexamethason-Dosieraerosol 1 Hub alle 3 min.
    - *Prednisolon i. v.* (zusätzlich bei schweren Reizgasinhalationen): Initial 1000 mg i. v. als Bolus, anschließend 1000 mg/d i. v. am 1. Tag, über die nächsten 14 Tage allmählich Dosisreduktion und schließlich Umsetzen auf orale Langzeitanwendung. Problem: Immunsuppression mit weiterer Zunahme der ohnehin hohen Infektionsgefahr.
  - *Bei Bronchospasmus:* Bronchospasmolytika (z. B. Salbutamol-Dosieraerosol 2 – 4 Hübe alle 4 – 6 h), ggf. zusätzlich Theophyllin (200 mg i. v. sehr langsam als Initialbolus, anschließend Dauerinfusion mit 0,2 – 0,8 mg/kg KG/h).
  - *Unzureichende Oxygenierung und/oder Bewußtseinstrübung mit Aspirationsgefahr:* Intubation und Beatmung mit initial hoher F_iO_2 und PEEP (*cave*Barotrauma durch hohe Beatmungsdrücke!). Ggf. unterstützend Lagerungstherapie (Bauchlagerung o.ä.; s. S. 172).
  - *Toxisches Lungenödem:* Exakte Flüssigkeitsbilanzierung. Ziel ist eine negative Flüssigkeitsbilanz (soweit hämodynamisch verträglich).
  - *Obstruierendes Material:* Bronchoskopische Beseitigung.

44.1 Pharmakotherapie bei Niereninsuffizienz

J. M. Hahn

Allgemeine Richtlinien

- Bis zu einer Kreatinin-Clearance von > 50 ml/min können praktisch alle Medikamente in Normaldosierung gegeben werden.
- Medikamente, deren Ausscheidung nicht wesentlich von der Nierenfunktion abhängt (z. B. Digitoxin), sind bei fortgeschrittener Niereninsuffizienz möglichst zu bevorzugen.

Dosierung häufig verwendeter Medikamente

- **Allopurinol:**
  - Bei Niereninsuffizienz ist die medikamentöse Therapie einer Hyperurikämie im allgemeinen erst ab einer Serum-Harnsäure von > 10 mg/dl oder bei entsprechender Klinik erforderlich.
  - Allopurinol muß bei Niereninsuffizienz niedriger dosiert werden, z. B. bei Kreatinin von 3 – 5 mg/dl Dosishalbierung.
- **Analgetika, Antiphlogistika:**
  - Bei akutem bzw. kurzfristigem Einsatz spielt das Ausmaß der Niereninsuffizienz i. a. eine untergeordnete Rolle.
  - *Peripher wirkende Analgetika:*
    - Da bei fortgeschrittener Niereninsuffizienz ohnehin eine erhöhte Gefahr oberer gastrointestinaler Blutungen besteht, ist diese Nebenwirkung bei den NSAR besonders zu beachten. Bei der Dauertherapie besteht insbesondere bei Kombinationspräparaten die Gefahr einer Verschlechterung der Nierenfunktion.
    - Normale Dosierung z. B. bei Metamizol, Diclofenac, Ibuprofen und Indometacin.
    - *Acetylsalicylsäure:* Kumulation wahrscheinlich, bei fortgeschrittener Niereninsuffizienz max. 500 mg/d.
    - *Paracetamol:* Niedriges therapeutisches Risiko, bei terminaler Niereninsuffizienz Verlängerung der Applikationsintervalle auf das Doppelte.
  - *Opioide:* Bei Niereninsuffizienz i. a. keine Dosisreduktion. Bei Morphin kann es durch Kumulation des wirksamen Metaboliten zu einer verlängerten Atemdepression kommen.
- **Antibiotika:** Siehe S. 244.
- **Antidiabetika:**
  - *Insulin:* Bei Niereninsuffizienz kann der Insulinbedarf aufgrund der verlängerten HWZ absinken.
  - *Sulfonylharnstoffe:* Außer bei Gliquidon, welches extrarenal ausgeschieden wird, besteht die Gefahr protrahierter Hypoglykämien → bei fortgeschrittener Niereninsuffizienz kontraindiziert!
  - *Acarbose:* Auch bei Niereninsuffizienz normale Dosierung möglich.
  - *Metformin:* Bei Niereninsuffizienz kontraindiziert.
- **Antihypertensiva:**
  - Da der Filtrationsdruck in der Niere zu Beginn einer erfolgreichen Therapie vorübergehend absinkt, ist bei allen Substanzen initial ein Anstieg der Retentionswerte zu beobachten.

- *Bevorzugt werden verwendet (einschleichende Dosierung):*
  - ACE-Hemmer oder AT_1-Antagonisten: Wegen renoprotektiver Wirkung bei Niereninsuffizienz vorteilhaft, Gefahr der Hyperkaliämie beachten.
  - Kalziumantagonisten.
  - Diuretika (s. u.).
  - Alpha-Rezeptor-Blocker.
  - β-Blocker.
  - Clonidin.

➤ **Digitalisglykoside:** Digitoxin kann auch bei Niereninsuffizienz normal dosiert werden, bei den anderen Herzglykosiden ist eine Dosisreduktion und eine engmaschige Überwachung (Serumspiegelkontrollen) erforderlich, so daß sich i.d.R. eine Anwendung bei Niereninsuffizienz nicht empfiehlt.

➤ **Diuretika:**
- Bevorzugte Verwendung von Furosemid, bei Niereninsuffizienz höhere Dosen erforderlich.
- Ab Serumkreatinin > 1,5 mg/dl kaliumsparende Diuretika vermeiden.
- Ab Serumkreatinin > 2,5 mg/dl sind Thiaziddiuretika und Analoga alleine nicht mehr ausreichend wirksam. Bei der Therapie mit Schleifendiuretika ist die Kombination mit Thiaziddiuretika sinnvoll, da das durch die Schleifendiuretika vermehrt zum distalen Tubulus transportierte Natrium dort teilweise aufgenommen wird, wobei Thiazide diese vermehrte Natrium-(und Wasser-)aufnahme hemmen.

➤ **Glukokortikoide:** Normale Dosierung bei Niereninsuffizienz.

➤ **Psychopharmaka:**
- *Benzodiazepine:* bei Niereninsuffizienz mäßige Kumulation, welche aber klinisch gut faßbar ist.
- *Antidepressiva, Neuroleptika:* Im allgemeinen auch bei Niereninsuffizienz normale Dosierung. Bei hohen Neuroleptikadosen über längere Zeit erhöhte Gefahr extrapyramidaler Nebenwirkungen.

➤ **Ulkustherapeutika:**
- *H_2-Blocker:* Bei fortgeschrittener Niereninsuffizienz Dosishalbierung.
- *Protonenpumpenhemmer:* Bei Niereninsuffizienz sollten folgende Dosen möglichst nicht überschritten werden: Lansoprazol 30 mg/d, Omeprazol 40 mg/d, Pantoprazol 40 mg/d.

44.2 Pharmakotherapie bei Leberschädigung

J. M. Hahn

Grundlagen

- Bei zahlreichen Arzneimitteln spielt die hepatische Elimination eine wesentliche Rolle, sie ist dabei in erster Linie von folgenden Faktoren abhängig:
  - *Metabolische Kapazität der Hepatozyten:* Gestört bei diffusen Leberparenchymerkrankungen unterschiedlichster Ursache.
  - *Leberdurchblutung:* Abnahme v. a. bei portaler Hypertension.
  - *Plasmaeiweißbindung* der Arzneimittel.
- Die hepatische Elimination einzelner Arzneimittel wird durch verschiedene Lebererkrankungen unterschiedlich stark beeinflußt und unterliegt daher einer großen Variabilität. Hinzu kommt, daß Laborwerte oft keine genaue Beurteilung der Leberfunktion zulassen. Bei Lebererkrankungen können daher keine genauen Richtlinien für die Dosisanpassung (s. u.) gegeben werden.

Richtlinien für die Arzneitherapie

- Potentiell hepatotoxische Medikamente meiden.
- **Arzneimittel mit hohem Risiko einer Überdosierung:** Bei oraler Gabe Reduktion der Initial- und Erhaltungsdosis auf $^1/_2$-$^1/_4$, bei parenteraler Gabe unveränderte Initialdosis, aber Reduktion der Erhaltungsdosis. *Beispiele:*
  - α_1-Rezeptor-Blocker: Prazosin.
  - Analgetika: Fentanyl, Pentazocin, Pethidin.
  - Antiarrhythmika: Verapamil.
  - Antidepressiva: Desipramin, Imipramin, Nortriptylin.
  - Antidiabetika: Glibenclamid, Langzeit und Verzögerungsinsuline.
  - Betablocker: Metoprolol, Oxyprenolol, Propanolol.
  - Nitrate: Glyceroltrinitrat.
  - Sedativa: Clomethiazol.
  - Sonstige: Domperidon, Ergotamin-Tartrat, Pyridostigmin.
- **Arzneimittel mit mittlerem Risiko einer Überdosierung:** Auch bei oraler Gabe unveränderte Initialdosis, Reduktion der Erhaltungsdosis. *Beispiele:*
  - Analgetika: Metamizol, Paracetamol (in hohen Dosen lebertoxisch).
  - Antiarrhythmika: Chinidin.
  - Antibiotika: Cefoperazon, Ceftriaxon, Chloramphenicol, Ciprofloxacin, Clindamycin, Mezlocillin, Rifampicin, Sulfonamide.
  - Antidiabetika: Glipizid, Mischinsuline.
  - Barbiturate: Hexobarbital, Pentobarbital, Phenobarbital.
  - Digitalisglykoside: Digitoxin, Methyldigoxin.
  - Sedativa: Chlordiazepoxid, Diazepam.
  - Sonstige: Heparin, Phenytoin, Theophyllin.
- **Arzneimittel mit niedrigem Risiko einer Überdosierung:** Bei oraler und parenteraler Gabe übliche Dosierung. *Beispiele:*
  - Antibiotika: Ampicillin, Cefoxitin, Gentamicin, Isoniazid, Penicillin G.
  - Antidiabetika: Tolbutamid, Normalinsuline.
  - Antirheumatika: Naproxen, Phenylbutazon.
  - Digitalisglykoside: Acetyldigoxin, Digoxin.
  - Diuretika: Furosemid, Spironolacton.
  - Glukokortikoide: Prednison, Prednisolon.
  - Sedativa: Lorazepam, Oxazepam.
  - Sonstige: Allopurinol, Carbamazepin, Cimetidin, Clofibrat, Omeprazol.

44.3 Pharmakotherapie in Schwangerschaft und Stillzeit

J. M. Hahn

Allgemeine Richtlinien

- Eine medikamentöse Behandlung sollte nur dann durchgeführt werden, wenn der Verzicht auf sie Schäden für Mutter und Kind bedeuten kann.
- Nur Medikamente verwenden, deren Unbedenklichkeit durch langjährige Erfahrungen erprobt ist (s. u.). Für viele Substanzen fehlen Untersuchungen über die Sicherheit bzw. das embryotoxische/teratogene Risiko. Gerade eine Therapie mit multiplen Medikamenten (Intensivstation!) kann ein Risiko für das Kind bedeuten.
- Besondere Beachtung der o. g. Richtlinien in der Frühschwangerschaft (bis 12. Woche post conceptionem).
- Bei Frauen im gebärfähigen Alter ohne Kontrazeption sollte immer an die Möglichkeit des Vorliegens einer Schwangerschaft gedacht werden.
- Embryotoxische/teratogene Substanzen: Kumarinderivate, Phenytoin, Aminoglykoside, Retinoide.
- In der Stillperiode ggf. abstillen oder die Milch zeitweise abpumpen.

Bevorzugte Arzneimittel

- Analgetika: Paracetamol (in der Stillzeit auch ASS).
- Antazida: Aluminiumhydroxid, Magnesiumhydroxid, Kalziumkarbonat.
- Anthelmintika: Niclosamid.
- Antiallergika: Clemastin.
- Antiasthmatika: β_2-Sympathomimetika, inhalative Glukokortikoide, Cromoglycinsäure, Theophyllin.
- Antibiotika: Penicilline, Cephalosporine, Erythromycin.
- Antidiabetika: Insulin.
- Antiemetika: Dimenhydrinat.
- Antihypertensiva: Dihydralazin, Betablocker (in der Stillzeit kein Acebutolol, Atenolol, Mepindolol und Sotalol), α-Methyldopa.
- Antikoagulation: Heparin.
- Antitussiva: Dextromethorphan.
- Hormone: Progesteron, Schilddrüsenhormone
- Impfungen: Immunglobuline, aktive Impfung gegen Influenza, Poliomyelitis, Tetanus.
- Laxanzien: Leinsamen, Natriumpicosulfat.
- Malaria-Prophylaxe: Chloroquin.
- Migränemittel: Paracetamol.
- Mineralien: Eisen, Kalzium.
- Mukolytika: Acetylcystein.
- Sedativa: Diazepam (in Ausnahmefällen bei kurzfristiger Anwendung).
- Tuberkulostatika: Ethambutol, Isoniazid.

44.4 Pharmakotherapie: Einzelne Wirkstoffe

M. Lumpe, A. Osthaus, O. Zuzan

Grundlagen

- **Unerwünschte Wirkungen** (v. a. häufige und schwerwiegende, geordnet nach der Häufigkeit ihres Auftretens. Die Häufigkeitsangaben beziehen sich auf die Definitionen der Roten Liste):
  - Häufig: In > 10 % der Fälle.
  - Gelegentlich: In 1 – 10 % der Fälle.
  - Selten: In < 1 % der Fälle.
  - *Sehr selten:* In < 0,1 % der Fälle.
  - *Einzelfälle:* Einzelne, noch nicht quantifizierbare Fallmeldungen.
- **Kontraindikationen (KI):** Unter Berücksichtigung des intensivmedizinischen Einsatzes der Medikamente sind nur diesbezüglich relevante KI aufgeführt. Dennoch kann im Einzelfall trotz Vorliegen einer KI der Einsatz des Medikamentes gerechtfertigt sein. Bei Reanimationen sind fast alle KI zu vernachlässigen. *Allgemeine KI* (nicht im einzelnen erwähnt) sind bekannte allergische Reaktionen.
- **Besonderheiten, Bemerkungen:** Hier stehen klinisch relevante Infos zu
  - Dosisanpassung bei Leber- und Niereninsuffizienz.
  - relevanten pharmakodynamischen/pharmakokinetischen Interaktionen.
  - Inhaltsstoffen wie Sulfit oder Parabene als Hinweis auf mögliche allergische Reaktionen bei prädisponierten Patienten.
- **Relative Wirkstärke:**
  - Bei Glukokortikoiden bezogen auf Kortisol.
  - Bei Opoiden bezogen auf die analgetische Potenz (bei Morphin = 1).
- **Wichtige Abkürzungen:** Siehe Tab. 130.

Tabelle 130 Wichtige (verwendete) Abkürzungen

BV	orale Bioverfügbarkeit	LVEDP	linksventrikulärer enddiastolischer Druck
cAMP	cyclisches Adenosinmonophosphat	m²	muscarin
CBF	cerebral blood flow	min	Minute
CTG	Cardiotokographie	NSAR	nichtsteroidale Antirheumatika
CYP IIC	Cytochrom P450 IIC	Ntx	Nierentransplantation
EF	Ejektionsfraktion	NYHA	New York Heart Association
GFR	glomeruläre Filtrationsrate	PB	Plasmaproteinbindung
HF	Herzfrequenz	PPSB	Prothrombinkomplex (S. 191)
HLM	Herz-Lungen-Maschine	RR	Blutdruck
HMV	Herzminutenvolumen	SHT	Schädel-Hirn-Trauma

Fortsetzung Tabelle 130, S. 648 ▶

Tabelle 130 Fortsetzung

HTx	Herztransplantation	VD	Verteilungsvolumen
ICP	intra cranial pressure (intrazerebraler Druck)	WB	Wirkbeginn
IE	Internationale Einheiten	WD	Wirkdauer
Lufu	Lungenfunktionsprüfung	WM	Wirkmaximum

Abciximab

- **Präparat (Beispiel):** ReoPro 10 mg/5 ml.
- **Substanzklasse**: Thrombozytenaggregationshemmer, Glykoprotein IIb/IIIa-Inhibitor.
- **Wirkung, -smechanismus:** Abciximab ist das Fab-Fragment eines monoklonalen Antikörpers gegen das Glykoprotein IIb/IIIa. Dieser Rezeptor ist essentiell für die Thrombozytenaggregation und unterstützt die Rekrutierung zusätzlicher Thrombozyten. Abciximab blockiert die Bindung von Fibrinogen und von-Willebrand-Faktor an diesen Rezeptor und hemmt so die Thrombozytenaggregation.
- **Klinische Anwendung:** Prävention ischämischer Komplikationen nach perkutaner Koronarintervention oder bei Patienten mit therapierefraktärer instabiler Angina pectoris, wenn eine perkutane Koronarintervention in den nächsten 24 h geplant ist.
- **Unerwünschte Wirkungen:** Generalisierte Blutungsneigung, Thrombozytopenie.
- **Kontraindikationen:** Aktive innere Blutung, gastrointestinale oder urogenitale Blutung in den letzten 6 Wochen, größere Operationen oder Verletzungen in den letzten 6 Wochen, Schlaganfall in den letzten 2 Jahren, hämorrhagische Diathese, verlängerte plasmatische Gerinnungszeiten, Thrombozytopenie (< 100 000/ μl), intrakranieller Tumor, arteriovenöse Malformation oder Aneurysma, schlecht eingestellte arterielle Hypertonie (RR systolisch > 180 mm Hg, RR diastolisch > 100 mm Hg), Vaskulitisanamnese, gleichzeitige Anwendung von Dextran.
- **Wirkungsverlauf:** WB 5 – 30 min, WM 2 h, WD nach Dauerinfusion 12 – 24 h, Erholung der Thrombozytenfunktion meist innerhalb von 48 h.
- **Pharmakokinetik:** Plasma-HWZ nach Einzelbolus 10 min, Plasma-HWZ nach Dauerinfusion 6 h.
- **Dosierung:** Initialbolus 0,25 mg/kg KG i. v. als Kurzinfusion über 10 – 60 min, anschließend Dauerinfusion mit 10 μg/min über die nächsten 12 h.
- **Besonderheiten/Bemerkungen:**
  - Die Wirksamkeit von Abxicimab ist bislang nur bei gleichzeitiger Standard-Therapie mit Heparin (PTT auf das 1,5 – 2,5fache erhöht) und Acetylsalicylsäure (p. o.) belegt.

Achtung: Gerinnungsanalyse und Bestimmung der Thrombozytenzahl vor Therapiebeginn sowie 2 – 4 h und 24 h nach Therapiebeginn. Bei Thrombozytenabfall auf < 100 000/ μl Stopp der Abciximab-Infusion, bei < 60 000/ μl Stopp der Heparin- und ASS-Zufuhr, bei < 20 000/ μl Infusion von Thrombozytenkonzentraten erwägen.

Aciclovir s. S. 257

Adenosin

- **Präparate (Beispiel):** Adrekar 6 mg/2 ml-Injektionsflasche.
- **Substanzklasse:** Antiarrhythmikum, Purinnukleosid.
- **Wirkungsmechanismus:** Unterbrechung der Reentry-Kreise am AV-Knoten.
- **Wirkungen:** Negativ dromotrope Wirkung auf den AV-Knoten, negativ chronotrop, Abnahme des peripheren Widerstandes.
- **Klinische Anwendung:** Symptomatische paroxysmale AV-junktionale Tachykardien (Reentry-Tachykardien).
- **Unerwünschte Wirkungen:**
  - *Häufig*: Flush, Dyspnoe, Bronchospasmus, Angina pectoris ähnliche thorakale Beschwerden, Übelkeit, Schwindel (jeweils nur von kurzer Dauer).
  - Gelegentlich: Bradykardie, Asystolie, metallischer Geschmack.
  - Selten: RR-Abfall, Bradykardie.
- **Kontraindikationen:**
  - AV-Block II. o. III. Grades, Sick-Sinus-Syndrom, Vorhofflimmern, Vorhofflattern, verlängertes QT-Intervall.
  - Obstruktive Lungenerkrankungen.
- **Wirkungsverlauf:** WB < 20 sek, WM 20 – 30 sek, WD 3 – 7 sek.
- **Pharmakokinetik:** VD 8 – 13 l/kg, Aufnahme und Abbau in den meisten Körperzellen, v. a. in Erythrozyten und Endothelzellen → sofortige Desaminierung zu elektrophysiologisch unwirksamen Metaboliten, HWZ < 10 sek.
- **Dosierung:** Als Antiarrhythmikum initial 3 mg als Bolus (innerhalb von 2 – 3 sek); ggf. Wiederholung mit 6, 9 und 12 mg alle 1 – 2 min.
- **Besonderheiten/Bemerkungen:**
  - Methylxanthine können die Wirkung von Adenosin blockieren.
  - Dosisreduktion bei gleichzeitiger Therapie mit Dipyridamol und bei Patienten nach Herztransplantation empfohlen.
  - Keine Dosisanpassung bei Nieren- u./od. Leberinsuffizienz notwendig.
  - Adenosin sollte nur unter kontinuierlicher EKG Überwachung und in Reanimationsbereitschaft verabreicht werden.

Adrenalin

- **Präparate (Beispiel):** Suprarenin 1 mg/1 ml, Suprarenin 25 mg/25 ml Stechamp.
- **Substanzklasse:** Katecholamin, Sympathomimetikum.
- **Wirkungsmechanismus:** Dosisabhängige Wirkungen an β_1-, β_2-, α-Rezeptoren.
- **Wirkungen:**
  - Anhebung des systolischen und diastolischen Blutdrucks unter Basisreanimation, dadurch verbesserte koronare und zerebrale Perfusion.
  - Durch Anhebung des koronaren Perfusionsdrucks Verbesserung der kardialen Reanimierbarkeit, Rückkehr spontaner Herzaktionen bei Asystolie.
  - Positiv inotrope, chronotrope, dromotrope und bathmotrope Wirkung.
  - Bronchodilatation.
- **Klinische Anwendung:**
  - Anaphylaktischer Schock, kardiogener Schock, volumenrefraktärer Schock.
  - Reanimation bei Herzkreislaufstillstand.
  - Hämodynamisch wirksame Bradykardien, die nicht auf Atropin reagieren.
  - Inhalativ bei ösopharyngealer Schwellung mit Stridor (Pseudokrupp).
  - Status asthmaticus.

44.4 Pharmakotherapie: Einzelne Wirkstoffe

➤ **Unerwünschte Wirkungen:**
- Anstieg des myokardialen Sauerstoffverbrauchs, Koronarischämie, Tachykardie, ventrikuläre Extrasystolen, tachykarde Rhythmusstörungen, Kammerflimmern, Asystolie, Lungenödem.
- Hypokaliämie, Hyperglykämie, metabolische Azidose.
- Mydriasis, Krampfanfälle, Angstzustände, Tremor.
- Oligurie, Anurie.

➤ **Kontraindikationen:** Hypertroph obstruktive Kardiomyopathie, Thyreotoxikose.

➤ **Wirkungsverlauf:** WB 30 – 60 sek i. v., 60 – 120 sek endobronchial, WM < 3 min i. v., WD 5 – 10 min i. v., 15 – 25 min endobronchial.

➤ **Pharmakokinetik:** PB 50 %, schnelle Metabolisierung durch Monoaminooxidasen (MAO) und Catecholamin-O-Methyltransferase (COMT), Ausscheidung zu 70 – 95 % renal v. a. als Vanillinmandelsäure, HWZ 1 – 3 min.

➤ **Dosierung:**
- Reanimation:
  - Aktuelles Standardschema: 1 mg i. v. alle 3 – 5 min.
  - Alternative Dosierungen bei fehlendem Effekt des Standardschemas: a) intermediate dose: 2 – 5 mg i. v. alle 3 – 5 min; b) escalating dose: erst 1 mg, dann 3 mg und dann 5 mg i. v. alle 3 – 5 min; c) high dose: 0,1 mg/kg KG i. v. alle 3 – 5 min.
  - Kinderreanimation: 0,01 mg/kg KG i. v. als Initialbolus, bei fehlendem Erfolg dieser Dosis nach 3 min die 10fache Dosis von 0,1 mg/kg KG i. v., diese Dosis dann alle 3 min wiederholen.
  - Intratracheal: Bei Erwachsenen 3 mg, 3 : 10 mit NaCl 0,9 % verdünnt.
- Anaphylaktischer Schock, Status asthmaticus: 0,1 mg i.v, nach Wirkung alle 2 min wiederholen.
- Andere Schockformen: 0,05 mg i. v., nach Wirkung alle 2 min wiederholen; Perfusor: 0,05 – 1,0 µg/kg KG/min (= 5 Amp à 1 mg/1 ml + 45 ml NaCl 0,9 %; LR 2 – 42 ml/h bei 70 kg KG).

➤ **Besonderheiten/Bemerkungen:**
- Antidepressiva verstärken die sympathomimetischen Wirkungen und die Gefahr kardialer Arrhythmien.
- Bei gleichzeitiger Therapie mit α-Blockern kann Adrenalin den RR senken (Adrenalinumkehr).
- Gefahr von ventrikulären Arrhythmien und Lungenödem bei gleichzeitiger Gabe von Halothan, Cyclopropan und Trichlorethylen.
- Bei Vorbehandlung mit β-Blockern reine α-Wirkung mit Hypertonie und Bradykardie möglich.
- Nicht mit alkalischen Substanzen (z. B. $NaHCO_3$, Furosemid) mischen.
- Volumenmangel und Azidose sind vor der Anwendung möglichst auszugleichen.
- Keine s. c.-Gabe an den Akren (Nekrosegefahr).
- Enthält Sulfit.

Ajmalin

➤ **Präparate (Beispiel):** Gilurytmal 2 (50 mg/2 ml), Gilurytmal 10 (50 mg/10 ml).

➤ **Substanzklasse:** Klasse Ia-Antiarrhythmikum.

➤ **Wirkungsmechanismus:** Durch Hemmung des schnellen Natriumeinstroms in die Herzmuskelzelle Reduktion der Depolarisationsgeschwindigkeit während der Phase „0“ des Aktionspotentials.

- **Wirkungen:**
  - Abnahme der Leitungsgeschwindigkeit und Verlängerung von Refraktärzeit und Aktionspotentialdauer.
  - Ventrikuläre Leitungsverlangsamung im His-Purkinje-System und in akzessorischen Bahnen.
  - Bei höherer Dosierung auch Abnahme von Frequenz sowie supraventrikulärer Leitungs- und Überleitungsgeschwindigkeit.
- **Klinische Anwendung:**
  - Supra- und ventrikuläre Tachykardien.
  - Paroxysmales Vorhofflimmern.
  - Refraktäres Kammerflimmern.
  - WPW-Syndrom.
  - Differentialdiagnostik des WPW-Syndroms (Ajmalin-Test).
- **Unerwünschte Wirkungen:**
  - Leitungsblockierungen, Bradykardie, Asystolie, Auslösung oder Verschlechterung einer Herzinsuffizienz (negativ-inotrope Wirkung), RR-Abfall, proarrhythmische Wirkung (Kammertachykardie, Kammerflimmern).
  - Übelkeit, Kopfschmerz, Flush, Wärmegefühl, Diarrhö, Sehstörungen, Parästhesien.
  - Sehr selten Cholestase; in Einzelfällen Leuko- und Thrombozytopenie.
- **Kontraindikationen:** Hypertroph obstruktive Kardiomyopathie, QT-Syndrom, AV-Block II. u. III. Grades, (Schenkel-)Blockbilder, Sick-Sinus-Syndrom, manifeste Herzinsuffizienz, innerhalb der ersten 3 Monate nach Myokardinfarkt, Ejektionsfraktion < 35%.
- **Wirkungsverlauf:** WB 1 min i.v., 30 min p.o., WD 12–15 min i.v., 8 h p.o.
- **Pharmakokinetik:** VD 3 l/kg, PB 75%, vorwiegend hepatische Metabolisierung durch Monohydroxylierung, nur 5–10% werden unverändert renal ausgeschieden, HWZ 1 h i.v., 4 h p. o.
- **Dosierung:**
  - 0,5–1 mg/kg KG langsam i.v. (*cave:* nicht > 10 mg/min infundieren, nicht > 50 mg als Einzeldosis).
  - Perfusor 0,5–1 mg/kg KG/h unter engmaschiger Überwachung (z. B. bei 60 kg KG: 5 Amp à 50 mg/10 ml [=50ml]; LR 6–12 ml/h).
- **Besonderheiten/Bemerkungen:**
  - Bei Patienten mit chronischen Lebererkrankungen ist die Dosis unter Berücksichtigung des erwünschten therapeutischen Effektes zu reduzieren.
  - Nicht mischen mit alkalischen Lösungen (z. B. $NaHCO_3$, Furosemid).
  - Abbruch der Therapie bzw. Dosisreduktion bei Terminierung der Tachykardie oder QRS-Verbreiterung > 25% des Ausgangswertes.
  - Injektion unter engmaschiger Überwachung (EKG-Monitor, RR-Kontrolle).

Alfentanil

- **Präparate (Beispiel):** Rapifen 1 mg/2 ml, Rapifen 5 mg/10 ml.
- **Substanzklasse:** Opiatanalgetikum, intravenöses Narkosemittel.
- **Wirkungsmechanismus:** Agonistische Wirkung überwiegend an μ-Opiat-Rezeptoren.
- **Wirkungen:** Analgetisch, hypnotisch.
- **Klinische Anwendung:**
  - Anästhesie einschließlich der Neuroleptanalgesie bei allen Eingriffen, bei denen endotracheale Intubation und Beatmung durchgeführt werden.
  - Analgosedierung.

- **Unerwünschte Wirkungen:**
  - Häufig: Bradykardie, RR-Abfall, Atemdepression, Apnoe, Schwindel, Sedierung, Miosis, Nausea, Erbrechen, Singultus, Obstipation, Thoraxrigidität, Myoklonien.
  - Gelegentlich: Laryngospasmus, Asystolie, Anaphylaxie, Bronchospasmus.
- **Kontraindikation:**
  - Spontan atmende Patienten mit Gefährdung durch Hypoventilation bzw. CO_2-Anstieg (z. B. Patienten mit Hirndruckproblematik).
  - Akute hepatische Porphyrie.
  - Keine Möglichkeit zur kontrollierten Beatmung.
- **Wirkungsverlauf:** WB < 1 min i. v., WM 2 – 3 min i. v., WD 10 – 15 min i. v.
- **Pharmakokinetik:** VD 0,4 – 1,0 l/kg, PB 92 %, fast vollständige Metabolisierung in der Leber, geringe biliäre Exkretion, ca. 1 % werden unverändert renal ausgeschieden, HWZ 40 – 140 min.
- **Dosierung:**
  - Narkoseeinleitung: 10 – 30 µg/kg KG.
  - Analgosedierung: Beim beatmeten Patienten 1 – 3 mg/h (*Perfusor:* 5 Amp. à 10 ml; LR 2 – 6 ml/h).
- **Besonderheiten/Bemerkungen:**
  - Die gleichzeitige Gabe von Erythromycin kann die Alfentanilclearence vermindern und zu einer verlängerten Atemdepression führen.
  - Alter > 65 sowie bestehende Leberinsuffizienz kann eine Dosisreduktion um bis zu 40 % notwendig machen.
  - Vorbehandlung mit Atropin (0,25 – 0,5 mg 3 min vorher) senkt die Häufigkeit von Bradykardien.
  - Relative Wirkstärke: 40 – 50.
  - *Antagonist:* Naloxon (s. S. 699).

Alteplas, rt-PA

- **Präparate (Beispiel):** Actilyse 10 mg, 20 mg, 50 mg Trockensubstanz pro Durchstechampulle.
- **Substanzklasse**: Fibrinolytikum, Thrombolytikum.
- **Wirkungsmechanismus:** Alteplas ist eine gentechnisch hergestellte Variante des humanen Gewebsplasminogen-Aktivators. Plasminogen wird durch Alteplas zu Plasmin gepalten/aktiviert. Plasmin spaltet Fibrin und Fibrinogen, die prokoagulatorischen Faktoren V und VIII und den Fibrinolyse-Inhibitor alpha-2-Antiplasmin. Im Gegensatz zu Urokinase und Streptokinase ist die Alteplase-Wirkung von Fibrin abhängig. Alteplas wirkt daher vorwiegend an Fibrinoberflächen (Thromben) und weniger auf Fibrinogen, Faktor V und VII im zirkulierenden Blut.
- **Wirkungen:** Fibrinolyse in und auf Thromben/Emboli.
- **Klinische Anwendung:** Thrombolyse bei Myokardinfarkt, Lungenembolie. In einigen Ländern Zulassung zur systemischen Lyse bei Hirninfarkt.
- **Unerwünschte Wirkungen:** Generalisierte Blutungsneigung, allergische Reaktionen.
- **Kontraindikationen gegen Thrombolytika**: Grundsätzlich ist eine individuelle Nutzen-Risiko-Abwägung erforderlich. Während bei lebensbedrohlichen Situationen (z. B. fulminante Lungenembolie, großer Myokardinfarkt mit Pumpversagen) die Indikation großzügig gestellt werden kann, ist bei weniger dringlichen Lyse-Indikationen wie z. B. einer tiefen Beinvenenthrombose jedes mögliche Risiko als Kontraindikation anzusehen.

- Geringes Risiko: i.m.-Injektion in den letzten zwei Wochen, diabetische Retinopathie, Zahnextraktion in den letzten zwei Wochen, Menstruation.
- Hohes Risiko: Florides Ulcus ventriculi/duodeni, intrakranielle Blutung in der Anamnese, Operationen/Verletzungen/Entbindung in den letzten 6 Wochen, Z.n. Reanimation mit Hinweis auf Verletzungen (z.B. Rippenfrakturen), Z.n. Punktion nicht komprimierbarer Gefäße (z.B. V. subclavia), bekannte Gefäßläsionen (Aneurysma, arteriovenöse Malformation, Ösophagusvarizen), schlecht eingestellte arterielle Hypertonie (RR_{syst} > 200 mmHg, RR_{diast} > 110 mmHg), Endokarditis, Perikarditis, kavernöse Lungentuberkulose, Sepsis.
- Absolute Kontraindikationen: Hämorrhagische Diathese, aktive innere Blutung in den letzten 6 Wochen, großer Hirninfarkt oder intrakranielle Blutung in den letzten 6 Wochen, intrakranielle Tumoren, Schädel-Hirn-Trauma, Hirnoperation oder intraokulare Operation in den letzten 6 Wochen, Aortendissektion, nekrotisierende Pankreatitis.

➤ **Wirkungsverlauf:** Wiedereröffnung verschlossener Gefäße meist innerhalb von 60–90 Minuten.

➤ **Pharmakokinetik:** Plasma-HWZ 4–8 min, Eliminations-HWZ 40–50 min, vorwiegend hepatische Elimination.

➤ **Dosierung:**
- Myokardinfarkt: 15 mg i.v. als Bolus, dann 50 mg über 30 min, dann 35 mg über 60 min, gleichzeitig Vollheparinisierung plus Acetylsalicylsäure.
- Lungenembolie: 10 mg i.v. als Initialbolus über 1–2 min, dann 90 mg als Dauerinfusion über 2 h, gleichzeitig Vollheparinisierung.

Amikacin (s. S. 250)

Amiodaron

➤ **Präparate (Beispiel):** Cordarex 150 mg/3 ml, Cordarex 200 mg Tabl.

➤ **Substanzklasse**: Klasse III-Antiarrhythmikum.

➤ **Wirkungsmechanismus:** Hemmung des Kaliumausstroms in der Phase 2 und 3 des Aktionspotentials im Myokardgewebe, Hemmung des langsamen Ca^{2+}-Einstroms, selektive Blockade inaktivierter Na^{+}-Kanäle.

➤ **Wirkungen:**
- Durch selektive Verlängerung der Repolarisationsdauer und der Refraktärperiode des Aktionspotentials Verlängerung der Refraktärzeiten in Vorhof, AV-Knoten, His-Purkinje-System und Ventrikel.
- Nicht kompetetive Hemmung von α- und β-Rezeptoren, negativ dromotrop.

➤ **Klinische Anwendung:**
- Bei Patienten mit ventrikulären und supraventrikulären Rhythmusstörungen, die auf andere Antiarrhythmika nicht ansprechen oder bei denen der Einsatz von anderen Antiarrhythmika nicht vertretbar ist.
- Selektive Behandlung von supraventrikulärer Tachykardie.

➤ **Unerwünschte Wirkungen:**
- Sinusbradykardie (Atropinresistent), Rhythmusstörungen, Verbreiterung des QRS-Komplexes, Hyper- o. Hypothyreose (Low-T_3-Syndrom), reversible Lungenfibrose, Alveolitis, Photosensibilisierung, blaugraue Hautpigmentierung (teilweise irreversibel).
- Häufig: Fast immer Mikroablagerungen in der Cornea (in 5% mit Sehstörungen), reversible Transaminasenanstiege, Appetitlosigkeit, Obstipation, Magen-Darm-Beschwerden.
- Vereinzelt: Hepatitis, Neurolipidose mit Tremor, Ataxie, Parästhesie, Alpträume.

- In Einzelfällen: Anaphylaktoide Reaktionen bis zum Schock, Bronchospasmus, hämolytische oder aplastische Anämie.

➤ **Kontraindikationen:** AV-Blockierungen, Sick-Sinus-Syndrom, höhergradige Bradykardie.

➤ **Wirkungsverlauf:** WB 15 min i. v., Tage bis Wochen p. o., WM 2 – 5 Mon. p. o., WD 1 – 3 Mon. p. o.

➤ **Pharmakokinetik:** BV < 50 %, VD 62 l/kg, PB 96 %, überwiegende Biotransformation in der Leber, sehr geringe Mengen werden unverändert renal ausgeschieden, HWZ 25 d (nach Einzeldosis), 14 – 107 d (nach Langzeittherapie).

➤ **Dosierung:**
- Sättigungsdosis: 8 – 10 d 600 mg/d (= 3 Tbl. Cordarex).
- Erhaltungsdosis: I.d.R. 200 mg (= 1 Tbl. Cordarex) während 5 d/Woche.
- Ultima ratio bei refraktärem Kammerflimmen: 5 mg/kg KG i. v. über ≥ 3 min.

➤ **Besonderheiten/Bemerkungen:**

Cave: Bei Halothannarkose Gefahr von Sinusknotenstillstand!
- Amiodaron erhöht die Plasmakonzentrationen von Digoxin (50 – 100 %), Vitamin-K Antagonisten, Phenytoin und Ciclosporin.
- Bei simultaner Verabreichung von Kalzium-Kanalblockern, ß-Blockern und Klasse I-Antiarrhythmika besondere Gefahr von Sinusbradykardien oder AV-Blockierungen.
- Eine Allgemeinnarkose erhöht das Risiko von unerwünschten Wirkungen bezüglich des Herz-Kreislaufsystems und der Lunge.
- Eine Dosisanpassung bei Leberinsuffizienz sollte in Betracht gezogen werden, genaue Richtlinien liegen jedoch nicht vor.
- Amiodaron besteht aus einem Jod-haltigen Molekül.
- Rö-Thorax und Lufu alle 3 – 6 Monate.
- Hypokaliämien vermeiden.

Therapeutische Plasmakonzentration: 1,0 – 2,5 µg/ml.

Amoxicillin (s. S. 246)

Amphotericin B (s. S. 256)

Ampicillin (s. S. 246)

Amrinon

➤ **Präparate (Beispiel):** Wincoram 100 mg/20 ml.

➤ **Substanzklasse:** Phosphodiesterasehemmer.

➤ **Wirkungsmechanismus:** Hemmung der Phosphodiesterase III mit Erhöhung der myokardialen cAMP-Konzentration → Ca^{2+}-Freisetzung → positiv inotrop. Vasodilatation durch direkte relaxierende Wirkung auf die glatte Gefäßmuskulatur.

➤ **Wirkungen:** Positiv inotrop, Senkung von Vor- u. Nachlast.

➤ **Klinische Anwendung:** Akuttherapie der Herzinsuffizienz (NYHA IV), die gegen Herzglykoside, Diuretika, Vasodilatatoren, Katecholamine u./o. ACE-Inhibitoren refraktär ist.

➤ **Unerwünschte Wirkungen:**
- Initial ausgeprägte Hypotonie möglich.
- Ventrikuläre Tachykardie, Kammerflimmern, weitere Rhythmusstörungen.
- Thrombozytopenie, Fieber, Geschmacksstörungen, Exanthem, Transaminasenanstieg.
- Gastrointestinale Unverträglichkeit.
- Einschränkung der Leber- und Nierenfunktion.
- Diabetes insipidus renalis.

- **Kontraindikationen:**
  - Schwere obstruktive Klappenerkrankung des Herzens oder schwere obstruktive Kardiomyopathie sowie Herzwandaneurysmata.
  - Hypovolämie.
  - Schwere Niereninsuffizienz (Kreatinin i. S. > 4 mg/100 ml).
  - Schwere Leberfunktionsstörungen.
- **Wirkungsverlauf:** WB 5 min, WM 10 min, WD je nach Dosis 30 min– 2 h, bei Herzinsuffizienz > 5 h.
- **Pharmakokinetik:** VD 1,2 l/kg, PB 10 – 49%, etwa 40% werden unverändert renal eliminiert, HWZ 3 – 8 h.
- **Dosierung:** Initial Bolus von 0,5 mg/kg KG, gefolgt von weiteren Bolusgaben von 0,5 – 1,5 mg/kg KG alle 10 – 15 min oder mit einer Infusionsrate von 30 µg/kg KG/min über 2 – 3 h; Erhaltungsdosis: 5 – 10 µg/kg KG/min.
- **Besonderheiten/Bemerkungen:**
  - Genaue Richtlinien zur Dosisanpassung bei Niereninsuffizienz und schweren Leberfunktionsstörungen liegen nicht vor.
  - Nicht mischen mit Dextrose, Dobutamin und Furosemid.
  - Enthält Sulfit.

Anistreplase, APSAC

- **Präparate (Beispiel):** Eminase 30 IE Trockensubstanz pro Inj.-Flasche.
- **Substanzklasse:** Fibrinolytikum, Thrombolytikum.
- **Wirkungsmechanismus:** Anistreplase ist ein Komplex aus Streptokinase und Plasminogen, der erst nach der Injektion durch Deazylierung aktiviert wird. Die Wirkdauer ist gegenüber der konventionellen Streptokinase deutlich verlängert. Streptokinase-Plasminogen-Komplexe spalten/aktivieren Plasminogen zu Plasmin. Plasmin spaltet Fibrin und Fibrinogen, die prokoalulatorischen Faktoren V und VIII und den Fibrinolyse-Inhibitor alpha-2-Antiplasmin.
- **Wirkungen:** Fibrinolyse in und auf Thromben/Emboli, antikoagulatorische Wirkung durch Spaltprodukte von Fibrin und Fibrinogen, Abnahme der Plasmaviskosität.
- **Klinische Anwendung:** Thrombolyse bei Myokardinfarkt.
- **Unerwünschte Wirkungen**: Generalisierte Blutungsneigung, allergische Reaktionen.
- **Kontraindikationen:** Siehe Alteplas S. 652. Zusätzlich: Streptokokkeninfekt oder Therapie mit Streptokinase in den letzten Monaten.
- **Wirkungsverlauf**: Wiedereröffnung verschlossener Gefäße meist innerhalb von 45 Minuten; WD 70 – 120 min (ggf. bis zu 6 h).
- **Pharmakokinetik**: Plasma-HWZ 20 min.
- **Dosierung**: 30 I.E. i. v. über 5 Minuten.

Aprotinin

- **Präparat (Beispiel):** Trasylol Infusionslösung 500 000 IE/50 ml.
- **Substanzklasse:** Fibrinolysehemmer.
- **Wirkung-, smechanismus:** Aprotinin ist ein aus Rinderlungen gewonnenes proteolytisches Enzym. Beeinflussung der Fibrinolyse durch a) Hemmung des Kallikrein-Kinin-Systems und b) Reduktion der Umwandlung von Plasminogen zu Plasmin. Zusätzlich verminderte Blutung durch Stabilisierung von Glykoproteinen der Thrombozytenmembran; gleichzeitig Hemmung der thrombozytären Thromboxan A_2-Synthese → Prävention thrombotischer Ereignisse.

- **Klinische Anwendung:** Verringerung des Blutverlustes bei Operationen mit extrakorporaler Zirkulation oder anderen Operationen bei Patienten mit erhöhter Blutungsneigung (Gerinnungsstörungen, Therapie mit ASS oder nichtsteroidalen Antiphlogistika), Blutungskompliktionen unter thrombolytischer Therapie.
- **Unerwünschte Wirkungen:** Schwerste anaphylaktoide Reaktionen.
- **Kontraindikationen:** Wenn der Patient bereits früher Aprotinin erhalten hat, sollte eine erneute Anwendung nur unter größter Vorsicht und nach medikamentöser Prophylaxe mit Histaminrezeptorantagonisten, ggf. zusätzlich auch mit einem Glukokortidoid, erfolgen.
- **Pharmakokinetik:** Plasma-HWZ 30 – 60 min, Eliminations-HWZ 6 – 12 h. Abbau durch lysosomale Enzyme in der Niere, anschließend renale Ausscheidung der Metaboliten.
- **Dosierung:** Initial Testdosis von 1 ml i.v, danach 10 min warten. Bei Blutungsneigung dann initial 500 000 – 1 Mio IE i.v. als Kurzinfusion, anschließend 100 000 – 200 000 IE/h als Dauerinfusion bis klinisch eine Normalisierung erreicht ist.
- **Besonderheiten/Bemerkungen:** Aprotinin nicht mit anderen Pharmaka mischen.

ASS (s. S. 137)

AT III (s. S. 192)

Atenolol

- **Präparate (Beispiel):** Tenormin 5 mg/10 ml; Tenormin 25 mg, 50 mg, 100 mg Tbl.
- **Substanzklasse:** β-Rezeptorenblocker, Klasse-II-Antiarrhythmikum.
- **Wirkungsmechanismus:** Verminderung der sympathoadrenergen Stimulation des Herzens durch Kompetition mit Katecholaminen an β_1-Rezeptoren, in hohen Dosen auch an β_2-Rezeptoren, Suppression der Reninsekretion.
- **Wirkungen:** Negativ chronotrop/inotrop/dromotrop, antihypertensiv, Senkung von HMV und myokardialem O_2-Verbrauch.
- **Klinische Anwendung:**
  - Arterielle Hypertonie.
  - Angina pectoris.
  - Tachyarrhythmien.
  - Funktionelle Herz-Kreislauf-Beschwerden (hyperkinetisches Herzsyndrom, hypertone Regulationsstörungen).
  - Akutbehandlung des Herzinfarktes; Postmyokardinfarktprophylaxe.
- **Unerwünschte Wirkungen:**
  - Gelegentlich: Magen-Darm-Beschwerden, Müdigkeit, Schwindel, Benommenheit, leichte Kopfschmerzen, Schwitzen, Alpträume, Impotenz, bei asymptomat. AVK kann eine Claudicatio intermittens verursacht werden.
  - Selten: Verstärkter RR-Abfall gelegentlich mit Bewußtlosigkeit, Bradykardie, AV-Überleitungsstörungen, Verstärkung einer Herzinsuffizienz, Mundtrockenheit, Hautreaktionen (insbesondere Auslösung oder Verschlechterung einer Psoriasis), Bronchospasmus.
  - In Einzelfällen: Veränderte Leberfunktionswerte, Hepatitis, Thrombozytopenie, Leukopenie, Überempfindlichkeitsreaktionen.
- **Kontraindikationen:**
  - AV-Block II. u. III. Grades, Sick-Sinus-Syndrom, höhergradige SA-Blockierungen; Bradykardie; Hypotonie, Schock.
  - Herzinsuffizienz NYHA III und IV.
  - Spätstadien peripherer Durchblutungsstörungen.
  - Metabolische Azidose.
  - Obstruktive Atemwegserkrankung.

- **Wirkungsverlauf:** WB < 5 min i. v., < 1 h p. o., WM 20 min i. v., 2 – 3 h p. o., WD 12 h i. v., 24 h p. o.
- **Pharmakokinetik:** BV 50 – 60 %, VD 0,5 – 1,5 l/kg, PB 3 %; 90 % werden innerhalb von 48 h unverändert renal ausgeschieden, HWZ 6 – 9 h (bei Niereninsuff. bis 30 h).
- **Dosierung:**
  - Angina pectoris, Hypertonie, Tachyarrhythmien, Migräneprophylaxe: 50 – 100 mg/d p. o. (Tagesdosen von 200 mg sollten nicht überschritten werden).
  - Akutbehandlung des Herzinfarktes: 5 mg i. v. über 5 min, nach 10 min weitere 5 mg i. v., anschließend wie Angina pectoris.
  - Postmyokardinfarktprophylaxe: 50 – 100 mg/d. p. o.
  - Funktionelle Herz-Kreislauf-Beschwerden: 25 mg/d p. o.
- **Besonderheiten, Bemerkungen:**
  - Minderung des antihypertensiven Effekts durch NSAR möglich.
  - Wirkungsverstärkung durch volatile Anästhetika und Kalzium-Antagonisten.
  - Die gleichzeitige Gabe von Chlorpromazin kann zum Anstieg der Plasmakonzentrationen beider Substanzen führen.
  - Wirkungsabschwächung von Dobutamin und Dopamin.
  - Bei Niereninsuffizienz ist eine Dosisanpassung erforderlich, bei schweren Leberfunktionsstörungen nicht.
  - Kann die Warnsymptome einer Hypoglykämie maskieren.
  - Bei anaphylaktoiden Reaktionen schwerere Symptomatik.

Atracurium (s. S. 149)

Atropin

- **Präparate (Beispiel):** Atropinsulfat 0,5 mg/1 ml, 100 mg/10 ml.
- **Substanzklasse:** Parasympatholytikum.
- **Wirkungsmechanismus:** Kompetetive Hemmung der peripheren muskarinergen sowie der zentralen Effekte von Acetylcholin.
- **Wirkungen:** Senkung der gastrointestinalen Motilität, Abnahme der Schweiß-, Speicheldrüsen- und Bronchialsekretion, Anstieg der Herzfrequenz, Bronchodilatation.
- **Klinische Anwendung:**
  - Bradykardie, höhergradige AV-Blockierungen.
  - Reanimation bei Asystolie.
  - Prämedikation (Vagolyse).
  - Vergiftungen mit Alkylphosphaten bzw. Cholinesterasehemmern.
  - Mydriatikum in der Augenheilkunde.
- **Unerwünschte Wirkungen (dosisabhängig):**
  - Trockene Schleimhäute, Durst, verminderte Schweißproduktion.
  - Tachykardie, Herzrhythmusstörungen, Zunahme des myokardialen Sauerstoffverbrauchs, Sehstörung (ab 2 mg).
  - Hyperthermie.
  - Miktionsstörung, Akkomodationsstörung, Schluckstörung, Kopfschmerzen, Unruhe (ab 5 mg).
  - Obstipation, gastroösophagealer Reflux.
  - Halluzinationen, Ataxie, Desorientierung (ab 10 mg).
- **Kontraindikationen:** Obstruktive Kardiomyopathie, Myasthenia gravis, paralytischer Ileus, Engwinkelglaukom, mechanische Stenosen im Gastrointestinaltrakt, obstruktive Uropathie.

- **Wirkungsverlauf:** WB 45 – 60 sek i. v., 5 – 40 min i. m., 30 – 120 min p. o., WM 2 min i. v., WD Vagolyse 1 – 2 h, Antisalivation 4 h.
- **Pharmakokinetik:** BV 90 %, PB 50 %, VD 1 – 6 l/kg, 25 – 40 % werden unverändert renal eliminiert, der Rest in der Leber hydrolysiert, HWZ 2 – 5 h.
- **Dosierung:**
  - *Bradykardie:* Initial 0,5 – 1,0 mg i. v., ggf. alle 3 – 5 min bis zu einer Gesamtdosis von 3 mg wiederholen, Kinderdosis 0,01 mg/kg KG.
  - *Reanimation bei Asystolie:* Einmalig 3 mg i. v. (bei intratrachealer Gabe 3fache Dosis!).
  - *Vergiftung mit Cholinesterasehemmern:* 2 – 5 mg (bis 10 mg) i. v. nach Wirkung bis zum Sistieren der Hypersalivation. In Einzelfällen sind extreme Dosierungen erforderlich.
  - *Prämedikation:* 0,5 mg i. v., i. m. oder p. o.
- **Besonderheiten/Bemerkungen:**

  Cave: Bei Tachykardie, Herzinsuffizienz, Herzinfarkt, Fieber.
  - Auslösung eines Glaukomanfalls bei prädisponierten Patienten möglich (fast nie bei Dosen $\leq$ 0,5 mg).
  - Paradoxe Bradykardie möglich, speziell bei Dosen $<$ 0,5 mg.
  - Atropin ist nicht wirksam gegen Bradykardien bei herztransplantierten Patienten (hier β-Mimetikum einsetzen, z. B. Adrenalin oder Orciprenalin).

Aztreonam (s. S. 248)

Bikarbonat (s. S. 445)

Butylscopolamin (N-Butylscopolamin)

- **Präparate (Beispiel):** Buscopan Ampullen 20 mg/1 ml.
- **Substanzklasse:** Spasmolytikum.
- **Wirkungsmechanismus:** Peripher anticholinerg durch Hemmung der ganglionären Acetylcholin-Übertragung, parasympatholytisch.
- **Wirkungen:** Spasmolyse der glatten Muskulatur des Gastrointestinaltraktes, der Gallen- und ableitenden Harnwege sowie der weiblichen Geschlechtsorgane.
- **Klinische Anwendung:**
  - Spasmolyse bei Erkrankungen des Magen-Darm-Trakts und der Gallenwege.
  - Harnleiterkoliken.
  - Spasmen der weiblichen Genitale.
  - Motilitätshemmung bei endoskopischen/operativen Eingriffen.
- **Unerwünschte Wirkungen:**
  - Anticholinerge Effekte: Tachykardie, Hemmung der Speichel- und Schweißsekretion, Harnverhalt, leichte Mydriasis (erst bei höherer Dosierung).
  - *Selten:* RR-Abfälle.
  - *In Einzelfällen:* Überempfindlichkeitsreaktionen wie Urtikaria.
  - *Sehr selten:* Bei parentaler Gabe schwere Überempfindlichkeitsreaktionen bis zum Schock.
- **Kontraindikationen:** Mechanische Stenosen des Magen-Darm-Trakts; Harnverhaltung bei mechanischen Stenosen der Harnwege; Engwinkelglaukom; tachykarde Herzrhythmusstörungen, Myasthenia gravis.
- **Wirkungsverlauf:** WB 20 – 120 sek i. v., 3 – 5 min i. m., WD 4 – 20 min i. v., 15 min i. m.
- **Pharmakokinetik:** VD 3,5 l/kg, PB 3 – 11 %, etwa 40 – 50 % werden unverändert renal eliminiert, der Rest nach enzymatischer Hydrolyse in der Leber, HWZ 5 h.
- **Dosierung:** Einzeldosis 20 – 40 mg i. m., s. c. oder langsam i. v.; die maximale Tagesdosis beträgt 100 mg.

- **Besonderheiten, Bemerkungen:**
  - Verstärkung der anticholinergen Wirkung durch Amantadin, Antihistaminika, Chinidin, trizykl. Antidepressiva und Antiparkinsonmedikamente.
  - Keine bzw. sehr geringe Überschreitung der Blut-Hirn-Schranke.

Cafedrin (s. Theodrenalin S. 722)

Cephalosporine (s. S. 247)

Chloramphenicol (s. S. 255)

Cilastin (s. S. 686)

Cimetidin

- **Präparate (Beispiel):** Tagamet 400 mg/4 ml; 1000 mg/10 ml.
- **Substanzklasse:** H_2-Rezeptorantagonist.
- **Wirkungsmechanismus:** Kompetition mit Histamin am H_2-Rezeptor.
- **Wirkungen:** Hemmung der histaminvermittelnden Magensäuresekretion, zytoprotektiver Effekt auf Magen- und Duodenalschleimhaut.
- **Klinische Anwendung:**
  - Ulcus duodeni/ventriculi.
  - Zollinger-Ellison-Syndrom.
  - Peptische Refluxösophagitis.
  - Prophylaxe und Therapie streßbedingter Schleimhautläsionen im oberen Gastrointestinaltrakt.
  - Therapie anaphylaktischer Reaktionen in Kombination mit H_1-Rezeptor-Antagonisten.
- **Unerwünschte Wirkungen:**
  - *Gelegentlich:* Gynäkomastie, Kopfschmerzen, reversible Transaminasenanstiege, Cholestase, Diarrhö, Obstipation, Hautausschlag.
  - *Selten*: Juckreiz, Müdigkeit, Schwindel, Übelkeit, Hepatitis.
  - *Sehr selten:* Arthralgie, Myalgie, Tachykardie, Bradykardie, Asystolie, AV-Block.
  - *Vereinzelt:* Erythema multiforme, Verwirrtheitszustände, akute Überempfindlichkeitsreaktionen, Laryngospasmus, Leuko-, Neutro-, Thrombo- oder Panzytopenie, Agranulozytose, aplastische Anämie.
- **Kontraindikationen:** Akute Porphyrie.
- **Wirkungsverlauf:** WB 15 min i.v., 1 h p.o. WM 60–90 min i.v., WD 4–4,5 h i.v. und 6–8 h p.o.
- **Pharmakokinetik:** BV 55%, VD 1,2 l/kg, PB 13–25%, 55% werden unverändert renal eliminiert, 25–40 hepatisch metabolisiert, HWZ 2 h.
- **Dosierung:** Je nach Indikation 400 mg– 2 g/d. Die i.v.-Applikation erfolgt entweder über eine Bolusinjektion (200 mg über 2 min) oder kontinuierlich mit bis zu 80 mg/h. Bei Zollinger-Ellison-Syndrom z.T. Dosen > 2 g/d.
- **Besonderheiten/Bemerkungen:**
  - Cimetidin blockiert Cytochrom P-450-abhängige Stoffwechselprozesse, was u.a. bei Benzodiazepinen, Phenytoin, Glibenclamid, Diltiazem, Nifedipin, 5-Fluouracil und Metoprolol zu einer verlangsamten Elimination führen kann.
  - Abschwächung der antimykotischen Wirkung von Ketokonazol.
  - Verlängert die WD von Succinylcholin und von nicht-depolarisierenden Muskelrelaxantien.
  - Bei einer Kreatinin-Clearence von 15–30 ml/min liegt die Tagesdosis bei max. 600 mg/d, auch bei fortgeschrittenen Lebererkrankungen ist eine Dosisreduktion anzuraten.

- Nicht mischen mit Aminophyllin, Amphotericin B, Dipyridamol, Pentobarbital, Polymyxin B, Penicillinen und Cephalosporinen.

Ciprofloxacin (s. S. 250)

Cis-Atracurium (s. S. 149)

Clavulansäure (s. S. 246)

Clindamycin (s. S. 251)

Clomethiazol

- **Präparate (Beispiel):** Distraneurin Sterile Lösung 504 mg/100 ml; Mixtur 31,5 mg/1 ml; Kapseln à 192 mg.
- **Substanzklasse:** Psychopharmakon.
- **Wirkungsmechanismus:** Verstärkung der inhibitorischen GABAergen Transmission im ZNS, Verstärkung der inhibitorischen Effekte von Glyzin.
- **Wirkungen:** Sedativ, hypnotisch, antikonvulsiv.
- **Klinische Anwendung:** Delirium tremens.
- **Unerwünschte Wirkungen:**
  - *Häufig:* Zunahme der Bronchial- und Speichelsekretion, Rhinorrhoe.
  - Müdigkeit, Benommenheit, Kopfschmerzen, Palpitationen, Taubheit, Kribbelgefühl, Juckreiz, Hautausschläge, Bindehautentzündungen.
  - *Gelegentlich:* Magen-Darm-Beschwerden, Brennen in Hals und Nase, Hustenreiz, Sodbrennen.
  - *Selten:* Atmungs- und Kreislaufdepression (bei Überdosierung), Infektionen der oberen Atemwege, Lungenentzündung.
  - *In Einzelfällen:* Allergische oder anaphylaktische Reaktionen, Schock.
  - *In wenigen Einzelfällen:* RR-Abfall, Anstieg der Serumtransaminasen, Ikterus, cholestatische Hepatitis.
- **Kontraindikationen:**
  - Verdacht auf Schlafapnoesyndrom, andere zentral verursachten Atemstörungen.
  - Akute Alkohol-Intoxikation und andere zentral dämpfende Pharmaka.
- **Wirkungsverlauf:** WB 10 – 20 min i. v., 20 – 30 min p. o. (Mixtur), 2 h p. o. (Kapseln) WD 1 – 11 min i. v. (nach Infusionsende), 1 – 4 h p. o.
- **Pharmakokinetik:** BV 8,5 – 38 %, VD 9 – 13 l/kg, PB 60 – 70 %, überwiegend hepatische Metabolisierung, teilweise zu pharmakologisch wirksamen Metaboliten, nur 0,1 – 5 % werden unverändert renal eliminiert, HWZ 2 – 5 h, bei älteren Patienten bis zu 15 h.
- **Dosierung:**
  - *Initial:* 3,0 – 7,5 ml/min i. v. bis Pat. oberflächlich schläft (ca.10 min).
  - *Erhaltungsdosis:* 0,5 – 1,0 ml/min i. v. (der Patient muß jederzeit leicht erweckbar sein).
  - *Therapiedauer:* 6 – 12 h, dann Umstellung auf orale Therapie.
  - *Alkoholentzug:* 4 – 8 × 2 Kapseln/d p. o.
- **Besonderheiten, Bemerkungen:**
  - *Achtung:* Vorsicht bei eingeschränkter Atemfunktion, akuten Bronchial- oder Lungenerkrankungen (gesteigerte Bronchialsekretion durch Clomethiazol)
  - Über große Vene infundieren.
  - Clomethiazol hat ein Abhängigkeitspotenial, nicht länger als 2 Wochen einsetzen.

Clonazepam

- **Präparate:** Rivotril 1 mg/1 ml.
- **Substanzklasse:** Benzodiazepin.
- **Wirkung, Wirkungsmechanismus:** Siehe 696.
- **Unerwünschte Wirkungen:**
  - Atemdepression, Hypersalivation.
  - *Häufig:* Müdigkeit, Verlangsamung, Schwindel, Ataxie, muskuläre Hypotonie, Amnesie, Gereiztheit.
  - *Selten:* Urtikaria, Angioödem, Kehlkopfödem, Übelkeit, Brustschmerzen, Thrombozytopenie.
  - *In Einzelfällen:* Anaphylaktischer Schock.
- **Klinische Anwendung:** Absencen, Petit-mal-Anfälle, myoklonische Epilepsien.
- **Kontraindikationen:** Akutes Engwinkelglaukom, Myasthenia gravis.
- **Wirkungsverlauf:** WB 20 – 60 min p. o., WD 8 – 12 h p. o.
- **Pharmakokinetik:** BV 71 – 76 %, VD 3 l/kg, PB 83 – 87 %, Metabolisierung fast vollständig in der Leber, Ausscheidung der inaktiven Metabolite zu 50 % über die Niere und bis zu 26 % mit den Fäces, HWZ 32 – 38 h.
- **Dosierung:**
  - 1 – 4 mg langsam i. v., ggf. wiederholen oder kontinuierlich 0,5 – 1 mg/h.
  - *Maximale Tagesdosis:* 13 – 16 mg i. v.
  - *Orale Tageserhaltungsdosis:* 4 – 8 mg/d (max. 20 mg/d) p. o. verteilt auf 3 – 4 Einzeldosen.
  - Stets wie bei allen Benzodiazepinen einschleichende (2 – 4 Wo.) und ausschleichende Therapie.
- **Besonderheiten/Bemerkungen:**
  - *Wirkungsverstärkung* durch Cimetidin, Propranolol, Metoprolol, Erythromycin und Isoniazid.
  - *Erniedrigung der Clonazepam-Plasmaspiegel* durch Carbamazepin, Phenobarbital und Primidon.
  - *Dosisanpassung bei chronischen Leberfunktionsstörungen* (Ausscheidung verzögert).
  - Paradoxe Reaktionen bei älteren Patienten möglich.
  - 1 mg entspricht etwa 5 – 10 mg Diazepam.
  - Rivotril enthält 20 Vol. % Alkohol.

  Antidot: Flumazenil (S. 678).

Clonidin

- **Präparate (Beispiel):** Catapresan Injektionslösung 0,15 mg/1 ml.
- **Substanzklasse:** α_2-Agonist, Imidazolinderivat.
- **Wirkungsmechanismus:** Erregung präsynaptischer α_2-Rezeptoren, dadurch verminderte Noradrenalinfreisetzung und zentrale Dämpfung des Sympathikotonus, RR-Senkung zusätzlich durch Wirkung an zentralen Imidazol-Rezeptoren.
- **Wirkungen:** Initialer RR-Anstieg, dann RR-Abfall, Abnahme von HF und HMV, Verminderung der Reninfreisetzung, sedativ, gering analgetisch.
- **Klinische Anwendung:**
  - Hypertonie.
  - Supplementierung einer Analgosedierung.
  - Therapie/Prophylaxe vegetativer Entzugserscheinungen.
  - Postoperatives Muskelzittern.

- **Unerwünschte Wirkungen:**
  - *Häufig:* Mundtrockenheit, Müdigkeit, Schwindel, Hemmung der Darmperistaltik, Obstipation.
  - *Gelegentlich:* Orthostatische Hypotonie, Harnverhaltung, Alpträume, Raynaudphänomen.
  - *Einzelfälle:* Bradykardie und AV-Blockierungen.
- **Kontraindikationen:** Bradykardie, AV-Blockierungen, Sick-Sinus-Syndrom, Depressionen, Stillzeit.
- **Wirkungsverlauf:** WB < 5 min i.v., 30 – 60 min p.o., WM 1,5 – 2 h i.v./p.o, WD > 4 h (bis zu 24 h) i.v/p.o.
- **Pharmakokinetik:** BV 65 – 100%, PB 30 – 40%, VD 2 – 3 l/kg, Metabolisierung bis zu 40% hepatisch, 50 – 60% werden unverändert renal ausgeschieden, 20% mit dem Stuhl, HWZ 7,5 – 16 h.
- **Dosierung:**
  - *Initial:* 0,075 – 0,150 – 0,300 mg sehr langsam über 10 min i.v. (mit mindestens 10 ml NaCl 0,9% verdünnen!).
  - *Perfusor:* 0,1 – 0,3 µg/kg KG/min (max. 0,5 µg/kg KG/min) – 5 Amp. à 0,15 mg + 45 ml NaCl 0,9%; LR 2 – 10 ml/h.
  - *Postoperatives Muskelzittern:* 0,075 – 0,15 mg fraktioniert i.v.
  - *Maximaldosierung:* 0,9 – 1,2 mg/24 h (= 6 – 8 Amp.).
- **Besonderheiten, Bemerkungen:**
  - *Cave:* Erhebliche Hypotensionen bei gleichzeitiger Gabe von Chlorpromazin oder Haloperidol.
  - *Nicht unverdünnt anwenden,* am besten als Kurzinfusion. Bei zu schneller Applikation droht initial deutlicher RR-Anstieg (peripher α-mimetisch).
  - Verstärkt sowohl die analgetische Opioid-Wirkung als auch die hemmende Wirkung auf die Darmperistaltik.
  - Bei Kreatinin-Clearance < 10 ml/min Dosis um 25 – 30% reduzieren.
  - Therapie nicht abrupt beenden, sonst Rebound-Hypertonie!

Clopidogrel

- **Präparat (Beispiel):** Plavix 75 mg/Tablette.
- **Substanzklasse:** Thrombozytenaggregationshemmer.
- **Wirkung, -smechanismus:** Nach hepatischer Aktivierung/Metabolisierung verhindert der aktive Metabolit die Bindung von ADP mit dem entsprechenden thrombozytären Rezeptor und beeinträchtigt so die ADP vermittelte Aktivierung des Glykoprotein IIb/IIIa-Komplexes → verminderte Bindung von Fibrinogen an Thrombozyten → irreversible Hemmung der Thrombozytenaggregation.
- **Klinische Anwendung:** Thrombozytenaggregationshemmung bei unzureichender Wirkung von ASS oder ASS-Unverträglichkeit.
- **Unerwünschte Wirkungen:** Im Gegensatz zu Ticlopidin keine Neutropenie.
- **Kontraindikationen:** Aktive innere Blutungen (z.B. gastrointestinal, intrakraniell).
- **Wirkungsverlauf:** WB 2 h, WM bei täglicher Zufuhr nach 3 – 7 d, WD nach Ende der Zufuhr ca. 5 d.
- **Pharmakokinetik:** BV ca. 50%. Clopidogrel ist pharmakologisch inaktiv; erst nach hepatischer Biotransformation entsteht ein aktiver Metabolit. Nach oraler Gabe rasche Absorption, ausgeprägter hepatischer first-pass Metabolismus, HWZ der Metaboliten ca. 8 h.
- **Dosierung:** 1 × 75 mg/d p.o.

Cotrimoxazol (s. S. 254)

Dantrolen

- **Präparate (Beispiel):** Dantrolen i. v. 20 mg Trockensubstanz pro Inj.-Fl.
- **Substanzklasse:** Myotonolytikum (peripher).
- **Wirkungsmechanismus:** Hemmung der Kalziumfreisetzung aus dem sarkoplasmatischen Retikulum, Reduktion der freien myoplasmatischen Kalziumkonzentration.
- **Wirkungen:** Abnahme der Muskelkontraktion, Reduktion des Muskeltonus.
- **Klinische Anwendung:**
  - Therapie und Prophylaxe der malignen Hyperthermie.
  - Malignes neuroleptisches Syndrom.
  - Tetanus, Skelettmuskelspastik.
- **Unerwünschte Wirkungen:**
  - *Häufig:* Müdigkeit, Schwindel, Schwäche, Diarrhö, dosisabhängige Hepatotoxizität mit einer Mortalität bis zu 10%.
  - Myalgie, Rückenschmerzen, akneähnliche Eruptionen, Pleura-, Perikarderguß.
  - *Einzelfälle:* Aplastische Anämie, Leukopenie, anaphylaktische Reaktionen, Rhythmusstörungen bis zur Asystolie.
- **Kontraindikationen:** Bekannte Überempfindlichkeit auf das Arzneimittel.
- **Wirkungsverlauf:** WB 5 min, WM 1 h, WD 3 h i. v.
- **Pharmakokinetik:** VD 1,2 l/kg, PB 80 – 90%, extensive hepatische Metabolisierung, nur 1 – 4% werden unverändert renal ausgeschieden; HWZ 5 – 9 h.
- **Dosierung** (1 Flasche = 20 mg auf 60 ml Aqua ad inj. aufziehen):
  - *Maligne Hyperthermie:*
    - Initial 2,5 mg/kg KG in 15 min. i. v.; Repetition bei nicht ausreichender Wirkung nach 10 – 15 min bis zur Maximaldosis von 30 mg/kg KG.
    - Erhaltungsdosis: 1 – 2 mg/kg KG i. v. alle 3 – 4 h bis keine Symptome oder 4 – 8 mg/kg KG/d p. o. verteilt auf 3 Einzeldosen für 3 d.
    - Prophylaxe: 2,5 mg/kg KG als Infusion über 20 – 30 min vor Narkoseeinleitung und Wiederholung bei längerdauernden Operationen nach 6 h.
  - *Malignes neuroleptisches Syndrom:* 1 – 2,5 mg/kg KG i. v. alle 6 h für 2 d.
- **Besonderheiten/Bemerkungen:**
  - Erhöhung der K^+-Konzentration im Serum möglich.
  - Keine gleichzeitige Gabe von Ca^{2+}-Salzen oder Ca^{2+}-Antagonisten.
  - Nicht mit anderen Infusionslösungen mischen.
  - Wenn nach insgesamt 10 mg/kg KG keine Wirkung einsetzt, ist die Diagnose einer malignen Hyperthermie in Frage zu stellen.
  - Extravasale Applikation kann zu Gewebsnekrosen führen (pH 9,5).

Desmopressin

- **Präparate (Beispiel):** Minirin 4 µg/1 ml; 500 µg/5 ml Dosierspray.
- **Substanzklasse:** Antidiuretikum.
- **Wirkungsmechanismus:** Erhöhung der Permeabilität für Wasser in den distalen Nierentubuli und den Sammelrohren und damit der Wasserreabsorbtion aus dem Primärharn. Desmopressin ist ein Strukturanalogon zum Vasopressin (ADH).
- **Wirkungen:** Antidiuretisch, Freisetzung von Faktor VIII und von-Willebrand-Faktor aus den Endothelzellen.

- **Klinische Anwendung:**
  - Blutung oder Blutungsprophylaxe: bei leichter bis mittelschwerer Hämophilie A (Faktor VIII-Restaktivität > 5%), bei von Willebrand-Jürgens-Syndrom (außer Typ 2 B und 3), bei medikamentös induzierter Thrombozytendysfunktion, z. B. nach ASS.
  - Polyurie, Polydipsie, z. B. nach SHT oder Operationen im Hypophysenbereich.
  - Zentraler Diabetes insipidus.
  - Blutung unbekannter Ursache, bei Urämie oder Leberzirrhose.
- **Unerwünschte Wirkungen:**
  - *Selten:* Kopfschmerzen, Übelkeit, abdominelle Krämpfe.
  - *In seltenen Fällen:* Hyponatriämie, Bewußtlosigkeit, Krämpfe.
  - *In Einzelfällen:* Hirnödem.
- **Kontraindikationen:** Bei krankhaft vermehrter Flüssigkeitsaufnahme, z. B. psychogener Polydipsie oder Polydipsie bei Alkoholikern.
- **Wirkungsverlauf:** WB 15 – 30 min i. v. (Faktor VIII ↑), < 1 h intranasal (Antidiurese), WM 1,5 – 3 h i. v. (Faktor VIII ↑), 1 – 5 h intranasal (Antidiurese), WD 6 – 20 h i. v. (Faktor VIII ↑), 8 – 20 h intranasal (Antidiurese).
- **Pharmakokinetik:** BV 10% intranasal, renale Elimination, HWZ 3,2 – 3,6 h.
- **Dosierung:**
  - *Zur Antidiurese:* 1 – 2 × 1 – 4 µg/d i. v. oder 1 – 2 × 10 – 40 µg (1 – 4 Sprühstöße)/d intranasal. Anpassung nach Harnmenge, Harnosmolalität und Schlafdauer.
  - *Als Antihämorrhagikum:* Prä-OP 0,3 – 0,4 µg/kg KG i. v. über 30 min bzw. 2 Sprühstöße Spray intranasal 30 min vor dem geplanten Eingriff; ggf. post-OP 0,3 – 0,4 µg/kg KG alle 12 h über max. 7 d.
  - *Perfusor:* 0,2 µg/kg KG (0,5 – 1 Amp. pro 10 kg KG) in 50 ml NaCl 0,9% im Perfusor über 30 min direkt präoperativ oder bei Blutung.
  - Wiederholung frühestens nach 12 h sinnvoll, da die Wirkung durch Erschöpfung der Faktor VIII-Depots in den Endothelien rasch abnimmt. In den folgenden 2 – 5 d je 1 × tägl.
- **Besonderheiten/Bemerkungen:**
  - *Cave:* Patienten mit Hypertonus oder KHK.
  - Keine Wirkung beim peripheren Diabetes insipidus.
  - Kühl lagern (max. 8 °C).

Dexamethason

- **Präparate (Beispiel):** Fortecortin Inject. 4 mg/1 ml; 8 mg/2 ml; 40 mg/5 ml; 100 mg/10 ml, Tabletten à 0,5/1,5/4/8 mg.
- **Substanzklasse:** Fluoriertes Glukokortikoid.
- **Wirkungsmechanismus:** Hemmung der T-Zellproliferation, Inhibition der Phospholipaseaktivität sowie der Expression der induzierbaren Cyclooxygenase (COX II), Stabilisierung lysosomaler Membranen neutrophiler Granulozyten.
- **Wirkungen:** Antiphlogistisch, immunsuppressiv, antiallergisch (antiödematös), antiprolifarativ, kohlenhydratstoffwechselsteigernd, eiweißkatabol, unspezifisch antitoxisch (Membranstabilisierung) und mikrozirkulationsfördernd.
- **Klinische Anwendung:**
  - Perifokales Hirnödem (z. B. bei Tumoren).
  - Anaphylaktischer Schock, anaphylaktoide Reaktionen.
  - Akuter Asthmaanfall, Status asthmaticus.
  - Aktive Phasen von Kollagenosen, chronische Polyarthritis.
  - Palliativtherapie maligner Tumoren.
  - Adrenogenitales Syndrom.

- Akute Leukämie, Lymphogranulomatose, Lymphosarkom.
- Prophylaxe und Therapie von Zytostatika-induziertem Erbrechen.
- Prophylaxe und Therapie von Transplantatabstoßung.

➤ **Unerwünschte Wirkungen:**
- *Bei kurzfristiger Therapie:* Hyperglykämie, Erbrechen, Triglyceriderhöhung, Cholesterinerhöhung, Elektrolytverschiebungen (Na ↑, K ↓), Cushing-Syndrom ähnlicher Zustand, RR-Anstieg, Blutbildveränderungen (Lymphozyten ↓, Monozyten ↓, Eosinophile ↓, Leukozyten ↑, Erythrozyten ↑, Thrombozyten ↑), Immunsuppression, aseptische Knochennekrosen.
- *Bei langfristiger Therapie:* Hautveränderungen (Striae rubrae, Atrophie, Petechien, Akne, verzögerte Wundheilung), Muskelschwäche, Osteoporose, Glaukom, Katarakt, psychische Veränderungen (Euphorie, Dysphorie, Depression, Wahnideen, Angstzustände), Hirsutismus (am häufigsten unter Dexamethason), Atrophie der NNR, gastrointestinale Ulzera.
- Änderung der Krampfschwelle bei Epileptikern, Manifestation einer Epilepsie.

➤ **Kontraindikationen:** HBsAG-positive chronisch aktive Hepatitis; Parasitenbefall; ca. 8 Wochen vor bis 2 Wochen nach Schutzimpfung; Lymphadenitis nach BCG-Impfung.

➤ **Wirkungsverlauf:** WM 8 – 24 h, WD 36 – 42 h (antiinflammatorisch).

➤ **Pharmakokinetik:** VD 0,58 l/kg, PB 80%, Elimination zum größten Teil über die Niere in Form des freien Dexamethason-Alkohols, der verbleibende Anteil nach Konjugation der Metaboliten ebenfalls renal, HWZ 4,1 ± 1,3 h, biologische HWZ 36 – 72 h.

➤ **Dosierung:**
- *Perifokales Hirnödem:*
  - Kritische Erhöhung des ICP: Initial 40 – 100 mg i. v.; anschließend 4 – 8 mg i. v./i. m. alle 4 – 6 h über 8 d.
  - Ohne lebensbedrohliche Symptomatik: Initial 8 – 12 mg i. v.; anschließend 4 mg i. v./i. m. alle 6 h.
- *Bronchospasmus:* Initial 20 – 40 mg i. v.; bei Bedarf Repetition mit 8 mg i. v. alle 1 h.
- *Anaphylaktischer Schock :* 100 mg i. v.; ggf. mit Repetition.

➤ **Besonderheiten, Bemerkungen:**

Cave: Glukokortikoide erhöhen das Risiko für streßbedingte oder durch NSAR induzierte Ulzera.
Schwere Hypertonie und/oder Herzinsuffizienz können negativ beeinflußt werden.

- Wirkungsminderung durch Barbiturate, Rifampicin und Phenytoin.
- Wirkungsverstärkung durch Östrogene möglich.
- Dexamethason führt häufiger als andere Glukokortikoide zu Hirsutismus, Triglyzerid- und Cholesterinerhöhungen und hat stärkere psychogene Effekte.
- Bei zu schneller Injektion können Kribbeln oder Parästhesien auftreten.
- 7,5fach höhere antiinflammatorische Potenz als Prednisolon.
- Glukokortikoide Wirkungsstärke: 25 – 30.
- Nahezu keine mineralkortikoide Wirkung.
- Enthält Sulfit.

Dextran (s. S. 185)

Diazepam

➤ **Präparate (Beispiel):** Diazepam-ratiopharm 10 mg/2 ml; Tabl. à 2/5/10 mg; Valium 10 mg/2 ml, Tabl. à 5/10 mg.

- **Substanzklasse:** Benzodiazepin.
- **Wirkungen, -smechanismus:** s. Midazolam S. 696.
- **Klinische Anwendung:**
  - Akute Angst-, Spannungs-, Erregungs- und Unruhezustände.
  - Krampfanfälle, Status epilepticus, Fieberkrämpfe.
  - Prämedikation, Analgosedierung, Alkoholentzugssyndrom.
- **Unerwünschte Wirkungen:**
  - Schwindel, Zephalgie, Koordinationsstörungen, Verschlechterung kognitiver/psychomotorischer Funktionen, Thrombophlebitis, Neutropenie.
  - *Selten:* Nach schneller i.v. Gabe v.a. bei älteren Patienten Atemdepression, RR-Abfall, Bradykardie.
  - *Sehr selten:* Allergien.
  - *Einzelfälle:* Anämie, Panzytopenie, Thrombozytopenie.
- **Kontraindikationen:** Myasthenie, akutes Engwinkelglaukom, Porphyrie, spontan atmende Patienten mit Gefährdung durch Hypoventilation bzw. CO_2-Anstieg (z.B. Patienten mit Hirndruckproblematik).
- **Wirkungsverlauf:** WB < 2 min i.v., 15–60 min. p.o., WM 3–4 min i.v., 60 min p.o., WD 15–180 min i.v., 2–6 h p.o. (teilweise länger).
- **Pharmakokinetik:** BV 75–80%, VD 0,95–2 l/kg, PB 95–99%, nahezu vollständige hepatische Metabolisierung zu teilweise aktiven Metaboliten, nur geringe Mengen werden unverändert renal eliminiert, teilweise biliäre Exkretion, HWZ 20–100 h.
- **Dosierung** (immer individuell nach Wirkung):
  - *Sedierung bei Erwachsenen:* 2,5–10 mg langsam i.v., Wiederholung nach Bedarf bzw. alle 2–4 h.
  - *Status epilepticus beim Erwachsenen:* 10–20 mg langsam i.v.
  - *Alkoholentzug:* 5–5–10 mg p.o., 5–10 mg i.v., ggf. mehrfach wiederholen.
  - *Bei Kindern:* rektal 0,5 mg/kg KG.
- **Besonderheiten, Bemerkungen:**
  - Wirkungsverstärkung und -verlängerung durch Cimetidin, Omeprazol, Disulfiram, Fluvoxamin und Fluoxetin.
  - Elimination von Diazepam/Desmethyldiazepam ist bei Leberkranken und im Senium vermindert → niedriger dosieren.
  - Nicht mit anderen Medikamenten mischen.
  - Bei repetitiver Gabe bzw. Langzeitapplikation anhaltende Sedierung bzw. verzögertes Erwachen durch Kumulation möglich.
  - Anterograde Amnesie möglich.
  - Paradoxe Reaktionen v.a. bei älteren Patienten möglich.
  - Weniger Thrombophlebitiden durch Verwendung von i.v. Präparaten auf Sojabohnenölbasis.

Antidot: Flumazenil (S. 678).

Digoxin

- **Präparate (Beispiel):** Novodigal 0,2 mg/1 ml; 0,4 mg/2 ml; Tabl. à 0,2/0,1 mg.
- **Substanzklasse:** Herzglykosid.
- **Wirkungsmechanismus:** Hemmung der Na/K-ATPase, Zunahme an freiem Kalzium in der Herzmuskelzelle, indirekt vagomimetisch.
- **Wirkungen:** Positiv inotrop, negativ chronotrop, negativ dromotrop, Verlängerung der AV-Zeit.

- **Klinische Anwendung:** Herzinsuffizienz; Therapie und Rezidivprophylaxe von tachykardem Vorhofflattern und -flimmern sowie von paroxysmalen supraventrikulären Tachykardien.
- **Unerwünschte Wirkungen:**
  - Jede Form von Herzrhythmusstörung, insbesondere ventrikuläre Extrasystolen, Kammertachykardie, AV-Block I.–III. Grades, Farbsehstörungen.
  - *Häufig:* Übelkeit, Erbrechen, Diarrhö, Bauchschmerzen.
  - *Selten:* ZNS-Störungen, allergische Reaktionen, Thrombozytopenie.
  - *In Einzelfällen:* Mesenterialinfarkt, Gynäkomastie, Exantheme.
- **Kontraindikationen:** WPW-Syndrom, ventrikuläre Tachykardie, Kammerflimmern; AV-Block II./III. Grades; hypertroph obstruktive Kardiomyopathie, akuter Herzinfarkt, Karditis, schwere Lungenerkrankung, Niereninsuffizienz.
- **Dosierung:**
  - *Schnellsättigung:* 0,4 mg initial i. v., danach je 0,2 mg nach 6, 12, 18, 24 h.
  - *Erhaltungsdosis:* 0,25 – 0,375 mg/d

  Cave: Dosisreduktion bei älteren Patienten und Niereninsuffizienz!
- **Wirkungsverlauf:** WB 5 – 30 min i. v., 30 – 120 min p. o., WM 1 – 4 h i. v., 2 – 6 h p. o., WD 3 – 4 d.
- **Pharmakokinetik:** BV 70 – 80 %, VD 7,3 l/kg, PB 20 – 30 %, 80 % werden unverändert renal eliminiert, HWZ 24 – 48 h.
- **Besonderheiten, Bemerkungen:**
  - Bei Hyperthyreose ist die Ansprechbarkeit auf die Glykosidwirkung vermindert.
  - Chinidin, Amiodaron, Verapamil, Diltiazem und Dihydropyridine erhöhen die Digoxin-Plasmakonzentrationen.
  - Hyperkalzämie und Hypokaliämie verstärken die Glykosidwirkung.
  - Succinylcholin kann bei digitalisierten Patienten arrhythmogen wirken.
  - Nicht mischen mit anderen Injektions- oder Infusionslösungen.

  Therapeutische Plasmakonzentration: 0,7 – 2 µg/l (0,9 – 2,6 nmol/l).

Digitoxin

- **Präparate (Beispiel):** Digimerck 0,1 mg/1 ml, 0,25 mg/1 ml; Tabl. à 0,1/0,07 mg.
- **Substanzklasse:** Herzglykosid.
- **Wirkungsmechanismus:** Hemmung der Na^+/K^+-ATPase → Zunahme an freiem Kalzium in der Herzmuskelzelle → Bindung von Tropomyosin → Aktin-Myosin-System kann wieder ineinandergleiten; indirekt vagomimetisch.
- **Wirkungen:** Positiv inotrop, negativ chronotrop, negativ dromotrop, Verlängerung der AV-Zeit.
- **Klinische Anwendung:** Herzinsuffizienz; Therapie und Rezidivprophylaxe von supraventrikulären tachykarden Arrythmien.
- **Unerwünschte Wirkungen:**
  - Jede Form von Herzrhythmusstörung, insbesondere ventrikuläre Extrasystolen, Kammertachykardie, AV-Block I.-III. Grades.
  - *Häufig:* Übelkeit, Erbrechen.
  - *Selten:* Zentralnervöse Störungen, Thrombozytopenie, Diarrhoe, abdominelle Beschwerden.
  - *In Einzelfällen:* Mesenterialinfarkt, Gynäkomastie, Exantheme, Farbsehstörungen.
- **Kontraindikationen:** WPW-Syndrom, ventrikuläre Tachykardie, Kammerflimmern, AV-Block II./III. Grades, schwere Bradykardie, hypertroph obstruktive Kardiomyopathie, thorakales Aortenaneurysma.

- **Wirkungsverlauf:** WB 30 min i.v., 180–300 min p.o., WM 4–12 h i.v.
- **Pharmakokinetik:** BV 98–100%, VD 0,4–0,7 l/kg, PB ca. 95%, Ausscheidung unverändert und in metabolisierter Form bei Nierengesunden zu 60% renal und zu 40% über den Stuhl, bei Niereninsuffizienz Zunahme der metabolisierten fäkalen Elimination, HWZ 7,5 d.
- **Dosierung:**
  - *Aufsättigung:* 1. Tag 0,25–0,5 mg i.v.; 2. und 3. Tag 0,25 mg i.v.; ab 4. Tag Erhaltungsdosis.
  - *Erhaltungsdosis:* 0,07–0,1 mg/d (1 µg/kg KG/d) i.v. oder p.o.
- **Besonderheiten/Bemerkungen:**

  Cave:
  - Keine Kalziuminjektionen bei digitalisierten Patienten!
  - Bei rascher i.v.-Aufsättigung Überwachung des Säure-Basen-Haushaltes (→ Azidosegefahr)!

  - *Erhöhung der Digitoxin-Plasmakonzentration* durch Chinidin, Verapamil, Diltiazem.
  - *Wirkungsabschwächung* durch Phenylbutazon, Phenobarbital, Phenytoin, Rifampicin und Spironolacton.
  - *Verstärkung der Toxizität* durch Hyperkalzämie und Hypokaliämie.
  - Arrhythmogene Wirkung ↑ durch Sympathomimetika, Phosphodiesterasehemmer, Succinylcholin und Reserpin.
  - Digitoxintherapie mindestens 7 d vor einer Kardioversion absetzen.
  - *Bei Hyperthyreose* ist die Ansprechbarkeit auf die Glykosidwirkung vermindert.
  - *Keine Dosisanpassung* bei Leber- *oder* Niereninsuffizienz erforderlich.
  - Digimerck Ampullen enthalten 11 % Ethanol.

  Therapeutische Plasmakonzentration: 10–30 µg/l.

Dihydralazin

- **Präparate (Beispiel):** Nepresol Inject 25 mg Trockensubstanz.
- **Substanzklasse:** Antihypertonikum, arterieller Vasodilatator.
- **Wirkungsmechanismus:** Direkt relaxierender Effekt auf die glatte Gefäßmuskulatur der Arteriolen.
- **Wirkungen:** Periphere Vasodilatation, Reduktion des peripheren Gefäßwiderstandes, antihypertensiv.
- **Klinische Anwendung:** Hypertensive Krise, Hypertonie (v.a. mit Nierenbeteiligung und malignem Verlauf), hypertensive Gestosen (Präeklampsie, Eklampsie).
- **Unerwünschte Wirkungen:**
  - Tachykardie, Palpitation, pektanginöse Beschwerden, Flush, Natrium- und Wasserretention, Ödeme.
  - *Gelegentlich:* Hypotonie, Schwindel, Magen-Darm-Störungen.
  - *Sehr selten:* Lymphknotenschwellungen, Blutbildveränderungen, Lupus-like-Syndrom, Polyneuropathie, Depression.
  - *In Einzelfällen:* Paralytischer Ileus, Agranulozytose.
- **Kontraindikationen:**
  - Aortenaneurysma, Herzklappenstenosen, hypertrophe Kardiomyopathie.
  - Isolierte Rechtsherzinsuffizienz infolge pulmonaler Hypertonie.
  - Idiopathisch und medikamentös induzierter Lupus erythematodes.
- **Wirkungsverlauf:** WB 5–20 min i.v., 10–30 min i.m., WM 10–80 min i.v., 20–80 min i.m., WD 2–4 h i. v., 2–8 h i.m.
- **Pharmakokinetik:** BV 40% (langsame Azetylierer), 6% (schnelle Azetylierer), VD 6–8 l/kg, PB 90%, überwiegende Biotransformation in der Leber, nur 11–14% werden unverändert renal ausgeschieden, HWZ 2 h.

- **Dosierung:**
  - Einzeldosis: 12,5 – 25 mg i. m. oder 6,25 – 12,5 mg langsam i. v., Wiederholungen frühestens nach 30 min oder als Dauertropfinfusion.
  - Beginn mit kleinen Dosierungen; schrittweise Steigerung in Abhängigkeit von der Wirkung bis zu Höchstdosen von 100 mg/d.
- **Besonderheiten, Bemerkungen:**
  - Diuretika koupieren die durch Dihydralazin verursachte Natrium- und Wasserretention.
  - Bei Reflextachykardie evtl. gleichzeitig β-Blocker.

Diltiazem

- **Präparate (Beispiel):** Dilzem parenteral 10 mg, 25 mg, 100 mg Trockensubstanz.
- **Substanzklasse:** Kalzium-Kanalblocker/-Antagonist.
- **Wirkungsmechanismus:** Hemmende Wirkung auf den langsamen Ca^{2+}-Einstrom in die Zelle (v. a. Myokard, glatte Gefäßmuskulatur).
- **Wirkungen:** Negativ chronotrop/inotrop/dromotrop, AV-Überleitungszeit ↑, Vasodilatation (totaler peripherer Widerstand ↓), antihypertensiv.
- **Klinische Anwendung:**
  - Angina pectoris, arterielle Hypertonie.
  - Paroxysmale supraventrikuläre Tachykardie.
  - Vorhofflimmern oder -flattern mit schneller Überleitung (HF ↓).
  - Vorbeugung des Transplantatversagens, Verminderung der Ciclosporin-A-Nephrotoxizität nach Nierentransplantation.
- **Unerwünschte Wirkungen:**
  - *Gelegentlich:* Kopfschmerzen, Müdigkeit, Schwindel, Knöchel- bzw. Beinödeme, Flush.
  - *Selten:* Magen-Darm-Beschwerden, Transaminasenerhöhungen, Hepatitis.
  - *In Einzelfällen:* Bradykardie, Erregungsleitungsstörungen, RR-Abfall, Herzinsuffizienz, allergische Hautreaktionen, Hyperglykämie.
- **Kontraindikationen:** Bradykardie, AV-Block II./III. Grades, Sick-Sinus-Syndrom, SA-Block II./III. Grades, kardiogener Schock, Vorhofflimmern/-flattern bei WPW-Syndrom.
- **Wirkungsverlauf:** WB 3 min i. v., < 30 min p. o., WM 7 min i. v., 3 – 4 h p. o., WD 1 – 3 h i. v.
- **Pharmakokinetik:** VD 5 l/kg, PB 70 – 85 %, fast vollständige Biotransformation in der Leber zu teilweise aktiven Metaboliten, nur 1 – 3 % werden unverändert renal eliminiert, HWZ 5 – 11 h.
- **Dosierung:**
  - *Initial:* 12,5 – 25 mg i. v. über 2 – 3 min, ggf. Wiederholung nach 30 min.
  - *Dauerinfusion:* 0,2 – 0,5 mg/min, Gesamtdosis von 300 mg/d nicht überschreiten.
- **Besonderheiten, Bemerkungen:**
  - *Cave:* Wirkungsverstärkung durch gleichzeitige β-Blocker Therapie.
  - Cimetidin, Ranitidin und Propranolol können die Plasmakonzentrationen von Diltiazem erhöhen.
  - In Kombination mit Inhalationsanästhetika kann es zu Hypotonie oder Bradykardie kommen (keine Kombination mit Enfluran).
  - Diltiazem erhöht die Plasmakonzentration von Ciclosporin.
  - Keine Dosisanpassung bei Niereninsuffizienz notwendig, bei Patienten mit Leberinsuffizienz die Dosis nach dem gewünschten Effekt adjustieren.
  - Kann mit NaCl 0,9 %, Fructose-, Dextrose-, Ringer- oder Plasmaexpander-Lösung verdünnt werden.

44.4 Pharmakotherapie: Einzelne Wirkstoffe

Dobutamin

- **Präparate (Beispiel):** Dobutrex 250 mg Trockensubstanz, 250 mg/20 ml Infusionslsg.
- **Substanzklasse:** Synthetisches Katecholamin.
- **Wirkungsmechanismus:** Agonistische Wirkung überwiegend auf kardiale β_1-, in geringerem Maße auf α- und β_2-Rezeptoren.
- **Wirkungen:** Positiv inotrop, Steigerung des HZV ohne wesentliche Zunahme des Blutdrucks, Abnahme des systemischen Widerstandes, senkt Vor- und Nachlast, gering positiv chronotrop.
- **Klinische Anwendung:** Vorwärts- und/oder Rückwärtsversagen bei akuter oder akut dekompensierter chronischer Herzinsuffizienz (z. B. im Rahmen von Schocksituationen); Streßechokardiographie.
- **Unerwünschte Wirkungen:**
  - Bei Patienten mit Vorhofflimmern kann Dobutamin durch eine beschleunigte AV-Überleitung eine erhöhte Kammerfrequenz induzieren.
  - Tachykardie, RR-Anstieg.
  - *Gelegentlich:* Ausgeprägter RR-Abfall, ventrikuläre Extrasystolen, Angina pectoris, Palpitationen, Kopfschmerzen, Übelkeit, Thoraxschmerzen, Hemmung der Thrombozytenfunktion, Erniedrigung des Serum-Kaliumspiegels, Bronchospasmus.
  - *Selten:* Ventrikuläre Tachykardie und Kammerflimmern.
- **Kontraindikationen:** Perikardtamponade, Pericarditis constrictiva, hypertroph obstruktive Kardiomyopathie, schwere Aorten- oder Mitralstenose, Hypovolämie.
- **Wirkungsverlauf:** WB 1 – 2 min, WM 1 – 10 min, WD 10 min.
- **Pharmakokinetik:** VD 0,2 l/kg, extensive Metabolisierung in der Leber, aber auch im Gewebe durch Methylierung und Konjugation, überwiegend renale Elimination der Metabolite, HWZ 2 – 3 min.
- **Dosierung:** Je nach Wirkung 2 – 10 µg/kg KG/min (*Perfusor:* 250 mg/50 ml; LR 2 – 8 ml/h).
- **Besonderheiten, Bemerkungen:**
  - Die Kombination mit volatilen Anästhetika erhöht die Arrhythmiegefahr.
  - Bei Diabetikern evtl. Erhöhung des Insulinbedarfs (regelmäßige BZ-Kontrollen).
  - Nicht mischen mit alkalischen Lösungen (z. B. $NaHCO_3$, Furosemid).
  - Eine bestehende Hypovolämie vor oder während der Therapie ausgleichen.
  - Toleranzentwicklung bei Anwendungsdauer > 48 – 72 h.
  - Keine Wirkung auf Dopaminrezeptoren und keine Freisetzung von Noradrenalin.
  - Im kardiogenen Schock ist die gleichzeitige Gabe von Dobutamin und Dopamin sinnvoll.
  - Enthält Sulfit.

Dopamin

- **Präparate (Beispiel):** Dopamin Solvay 50 mg/5 ml, 200 mg/10 ml, 250 mg/50 ml, 500 mg/50 ml Infusionskonzentrat.
- **Substanzklasse:** Katecholamin.
- **Wirkungsmechanismus:** Mit zunehmender Dosis Erregung von Dopamin-, β- und α-Rezeptoren in aufsteigender Dosierung, Freisetzung von Noradrenalin.

- **Wirkungen:** Dosisabhängig.
  - *Niedrigdosierung (0,5 – 5 µg/kg KG/min):* Vasodilatation der renalen, mesenterialen, zerebralen und koronaren arteriellen Gefäße, gesteigerte Nierendurchblutung (GFR + Urinausscheidung ↑). RR, Kontraktilität und Herzfrequenz bleiben i.d.R. unverändert (ggf. leichter RR-Abfall). Peripherer Gefäßwiderstand sinkt gering, HZV unverändert oder gering gesteigert.
  - *Mittlere Dosierung (5 – 10 µg/kg KG/min):* Zunahme der myokardialen Kontraktilität, geringer Anstieg des systolischen RR durch Stimulation von β_1- und α-Rezeptoren in geringem Maße auch von β_2–Rezeptoren. Die Herzfrequenz bleibt meist unverändert.
  - *Hohe Dosierung (10 – 20 µg/kg KG/min):* Deutliche Zunahme der α-mimetischen Wirkung mit RR-Anstieg, Zunahme des peripheren Widerstandes, weiterhin positiv inotrop, HZV gesteigert. Die Nierendurchblutung sinkt mit zunehmender Dosierung.
- **Klinische Anwendung:** Kardiogener-, postoperativer-, septischer- und anaphylaktischer Schock; drohendes Nierenversagen.
- **Unerwünschte Wirkungen:**
  - *Häufig:* Extrasystolen, Übelkeit, Erbrechen, Palpitationen, Dyspnoe, Kopfschmerzen.
  - Tachykardie, Tachyarrhythmie, pektanginöse Beschwerden durch Erhöhung des myokardialen O_2-Verbrauchs.
  - Bei vorbestehender AVK kann Dopamin in mittlerer Dosierung zur peripheren Vasokonstriktion mit Gangrän der Akren führen.

  Cave: Ulkusblutung (Blutungsverstärkung möglich).
- **Kontraindikationen:** Tachyarrhythmie, Kammerflimmern, Phäochromozytom.
- **Wirkungsverlauf:** WB 2 – 4 min, WM 2 – 10 min, WD 1 – 5 min.
- **Pharmakokinetik:** VD 0,9 l/kg, Metabolisierung in Leber, Niere und Plasma durch COMT und MAO, partiell Metabolisierung zu Noradrenalin (bei Niedrigdosierung bis zu 25 %), HWZ 2 – 12 min.
- **Dosierung:**
  - *Schock:* 3 – 20 µg/kg KG/min über Perfusor.
  - *Drohendes Nierenversagen:* 1,5 µg/kg KG/min über Perfusor.
  - Perfusor: 250 mg/50 ml; LR 2 – 17 ml/h.
- **Besonderheiten, Bemerkungen:**
  - *Die gleichzeitige Gabe* von Butyrophenonen, Phenothiazinen und Domperidon kann die spezifischen dopaminergen Effekte antagonisieren.
  - Volatile Anästhetika erhöhen die Gefahr von Rhythmusstörungen.
  - Phenytoin verstärkt RR-Abfall und Bradykardie.
  - Bei Gabe von MAO-Hemmern 1/10 der Normaldosis verwenden.
  - Nicht mischen mit alkalischen Lösungen (z. B. $NaHCO_3$, Furosemid).
  - Bei einer eventuell bestehenden Hypovolämie diese vor oder während der Therapie ausgleichen.
  - In große Vene infundieren.
  - Keine zentralen Wirkungen.
  - Paravenöse Injektion kann zu Nekrosen führen.
  - Reboundhypotonie nach Absetzen möglich (ausschleichend therapieren).
  - Enthält Sulfit.

Dopexamin

- **Präparate (Beispiel):** Dopacard 50 mg/5 ml Infusionslösungskonzentrat.
- **Substanzklasse:** Sympathomimetika.

44.4 Pharmakotherapie: Einzelne Wirkstoffe

- **Wirkungsmechanismus:** β_2-Agonist, peripherer Dopaminagonist an DA_1- und DA_2-Rezeptoren, indirektes Sympathomimetikum durch Hemmung der neuronalen Noradrenalin-Wiederaufnahme.
- **Wirkungen:** Positiv inotrop, diuretisch, natriuretisch; Nachlastsenkung; periphere, mesenteriale und renale Vasodilatation.
- **Klinische Anwendung:** Akuttherapie (bis max. 48 h) der schweren therapierefraktären Herzinsuffizienz.
- **Unerwünschte Wirkungen:**
  - Hypokaliämie, Hyperglykämie, lokal Thrombophlebitis (→ Gabe über ZVK!).
  - *Gelegentlich:* Tachykardie, RR-Abfall, Dyspnoe, Hypertonie, Übelkeit, Erbrechen, Tremor.
  - *Selten:* Ventrikuläre Tachykardien oder Extrasystolen, Vorhofflimmern, pO_2 ↓, Myokardischämie, Thrombozytopenie.
  - *Vereinzelt:* PCWP-Anstieg.
- **Kontraindikationen:** Volumenmangel, septischer Schock, instabile Angina pectoris, Aortenstenose, hypertroph obstruktive Kardiomyopathie, Lungenembolie, Thrombozytopenie, Phäochromozytom, MAO-Hemmer-Therapie.
- **Wirkungsverlauf:** WB 2 – 3 min i. v.
- **Pharmakokinetik:** Elimination 50% renal, 50% biliär, HWZ 6 – 7(– 11)min.
- **Dosierung:**
  - *Perfusor* (50 mg/50 ml NaCl 0,9%): Initial 0,5 μg/kg KG/min, Titration in 0,5 μg-Schritten nach jeweils mindestens 10 – 15 min auf 1 – 2(– 6) μg/kg KG/min.
  - Dopexaminzufuhr beenden wenn pO_2 ↓ ↓ und/oder PCWP ↑ ↑.
  - Maximale Tagesdosis: 7 g/kg KG /d.
- **Besonderheiten/Bemerkungen:**
  - *Cave:*
    - Nicht anwenden bei Patienten mit Hypokaliämie oder Hperglykämie!
    - Therapie nur unter kontinuierlicher hämodynamischer Überwachung (EKG, HF, RR). Swan-Ganz-Katheter sinnvoll.
    - Keine Ampulle mit verfärbten Inhalt benutzen!
    - Nicht mischen mit alkalischen Lösungen (z. B. $NaHCO_3$, Furosemid)!
  - *Wirkungspotenzierung* durch exogene Katecholamine!
  - *Wirkungsabschwächung* durch β-Blocker und Dopaminantagonisten.

Doxycyclin (s. S. 254)

Droperidol (DHB)

- **Präparate (Beispiel):** Dehydrobenzperidol (DHB) 5 mg/2 ml, 25 mg/10 ml.
- **Substanzklasse:** Neuroleptikum der Butyrophenon-Gruppe.
- **Wirkungsmechanismus:** Kompetetiver Dopaminantagonismus mit hoher Affinität zu D_2-Rezeptoren; Hemmung auch an zentralen Noradrenalin-, Serotonin-, Opiat- und GABA-Neurotransmitter Synapsen, α_1-adrenolytisch, H_1-Rezeptor-Antagonismus; gering anticholinerg.
- **Wirkungen:** Ausgeprägt antipsychotisch, antiemetisch, Reduktion motorischer Unruhe, gering sedierend.
- **Klinische Anwendung:**
  - Neuroleptanalgesie (in Kombination mit Fentanyl).
  - Übelkeit/Erbrechen.
  - Psychomotorische Erregungszustände.
  - Akute psychotische Syndrome, katatone Syndrome, delirante und andere exogen-psychotische Syndrome.
  - Supplementierung einer Analgosedierung (v. a. bei deliranten Zuständen).

- **Unerwünschte Wirkungen:**
  - RR-Abfall (Vasodilatation durch periphere α_1-Blockade, extrapyramidal-motorische Störungen (Frühdyskinesien, Spätdyskinesien, Akathisie, Muskelspasmen, Myoklonie), Senkung der Krampfschwelle.
  - *Gelegentlich:* Tachykardie, Erregungsleitungsstörungen, dosisabhängige Laktation (auch bei Männern).
  - *Selten:* Paradoxe Angstreaktionen, malignes neuroleptisches Syndrom.
  - *Einzelfälle:* Agranulozytose, Angioödem.
- **Kontraindikationen:** Parkinson-Syndrom, schwere endogene Depression, komatöse Zustände, bekanntes malignes neuroleptisches Syndrom.
- **Wirkungsverlauf:** WB 3 – 10 min i. v., WM 30 min i. v., WD 2 – 6 h i. v.
- **Pharmakokinetik:** VD 1,72 l/kg, PB > 90 %, extensive hepatische Metabolisierung, < 1 % werden unverändert renal eliminiert, HWZ 2 – 3 h.
- **Dosierung:**
  - *Neuroleptanalgesie:* 0,15 mg/kg KG (7,5 – 15 mg) + Fentanyl.
  - *Antiemetische Therapie:* 1,25 – 2,5 mg i. v.
  - *Sedierung:* 2,5 – 10 mg i. v.
- **Besonderheiten, Bemerkungen:**
  - Verstärkt sedierende Wirkung von Benzodiazepinen und Opiaten (*cave* Atemdepression).
  - Höherer Katecholaminbedarf bei Hypotension unter Droperidol-Therapie (α-blockierende Wirkung).
  - Keine Analgesie, keine Amnesie, keine Hypnose.
  - *Antidot* bei Frühdyskinesien: Biperiden (Akineton 5 mg langsam i. v.).

Enoximon

- **Präparate (Beispiel):** Perfan 100 mg/20 ml.
- **Substanzklasse:** Phosphodiesterasehemmer.
- **Wirkmechanismus:** Hemmung der Phosphodiesterase III → Erhöhung der myokardialen cAMP-Konzentration → Ca^{2+}-Freisetzung → Zunahme der Inotropie; Vasodilatation durch direkte relaxierende Wirkung auf die glatte Gefäßmuskulatur.
- **Wirkungen:** Positiv inotrop, Senkung von Vor- und Nachlast.
- **Klinische Anwendung:** Akutbehandlung schwerer dekompensierter Herzinsuffizienz, die gegen Herzglykoside, Diuretika, Vasodilatatoren u./o. ACE-Hemmer refraktär ist.
- **Unerwünschte Wirkungen:** Blutdruckabfall, Herzrhythmusstörungen (supraventrikuläre und ventrikuläre Ektopien und Tachykardien).
- **Kontraindikationen:** Schwere hypertroph-obstruktive Kardiomyopathie, Aortenklappen- oder Pulmonalklappenstenose, Hypovolämie.
- **Wirkungsverlauf:** WM 10 – 30 min, WD 3 – 6 h.
- **Pharmakokinetik:** Metabolisierung zu einem pharmakologisch aktiven Metaboliten (Piroximon), anschließend renale Ausscheidung, HWZ 2 h.
- **Dosierung:** Initial Bolusinjektion von 0,5 – 1 mg/kg KG i. v. nicht schneller als 10 mg/min, dann Dauerinfusion mit 5 – 10 µg/kg KG/min.
- **Besonderheiten/Bemerkungen:**
  - Sehr alkalische Lösung, inkompatibel mit allen Katecholaminen.
  - Beim Auflösen in Glukose 5 %-Lösung oder beim Kontakt mit Glas kann es zur Ausfällung von Kristallen kommen → Verdünnung mit NaCl 0,9 %.
  - *Cave:* Bei septischem Schock kann Enoximon anhaltende Hypotonien provozieren!

44.4 Pharmakotherapie: Einzelne Wirkstoffe

Erythromycin (s. S. 252)

Esmolol

- **Präparate (Beispiel):** Brevibloc 100 mg/10 ml (gebrauchsfertig); 2,5 g/10 ml (Konzentrat).
- **Substanzklasse:** β-Rezeptorenblocker.
- **Wirkungsmechanismus:** Selektive Blockade von adrenergen β_1-Rezeptoren.
- **Wirkungen:** Negativ chronotrop, negativ inotrop, Verlängerung des AV-Intervalls; Verminderung des systolischen Blutdrucks.
- **Klinische Anwendung:**
  - Supraventrikuläre Tachykardien, die nicht durch Reentry-Mechanismen bedingt sind.
  - Vorhofflimmern, -flattern, besonders wenn die schnelle Kontrolle einer erhöhten Kammerfrequenz erwünscht ist.
  - Post- oder intraoperative Hypertension oder Tachykardie.
  - Myokardinfarkt, Sinustachykardie nach Myokardinfarkt.
- **Unerwünschte Wirkungen:**
  - *Häufig:* Hypotension (dosisabhängig).
  - *Gelegentlich:* Bradykardie, Verstärkung einer Herzinsuffizienz, Magen-Darm-Beschwerden, Verschlechterung einer AVK oder eines Raynaud-Syndroms, Kopfschmerzen, Schwindel, Phlebitis.
  - *Selten:* Höhergradige AV-Blockierung, Lungenödem, Bronchospasmus.
- **Kontraindikationen:** Bradykardie, höhergradige SA- oder AV-Blockierungen, Sick-Sinus-Syndrom, manifeste Herzinsuffizienz, kardiogener Schock.
- **Wirkungsverlauf:** WB 1 – 2 min, WM 5 min, WD 20 – 30 min.
- **Pharmakokinetik:** VD 3,4 l/kg, PB 55 %, schneller, fast vollständiger Abbau durch Hydrolyse vorwiegend in Erythrozyten, HWZ 9 min.
- **Dosierung:**
  - *Einleitungsdosis:* 500 µg/kg KG/min über 2 – 3 min, anschließend 50 µg/kg KG/min über 4 min.
  - *Erhaltungsdosis:* 100 – 200 µg/kg KG/min.
  - *Cave:* Darf nicht länger als 24 h gegeben werden → auf alternative Medikamente umstellen!
- **Besonderheiten, Bemerkungen:**
  - Orale Antikoagulantien und Morphine können die Esmolol-Plasmakonzentration erhöhen.
  - Wirkdauer von Succinylcholin und Pancuronium wird verlängert.
  - Keine Dosisanpassung bei Patienten mit Leber- oder Niereninsuffizienz notwendig.
  - Nicht mischen mit Furosemid, Diazepam und Thiopental.
  - Ca. 30 min nach Absetzen Gefahr der Reboundhypertonie bzw. von Angina-pectoris-Anfällen.
  - Kontinuierliche EKG- und RR-Überwachung während der Infusion!

Etomidat

- **Präparate (Beispiel):** Etomidat-Lipuro 20 mg/10 ml.
- **Substanzklasse:** Injektionsnarkotikum, karboxyliertes Imidazol.
- **Wirkungsmechanismus:** Nicht eindeutig geklärt, vermutlich Modifikation des GABA-Rezeptors.
- **Wirkungen:** Mit steigender Konzentration zunehmende Hemmung der neuronalen Aktivität im ZNS, sehr rasch narkotisch, geringe Senkung von ICP und CBF, sehr gering kreislaufwirksam (HZV ↑, RR ↓, Koronardilatation).

- **Klinische Anwendung:** Narkoseeinleitung; Kurznarkotikum für Kardioversion oder Repositionen.
- **Unerwünschte Wirkungen:**
  - Herzrhythmusstörungen, Krämpfe, geringe Atemdepression (dosisabhängig), Übelkeit, Erbrechen, Myoklonie, Dyskinesien, Schluckauf, Schüttelfrost.
  - *Häufig:* Injektionsschmerz.
  - *Selten:* Allergien, Bronchospasmus, Laryngospasmus, Anaphylaxie.
  - Verminderung der Kortikosteroid- und Aldosteronsynthese (→ wird deshalb nicht zur Langzeitsedierung bei Intensivpatienten eingesetzt).
- **Kontraindikationen:** Porphyrie.
- **Dosierung:** Zur Narkoseeinleitung 0,1 – 0,4 mg/kg KG i. v., fraktionierte Nachinjektion bis zu einer Gesamtdosis von 80 mg möglich.
- **Wirkungsverlauf:** WB 30 – 60 sek, WM 1 min, WD 3 – 10 min, kurze WD durch Umverteilung aus dem ZNS in Skelettmuskulatur und Fettgewebe.
- **Pharmakokinetik:** VD 4,5 l/kg, PB 76,5 %, überwiegend renale Elimination nach fast vollständiger hepatischer Metabolisierung (Esterasen, oxidative N-Dealkylierung) zu inaktiven Metaboliten, HWZ 5 h.
- **Besonderheiten, Bemerkungen:**
  - *Cave:* Bei Patienten mit zerebralem Krampfleiden sind prolongierte Myoklonie, Krampfanfälle, epileptiforme EEG-Veränderungen möglich.
  - Injektionsnarkotikum mit den geringsten hämodynamischen Nebenwirkungen.
  - Keine Analgesie, keine Histaminliberation, keine ausreichende Reflexdämpfung zur Intubation (Kombination mit Opioid, Relaxans).
  - Nicht intraarteriell injizieren.

Fenoterol

- **Präparate (Beispiel):** Berotec Spray 0,1 mg/0,2 mg pro Sprühstoß; Partusisten 0,5 mg/10 ml.
- **Substanzklasse:** β-Sympathomimetikum, Bronchospasmolytika/Tokolytika.
- **Wirkung, -smechanismus:** siehe Terbutalin S. 721.
- **Klinische Anwendung:** Akute und chronisch obstruktive Atemwegserkrankungen; vorzeitige Wehentätigkeit.
- **Unerwünschte Wirkungen:**
  - *Häufig:* Feinschlägiger Tremor, Hypokaliämie.
  - *Gelegentlich:* Palpitationen, Unruhe, Tachykardie.
  - *Selten:* Miktionsstörungen, RR-Schwankungen, Hyperglykämie.
  - *Sehr selten:* Allergische Hautreaktionen, Gesichtsödem, Thrombopenie.
  - *In Einzelfällen:* Pektanginöse Beschwerden, ventrikuläre Extrasystolen.
  - *In höheren Dosierungen:* Kardiovaskuläre NW ↑ (durch β_1-Agonismus).
- **Kontraindikationen:** Hypertroph obstruktive Kardiomyopathie, Tachyarrhythmie, Thyreotoxikose.
- **Wirkungsverlauf:** WB wenige min per inhalationem und i. v., WM 10 min i. v., WD 3 – 5 h per inhalationem.
- **Pharmakokinetik:** BV 1,5 %, VD 1,5 l/kg, PB 40 – 55 %, 10 – 30 % der inhalierten Dosis gelangen in die tieferen Abschnitte der Atemwege, der verschluckte Wirkstoffanteil wird überwiegend zu inaktiven Metaboliten verstoffwechselt, < 2 % werden unverändert renal eliminiert, der überwiegende Teil nach hepatischer Konjugation renal und fäkal, HWZ 6 – 7 h.
- **Dosierung:**
  - *Spray:* 2 Hübe à 0,1 mg bzw. 1 Hub à 0,2 mg, evtl. nach 5 min wiederholen.
  - *i. v.:* 0,15 mg i. v., dann 1 – 2 µg/kg/h i. v.

- **Besonderheiten, Bemerkungen:**
  - *Cave:* Bei schwerer Hyperthyreose, Phäochromozytom, frischem Herzinfarkt, schwerer KHK, Myokarditis.
  - Erhöhte Arrhythmiegefahr in Kombination mit volatilen Anästhetika.
  - Verstärkter RR-Abfall in Kombination mit vasodilatatierenden Narkotika.
  - Erhöhte Gefahr von Arrhythmie und Tachykardie durch gleichzeitige Gabe von Methylxanthinen, Anticholinergika, MAO-Hemmern, trizyklischen Antidepressiva.
  - Gefahr von Lungenödem in Kombination mit negativ inotropen Medikamenten.
  - Bei hochdosierter Anwendung sowie bei gleichzeitiger Verabreichung von Diuretika, Laxantien oder Digitalis Elektrolytkontrolle (Hypokaliämie!).
  - Etwa 3fach geringere β_2-Selektivität als Terbutalin bzw. Salbutamol.
  - *Nicht mischen* mit Jonosteril Bas, Plasmasteril, Sterofundin,Tutofusin B.
  - Mischbar mit Glukose 5%, NaCl 0,9%, Ringerlösung, Ringer-Laktat, Xylit 5/10%.

Fentanyl

- **Präparate (Beispiel):** Fentanyl-Janssen 0,1 mg/2 ml; 0,5 mg/10 ml.
- **Substanzklasse:** Opiatanalgetikum, intravenöses Narkosemittel.
- **Wirkungsmechanismus:** Agonistische Wirkung überwiegend an μ-Opiat-Rezeptoren.
- **Wirkungen:** Analgetisch, sedativ.
- **Unerwünschte Wirkungen:**
  - Atemdepression, Apnoe, Bronchospasmus.
  - Bradykardie, RR-Abfall (bes. bei zu rascher Injektion).
  - Übelkeit, Erbrechen, Juckreiz.
  - Obstipationsneigung, verzögerte Magenentleerung, Harnverhalt.
  - Tonuszunahme des Sphincter oddi.
  - Thoraxrigidität, Rigidität der Skelettmuskulatur, Myoklonie.
  - Miosis.
  - *Selten:* Laryngospasmus, allergische Reaktionen.
- **Klinische Anwendung:** Stärkste Schmerzzustände; Analgesie bei Beatmungspatienten, intravenösen und balancierten Anästhesieverfahren; Analgosedierung.
- **Kontraindikationen:** Krankheitszustände, bei denen eine Dämpfung des Atemzentrums vermieden werden muß.
- **Wirkungsverlauf:** *Analgesie*: WB 20 – 30 sek i. v., < 8 min i. m., 4 – 10 min epidural/spinal, 12 – 18 min transdermal; WM 5 – 15 min i. v., WD 30 – 60 min i. v., 1 – 2 h i. m., bis 72 h transdermal, schneller Wirkverlust durch Umverteilung aus dem ZNS vorwiegend in das Fettgewebe.
- **Pharmakokinetik:** VD 3 – 4 l/kg, PB 80%, Elimination nach fast vollständiger oxidativer N-Dealkylierung in der Leber, nur etwa 7% werden unverändert renal ausgeschieden, HWZ dosisabhängig 1 – 6 h.
- **Dosierung:**
  - *Analgesie:* 1 – 2 μg/kg KG.
  - *Narkoseeinleitung:* 2 – 10 μg/kg KG i. v.
  - *Analgosedierung:* Dauerinfusion 0,1 – 0,4 mg/h (5 Amp. à 0,5 mg/10 ml; LR 2 – 8 ml/h).
  - *Dosisreduktion bei älteren Patienten + bei Niereninsuffizienz:* GFR 10 – 50 ml/min → 25% Dosisreduktion; GFR < 10 ml/min → 50% Dosisreduktion.
- **Besonderheiten, Bemerkungen:**
  - Analgesie kann durch Clonidin verlängert und verstärkt werden.

- Bei Langzeitgabe Akkumulation in peripheren Speichern mit Gefahr der Remorphinisierung (*cave* erneute Atemdepression!).
- Relative Wirkstärke: 100 – 300.

Antidot: Naloxon (S. 699).

Flecainid

- **Präparate (Beispiel):** Tambocor 50 mg/5 ml.
- **Substanzklasse:** Klasse I c-Antiarrhythmikum.
- **Wirkungsmechanismus:** Frequenzabhängige Hemmung des schnellen Natriumeinstroms in die Herzmuskelzelle (Phase 0 des Aktionspotentials).
- **Wirkungen:** Negativ inotrop, Verlangsamung der anterograden und retrograden Erregungsleitung sowohl supra- als auch intraventrikulär.
- **Klinische Anwendung:**
  - Symtomatische supraventrikuläre Tachykardien, wie bei AV-junktionalen Tachkardien, WPW-Syndrom, paroxysmalem Vorhofflimmern.
  - Schwerwiegende symptomatische VES und Kammertachykardien.
- **Unerwünschte Wirkungen:**
  - RR-Abfall, Auslösung oder Verstärkung einer Herzinsuffizienz, Verstärkung von Herzrhythmusstörungen, Bradykardie, AV-Block, VES, Kammerflattern, Transaminasenanstieg.
  - *Häufig:* Visuelle Störungen (z.B. Doppelbilder), Übelkeit, Schwindel, Kopfschmerzen, Verwirrtheitszustand.
- **Kontraindikationen:**
  - Asymptomatische Rhythmusstörungen, nicht lebensbedrohliche Arrhythmien bei EF < 35 %.
  - Bradykardie, Sick-Sinus-Syndrom, QT-Syndrom.
  - Innerhalb der ersten drei Monate nach Myokardinfarkt.
- **Wirkungsverlauf:** WB 1 – 6 h p.o., WD 12 – 30 h p.o.
- **Pharmakokinetik:** VD 8,7 l/kg, PB 40 – 50 %, BV 95 %, Metabolisierung in der Leber zu zwei Hauptmetaboliten ohne wesentliche Eigenwirkung, Ausscheidung über die Nieren, bis zu 25 % unverändert, HWZ 14 – 20 h (verlängert besonders bei Herz-/Nieren-/Leberinsuffizienz).
- **Dosierung:**
  - *Initial:* 1 mg/kg KG langsam i.v., ggf. mit 0,5 mg/kg KG wiederholen.
  - *Dauertherapie:* 300 – 400 mg/d i.v. verteilt auf 3 – 4 Gaben.
- **Besonderheiten/Bemerkungen:**

  Cave:
  - Nicht kombinieren mit Substanzen mit starker Leitungsblockierung (z.B. Antiarrhythmika der Klasse Ia und III), Vorsicht bei AV-Block oder Schenkelblock (Schrittmacherschutz erforderlich).
  - Ampullen nur mit Glukoselösung verdünnen, nicht mit NaCl!
  - Durch Flecainid ausgelöste ventrikuläre Tachykardien können nicht mit elektrischer Kardioversion oder Pacing behandelt werden! → sie sprechen jedoch meist auf Lidocain an.

  - *Wirkungsverstärkung* bei gleichzeitiger Therapie mit Propranolol, Cimetidin und Amiodaron.
  - *Dosisreduktion um 25 %* bei ausgeprägter Herz-/Leber-/Niereninsuffizienz.
  - *Proarrhythmische Wirkung* vor allem (in 20 % der Fälle) bei i.v.-Applikation.
  - Reserveantiarrhythmikum bei lebensbedrohlichen und sonst therapierefraktären Rhythmusstörungen.

  Therapeutische Plasmakonzentration 100 – 200 µg/l.

44.4 Pharmakotherapie: Einzelne Wirkstoffe

Flucloxacillin (s. S. 247)

Fluconazol (s. S. 256)

Flumazenil

- **Präparate (Beispiel):** Anexate 0,5 mg/5 ml; 1 mg/10 ml.
- **Substanzklasse:** Benzodiazepin-Antagonist, Imidazobenzodiazepin, Antidot.
- **Wirkungsmechanismus:** Kompetition zu Benzodiazepinrezeptoragonisten.
- **Wirkungen:** Aufhebung der zentralen Effekte von Präparaten, die ihre Wirkung über den GABA-Benzodiazepinrezeptor-Cl^--Komplex entfalten.
- **Klinische Anwendung:**
  - Beendigung der durch Benzodiazepine eingeleiteten und aufrechterhaltenen Narkose/Sedierung bei stationären Patienten.
  - V. a. Benzodiazepinintoxikation.
  - Aufhebung einer paradoxen Reaktion auf Benzodiazepingabe.
  - Differentialdiagnose „Unklares Koma".
- **Unerwünschte Wirkungen:**
  - Übelkeit, Erbrechen, Schwindel, Angstgefühl.
  - RR- und Herzfrequenzschwankungen.
  - Entzugserscheinungen bei vorbestehender Abhängigkeit.
  - Überschießender Hirndruckanstieg bei SHT und instabilem ICP.
  - *Selten:* Flush, vermehrtes Schwitzen, Singultus.
- **Kontraindikationen:**
  - Patienten mit Epilepsie, die Benzodiazepin als Zusatzmedikation erhalten.
  - Patienten mit Zeichen der Überdosierung zyklischer Antidepressiva.
  - Postoperative Phase bei Opiat- oder Muskelrelaxans-Überhang.
- **Wirkungsverlauf:** WB 1 – 2 min, WM 2 – 10 min, WD 45 – 180 min (abhängig von der Konzentration des eingenommenen Benzodiazepins).
- **Pharmakokinetik:** BV 15 %, VD 0,95 l/kg, PB 50 %, nach fast vollständiger hepatischer Metabolisierung überwiegend renale Elimination der inaktiven Metabolite, nur 0,2 % werden unverändert renal eliminiert, HWZ 0,7 – 1,4 h (bei Leberinsuffizienz bis um das 7fache verlängert).
- **Dosierung:** Vorsichtig individuell nach Wirkung titrieren; initial 0,2 mg über 30 sek i. v., dann 0,1 mg/min bis der Patient wacher wird; *Maximaldosis:* 1 mg.
- **Besonderheiten, Bemerkungen:**
  - Keine Dosisanpassung bei Niereninsuffizienz und geriatrischen Patienten notwendig.
  - Bei Leberinsuffizienz sollte nach der Initialdosis die weitere Dosis verringert oder das Dosierungsintervall verlängert werden.
  - Da die HWZ von Benzodiazepinen wesentlich länger ist, müssen die Patienten wegen der Gefahr der Re-Sedierung 2 h engmaschig überwacht werden.
  - Nach Möglichkeit in eine große Vene injizieren.

Fosmomycin (s. S. 253)

Furosemid

- **Präparate (Beispiel):** Lasix 20 mg/2 ml, 40 mg/4 ml, 250 mg/25 ml.
- **Substanzklasse:** Schleifendiuretikum.
- **Wirkungsmechanismus:** Blockade des $Na^+/2\ Cl^-/K^+$-Ionen-Carriers auf der luminalen Seite im aufsteigenden Teil der Henleschen Schleife der Niere.
- **Wirkungen:** Erhöhte Na^+ -Ausscheidung und sekundär Ausscheidung osmotisch gebundenen Wassers, Steigerung der distal tubulären K^+-Sekretion, Erhöhung der

Kalzium- u. Magnesiumausscheidung, Stimulation des Renin-Angiotensin-Aldosteron-Systems, Erweiterung der venösen Kapazitätsgefäße mit Senkung des LVEDP (bei erhöhtem Venendruck).

- **Klinische Anwendung:** Lungenödem, chronische Herzinsuffizienz, Hypertonie, Flüssigkeitsretention bei Leber- und Nierenerkrankungen, Hyperkalzämie, Hyperkaliämie, forcierte Diurese bei Vergiftungen, erhöhter Hirndruck.
- **Unerwünschte Wirkungen:**
  - Hypokaliämie, Hyponatriämie, Hypokalziämie, Hypomagnesiämie, Kreislaufbeschwerden (Kopfschmerzen, Schwindel, Sehstörungen) bis hin zum Kollaps, Hämokonzentration bis hin zu Thrombosen, metabolische Alkalose, Hyperurikämie, hyperglykämische Zustände.
  - *Selten:* Verschiedene Hautreaktionen, Ototoxizität, Auslösung einer akuten Porphyrie, intrahepatische Cholestase.
  - *Sehr selten:* Aplastische Anämie, Agranulozytose, Thrombozytopenie, anaphylaktischer Schock, Pankreatitis.
- **Kontraindikationen:** Anurie, Sulfonamidallergie, Coma und Praecoma hepaticum, hepatorenales Syndrom, schwere Hypokaliämie, Hyponatriämie, Hypovolämie.
- **Wirkungsverlauf:** WB 15 min i.v. (Diurese), 5 min i.v. (Vasodilatation), 30–60 min p.o., WM 20–50 min i.v., 1–2 h p.o., WD 1 h i.v., 6 h p.o.
- **Pharmakokinetik:** BV 60–70%, VD 0,2 l/kg, PB 91–98%, Elimination zu 90% renal (überwiegend unverändert, z.T. als inaktives Glukuronid), HWZ 50 min.
- **Dosierung:**
  - *Initial:* 20–40 mg i.v.
  - *Wiederholung:* Je nach Therapieziel nach 1–2 h weitere 20–80 mg i.v.
  - *Herzinsuffizienz:* 20–200 mg i.v.
  - *Maximale Tagesdosis:* 2000 mg.
- **Besonderheiten, Bemerkungen:**
  - Die gleichzeitige Gabe von Glukokortikoiden vermindert den diuretischen Effekt und verstärkt den Kaliumverlust durch Furosemid.
  - NSAR können die antihypertensive Wirkung von Furosemid abschwächen.
  - Die renale Exkretion von Lithium wird reduziert.
  - Die Wirkung von Theophyllin oder Curare-artigen Muskelrelaxantien kann verstärkt werden.
  - Oto-/nephrotoxische Wirkungen von Aminoglykosiden können verstärkt werden.
  - Furosemid-induzierte Hypokaliämie vergrößert die Gefahr der Digitalistoxizität.
  - Bei chronischer Niereninsuffizienz sind höhere Dosen zur Erzielung einer ausreichenden Diurese erforderlich.
  - Bei hochdosierter Gabe nicht mehr als 4 mg/min injizieren.
  - Regelmäßige Kontrolle der Serum-Elektrolyte.
  - Der durch verstärkte Urinausscheidung hervorgerufene Gewichtsverlust sollte 1 kg/d nicht überschreiten.

Gamma-Hydroxy-Buttersäure

- **Präparate (Beispiel):** Somsanit 2 g/10 ml.
- **Substanzklasse:** Sedativum, Hypnotikum.
- **Wirkungsmechanismus:** Inhibitorischer Neurotransmitter mit Strukturanalogie zu Gamma-Amino-Buttersäure (GABA). Wirkung vermutlich über eigenständige GHB-Rezeptoren → Modulation der dopaminergen und serotinergen Aktivität des ZNS.

- **Wirkungen:** Sedativ, hypnotisch, schwach analgetisch, allgemeine Dämpfung der ZNS-Aktivität.
- **Klinische Anwendung:** Analgosedierung; Suppression der Entzugssymptomatik bei Alkohol- oder Opiatentzug.
- **Unerwünschte Wirkungen:**
  - Übelkeit, Erbrechen, leichte Atemdepression.
  - Bradykardie, leichter RR-Abfall, ggf. auch RR-Anstieg.
  - Hypokaliämie, Hypernatriämie, Alkalose (v. a. Niereninsuffizienz).
  - *Gelegentlich:* Myoklonie.
- **Kontraindikationen:** Hochgradige Niereninsuffizienz, schwere arterielle Hypertonie, Bradykardie, Alkoholintoxikation, Epilepsie.
- **Dosierung:**
  - *Narkose:* 60 – 90 mg/kg KG i. v.
  - *Sedierung:* 30 – 50 mg/kg KG i. v. als Bolus über 10 min, Erhaltungsdosis 10 – 20 mg/kg KG/h i. v.
- **Wirkungsverlauf:** WB wenige min i. v.
- **Pharmakokinetik:** Rasche Metabolisierung in der Leber zu CO_2 und H_2O, HWZ 20 – 25 min.
- **Besonderheiten, Bemerkungen:**
  - Kaum analgetisch wirksam.
  - *Vorteile:* Keine problematischen Metaboliten, geringe Atem- und Kreislaufdepression.
  - *Antidot:* Physostigmin (S. 710).

Ganciclovir (s. S. 259)

Gelatine (s. S. 185)

Gentamicin (s. S. 250)

Glukagon

- **Präparate (Beispiel):** GlucaGen 1 mg Trockensubstanz pro Inj.-Fl.
- **Substanzklasse:** Antihypoglykämikum.
- **Wirkungsmechanismus:** Funktioneller Antagonist des Insulins, Aktivierung der Adenylatcyclase in der Leber und damit Steigerung der Synthese von cAMP.
- **Wirkungen:** Glykogenolyse/Glukoneogenese → Blutzuckererhöhung, Fettsäureoxidation und -speicherung in Form von Triglyzeriden, positiv inotrop, Relaxation der glatten Muskulatur (Magen-Darm-Trakt, Bronchialsystem).
- **Klinische Anwendung:**
  - Schwere hypoglykämische Reaktionen.
  - Diagnostisches Hilfsmittel z. B. beim Glukagontest oder bei radiologischen Untersuchung des Magen-Darm-Trakts.
  - β-Blocker Überdosierung.
- **Unerwünschte Wirkungen:** Arrhythmie, Tachykardie, Exantheme, Atembeschwerden, RR-Abfall, Flush, Übelkeit, Erbrechen, allergische Reaktionen. Bei *Überdosierung* Hypokaliämie.
- **Kontraindikationen:** Phäochromocytom; Glukagonom.
- **Wirkungsverlauf:** *Glukosesynthese:* WB 5 – 20 min i. v., i. m., s. c., WD 1 – 2 h.
- **Pharmakokinetik:** Abbau in Leber, Nieren und Plasma, HWZ 3 – 6 min.
- **Dosierung:**
  - *Hypoglykämie:* 0,5 – 1,0 mg i. v., i. m., s. c. (evtl. 1 – 2 × wiederholen).
  - *β-Blocker-Intoxikation:* Initial 3 – 5 mg i. v. bzw. 0,05 – 0,07 mg/kg KG i. v., anschließend 1 – 5 mg/h oder 0,07 mg/kg KG/h (< 24 h anwenden!).

- **Besonderheiten, Bemerkungen:**
  - Verstärkung der antikoagulatorischen Wirkung von Kumarinderivaten.
  - Bei Insulinom oder Karzinoid kann es zu einer massiven Freisetzung von Insulin bzw. vasoaktiven Substanzen kommen.
  - Keine Wirksamkeit bei Hypoglykämie, wenn kein Leberglykogen vorhanden ist.
  - Diabetiker, die Glukagon als Prämedikation in der Endoskopie oder Röntgendiagnostik erhalten, müssen sorgfältig betreut werden.
  - Enthält Phenol.

Glukose 5% (s. S. 183)

Glyceroltrinitrat

- **Präparate (Beispiel):** Nitrolingual Pumpspray 0,4 mg/Sprühstoß; Perlinganit 10 mg/10 ml, 50 mg/50 ml.
- **Substanzklasse:** Organisches Nitrat, Koronartherapeutikum, Vasodilatator.
- **Wirkungsmechanismus:** Bildung von NO → Relaxation der glatten Muskulatur an Gefäßen, Bronchiolen, Darm, Gallenwegen, Uterus, Ureteren.
- **Wirkungen:** Vorlastsenkung, Verminderung des intrakardialen Füllungsdrucks, Reduktion des myokardialen O_2-Verbrauchs, Vasodilatation auch stenotischer epikardialer Gefäße, in höherer Dosierung antihypertensiv durch Nachlast-Senkung.
- **Klinische Anwendung:** Angina pectoris, Prinzmetal-Angina, Myokardinfarkt, Lungenödem, dilatative Kardiomyopathie, Pulmonalisdrucksenkung bei akuter Rechtsherzbelastung, hypertensive Krise mit kardialer Dekompensation.
- **Unerwünschte Wirkungen:**
  - RR-Abfall mit reflektorischer Tachykardie.
  - Vasomotorische Kopfschmerzen (durch Dilatation meningealer Gefäße), Flush, Schwindel, Schwäche.
  - *Selten:* Übelkeit, Erbrechen, allergische Hautreaktionen, Kollaps, Bradykardie.
  - *In seltenen Fällen:* Starker RR-Abfall mit Angina-pectoris-Symptomatik.
- **Kontraindikationen:** Ausgeprägte Hypotonie (RR_{syst} < 90 mmHg); hypertroph obstruktive Kardiomyopathie, konstriktive Perikarditis, Perikardtamponade; kardiogener Schock (low-output).

  Cave: Bei Aorten- und Mitralstenose, akutem Herzinfarkt mit RR_{syst} < 90 mmHg, Hirndruck, Hypovolämie.
- **Wirkungsverlauf:** WB 1 – 2 min i. v., 2 – 5 min s.l., 30 – 60 min transdermal, WM 1 – 5 min i. v., 4 – 8 min s.l., 2 – 3 h transdermal, WD 5 – 10 min i. v., 30 – 60 min s.l., 18 – 24 h transdermal.
- **Pharmakokinetik:** BV 35 %, VD 3,3 l/kg, PB 60 %, Reduktion zu Di- und Mononitraten überwiegend in der Leber aber auch in Erythrozyten und Gefäßendothel, Glukuronidierung und anschließende renale und biliäre Exkretion, HWZ 2 – 5 min i. v.
- **Dosierung:**
  - *Spray:* 2 – 3 Hübe à 0,4 mg, ggf. nach 15 min wiederholen.
  - *Kapsel:* 1 Kapsel (à 0,8/1,2 mg) zerbeißen, ggf. nach 5 – 10 min wiederholen.
  - *Intravenöse Dauerinfusion:* 0,75 – 10 mg/h i. v. (50 mg/50 ml; LR 1 – 8 ml/h).
- **Besonderheiten, Bemerkungen:**
  - Verstärkt die Wirkung von Dihydroergotamin.
  - Kann die Heparinwirkung abschwächen.
  - Toleranzentwicklung bei kontinuierlicher Applikation möglich.
  - Bei Lungnödem Kombination mit Dobutamin bzw. Dopamin sinnvoll.
  - Abfall des p_aO_2 um 10 % möglich (erhöhtes pulmonales Shuntvolumen).
  - Wirkungsverlust bei Verwendung von PVC-Kathetern.

44.4 Pharmakotherapie: Einzelne Wirkstoffe

Haloperidol

- **Präparate (Beispiel):** Haldol-Janssen 5 mg/1 ml.
- **Substanzklasse:** Neuroleptikum der Butyrophenongruppe.
- **Wirkung, -smechanismus:** Siehe Droperidol S. 672.
- **Klinische Anwendung:**
  - Akute psychotische Syndrome, katatone Syndrome, delirante und andere exogen-psychotische Syndrome.
  - Chronisch verlaufende endogene und exogene Psychosen.
  - Psychomotorische Erregungszustände.
  - Zur Kombinationstherapie bei chronischen oder starken Schmerzen.
- **Unerwünschte Wirkungen:**
  - RR-Abfall (Vasodilatation durch periphere α-Blockade), extrapyramidal-motorische Störungen (Frühdyskinesien , Spätdyskinesien, Akathisie, Muskelspasmen, Myoklonie), Senkung der Krampfschwelle.
  - *Gelegentlich:* Tachykardie, Hypotonie, Erregungsleitungsstörungen, dosisabhängige Laktation (auch bei Männern), Potenz- und Zyklusstörungen.
  - *Selten:* Paradoxe Angstreaktionen, malignes neuroleptisches Syndrom.
  - *Einzelfälle:* Agranulozytose, Angioödem.
- **Kontraindikationen:** Komatöse Zustände, Parkinson-Syndrom, vorbekanntes malignes neuroleptisches Syndrom.
- **Wirkungsverlauf:** WB 10 min i.v., 10 – 30 min i.m., WM 30 – 45 min i.m., WD 5 – 8 h i.v., 12 – 38 h i.m., nach oraler Gabe Plasmaspitzenkonzentrationen nach 2 – 6 h.
- **Pharmakokinetik:** BV 60 – 70%, VD 17 – 29 l/kg, PB 92%, Metabolisierung in der Leber, Ausscheidung der Metabolite überwiegend renal, 15% via Faeces, nur 1% werden unverändert renal eliminiert, HWZ 13 – 40 h.
- **Dosierung:**
  - 5 – 10 mg langsam i.v., bei schweren Erregungszuständen bis 30 mg i.v., notfalls auch i.m.
  - Bei älteren Patienten initial nur 2,5 mg i.v.
  - 2,5 – 2,5 – 5 mg p.o., max. 20 – 30 mg/d p.o.
- **Besonderheiten, Bemerkungen:**
  - Enzyminduzierende Arzneimittel wie Phenytoin, Phenobarbital, Carbamazepin, Rifampicin beschleunigen die Elimination von Haloperidol.
  - Haloperidol schwächt die Wirkung von Dopaminagonisten (Bromocriptin, L-Dopa) ab, die Wirkung von Dopaminantagonisten wird verstärkt.
  - Durch die α-blockierende Wirkung wird die vasokonstriktorische Wirkung von Dopamin, Noradrenalin und Adrenalin gehemmt. Besonders nach Adrenalingabe ist eine paradoxe Hypotension sowie Tachykardie möglich.
  - Verstärkt die sedierende Wirkung von Benzodiazepinen und Opiaten (*cave* Atemdepression).
  - Bei geriatrischen Patienten sollten niedrigere Dosen verwendet werden.
  - Bei Niereninsuffizienz ist keine Dosisanpassung notwendig.
  - Die antipsychotische Wirkung erreicht ihr Maximum erst nach 1 – 3 wöchiger Behandlung.
  - Bei Epileptikern wird die Krampfschwelle gesenkt.
  - ***Antidot bei Frühdyskinesien:*** Biperiden (Akineton 5 mg langsam i.v.).

Heparin (unfraktioniertes)

- **Präparate (Beispiel):** Liquemin N 5000 IE/0,5 ml; 25 000 IE/5 ml.
- **Substanzklasse:** Antikoagulans.

- **Wirkung-, smechanismus:** Bindung an Antithrombin III → Beschleunigung der Inaktivierung aktivierter Gerinnungsfaktoren (IXa, Xa, XIa, XIIa, und Thrombin), Hemmung der Plättchenaggregation, Freisetzung einer Lipoproteinlipase, Reduktion der Aldosteronbildung. Hemmung der Blutgerinnung.
- **Klinische Anwendung:**
  - *Low-dose-Therapie:* Verbrauchskoagulopathie, Thromboseprophylaxe, bei Notwendigkeit der Therapieunterbrechung mit Vitamin-K-Antagonisten (z.B. Zahnextraktion).
  - *High-dose-Therapie:* Initialbehandlung thromboembolischer Erkrankungen, primäre Thromboembolieprophylaxe, Rezidivprophylaxe nach Fibrinolysetherapie und Gefäßoperationen.
  - Extrakorporale Zirkulation, Dialyse.
- **Unerwünschte Wirkungen:**
  - *Thrombozytopenie* (nicht-immunologische HIT-Typ I, immunologische HIT-Typ II), Blutungen (Gastrointestinaltrakt, Gehirn, Retroperitoneum, ableitende Harnwege, Haut).
  - *Lokale allergische Reaktionen* (Juckreiz, Rötung), selten lokale Heparinnekrose, Haarausfall (reversibel), Transaminasenanstiege.
  - *Osteopenie* (bei längerdauernder Behandlung).
  - *Sehr selten:* Generalisiert allergische Reaktionen, Anaphylaxie, Hyperkaliämie, metabolische Azidose.
- **Kontraindikationen:** Heparinallergie, HIT-Typ II, Blutungen, schwere Gerinnungsstörungen, Abortus imminens.
- **Wirkungsverlauf:** WB sofort i.v., 20–30 min s.c., WM 2 min i.v., 2–5 h s.c., WD 12 h s.c. (jedoch dosisabhängig).
- **Pharmakokinetik:** VD 0,07 l/kg, PB 95%, Elimination durch Abbau im retikuloendothelialem System, teilweise renal, hepatische Metabolisierung durch Heparinasen nicht gesichert, HWZ 1 h i.v., 2 h s.c.
- **Dosierung:**
  - *Low-dose:* 15 000 IE/d s.c. in 2–3 Gaben (200 IE/kg KG/d).
  - *High dose:* Initialer Bolus 5000–10 000 IE i.v., weiter mit 1000–2000 IE/h (Perfusor: 25 000 IE auf 50 ml NaCl 0,9%, LR 2–4 ml/h). *Ziel:* PTT 1,5–2,5fach verlängert (zum Ausgangswert).
- **Besonderheiten, Bemerkungen:**
  - Glyceroltrinitrat kann evtl. Wirkung von Heparin reduzieren (PTT-Kontrolle).
  - Erhöhung der Butungsgefahr durch gleichzeitige Gabe von ASS (2,5faches Risiko) und Dextran.
  - Dosis für jeden Patienten individuell anhand der PTT anpassen!
  - Bei Intensivpatienten ist vor Therapiebeginn eine AT-III-Kontrolle sinnvoll.
  - Kontrolle der Thrombozyten vor und während der Therapie zur frühzeitigen Erkennung insbesondere der HIT-Typ II.
  - Ersatzpräparat für Patienten mit vermuteter oder nachgewiesener HIT-Typ II: Lepirudin (rekomb. Hirudin) bzw. Orgaran (Danaparoid-Natrium).

Antidot: Protaminchlorid (S. 218).

Heparin, niedermolekular

- **Substanzen:** Certoparin, Dalteparin, Enoxaparin, Nadroparin, Reviparin, Tinzaparin.
- **Präparate (Beispiel):** Mono-Embolex, Fragmin, Clexane, Fraxiparin, Clivarin, innohep.
- **Substanzklasse:** Antikoagulans.

- **Wirkungsmechanismus:** Stimulation der AT III-Aktivität → Inaktivierung verschiedener Gerinnungsfaktoren inkl. Faktor IIa (Thrombin) und Faktor Xa. Im Vergleich zu unfraktioniertem Heparin geringere Hemmung von Faktor IIa und stärkere Inhibition von Faktor Xa. Hemmung von Faktor Xa verhindert die Umwandlung von Prothrombin zu Thrombin.
- **Wirkungen:** Hemmung Thrombin-vermittelter Reaktionen in der Gerinnungskaskade bei geringer Beeinflussung der plasmatischen Gerinnungszeiten (aktivierte parteielle Thromboplastin-Zeit = PTT, Prothrombinzeit = PTZ = Quick-Wert), geringe Beeinflussung der Thrombozytenaggregation.
- **Klinische Anwendung:** Thromboseprophylaxe.
- **Unerwünschte Wirkungen:** Zunahme der Blutungsneigung mit erhöhtem Blutungsrisiko, Thrombozytopenie.
- **Kontraindikationen:** Blutende Magen-Darm-Ulzera, hämorrhagische Diathese, intrakranielle Blutung, ZNS-Operationen und andere Situationen, in denen eine Zunahme der Blutungsbereitschaft den Patienten gefährdet.
- **Wirkungsverlauf:** WM 4 h, WD > 12 h.
- **Dosierung:** Certoparin 18 mg, Dalteparin 15 – 30 mg, Enoxaparin 12 – 24 mg, Nadroparin 36 mg, Reviparin 13,8 mg, Tinzaparin 42,2 mg jeweils einmal täglich subkutan.
- **Besonderheiten/Bemerkungen:**
  - *Verstärkte Blutungsneigung*, wenn gleichzeitig andere antikoagulatorisch wirkende Substanzen verabreicht werden.
  - *Therapiekontrolle:* Die aPTT ist wenig geeignet; trotz normaler Werte kann eine erhöhte Blutungsneigung bestehen. Genauere Informationen liefert die Bestimmung der anti-Xa-Aktivität im Serum.
  - Eine Inaktivierung durch Protamin ist nur in begrenztem Umfang möglich.

Hirudin, Lepirudin

- **Präparat (Beispiel):** Refludan 50 mg Trockensubstanz pro Flasche.
- **Substanzklasse:** Antikoagulans, Thrombininhibitor.
- **Wirkungsmechanismus:** Lepirudin wird gentechnisch hergestellt und ist bis auf den Austausch einer Aminosäure und das Fehlen einer Sulfat-Gruppe am N-terminalen Ende identisch mit dem natürlich vorkommenden Hirudin. Lepirudin ist ein hochspezifischer direkter Inhibitor von Thrombin. Die Wirkung von Lepirudin ist unabhängig von Antithrombin III. Ein Molekül Lepirudin bindet ein Molekül Thrombin und blockiert so die thrombogene Aktivität von Thrombin. In der Folge sind Thrombin-abhängige Gerinnungszeiten (z. B. aPTT) dosisabhängig verlängert.
- **Klinische Anwendung:** Fortführung der Antikoagulation bei Heparin-induzierter Thrombozytopenie (HIT → s. S. 217).
- **Unerwünschte Wirkungen:** Generalisierte Blutungsneigung, erhöhtes Blutungsrisiko bei Niereninsuffizienz, Leberschädigung, nach Operationen, nach Schlaganfall und nach thrombolytischer Therapie. Lepirudin-Zufuhr kann zur Bildung von anti-Hirudin-Antikörpern (IgG) führen.
- **Kontraindikationen:** Bei Patienten mit erhöhtem Blutungsrisiko muß eine individuelle Nutzen-Risko-Abwägung erfolgen. Dies gilt besonders nach kürzlich durchgeführten Punktionen großer Gefäße oder nach Organbiopsien, nach SHT, Schlaganfall oder intrakraniellen Operationen in den letzten Wochen, bei hämorrhagischer Diathese, nach größeren Operationen, nach größeren Blutungen (z. B. gastrointestinal, intrakraniell, intraokular, pulmonal), bei schwerer schlecht eingestellter arterieller Hypertonie, bei bakterieller Endokarditis oder bei Niereninsuffizienz.

- **Pharmakokinetik:** Eliminations-HWZ 1,3 h. Etwa 50% einer Dosis werden renal eliminiert. Metabolisierung durch hydrolytische Abspaltung von Aminosäuren.
- **Dosierung:** Initialdosis 0,4 mg/kg KG über 20 sek i. v., anschließend Dauerinfusion mit 0,15 mg/kg KG/h i. v. für 2 – 10 d bzw. solange wie benötigt. Anpassung der Infusionsgeschwindigkeit nach aPTT (Ziel: aPTT auf das 1,5 – 3fache des Normalwerts erhöht).
- **Bemerkungen/Besonderheiten:**
  - *Niereninsuffizienz:* Bei Standarddosierungen ist eine relative Überdosierung von Lepirudin möglich → Initialdosis und Dauerinfusionsrate bei Patienten mit Niereninsuffizienz abhängig von *Kreatinin-Clearance* reduzieren:
    - < 60 ml/min → Bolusdosis 0,2 mg/kg KG.
    - 45 – 60 ml/min → Infusionsrate 0,075 mg/kg KG/min.
    - 30 – 44 ml/min → Infusionsrate 0,045 mg/kg KG/h.
    - 15 – 29 ml/min → Infusionsrate 0,0225 mg/kg/h.
    - < 15 ml/min → keine Dauerinfusion, Repititionsdosen von 0,1 mg/kg KG wenn aPTT nicht mehr im therapeutischen Bereich.
  - *Anti-Hirudin-Antikörper:*
    - Bei etwa 40% der behandelten Patienten nachweisbar.
    - Möglicherweise Zunahme der antikoagulatorischen Wirkung (z. B. durch verminderte renale Elimination der pharmakologisch aktiven Lepirudin-anti-Hirudin-Ak-Komplexe)

    → *Engmaschige Überwachung der aPTT!* (Wirkungsverlust oder allergische Reaktionen aufgrund der anti-Hirudin-Antikörper wurden bislang nicht beobachtet).

Humanalbumin (s. S. 184)

Hydrocortison

- **Präparate (Beispiel):** Hydrocortison 100, 250, 500, 1000 mg Mischampulle.
- **Substanzklasse:** Glukokortikoid.
- **Wirkungen, Wirkmechanismus:** s. Dexamethason S. 664.
- **Klinische Anwendung:**
  - Nebennierenrindeninsuffizienz.
  - Schwere Streßsituationen (bei bekannter eingeschränkter Nebennierenrindenfunktion).
  - Adrenogenitales Syndrom (ACS).
  - Einzelne Formen des Hirsutismus.
- **Unerwünschte Wirkungen:** Siehe Dexamethason S. 664.
- **Kontraindikationen:** Systemische Infektionen, die nicht adäquat therapiert werden.
- **Wirkungsverlauf:** WM (biologischer Effekt) 2 – 8 h i. v., WD 8 – 12 h.
- **Pharmakokinetik:** BV 75%, VD 0,4 – 0,7 l/kg, PB 90% (in niedrigen Konzentrationen überwiegend an Transcortin, in höheren Konzentrationen Zunahme der Bindung an Albumin), Inaktivierung hepatisch und extrahepatisch, renale Elimination der wasserlöslichen Verbindungen nach hepatischer Glukuronidierung und Sulfatierung, HWZ 1,5 h, biologische HWZ 8 – 12 h.
- **Dosierung:**
  - 100 – 500 mg i. v., evtl. Wiederholung in Abständen von 2, 4 und 6 h.
  - *Perioperative Substitution bei Kortikoiddauertherapie:*
    - 100 mg i. v. als Bolus vor Narkoseeinleitung, 100 mg intraoperativ, 100 mg postoperativ.

  - Oder: 100 mg i. v. als Bolus vor Narkoseeinleitung, 200 mg/24 h über Perfusor.
  - Postoperativ Reduzierung der Dosis um 20 – 50% täglich.

Achtung: Bei Infekt Dosis-Verdopplung!

- **Besonderheiten, Bemerkungen:**
  - *Cave:*
    - Nicht bei schweren Herpes-Infektionen, HBs-AG-positiver chronisch aktiver Hepatitis, Parasitosen, systemischen Pilzinfektionen, schweren bakteriellen Erkrankungen ohne adäquate Chemotherapie.
    - Nicht mischen mit Heparin, Promethazin, Tetracyclin!
  - Teilweise Aufhebung der Muskelrelaxation (Curare-Typ).
  - Im Einzelfall NSAR-Nebenwirkungen ↑.
  - In der Schwangerschaft Wirkung ↓ (Bindungsproteine ↑).
  - Hydrocortison entspricht dem physiologischen Cortisol mit einer täglichen Eigenproduktion von 15 – 60 mg; bei Streß und Infektionen erheblich mehr.
  - Keine hepatische Aktivierung notwendig.
  - Enthält je nach Präparat einen hohen Alkoholanteil.

Hydroxyethylstärke (HES; s. S. 186)

Imipenem/Cilastin (s. S. 249)

Insulin (Normalinsulin)

- **Präparate (Beispiel):** H-Insulin (Hoechst), Insulin Actrapid HM (Novo Nordisc), Huminsulin Normal (Lilly).
- **Substanzklasse:** Antidiabetikum (i. v. anwendbar).
- **Wirkungsmechanismus**: Hormon der β-Zellen des Pankreas, Wirkung auf Rezeptoren von Leber, Fettgewebe, Muskel; Erhöhung des Glukosetransportes in Muskel und Fettzelle; Erhöhung des Aminosäuretransportes in Muskel und Leber; Erhöhung der Kaliumaufnahme in den Intrazellularraum von Leber- und Muskelzelle.
- **Wirkungen**: Senkung des Blutzuckerspiegels, Förderung der Glykogen- und Proteinsynthese sowie der Triglyzeridbildung.
- **Klinische Anwendung:**
  - Diabetes mellitus Typ I.
  - Diabetische Ketoazidose und Coma diabeticum.
  - Typ-II-Diabetes bei Versagen der oralen Therapie oder bei Vorliegen schwerer Sekundärkomplikationen.
  - Schwere Infekte, Operationen, Gestationsdiabetes, Steroidbehandlung.
  - Schwere katabole Zustände.
  - Hochdosierte Glukosetherapie bei parenteraler Ernährung.
- **Unerwünschte Wirkungen:**
  - Hypoglykämie (mit entsprechenden Symptomen).
  - Allergische Lokalreaktionen, in Einzelfällen Anaphylaxie.
  - Lipodystrophien und Lipohypertrophien an der Injektionsstelle.
  - Insulinödeme, reversible Sehstörungen.
- **Kontraindikationen:** Bekannte Allergie oder Paragruppenallergie (Methyl-4-hydroxybenzoat, m-Cresol, Phenol).
- **Wirkungsverlauf:** Abhängig von verwendetem Insulinpräparat, Dosis und Injektionsort, WB 15 – 30 min s. c., < 5 min i. v.; WM 1 – 5 h s. c., WD 5 – 8 h.
- **Pharmakokinetik:** VD 0,66 l/kg, PB < 10%, Metabolisierung in Leber und Niere, nur 18% der produzierten Insulinmenge werden renal ausgeschieden, HWZ nach i. v. Gabe 4 – 5 min, bei s. c.-Applikation von 10 IE 6 – 9 h.

- **Dosierung:**
  - Nach BZ meist 2–6 IE/h über Perfusor; bei Coma diabeticum s. S. 411; bei parenteraler Ernährung bis zu 1 IE/4 g Glukose.
  - *Perfusor:* 50 IE Altinsulin pro 50 ml NaCl 0,9%; LR 2–6 ml/h.
- **Besonderheiten, Bemerkungen:**
  - *Cave:* Stets K^+-Verschiebung nach intrazellulär beachten!
  - *Verminderte Insulinwirkung* durch Glukokortikoide, Schleifendiuretika, Diazoxid, Heparin und orale Kontrazeptiva möglich.
  - *Verstärkte Insulinwirkung* durch α- und β-Rezeptorenblocker, Methyldopa, Tetrazyklin, Haloperidol, Clofibrat und Allopurinol möglich.

Kaliumchlorid

- **Präparate (Beispiel):** m-Kaliumchlorid-Lösung salvia 20 mmol/20 ml PE-Ampullen.
- **Substanzklasse:** Mineralstoff-/Kaliumpräparat.
- **Wirkungsmechanismus:** Kaliumionen sind für die normale elektrische Erregbarkeit von Nerven- und Muskelzellen sowie für die Aktivität vieler Enzyme notwendig, Beteiligung an der Regelung des osmotischen Druckes und bei der renalen H^+-Ionenausscheidung.
- **Wirkungen:** Erhöhung der Kaliumkonzentration.
- **Klinische Anwendung:**
  - Hypokaliämie, v. a. bei hypochlorämischer alkalotischer Stoffwechsellage.
  - Coma diabeticum.
  - Als Zusatz zu kaliumfreien Infusionslösungen.
  - Bei ventrikulären Herzrhythmusstörungen in Verbindung mit Digitalisintoxikation und Hypokaliämie.
  - Zusatz zur hochdosierten Glukoseinfusion bei parenteraler Ernährung.
- **Unerwünschte Wirkungen:**
  - Bei bestimmungsgemäßer Anwendung keine bekannt.
  - Bei Überdosierung Hyperkaliämie, Azidose.
  - Venenreizung, bei Paravasat Nekrosenbildung.
- **Kontraindikationen:** Hyperkaliämie.
- **Wirkungsverlauf:** WB sofort, WM variiert, WD variiert.
- **Pharmakokinetik:** Ausscheidung zu 90% mit dem Urin, zu 10% über den Gastrointestinaltrakt.
- **Dosierung:** Entsprechend dem Defizit, max. 20–30 mmol/h bzw. 100–150 mmol/d. (100 mmol zugeführtes K^+ erhöhen das Serum-K^+ um 1 mmol).
- **Besonderheiten, Bemerkungen:**
  - *Cave:* Bei dekompensierter Herzinsuffizienz keine Bolusgabe wegen Gefahr des Herzstillstandes!
  - Nur als Zusatz zu Infusionslösungen verwenden.
  - K^+ immer im Zusammenhang mit pH-Wert interpretieren.
  - Normokaliämie bei Azidose entspricht einer Hypokaliämie.
  - Normokaliämie bei Alkalose entspricht einer Hyperkaliämie.
  - Langsam infundieren um kurzzeitige Hyperkaliämien zu vermeiden.
  - Säure-Basen-Haushalt und Serumelektrolyte kontrollieren.
  - *Antidot:* bei kardialen Nebenwirkungen im Rahmen einer Hyperkaliämie: 10–20 ml Kalziumglukonat 10% i. v., ggf. zusätzlich 10–20 ml NaCl 5,85%.

44.4 Pharmakotherapie: Einzelne Wirkstoffe

Kalzium (Kalziumglukonat)

- **Präparate (Beispiel):** Calcium-Sandoz 10% 90 mg (2,25 mmol Ca^{2+})/10 ml.
- **Substanzklasse:** Mineralstoffpräparat.
- **Wirkungsmechanismus:** Verringerung der Membranpermeabilität, Beteiligung am intrazellulären cAMP- und IP3-System, Steigerung der Gastrinfreisetzung, Stimulation der Kortikosteroid-Produktion.
- **Wirkungen:** Übertragung von Hormonwirkung in Effektorzellen, positiv inotrop, Herzfrequenzabnahme beim Herzgesunden, Beteiligung am Aufbau der Knochen, Zähne und der Blutgerinnung, Hemmung der Phosphatresorption.
- **Klinische Anwendung:**
  - Hypokalzämie, Hyperphosphatämie.
  - Hyperkaliämie.
  - Hypokalzämisch bedingte Tetanie.
  - In der Herzchirugie (HLM).
- **Unerwünschte Wirkungen:**
  - Übelkeit, Erbrechen, RR-Abfall.
  - *Selten:* GIT-Störungen, Obstipation, Symptome der Hyperkalzämie (S. 436).
  - *Bei zu schneller Gabe:* Herzrhythmusstörungen (SA- u. AV-Block).
- **Kontraindikationen:** Nephrokalzinose, Hyperkalziämie, Hypophosphatämie, Herzglykosidtherapie (Ca^{2+}-i. v.-Therapie).
- **Wirkungsverlauf:** WB < 30 sek i. v., WM < 1 min i. v., WD 10–20 min i. v.
- **Pharmakokinetik:** PB 45%, die Verteilung und Ausscheidung unterliegt der natürlichen Ca^{2+}-Homöostase, Elimination gastrointestinal und renal.
- **Dosierung:** Erwachsene max. 3 × 10 ml/d langsam i. v. (max. 10 ml/3 min). Am besten über große Vene geben, um Venenreizungen zu vermeiden.
- **Besonderheiten, Bemerkungen:**
  - *Cave:* Kalzium steigert die Digitalistoxizität.
  - Schleifendiuretika erhöhen die renale Ca^{2+}-Ausscheidung.
  - Im sauren Milieu (renal tubuläre Azidose) nimmt renale Exkretion von Ca^{2+} zu.
  - Abschwächung der Wirkung von Kalziumantagonisten.

Ketamin

- **Präparate (Beispiel):** Ketanest 50 mg/5 ml, 200 mg/20 ml, 100 mg/2 ml, 500 mg/10 ml.
- **Substanzklasse:** Injektionsnarkotikum, intravenöses Analgetikum.
- **Wirkungsmechanismus**: Interaktion mit verschiedenen Rezeptoren ($\varkappa$-Opiatrezeptoren, monoaminergen und cholinergen Rezeptoren, kompetetive Bindung an NMDA-Rezeptoren im ZNS.
- **Wirkungen:**
  - *In niedriger Dosis:* Stark analgetische Wirkung.
  - *In hoher Dosis:* Narkotische Wirkung, Erzeugung einer sog. „dissoziativen Anästhesie" mit erloschenem Bewußtsein, jedoch erhaltener Spontanatmung und weitgehend erhaltenen Schutzreflexen.
  - Bronchodilatation, zentral sympathikoton (positiv inotrop, RR-Anstieg), direkt am Herz negativ inotrop.
- **Klinische Anwendung:**
  - Narkoseeinleitung und -aufrechterhaltung (besonders bei instabiler Hämodynamik, Schock).
  - Analgosedierung.
  - Supplementierung einer Regionalanästhesie.

- Alternatives Analgetikum bei Opiat-refraktären Schmerzen.
- Therapierefraktärer Status asthmaticus.

➤ **Unerwünschte Wirkungen:**
- *Katecholaminfreisetzung* mit RR-Anstieg, Tachykardie, Erhöhung des myokardialen Sauerstoffverbrauchs, Arrhythmie, Laryngospasmus, Erhöhung des Pulmonalarteriendruckes.
- *Häufig:* Anstieg des intrakraniellen Drucks bei spontanatmenden Patienten, Erhöhung des intraokularen Drucks, Nystagmus, Diplopie, mäßige Atemdepression, Anstieg des Uterustonus und der Wehenfrequenz, erhöhter Muskeltonus, unangenehme psychische Nebenwirkungen (Alpträume, Halluzinationen, veränderte Wahrnehmung etc.).
- *Gelegentlich:* Magen-Darm-Beschwerden, Hypersalivation, Myoklonie, Faszikulationen.
- *In Einzelfällen:* Anaphylaktoide Reaktionen.

➤ **Kontraindikationen:** Herzinfarkt, Angina pectoris, schwere arterielle Hypertonie, Aorten-/Mitralstenose, Präeklampsie, Eklampsie, Phäochromozytom.

➤ **Wirkungsverlauf:** WB < 30 sek i.v., 3 – 4 min i.m. und rektal, WM 1 min i.v., 5 – 20 min i.m. und rektal, WD 5 – 15 min i. v., 15 – 30 min i.m. und rektal, WD Analgesie 40 – 60 min.

➤ **Pharmakokinetik:** VD 4 l/kg, PB 20 – 50%, renale Elimination nach fast vollständig hepatischem Abbau zu teilweise wirksamen Metaboliten, nur 2% werden unverändert renal eliminiert, HWZ 2 – 4 h.

➤ **Dosierung:**
- *Narkoseeinleitung:* 0,5 – 2 mg/kg KG langsam i.v. *oder* 4 – 8 mg/kg KG i.m.
- *Narkosefortführung:* 2 – 6 mg/kg KG/h als Dauerinfusion.
- *Langzeitsedierung:* 0,7 – 1,5 mg/kg/h i.v. in Kombination mit Benzodiazepin oder Propofol (*Perfusor:* 500 mg/10 ml + 40 ml NaCl 0,9%; LR 5 – 10 ml/h).
- *Analgesie:* 0,25 – 0,5 mg/kg KG i.v.
- *Status asthmaticus:* 1 – 2 mg/kg KG i.v.

➤ **Besonderheiten, Bemerkungen:**
- *Cave:* Bei rascher Injektion und hoher Dosierung Atemdepression bis Apnoe möglich!
- Traditionell galt ein erhöhter intrakranieller Druck als Kontraindikation für Ketamin; diese wird für kontrolliert beatmete Patienten aufgrund neuerer Ergebnisse bestritten.
- Keine Monotherapie mit Ketamin zur Narkose → z. B. Kombination mit Benzodiazepin o. Propofol zur Reduktion der unerwünschten Wirkungen
- Verminderung der Hypersalivation durch Prämedikation mit Atropin.

Lidocain

➤ **Präparate (Beispiel):** Xylocain 2% 100 mg/5 ml, 20% 1000 mg/5 ml.

➤ **Substanzklasse:** Klasse-I-b-Antiarrhythmikum.

➤ **Wirkungsmechanismus:** Frequenzabhängige Hemmung des schnellen Na^+-Einstroms (Phase 0 des Aktionspotentials) in den Purkinje-Fasern.

➤ **Wirkungen:** Reduktion ventrikulärer Automatie durch Abflachung der Phase-4-Depolarisation; Verkürzung des Aktionspotentials und der effektiven Refraktärzeit, Hemmung von Reentry-Mechanismen, gering negativ inotrop.

➤ **Klinische Anwendung:**
- Schwerwiegende symptomatische Kammertachykardien.
- Komplexe ventrikuläre Extrasystolen (Couplets, Salven, R-auf-T) nach Basistherapie.

- Kammerflimmern unter Reanimation.
- Ventrikuläre Rhythmusstörungen als Folge einer Digitalisintoxikation.
- Ventrikuläre Arrhythmien nach Myokardinfarkt.

➤ **Unerwünschte Wirkungen:**
- *Bei Plasmakonzentrationen >5 µg/ml:* Schwindel, Übelkeit, Benommenheit, Parästhesien, Sprachstörungen, Muskelzittern, Verwirrtheit, Tinnitus.
- *Bei Plasmakonzentrationen > 9 µg/ml:* Generalisierte Krampfanfälle, Psychosen, Bewußtlosigkeit, Atemdepression, RR-Abfall.
- *Bei hohen Dosierungen:* Negativ-inotrope Wirkung, Verstärkung von Herzrhythmusstörungen, Bradykardien, Sinusarrest, AV-Blockierungen.

➤ **Kontraindikationen:** AV-Block mit ventrikulärem Ersatzrhythmus, Lokalanästhetikaunverträglichkeit.

➤ **Wirkungsverlauf:** WB 45 – 90 sek i. v., WM 1 – 2 min i. v., WD 15 – 20 min i. v.

➤ **Pharmakokinetik:** VD 1,3 l/kg, PB 70%, überwiegend hepatische Metabolisierung durch Deethylierung zu den teilweise aktiven Metaboliten Monoethylglycinexylidid (MEGX) und Glycinexylidid, nur 10% werden unverändert renal eliminiert, HWZ 1,6 h, (HWZ MEGX 1,5 – 8 h).

➤ **Dosierung:**
- 1,0 – 1,5 mg/kg KG i. v. als Initialbolus, ggf. Repetitionsdosen nach 5 – 10 min von 0,5 – 0,75 mg/kg KG i.v bis zur Maximaldosis von 3 mg/kg KG.
- Dauerinfusion nach initialer Aufsättigung: 2 – 4 mg/min i. v.

➤ **Besonderheiten, Bemerkungen:**
- Wirkungsverstärkung bei gleichzeitiger Therapie mit Propranolol, Cimetidin, Halothan.
- Bei Herzinsuffizienz, kardiogenem Schock und Leberinsuffizienz sollte die Dosis um 50% reduziert werden.
- Automatie von Ersatzrhythmen wird durch Lidocain stark unterdrückt, daher kein Lidocain bei AV-Block mit ventrikulären Ersatzrhythmen applizieren.
- Stets auf ausgeglichenes Serum-K^+ achten.
- Lidocain wirkt nicht bei supraventrikulären Rhythmusstörungen.

Therapeutische Plasmakonzentration: 1,5 – 6,4 µg/ml.

Magnesiumsulfat

➤ **Präparate (Beispiel):** Mg 5-Sulfat Amp. 50% 493 mg (20,25 mmol)/10 ml.

➤ **Substanzklasse:** Körpereigenes Elektrolyt.

➤ **Wirkungsmechanismus:** Funktioneller Kalzium-Kanal-Blocker, Dämpfung zentralnervöser und neuromuskulärer Funktionen, Wirkung auf Membran- und Mitochondrienintegrität.

➤ **Wirkungen:** Verlängerung von Aktionspotentialdauer und Refraktärzeit, Verlangsamung der AV-Überleitung, Reduktion ektoper Erregung, Vasodilatation, antifibrillatorische Wirkung, Tokolyse.

➤ **Klinische Anwendung:**
- Torsade-de-pointes-Tachykardie.
- Refraktäres Kammerflimmern.
- Maligne Herzrhythmusstörungen bei Vergiftungen mit trizyklischen Antidepressiva oder Digitalis.

➤ **Unerwünschte Wirkungen:**
- Flush, Schwitzen, Übelkeit, Erbrechen, Wärmegefühl, Diarrhö.
- AV-Block, Bradykardie, RR-Abfall (periphere Vasodilatation).
- Abgeschwächte Muskeleigenreflexe und schlaffe Lähmungen, Lähmung der Atemmuskulatur, Kreislaufkollaps.

- **Kontraindikationen:** Hypermagnesiämie, Myasthenia gravis.
- **Wirkungsverlauf:** WB sofort i. v., WM nach einigen min, WD 30 min i. v.
- **Pharmakokinetik:** Ausscheidung renal, HWZ 4 h i. v.
- **Dosierung:** 1 – 2 g langsam i. v., ggf. wiederholen (Gesamtdosen von 5 – 10 g wurden erfolgreich eingesetzt).
- **Besonderheiten, Bemerkungen:**
  - Magnesiumkumulation bei Niereninsuffizienz möglich.
  - Wirkungsverstärkung von Kalziumantagonisten und Hypnotika.
  - Nicht kombinieren mit curareartigen Muskelrelaxantien.
  - Nicht mischen mit Kalzium- oder Phosphat-haltigen oder alkoholischen Lösungen.
  - Klinisches Zeichen einer Überdosierung: Muskeleigenreflexe (PSR, ASR) können nicht mehr ausgelöst werden.

  Antidot: Kalziumglukonat 10% 10 – 20 ml langsam i. v.

Mannitol

- **Präparate (Beispiel):** Mannit-Lösung 20% 50 g/250 ml.
- **Substanzklasse:** Osmotherapeutikum.
- **Wirkungsmechanismus:**
  - Bindung von freiem Wasser durch Aufbau eines osmotischen Gradienten entlang der Blut-Hirn-Schranke, osmotische Diurese.
  - Abnahme der Blutviskosität → Zunahme des zerebralen Blutflusses → zerebrale Vasokonstriktion → Abnahme des zerebralen Blutvolumens → Senkung des intrakraniellen Drucks.
- **Wirkungen:** Senkung des intrakraniellen Druckes, Abnahme der Blutviskosität, Verbesserung der Mikrozirkulation.
- **Klinische Anwendung:**
  - Beginnendes akutes Nierenversagen.
  - Erhöhter intrakranieller Druck.
  - Glaukom.
  - Forcierte Diurese.
- **Unerwünschte Wirkungen:** Lungenödem, Tachykardie, Anaphylaxie, Kopfschmerzen, Schwindel, Fieber, Venenreizung, Hypernatriämie, Hypokaliämie.
- **Kontraindikationen:** Kardiale Dekompensation, Dehydratation, Azidose, Lungenödem, anhaltende Oligurie/Anurie.
- **Wirkungsverlauf:** WB 10 – 15 min, WM 30 – 60 min, WD 1 – 4 h.
- **Pharmakokinetik:** PB keine, VD 0,16 – 0,27 l/kg, 80% werden unverändert renal eliminiert, der Rest zum Teil unverändert biliär, HWZ 1 – 2 h (große interindividuelle Varianz).
- **Dosierung:**
  - *Senkung des intrakraniellen oder intraokulären Drucks:* 1,5 – 2,0 ml/kg KG i. v. über 10 – 15 min., Wiederholung im Abstand von 6 h.
  - *Anregung der Diurese:* 180 ml/h, Tageshöchstdosis: 3 g/kg KG.
- **Besonderheiten, Bemerkungen:**
  - Vorsicht bei Hypervolämie: Kann durch Flüssigkeitseinstrom nach intravasal verstärkt werden.
  - Mannitol kann die Effekte depolarisierender Muskelrelaxantien verstärken.
  - Nicht mit anderen Medikamenten mischen.
  - Infusion über einen zentralen Venenkatheter dringend empfohlen (Reizung peripherer Venen durch hohe Osmolalität).

Meropenem (s. S. 249)

Metamizol

- **Präparate (Beispiel):** Novalgin 1 g/2 ml, 2,5 g/5 ml.
- **Substanzklasse:** Analgetikum, Pyrazolderivat.
- **Wirkungsmechanismus:** Hemmung der Prostaglandinsynthese.
- **Wirkungen:** Analgetisch, antipyretisch, Hemmung der Plättchenaggregation, in höherer Dosis auch spasmolytisch.
- **Klinische Anwendung:**
  - Akute und chronische starke Schmerzzustände.
  - Spastische Schmerzen an intestinalen Hohlorganen.
  - Tumorschmerzen.
  - Hohes Fieber, das auf andere Maßnahmen nicht anspricht.
- **Unerwünschte Wirkungen:**
  - RR-Abfall bis zur Schocksituation besonders bei intravenöser Injektion.
  - Auslösung eines Asthmaanfalls, anaphylaktoide Reaktionen, Hautreaktionen.
  - Agranulozytose, Leukozytopenie, Thrombozytopenie.
  - Natrium- und Wasserretention, Nierenfunktionsstörungen.
  - Übelkeit, Erbrechen.
- **Kontraindikationen:** Hepatische Porphyrie, Pyrazol-Überempfindlichkeit, Glukose-6-Phosphat-Dehydrogenasemangel.
- **Wirkungsverlauf:** WB 1 – 8 min i. v., 20 – 40 min p. o., WD 3 – 5 h p. o.
- **Pharmakokinetik:** BV fast 100%, VD 0,7 l/kg, PB 99%, Metabolisierung zu zahlreichen z. T. aktiven Metaboliten, die zu über 90% renal eliminiert werden, HWZ 2 – 5 h.
- **Dosierung:**
  - *Einzeldosis:* 0,5 – 1 g i. v. alle 4 – 6 h.
  - *Maximale Tagesdosis:* 6 g/d.
  - *Perfusor:* 2 Amp. à 5 ml/2,5 g + 40 ml NaCl 0,9%; LR 2 ml/h.
- **Besonderheiten, Bemerkungen:**
  - Vorsicht bei vorgeschädigter Blutbildung und Hypotonie.
  - Bei gleichzeitiger Gabe von Chlorpromazin erhöhte Gefahr von Hypotonie und Hypothermie.
  - Senkung der Plasmakonzentration von Ciclosporin.
  - Dosisanpassung bei akutem Nierenversagen oder Schock notwendig.
  - Nicht mischen mit sauren Lösungen.
  - Einsatz auf kurzfristige Gabe wegen Gefahr von Agranulozytose und Leukozytopenie beschränken.

Methohexital

- **Präparate (Beispiel):** Brevimytal Natrium 500 mg Trockensubstanz pro Inj.-Fl.
- **Substanzklasse:** Injektionsnarkotikum, Oxybarbiturat.
- **Wirkungsmechanismus:** Vermutlicher Angriffspunkt sind GABA-modulierte Chlorid-Kanäle → Hemmung exzitatorischer Nervenimpulse im ZNS.
- **Wirkungen:** Mit steigender Konzentration zunehmende Hemmung der neuronalen Aktivität im ZNS, sedativ, hypnotisch, antikonvulsiv, Senkung des ICP.
- **Klinische Anwendung:** Narkoseeinleitung, Sedierung, Analgosedierung.
- **Unerwünschte Wirkungen:**
  - Vasodilatation, venöses Pooling, negativ inotrop, RR-Abfall (dosisabhängig).
  - Ventrikuläre Extrasystolen, Reflextachykardie.
  - Dosisabhängige Atemdepression bis hin zur Apnoe.

- Übelkeit, Erbrechen, Krampfanfall, Schüttelfrost, Singultus.
- Motorische Unruhe, stärker als bei Thiopental.
- *Selten:* Anaphylaxie.
- *Bei niedriger Dosierung:* Hyperreagibilität der Atemwege möglich (Husten, Laryngospasmus, Bronchospasmus), Histaminliberation.

➤ **Kontraindikationen:**
- *Allgemein:* Status asthmaticus, schwere obstruktive Lungenerkrankung, latente oder manifeste Porphyrie.
- *KI für die rektale Gabe:* Alter < 18 Mon., KG > 25 kg, Entzündungen im Darmbereich, geplante Darmoperationen.

➤ **Wirkungsverlauf:** WB 10 – 40 sek i.v., < 5 min rektal, WM 45 sek i.v., 5 – 10 min rektal, WD 5 – 15 min i.v., 30 – 90 min rektal, kurze WD durch Umverteilung aus dem ZNS in Skelettmuskulatur und Fettgewebe.

➤ **Pharmakokinetik:** BV 100 % i.m., 8 – 32 % rektal, VD 1 l/kg, PB 73 %, extensive Metabolisierung in der Leber, weniger als 1 % werden unverändert renal eliminiert, HWZ 1 – 2 h.

➤ **Dosierung:**
- *Narkoseeinleitung (= Initialdosis):* 1 – 1,5 mg/kg KG i.v., Kinder 2 – 4 mg/kg KG i.v. oder 20 – 30 mg/kg KG rektal wenn < 25 kg KG.
- *Repetition:* $^1/_3$ der Initialdosis.
- *Dauersedierung:* 1 – 4 mg/kg KG/h (500 mg/50 ml; LR 7 – 28 ml/h).

➤ **Besonderheiten, Bemerkungen:**

Cave: Nicht mit Ringer-Laktat, Atropin und Succinylcholin mischen!
- Die *Langzeitanwendung* von Barbituraten führt zu einer Induktion mikrosomaler Enzyme der Leber mit Beschleunigung des Metabolismus von Kortikosteroiden, Phenytoin, Digitoxin, Cumarinderivaten.
- Die *kurzzeitige* Anwendung von Barbituraten zur Narkoseeinleitung führt meist zu keiner klinisch relevanten Induktion mikrosomaler Enzyme.
- Dosisreduktion bei Leberinsuffizienz, geriatrischen Patienten, Kachexie und Hypovolämie.
- Keine ausreichende Reflexdämpfung zur Intubation (Kombination mit Opioid, Relaxans).
- Keine Analgesie, in geringen Dosierungen ggf. sogar Hyperalgesie.
- Bei Schock oder massiver Herzinsuffizienz besser Etomidat verwenden.
- Bei versehentlicher paravenöser Injektion sind Nervenläsionen, Ulzerationen und Nekrosen möglich.
- Bei versehentlicher arterieller Injektion Gangrän möglich.
- Paradoxe Reaktionen bei älteren Patienten möglich.

Methylprednisolon

➤ **Präparate (Beispiel):** Urbason solubile forte 250 mg, 1000 mg Trockensubstanz.

➤ **Substanzklasse:** Glukokortikoid.

➤ **Wirkung, -smechanismus:** Siehe Dexamethason S. 664.

➤ **Klinische Anwendung:**
- Anaphylaktischer Schock, anaphylaktoide Reaktionen.
- Nachbehandlung bei Organtransplantationen.
- Spinales Trauma.
- Akute Nebennierenrindeninsuffizienz.
- Entzündliche Autoaggressionserkrankungen wie Kollagenosen, rheumatoide Arthritis, Colitis ulcerosa, M. Crohn, Vaskulitiden, Autoimmunhepatitiden.

- Chronisch obstruktive Lungenerkrankung, Asthma bronchiale.
- Tumorhyperkalzämie.
- Adrenogenitales Syndrom.
- Nephrotisches Syndrom.

➤ **Unerwünschte Wirkungen, Kontraindikationen:** Siehe Dexamethason S. 664.

➤ **Wirkungsverlauf:** WM (max. biologischer Effekt) 2–8 h i. v., WD 12–36 h.

➤ **Pharmakokinetik:** BV 80–90%, VD 1–1,5 l/kg, PB 77% (in niedrigen Konzentrationen überwiegend an Transcortin, in höheren Konzentrationen Zunahme der Bindung an Albumin), Inaktivierung hepatisch und extrahepatisch durch Reduktion der Doppelbindung, renale Elimination der wasserlöslichen Verbindungen nach hepatischer Glukuronidierung und Sulfatierung, HWZ 2–3 h, biologische HWZ 18–36 h.

➤ **Dosierung:**
- Anaphylaktoide Reaktion, anaphylaktischer Schock, Asthmaanfall: Je nach Schweregrad der Symptomatik 250 mg–1 g i. v.
- Abstoßungskrisen: 30 mg/kg KG.
- Spinales Trauma siehe S. 539, initial 30 mg/kg KG, nach 15 min Pause 5,4 mg/kg KG/h für 23 h.

➤ **Besonderheiten, Bemerkungen:**

Cave: Eine schwere Hypertonie / Herzinsuff. kann negativ beeinflußt werden.
- Glukokortikoide Wirkungsstärke: 5–6.
- Mineralkortikoide Wirkungsstärke: 0,8.
- Die Wirkung von Glukokortikoiden wird durch Barbiturate, Rifampicin und Phenytoin vermindert.
- Östrogene können die Wirkungen von Glukokortikoiden verstärken.
- Glukokortikoide erhöhen das Risiko für streßbedingte oder durch NSAR-induzierte Ulzera.
- Nicht mischen mit anderen Pharmaka.

Metoclopramid

➤ **Präparate (Beispiel):** Paspertin 10 mg-Tabletten/-Kapseln, 4 mg/ml-Tropfen, 10 mg/2 ml, 50 mg/10 ml-Ampullen.

➤ **Substanzklasse:** Antiemetikum, Prokinetikum, Dopamin-Antagonist.

➤ **Wirkungsmechanismus:** Cholinerger Effekt auf die glatte Muskulatur des Gastrointestinaltraktes, dopaminantagonistische Wirkungen in der Area postrema und an peripheren Dopamin-Rezeptoren der glatten Muskelzellen, in hoher Konzentration Antagonismus am 5 HT_3-Rezeptor.

➤ **Wirkungen:** Antiemetisch, beschleunigte Magenentleerung und Dünndarmpassage.

➤ **Klinische Anwendung:**
- Motilitätsstörungen des oberen Magen-Darm-Traktes.
- Übelkeit, Brechreiz und Erbrechen verschiedener Genese.
- Diabetische Gastroparese.
- Gastroösophageale Refluxkrankheit.
- Zur Erleichterung der Duodenal- und Jejunalsondierung.
- Beschleunigung der Magenentleerung und Dünndarmpassage bei röntgenologischen Untersuchungen.
- Magenatonie nach Intoxikation.
- Paralytischer Ileus.
- Migräne.

- **Unerwünschte Wirkungen:**
  - Müdigkeit, Kopfschmerzen, Schwindel, Angst, Ruhelosigkeit, Durchfall, Obstipation, Schlaf- und Bewußtseinsstörungen, Depressionen, Gynäkomastie, Galaktorrhoe, Zyklusstörungen.
  - *Vereinzelt:* Malignes neuroleptisches Syndrom, dystonisch-dyskinetisches Syndrom bevorzugt im Schulter-Arm-Bereich bzw. Zungen-Schlund-Muskulatur (Gegenmittel: Biperidin).
  - *In Einzelfällen:* Bei älteren Patienten Parkinsonismus, Spätdyskinesien, Späthyperkinesien, Akathisie.
- **Kontraindikationen:** Mechanischer Ileus, Perforationen und Blutungen im Magen-Darm-Bereich, prolaktinabhängige Tumoren.
- **Wirkungsverlauf:** WB 1 – 3 min i.v., 30 – 60 min p.o., WM < 1 h i.v., 1 – 2 h p.o., WD 1 – 2 h i.v., 3 h p.o.
- **Pharmakokinetik:** BV 30 – 80%, VD 2,2 – 3,4 l/kg, PB 40%, ca. 20% werden unverändert, der Rest nach hepatischer Metabolisierung renal eliminiert, HWZ 2,6 – 5,4 h.
- **Dosierung:**
  - 1 – 3 × 10 mg/d i.v.
  - Zur Diagnostik 10 – 20 mg langsam i.v. 10 min vor Untersuchungsbeginn.
  - 3 × 20 – 40 Tropfen/d; 3 × 1 Tablette/d.
  - Maximale Therapiedauer: 6 Monate.
- **Besonderheiten, Bemerkungen:**
  - Trizyklische Antidepressiva, Neuroleptika und MAO-Hemmer verstärken die extrapyramidalen Nebenwirkungen.
  - Wirkungsabschwächung von Anticholinergika.
  - Eventuell Wirkdauer von Succinylcholin ↑.
  - Bei Krea-Clearance Werten < 40 ml/min wird eine 50%ige Dosisreduktion empfohlen.
  - Nicht mischen mit alkalischen Lösungen (z. B. $NaHCO_3$, Furosemid).
  - Dyskinesien mit Biperiden behandelbar.
  - Saft und Tropfen enthalten Parabene.

Metoprolol

- **Präparate (Beispiel):** Beloc i.v. 5 mg/5 ml, Tabl. à 100/50 mg.
- **Substanzklasse:** β-Rezeptorenblocker, Klasse-II-Antiarrhythmikum.
- **Wirkungsmechanismus:** Verminderung der sympathoadrenergen Stimulation des Herzens durch Kompetition mit Katecholaminen an $ß_1$-Rezeptoren, in hohen Dosen auch an $ß_2$-Rezeptoren, Suppression der Reninsekretion.
- **Wirkungen:** Negativ chronotrop/inotrop/dromotrop, antihypertensiv, Senkung des Herzminutenvolumens, Senkung des myokardialen O_2-Verbrauchs.
- **Klinische Anwendung:**
  - Arterielle Hypertonie.
  - Angina pectoris.
  - Tachyarrythmien.
  - Funktionelle Herz-Kreislauf-Beschwerden (hyperkinetisches Herzsyndrom, hypertone Regulationsstörungen).
  - Akutbehandlung des Herzinfarktes.
  - Postmyokardinfarktprophylaxe.
  - Migräneprophylaxe.

- **Unerwünschte Wirkungen:**
  - *Gelegentlich:* Müdigkeit, Schwindel, Benommenheit, leichte Kopfschmerzen, Schwitzen, Alpträume, bei Patienten mit asymptomatischer arterieller Verschlußkrankheit kann eine Claudicatio intermittens verursacht werden, Impotenz, Magen-Darm-Beschwerden.
  - *Selten:* Verstärkter RR-Abfall gelegentlich mit Bewußtlosigkeit, Bradykardie, atrioventrikulären Überleitungsstörungen, Verstärkung einer Herzmuskelinsuffizienz, Mundtrockenheit, Hautreaktionen (insbesondere Auslösung oder Verschlechterung einer Psoriasis), Bronchospasmus.
  - *In Einzelfällen:* Veränderte Leberfunktionswerte, Hepatitis, Thrombozytopenie, Leukopenie, Überempfindlichkeitsreaktionen.
- **Kontraindikationen:** AV-Block II. u. III. Grades, Sick-Sinus-Syndrom, höhergradige SA-Blockierungen; Bradykardie; Hypotonie, Schock; Herzinsuffizienz NYHA III und IV; Spätstadien peripherer Durchblutungsstörungen; metabolische Azidose; obstruktive Atemwegserkrankung.
- **Wirkungsverlauf:** WB < 5 min i.v., < 1 h p.o., WM 20 min i.v., 2–3 h p.o., WD 5–8 h i.v., p.o.
- **Pharmakokinetik:** BV 40%, VD 5,5 l/kg, PB 12%, extensive hepatische Metabolisierung zu inaktiven Metaboliten, nur 5–10% werden unverändert renal eliminiert, HWZ 3–6 h.
- **Dosierung:**
  - *Akuttherapie:* Bis zu 15 mg i.v. langsam titrieren, dann alle 6 h 25–50 mg oral für 48 h, danach Dauertherapie.
  - *Dauertherapie:* 50–200 mg/d in 1–2 Einzeldosen.
  - *Postmyokardinfarktprophylaxe:* 2 × 50–100 mg/d.
- **Besonderheiten, Bemerkungen:**
  - Minderung des antihypertensiven Effekts durch NSAR möglich.
  - Wirkungsabschwächung von Dobutamin und Dopamin.
  - Wirkungsverstärkung von nicht-depolarisierenden und depolarisierenden Muskelrelaxantien.
  - Bei Patienten mit Leberinsuffizienz kann eine Dosisreduktion notwendig werden; genaue Dosierungsrichtlinien liegen nicht vor.
  - Patienten unter Therapie mit einem β-Rezeptorenblocker zeigen bei anaphylaktoiden Reaktionen eine besonders schwere Symptomatik.
  - Kann die Warnsymptome einer Hypoglykämie maskieren.

Metronidazol (s. S. 253)

Mezlocillin (s. S. 246)

Midazolam

- **Präparate (Beispiel):** Dormicum 15 mg/3 ml, 5 mg/5 ml.
- **Substanzklasse:** Benzodiazepin.
- **Wirkungsmechanismus:** Bindung an zentrale Benzodiazepinrezeptoren → Aktivierung des mit diesem funktionell gekoppelten GABA-Rezeptors → allosterische Modifikation mit Erhöhung der Öffnungsfrequenz des GABA-gesteuerten Chloridkanals → Verstärkung der GABA-Wirkung vorrangig am limbischen System und der Formatio reticularis.
- **Wirkung:** Anxiolytisch, sedativ, hypnotisch, muskelrelaxierend, antikonvulsiv, schlafanstoßend.

- **Klinische Anwendung:**
  - Akute Angst- Spannungs- Erregungs- und Unruhezustände.
  - Krampfanfälle, Status epilepticus, Fieberkrämpfe.
  - Analgosedierung.
  - Prämedikation.
- **Unerwünschte Wirkungen:**
  - Schwindel, Zephalgie, motorische Inkoordination, Verschlechterung kognitiver und psychomotorischer Funktionen, Thrombophlebitis, Neutropenie.
  - *Selten:* Nach schneller i. v.-Gabe v. a. bei älteren Patienten Atemdepression, RR-Abfall, Bradykardie.
  - *Sehr selten:* Allergien.
  - *Einzelfälle:* Anämie, Panzytopenie, Thrombozytopenie.
- **Kontraindikationen:** Myasthenie; akutes Engwinkelglaukom; Porphyrie; spontan atmende Patienten mit Gefährdung durch Hypoventilation bzw. CO_2-Anstieg (z. B. Patienten mit Hirndruckproblematik).
- **Wirkungsverlauf:** WB 30 – 60 sek i. v., 15 min i. m., < 10 min p. o. und rektal, < 5 min intranasal; WM 3 – 5 min i. v., 15 – 30 min i. m., 30 min p. o., 10 min intranasal; 20 – 30 min rektal; WD 30 – 90 min i. v., 2 – 6 h p. o. und rektal.
- **Pharmakokinetik:** VD 0,8 – 1,7 l/kg, PB 94 – 98 %, überwiegend renale Ausscheidung nach fast vollständiger hepatischer Metabolisierung, nur 0,3 % werden unverändert renal eliminiert, HWZ 2 – 5 h.
- **Dosierung:**
  - *Prämedikation:* 3,75 – 7,5 mg p. o., 5 – 15 mg i. m.
  - *Narkoseeinleitung:* 0,1 – 0,25 mg/kg KG i. v.
  - *Sedierung:* 0,02 – 0,1 mg i. v. in fraktionierten Gaben, als Dauerinfusion 0,05 – 0,2 mg/kg KG/h i. v. (240 mg/48 ml [=16Amp.]; LR 1 – 3 ml/h).
  - *Sedierung/Narkoseaufrechterhaltung:* Immer individuell nach Wirkung dosieren.
  - *Krampfanfall:* 7,5 – 15 mg i. v. oder i. m.
  - *Hinweis:* Notfalls rektale Applikation: 0,3 – 0,5 mg/kg KG (max. 10 mg).
- **Besonderheiten, Bemerkungen:**
  - Dosisreduktion bei älteren Patienten, Hypovolämie, Leberinsuffizienz, Einfluß von anderen atemdepressiven Faktoren!
  - Bei einer Kreatinin-Clearance < 10 ml/min sollte die Dosis um 50 % reduziert werden.
  - Bei kumulativer Gabe deutlich verlängerte Wirkdauer möglich.
  - Atemdepression und RR-Abfall lassen sich durch vorsichtige Titration meist vermeiden.
  - *Antidot:* Flumazenil (s. S. 678).

Milrinon

- **Präparat (Beispiel):** Corotrop 10 mg/10 ml.
- **Substanzklasse:** Phosphodiesterasehemmer.
- **Wirkmechanismus:** Hemmung der Phosphodiesterase III → Erhöhung der myokardialen cAMP-Konzentration → Ca^{2+}-Freisetzung → Zunahme der Inotropie; Vasodilatation durch direkte relaxierende Wirkung auf die glatte Gefäßmuskulatur.
- **Wirkungen:** Zunahme der Inotropie, Senkung von Vor- und Nachlast.
- **Klinische Anwendung:** Akutbehandlung schwerer dekompensierter Herzinsuffizienz, die gegen Herzglykoside, Diuretika, Vasodilatatoren u./o. ACE-Hemmer refraktär ist.

- **Unerwünschte Wirkungen:** Blutdruckabfall, Angina pectoris, Herzrhythmusstörungen, Abfall von Thrombozyten- und Erythrozytenkonzentration.
- **Kontraindikationen:** Hypovolämie, hypertroph-obstruktive Kardiomyopathie, schwere Aortenklappen- oder Pulmonalklappenstenose.
- **Pharmakokinetik:** Überwiegend renale Elimination, HZW 1 – 3 h.
- **Dosierung:**
  - *Initialdosis* 50 µg/kg KG i.v. über 10 min, anschließend Dauerinfusion mit 0,375 – 0,75 µg/kg KG/min. Gesamtdosis nicht mehr als 1,13 mg/kg KG/d.
  - *Dosisreduktion bei Niereninsuffizienz:* Kreatininclearance (ml/min/1,73 m^2) → Infusionsrate (µg/kg/min). 50 → 0,43 | 40 → 0,38 | 30 → 0,33 | 20 → 0,28 | 10 → 0,23 | 5 → 0,2.

Molsidomin (s. S. 347)

Morphin (vgl. S. 139)

- **Präparate (Beispiel):** Morphin Merck 10 mg/1 ml, 20 mg/1 ml, 100 mg/10 ml.
- **Substanzklasse:** Opiat.
- **Wirkungsmechanismus:** Agonistische Wirkung überwiegend an µ-Opiat-Rezeptoren.
- **Wirkungen:** Analgetisch, sedierend, antitussiv, atemdepressiv, euphorisierend, Dilatation der Widerstands- und Kapazitätsgefäße.
- **Klinische Anwendung:** Analgesie bei starken und stärksten Schmerzen; kardial bedingtes Lungenödem.
- **Unerwünschte Wirkungen:**
  - Zentrale Atemdepression bis zur Apnoe, v. a. nach schneller i. v.-Gabe.
  - Zentrale Vagusstimulation mit Miosis, Bradykardie, Übelkeit, Erbrechen.
  - Sedierung bis hin zur Somnolenz, Stimmungsveränderungen wie Euphorie, Dysphorie, Konfusion, Erregungszustände, Halluzinationen.
  - Hemmung des Hustenzentrums.
  - Vasodilatation (arteriell + venös → RR-Abfall, orthostatische Hypotonie) durch Histaminfreisetzung (v. a. nach i. v.-Gabe), gelegentlich begleitet von Palpitationen, Schweißausbrüchen, Bronchokonstriktion.
  - Tonuserhöhung der glatten Muskulatur (spastische Obstipation, Harnverhalt, Obstruktion des Sphincter oddi).
  - Nicht kardiogen bedingtes Lungenödem.
- **Kontraindikationen:** Spontan atmende Patienten mit Gefährdung durch Hypoventilation bzw. CO_2-Anstieg (z. B. Patienten mit Hirndruckproblematik).
- **Wirkungsverlauf:** WB < 1 min i. v., 1 – 5 min i. m., 15 – 30 min s. c., 15 – 60 min epidural/intrathekal, WM 5 – 20 min i. v., 30 – 60 min i. m., 50 – 90 min s. c., 90 min epidural/intrathekal, WD 2 – 7 h i. v./i. m./s. c., 6 – 24 h epidural/intrathekal.
- **Pharmakokinetik:** BV 30%, VD 1,0 – 4,7 l/kg, PB 20 – 35%, extensive hepatische Metabolisierung, dabei Bildung eines aktiven Metaboliten (Morphin-6-Glukoronid), der bei ausgeprägter Niereninsuffizienz kumulieren kann, nur 10% werden unverändert renal eliminiert, HWZ 2 – 4 h.
- **Dosierung:**
  - *i. v.:* 5 – 10 mg i. v. bzw. 0,5 – 0,1 mg/kg KG i. v. (bei Bedarf alle 4 – 6 h). *Perfusorschema:* 1 Amp. à 10 ml = 100 mg + 40 ml NaCl 0,9%; LR 1 – 2 ml/h.
  - *s. c., i. m.:* 10 – 30 mg s. c./i. m. (bei Bedarf alle 4 – 6 h).
  - *Epidural:* 1 – 4 mg in 10 – 15 ml NaCl 0,9% (bei Bedarf 2 × täglich).
  - *Intrathekal:* 0,5 – 1 mg in 1 – 4 ml NaCl 0,9%.

- **Besonderheiten, Bemerkungen:**
  Cave: bei eingeschränkter Atemfunktion, Gallenwegserkrankungen, Pankreatitis, Ureterkoliken, Prostatahypertrophie, obstruktiven und entzündlichen Darmerkrankungen, Ileus.
  - *Dosisanpassung bei Organinsuffizienz:*
    - Niereninsuffizienz: Bei einer Krea-Clearance von 50 – 10 ml/min sollte die Dosis um 25%, bei < 10 ml/min um 50% reduziert werden.
    - Leberinsuffizienz: Evtl. Dosisintervall um das 1,5 – 2fache verlängern.
  - *Tageshöchstverschreibungsmenge* 200 mg für s.c./i.m./i.v. Applikation (400 mg in besonders schweren Fällen).
  - *Wirkungsabschwächung* von Diuretika durch verstärkte Freisetzung von antidiuretischem Hormon.
  - *Wirkungsverstärkung* von Muskelrelaxantien und des blutdrucksenkenden Effektes bei gleichzeitiger Gabe von Antihypertensiva und Phenothiazinen.
  - Die pharmakologischen Wirkungen von Morphin sind streng dosisabhängig, bei langsamer Titration bis zur Schmerzfreiheit ist so gut wie keine Atemdepression zu befürchten.
  - Gefahr der Auslösung von Entzugssymptomen bei Umstellung einer Morphin-Dauermedikation auf Therapie mit partiellen Opiatantagonisten (Tramadol, Pentazocin).
  - Morphin ist Referenzsubstanz bezüglich Wirkstärke und -profil („1“).

  Antidot: Naloxon (s. u.).

Naloxon

- **Präparate (Beispiel):** Narcanti 0,4 mg/1 ml.
- **Substanzklasse:** Opiat-Antagonist, Antidot.
- **Wirkungsmechanismus:** Naloxon hemmt die Bindung von Opiaten/Opioiden kompetitiv an den entsprechenden Opiat-Rezeptoren, größte Affinität zum μ-Rezeptor.
- **Wirkungen:** Keine wesentliche pharmakologische Eigenwirkung, Aufhebung von Opiatwirkungen.
- **Klinische Anwendung:**
  - Atemdepression und Dämmerzustände durch Opiate und synthetische Opioide.
  - Zur Differentialdiagnose bei V.a. Opiatintoxikation (s. S. 615).
  - Postoperative opioidinduzierte Atemdepression.
- **Unerwünschte Wirkungen:** Bei zu schneller Antagonisierung Schwindel, Erbrechen, Schwitzen, Tachykardie, RR-Anstieg, Tremor, Krampfanfall, Herzrhythmusstörungen, Lungenödem.
  Cave: Bei Opiatabhängigen schweres akutes Entzugssyndrom!
- **Kontraindikationen:** Keine.
- **Wirkungsverlauf:** WB 1 – 2 min i.v., 15 min i.m. s.c., WM 5 – 15 min, WD 1 – 4 h, bei Buprenorphin-induzierter Atemdepression beträgt der Wirkbeginn ≥ 30 min.
- **Pharmakokinetik:** VD 5 l/kg, PB 32 – 45%, Naloxon wird durch hepatische Konjugation und anschließender renaler Ausscheidung der Metabolite eliminiert, HWZ 1 – 1,5 h.
- **Dosierung:** Bei bekannter oder vermuteter Opiatüberdosierung 0,4 – 2 mg i.v., Wiederhohlung nach 3 min bis zu 3 × möglich; wenn extrem hohe Opiatdosen oder Buprenorphin, Fentanyl oder Sufentanil Ursache einer Intoxikation sind, können Dosen von >10 mg notwendig werden.

- **Besonderheiten, Bemerkungen:**
  - Opioide mit extrem hoher Affinität zum μ-Rezeptor (Fentanyl, Buprenorphin, Sufentanil) werden nur mit sehr hohen Dosen antagonisiert.
  - Die Wirkdauer von Opiaten/Opioiden kann länger sein als die von Naloxon (→ Rebound).
  - Eine vollständige Aufhebung der Opiatwirkung bei süchtigen Patienten ruft ein akutes Entzugssyndrom hervor.
  - Bei Patienten mit Hypertonie engmaschige RR-Kontrolle (*cave* RR ↑)!
  - Aufhebung der Atemdepression kommt vor Aufhebung der Analgesie.
  - Die Anwendung von Naloxon bei Alkoholintoxikation und septischem Schock wird kontrovers diskutiert.
  - Nach Gabe von 10 mg Naloxon ohne erwünschten Wirkungseintritt ist die Diagnose „Opiatüberdosierung“ zu überdenken.

Natriumchlorid 0,9% (s. S. 182)

Natriumthiosulfat

- **Präparate (Beispiel):** Natriumthiosulfat 1 g/10 ml, 25 g/100 ml.
- **Substanzklasse:** Antidot.
- **Wirkungsmechanismus:** Erhöhung des Substratangebots (Thiole) für das Enzym Rodonase.
- **Wirkungen:** Beschleunigung der Bildung von Thiocyanat aus Zyanid.
- **Klinische Anwendung:**
  - *Vergiftung durch Gase:* Blausäure, Rauchgas, Auspuffgas, Kokerei- und Gichtgas.
  - *Vergiftung durch Dämpfe:* Chlor, Brom, Jod, Stickstoffoxide, aliphatische und aromatische Nitroverbindungen, Kunststoffbrände.
  - *Vergiftung durch Grundstoffe:* Zyanide, Nitrile, Nitrite, aromatische Amine.
  - *Vergiftung durch Alkylantien:* S-Lost, N-Lost, Überdosierung von Alkylantien, die als Zytostatika verwendet werden, Schwermetalle, Thallium.
  - Cis-Platin-Nephrotoxizität.
- **Unerwünschte Wirkungen:**
  - Bei schneller i. v.-Injektion Hypotonie möglich.
  - Übelkeit, Erbrechen, Diarrhö.
  - Überempfindlichkeitsreaktionen: Asthmaanfall, Bewußtseinsstörung, Schock, Kontaktdermatitis.
- **Kontraindikationen:** Asthma mit bekannter Sulfitüberempfindlichkeit.
- **Wirkungsverlauf:** Langsamer Wirkungseintritt.
- **Pharmakokinetik:** Oxidation zu Sulfat, teilweise Einbau in endoge Schwefelverbindungen, etwa 30% werden unverändert renal eliminiert, HWZ 15 – 80 min, biologische HWZ 40 min.
- **Dosierung:**
  - Bei Therapie mit Nitroprussid-Natrium im Verhältnis 10 : 1 mischen (S. 703).
  - *Vergiftungen mit Zyaniden, Nitrilen und Blausäure:* Sofort 3 – 4 mg/kg KG 4-DMAP und anschließend 50 – 100 mg/kg KG Natriumthiosulfat.
  - *Vergiftungen mit Bromat oder Jod:* 100 mg/kg KG.
  - *Vergiftungen mit alkylierenden Substanzen:* Bis zu 500 mg/kg KG.
- **Besonderheiten, Bemerkungen:**
  - Im Gegensatz zu 4-DMAP auch bei Mischintoxikationen mit CO anwendbar.
  - Geringe Toxizität, auch in hohen Dosierungen geringe Risiken (Gesamtdosen bis 50 g i. v. sind möglich).

Neostigmin

- **Präparate (Beispiel):** Neostigmin 0,5 mg/1 ml.
- **Substanzklasse:** Cholinesterasehemmer.
- **Wirkungsmechanismus:** Hemmung der Cholinesterase, Anstieg der Acetylcholinkonzentration im synaptischen Spalt, direkt intrinsische Aktivität auf neuromuskuläre Rezeptoren.
- **Wirkungen:** Cholinerg, parasympathomimetisch.
- **Klinische Anwendung:**
  - Myasthenia gravis.
  - Antagonist für nicht-depolarisierende Muskelrelaxanzien.
  - Paralytischer Ileus.
- **Unerwünschte Wirkungen:**
  - Bronchospasmus, erhöhte Bronchialsekretion, Speichelfluß, Tränenfluß, Schweißausbruch.
  - Bradykardie, Übelkeit, Erbrechen, Diarrhö, Bauchkrämpfe, Muskelzittern, Muskelkrämpfe.
  - *Sehr selten:* Hautausschlag.
  - *In Einzelfällen:* Herzstillstand.
- **Kontraindikationen:** Mechanische Verschlüsse der Verdauungs- oder Harnwege; Krankheitszustände, die von einem erhöhten Tonus der Bronchialmuskulatur begleitet sind.
- **Wirkungsverlauf:** WB 1 – 5 min i. v., WM 20 min i. v., WD bis 3 h i. v.
- **Pharmakokinetik:** VD 1,1 l/kg, PB vernachlässigbar, Hydrolysierung durch Cholinesterase, mehr als 50% werden nach i. v. Applikation unverändert renal eliminiert, HWZ 1 h.
- **Dosierung:**
  - *Antagonisierung nicht depolarisierender Muskelrelaxantien:* 0,5 – 2,0 mg je nach Blocktiefe mit 0,5 mg (10 – 30 μg/kg KG) Atropin als Mischung langsam i. v., Maximaldosis 5 mg.
  - *Myasthenia gravis:* 0,5 mg langsam i. v., nach Bedarf steigern; 0,5 mg Atropin vorher i. v.
  - *Paralytischer Ileus:* 0,5 – 1 mg als langsame i. v.-Infusion in 250 ml NaCl 0,9%.
- **Besonderheiten, Bemerkungen:**
  - Vorsicht bei Thyreotoxikose, Ulcus ventriculi, dekompensierter Herzinsuffizienz, Myokardinfarkt, Bradykardie, Diabetes mellitus, nach Magen Darm Operationen.
  - Wirkungsverstärkung von Opioiden und Barbituraten möglich.
  - Nicht kombinieren mit depolarisierenden Muskelrelaxanzien.
  - Bei Überdosierung sind cholinerge Krisen möglich (u. a. zu ausgeprägter Muskelschwäche) → Lebensgefahr wegen muskulärer Atemlähmung.

Netilmicin (s. S. 250)

Nifedipin

- **Präparate (Beispiel):** Adalat 5/10/20 mg Kps., 5 mg/50 ml Infusionslösung.
- **Substanzklasse:** Kalzium-Kanalblocker vom Dihydropyridintyp.
- **Wirkungsmechanismus:** Hemmende Wirkung auf den langsamen Kalziumeinstrom in die Zelle (v. a. an Myokard und glatter Gefäßmuskulatur).
- **Wirkungen:** Vasodilatation, Erweiterung der großen Koronararterien durch Erniedrigung des Muskeltonus, verbesserte Myokardurchblutung, Senkung des peripheren Widerstands → Nachlastsenkung.

- **Klinische Anwendung:** Hypertonie, hypertensive Krise, Prinzmetal-Angina, Raynaud-Syndrom.
- **Unerwünschte Wirkungen:**
  - *Häufig:* Kopfschmerzen, Palpitationen, Schwindel, Tachykardie, Hypotension, Benommenheit, Knöchel- und Unterschenkelödeme.
  - *Gelegentlich:* Parästhesien, Juckreiz, paradoxe Zunahme pektanginöser Beschwerden, Venenreizung bei i. v.-Gabe.
  - *Selten:* Hautüberempfindlichkeitsreaktionen, Magen-Darm-Störungen, Blutbildveränderungen, Gynäkomastie.
  - *In Einzelfällen:* Leberfunktionsstörungen, Agranulozytose, exfoliative Dermatitis, Purpura, photosensitive Dermatitis, anaphylaktische Reaktion, Hyperglykämie, Tremor.
  - Bei Niereninsuffizienz vorübergehende Verschlechterung der Nierenfunktion möglich.
- **Kontraindikationen:** Schock, schwere Herzinsuffizienz; höhergradige Aortenstenose.
- **Wirkungsverlauf:** WB 1 – 5 min s.l., 20 min p. o., WM 20 – 45 min s.l., 30 min p. o., WD 4 – 5 h s.l., 6 – 8 h p. o.
- **Pharmakokinetik:** BV 45 – 65 %, VD 0,3 – 1,2 l/kg, PB 95 %, fast vollständige hepatische Metabolisierung, Ausscheidung der pharmakologisch inaktiven Metabolite > 90 % renal, der Rest via faeces, HWZ 2 – 6 h.
- **Dosierung:** Hypertensive Krise: Kapsel (10 mg) zerbeißen, ggf. Wiederhohlung nach 20 min; Perfusor: 0,63 – 1,25 mg/h.
- **Besonderheiten, Bemerkungen:**
  - Wirkungsverminderung durch gleichzeitige Gabe von Rifampicin.
  - Cimetidin und Ranitidin können die Plasmakonzentration von Nifedipin erhöhen und die Elimination verzögern.
  - Nifedipin erhöht dosisabhängig die Digoxin-Plasmakonzentration um 10 – 20 %.
  - Bei Patienten mit Leberinsuffizienz können geringere Dosen zum Erreichen des gewünschten therapeutischen Effekts notwendig werden.
  - Bei Behandlungsbeginn reflektorische Tachykardie.
  - Die Infusionslösung muß lichtgeschüzt infundiert werden.

Nimodipin

- **Präparate (Beispiel):** Nimotop S 10 mg/50 ml, Tabl. à 30 mg.
- **Substanzklasse:** Kalzium-Kanalblocker der 1,4-Dihydropyridingruppe.
- **Wirkungsmechanismus:** Bindung an Ca^{2+}-Kanäle vom L-Typ und Blockierung des transmembranösen Ca^{2+}-Einstroms.
- **Wirkungen:** Antiischämisch, antivasokonstriktorisch, Relaxation der glatten Muskulatur mit „relativer Selektivität" für Hirnarterien.
- **Klinische Anwendung:** Prophylaxe und Therapie zerebraler Gefäßspasmen bei SAB.
- **Unerwünschte Wirkungen:** RR-Abfall, Bradykardie/Tachykardie, Kopfschmerzen, Nierenfunktionsverschlechterung, Herzrhythmusstörungen, Transaminasenanstieg, Venenreizung, Magen-Darm-Beschwerden.
- **Kontraindikationen:** Schwangerschaft.
- **Wirkungsverlauf:** WM 3 min i. v.
- **Pharmakokinetik:** BV 5 – 15 %, VD ca. 1 l/kg, PB 97 – 99 %, fast vollständige hepatische Metabolisierung, Ausscheidung der pharmakologisch inaktiven Metabolite > 90 % renal, der Rest via Faeces, HWZ 1,1 – 1,7 h.

- **Dosierung:**
  - *Perfusor:* 50 ml = 10 mg mit 15 µg/kg KG/h für 2 h initial (= 5 ml/h bei 70 kg), danach Erhöhung auf 10 ml/h (RR-Kontrolle).
  - *Dauer der i. v.-Therapie:* 14 d *oder* bis keine Vasospasmen mehr nachweisbar sind.
  - *p. o.:* 6 × 2 Tbl./d für 7 d im Anschluß an die i. v.-Therapie.
- **Besonderheiten/Bemerkungen:**
  - *Cave:*
    - Nicht bei generalisiertem Hirnödem und stark erhöhtem Hirndruck!
    - Möglichst nicht kombinieren mit anderen Kalziumantagonisten oder α-Methyldopa.
    - Stets über ZVK applizieren!
    - Lichtgeschützt applizieren (schwarze Perfusorspritze und Infusionsleitung).
  - Erhöhung der Plasmakonzentration durch Cimetidin und Valproinsäure.
  - *In Kombination mit intravenösen β-Blockern* ggf. verstärkter RR-Abfall, gegenseitige Verstärkung der negativ inotropen Wirkung bis hin zur Herzinsuffizienz.
  - Täglich Therapiekontrolle durch transkranielle Dopplersonographie.
  - Zur Vasospasmusprophylaxe soll die Vorbehandlung nicht später als 4 Tage nach der Blutung beginnen.
  - Therapie auch im Stadium I nach Hunt und Hess, wenn Gefäßspasmen im transkraniellen Doppler nachweisbar sind, obwohl kein neurologisches Defizit vorliegt.
  - Nimotop S enthält 23,7 Vol. % Alkohol.

Nitroglycerin s. Glyceroltrinitrat S. 681

Nitroprussid-Natrium

- **Präparate (Beispiel):** Nipruss 60 mg Trockensubstanz.
- **Substanzklasse:** Antihypertensivum, Vasodilatator.
- **Wirkungsmechanismus:** Direkte Wirkung auf die glatte Gefäßmuskulatur von Arterien, Arteriolen und Venen.
- **Wirkungen:** Senkung des peripher-arteriellen Widerstandes mit Senkung des arteriellen Blutdrucks (Nachlastsenkung), Dilatation der venösen Kapazitätsgefäße (Vorlastsenkung).
- **Klinische Anwendung:**
  - Hypertensive Krise; maligne und therapieresistente Hypertonie.
  - Kontrollierte Hypotension bei Operationen.
  - Hypertonien beim Myokardinfarkt.
- **Unerwünschte Wirkungen:**
  - Kopfschmerzen, Unruhe, Muskelzittern, Angina pectoris, Palpitationen, abdomineller Schmerzen, Schwindel, Schwächegefühl, Übelkeit, Erbrechen, Tachykardie.
  - Metabolische Azidose, Methämoglobinämie.
  - Gefahr der Thiocyanatvergiftung besonders bei Niereninsuffizienz.
- **Kontraindikationen:** Aortenisthmusstenose, Optikusatrophie, Tabakamblyopie, Vitamin B_{12}-Mangel, metabolische Azidose, Hypothyreose.
- **Wirkungsverlauf:** WB 30 – 60 sek, WM 1 – 2 min, WD 1 – 10 min.

44.4 Pharmakotherapie: Einzelne Wirkstoffe

- **Pharmakokinetik:** Freisetzung von Cyanid aus Nitroprussid → in der Leber Umwandlung durch das Enzym Rodonase in Thiocyanat → Ausscheidung von Cyanid und Thiocyanat erfolgt renal, unverändertes Nitroprussid wird nicht eliminiert, HWZ Nitroprussid 3 – 4 min, HWZ Thiocyanat 3 – 4 d.
- **Dosierung:**
  - *Beginn* mit 0,25 µg/kg KG/min, alle 3 – 5 min Verdoppelung der Dosis bis zum gewünschten RR-Niveau.
  - Üblicherweise 3 µg/kg KG/min mit einem Dosisbereich von 0,5 – 10 µg/kg KG/min.
  - *Protrahierte Anwendung* (mehrere Tage): 4 µg/kg KG/min sollten *nicht* überschritten werden (Gefahr der Cyanidtoxizität)!
  - Im Verlauf einer 14-tägigen Therapie sollte eine Gesamtdosis von 70 mg/kg KG nicht überschritten werden!
- **Besonderheiten, Bemerkungen:**
  - *Cave:* Nitroprussid-Natrium immer mit Natriumthiosulfat im Verhältnis 1 : 10 kombinieren (getrennte venöse Zugänge)!
  - Stärkster Vasodilatator mit ausgeprägter RR-Senkung, daher kontinuierliches RR-Monitoring notwendig.
  - Die Infusionslösung muß lichtgeschützt infundiert werden!
  - Antihypertensiva, Sedativa und Narkotika können bei gleichzeitiger Gabe zu ausgeprägten Hypotensionen führen.
  - Bei Patienten mit eingeschränkter Nierenfunktion verlängert sich die HWZ von Thiocyanat auf etwa 9 d.
  - Unzureichende Blutdrucksenkung und Auftreten von Tachyphylaxie bzw. Toleranz sind eher bei jüngeren als bei älteren Hypertonikern zu erwarten.
  - Toxische Wirkungen sind bei Thiocyanatplasmakonzentrationen von > 10 – 12 mg/dl zu erwarten.
  - Therapie > 2 d nicht ohne Kontrolle der Plasmakonzentrationen von Thiocyanat und Cyanid.
  - *Antidot:* Bei RR-Abfall Dopamin; bei Cyanidvergiftung 4-Dimethylaminophenol; bei Thiocyanatvergiftung Dialyse.

Noradrenalin

- **Präparate (Beispiel):** Arterenol 1 mg/1 ml, 25 mg/25 ml.
- **Substanzklasse:** Katecholamin, Sympathomimetikum.
- **Wirkungsmechanismus:** In „normaler" Dosierung überwiegend Stimulation von α_1/α_2-Rezeptoren und geringe Wirkung auf β-Rezeptoren → Vasokonstriktion mit Erhöhung des systemarteriellen Widerstandes. In sehr hoher Dosierung auch ausgeprägte β-mimetische Wirkung.
- **Wirkungen:** Positiv inotrop, Erhöhung des arteriellen und venösen Gefäßwiderstandes mit ausgeprägtem RR-Anstieg, Herzfrequenzabnahme, *Verminderung* der Nieren-, Leber-, Hirn- und Muskeldurchblutung, *Zunahme* der Koronardurchblutung.
- **Klinische Anwendung:**
  - Volumenrefraktärer Schock.
  - Kardiogener Schock mit systolischem Blutdruck < 70 mmHg.
  - Induzierte Hypertension bei kritisch erhöhtem intrakraniellem Druck.
  - Überdosierung von Vasodilatantien.
  - Als vasokonstringierender Zusatz zu Lokalanästhetika-Lösungen.

- **Unerwünschte Wirkungen:**
  - Pektanginöse Beschwerden (erhöhter myokardialer O_2-Verbrauch), Palpitationen, starker RR-Anstieg mit Reflexbradykardie.
  - Ventrikuläre Rhythmusstörungen, Kammerflimmern.
  - Hyperglykämie, Übelkeit, Erbrechen, Hypersalivation, Harnretention.
  - Angstzustände, Zittern, Hautblässe.
- **Kontraindikationen:**
  - *Systemische Anwendung:* Hypertonie, Koronar- und Herzmuskelerkrankungen, sklerotische Gefäßveränderungen, Cor pulmonale; paroxysmale Tachykardie, hochfrequente absolute Arrhythmie; Thyreotoxikose, Phäochromozytom, schwere Nierenfunktionsstörung; Engwinkelglaukom, Prostataadenom mit Restharnbildung.
  - *Lokale Anwendung:* Paroxysmale Tachykardie, hochfrequente absolute Arrhythmie; Engwinkelglaukom.
- **Wirkungsverlauf:** WB < 1 min, WM 1 – 2 min, WD 2 – 10 min.
- **Pharmakokinetik:** VD 0,1 – 0,4 l/kg, PB 50%, Abbau v. a. durch die Katecholamin-O-Methyl-Transferase (COMT) und gering durch Monoaminooxidasen (MAO), Ausscheidung 3 – 15% unverändert renal, HWZ 1 – 3 min.
- **Dosierung:** Durchschnittsdosis 0,1 µg/kg KG/min, Steigerung nach Wirkung bis zu 0,4 µg/kg KG/min (5 Amp. à 1 mg/ml + 45 ml NaCl 0,9%; LR 2 – 17 ml/h).
- **Besonderheiten, Bemerkungen:**
  - *Cave:* Bei gleichzeitiger Anwendung von Halothan oder Zyklopropan erhöhte Gefahr von Herzrhythmusstörungen!
  - Massive Wirkungsverstärkung bei gleichzeitiger Therapie mit MAO-Hemmern oder heterozyklischen Antidepressiva.
  - Nicht mischen mit alkalischen Lösungen (z. B. $NaHCO_3$, Furosemid)!
  - Bei spinalem Schock Verstärkung einer Bradykardie!
  - Bei Paravasat Hautnekrosen möglich.
  - Enthält Sulfit.

Ofloxacin (s. S. 251)

Omeprazol

- **Präparate (Beispiel):** Antra 40 mg Trockensubstanz, Antra MUPS 10, 20, 40 mg Tbl.
- **Substanzklasse:** Selektiver Protonenpumpenblocker.
- **Wirkungsmechanismus:** Omeprazol ist ein Pro-Drug, durch Protonierung Umwandlung in das wirksame Omeprazol-Sulfenamid → Hemmung der H^+/K^+-ATPase in der Belegzelle des Magens.
- **Wirkungen:** Vollständige Hemmung der basalen und der stimulierbaren Säuresekretion, Verminderung des Sekretionsvolumens.
- **Klinische Anwendung:**
  - Ulcus duodeni, Ulcus ventriculi.
  - Refluxösophagitis und Rezidivprophylaxe.
  - Zollinger-Ellison-Syndrom.
  - Helicobacter-pylori-Eradikation.
- **Unerwünschte Wirkungen:**
  - *Gelegentlich:* Kopfschmerzen, Diarrhö, Bauchschmerzen, Obstipation, Müdigkeit, Schwindel, periphere Ödeme.
  - *Sehr selten:* Exantheme, Juckreiz, Photosensibilität, Transaminasenerhöhungen, Hepatitis.
  - *Einzelfälle:* Interstitielle Nephritis, reversible Thrombo- bzw. Leukopenie, Panzytopenie, Gynäkomastie, reversible Pankreatitis.

- **Kontraindikationen:** Bekannte Überempfindlichkeit auf das Arzneimittel.
- **Wirkungsverlauf:** WB: 1 h nach 80 mg Omeprazol i. v. ist ein gastraler pH-Wert > 4 erziehlbar, WB: p. o. 2 h, WM 5 d p. o., WD: 24 h nach 40 mg Omeprazol p. o. ist die Säuresekretion noch um 48 % reduziert.
- **Pharmakokinetik:** BV 50 %, VD 0,3 – 0,4 l/kg, PB 95 %, nach hepatischer Metabolisierung (CYP IIC) überwiegend renale Elimination der unwirksamen Metabolite, 16 – 19 % werden biliär ausgeschieden. HWZ 1 – 3 h.
- **Dosierung:**
  - Ulcus duodeni, Ulcus ventriculi, Refluxösophagitis: 10 – 80 mg/d p. o./i. v.
  - Zollinger-Ellison-Syndrom: Bis 240 mg/d.
- **Besonderheiten, Bemerkungen:**
  - Die Metabolisierung von Benzodiazepinen und Phenytoin wird durch Omeprazol verlangsamt.
  - Bei chronischen Lebererkrankungen ist eine Dosisreduktion nicht unbedingt erforderlich.
  - Nur mit physiologischer Kochsalzlösung oder 5 % Dextrose mischen.
  - Eine Anhebung des Magensaft pH über 3,5 kann nach 3 – 7 d v. a. bei Intensivpatienten zu einer Besiedlung des Mageninhalts mit gramnegativen Keimen führen.
  - Der Kausalzusammenhang zwischen der i. v.-Applikation von Omeprazol und Sehstörungen bis hin zum Visusverlust konnte bislang nicht bestätigt werden.
  - Nicht länger als 8 Wochen anwenden.

Orciprenalin

- **Präparate (Beispiel):** Alupent 0,5 mg/1 ml, 5 mg/10 ml.
- **Substanzklasse:** Sympathomimetikum.
- **Wirkungsmechanismus:** Unspezifischer β-Agonismus (v. a. β_2-Rezeptoren).
- **Wirkungen:** Bronchospasmolytisch, positiv inotrop, positiv chronotrop.
- **Klinische Anwendung:**
  - Bradykarde Erregungsbildungs- und -leitungsstörungen.
  - Antidot bei relativer und absoluter Überdosierung von β-Rezeptorenblockern.
  - Digitalis-induzierte Bradykardie.
- **Unerwünschte Wirkungen:**
  - Tachykardie, Palpitation, feinschlägiger Tremor, Flush, Kopfschmerzen, Übelkeit, pektanginöse Beschwerden.
  - *Vereinzelt:* Allergische Hauterscheinungen, Psychosen, RR-Abfall, ventrikuläre Extrasystolen, Kammerflimmern, Wehenhemmung.
- **Kontraindikationen:** Hypertroph-obstruktive Kardiomyopathie, Tachyarrhythmie, schwere Hyperthyreose, Phäochromozytom.
- **Wirkungsverlauf:** WB sofort i. v., WM 1 min i. v., WD 1 – 5 min i. v.
- **Pharmakokinetik:** VD 700 l, PB 10 %, Orciprenalin wird nach Konjugation an Schwefelsäure und unverändert renal eliminiert, HWZ 2 – 16 min.
- **Dosierung:**
  - 0,25 – 0,5 mg langsam i. v. *oder* 0,5 – 1,0 mg s. c./i. m.
  - Perfusor: 0,15 – 0,4 µg/kg KG/min.
- **Besonderheiten, Bemerkungen:**
  - Vorsicht bei frischem Herzinfarkt, schweren organischen Herz- und Gefäßveränderungen.
  - Die Kombination mit volatilen Anästhetika erhöht die Arrhythmiegefahr.
  - Nicht mischen mit Plasmasteril!
  - Zur Bronchodilatation stehen Präparate mit größerer β_2-Selektivität zur Verfügung.

- Schlecht steuerbares Medikament, relativ ungünstiges Wirkungsprofil, nur sehr selten indiziert.

Antidot: β-Blocker.

Oxytocin

- **Präparate (Beispiel):** Syntocinon, 3 IE/1 ml, 10 IE/1 ml.
- **Substanzklasse:** Uterotonikum.
- **Wirkungsmechanismus:** Bindung an Oxytocin-Rezeptoren des Uterus und der Brustdrüse.
- **Wirkungen:** Erhöhung des Uterustonus, Auslösung rhythmischer Wehen, Verstärkung von Frequenz und Amplitude der Wehen v. a. bei hohen Östrogenkonzentrationen, Stimulation des Milchflusses, schwach antidiuretisch.
- **Unerwünschte Wirkungen:**
  - Hypertone oder hyperaktive Wehen bis zum „Tetanus uteri", Gefährdung des Feten oder Uterusruptur, Kopfschmerzen, Übelkeit, Erbrechen, Hyponatriämie.
  - *Selten:* Hypotonie, Hypertonie, Tachykardie, Herzminutenvolumen ↑.
  - *Einzelfälle:* Anaphylaktischer Schock, Krampfanfälle, Herzrhythmusstörungen.
- **Klinische Anwendung in der Intensivmedizin:** Atonische Blutung nach Geburt und Kürettage.
- **Kontraindikationen:** Schwere Schwangerschaftstoxikose, Lageanomalien, mechanisches Geburtshindernis, Krampfwehen, drohende Uterusruptur, vorzeitige Plazentalösung, pathologisches CTG, Myom-Enukleation, Metroplastik.
- **Wirkungsverlauf:** WB sofort i. v., WM < 20 min i. v., WD 20 – 60 min i. v.
- **Pharmakokinetik:** VD 0,3 l/kg, Metabolisierung in Leber, Niere und laktierender Mamma überwiegend durch das in der Schwangerschaft gebildete Enzym Oxitocinase, Ausscheidung der pharmakologisch inaktiven Metabolite hauptsächlich über die Niere, HWZ 2 – 10 min.
- **Dosierung:** Bei starker postpartaler Blutung 5 IE langsam i. v., ggf. anschließend 20 IE in 500 ml NaCl 0,9 % langsam infundieren, bis der Uterus gut kontrahiert ist.
- **Besonderheiten, Bemerkungen:**
  - Bei gleichzeitiger Halothan-Narkose verstärkter RR-Abfall.
  - Bei Anzeichen von Überdosierung langsamer infundieren bzw. Infusionsstopp, ggf. Tokolyse.

Pancuronium (s. S. 149)

Paracetamol (s. S. 137)

Penicilline (s. S. 246)

Phenobarbital

- **Präparate (Beispiel):** Luminal 200 mg/1 ml.
- **Substanzklasse:** Antiepileptikum, Barbiturat.
- **Wirkungsmechanismus:** Hemmung der neuronalen Transmitterfreisetzung, Membranstabilisierung, ansonsten siehe Methohexital S. 692.
- **Wirkungen:** Antikonvulsiv, ansonsten siehe Methohexital S. 692.
- **Klinische Anwendung:** Grand-mal-Serie oder Grand-mal-Status: Medikament der 2. Wahl, wenn Phenytoin, Diazepam oder Clonazepam erfolglos.
- **Unerwünschte Wirkungen:**
  - Herzinsuffizienz, Obstipation.
  - *Häufig:* Benommenheit, Schwindelgefühl, Verwirrtheit.
  - *Selten:* Übelkeit, Erbrechen, Oberbauchbeschwerden.

- *Nach Langzeittherapie:* Megaloblastenanämie, Osteopathie, erhöhte Blutungsneigung, Kreislaufstörungen (Kollaps).

➤ **Kontraindikationen:** Akute Alkohol-, Schlafmittel- und Schmerzmittelvergiftung.

➤ **Wirkungsverlauf:** WB 5 min i.v., WM 20 – 60 min i.v., 3 – 5 h i.m., 6 – 18 h p.o.,

➤ **Pharmakokinetik:** BV 80 – 100%, VD 0,66 – 0,88 l/kg (Erwachsene), 0,56 – 0,97 l/kg (Kinder), PB 40 – 60%; Elimination von ca. 25 – 70% unverändert renal (höherer Anteil bei alkalischem Urin und Polyurie), Rest wird durch Monooxigenasen hepatisch metabolisiert, HWZ 60 – 150 h.

➤ **Dosierung:**
- 200 – 400 mg langsam über mindestens 5 min i.v. oder i.m., ggf. 2 – 3mal nach jeweils 60 min wiederholen.
- *Perfusor:* 0,2 – 0,4 mg/kg KG/h, z.B. 400 mg auf 50 ml NaCl 0,9% (8 mg/ml) → Laufrate 1,5 – 3 ml/h bei 60 kg KG.
- *Maximale Tagesdosis:* 800 mg/d.
- *Langzeittherapie:* 100 – 300 – 400 mg p.o.

➤ **Besonderheiten/Bemerkungen:**
- *Cave:* bei schweren Herzmuskelschäden, schweren Leber- und Nierenfunktionsstörungen und bei akuter hepatischer Porphyrie.
- *Wirkungsverstärkung* durch Valproinsäure.
- *Bei Langzeitanwendung* von Barbituraten → Induktion mikrosomaler Enzyme der Leber mit Beschleunigung des Metabolismus von Kortikosteroiden, Phenytoin, Digitoxin und Cumarinderivaten.
- Wegen möglicher Beeinflußung des Knochenstoffwechsels sind regelmäßige Kontrollen angezeigt.
- ***Therapeutische Plasmakonzentration:*** 15 – 40 mg/l.

Phenprocoumon

➤ **Präparate (Beispiel):** Marcumar 3 mg/Tbl.

➤ **Substanzklasse:** Antikoagulans.

➤ **Wirkungsmechanismus:** Hemmung der enzymatischen Reduktion des Vitamin-K-2,3-Epoxides zum aktiven Vitamin K.

➤ **Wirkungen:** Verminderte Bildung von aktiven Gerinnungsfaktoren (II, VII, IX, X) und von Protein C und S in der Leber.

➤ **Klinische Anwendung:** Behandlung und Prophylaxe von Thrombose und Embolie.

➤ **Unerwünschte Wirkungen:**
- *Häufig:* Blutungen wie Mikrohämaturie und Zahnfleischbluten.
- *Gelegentlich:* Nasenbluten, Hämatome nach Verletzungen und Blutungen aus dem Magen-Darm-Trakt, Hepatitiden.
- *Selten:* Lebensbedrohliche Blutungen; Übelkeit, Appetitlosigkeit, Erbrechen, Diarrhö, Exanthem.
- *In Einzelfällen:* Je nach Ort und Ausdehnung der Blutung kann es auch zu Dauerschäden kommen, Hautnekrosen, Leberparenchymschäden.

➤ **Kontraindikationen:** Hämorrhagische Diathesen, schwere Leberparenchymerkrankungen, schwere Thrombozytopenie; fixierte und behandlungsrefraktäre Hypertonie (> 200/105 mm Hg); V.a. oder bekannte Läsion des Gefäßsystems z.B. Ulzera in Magen-Darm-Bereich, Apoplexie, Traumen oder chirurgische Eingriffe am ZNS, Retinopathien mit Blutungsrisiko, Hirnarterienaneurysma, floride Endocarditis lenta, Perikarditis; kavernöse Lungentuberkulose; nach urologischen Operationen solange Makrohämaturie besteht.

- **Wirkungsverlauf:** WB 8 – 12 h, WM 1 – 5 d, WD 2 – 10 d.
- **Pharmakokinetik:** BV 100 %, VD 0,12 l/kg, PB 99 %, überwiegende Metabolisierung in der Leber, Ausscheidung 15 % unverändert renal, geringe Mengen biliär, HWZ 6 – 7 d.
- **Dosierung:** Je nach gewünschtem INR oder Quick (Ziel-INR 2,0 – 4,5 o. Ziel-Quick 15 – 30 %), erste Bestimmung *vor* Therapie; am 1. Tag 12 – 18 mg, am 2. Tag 6 – 12 mg, am 3. Tag Kontrolle, Erhaltungsdosis i.d.R. 1,5 – 4,5 mg.
- **Besonderheiten, Bemerkungen:**
  - *Wirkungsabschwächung* durch Barbiturate, Phenytoin, Carbamazepin, Rifampicin, Colestyramin.
  - *Wirkungsverstärkung* bei gleichzeitiger Anwendung von Lokalanästhetika, ASS, Antibiotika (via Vitamin-K-Mangel infolge Zerstörung der gastrointestinalen Flora), Disulfiram, Allopurinol, anabole Steroide, Phenylbutazon.
  - Therapiebeginn überlappend zur Heparintherapie durchführen.
  - Regelmäßige INR- bzw. Quick-Kontrollen durchführen.

  Antidot: PPSB (s. S. 191), Vitamin K.

Phenytoin

- **Präparate (Beispiel):** Phenhydan 250 mg/5 ml.
- **Substanzklasse:** Antiepileptikum, Klasse-I-b-Antiarrhythmikum.
- **Wirkungsmechanismus:** Bindung an spezifische Rezeptoren der neuronalen Zellmembran → Hemmung von Na^+-Kanälen → Erschwerung der Ausbreitung des elektrischen Potentials entlang des Axons, durch Hyperpolarisation stabilisierender Effekt auf Membranen zentraler und peripherer Nerven.
- **Wirkungen:** Hemmung der Ausbreitung von Krampfpotentialen in Großhirnrinde, antikonvulsiv, antiarrhythmisch.
- **Klinische Anwendung:**
  - Status epilepticus, Anfallserien.
  - Prophylaxe von Krampfanfällen bei neurochirurgischen Eingriffen.
  - Schwerwiegende symptomatische ventrikuläre tachykarde Herzrhythmusstörungen bei Digitalisintoxikation.
  - Tic-douloureux bei Trigeminusneuralgie.
- **Unerwünschte Wirkungen:**
  - Gingivahyperplasie, Osteopathie, morbilliformes Exanthem, Einschränkung des Reaktionsvermögens, Schlafstörungen, Libidoverlust, Nystagmus, Fingertremor, Diplopie, Schwindel, Ataxie, Verschlechterung von Herz- und Ateminsuffizienz, Alopezie, Chloasmen, Hypertrichose, Lupus-like-Syndrom, megaloblastäre Anämie, hämolytische Anämie.
  - *Selten:* Asystolie, AV-Block, Unterdrückung des Kammerersatzrhythmus, Polyneuropathie.
  - *In Einzelfällen*: Kammerflimmern, schwere allergische Reaktionen.

  Cave: Bei schneller i. v. Injektion kann es zu RR-Abfall und bedrohlichen Herzrhythmusstörungen kommen!
- **Kontraindikationen:** SA-, AV-Block II. und III. Grades; Sick-Sinus-Syndrom; vorbestehende schwere Schädigung der Blutzellen und des Knochenmarks.
- **Wirkungsverlauf:** WB einige min i. v., WM 1 – 2 h i. v., WD 10 – 15 h i. v.
- **Pharmakokinetik:** BV 90 %, VD 0,5 – 0,7 l/kg, PB > 90 %, extensive Metabolisierung (Hydroxylierung) in der Leber, nur 5 % werden unverändert renal eliminiert, 15 % der Substanz werden via Faeces ausgeschieden, HWZ dosisabhängig 7 – 60 h.

- **Dosierung:**
  - *Status epilepticus:* 250 mg über 10 min i. v., anschließend Dauerinfusion mit 750 mg über 6 h. Bei mangelndem Erfolg der Initialdosis kann die Dosis bis auf 20 mg/kg KG gesteigert werden.
  - *Maximaldosis:* 1500 mg/d.
  - *Prophylaxe von Krampfanfällen:* 3 × 125 mg p. o. oder i. v.
  - *Herzrhythmusstörungen:* 125 mg über 5 min i. v., Wiederholung nach 30 min, Maximaldosis 750 mg/d.
- **Besonderheiten, Bemerkungen:**
  - *Cave:*
    - Nur unter fortlaufender Überwachung von RR, EKG und neurologischem Status injizieren!
    - Nicht innerhalb der ersten drei Monate nach Myokardinfarkt oder bei eingeschränkter Herzleistung (EF < 35 %)!
    - Nicht mischen mit anderen Pharmaka (Phenytoin ist stark alkalisch)!
  - *Erhöhung der Phenytoinplasmakonzentrationen* durch Benzodiazepine, Allopurinol, Amiodaron, NSAR, α-Blocker, Cimetidin, Heparin, Omeprazol, Sulfonamide, trizyklische Antidepressiva.
  - *Verkürzung der HWZ* von Phenobarbital, Carbamazepin, Ciclosporin A, Glukokortikoiden, Herzglykosiden, Doxycyclin, Furosemid, Levodopa, Östrogenen, oralen Antikoagulantien, Paracetamol, Sulfonylharnstoffen, Theophyllin, Verapamil, Vitamin D_3.
  - *Bei chronischen Lebererkrankungen* ist die Ausscheidung von Phenytoin verzögert → Dosisanpassung!
  - *Bei Niereninsuffizienz* ist die PB herabgesetzt, wodurch die Elimination beschleunigt sein kann.
  - Aufgrund der nicht-lineraren Kinetik sollte die Dosis um nicht mehr als 25 – 50 mg/d alle 2 Wochen erhöht werden.
  - Regelmäßige Kontrolle der Plasmakonzentrationen →
  - ***Therapeutische Plasmakonzentration:*** 5 – 20 μg/ml.

Physostigmin

- **Präparate (Beispiel):** Anticholium 2 mg/5 ml.
- **Substanzklasse:** Parasympathomimetikum, Antidot.
- **Wirkung, -smechanismus:** Cholinerg, reversible Hemmung der Cholinesterase.
- **Klinische Anwendung:** Zentrales anticholinerges Syndrom; zentrale anticholinerge Symptomatik bei Intoxikationen.
- **Unerwünschte Wirkungen:**
  - Bei schneller i. v.-Injektion oder Überdosierung Krampfanfall, Übelkeit, Erbrechen, Diarrhö, Hypersalivation, Bradykardie, cholinerge Krise.
  - Allergie, evtl. anaphylaktischer Schock, Asthmaanfall.
- **Kontraindikationen:** Mechanischer Ileus oder mechanischer Harnverhalt.
- **Wirkungsverlauf:** WB 2 min i. v., WM 5 min i. v., WD 20 – 45 min.
- **Pharmakokinetik:** BV 80 %, VD 0,7 l/kg, hydrolytische Spaltung durch Cholinesterasen (Leber, Serum), HWZ 12 – 40 min.
- **Dosierung:**
  - *Zentrales anticholinerges Syndrom:* Initial 0,04 mg/kg KG langsam i. v. bis max. 2 mg. Wiederholung bei Bedarf mit 0,02 mg/kg KG nach 30 – 90 min oder Perfusor mit 6 mg über 3 h.

- *Zentrale anticholinerge Symptomatik bei Intoxikationen:* 2–6 mg langsam i.v., anschließend Dauerinfusion mit 2–3 mg/h.
- *Maximaldosis:* 12 mg/d.

➤ **Besonderheiten, Bemerkungen:**

Cave: Nicht anwenden bei Asthma bronchiale, Diabetes mellitus und koronaren Herzerkrankungen!
- Applikation unter EKG- und RR-Kontrolle.
- Nebenwirkungen sind durch Atropin in halber Dosierung des Physostigmins aufhebbar.
- Enthält Sulfit.

Antidot: Atropin.

Piperacillin (s. S. 247)

Pirenzepin

➤ **Präparate (Beispiel):** Gastrozepin Injektionslösung 10 mg/2 ml.

➤ **Substanzklasse:** Magen-Darm-Mittel; spezifischer Magensekretionshemmer.

➤ **Wirkungsmechanismus:** Kompetitive Blockade vorwiegend von muscarin-1-Acetylcholinrezeptoren, bindet nur mit niedriger Affinitätskonstante an m_2-Rezeptoren des Herzens und der glatten Muskulatur.

➤ **Wirkungen:** Hemmung der basalen und stimulierten Magensäuresekretion.

➤ **Klinische Anwendung:**
- Prophylaxe streßbedingter Schleimhautläsionen im oberen Gastrointestinaltrakt.
- Unterstützende Maßnahmen bei Blutungen aus Erosionen oder Ulzerationen in Magen und Duodenum.

➤ **Unerwünschte Wirkungen:**
- Appetitanregung, Mundtrockenheit.
- *Gelegentlich:* Beeinträchtigung des Nahsehens, Durchfall, Obstipation, Kopfschmerzen.
- *In Einzelfällen:* Allergische Hautreaktionen, anaphylaktische Schocksymptomatik, nach i.v.-Gabe Herzfrequenzanstieg.

➤ **Kontraindikationen:** Keine bekannt.

➤ **Wirkungsverlauf:** Maximale Plasmakonzentrationen 20 min nach i.m.-Gabe.

➤ **Pharmakokinetik:** BV ca. 25–30 %, VD 0,2 l/kg, PB 12 %, Ausscheidung unverändert über Niere und Galle, HWZ 11 h.

➤ **Dosierung:**
- 10 mg alle 12 h i.m. o. langsam i.v. bis Therapie p.o. möglich (i.d.R. 2–3 d).
- *Maximaldosis:* 20 mg alle 8 h.

➤ **Besonderheiten, Bemerkungen:**
- Eine Anhebung des Magensaft pH über 3,5 kann nach 3–7 d v.a bei Intensivpatienten zu einer Besiedlung des Mageninhalts mit gramnegativen Keimen führen.
- *Bei Überdosierung:* Neostigmin.

Piritramid

➤ **Präparate (Beispiel):** Dipidolor 15 mg/2 ml.

➤ **Substanzklasse:** Analgetikum, Opioid.

➤ **Wirkung, -smechanismus:** Analgetisch, sedierend, antitussiv. Agonistische Wirkung überwiegend an μ-Opiat-Rezeptoren.

➤ **Klinische Anwendung:** Starke und sehr starke akute und chronische Schmerzen.

- **Unerwünschte Wirkungen:**
  - Atemdepression, Bronchospasmus.
  - Bradykardie, RR-Abfall (bei rascher i.v.-Gabe).
  - Übelkeit, Erbrechen, Obstipation, Harnverhalt, Tonuszunahme des Sphincter oddi.
  - Miosis.
- **Kontraindikationen:** Störungen des Atemzentrums oder der Atemfunktion.
- **Wirkungsverlauf:** WB 1 – 5 min i.v., 10 – 15 min i.m., WM 0,5 – 1 h i.m., WD 6 h i.m.
- **Pharmakokinetik:** VD 4,7 l/kg, PB 94,5%, extensive Metabolisierung in der Leber, Ausscheidung der Metaboliten renal und via faeces, nur 1,4% werden unverändert renal eliminiert, HWZ 8 h.
- **Dosierung:** 0,1 – 0,15 mg/kg KG i.v. bzw. 0,2 – 0,4 mg/kg KG i.m., ggf. alle 6 – 8 h wiederholen.
- **Besonderheiten, Bemerkungen:**
  - Kann die Wirkung von Pancuronium und Vercuronium verstärken.
  - MAO-Hemmer 10 d vorher absetzen.
  - Langwirkendes Opiat, vorwiegend zur postoperativen Schmerztherapie.
  - *Vergleich mit Morphin:*
    - Atemdepression in äquianalgetischer Dosis vergleichbar.
    - Stärker sedierend.
    - Verursacht weniger Übelkeit und Erbrechen.
    - Wirkt kaum euphorisierend.
    - Relative Wirkstärke: 0,7.

Antagonist: Naloxon.

PPSB (s. S. 191)

Prednisolon

- **Präparate (Beispiel):** Solu-Decortin 7,5/37,4/74,7/186,7/747,0 mg Trockensubstanz.
- **Substanzklasse:** Glukokortikoid.
- **Wirkung, -smechanismus:** Siehe Dexamethason S. 664.
- **Klinische Anwendung:**
  - Anaphylaktischer Schock, anaphylaktoide Reaktionen.
  - Reizgasinhalation.
  - Nachbehandlung bei Organtransplantationen.
  - Akute Nebennierenrindeninsuffizienz.
  - Entzündliche Autoaggressionserkrankungen wie Kollagenosen, rheumatoide Arthritis, Colitis ulcerosa, Morbus Crohn, Vaskulitiden, Autoimmunhepatitiden.
  - Chronisch obstruktive Lungenerkrankung, Asthma bronchiale.
  - Tumorhyperkalzämie.
  - Nephrotisches Syndrom.
- **Unerwünschte Wirkungen, Kontraindikationen:** s. Dexamethason S. 664.
- **Wirkungsverlauf:** WM (max. biologischer Effekt) 2 – 8 h i.v., WD 12 – 36 h.
- **Pharmakokinetik:** BV 100%, VD 1 l/kg, PB 70 – 90% (in niedrigen Konzentrationen überwiegend an Transcortin, in höheren Konzentrationen Zunahme der Bindung an Albumin), Inaktivierung hepatisch und extrahepatisch durch Reduktion der Doppelbindung, renale Elimination der wasserlöslichen Verbindungen nach hepatischer Glukuronidierung und Sulfatierung, HWZ 3 h, biol. HWZ 18 – 36 h.

- **Dosierung:**
  - *Anaphylaktischer Schock:* 1 g i. v.
  - *Lungenödem nach Reizgasinhalation:* Initial 1 g i. v., evtl. nach 6, 12, 24 h wiederholen, dann ausschleichen mit 150 mg/24 h für 2 d, 75 mg/24 h für 2 d, etc.
  - *Status asthmaticus:* Initial 100 – 500 mg i. v., 6-stündlich wiederholen, dann ausschleichen bis zur Erhaltungsdosis.
- **Besonderheiten, Bemerkungen:**
  - *Cave:* Eine schwere Hypertonie/Herzinsuffizienz kann negativ beeinflußt werden!
  - Die Wirkung von Glukokortikoiden wird durch Barbiturate, Rifampicin und Phenytoin vermindert.
  - Östrogene können die Wirkungen von Glukokortikoiden verstärken.
  - Glukokortikoide erhöhen das Risiko für streßbedingte oder durch NSAR induzierte Ulzera.
  - Nicht mischen mit anderen Pharmaka!
  - Bei Dosen > 7,5 mg über 3 – 4 d sollte ausschleichend therapiert werden.
  - Glukokortikoide Wirkungsstärke: 4 – 5.
  - Mineralkortikoide Wirkungsstärke: 0,8.

Promethazin

- **Präparate (Beispiel):** Atosil 50 mg/2 ml, 25 mg Filmtablette, Sirup.
- **Substanzklasse:** Phenothiazin-Derivat, Psychopharmakon, Antihistaminikum.
- **Wirkungsmechanismus:** Blockierung von β-, H_1- und Muskarin-Rezeptoren.
- **Wirkungen:** Sedierend, antiemetisch, antiallergisch, bronchodilatatorisch, vernachlässigbar neuroleptisch.
- **Klinische Anwendung:**
  - Sedierung bei Unruhezuständen.
  - Prämedikation.
  - Zur antiemetischen Behandlung.
- **Unerwünschte Wirkungen:**
  - *Gelegentlich:* Magen-Darm-Störungen, Miktionsstörungen, Sekretionsstörungen der Speichel- und Schweißdrüsen, vermehrter Tränenfluß, Durstgefühl, Akkomodationsstörungen, Hautreaktionen, Photosensibilisierung, Störungen der Hämatopoese, Bradykardie, Tachykardie, RR-Abfall, Erregungsleitungsstörungen, Provokation zerebraler Krampfanfälle.
  - *Sehr selten:* Auslösung eines Glaukomanfalls, allergische Reaktionen, Cholestase.
  - *In Einzelfällen:* Dyskinesien, Thrombosen, malignes neuroleptisches Syndrom, Agranulozytose.
- **Kontraindikationen:** Kinder < 2 Jahre; symptomatische Prostatahypertrophie; Engwinkelglaukom, akute Alkohol-, Schlafmittel-, Analgetika-, und Psychopharmaka-Intoxikation, Kreislaufschock oder Koma.
- **Wirkungsverlauf:** WB 2 – 5 min i. v., WM < 2 h i. v., WD 4 – 6 h i. v.
- **Pharmakokinetik:** BV 25 %, VD 10 – 16 l/kg, PB 90 %, extensive Metabolisierung in der Leber, der Hauptmetabolit hat keine H_1-antagonistische Wirkung, Elimination der Metabolite über Galle und Niere; HWZ 7 – 14 h.
- **Dosierung:** *p. o.:* 1 – 3 × 1 – 2 Tbl./d; 1 – 3 × 5 – 25 Tropfen/d; 1 – 3 × 1 – 3 Teelöffel Sirup/d; *i. m.:* 1 – 3 × 50 mg/d (nur in Ausnahmen 1 – 3 × 25 mg langsam i. v.).

- **Besonderheiten, Bemerkungen:**
  Cave: Nicht bei kardialer Vorschädigung!
  - Promethazin-induzierte Hypotension → *Noradrenalin* ist Mittel der Wahl.
  - Keine Dosisanpassung bei Niereninsuffizienz!
  - Im Senium eher niedriger dosieren.
  - Mögliche Erhöhung der Krampfbereitschaft kann Dosisanpassung von Antiepileptika erforderlich machen.
  - Paradoxe Reaktionen sind bei älteren Patienten (Dehydratationen) und Kindern möglich.
  - Keine s.c.- oder i.a.-Applikation wegen Gefahr von Nekrosen und Gangrän.

Propafenon

- **Präparate (Beispiel):** Rytmonorm 70 mg/20 ml.
- **Substanzklasse:** Klasse I c-Antiarrhythmikum.
- **Wirkungsmechanismus:** Frequenzabhängige Hemmung des schnellen Natriumeinstroms in die Herzmuskelzelle (Phase 0 des Aktionspotentials).
- **Wirkungen:** Negativ inotrop, Verlangsamung der anterograden und retrograden Erregungsleitung sowohl supra- als auch intraventrikulär, β-blockierende Wirkung.
- **Klinische Anwendung:**
  - Symptomatische supraventrikuläre Tachykardien, wie bei AV-junktionale-Tachkardien, WPW-Syndrom, paroxysmalem Vorhofflimmern.
  - Schwerwiegende symptomatische Kammertachykardien.
- **Unerwünschte Wirkungen:**
  - Bradykardie, Kammertachykardie, SA-, AV- oder intraventrikulärer Block.
  - *Gelegentlich:* RR-Abfall, Übelkeit, Erbrechen, Magen-Darm-Störungen, bitterer Geschmack, Parästhesien, Sehstörungen.
  - *Selten:* Bronchialobstruktion, Kopfschmerzen, Cholestase.
  - *Sehr selten:* Kammerflattern- oder flimmern.
  - *In Einzelfällen:* Leukozytopenie, Thrombozytopenie, Granulozytopenie, Agranulozytose.
- **Kontraindikationen:** Schwere Herzinsuffizienz, Hypotonie oder Bradykardie, SA- oder AV- Block II. und III. Grades, Sick-Sinus-Syndrom, QT-Syndrom, Elektrolytstörungen, schwere obstruktive Lungenerkrankungen, Myasthenia gravis, asymptomatische Rhythmusstörungen, nicht lebensbedrohliche Arrhythmien bei EF < 35%, innerhalb der ersten drei Monate nach Myokardinfarkt.
- **Wirkungsverlauf:** WB 30 – 60 min p.o., WD 1 – 3 h p.o.
- **Pharmakokinetik:** BV 50% bei Einmalgabe bzw. 100% unter steady-state Bedingungen, VD 1,1 – 3,6 l/kg, PB 85 – 95%, Abbau über zwei aktive Metabolite mit nachfolgender Ausscheidung über Niere (38%) und Faeces (58%), HWZ 2,8 – 11 h (bis 17 h bei langsamen Metabolisierern).
- **Dosierung:**
  - *i. v.:* 0,5 – 1(– 2)mg/kg KG i. v. über 3 – 5 min unter EKG-Kontrolle, Wiederholung frühestens nach 90 – 120 min.
  - *p.o.:* 3 × 150 mg (bis zu 3 × 300 mg).
  - Dosissteigerung erst nach 3 – 4 d.
  - Therapieabbruch bei QRS-Verlängerung > 20%.
- **Besonderheiten/Bemerkungen:**
  Cave:
  - Bei Patienten mit Herzschrittmachern kann die Pacing- und Sensingschwelle verändert werden.

  - Bei Patienten mit obstruktiven Lungenerkrankungen kann Propafenon aufgrund der β-Blocker Wirkung einen akuten Bronchospasmus auslösen.
  - Nicht mischen mit NaCl 0,9%! (Nur mit Glukose 5%).
- *Wirkungsverstärkung* durch Cimetidin und Chinidin.
- *Verminderung der Propafenonplasmaspiegel* duch Phenobarbital und Rifampicin.
- *Erhöhung der Plasmakonzentration* von Propranolol, Metoprolol, Ciclosporin, Digoxin, Theophyllin.
- 90% der Bevölkerung unserer Breitengrade sind schnelle Metabolisierer.
- Möglichst keine Kombination mit Substanzen mit starker Leitungsblockierung, z. B. Antiarrhythmika der Klasse I a und III.
- Dosisanpassung bei chronischen Lebererkrankungen.

Therapeutische Plasmakonzentration: 100 – 1500 μg/l

Propofol

- **Präparate (Beispiel):** Klimofol 200 mg/20 ml, Disoprivan 1% 200 mg/20 ml, 500 mg/50 ml, Disoprivan 2% 1000 mg/50 ml.
- **Substanzklasse:** Injektionsnarkotikum.
- **Wirkungsmechanismus:** GABA-Wirkung ↑ am GABA-Rezeptor.
- **Wirkungen:** Mit steigender Konzentration zunehmende Hemmung der neuronalen Aktivität im ZNS → Sedation, Hypnose.
- **Klinische Anwendung:** Narkoseeinleitung und -aufrechterhaltung.
- **Unerwünschte Wirkungen:**
  - RR-Abfall (Vasodilatation), Atemdepression.
  - *Häufig:* Exzitationssymptome (Spontanbewegungen, Muskelzuckungen).
  - *Gelegentlich:* Bradykardien bis Asystolie, Husten.
  - *Selten:* Anaphylaxie, Übelkeit, Erbrechen, Kopfschmerzen, epileptiforme Anfälle (bis 6 h postoperativ), schmerzhafte Venenreizung.
  - *In Einzelfällen:* Lungenödem.
- **Kontraindikationen:** Für Kinder < 3 Jahre nicht zugelassen!
- **Wirkungsverlauf:** WB 30 – 45 sek, WM 1 min, WD 5 – 10 min, Wirkverlust durch Abfall der Plasmakonzentration bei Umverteilung in periphere Kompartimente.
- **Pharmakokinetik:** VD 60 l/kg, PB 98%, renale Elimination nach fast vollständiger hepatischer Konjugation an Glukuron- oder Schwefelsäure, weniger als 2% unverändert mit den Faeces, HWZ 2 h.
- **Dosierung:**
  - *Narkoseeinleitung:* 1,5 – 2,5 mg/kg KG i. v.
    Narkosefortführung: 6 – 10 mg/kg KG/h i. v.
  - *Langzeitsedierung:* 1 – 4 mg/kg KG/h i. v. (*cave:* maximal 7 Tage!); 500 mg/50 ml mit LR 7 – 28 ml/h.
- **Besonderheiten, Bemerkungen:**
  - 1 ml Disoprivan 1% enthält 0,1 g Fett.
  - Dosisreduktion bei Myokardinsuffizienz, alten Patienten und Hypovolämie.
  - Keine Dosisreduktion bei Leber- oder Niereninsuffizienz notwendig.
  - Nicht mit anderen Injektionslösungen oder Infusionslösungen mischen.
  - Keine Analgesie, keine Histaminliberation.
  - Angenehme Einschlafphase und sehr rasches komplettes Aufwachen.

Protamin (s. S. 218)

44.4 Pharmakotherapie: Einzelne Wirkstoffe

Pyridostigmin

- **Präparate (Beispiel):** Mestinon 25 mg/5 ml.
- **Substanzklasse:** Cholinesterasehemmer.
- **Wirkung, -smechanismus:** Siehe Neostigmin S. 701.
- **Klinische Anwendung:**
  - Antagonisierung von nicht depolarisierenden Muskelrelaxanzien.
  - Darmatonie, atonische Obstipation, Meteorismus, Harnverhaltung.
  - Paralytischer Ileus.
  - Myasthenie.
- **Unerwünschte Wirkungen, Kontraindikationen:** Siehe Neostigmin S. 701.
- **Wirkungsverlauf:** WB 2–5 min i.v., < 15 min i.m., WM 15 min i.v./i.m., WD 90 min i.v., 2–4 h i.m.
- **Pharmakokinetik:** VD 1,4 l/kg, Metabolisierung in der Leber, Ausscheidung zu 80–90% renal, 50% als unveränderter Wirkstoff, zu 7% via Faeces, HWZ 1,5 h i.v., 3,3 h p.o.
- **Dosierung:**
  - *Aufhebung der Wirkung nicht depolarisierender Muskelrelaxanzien:* 100–300 µg/kg KG je nach Blocktiefe mit 0,5 mg Atropin (10–30 µg/kg KG) als Mischung langsam i.v.; *Maximaldosis:* 20 mg.
  - *Darmatonie, atonische Obstipation, Meteorismus, Harnverhalt:* 0,2–0,4 mg i.m. alle 4 h.
  - *Myasthenia gravis:* 2–5 mg s.c. oder i.m. täglich.
- **Besonderheiten, Bemerkungen:**
  - *Cave:* Bei Thyreotoxikose, Ulcus ventriculi, dekompensierter Herzinsuffizienz, Myokardinfarkt, Bradykardie, Diabetes mellitus, nach Magen-Darm-Operationen.
  - Weitere siehe Neostigmin S. 701.

Ranitidin

- **Präparate (Beispiel):** Zantic 50 mg/5 ml, 150/300 mg Filmtablette.
- **Substanzklasse:** H_2-Rezeptor-Antagonist.
- **Wirkungsmechanismus:** Kompetition mit Histamin am H_2-Rezeptor.
- **Wirkungen:** Hemmung der histaminvermittelten Magensäuresekretion, zytoprotektiver Effekt auf Magen- und Duodenalschleimhaut.
- **Klinische Anwendung:**
  - Ulcus duodeni, Ulcus ventriculi.
  - Zollinger-Ellison-Syndrom.
  - Peptische Refluxösophagitis.
  - Prophylaxe und Therapie streßbedingter Schleimhautläsionen im oberen Gastrointestinaltrakt.
  - Therapie anaphylaktischer/anaphylaktoider Reaktionen in Kombination mit H_1-Rezeptor-Antagonisten.
- **Unerwünschte Wirkungen:**
  - *Gelegentlich:* Kopfschmerzen, reversible Transaminasenanstiege, Cholestase, Diarrhö, Obstipation, Hautausschlag.
  - *Selten:* Juckreiz, Müdigkeit, Schwindel, Übelkeit, Hepatitis.
  - *Sehr selten:* Arthralgie, Myalgie, Tachykardie, Bradykardie, Asystolie, AV-Block.
  - *Vereinzelt:* Erythema multiforme, Verwirrtheitszustände, akute Überempfindlichkeitsreaktionen, Laryngospasmus, Leuko-, Neutro- ,Thrombo- oder Panzytopenie, Agranulozytose, aplastische Anämie.

- **Kontraindikationen:** Akute Porphyrie.
- **Wirkungsverlauf:** WB 15 min i.v., 1 h p.o., WM 1–2 h i.v., 2–3 h p.o., WD 6–8 h i.v., 8–12 h p.o.
- **Pharmakokinetik:** BV 50%, VD ca. 1–2 l/kg, PB 10–19%, geringe Metabolisierung, Ausscheidung nach i.v. Gabe zu 70–80%, nach oraler Gabe zu 30–50% unverändert renal, HWZ 2–3 h i.v.
- **Dosierung:**
  - *Narkosevorbereitung:* 50 mg langsam i.v. 1 h präoperativ.
  - *Refluxösophagitis, Ulzera:* 1–2 × 300 mg p.o., 4 × 50 mg/d i.v.
  - *Ulkusprophylaxe:* 150 mg/d p.o., 2–3 × 50 mg/d i.v.
- **Besonderheiten, Bemerkungen:**
  - Verlangsamte Elimination von Benzodiazepinen, Phenytoin, Glibenclamid (nicht so ausgeprägt wie bei Cimetidin).
  - Abschwächung der antimykotischen Wirkung von Ketoconazol.
  - Bei Krea-Clearance < 50 ml/min liegt die maximale Tagesdosis bei 150 mg.
  - Bei schwerer Leberinsuffizienz nimmt die orale Bioverfügbarkeit um etwa 20% zu, eine Dosisreduktion ist im allgemeinen nicht erforderlich.
  - Nicht mischen mit fruktosehaltigen Lösungen.
  - Bei zu schneller Injektion kann es zu Übelkeit und Erbrechen kommen.
  - Eine Anhebung des Magensaft-pH über 3,5 kann nach 3–7 d besonders bei Intensivpatienten zu einer Besiedlung des Mageninhalts mit gramnegativen Keimen führen.
  - 4fach höhere Potenz als Cimetidin.

Reteplase

- **Präparat:** Rapilysin 10 IE/Ampulle.
- **Substanzklasse:** Fibrinolytikum, Thrombolytikum.
- **Wirkungsmechanismus:** Reteplase ist eine gentechnische hergestellte Variante des humanen Gewebsplasminogen-Aktivators. Wirkungsmechanismus: siehe Alteplas S. 652.
- **Wirkungen:** Fibrinolyse in und auf Thromben/Emboli.
- **Klinische Anwendung:** Thrombolyse bei Myokardinfarkt.
- **Unerwünschte Wirkungen:** Generalisierte Blutungsneigung, allergische Reaktien.
- **Kontraindikationen:** siehe Alteplas S. 652.
- **Wirkungsverlauf:** Wiedereröffnung verschlossener Gefäße meist innerhalb von 60–90 min.
- **Pharmakokinetik:** HWZ 13–16 min.
- **Dosierung:** 10 Einheiten als Initialbolus langsam i.v., dann erneuter Bolus von 10 Einheiten i.v. 30 min später. Gleichzeitig Standardtherapie mit Heparin und Acetylsalicylsäure.

Rifampicin (s. S. 255)

Ringer-Laktat (s. S. 182)

Rocuronium (s. S. 149)

rt-PA (s. S. 652)

44.4 Pharmakotherapie: Einzelne Wirkstoffe

Salbutamol

- **Präparate (Beispiel):** Sultanol Dosier-Aerosol 0,1 mg/Sprühstoß, Salbulair 0,5 Injektionslösung (0,5 mg/1 ml-Amp); Salbulair Infusionskonzentrat (5 mg/5 ml-Amp.); Sultanol Fertiginhalat 1,25 mg/Amp.
- **Substanzklasse:** β_2-Sympathomimetikum, Bronchospasmolytikum.
- **Wirkungsmechanismus:** Adrenerge Stimulation von β_2-Rezeptoren, in hohen Dosen auch β_1-agonistisch; Aktivierung der Adenylatzyklase, Anreicherung von zyklischem 3,5-Adenosinmonophosphat (c-AMP).
- **Wirkungen:** Bronchodilatation, Tokolyse, Vasodilatation, Steigerung der Glykogenolyse und Lipolyse, verstärkte mukoziliäre Clearance.
- **Klinische Anwendung:** Chronisch obstruktive Atemwegserkrankungen, Asthma bronchiale, Bronchospasmus.
- **Unerwünschte Wirkungen** (überwiegend dosisabhängig):
  - Tremor, Palpitationen, Tachykardie, RR-Abfall, Unruhe, Kopfdruck, Muskelkrämpfe, Übelkeit, Schlafstörungen, Hypokaliämie.
  - Paradoxer Abfall des pO_2 um ca. 10% durch Zunahme der Ventilation-Perfusions-Inhomogenität möglich.
  - *Selten:* Angina pectoris, Herzrhythmusstörungen bis hin zum Kammerflimmern, Hyperglykämie.
- **Kontraindikationen:** Akuter Herzinfarkt, hypertroph obstruktive Kardiomyopathie; Hyperthyreose.
- **Wirkungsverlauf:** WB 5 – 15 min per inhalationem, 15 – 60 min p. o., WM 30 – 60 min per inhalationem, 1 – 3 h p. o., WD 3 – 4 h per inhalationem, 6 – 8 h p. o.
- **Pharmakokinetik:** BV 40%, VD 3,4 l/kg, PB 10%, Ausscheidung fast ausschließlich renal, teils unverändert (zu 20% nach oraler Einnahme, zu 50 – 60% nach i. v.-Gabe), teils nach hepatischer Sulfatierung, HWZ 2,7 – 5 h.
- **Dosierung:**
  - *i. v.:* Langsam 0,1 – 0,2 ml, frühestens nach 15 min wiederholen.
  - *Perfusor:* 5 – 25 µg/min.
  - *s. c.:* 0,25 mg, frühestens nach 15 min wiederholen, sonst alle 4 h.
  - *per inhalationem:* 2 – 4 × täglich 1 – 2 Sprühstöße bzw. 3 – 4 × täglich 1 Ampulle Fertiginhalat.
- **Besonderheiten, Bemerkungen:**
  - Wirkungsabschwächung bei gleichzeitiger Gabe von β-Blockern oder Sulfonylharnstoffen.
  - Eine Salbutamol-bedingte Hypokaliämie kann durch Diuretika verstärkt werden.
  - Bei hyperthyreoter Stoffwechsellage können die Symptome der Schilddrüsenüberfunktion verstärkt werden.
  - Bei Kombination mit Theophyllin größere Gefahr von Herzrhythmusstörungen.

Sotalol

- **Präparate (Beispiel):** Sotalex i. v. 40 mg/4 ml.
- **Substanzklasse:** Antiarrhythmikum der Klassen II/III, β-Rezeptorenblocker.
- **Wirkungsmechanismus:** β-Rezeptorenblocker ohne ISA und ohne Organspezifität, Verminderung der sympathoadrenergen Stimulation des Herzens durch Kompetition mit Katecholaminen an $ß_1$- und $ß_2$-Rezeptoren, Verlängerung des monophasischen Aktionspotentials und der Refraktärzeit im Arbeits-Myokard, Suppression der Reninsekretion.

- **Wirkungen:** Negativ inotrop/chronotrop/dromotrop, antiarrhythmisch, antihypertensiv.
- **Klinische Anwendung:**
  - Symptomatische tachykarde supraventrikuläre Herzrhythmusstörungen wie z. B. AV-junktionale Tachykardien, supraventrikuläre Tachykardien bei WPW-Syndrom oder paroxsymales Vorhofflimmern.
  - Schwerwiegende symptomatische ventrikuläre tachykarde Herzrhythmusstörungen.
- **Unerwünschte Wirkungen:**
  - Bradykardie, RR-Abfall, proarrhythmische Wirkungen, ventrikuläre Tachyarrhythmien, Torsades-de-pointes, atrioventrikuläre Überleitungsstörungen, Progression einer Herzinsuffizienz, Benommenheit, Müdigkeit, Schwindel, Alpträume, Bronchospasmus.
  - *Gelegentlich:* Kribbeln, Kältegefühl an den Gliedmaßen, bei Patienten mit asymptomatischer arterieller Verschlußkrankheit kann eine Claudicatio intermittens verursacht werden, Impotenz, Magen-Darm-Beschwerden.
  - *Selten:* Muskelschwäche, Muskelkrämpfe.
  - *In wenigen Fällen:* Vorübergehende Sinuspause.
  - *In Einzelfällen:* Synkopen, Psoriasis, psoriasiforme Exantheme, veränderte Leberfunktionswerte, Hepatitis, Thrombozytopenie, Leukozytopenie, Überempfindlichkeitsreaktionen.
- **Kontraindikationen:** Sick-Sinus-Syndrom, Sinusbradykardie, SA-Block, AV-Block II.-III. Grades, vorbestehende QT-Verlängerung; manifeste Herzinsuffizienz, kardiogener Schock, frischer Herzinfarkt; obstruktive Atemwegserkrankungen; Ketoazidose, metabolische Azidose; Allergie gegen Sotalol oder Sulfonamide.
- **Wirkungsverlauf:** WB 1 h p. o., WM 2 – 4 h p. o., WD 12 – 18 h p. o.
- **Pharmakokinetik:** BV 90 %, VD 1,6 – 2,4 l/kg, PB 0 %, Ausscheidung zu 90 % unverändert renal, HWZ 15 h (7 – 18 h).
- **Dosierung:** *Initial:* 20 mg i. v. über 5 min; nach 20 min evtl. weitere 20 mg; *Maximaldosis:* 1,5 mg/kg KG.
- **Besonderheiten, Bemerkungen:**
  - *Cave:* bei Patienten mit Durchblutungsstörungen oder einer Psoriasis in der Eigen- oder Familienanamnese.
  - *Bei Niereninsuffizienz* muß die Dosis, das Therapieintervall oder beides entsprechend der GFR sowie unter Berücksichtigung der klinischen Wirksamkeit angepaßt werden.
  - Kann die Wirkung von curareartigen Muskelrelaxantien verstärken.
  - Verstärkung der negativ inotropen Wirkung u. a. durch Narkotika, Antiarrhythmika der Klasse I, Verapamil, Diltiazem.
  - Die gleichzeitige Gabe von Chlorpromazin kann zum Anstieg der Plasmakonzentrationen beider Substanzen führen.
  - Kann die Warnsymptome einer Hypoglykämie maskieren.

Streptokinase

- **Präparate (Beispiel):** Kabikinase, Streptase, Streptokinase Braun 100 000 IE, 250 000 IE, 750 000 IE, 1 500 000 IE Trockensubstanz pro Flasche.
- **Substanzklasse:** Fibrinolytikum, Thrombolytikum.
- **Wirkungsmechanismus:** Bildung eines Aktivator-Komplexes mit Plasminogen → Spaltung/Aktivierung von Plasminogen zu Plasmin (indirekte 2-Phasen-Aktivierung). Plasmin spaltet Fibrin und Fibrinogen, die prokoagulatorischen Faktoren V und VIII und den Fibrinolyse-Inhibitor alpha-2-Antiplasmin.

- **Wirkungen:** Fibrinolyse in und auf Thromben/Emboli, antikoagulatorische Wirkung durch Spaltprodukte von Fibrin und Fibrinogen, Abnahme der Plasmaviskosität.
- **Klinische Anwendung:** Thrombolyse bei Myokardinfarkt, Lungenembolie, tiefe Venenthrombose, arterielle Gefäßverschlüsse.
- **Unerwünschte Wirkungen:** Generalisierte Blutungsneigung, allergische Reaktionen.
- **Kontraindikationen:** s. Alteplas S. 652. Zusätzlich: Streptokokkeninfekt oder Therapie mit Streptokinase in den letzten Monaten.
- **Wirkungsverlauf:** Wiedereröffnung verschlossener Gefäße meist innerhalb von 20 – 120 min.
- **Pharmakokinetik:** HWZ 23 – 29 min.
- **Dosierung:**
  - *Myokardinfarkt:* 1,5 Mio. IE i. v. über 60 min.
  - *Lungenembolie:* 1,5 Mio. IE i. v. über 30 min, danach 1,5 Mio. IE über 120 min, anschließend Heparinperfusor.
  - *Tiefe Beinvenenthrombose:* 250 000 IE i. v. über 30 min, dann 100 000 IE/h für bis zu 6 d.
- **Besonderheiten/Bemerkungen:**
  - Anaphylaktoide und febrile Reaktionen sind unter Streptokinasetherapie keine Rarität → *Therapie:* Glukokortikoide, Antipyretika, in schweren Fällen Abbruch der Therapie.
  - Nach Infektionen mit β-hämolysierenden Streptokokken oder nach vorausgegangener Streptokinase-Therapie muß mit einer verringerten Wirkung durch Antikörper gegen Streptokinase gerechnet werden. Die Antikörperkonzentration ist nach 7 – 10 Tagen maximal und sinkt dann über mehrere Monate wieder ab → Streptokinasetherapie über nicht mehr als 6 Tage, erneute Zufuhr nicht vor 6 – 12 Monaten.

Succinylcholin (s. S. 150)

Sufentanil

- **Präparate (Beispiel):** Sufenta 0,25 mg/5 ml.
- **Substanzklasse:** i. v.-Narkosemittel, Opiatanalgetikum.
- **Wirkung, -smechanismus:** Analgetisch, sedierend. Agonistische Wirkung überwiegend an μ-Opiat-Rezeptoren.
- **Klinische Anwendung:**
  - Anästhesie in Kombination mit endotrachealer Intubation und Beatmung.
  - Analgetische Komponente in Kombinationsnarkosen.
  - Analgosedierung.
- **Unerwünschte Wirkungen:**
  - Atemdepression, Apnoe.
  - Bradykardie, RR-Abfall.
  - Miosis, Euphorie.
  - Übelkeit, Erbrechen, Juckreiz.
  - Obstipationsneigung, Tonuszunahme des Sphincter oddi.
  - Thoraxrigidität, Rigidität der Skelettmuskulatur, Myoklonie.
  - *Selten:* Laryngospasmus, allergische Reaktionen, Asystolie.
- **Kontraindikationen:** Akute hepatische Porphyrie; Krankheitszustände, bei denen eine Dämpfung des Atemzentrums vermieden werden muß.

- **Wirkungsverlauf:** WB 1–3 min i.v., WM 4 min i.v., WD 20–45 min i.v.
- **Pharmakokinetik:** VD 2,9 l/kg, PB 92%, extensive Biotransformation in Leber und Dünndarm, nur 2% werden unverändert renal eliminiert, HWZ 2–5 h.
- **Dosierung:**
  - *Kombinationsnarkose:* Einleitung 0,5–1,0 μg/kg KG i.v.; Erhaltungsdosis 0,15–0,7 μg/kg KG nach Klinik.
  - *Monoanästhesie:* Einleitung 7–20 μg/kg KG i.v., Erhaltung 0,35–1,4 μg/kg KG nach Klinik.
  - *Analgosedierung:* 0,75–1,0 μg/kg KG/h (beatmete Patienten) bzw. 0,25–0,35 μg/kg KG/h (unter Spontanatmung).
- **Besonderheiten, Bemerkungen:**
  - Signifikante Änderungen der Pharmakokinetik bei Leber- und Niereninsuffizienz konnten nicht nachgewiesen werden.
  - Bei älteren Patienten ist eine Dosisreduktion empfehlenswert.
  - Kurzwirkendes Opiat mit starker sedierender Komponente und vergleichsweise geringen hämodynamischen Nebenwirkungen.
  - Keine Immunsupression, Hämolyse oder Histaminfreisetzung.
  - Relative Wirkstärke: 1000–1500.

  Antagonist: Naloxon (s. S. 699).

Sulbactam (s. S. 246)

Teicoplanin (s. S. 253)

Terbutalin

- **Präparate (Beispiel):** Bricanyl 0,5 mg/1 ml.
- **Substanzklasse:** β-Sympathomimetikum, Bronchospasmolytika.
- **Wirkungsmechanismus:** Adrenerge Stimulation von β_2-Rezeptoren, in hohen Dosen auch β_1-agonistisch; Aktivierung der Adenylatzyklase, Anreicherung von zyklischem 3,5-Adenosinmonophosphat (c-AMP).
- **Wirkungen:** Erschlaffung der glatten Muskulatur in den Bronchien und Blutgefäßen, Relaxation der Uterusmuskulatur, Hemmung der Freisetzung von Mediatoren aus den Mastzellen, Steigerung der mukoziliären Clearance im Bronchialsystem, positiv inotroper und chronotroper Effekt.
- **Unerwünschte Wirkungen:**
  - *Häufig:* Feinschlägiger Tremor, Hypokaliämie.
  - *Gelegentlich:* Palpitationen, Unruhe, Tachykardie.
  - *Selten:* Miktionsstörungen, RR-Schwankungen, Hyperglykämie.
  - *Sehr selten:* Allergische Hautreaktionen, Gesichtsödem, Thrombopenie.
  - *In Einzelfällen:* Pektanginöse Beschwerden, ventrikuläre Extrasystolen.
  - *In höheren Dosierungen:* Zunahme vor allem der kardiovaskulären Nebenwirkungen durch β_1-Agonismus.
- **Klinische Anwendung:** Akute und chronisch obstruktive Atemwegserkrankungen.
- **Kontraindikationen:** Hypertroph obstruktive Kardiomyopathie; Tachyarrhythmie; Thyreotoxikose.
- **Wirkungsverlauf:** WB 5–15 min s.c., WM 30 min s.c., WD 3–4 h s.c.
- **Pharmakokinetik:** VD 1 l/kg, PB 25%, Sulfatierung und Glukuronidierung in der Leber, Ausscheidung renal, HWZ 3–4 h.
- **Dosierung:** 0,25 mg s.c. bis zu 4mal/d; *maximale Einzeldosis:* 0,5 mg s.c.

- **Besonderheiten, Bemerkungen:**
  Cave:
  - Bei schwerer Hyperthyreose, Phäochromozytom, frischem Herzinfarkt, schwerer KHK, Myokarditis.
  - Bei hochdosierter Anwendung sowie bei gleichzeitiger Verabreichung von Diuretika, Laxantien oder Digitalis Elektrolytkontrolle (Hypokaliämie!)
  - Erhöhte Arrhythmiegefahr in Kombination mit volatilen Anästhetika.
  - Verstärkter RR-Abfall in Kombination mit vasodilatierenden Narkotika.
  - Erhöhte Gefahr von Arrhythmie und Tachykardie durch gleichzeitige Gabe von Methylxanthinen, Anticholinergika, MAO-Hemmern und trizyklischen Antidepressiva.
  - Gefahr von Lungenödem in Kombination mit negativ inotropen Medikamenten.
  - Zur i.v.-Applikation nicht zugelassen.

Tetrazykline (s. S. 254)

Theodrenalin/Cafedrin

- **Präparate (Beispiel):** Akrinor 200 mg Cafedrin + 10 mg Theodrenalin/2 ml.
- **Substanzklasse:** Antihypotonikum.
- **Wirkungsmechanismus:** Stimulation der β-Rezeptoren.
- **Wirkungen:** Mobilisierung von Blutreserven aus dem kapazitiven Venensystem, positiv inotrop, langanhaltender RR-Anstieg ohne Zunahme des peripheren Widerstandes.
- **Klinische Anwendung:** Primäre und sekundäre Hypotonie; orthostatische Kreislaufregulationsstörungen.
- **Unerwünschte Wirkungen:** Palpitationen, Tachykardie, Stenokardie; ventrikuläre Rhythmusstörungen.
- **Kontraindikationen:** Hypertonie, Mitralstenose, Engwinkelglaukom, Thyreotoxikose, Phäochromozytom, Prostataadenom mit Restharnbildung.
- **Wirkungsverlauf:** WB sofort i.v., 5–10 min i.m., 30–45 min p.o., WM 3–5 min i.v., 10–15 min i.m., 60–75 min p.o., WD 1–4 h i.v., 3–6 h i.m., ca. 6 h p.o.
- **Pharmakokinetik:** BV 30%, Hauptmetabolit ist Norephedrin, nach oraler Verabreichung werden 7% unverändertes Cafedrin und ca. 40% der verabreichten Dosis als Norephedrin wiedergefunden, HWZ 1 h.
- **Dosierung:** In akuten Situationen ¼–1 Amp. i.v. über mindestens 2 min verabreichen (→ Ampulle mit 8 ml NaCl 0,9% auf 10 ml aufziehen und hiervon initial 2–4 ml injizieren).
- **Besonderheiten, Bemerkungen:**
  Cave: Bei schwerer KHK können pektanginöse Beschwerden verstärkt werden.
  - Halothan erhöht die Gefahr von Rhythmusstörungen.
  - MAO-Hemmer 14 Tage vorher absetzen.
  - Bei Hypotonie durch Volumenmangel nicht indiziert!
  - Enthält Sulfit.

  Antidot: β-Blocker.

Theophyllin

- **Präparate (Beispiel):** Bronchoparat 200 mg/10 ml.
- **Substanzklasse:** Methylxanthin, Broncholytikum.
- **Wirkungsmechanismus:** Im therapeutischen Bereich Antagonismus an Adenosin-Rezeptoren und Hemmung der Phosphodiesterase mit Anstieg von cAMP, Freisetzung endogener Katecholamine, Mobilisierung intrazellulären Kalziums.

- **Wirkungen:**
  - Relaxation der glatten Bronchialmuskulatur und der Pulmonalgefäße, Steigerung der mukoziliären Clearance.
  - Hemmung der Freisetzung von Mediatoren aus Mastzellen und Abschwächung der provozierten Bronchokonstriktion, Verstärkung der Zwerchfellkontraktion, direkte Stimulation des medullären Atemzentrums.
  - Gefäßdilatation, Relaxation der glatten Muskulatur von Gallenblase und Gastro-Intestinaltrakt, Inhibierung der Kontraktilität des Uterus.
  - Steigerung der Diurese.
  - Positiv inotrop und chronotrop.
  - Zentral stimulierend (koffeinartige Wirkung).
- **Klinische Anwendung:** Chronisch obstruktive Atemwegserkrankungen; Asthma bronchiale; zentrales Atemanaleptikum.
- **Unerwünschte Wirkungen:**
  - Kopfschmerzen, Erregungszustände, Tremor, Unruhe, Schlaflosigkeit.
  - Tachykardie, Tachypnoe, Arrythmie, Palpitationen, RR-Abfall.
  - Übelkeit, Erbrechen, Magenschmerzen, Durchfall.
  - Hypokaliämie, Hyperglykämie, Hyperurikämie, Anstieg von Serum-Kalzium und Kreatinin.
  - Bei Plasmaspiegeln > 20 µg/ml verstärkt toxische Nebenwirkungen wie Krampfanfälle, plötzlicher RR-Abfall, ventrikuläre Arrhythmien, schwere Magen-Darm-Erscheinungen bis zu intestinalen Blutungen (durch gesteigerte gastrale Säureproduktion).
  - Durch die Trägersubstanz Ethylendiamin selten Urtikaria, Bronchospasmus, Lymphadenopathie und Fieber.
- **Kontraindikationen:** Keine absoluten Kontraindikationen.
- **Wirkungsverlauf:** WB wenige min i. v., 15 – 30 min. p. o.
- **Pharmakokinetik:** BV 95 %, VD 0,3 – 0,7 l/kg, PB 60 %, fast vollständige hepatische Metabolisierung zu teilweise aktiven Metaboliten (3-Methylxanthin), nur 7 – 13 % werden unverändert renal eliminiert; *HWZ* 3,6 – 12,8 h, hohe interindividuelle Variabilität, *verkürzt* bei Rauchern (ca. 3 h) sowie bei gleichzeitiger Einnahme von Enzyminduktoren (s. u.), *verlängert* bei Leberzirrhose, schwerer Herzinsuffizienz, Cor pulmonale und Influenza-B-Infektion.
- **Dosierung:**
  - Idealerweise anhand der Theophyllin-Plasmakonzentration (s. u.) sowie des therapeutischen Effekts.
  - Orale Erhaltungsdosis in der Regel 11 – 13 mg/kg KG (Idealgewicht).
  - *Im Notfall:*
    - 2,5 – 3 mg/kg KG i. v. über 20 – 30 min bei Vorbehandlung mit Theophyllin.
    - 4,0 – 4,6 mg/kg i. v. über 20 – 30 min ohne Vorbehandlung mit Theophyllin.
    - *Perfusor:* 0,2 – 0,8 mg/kg KG/h (200 mg/10 ml + 40 ml NaCl 0,9 %; LR 4 – 14 ml/h).
- **Besonderheiten, Bemerkungen:**
  - ***Cave:*** Keine schnelle i. v.-Injektion! → Gefahr von plötzlichem RR-Abfall, Synkope und Asystolie.
  - *Vorsicht bei* instabiler Angina pectoris, Neigung zu tachykarden Arrhythmien, schwerem Bluthochdruck, hypertroph obstruktiver Kardiomyopathie, Hyperthyreose, epileptischem Anfallsleiden, Ulcus duodeni und ventriculi, schweren Leber- und Nierenfunktionsstörungen, Porphyrie.

- *Verzögerter Abbau bei gleichzeitiger Therapie* mit Gyrasehemmern, Makrolid-Antibiotika, Verapamil, Diltiazem, Cimetidin, Ranitidin, Allupurinol, Propranolol, Interferon, Kontrazeptiva.
- *Beschleunigter Abbau bei* Rauchern, Schnellmetabolisierern und bei Begleitmedikation mit Phenobarbital, Carbamazepin, Phenytoin, Rifampicin.
- Halothan erhöht die Gefahr von Rhythmusstörungen.
- Die Wirkung von Diazepam wird durch Theophyllin abgeschwächt.
- Dosierung erfolgt nach Idealkörpergewicht, da Theophyllin nicht vom Fettgewebe aufgenommen wird.
- Keine Dosisanpassung bei Niereninsuffizienz notwendig.
- Bei Leberzirrhose, Cor pulmonale, dekompensierter Linksherzinsuffizienz kann eine Dosisreduktion von 50% notwendig werden.
- Bei Patienten > 60 Jahre ist die Theophyllin-Clearance durchschnittlich um 30% vermindert (initiale Dosis 400 mg/d).
- Bei i. v.-Theophyllingabe ist die Konzentrationsbestimmung basal, 1, 12 und 24 h nach Beginn der Infusion zu empfehlen.
- Im steady-state therapeutisches Drug-Monitoring alle 3 Monate, bei Infekten sofort.
- Kann im Notfall auch oral sowie über den Tubus gegeben werden.

Therapeutische Plasmakonzentration: 8 – 20 μg/ml.

Thiamazol (s. S. 415)

Thiamin (s. S. 209, 612)

Thiopental

- **Präparate (Beispiel):** Trapanal 0,5 g/2,5 g Durchstechflasche.
- **Substanzklasse:** Injektionsnarkotikum, Thiobarbiturat.
- **Wirkung, -mechanismus:** Siehe Methohexital S. 680.
- **Klinische Anwendung:** Narkoseeinleitung; Sedierung.
- **Unerwünschte Wirkungen:**
  - Vasodilatation, venöses Pooling, negativ inotrop, RR-Abfall (dosisabhängig).
  - Ventrikuläre Extrasystolen, Reflextachykardie.
  - Dosisabhängige Atemdepression bis hin zur Apnoe.
  - Übelkeit, Erbrechen, Krampfanfall, Schüttelfrost, Singultus.
  - Motorische Unruhe (Husten, Schluckauf, Muskelbewegungen).
  - *Selten:* Anaphylaxie.
  - *Bei niedriger Dosierung:* Hyperreagibilität der Atemwege möglich (Husten, Laryngospasmus, Bronchspasmus), Histaminliberation.
- **Kontraindikationen:** Status asthmaticus, schwere obstruktive Lungenerkrankung; latente oder manifeste Porphyrie.
- **Wirkungsverlauf:** WB 10 – 20 sek i. v., WM 30 – 40 sek, WD 5 – 15 min, kurze WD durch Umverteilung aus dem ZNS in Skelettmuskulatur und Fettgewebe.
- **Pharmakokinetik:** VD 2,5 l/kg, PB 50 – 80%, überwiegend renale Elimination nach fast vollständiger hepatischer Oxidation, HWZ 9 – 12 h (bei Schwangeren bis zu 260 h).
- **Dosierung:**
  - *Narkoseeinleitung:* 2 – 10 mg/kg KG i. v.
  - *Dauersedierung* 2 – 3 mg/kg KG/h (Anpassung nach Wirkung).
- **Besonderheiten, Bemerkungen:**

  Cave: Nicht intraarteriell oder extravasal injizieren – Gefahr der Gewebsnekrose!

- In der Intensivmedizin nur bei Spezialindikationen, z. B. Hirndruckproblematik, Grand-mal-Status.
- *Die kurzzeitige Anwendung* von Barbituraten zur Narkoseeinleitung führt meist zu keiner klinisch relevanten Induktion mikrosomaler Enzyme.
- *Die Langzeitanwendung* von Barbituraten führt zu einer Induktion mikrosomaler Enzyme der Leber mit Beschleunigung des Metabolismus von Kortikosteroiden, Phenytoin, Digitoxin, Cumarinderivaten.
- *Bei repetetiver oder Langzeit-Applikation* deutliche Zunahme der WD (durch Aufsättigung peripherer Speicherkompartimente); nach Langzeitinfusion verzögertes Erwachen (bis zu Tagen nach Infusionsende).
- Nicht mischen mit Ringer-Laktat, Atropin, Succinylcholin.
- Keine ausreichende Reflexdämpfung zur Intubation (→ Kombination mit Opioid und/oder Relaxans erforderlich!)
- Dosisreduktion bei schlechtem Allgemeinzustand, hohem Alter, Hypovolämie, eingeschränkter kardialer Reserve, Ileus, Hypoproteinämie.
- Paradoxe Reaktionen bei älteren Patienten möglich.
- Keine Analgesie, in geringen Dosierungen ggf. sogar Hyperalgesie.

Ticlopidin

- **Präparate (Beispiel):** Ticlyd, Platigren.
- **Substanzklasse:** Thrombozytenaggregationshemmer.
- **Wirkungsmechanismus**: Ticlopidin behindert die ADP-induzierte Bindung von Fibrinogen an spezifischen Rezeptoren der Thrombozytenmembran und hemmt so die die Plättchenadhäsion und die Interaktion zwischen Thrombozyten.
- **Wirkungen:** Irreversible Hemmung der Thrombozytenaggregation, Verbesserung der Blutviskosität, Verminderung der Fibrinogenkonzentration
- **Klinische Anwendung:** Prävention erneuter thromboembolischer Ereignisse nach Herzinfarkt oder Hirninfarkt bei Unverträglichkeit oder unzureichender Wirkung von Acetylsalicylsäure.
- **Unerwünschte Wirkungen:** Blutbildveränderungen, Neutropenie, Blutungen, gastrointestinale Störungen, Allergien, Leberfunktionsstörungen, Thrombotisch-thrombozytopenische Purpura. (→ Blutbild-Kontrolle 1×/Wo.)
- **Kontraindikationen:** Neutropenie, Gerinnungsstörungen, Magen-Darm-Ulzera, intrakranielle Blutungen, Schwangerschaft.
- **Wirkungsverlauf:** WB innerhalb von 24 – 48 h, WM nach 5 – 6 d, WD nach Therapieende 72 h und länger, komplette Normalisierung der thrombozytären Funktion dauert 1 – 2 Wochen (Neubildung funktionsfähiger Thrombozyten).
- **Pharmakokinetik:** Ausgeprägte Metabolisierung (z.T. pharmakologisch aktive Metaboliten) mit anschließender renaler und biliärer Ausscheidung der Metaboliten, HWZ 8 – 12 h nach Einzeldosis und bis zu über 90 h nach Dauertherapie.
- **Dosierung:** 2 × 250 mg/d p. o.

Tobramycin (s. S. 250)

Tramadol

- **Präparate (Beispiel):** Tramal 50 mg/1 ml, 100 mg/2 ml.
- **Substanzklasse:** Opioidanalgetikum.
- **Wirkung, -smechanismus:** Analgetisch. Bindung an zerebrale und spinale μ-, κ- und δ-Opiatrezeptoren, Hemmung der Wiederaufnahme von Noradrenalin und Serotonin.

- **Klinische Anwendung:** Mäßige starke bis starke Schmerzen.
- **Unerwünschte Wirkungen:**
  - *Häufig:* Schwindelgefühl, Benommenheit, Müdigkeit, Kopfschmerzen, Übelkeit, Erbrechen, Obstipation, Mundtrockenheit, Schwitzen.
  - *Selten*: Euphorie.
  - *Sehr selten:* Zerebrale Krampfanfälle, Palpitationen.
  - *In Einzelfällen:* Anaphylaktoide Reaktionen.
- **Kontraindikationen:** Akute Alkohol-, Schlafmittel-, Analgetika-, Psychopharmakaintoxikation.
- **Wirkungsverlauf:** WB 5 – 10 min p. o. (Tropfen), WM 0,5 – 1 h p. o., WD 3 – 7 h p. o.
- **Pharmakokinetik:** BV 65 %, VD 3 l/kg, PB 20 %, überwiegende Metabolisierung in der Leber wobei ein pharmakologisch wirksamer Metabolit (O-demethyl-Tramadol) entsteht, etwa 30 % werden unverändert renal eliminiert, HWZ 6 h.
- **Dosierung:**
  - *Einzeldosis:* 50 – 100 mg langsam i. v./p. o./s. c./rektal bzw. 0,7 mg/kg KG.
  - *Tageshöchstdosis:* ca. 400 mg bzw. 5,6 mg/kg KG.
- **Besonderheiten, Bemerkungen:**
  - ***Cave:*** Bei Abhängigkeit, erhöhtem Hirndruck, Störungen des Atemzentrums oder der Atemfunktion.
  - Nicht mischen mit Diclofenac, Indometacin, Phenylbutazon, Diazepam, Flunitrazepam.
  - Wirkungsverstärkung durch MAO-Hemmer.
  - Bei einer Krea-Clearance < 30 ml/min sollte das Dosisintervall bei einer Dauertherapie 12 h betragen und Gesamttagesdosen von 200 mg nicht überschritten werden.
  - Für Patienten mit schwerer Leberinsuffizienz wird eine Dosierung von 50 mg/12 h zur längerfristigen Therapie empfohlen.
  - In therapeutischen Dosen keine relevante Atemdepression.
  - Tramadol führt zu keiner Druckerhöhung im Pankreas-Gallengangssystem.
  - Reduktion von Übelkeit und Erbrechen durch langsame Injektion; ggf. vorher Gabe eines Antiemetikums (z. B. 10 mg Metoclopramid).
  - Ggf. zusätzliche Gabe eines peripheren Analgetikums sinnvoll.
  - Relative Wirkstärke: 0,05.
  - Enthält Parabene.
  - ***Antidot der Atemdepression:*** Naloxon (S. 687).

Trimethoprim/Sufamethoxazol s. S. 254.

Trometamol, THAM, Tris-Puffer

- **Präparate (Beispiel):** Tris 36,34 % 60 mmol (7,27 g)/20 ml.
- **Substanzklasse:** Lösung zur Korrektur des Säure-Basen-Haushalts (Azidosen).
- **Wirkungsmechanismus:** Akzeptor von H^+-Ionen → Vermehrung von HCO_3^-, auch intrazellulär als Puffer wirksam.
- **Wirkungen:** Ausgleich einer azidotischen Stoffwechsellage, schwach osmotisch diuretisch, harnalkalisierend, Senkung des pCO_2.
- **Klinische Anwendung:**
  - Metabolische Azidose (insbesondere bei Hypernatriämie).
  - Alkalisierung des Harns bei Intoxikation mit schwachen Säuren (z. B. Barbiturate, Acetylsalicylsäure).
  - Therapierefraktärer erhöhter intrakranieller Druck.

- **Unerwünschte Wirkungen:**
  - Hypoglykämie, passagere Hyperkaliämien mit anschließender Hypokaliämie, Hypotonie, Erbrechen.
  - Reizungen und Entzündungen der Venenwand, Venenspasmen, Thrombophlebitis, Thrombose.
  - Atemdepression (bes. bei hoher Dosierung, rascher Infusion sowie bei Patienten mit chronisch-respiratorischer Azidose).
- **Kontraindikationen:** Alkalose, Anurie, Urämie, Hyperkaliämie.
- **Wirkungsverlauf:** *Azidose:* WB sofort i.v. (intrazellulärer Effekt erst nach Verteilung in alle Kompartimente), WD kurz; *ICP:* WB sofort, WM 60 min.
- **Pharmakokinetik:** VD > Extrazellularraum, keine PB, praktisch keine Metabolisierung, Elimination fast ausschließlich via glomeruläre Filtration in protonierter Form, HWZ 6 h, bei eingeschränkter Nierenfunktion deutlich verlängert.
- **Dosierung:**
  - *Azidose:*
    Formel: Base-excess (in mmol/l) × kg KG ÷ 10 = ml Tris 36,34%.
    - Maximale Infusionsgesschwindigkeit: 1 mmol/kg KG/h.
    - Maximale Tagesdosis: 5 mmol/kg KG.
  - *Hirndruck:* 1 – 2 mmol/kg KG/h bis zu einem maximalen arteriellen pH von 7,6.
- **Besonderheiten, Bemerkungen:**
  Cave: Gewebsnekrosen → streng intravenös verabreichen!
  - Nicht zur Behandlung eines erhöhten ICP zugelassen.
  - Wirkungsverstärkung von Antidiabetika.
  - Beschleunigte Ausscheidung von sauren Medikamenten.
  - Verzögerte renale Ausscheidung von basischen Medikamenten.
  - Genaue Richtlinien zur Dosisanpassung bei Niereninsuffizienz liegen nicht vor (engmaschige Kontrollen der Serum-Elektrolyte, Säure-Basen-Parameter, EKG-Monitoring).
  - Während der Therapie soll die Atemfunktion überwacht werden (die Möglichkeit zur künstlichen Beatmung sollte gegeben sein).
  - Nur verdünnt als Zusatz zu Infusionslösungen verwenden.
  - Aufgrund des des pH-Wertes von 10,2 nicht mit anderen Medikamenten mischen!

Urapidil

- **Präparate (Beispiel):** Ebrantil 25 mg/5 ml, 50 mg/10 ml.
- **Substanzklasse:** α-Rezeptorantagonist, synthetisches Antihypertonikum.
- **Wirkungsmechanismus:** Antagonismus an peripheren postsynaptischen α_1-Rezeptoren, zentraler 5 HT-1 A-Rezeptor Agonismus sowie zentraler α_1-Rezeptor-Antagonismus → Senkung des Sympathikotonus.
- **Wirkungen:** Senkung des systolischen u. diastolischen RR, Verminderung des peripheren Gefäßwiderstandes.
- **Klinische Anwendung:**
  - Hypertensive Notfälle (z. B. krisenhafter RR-Anstieg), schwere bzw. schwerste Formen der Hypertonie, therapieresistente Hypertonie.
  - Kontrollierte RR-Senkung bei Hochdruckpatienten während und/oder nach Operationen.
- **Unerwünschte Wirkungen:**
  - Orthostatische Dysregulation, Palpitationen, Arrhythmien, Stenokardien, Dyspnoe, Kopfschmerzen, Schlafstörungen, Mundtrockenheit, Schwindelgefühl, Übelkeit, Erbrechen, Schweißausbruch, Unruhe, Müdigkeit.

- *Selten:* Juckreiz, Exanthem, verstärkter Harndrang, Harninkontinenz.
- *In seltenen Einzelfällen:* Thrombozytopenie.

- **Kontraindikationen:** Aortenisthmusstenose; arteriovenöser Shunt (außer Dialyse).
- **Wirkungsverlauf:** WB 5 min i.v., WM 60 min i.v., WD 4 – 6 h i.v.
- **Pharmakokinetik:** BV 78%, VD 0,6 – 1,2 l/kg, PB 80%, 50 – 70% des Pharmakons werden in der Leber biotransformiert, nur 10 – 15% werden unverändert renal eliminiert, HWZ 4 – 7 h.
- **Dosierung:**
  - 10 – 50 mg langsam i.v. unter ständiger RR-Kontrolle, ggf. nach 5 – 10 min wiederholen.
  - Perfusor: 2 – 10 µg/kg KG/min.
- **Besonderheiten, Bemerkungen:**
  - Cimetidin erhöht die Plasmakonzentration von Urapidil und kann dessen antihypertensiven Effekt verstärken.
  - Nicht mischen mit alkalischen Lösungen (z. B. $NaHCO_3$, Furosemid).
  - Mischbar mit NaCl 0,9%, Glukoselösung, Ringerlösung, Sterofundin.
  - Nicht länger als 7 d i.v. anwenden!

Urokinase

- **Präparate (Beispiel):** Actosolv, Alphakinase, Corasev, rheotromb, Ukidan, Urokinase (enthalten 10 000 – 1,5 Mio. IE pro Flasche).
- **Substanzklasse:** Fibrinolytikum, Thrombolytikum.
- **Wirkungsmechanismus:** Urokinase spaltet Plasminogen zu Plasmin (direkte Aktivierung). Plasmin spaltet Fibrin und Fibrinogen, die prokoalulatorischen Faktoren V und VIII und den Fibrinolyse-Inhibitor alpha-2-Antiplasmin.
- **Wirkungen:** Fibrinolyse in und auf Thromben/Emboli, antikoagulatorische Wirkung durch Spaltprodukte von Fibrin und Fibrinogen, Abnahme der Plasmaviskosität.
- **Klinische Anwendung:** Thrombolyse bei Myokardinfarkt, Lungenembolie, tiefe Venenthrombose, arterielle Gefäßverschlüsse.
- **Unerwünschte Wirkungen:** Generalisierte Blutungsneigung, allergische Reaktionen.
- **Kontraindikationen**: siehe Alteplas S. 652.
- **Wirkungsverlauf:** Wiedereröffnung verschlossener Gefäße meist innerhalb von 20 – 120 min, WD mehrere Stunden, antikoagulatorische Effekte können bis zu 24 h andauern.
- **Pharmakokinetik:** HWZ 10 – 20 min.
- **Dosierung:**
  - *Myokardinfarkt:* 1,5 Mio. IE als Kurzinfusion, dann weitere 1,5 Mio. IE über 60 min, gleichzeitig Vollheparinisierung.
  - *Lungenembolie:* 1 Mio. IE als Bolus über 10 min, danach 2 Mio. IE über 2 h, gleichzeitig Vollheparinisierung.
  - *Tiefe Beinvenenthrombose:* 500 000 IE i.v. über 20 min, dann 100 000 IE/h für bis zu 14 d.
- **Besonderheiten/Bemerkungen:** Körpereigene Substanz, allergische Reaktionen treten seltener als bei Streptokinase auf.

Vancomycin (s. S. 253)

Vasopressin

- **Präparate (Beispiel):** Pitressin 20 IE/1 ml.
- **Substanzklasse:** Antidiuretisches Hormon der Neurohypophyse.
- **Wirkungsmechanismus:** Aktivierung der Adenylatcyclase des Sammelrohrepithels der Niere, dadurch Erhöhung der Wasserpermeabilität der tubulären Zellwand und gesteigerte Wasserresorption der Nierentubuli.
- **Wirkungen:** Antidiuretisch, Kontraktion der glatten Muskulatur des Darms, der Gallenblase, der abführenden Harnwege, der Blase und des Gefäßsystems; Vasokonstriktion vor allem des Kapillarbereichs von Arteriolen und Venen, Drucksenkung in Vena portae, negativ inotrop.
- **Klinische Anwendung:** Blutungen aus Ösophagusvarizen; Diabetes insipidus centralis (besser Depot-Präparat).
- **Unerwünschte Wirkungen:**
  - Zittern, Schwindel, ausgeprägte Blässe, Aufstoßen, abdominale Krämpfe, Stuhldrang, menstruationsähnliche Uteruskrämpfe, vorübergehender RR-Anstieg, Kopfschmerzen, Allergie.
  - Angina pectoris, übermäßige Wasserretention.
  - *In sehr seltenen Fällen:* Anaphylaxie.
- **Kontraindikationen:** Keine absoluten Kontraindikationen.
- **Wirkungsverlauf:** Antidiuretischer WB sofort, WM 30 – 60 min i. m./s. c., WD 2 – 8 h i. m./s. c., vasopressorische WD 30 – 60 min i. v.
- **Pharmakokinetik:** Schnelle Inaktivierung durch Leber- und Nierenpassage, 5 – 10% werden unverändert im Urin ausgeschieden, HWZ 10 – 35 min.
- **Dosierung:**
  - *Ösophagusvarizen:* 20 IE als Kurzinfusion über 10 – 20 min, ggf. nach 1 – 2 h wiederholen.
  - *Postoperative Darmatonie:* 5 – 10 IE i. m., ggf. nach 3 – 4 h wiederholen.
  - *Diabetes insipidus:* 2 – 3 × 5 – 10 IE s. c./i. m.
- **Besonderheiten, Bemerkungen:**
  - Vorsicht bei Arteriosklerose, Hypertonie, Epilepsie, Migräne, Asthma, Herzinsuffizienz, chronischer Nephritis und Zuständen, bei denen ein Blutdruckanstieg unerwünscht ist.
  - Verstärkung der antidiuretischen Wirkung durch orale Antidiabetika.
  - Nicht unverdünnt i. v. applizieren!
  - Die direkte Wirkung auf kontraktile Elemente kann nicht durch adrenerge Blockade oder Gefäßdenervierung aufgehoben werden.
  - Auf erste Anzeichen einer übermäßigen Wasserretention achten!

Vecuronium (s. S. 150)

Verapamil

- **Präparate (Beispiel):** Isoptin 5 mg/2 ml.
- **Substanzklasse:** Kalziumkanal-Blocker, Antiarrhythmikum Klasse IV.
- **Wirkungsmechanismus:** Hemmende Wirkung auf den langsamen Kalziumeinstrom in die Zelle, v. a. am Myokard und an der glatten Gefäßmuskulatur.
- **Wirkungen:** Verlängerung der Überleitungszeit am AV-Knoten, negativ inotrop, negativ chronotrop, Vasodilatation mit Abnahme des totalen peripheren Widerstandes, antihypertensiv.
- **Klinische Anwendung:**
  - Paroxysmale supraventrikuläre Tachykardie, Vorhofflimmern/Vorhofflattern mit schneller AV-Überleitung (außer bei WPW-Syndrom).

- KHK, instabile Angina pectoris (Crescendo-Angina, Ruheangina).
- Arterielle Hypertonie.
- Hypertroph obstruktive Kardiomyopathie.

➤ **Unerwünschte Wirkungen:**
- AV-Blockierungen, Sinusbradykardie, Sinusstillstand mit Asystolie, periphere Ödeme, arterioläre Dilatation (Flush), Hyperprolaktinämie mit Galaktorrhö.
- *Häufig:* Übelkeit,Völlegefühl, Obstipation.
- *Gelegentlich:* Entwicklung oder Verschlechterung einer Herzinsuffizienz, übermäßiger RR-Abfall, allergische Reaktionen, Kopfschmerzen, Schwindel, Benommenheit, Müdigkeit, Parästhesien, Neuropathie, Tremor, Flush, Hautrötung, Wärmegefühl.
- *Selten:* Bronchospasmus, Palpitationen, Tachykardie, Tinnitus, Erbrechen.
- *Sehr selten:* Muskelschwäche, Muskel- oder Gelenkschmerzen, Purpura.
- *In Einzelfällen:* Ileus, Photodermatismus, Gingivahyperplasie.

➤ **Kontraindikationen:** Herz-Kreislauf-Schock, manifeste Herzinsuffizienz, SA- bzw. AV-Block II. und III. Grades, Sick-Sinus-Syndrom; Vorhofflimmern/-flattern bei gleichzeitigem Vorliegen eines WPW-Syndroms.

➤ **Wirkungsverlauf:** WB 2 – 5 min i. v., 30 min p. o., WM 10 min i. v., 1 – 2 h p. o., WD 30 – 60 min i. v., 3 – 7 h p. o.

➤ **Pharmakokinetik:** BV 10 – 30 %, VD 4 – 7 l/kg, PB 90 %, hepatischer Abbau zu einem schwach wirksamen aktiven Metaboliten (Norverapamil) und inaktiven Metaboliten, die überwiegend renal ausgeschieden werden, nur 3 – 4 % werden unverändert renal eliminiert, HWZ 2 – 7 h (kann bei Langzeittherapie auf bis zu 16 h ansteigen).

➤ **Dosierung:**
- *Initial:* 5 mg i. v. über 2 min, ggf. nach 5 – 10 min wiederholen.
- *Perfusor:* 0,05 – 0,1 mg/kg KG/h; 5 – 10 mg/h (10 Amp. à 5 mg/2 ml + 30 ml NaCl 0,9 %; LR 4 – 7 ml/h).

➤ **Besonderheiten, Bemerkungen:**

Cave:
  - Nicht anwenden bei AV-Block I. Grades, Hypotonie, Bradykardie, Herzinsuffizienz NYHA III/IV, akutem Herzinfarkt, ventrikulären Tachykardien mit breitem QRS-Komplex (> 0,12 sek), progressiver Muskeldystrophie.
  - Kombination mit β-Rezeptorenblocker kann zur Asystolie führen → niemals Verapamil und β-Blocker nacheinander intravenös applizieren!
- Cimetidin erhöht die Plasmakonzentration von Verapamil.
- Enzyminduktoren wie Rifampicin oder Barbiturate können die Verapamil-Plasmakonzentrationen erniedrigen.
- Verapamil erhöht die Plasmakonzentrationen von Digoxin und Digitoxin.
- Wirkungsverstärkung von Antikoagulantien und Thrombozytenaggregationshemmern.
- Bei Patienten mit stark eingeschränkter Leberfunktion (Leberzirrhose) sollte bei i. v.-Gabe die Dosis um 50 % und bei p. o. Gabe um bis zu 80 % reduziert werden.
- Eine Krea-Clearance von < 10 ml/min kann eine Dosisreduktion von 25 – 50 % erfordern.
- Nicht mischen mit alkalischen Lösungen (z. B. $NaHCO_3$, Furosemid).

Zidovudin (s. S. 258)

Formeln

	Abkürzung	Berechnung	Referenzbereich
Allgemeines			
Körperoberfläche (nach Du Bois)	BSA, KOF	KOF (m^2) = Gewicht $(kg)^{0,425}$ × Körpergröße $(cm)^{0,725}$/ 139,2	
Atmung, Ventilation, Oxygenierung			
arterieller Sauerstoffpartialdruck	p_aO_2		70 – 100 mmHg unter FiO_2 = 0,21 (Raumluft)
Sauerstoffsättigung	S_aO_2	$Hb_{oxy} / (Hb_{oxy} + Hb_{desoxy} + Hb_{CO} + Hb_{Cn})$	> 96 %
partielle Sauerstoffsättigung (Pulsoxymetrie)	S_pO_2	$Hb_{oxy} / (Hb_{oxy} + Hb_{desoxy})$	> 96 %
arterieller Sauerstoffgehalt	c_aO_2	$(Hb \times S_aO_2 \times 1{,}36 + p_aO_2 \times 0{,}003)$	20 ml/100 ml; 200 ml/l
gemischtvenöser Sauerstoffpartialdruck	$p_{\bar{v}}O_2$		35 – 40 mmHg
gemischtvenöse Sauerstoffsättigung	$S_{\bar{v}}O_2$		70 – 75 % (unter Raumluft)
gemischtvenöser Sauerstoffgehalt	$c_{\bar{v}}O_2$	$(Hb \times S_vO_2 \times 1{,}36 + p_vO_2 \times 0{,}003)$	15 ml/100 ml; 150 ml/l
pulmonalkapillärer Sauerstoffgehalt	c_cO_2	$(Hb \times S_cO_2 \times 1{,}36 + p_AO_2 \times 0{,}003)$	21 ml/100 ml; 210 ml/l
alveolärer Sauerstoffpartialdruck	p_AO_2	$(p_{atm} - pH_2O) \times FiO_2 - (p_aCO_2 / RQ)$ p_{atm} = atmosphärischer Druck = 760 mmHg pH_2O = Wasserdampfdruck = 47 mmHg	105 mmHg
alveolo-arterielle Sauerstoffdruckdifferenz	$AaDO_2$	$p_AO_2 - paO_2$	bei FiO_2 0,21 < 10 – 12 mmHg
arterio-venöse Sauerstoffgehaltsdifferenz	$a\bar{v}DO_2$	$C_aO_2 - C_vO_2$	5 ml/100 ml; 50 ml/l
Sauerstoffaufnahme, -verbrauch	$\dot{V}O_2$	$a\bar{v}DO_2 \times CO$	250 ml/min

	Abkürzung	Berechnung	Referenzbereich
Sauerstoffangebot	$\dot{Q}O_2$, DO_2	$C_aO_2 \times CO$	1000 ml/min
arterieller CO_2-Partialdruck	p_aCO_2		35 – 45 mmHg
respiratorischer Quotient	RQ	$\dot{V}_{CO_2}/\dot{V}_{O_2}$	0,8
CO_2-Produktion	$\dot{V}_{CO_2}$		200 ml/min
endexpiratorischer CO_2-Partialdruck	$etCO_2$		33 – 44 mmHg
Ventilations-Perfusions-Verhältnis		$\dot{V}_A/\dot{Q}_T$	0,8
alveoläre Ventilation	$\dot{V}_A$	$(V_T - V_D) \times AF$ V_T = Atemzugvolumen V_D = Totraumvolumen	4,2- 4,5 l/min
Hämodynamik			
Blutdruck (systolisch/diastolisch)	BP, AP, SAP, DAP		100 – 140/ 60 – 90 mmHg
arterieller Mitteldruck	MAP	DAP + (SAP-DAP) / 3	70 – 105 mmHg
zentraler Venendruck	ZVD, CVP		2 – 8 mmHg
systemischer Gefäßwiderstand	SVR	(MAP − ZVD/CO) × 80	900 – 1400 dyn × sec × 10^{-5}
pulmonalarterieller Druck (systolisch/diastolisch)	PAP		15 – 30/4 – 12 mmHg
pulmonalarterieller Mitteldruck	$\overline{PAP}$, MPAP		9 – 16 mmHg
pulmonaler Gefäßwiderstand	PVR	$\overline{PAP}$ − PCWP/CO) × 80	150 – 250 dyn × sec × 10^{-5}
pulmonalkapillärer Verschlußdruck	PCWP		5 – 12 mmHg
Herzminutenvolumen	CO, HMV, HZV, $\dot{Q}_T$	Ficksche Gleichung: $\dot{Q}_T = \frac{VO_2}{CaO_2 - C\bar{v}O_2}$	5- 6 l/min
Herzindex	CI	CO/ m^2 Körperoberfläche	2,8 – 4,2 l/min/m^2
Schlagvolumen	SV	CO/HF	60 – 70 ml/Schlag
Ejektionsfraktion	EF	SV/EDV	0,6 – 0,65

	Abkürzung	Berechnung	Referenzbereich
pulmonaler Rechts-Links-Shunt	$\dot{Q}_S/\dot{Q}_T$	$\frac{C_cO_2 - C_aO_2}{C_cO_2 - C_{\bar{v}}O_2}$	2–8%
linksatrialer Druck	LAP		6–12 mmHg
linksventrikuläre Arbeit	LCW	CI × MAP × 0,0144	3,8 ± 0,4 kg × m/m^2
rechtsatrialer Druck	RAP		2–6 mmHg
rechtsventrikuläre Arbeit	RCW	CI × MPAP × 0,0144	0,6 ± 0,06 kg × m/m^2
coronarer Perfusionsdruck	CPP	DAP – PCWP	60–80 mmHg
intrakranieller Druck	ICP		0–15 mmHg
zerebraler Perfusionsdruck	CPP	MAP – ICP	60–90 mmHg
zerebraler O_2-Verbrauch	$CMRO_2$	CBF × $avDO_2$	3–3,5 ml/min × 100 g
zerebraler Blutfluß	CBF		45–50 ml/min × 100 g
Niere			
Clearance	C	Clearance [ml/min] = (U × V)/(P × t) U = Urinkonzentration der Substanz V = Urinvolumen P = Plasmakonzentration der Substanz t = Zeit	
Kreatinin-Clearance (Abschätzung)		$C_{Kreatinin}$ ≈ (150 – Alter) × Körpergewicht [kg]/Serumkreatinin [µmol/l]	95–120 ml/min

Anhang: Formeln und Normalwerte

Normalwerte

	konventionell	SI-Einheit
Serum-Parameter Erwachsene		
Alanin-Aminotransferase s. GPT		
Albumin	3,5 – 5,5 g/dl	35 – 55 g/l
alkalische Phosphatase (AP)	65 – 220 U/l	
Ammoniak	w: 25 – 94 µg/dl m: 19 – 80 µg/dl	w: 15 – 55 µmol/l m: 11 – 48 µmol/l
α-Amylase	< 120 U/l	
Aspartat-Aminotransferase s. GOT		
Bilirubin gesamt	0,2 – 1,1 mg/dl	3,4 – 18,8 µmol/l
Bilirubin direkt	0,05- 0,3 mg/dl	0,9- 5,1 µmol/dl
Blutbild		
Erythrocyten	4,5 – 6,3 × 10^6/mm^3	4,5 – 6,3 × 10^{12}/l
MCV (mittl. Zellvolumen)	85 – 99 $µm^3$	85 – 99 fl
MCH (Hb_E, mittl. Zellhämoglobin)	26 – 32 pg	26 – 32 pg
MCHC (mittl. korpuskuläre Hämoglobin Konz.)	32 – 36 g/dl	320 – 360 g/l
Retikulozyten	7 – 15 pro 10^3 Ery	
Leukozyten, gesamt	4 – 10 × 10^3/mm^3	4 – 10 × 10^9/l
Basophile	0 – 1 %	
Eosinphile	2 – 4 %	
Lymphozyten	24 – 40 %	
Monozyten	2 – 10 %	
Neutrophile, segmentkernige	50 – 70 %	
Neutrophile, stabkernige	3 – 5 %	
Thrombozyten	150 – 440 × 10^3/mm^3	150 – 440 × 10^9/l
Hämatokrit	w: 37 – 47 % m: 42 – 52 %	w: 0,37 – 0,47 m: 0,42 – 0,52
Hämoglobin	w: 12 – 16 g/dl m: 14 – 18 g/dl	w: 120 – 160 g/l w: 140 – 180 g/
CO-Hämoglobin	< 2 % des Hb	
Hämoglobin, freies	< 1 mg/dl	< 10 mg/l
Hämoglobin, glykosiliertes (HbA_{1C})	3,5 – 6 % des Hb	
Methämoglobin	< 1,5 % des Hb	

	konventionell	SI-Einheit
Blutgase, arteriell:		
Basenüberschuß (BE)	± 3 mval/l	± 3 mmol/l
Bikarbonat (St.-Bic.)	21 – 27 mval/l	21 – 27 mmol/l
pCO_2	35 – 45 mmHg	4,67 – 6,00 kPa
pH	7,35 – 7,45	
pO_2	90 – 100 mmHg	12,0 – 13,3 kPa
Calcium, gesamt (Ca^{++})	4,2 – 5,2 mval/l	2,1 – 2,7 mmol/l
Calcium, ionisiert	2,0 – 3,0 mval/l	1,0 – 1,5 mmol/l
Chlorid (Cl^-)	95 – 110 mval/l	95 – 110 mmol/l
Cholesterin	< 220 mg/dl	< 5,7 mmol/l
Cholinesterase	3000- 8000 U/l	
Cortisol (8^{00}., nüchtern)	5 – 25 µg/dl	0,14 – 0,69 µmol/l
Cortisol- Tagesprofil (8^{00},14^{00},19^{00},23^{00} Uhr)	Cortisol (23^{00} Uhr) < ½ × Cortisol (8^{00} Uhr)	
Cortisol, 60 min nach 0,25 mg ACTH (Synacthen®)	↑ auf mind. 2 × Basiswert	
Creatinkinase (CK)	< 80 U/l	
Creatinkinase-Isoenzym MB (CK-MB)	< 6 % der CK	
C-reaktives Protein	< 1 mg/dl	< 10 mg/l
Eisen	w: 60 – 140 µg/dl m: 80 – 150 µg/dl	w: 11 – 25 µmol/l m: 14 – 27 µmol/l
Eiweiß gesamt	6 – 8,4 g/dl	60 – 84 g/l
Eiweißelektrophorese		
Albumin	60 – 735	
α_1 -Globulin	1,5 – 4,0 %	
α_2-Globulin	5 – 9 %	
β-Globulin	7 – 12 %	
γ-Globulin	10 – 18 %	
Elastase, granulozytäre (Tagesmittel aus 2 Werten, gültig 5.-21. Tag (chir. Intensivpatienten))		< 85 µg/l
Folsäure	2 – 14 µg/l	4,5 – 31,7 mmol/l
Ferritin 20 – 50 Jahre		25 – 200 µg/l
Ferritin 65 – 90 Jahre		10 – 650 µg/l

Anhang: Formeln und Normalwerte

	konventionell	SI-Einheit
Gerinnung		
AT III	75 – 100 %	
Einzelfaktoren V-XIII	70 – 100 %	
Fibrinogen	160 – 400 mg/dl	5,9 – 11,8 μmol/l
Fibrin(ogen)-Spaltprodukte:		
D-Dimer	< 500 ng/ml	
FSP-Latex	< 10 μg/ml	
Staphylokokken-Clumping	< 10 μg/ml	
partielle Thromboplastinzeit (PTT)	26 – 40 s	
Reptilasezeit	< 20 s	
Thrombinkoagulasezeit	< 22 s	
Thrombinzeit (TZ)	15 – 22 s	
Thromboplastinzeit (Quick)	70 – 100 %	
Thromboplastinzeit (INR) (International Normalized Ratio)	1,25 – 1,0	
Gamma-Glutamyltranspeptidase (γGT)	w: 4 – 18 U/l, m: 6 – 28 U/l	
Glukose (nüchtern)	70 – 120 mg/dl	3,9 – 6,7 mmol/l
Glutamatdehydrogenase (GLDH)	1 – 4 U/l	
GOT	w: < 15 U/l m: < 18 U/l	
GPT	w: < 17 U/l m: < 22 U/l	
Hämopexin	50 – 120 mg/dl	0,5 – 1,2 g/l
Haptoglobin	100 – 150 mg/dl	1,0 – 1,5 g/l
Harnsäure	2,6 – 6,4 mg/dl	180 – 450 μmol/l
Harnstoff	10 – 55 mg/dl	1,7 – 9,3 mmol/l
Kalium	3,5 – 5,0 mval/l	3,5 – 5,0 mmol/l
Kolloid-osmotischer Druck	20 – 30 mmHg	2,7 – 4,0 kPa
Kreatinin	0,5 – 1,2 mg/dl	44 – 106 μmol/l
Laktat	5,7 – 22 mg/dl	0,63 – 2,44 mmol/l
Laktatdehydrogenase (LDH)	120 – 240 U/l	
Leucinarylamidase (LAP)	16 – 32 U/l	
Lipoprotein X (LPX)	0	
Lipase	30 – 180 U/l	
Magnesium	1,6 – 2,4 mg/dl	0,8 – 1,6 mmol/l
Natrium	135 – 150 mval/l	135 – 150 mmol/l

	konventionell	SI-Einheit
Osmolalität		275 – 300 mosm/kg
Parathormon		< 90 pmol/l
Phosphat, anorganisches (PO_4^{3-})	2,5 – 4,8 mg/dl	0,8 – 1,6 mmol/l
Phosphatase, alkalische	50 – 190 U/l	
Phosphatase, saure	< 10 U/l	
Procalcitonin	< 0,1 ng/ml	
Thyreotropin (TSH), basal	0,3 – 3,5 mU/l	
TSH 30 min nach 200 µg TRH (Relefact®) i. v.	Anstieg um 3 – 25 mU/ml	
Thyroxin, gesamt (T4)	4,4 – 12,8 µg/dl	57 – 165 nmol/l
Thyroxinbindungsindex	0,85 – 1,25	
Trijodthyronin (T3)	100 – 200 ng/dl	1,5 – 3,0 nmol/l
Transferrin	200 – 400 mg/dl	2,0 – 4,0 g/l
Triglyzeride	70 – 200 mg/dl	0,83 – 2,3 mmol/l
Vitamin B12	200 – 900 pg/ml	150 – 660 pmol/l
Zink	75 – 140 µg/dl	11,5 – 21,5 µmol/l
Liquor		
Albumin	10 – 30 mg/dl	100 – 300 mg/l
Chlorid	115 – 132 mval/l	115 – 132 mmol/l
Eiweiß	15 – 45 mg/dl	150 – 450 mg/l
Glukose (abhängig vom BZ!)	45 – 75 mg/dl	2,5 – 4,2 mmol/l
Laktat		< 2 mmol/l
pH		7,30 – 7,35
Zellzahl	< 12/3	< 4/ µl
Urin		
α-Amylase	< 600 U/l	
α-Aminolävulinsäure	< 5,3 mg/24 Std	< 40 µmol/24 Std
Calcium (Ca^{++})	< 20 mval/24 Std	< 10 mmol/24 Std
Chlorid (Cl^-)	120 – 240 mval/24 Std	120 – 240 mmol/24 Std
Clearance-Werte		
$C_{Harnstoff}$	38 – 66 ml/min	
$C_{Kreatinin}$	70 – 160 ml/min	
$C_{Phosphat}$	5,4 – 16,2 ml/min	
Eiweiß	< 70 mg/24 Std	< 0,07 g/24 Std
Glukose	< 0,5 g/24 Std	

	konventionell	SI-Einheit
Harnsäure	< 1 g/24 Std	< 6 mmol/24 Std
Harnstoff	18 – 25 g/24 Std	3 – 4,2 mmol/24 Std
Harnstoff-N	9 – 12 g/24 Std	6 – 8 mmol/24 Std
Kalium (K^+)	< 120 mval/24 Std	< 120 mmol/24 Std
Katecholamine		
Metanephrin	< 1,3 mg/24 Std	< 7,7 µmol/24 Std
Vanillinmandelsäure	< 8 mg/24 Std	< 40 µmol/24 Std
17-Hydroxykortikoide	3 – 10 mg/24 Std	8,3 – 27,6 µmol/24 Std
Kreatinin	0,6 – 2,1 g/24 Std	5,3 – 18,5 mmol/24 Std
Magnesium (Mg^{++})	1,2 – 24 mval/24 Std	0,6 – 12 mmol/24 Std
Myoglobin	< 85 ng/ml	
Natrium (Na^+)	50 – 200 mval/24 Std	50 – 200 mmol/24 Std
Osmolalität		< 1200 mosm/kg
Phosphat, anorganisch	0,7 – 1,2 g/24 Std	23 – 40 mmol/24 Std
Phorphobilinogen (Schwartz-Watson)	0,4 – 2,4 mg/24 Std	1,8 – 10,6 µmol/24 Std

Tabelle 131 Umrechnung verschiedener Druck-Einheiten

von ↓ nach→	kPa	mmHg	cmH_2O	bar/mbar
kPa		(kPa) × 7,5 = (mmHg)	(kPa) × 10 = (cmH_2O)	(kPa) × 0,01 = (bar)
mmHg	(mmHg)/ 7,5 = (kPa)		(mmHg) × 1,36 = (cmH_2O)	(mmHg) / 0,75 = (mbar)
cmH_2O	(cmH_2O) × 0,098 = (kPa)	(cmH_2O) × 0,735 = (mmHg)		(cmH_2O) × 0,98 = (mbar)
bar/mbar	(bar) × 101,3 = (kPa) (mbar) × 0,1 = (kPa)	(mbar) × 0,75 = (mmHg)	(mbar) × 1,02 = (cmH_2O)	

A

α_1-Antitrypsin-Mangel 485, 491
α_1-Fetoprotein 491
AB0-Schnelltest 193
ABCD-Schema **112 ff**
Abciximab **220**, 636
Abdomensonographie s. Sonographie, abdominelle
Abdomenübersichtsaufnahme **83**
– akutes Abdomen 469
– Ileus 459
– Pankreatitis, akute 481
Abdomenuntersuchung **4**, 469
Abdominaltrauma **560 f**
Abszeß 603
– Antibiotikatherapie 253
– Sepsis 319
– subphrenischer 471
Abwehrspannung, unwillkürliche **468**
Acarbose 631
ACE-Hemmer **278**, **340**
– Dosierung bei Niereninsuffizienz 632
Acetazolamid 446
Acetylcholinrezeptoren
– nikotinerge 150
– postsynaptische, Antikörper 545
Acetylcystein 272
Acetylsalicylsäure **137**, **220**, 281, 340, 347
– Intoxikation **625 f**
Achalasie 450
Achillessehnenreflex 6
Aciclovir **257**, 295
Aciclovirallergie 535
ACTH-Sekretion
– Ausfall 422
– verminderte 420
Actilyse s. rt-PA
Activated-Clotting-Time 225, 235
Actosolv s. Urokinase
Acute lung injury 310
Acute respiratory distress syndrome s. Lungenversagen, akutes
ACVB-OP **342**
Acylureidopenicilline **246**
Adalat s. Nifedipin
Adams-Stokes-Anfälle 356
Addison-Krise 303, **420**, 500
– Prophylaxe 267
Additionsalkalose **447**
Additionsazidose 446
Adduktorenreflex 6
Adenosin 279, 362 f, **637**
Aderlaß, unblutiger 351
ADH (Alkoholdehydrogenase) 611 f
ADH-Analogon 267
ADH-Mangel 423
ADH-Sekretion, inadäquate 532
Adipositas 394 f
Adnexitis 471
Adrekar s. Adenosin
Adrenalin **637 f**
– Dosierung **638**
– Reanimation, kardiopulmonale **117**, 120
– bei Schock **275**, **637 f**
Adrenogenitales Syndrom 420
Adsorberharz 234
AEP (akustisch evozierte Potentiale) **76**
Aerobier-Infektion, gramnegative 248
Aerobilie 459
AFP (α_1-Fetoprotein) 491
Afterdepolarizations 353
Afterdrop-Problematik 580
Agitiertheit 537
Agranulozytose 136, 240
AIDS **590**, 593
– Toxoplasmose 601
Air Trapping 113
Airway Pressure Release Ventilation **169**
Ajmalin **639**
Akineton s. Biperiden
Akkommodationsstörung 537
Akrinor **713**
Akromegalie 267, 370
Aktivität, elektrische, pulslose **120**
Aktivkohle 234, **609**
Akustikusneurinom 266
Akustisch evozierte Potentiale **76**
Akutes Abdomen 378, 452, **468 ff**
Albumingradient 493
Aldosteronmangel 427
Alfentanil **138**, 146 f, 639 f
– Narkose 146
– Wechselwirkung 640
ALI (acute lung injury) 310
Alimix s. Cisaprid
Alizaprid 454
Alkalische Phosphatase 247, 252
Alkalose 44 f, **447 ff**
– gemischte **449**
– metabolische **447 f**
– pseudorespiratorische **448**
– respiratorische **448**
Alkoholabusus 329, 429
– Hypomagnesiämie 441
– Leberversagen, chronisches 484
Alkoholdehydrogenase 611 f
Alkoholentzug 143 f, **307**, 370
Alkoholentzugssyndrom **550 f**, 552
Alkoholintoxikation, chronische 611
– Leitsymptome 499
Alkoholkonsum 486
– Pankreatitis, akute 480
Alkoholsubstitution, Delirprophylaxe 309
Alkylphosphatvergiftung 499, **636**
Allen-Test 20
Allergie, antibiotikabedingte 240 f
Allergische Reaktion
– kontrastmittelbedingte 84
– lokale, Heparin-bedingte 673
– Transfusionstherapie 197
Alloprostadil 388
Allopurinol, Dosierung, bei Niereninsuffizienz 631
Alphakinase s. Urokinase
Alteplase s. rt-PA
Alternans, elektrischer 386
Aluminiumhydroxid 440
Alupent s. Orciprenalin
Amaurose 370, 617
Ambisome s. Amphotericin B, liposomales
Amblosin s. Ampicillin
Ambroxol 272, **399**
Amikacin **250**
Aminoglykoside 239, **249**, 634
Aminopenicilline **246**
5-Aminosalizylsäure 467
Aminosäuren 204, 328
– Resorptionshemmung 486
Amiodaron 119, 279, 365, **641 f**
Amlodipin 347
Ammoniakproduktion, intestinale 242
Amöben-Infektion **465**
Amoxicillin **246**, 467

Amoxypen s. Amoxicillin
Amphetaminabusus 370
Amphetaminderivat-Intoxikation **623**
Amphomoronal s. Amphotericin B
Amphotericin B 243, **256**, 451
- Verneblung 605
Ampicillin **246**
Ampicillin-Allergie 241
Ampicillin-Sulbactam-Kombination **246**
Amputation nach akutem Arterienverschluß 389
Amputationsverletzung, Polytrauma **556**
Amrinon **275**, 315, 352, **642 f**
AMV (Augmented Minute Volume) **166**
Amylasekonzentration 493
Amyloidangiopathie, zerebrale 514
Amyloidose, Lebertransplantation 299
Anaerobierinfektion, Antibiotikatherapie 251
Analfissur 458
Analgesie **136**
- Herzinfarkt 340
- postoperative 264
- rückenmarksnahe 151
- Schrittmachertherapie, transkutane 127
- Verbrennungskrankheit **566**
Analgetika
- Dosierung bei Niereninsuffizienz 631
- Einnahme, chronische 269
- peripher wirksame s. Nichtopioidanalgetika
- in der Schwangerschaft 634
Analgosedierung (s. auch Sedierung) **133 ff**, 138 ff
- Herz-Thorax-Gefäß-Operation **280**
- Reanimation, zerebrale 121
- Supplementierung 144
- Transport, innerklinischer 104
Anämie 44 f, 395
- Flucytosin-bedingte 257
Anaphylaktoide Reaktion 149, 645, 686
- Akuttherapie, medikamentöse **315**
Anaphylaxie 378
Anasarka 317
Anästhesie 138 ff
Anastomose, pulmonalarterielle, Stenose 290
Ancotil s. Flucytosin
Aneurysma
- dissecans aortae **382**
- intrakranielles 512
- sackförmiges, intrakranielles **509**
- verum **382**
Anexate s. Flumazenil
Anfälle, epileptische 141, 524
- Droperidol-bedingte 144
- Hypernatriämie 430
Anfall, tonisch-klonischer, generalisierter 527
Angehörige **109**
Angina
- abdominalis 453, 471
- pectoris **345**
- instabile 140, **345**
- stabile **345 ff**
- Herz-Thorax-Gefäß-Operation 268
Angiodysplasie 477 f
Angiographie **87**
- Angina pectoris **346**
- Aortendissektion 383
- Blutung, intrazerebrale 515
- Blutungsquellenlokalisierung 476, 478
- Herzinfarkt **337**
- Hirntoddiagnostik 304
- hirnversorgende Gefäße 510
- Schädel-Hirn-Trauma 502
Angioplastie, koronare, perkutane transluminale **342**, 347
Angst 395
Anionenlücke 49, **444 f**
Anismus 458
Anisokorie 265 f, 268, 452, 505, 523
Anistreplase 643
Anorexie 453
Antazida 439
- in der Schwangerschaft 634
- Wechselwirkung 254
Anthelmintika in der Schwangerschaft 634
Anthrachinon 458
Antiallergika in der Schwangerschaft 634
Antiarrhythmika 367
- Klasse Ia, Kontraindikation 621
- Wechselwirkung 256
Antiasthmatika in der Schwangerschaft 634
Antibiotika **239 ff**
- Dosisreduktion bei Niereninsuffizienz **242**
- Hepatotoxizität **240**, 242
- Kumulation 242
- in der Schwangerschaft 634
- nach Knochenmarktransplantation 295
- postoperative 261
- präoperative 282
Antibiotikakombination **239**
Antibiotikaprophylaxe
- Lebertransplantation 298
- perioperative 237, 247
Antibiotikatherapie **238**
Anticholinerges Syndrom, zentrales 262, **537 f**
- Therapie 619 f, 701
Anticholium s. Physostigmin
Antidepressiva 572, **619 ff**
- dämpfende **549**
- Dosierung bei Niereninsuffizienz 632
- zentrales anticholinerges Syndrom 537
- Intoxikation **619 ff**
Antidiabetika
- Dosierung bei Niereninsuffizienz 631
- orale, Wechselwirkung 254
Antidiuretisches, Hormon s. ADH
Antiemetika in der Schwangerschaft 634
Anti-Faktor-Xa-Test 225
Antihistaminika 491
- Äthanolamintyp 622
- zentrales anticholinerges Syndrom 537
Vergiftung 499
Antihypertensiva 278
- Dosierung, bei Niereninsuffizienz 631
- in der Schwangerschaft 634
Antikoagulanzien
- Operationsvorbereitung 260
- orale 281
- - Wechselwirkung 250, 253 f
Antikoagulation **217 ff**

Halbfette Seitenzahlen = Haupttextstelle.

- Hämodialyse **225**
- Lungenunterstützung, extrakorporale 178
- orale **218 f**
- – Hirninfarkt 520
- postoperative **281**
- in der Schwangerschaft 634
- Vorhofflimmern 124, 365

Antikörper
- gegen Kalzium-Kanäle 547
- monoklonale, Immunsuppression 287
- gegen postsynaptische Acetylcholinrezeptoren 545

Antikonvulsiva 141, **530 f**, 535
Antimykotika **256 f**
- Lungentransplantation 293

Antiparkinsonmedikamente 537, 763
Antiphlogistika, Dosierung, bei Niereninsuffizienz 631
Antiphospholipidsyndrom 583
Antispasmolytika 537
Antithrombin III, Heparinbindung 217
- Substitution nach Lebertransplantation 298

Antithymozytenglobulin **287**
Antra s. Omeprazol
Antwort, motorische, Sedierungstiefe 134
Anurie **231**, 425
- Antibiotikatherapie **243**

ANV s. Nierenversagen, akutes
Aorta-Arteria-dorsalis-pedis-Druckdifferenz 22
Aortenaneurysma 378, **382 f**, 471
Aortendissektion 378, **382 ff**
Aortendruck, diastolischer 276
Aortenklappeninsuffizienz 383
Aortenklappenstenose 671
Aortenruptur **560**
APACHE II **98**, **101**
Apallisches Syndrom 409
Apathie 412, 577
APD (automatische Peritonealdialyse) **228 f**
Aphasie 532, 535
Apnoe 134
- Fentanyl-bedingte 665
- nach neurochirurgischer Operation 265
- Opiat-Intoxikation 616
- Status epilepticus 527

Apnoe-Test **304**
Apomorphin **608**
Apoplektischer Insult 412
Appendicitis 471
Aprotinin **282**, 342, 644
APRV (Airway Pressure Release Ventilation) **169**
APSAC **341**, 643
Aquaphor s. Xipamid
Arachnopathie 532
Arbeit, linksventrikuläre 39
ARC (AIDS-related-complex) **590**
ARDS (acute respiratory distress syndrome) s. Lungenversagen, akutes
Areflexie
- Äthylalkohol-Intoxikation 611
- Barbiturat-Intoxikation 614 f
- Hyperkaliämie 433
- Hypermagnesiämie 442
- Miller-Fisher-Syndrom 542
- Polyradikulitis Guillain-Barré 542

Arrhythmie
- absolute 364
- nach herzchirurgischer Operation 274
- Hypothermie 577
- maligne, Hyperkaliämie-bedingte 434
- ventrikuläre, Digitalis-Intoxikation 628

Arrhythmieneigung, persistierende **121**
Arterenol s. Noradrenalin
Arteria
- basilaris
- – Aneurysma 510
- – Hirninfarkt **517**
- – Thrombose s. Basilaristhrombose
- – Verschluß, passagerer 524
- brachialis, Kanülierung **21**
- carotis interna, Verschluß 266
- cerebelli superior, Hirninfarkt, bilateraler 522
- cerebri
- – anterior, Hirninfarkt **517**
- – media 510, 517
- – posterior 517, 522
- communicans, anterior, Aneurysma 510
- femoralis, Kanülierung **21**
- hepatica, Thrombose, nach Lebertransplantation 299
- pancreaticoduodenalis, Katheter-Embolisation 477
- radialis 20
- ulnaris 20
- vertebralis, Hirninfarkt **517**

Arteria-spinalis-anterior-Syndrom 153
Arterieller Verschluß s. Arterienverschluß
Arterienverschluß, akuter **387 f**
Arteriosklerose 382
ASB (Assisted Spontaneous Breathing) s. Spontanatmung, druckunterstützte
Ascorbinsäure 533
Aspergillus-AG-Titer 293
Aspergillus-Infektion 605
- Therapie 256 f

Asphyxie, Äthylalkohol-Intoxikation 611
Aspirin s. Acetylsalicylsäure
Aspiration 394
- bei liegendem Tubus 63
- Sondennahrung 68
- toxische 390 f

Aspirationsgefahr 58
Aspirationspneumonie 390, 404
- Antibiose 396
- Lungentransplantatspender 291

Aspirationssyndrom **390 f**
ASS s. Acetylsalicylsäure
Assisted Spontaneous Breathing s. Spontanatmung, druckunterstützte
Astemizol 251
Asterixis 485
Asthma
- bronchiale 160, 378, 394 f, **397 ff**
- cardiale 398

Asthmaanfall **397 ff**
Asystolie 117, **120**
- Acetylsalicylsäure-Intoxikation 626
- nach Defibrillation 119
- nach Elektroschockgabe 123
- Reanimation 646
- Reanimationsabbruch 122

Asystolie-Risiko, Schrittmachereinstellung 279
Aszites 484, **492 f**
Aszitespunktat 493

AT III 192
Ataxie
- Barbiturat-Intoxikation 614 f
- Kleinhirninfarkt 519
- Lithium-Intoxikation 620
- Meningitis, bakterielle 532
- Miller-Fisher-Syndrom 542
- zerebelläre 542
Atelektase 172, 272
- Intubation, einseitige 60, 63
- postoperative 261
- Thoraxübersicht 80
Atelektaseneröffnung, Beatmungsdruck 311
Atemantrieb, vermehrter **395**
Atembewegungen, Diskoordination 155
Atemdepression
- Barbiturat-bedingte 141
- Benzodiazepin-bedingte 141
- Etomidat-bedingte 143
- Fentanyl-bedingte 665
- opiatbedingte 152, 616
- opioidbedingte 137, 689
- Piritramid-bedingte 702
Atemfrequenz
- Beatmung 113
- Beatmungsindikation 156
Atemgaskonditionierung **157**
Atemgasverlust 157
Atemgeräusch 2
- einseitig abgeschwächtes 400
Atemgymnastik 543
Ateminsuffizienz
- Äthylalkohol-Intoxikation 611
- Antidepressiva-Intoxikation 620
- H_1-Antihistaminika-Intoxikation 622
- nach spinaler Verletzung 540
- Tetanus 600
Atemmechanik, Störung **394 f**
Atemminutenvolumen
- Respiratortherapie **159**
- Weaning 173
Atemmuskelparese, Polyradikulitis Guillain-Barré 542
Atemmuskulatur
- Ermüdbarkeit 545
- Insuffizienz, chronische, Weaning **174**
- Schwäche 432
Atempumpe, Schwäche **394 f**
Atemspende 113
Atemstillstand 58, **112**, 302, 505
- Barbiturat-Intoxikation 614
Atemstörung
- nach neurochirurgischer Opertion **265**, 266
- zentral verursachte 649
Atemtherapie 171
Atemwege
- freihalten, nach neurochirurgischer Operation 265
- freimachen **112 f**
- Hyperreaktivität 397
Atemwegsdruck 154, 161
Atemwegsmanagement **58**, 120
- Beinahe-Ertrinken **409**
- Inhalationstrauma **407**
Atemwegsmitteldruck **158**
Atemwegsobstruktion 160, 397
Atemwegsspitzendruck **158**
Atemzeitverhältnis **159 f**
Atemzugvolumen, Beatmung 113
Atenolol 340, **347**, **644 f**
ATG s. Antithymozytenglobulin
Äthanol (auch Äthylalkohol) **287**, 289, 292
Äthanolsubstitution 613
Äthylalkohol-Intoxikation **611 f**
Atmung
- alternierende 155
- Koma 497
- paradoxe 2
- Sedierungstiefe 134
Atmungsgift 608
Atosil s. Promethazin
Atracurium **149**
Atrioventrikularklappenschlußton 2
Atropin **117**, **120**, **645**, 701
Atropintest 355
Atropinvergiftung 499
Attacke, transitorisch ischämische 517
Aufklärung des Patienten **111**
Aufnahme des Patienten aus dem OP **260**
Aufnahmelabor **260**
Augeninnendruck Anstieg, 140, 150
Augenmotilität 5
Augenmuskelparese 517
Augenöffnen, Sedierungstiefe 134
Augenoperation 268
Augenuntersuchung 2
Augmentan s. Amoxicillin-Clavulansäure-Kombinatin
Augmented Minute Volume (Mindest-Ventilation, mandatorische) **166**
Auskultation 2 f
Auswurffraktion, linksventrikuläre 344
Autoimmunerkrankung 484, 545, 547
- Leberversagen, chronisches 484
Autoimmunhepatitis 487
Autoimmunprozeß, Dämpfung 546
Aut-PTCA **342**
AV-Block 16, **356**, 378, 680, 686, 721
- Digitalis-Intoxikation 627
- nach Herztransplantation 287
- Kalzium-Antagonisten-Intoxikation 629
- Schrittmachereinstellung 279
AV-Block I° 14
AV-Block II° 271, **279**, 343, 356
- Typ Mobitz. 126
AV-Block III° 126, 271, 343, 356
AV-Knoten-Reentrytachykardie 14, **360**
AV-Knoten-Rhythmus 14
AV-Knoten-Tachykardie 17
AV-Überleitungsstörung, Hypermagnesiämie-bedingte 442
AZ (Allgemeinzustand) 1
Azactam s. Aztreonam
Azathioprin, Nebenwirkung **288**
Azidose 44 f, **445**
- Acetylsalicylsäure-Intoxikation 626
- Antidepressiva-Intoxikation 620

Halbfette Seitenzahlen = Haupttextstelle.

- Arterienverschluß, akuter 387
- Äthylalkohol-Intoxikation 611 f
- Beinahe-Ertrinken 409
- gemischte 527
- intrazelluläre, paradoxe 117
- Kalzium-Antagonisten-Intoxikation 630
- metabolische 395, **445**
- – Diabetes mellitus 410
- – Differentialdignose 411
- – Tourniquet-Syndrom 388
- metabolisch-respiratorische 568
- Methylalkohol-Intoxikation 612
- respiratorische **446**
- – Asthmaanfall 397
- tubuläre, distale 446

Azithromycin **252**
Azlocillin **247**
AZT s. Zidovudin
Aztreonam **248**

B

β_2-Mikroglobulin, erhöhtes 258
Babinski-Reflex 6, 517
Baby lung 311
Bacampicillin **246**
Bactrim (Cotrimoxazol) 307, **611**
BAK s. Blutalkoholkonzentration
Bakterienflora, physiologische, Antibiotikawirkung 240
Bakterizidie 248 f, 252
BAL S. Lavage, bronchoalveoläre
Ballaststoffe 202
Balloneinschwemmkatheter s. Pulmonalarterienkatheter
Ballonpumpe, intraaortale **276 f**, 352
Barbiturat **135**, **141 f**, 508
- Langzeitanwendung 683
- Intoxikation 499, **613 f**

Barium-Peritonitis 85
Bariumsulfat **84**, 85
Barotrauma 406
- beatmungsbedingtes **158**

Barytrauma 553
Base excess 44, 49, **444**
- negativer 117

Basen-Verletzung 567
Basilarismigräne **524**
Basilaristhrombose **522 ff**
Basis-ABCD-Schema **112 f**
Basistherapie, optimale 107
Bauchaortenaneurysma **382**
Bauchglatze 307, 489
Bauchhautreflex 6
Baycillin s. Propicillin
Baypen s. Mezlocillin
BE s. Base excess
Beatmung (s. auch Respiratortherapie) **112 f**, 120, **154**, 156
- Asthmaanfall 399
- Atemfrequenz 113
- Atemzugvolumen 113
- Beinahe-Ertrinken **409**
- druckkontrollierte **163 ff**
- – bei Lungentransplantatinsuffizienz 291
- – volumenreduzierte 179
- Hyperthermie, maligne **569**
- Hypothermie 579
- Inhalationstrauma **407**
- Kohlendioxidanstieg, unerklärlicher 568
- kontrollierte 155, **162 f**
- nach Lebertransplantation 297
- Lungentransplantation **290**
- mandatorische, intermittierende **165 f**
- Multiorganversagen 323
- nach neurochirurgischer Operation **265**
- postoperative **271**
- prolongierte 264
- Störung 50
- Transport, innerklinischer 103
- volumeninkonstante 163
- volumenkonstante 162
- volumenkontrollierte 154, **162**

Beatmungsbeutel 62, **113**
Beatmungsdruck **158**, 172
- maximaler **158**
- Monitoring 162
- Veränderung, Ursache 163

Beatmungsform 155
Beatmungsgerät s. Respirator
Beatmungsmaske **113**
Beatmungsmuster 155
Beatmungstherapie, CO2-Partialdruck, arterieller 49
Beckeninstabilität 561
Beckentrauma **561**
Beckenvenenthrombose 373
Bedside-Test 193
Begleithepatitis 597
Beinahe-Ertrinken **408 f**
Belastungs-EKG **346**
Belastungsstörung 548
Bell-Phänomen 5
Beloc s. Metoprolol
Benommenheit 497
ben-u-ron s. Paracetamol
Benzodiazepine 548, 551 f
- Antidot 615
- Delirprophylaxe **308**
- Intoxikation 499, 615
- Kontraindikation 548
- Narkose 146
- paradoxe Reaktion 141
- Wirkung, unerwünschte **141**, 135, 140, **141**

Bergström-Verfahren 224
Berotec s. Fenoterol
Betreuung **110**
Bettaufnahme, Thoraxübersicht 80
Beutelbeatmung **113**
Bewegungen, choreoathetotische 537
Bewußtlosigkeit 302, 505
- Äthylalkohol-Intoxikation 611
- Barbiturat-Intoxikation 614
- Hirnteileinklemmung 505
- Hitzschlag 574
- Kammertachykardie 123
- Kreislaufstillstand **112**
- posttraumatische, freies Intervall 502
- Status epilepticus 527

Bewußtseinsstörung **497**
Bewußtseinszustand 1
Bezoar 459
Biguanide 412
Bikarbonat-Dialyse 613
Bikarbonatkonzentration **45**
- APACHE II 100
- im Serum **444**

Bikarbonatverlust 446
Bikarbonatzufuhr 447
Biklin s. Amikacin
Bilirubin 489 f
- Anstieg, antibiotikabedingter 240
- Multiorganversagen 323

Binotal s. Ampicillin
BIPAP **169**
Biperiden 454, 619, 662, 672, 685

Biphasic Intermittent Positive Airway Pressure **169**, **174**
Bisacodyl 458
Bizepssehnenreflex 6
Blaseninkontinenz 539
Blausäure 499
Blindheit, kortikale 523
Blindpufferung 117
Block, bifaszikulärer **16**
Blockade, neuromuskuläre 303
– – prolongierte 332
β-Blocker 130, 360, 415
– Nebenwirkung 347
β-Blocker-Intoxikation **628 f**
Blooming-Effekt 493
Blutalkoholkonzentration 307, **611**
Blutbildveränderung, antibiotikabedingte **240**
Blutdruck
– Aortendissektion 383
– arterieller, nach herzchirurgischer Operation **272**
– Herzinsuffizienz, akute 349
– Multiorganversagen 323
– Notfall, hypertensiver 370
Blutdruckabfall
– Apomorphin-bedingter 608
– Dehydratation 425
– Droperidol-bedingter 144
– Glyceroltrinitrat-bedingter 671
– Haloperidol-bedingter 671
– Volumenmangel 430
Blutdruckanstieg, akuter 370
Blutdruckkontrolle, perioperative **270**
Blutdruckmessung, arterielle **22 f**
Bluterbrechen s. Hämatemesis
Blutgasanalyse **45**
– Asthmaanfall **397**
– bei Beatmung 272
– gemischtvenöse 449
– Herz-Thorax-Gefäß-Operation 268
– Hypothermie 578
– Lungentransplantation 290
– perioperative **270**
– Pneumothorax 400
– Säure-Basen-Haushalt **444 f**
Blutgefäße, intrakranielle, Flußgeschwindigkeit 76
Blutgruppenbestimmung, präoperative 260
Blutgruppenkompatibilität 193
Bluthusten 405
Blutkomponenten 188, 261
– nach Knochenmarktransplantation 295
Blutkultur 576
Blutpumpe 223, 235
Blutstillung
– endobronchiale 94
– Polytrauma **554**
Blutung
– intrakranielle 555
– atonische 697
– gastrointestinale
– – obere **470**, **475 ff**
– – untere **478 f**
– intraabdominelle 472, 555
– intrakranielle 516
– intrathorakale 555
– intrazerebrale 412, 511, **514 ff**, 525
– bei oraler Antikoagulanzientherapie 219, 267, 699
– Pankreatitis, akute 481
– postpartale **587 f**
– retroperitoneale 555
– supratentorielle 514, **516**
– bei Thoraxdrainage 57
– thrombolysebedingte 341
Blutungsaktivität **475**
Blutungsneigung 217
– Hämodialyse 225
Blutverlust **555**
– bei Verletzungen 180 f
Blutvolumen 180
– intrakranielles, Zunahme 505
BMI (Body Mass index) 200
B-Mode-Echokardiographie **88**, 89
BO_2 s. Sauerstofftransportkapazität
Boerhaave-Syndrom 453, 474
Bolus-Aspiration 391
Borderline-Patient, Polytrauma 558
Botulismus 546, **634**
Bougierung 456
Bradyarrhythmia absoluta 364
Bradyarrhythmie
– Antidepressiva-Intoxikation 621
– Therapie **279**
Bradykardie (s. auch Herzrhythmusstörung, bradykarde) 117, 378, 452
– β-Blocker-Intoxikation 629
– nach Herztransplantation 646
– Hypothermie-induzierte 577, 579
– Hypothyreose 416
– paradoxe 646
– Schrittmachereinstellung 279
– symptomatische 126, 353
Bradypnoe **155**
Brechzentrum 452
Brevibloc s. Esmolol
Brevimytal s. Methohexital
Bricanyl s. Terbutalin
Briden 459
Brochospasmus 94
Brodsky-Test 20
Bromperidol-Intoxikation **618**
Bronchialatmen 393
Bronchiallavage s. Lavage, bronchoalveoläre
Bronchialsekret 237
– Lungentransplantat 292
Bronchialtoilette 261
Bronchiolitis obliterans 406
Bronchitis 394 f
– chronische 254
Bronchographie 94
Bronchoparat s. Theophyllin
Bronchopneumonie 392 f
– Antibiose 396
Bronchoskopie **94 f**, 148, 261, 390
– bei Hämoptoe 405
– Inhalationstrauma 406
– Keimgewinnung 393
Bronchospasmolyse 50
Bronchospasmus 397
– β-Blocker-bedingter, Therapie 629
– Kokain-Intoxikation 617
Bronchusverschluß 378
Brown-Sequard-Syndrom **539**
Brudzinski-Zeichen 1
Brudzinsky-Zeichen 532
Brustwandableitungen 10
BSA (body surface area) 39
Budd-Chiari-Syndrom 299
Bulbärhirnsyndrom **505**, 505

Bulbus-venae-jugularis-Oximetrie **74f**, 503
Bulimie 452
Bupivacain, Applikation, peridurale 152
Bursalavage 482
Burst suppression 75
Buscopan s. Butylscopolamin
Butylscopolamin, Wechselwirkung 647, 454, **646**
Butyrophenon-Intoxikation **618**
BVAD s. Herzunterstützungssystem, maschinelles, biventrikuläres, implantiertes
Bypass **178**
- aorto-koronarer **342**, 347
- veno-arterieller, Lungenunterstützung, extrakorporale 178
- venovenöser, Lungenunterstützung, extrakorporale 178

C

C1-Esterase-Inhibitor-Konzentrat 291
Calcium s. Kalzium
Calciumfolinat 601
Campylobacter-jejuni-Infektion 465, 467, 542
Candida-Infektion 257, 605
- Therapie 256f
Cannabis-Intoxikation **624**
CAPD (ambulante, kontinuierliche Peritonealdialyse) **228ff**
Capillary refill s. Kapillarfüllungszeit
Capillary-leak-Syndrom **564**
Captopril 340, 371
Caput medusae 307, 489
Carbamazepin
- Delirprophylaxe **308**, 309
- Eliminationsmöglichkeit 236f
- Wechselwirkung 252
Carbapeneme **249**
Carbo medicinalis **609**
Carboxyhämoglobin **43**, 46, 48
Cardiac index **37**
- Herzinsuffizienz, akute 350
Cardiac output s. Herzzeitvolumen
Caroli-Syndrom 489
Carotis-Thrombendarteriektomie **266**
Carvedilol 347
Catapresan s. Clonidin
Cava-Schirm **374**, 380
CAVH (kontinuierliche, arteriovenöse Hämofiltration 232f
CCK (Cholezystokinin) 483
CCPD (kontinuierliche, zyklische Peritonealdialyse) **228**
CCT s. Computertomographie, kranielle
CD4/CD8-Quotient 590f
Cephalosporin-Allergie 241, 247f
Cephalosporine 239ff
- 1. Generation **247**
- 2. Generation 240, **247**
- 3. Generation **248**
- Infektionsprophylaxe, perioperative 282
Cephalosporin-Penicillin-Kreuzallergie 247
Certomycin s. Netilmicin
Ceruletid 462
Chilaiditi-Syndrom 81
Cheilitis angularis 489
Child-Pugh-Score **488**
Chinolone 239, 241, **250**
Chirurgische Patienten, Scoringsysteme 98
Chlamydien-Pneumonie 252
Chloramphenicol **255**
Chloridausscheidung **447**
Chloridzufuhr 446
Chlorpromazin-Intoxikation s. Phenothiazin-Intoxikation
Cholangiographie, perkutane transhepatische **86**, **490**
Cholangio-Pankreatographie, endoskopisch-retrograde **86**, 96, **490**
Cholangitis 489, 491
- primär sklerosierende 485
Cholecystitis acuta 471
Choledocholithiasis 92, 471
Cholegraphie **85**
Cholelithiasis 471
Cholera 465
Cholestase 489
- antibiotikabedingte 240
- antimikrobielle Therapie 242
- extrahepatische, Therapie 487, 491
- Juckreiz 486
- Laborbefunde 491
- Makrolid-bedingte 252
Cholezystitis 91
- emphysematöse 459
Cholezystokinin-Hemmung 483
Cholezystolithiasis 480
Cholinesterasehemmer **148**, **546**
- Überdosierung 545
- Intoxikation 646
Cholinesterase-Inhibitor **538**
Chromoblastomykose 257
Chylothorax 54, 402
CI s. Cardiac index
Ciclosporin, Wechselwirkung 250, 252, 254, **287**
Ciclosporin-A-Spiegel 297
Ciclosporin-A-Toxizität 301
Cilastatin **249**
Cimetidin648, 315, 625, **647f**
Cimino-Fistel 223
Ciprobay s. Ciprofloxacin
Ciprofloxacin **250**, 466, 491
Circulation **112ff**
Cisaprid 251, 458
Cis-Atracurium **149**
CK (Kreatinkinase) 332
CK-MB, Herzinfarkt 337
Claforan s. Cefotaxim
Clamoxyl s. Amoxicillin
Clarithromycin, Helicobacter-pylori-Eradikation 477, **252**
Claudicatio intermittens 382
Clearance, mukoziliäre 157, 392, 406
Clemastin 315
Clemastinhydrogenfumarat 84, 287
Clindamycin 242, **251**
Clindamycin-Allergie 241
Clomethiazol 551, **648f**
- Delirprophylaxe **308**
Clonazepam 530f, **649**
Clonidin **144**, **650f**
- Delirprophylaxe **308**
- Wechselwirkung 651, **144**, 174, 371, 467, 551, **650**
Clonidin-Midazolam-Kombination 308
Clont s. Metronidazol
Clopenthixol 548
Clopidogrel **220**, 347, **651**
Clostridium tetani 600
Clostridium-difficile-Infektion 467

Clostridium-difficile-Stämme, Toxin-produzierende 241, 251
Clostridium-perfringens-Infektion 465
Clot-buster 380
CMV (Continuous Mandatory Ventilation) 162
CMV s. Zytomegalievirus
CMV-EA (CMV-Early-Antigen) 293
CMV-Hyperimmunglobulin 292
CMV-Mismatch **289**, 292
CMV-Status, Lungentransplantation 293
cO_2 s. Sauerstoffgehalt
$cO_{2(phys)}$ s. Sauerstoff, physikalisch gelöster
CO_2-Partialdruck s. Kohlendioxidpartialdruck 44
CO-Hb (Carboxyhämoglobin) **43**, 46, 48
Colestyramin 467, 486, 491, 627
Colitis ulcerosa 471
– – Blutung 478
– – Ileus 459
Colon-cut-off-Zeichen 481
Coma
– diabeticum s. auch Koma, diabetisches
– vigile, Beinahe-Ertrinken 409
Combactam s. Mezlocillin-Sulbactam-Kombination
Combitubus **63**
Computertomographie **87 f**
– abdominelle, kontrastmittelgestützte 490
– Aortendissektion 383
– kranielle 121, **502**
– – Blutung, intrazerebrale 515
– – Blutungsquellen-Hinweise 510
– – Hirninfarkt **519**, 521
– – SAB-Zeichen 510
– Pankreatitis, akute 481
Continuous Mandatory Ventilation 162
Continious Positive Airway Pressure s. CPAP
Continuous Positive Pressure Ventilation 162
Continuous-wave-Doppler (CW-Doppler) 88
COPD (chronisch obstruktive Lungenerkrankung) 156, 160
Cor pulmonale 404
– – akutes **375 ff**
Corasev s. Urokinase
Cordarex s. Amiodaron
Corotrop s. Milrinon
Corvaton s. Molsidomin
Cotrimoxazol **254**, 466
Cotton-wool-Exsudate 371
Courvoisier-Zeichen 4
CPAP (Continuous Positive Airway Peressure) **165**
CPAP-Beatmung, postoperative 261
CPP s. Perfusionsdruck, zerebraler
CPPV (Continuous Positive Pressure Ventilation) 162
Crack s. Kokain
Craving 552
Crescendo-Angina 345
Crigler-Najjar-Syndrom 489
Critical-illness-Polyneuropathie 173, **331**
Crush-Niere, Alkoholentzugssyndrom 550
Crush-Syndrom 329
– Verbrennung **565**
Cryptococcus-Infektion 256, 605
Crytosporium-parvum-Infektion 465
Cuffdruckverlust 50
Cuffhernie 50, 63
Cuff-Schoner 61
Cullen-Zeichen 480
Cushing-Reflex 266, **506**
Cushing-Syndrom 370
– Kaliumverlust 432
CVVH (kontinuierliche, venovenöse Hämofiltration) **232**, 280
CVVHD (kontinuierliche venovenöse Hämodialyse) **232**
CVVHDF (kontinuierliche, venovenöse Hämodiafiltration) **232**
CW-Doppler, Echokardiographie 88
Cyanidvergiftung 45
– Nitroprussid-Natrium-bedingte 694
Cyan-Met-Hb 45
Cycler **228 f**
Cymeven s. Ganciclovir
Cytochrom-B5-Reduktase-Mangel 43

D

Dämmerzustand, postiktualer 528
Dantrolen **569**, **651 f**
DAP (diastolischer, arterieller Druck) 22
Daraprim s. Pyrimethamin
Darmdekontamination, selektive 298, 396
Darmerkrankung, chronisch entzündliche, akuter Schub 467
Darmeröffnung, intraoperative 284
Darmflora, Antibiotikawirkung 241
Darmgangrän 459
Darmgeräusche 453
– fehlende 462
– metallisch klingende 459
Darminfarkt 459
Darmischämie 280
Darmlumen, Flüssigkeitsspiegel 83
Darmmotilität 252
Darmnekrose, Kokain-Intoxikation 617
Darmperforation 247
Darmperistaltik 462
Darmpneumatose 459
Darmprotektion 322
Darmruptur, traumatische 473
Darmschlingen, schwimmende 493
Darmsegmente, Spülung 284
Darmspülung, perorale **609**
Darmsterilisation **486**
Dauerkatheter 71
– Harnblasenhals-Urethrastumpf-Anastomose **284**
Dauerrelaxation **148**
Day-one-surgery 556
D-Dimer 376
DeBakey-Einteilung, Aortendissektion **382**

Defibrillation **112f**, 113, **115f**
– Energiewahl 116
– unzureichende **119**
Defibrillationselektroden 116
Defibrillator 115ff
– implantierter **129ff**
Defizit, neurologisches, postoperatives 266
Dehydratation 327, **425**
– Alkoholentzugssyndrom 550
– Amphetamin-bedingte 623
Dehydrobenzperidol s. Droperidol
Dehydrobenzperidol-Intoxikation s. Butyrophenon-Intoxikation
Dekontamination, selektive 295
Dekortikation 404
Dekubitus 247
Dekubitusprophylaxe **541**
Delayed afterdepolarizations 353
Delayed ischemic neurologic deficit 512
Delir
– drohendes **307**
– Hypomagnesiämie 441
Delirprophylaxe **307ff**
Demyelinisierung, proximale 542
Denver-Shunt 494
Depression 395
– agitierte 548
– Amphetamin-bedingte 623
– Kokain-Intoxikation 617
De-Ritis-Quotient 491
Dermatome **7**
Desmopressin 267, **423**, 431, **652**
Desoxy-Hb **43**
Dexamethason **653f**
Dextran **185**
Dezelerationstrauma 560
Dezerebrationsstarre, Subarachnoidalblutung 510f
Diabetes
– insipidus 267, **423**, 430, 532
– mellitus
– – entgleister 423
– – Ileus 462
– – Koma **410f**
Dialysat **224**, **228**, 228
– Glukosekonzentration 228
Dialysat-Ca^{2+} 228
Dialysator 223, **224**
Dialysemembran 222
Dialysierflüssigkeit 222
Diarrhö 427
– AIDS-related-complex 590
– akute **464ff**
– antibiotikabedingte 240, **241**
– blutige 466
– chologene 467
– Hyperphosphatämie-bedingte 440
– Kaliumverlust 432
– Lithium-Intoxikation 620
– osmotische **464**, 466
– therapeutische **486**
– sekretorische **464**, 466
Diazepam **654f**
Diazoxid 371
Dibenzyran s. Phenoxybenzamin
DIC s. Gerinnung, intravasale, disseminierte
Dickdarmileus 471
– mechanischer **459**
Dickdarmobstruktion 453
Dickdarmperforation, traumatische 561
Diclofenac **136**
Diffusion 222, 227
Diflucan s. Fluconazol
Digimerck s. Digitoxin
Digitalis 130, **655**
– Dosierung bei Niereninsuffizienz 632
Digitalisierung 278
– intoxikation 434, 452, **627f**
Dihydralazin 371, 584, **657**
Dihydroergotamin 251, 671
Dilatationstracheotomie, perkutane **64**
Dilatrend s. Carvedilol
Diltiazem **278**, 347, 362, 365, **658**
Diltiazem-Intoxikation s. Kalzium-Antagonisten-Intoxikation
Dilzem s. Diltiazem
Dimenhydrinat 138, 454
Dimethylaminophenol 45, 694
Dimetindenmaleat 315
Diphenole 458
2,3-Diphosphoglycerat-Konzentration in den Erythrozyten 438
2,3-Diphosphoglycerat-Mangel 44f
Dipidolor s. Piritramid
Diplegia facialis 542
Disaccharide 202
Disoprivan s. Propofol
Dissoziation, zytoalbuminäre 332, 542
Distraneurin s. Clomethiazol
Diurese
– forcierte, Giftelimiantion **609**
– osmotische 430
Diuretika 328, 487, 494
– Dosierung, bei Niereninsuffizienz 632
– kaliumsparende 632
– Wechselwirkung 254
Diuretikatherapie, exzessive 427
Dive-Reflex 361, 363
Divertikel 453
– Blutung 478
Divertikulitis 459
– Antibiiotikagabe 479
Dobutamin bei Schock **275**, **659**
Dobutrex s. Dobutamin
Dociton s. Propranolol
Domperidon 454
Donner-Tropf 463
Dopacard s. Dopexamin
Dopamin
– bei Schock 314
– Wechselwirkung **275**, 427, **659**, 694
Dopexamin bei Schock 315, **275**, **661**
Doppelbilder 545
Doppelkontrastverfahren 84f
Doppler-Echokardiographie **88**
Doppler-Normwerte 90
Doppler-Sonographie, transkranielle **76**, 503
– – Hirntoddiagnostik 304
– – Vasospasmennachweis 510, 512
– – transösophageale 39
Dormicum s. Midazolam
Doxycyclin 254
Dressler-Syndrom **344**, 385
Drogenentzug 473
Droperidol **144**, 266, 454, **661**
Druck
– arterieller 22
– endexspiratorischer **158**
– intrakranieller **73**, 159
– intrapleuraler 32
– kolloidosmotischer **425**

Druck, linksatrialer 38
- linksventrikulärer, enddiastolischer 38
- onkotischer **452**
- osmotischer **425**
- rechtsatrialer 33, **36**, 41
- rechtsventrikulärer 33, **36**
- zentralvenöser s. Venendruck, zentraler
Druckaufnehmer 23 f, 32, 235
Druckmessung, intrakranielle **73**, 121
Drucksenkung, portalvenöse 477, 494
Drucksonde, intrakranielle 73 f
DSA (digitale Subtraktionsangiographie) **87**
Dubin-Johnson-Syndrom 489
Du-Bois-Formel 39
Dünndarmileus 471
- mechanischer **459**
Dünndarmzotten, Atrophie, Neomycin-bedingte 242
Dulcolax s. Bisacodyl
Duodenalileus 459
Duodenalruptur 561
Duodenalsonde 67
Duodenoskopie 86, 464
Duplexsonographie 373
Durchgangssyndrom, hypokalzämisches 436
Durchwanderungsperitonitis 459, 477, 604
- Pankreatitis, akute 481
Durst 430
D-Xylose-Test 464
Dysarthrie 517, 545
- Hypothermie 577
- Lithium-Intoxikation 620
Dysautonomie 542 f
Dyshämoglobin 43
DysHb (Dyshämoglobin) 43
Dyskinesien, Metoclopramid-bedingte 685
Dysmetrie 519
Dysphagia lusoria 450
Dysphagie **450 f**, 453, 457, 517
- Hypomagnesiämie-bedingte 441
- Lambert-Eaton-Syndrom 547
- Myasthenia gravis 545
Dyspnoe **155**, 310
- β-Blocker-Intoxikation 629
- Differentialdiagnose 378, **394 f**
- Fruchtwasserembolie 586
- Lungenembolie 375
- Lungenödem, kardiales 349
- Notfall, hypertensiver 370
- Pleuraerguß 402
- Pneumonie 393
- Pneumothorax 400
Dystelektase 272
Défense **468**

E

Early afterdepolarizations 353
Ebrantil s. Urapidil
EBV (Epstein-Barr-Virus) 258 f
$ECCO_2$-R (extrakorporale Kohlendioxidelimination) **176**
Echokardiographie 40, **88**
- Angina pectoris **346**
- Aortendissektion 383
- Arterienverschluß, akuter 387
- Herzinfarkt 337
- Herzinsuffizienz, akute 350
- nach Herztransplantation 288
- Perikardtamponade 386
- Rechtsherzbelastung 377
- transösophageale **89**, 123, 366, 377, 383
- transthorakale 383
ECLA s. Lungenunterstützung, extrakorporale 176
ECMO (extrakorporale Membranoxigenierung) **176**, 291
Ecstasy s. Amphetaminderivat
EEG s. Elektroenzephalographie
EHEC-Infektion 465, 467
EIEC-Infektion 465
Einklemmung, Hirnteil s. Hirnteil, Einklemmung
Einmalkatheter 71
Einwilligung 111
EKG s. Elektrokardiogramm
Eklampsie **582 ff**
Elektroenzephalographie **75**
- Hirntoddiagnostik 304
- Leberversagen 485
Elektrokardiogramm **10 f**
- Ableitung, intrakardiale 27, 355
- Differentialdiagnose **14 ff**
- Herzinfarkt **335**
- Herzinsuffizienz, akute **350**
- Herz-Thorax-Gefäß-Operation 268
- Hyperkaliämie 433
- Hypokaliämie 432
- J-Zacke 578
- Linkstyp, überdrehter 16
- Monitorsystem **273**
- Osborn-Zacke 578
- Präexzitationssyndrom **362**
- pulslose elektrische Aktivität **120**
- Rechtstyp, überdrehter 16
- Sinusknotenstörung 355
- Telemetrie **12 f**
Elektrokrampftherapie 573
Elektrolyte, Ernährungstherapie 206
Elektrolytlösung 182
- Hämofiltration 226
- isotone 430
Elektrolytstörung 332
- Nierenversagen, akutes 326
- Rhabdomyolyse 329
Elektromyographie 332
Elektroneurographie 332
Elzogram s. Cefazolin
Embolektomie
- Arterie, periphere **388**
- Pulmonalarterie 377, 380
Embolie 364
- arterielle **387**
- - paradoxe 375
Emboliequelle 387
- intrakardiale 517
Embolisierung, arterielle
- nach Beckentrauma 561
- bei linksatrialem Katheter 270
Embryotoxische Substanzen 634
EMG (Elektromyographie) 332
Eminase s. Anistreplase
EMMV (Extended Mandatory Minute Volume) **166**
Emphysemblase, subpleurale, Ruptur 400
Empyem, subdurales 532 f
Enalapril 340
Enalaprilat 278
Endokarditis 378
- bakterielle, Herdenzephalitis 536

- Therapie 253, 282
Endoskopische retrograde Cholangio-Pankreatikographie **86**, 96, **490**
Endosonographie 450, 490
Endotoxinämie 495
Endotrachealtubus 58 f
Energie-Bedarf 200
Engwinkelglaukom, akutes 655
Enoximon **275**, 315, 352, **662**
Enteritis
- Ileus 462
- regionalis 472
Enteroklysma 478
- nach Sellink **85**
Enterokokken, multiresistente 252
Enterokokkeninfektion 246
Enterokolitis 471
- Multiorganversagen 323
Enteropathie, diabetische 464, 467
Enterotoxin 464
Entkoppelung, elektromechanische **120**, 343
Entlassungskriterien **262**
Entzündungsschmerz **468**
Entzugssyndrom **552**
Enzephalitis 77, **535**, 551
- subakute, AIDS 590
Enzephalopathie
- Pankreatitis, akute 481
- Paracetamol-Intoxikation 625
- portosystemische **484 ff**
Eosinophilie 397
EPEC-Infektion 465
EPH-Gestose s. Präeklampsie
Epilepsie 412, 473, 527
Epithel, respiratorisches, Schädigung 406
Epstein-Barr-Virus-Infektion 258 f
Erbrechen 427, **452 f**
- Drucksteigerung, intrakranielle 505
- Hyperkalzämie-bedingtes 436
- Hyperphosphatämie-bedingtes 440
- Hypomagnesiämie-bedingtes 441
- Ileus, mechanischer 459
- induziertes, bei Intoxikation **608**
- Kaliumverlust 432
- Ketoazidose **410**
- Kokain-Intoxikation 617
- Komplikation 453
- Lithium-Intoxikation 620
- Meningitis, bakterielle 532
- Nebennierenrinden-Insuffizienz 420
- nach neurochirurgischer Operation 266
- Nierenversagen, akutes 326
- Notfall, hypertensiver 370
- opioidbedingtes, Therapie 138
- Pankreatitis, akute 480
- Paracetamol-Intoxikation 624
- Subarachnoidalblutung 509
- Tramadol-bedingtes 717
ERCP (endoskopisch-retrograde Cholangio-Pankreatographie) **86**, 96, **490**
Ergotamin 251
Ermüdungsstimulation, atriale 278
Ernährung
- künstliche **199**
- nach Lebertransplantation **298**
- Nierenversagen, akutes 328
- parenterale 298, 329, 412, 486
- postoperative 264
- Verbrennungskrankheit **566**
Ernährungssonde **87 f**
Ernährungstherapie **199 f**, 213 ff
- Diabetes-adaptierte 213
- enterale 214
- hochkalorische 213
- immunmodulierende 213
- Keim-reduzierte 213
- Komplikationen 214
- Kostaufbau 214
- Leber-adaptierte 213
- Nieren-adaptierte 213
- parenterale 216
Ernährungszustand 1, 200
Erregung, elektrische, kreisförmige 353
Erregungsbildung, kardiale 353
Erregungsbildungsstörung, kardiale 353
- - intraventrikuläre 16
- - sinuatriale, Therapie 356
Ersatzblase **284**
Erstickungs-T 335
Ertrinken 408
Erythema exsudativum multiforme 254
Erythrocin s. Erythromycin
Erythromycin, Ohrschädigung 241, **252**
Erythrozytenkonzentrat 188, 276, 295
Escharotomie **567**
Escherichia-coli-Infektion 465
Eskalationstherapie, antimikrobielle **238**
Esmarch-Handgriff 113
Esmeron s. Rocuronium
Esmolol 130, 279, 340, **663**
ETEC-Infektion 465
Ethik **106 ff**
Ethylenglykol, Eliminationsmöglichkeit 236 f
Ethylenglykolvergiftung 499
Etomidat **143**, 146 f, **664**
Euphorie 617
Euphyllin s. Theophyllin
Eupnoe **155**
Eurotransplant **306**
Evozierte Potentiale **75 f**, 524
Exanthem
- Cephalosporin-bedingtes 247
- Glykopeptid-Antibiotika-bedingtes 252
Exenteration **284**
- Diabetes insipidus 423
- Koma, ketoazidotisches 410
- Krise, thyreotoxische 414
Exsikkose-Zeichen 1
Exspirationsflow 154, 161
Exspirium, verlängertes 397
Exsudat **403**
- peritoneales **492**
- Pleuraerguß 402
Exsudation, Diarrhö, akute 464
Extended Mandatory Minute Volume (mandatorische Mindest-Ventilation) **166**
Extrapyramidal-motorische, Störung
- Haloperidol-bedingte 671
- H_1-Antihistaminika-Intoxikation 622
Extrasystolen 353
- Dopamin-bedingte 660
- Herzinfarkt **342**
- supraventrikuläre **278**
- ventrikuläre **278 f**
- - polytope, Therapie **279**

Extrasystolen, ventrikuläre, Seldinger-Draht-bedingte 26
Extrasystolie, respiratorische Insuffizienz 155
Extrauteringravidität 472
Extrazellulärflüssigkeit, Osmolalitätsberechnung 424 f
Extrazellulärvolumen 424
Extremitätenableitungen 10
Extremitätenfraktur, Blutverlust **555**
Extrinsic asthma 397
Extrinsic PEEP 160
Extubation **175**
- Herztransplantation 289
- Lungentransplantation **290**
- postoperative 263
Extubationskriterien **175**
Extubationszeitpunkt 260
Exzitation
- Äthylalkohol-Intoxikation 611

F

FAB-Fragmente **628**
Faden-Durchzugsmethode, PEG-Analge **67**
Faktor-VII-Mangel 326
Famciclovir **259**
Famotidin 476
Famvir s. Famciclovir
Farb-Doppler, Echokardiographie 89
Faßthorax 2
Fast-pathway-Ablation 362
Faszienspaltung 389
- nach Verbrennung 567
Faustschlag, präkordialer **115**, 368
Fazialislähmung 5
Febrile nicht-hämolytische Reaktionen 197
Fehlintubation 60
Femoralhernie 461
Fenbufen, Wechselwirkung 250
Fenistil 84
Fenoterol **664 f**
Fentanyl **138**, 379, **665 f**
- Applikation, peridurale 152
- Narkose 146
Fette 205
Fettleber 307
Fettresorption, Störung 491
Fettstoffwechselstörung 142
FFP s. Fresh forzen plasma
Fiberbronchoskop 64
Fibrinmonomere 330
Fibrinogen-Spaltprodukte 330
Fibrinolyse, intrapleurale 404
Fibrosierung, pulmonale 310
Fick-Prinzip **38**
Fieber 44 f, 121, **575 f**
Fieberkrämpfe 412
FiO_2, Lungenversagen, akutes 311
Fistel
- aortointestinale 474
- aortoösophageale, verätzungsbedingte 455
- biliodigestive 459
- bronchopleurale 404
- broncho-pulmonalvenöse 560
- ileo-jejunale 464
- intraabdominelle 467
- tracheoösophageale, verätzungsbedingte 455
FK506-Spiegel 297
Flankendämpfung 492
Flapping tremor 485
Flash back 552
Flatterwellen 366
Flatulenz 466
Flecainid **666**
Flexibilitis cerea 552
Flimmerwellen 368
Flora, physiologische 237
Flow, dezelerierender 162 f
Flucloxacillin **247**
Fluconazol **256**
- Dosierung bei Niereninsuffizienz 242
Flucytosin **257**
Flucytosin-Amphotericin-B-Kombination 257
Fludrocortison 420
Fluid lung 231, 327
- Röntgenbefund 350
Fluimucil s. N-Acetylcystein
Flumazenil 615, **667 f**, 687
5-Fluorouracil 257
Fluoridintoxikation 435
Flush
- Acetylsalicylsäure-Intoxikation 626
- Amphetaminderivat-Intoxikation 623
Flußgeschwindigkeit
- Arteria cerebri media 512
- intrakranielle 76
Flüssigkeitsbedarf 180, 424
- perioperativer 181
Flüssigkeitsbilanz nach Herz-Thorax-Gefäß-Operation 280
Flüssigkeitsrestriktion 494
Flüssigkeitssequester, retroperitoneale 481
Flüssigkeitsspiegel
- im Darmlumen 83
- intraabdominale 459
Flüssigkeitsverlust **425**
Flußsäureverletzung 567
Foetor
- alkoholischer 307
- hepaticus 307, 484
- Koma 497
- ex ore 1
Fokalblock 16
Follikelsprung 472
Folsäuregabe bei Methylalkohol-Intoxikation 613
Foramen ovale, offenes 375
Foramen-magnum-Einklemmung 505
Forensische Aspekte **110 f**
Formiat 612
Forrest-Stadien 475
Fortecortin Mono s. Dexamethason
Forum s. Ceftazidim
Foscarnet **258**
Foscavir s. Foscarnet
Fosfocin s. Fosfomycin
Fosfomycin **253**
Fox-Zeichen 480
Fragmin s. Heparin, niedermolekulares
Fraktur **83**
Fraxiparin s. Heparin, niedermolekulares
FRC (funktionelle Residualkapazität) 170
Fremdgefährdung 110
Fremdkörper, intragastraler 457
Fremdkörperaspiration 390
Fremdkörperentfernung, endobronchiale 94
- endoskopische 457
Fremdreflexe 6

Fresh-frozen-plasma-Gabe, präoperative 260
Frischplasma s. Fresh frozen plasma
Frontalhirnsyndrom 517
Froschzeichen 2
Fruchtwasserembolie **586**
Frühdekortikation 404
Frühdyskinesien
– Droperidol-bedingte 662
– Haloperidol-bedingte 671 f
Frühthrombozytopenie, heparininduzierte 217
Fruktoseinfusion 412
Fruktose-Intoleranz 413
Full-dose-Heparinisierung 124
Fundus hypertonicus 371
Fundusvarizen 474, 477
Furosemid **668 f**
– Dosierung bei Niereninsuffizienz 632
– Wechselwirkung 669
Fußsohlenkompressionsschmerz 372

G

GABA-Wirkung, Verstärkung 141 ff
Galaktose-Intoleranz 413, 486
Gallenblase, Sonographie 91
Gallenblasenempyem 471
Gallenblasenperforation 472
– spontane 323
Gallenkolik 378
Gallensteinleiden 489
Gallenwege, Sonographie 92
Gallenwegsdrainage, perkutane 86
Gallenwegsinfektion, Antibiotikatherapie 246
Gamma-Hydroxy-Buttersäure **143**, **669**
Ganciclovir **259**, 293
– Wechselwirkung 249
Gangrän, akrale, Dopamin-bedingte 660
Gasaustauschstörung 446
– nach Lungentransplantation 292
Gastritis 470
– alkoholtoxische 453
Gastroenteritis 453, 470
– urämische 326
Gastroenterostomie, perkutane 67
Gastrografin 85, 460
Gastrolith 459
Gastroparese 452
Gastroskopie **95**
Gastrozepin s. Pirenzepin
Geburtsverletzungen 587
Gefäßanomalie, Blutung, intrazerebrale 514
Gefäß-Risikopatient, Carotis-Thrombendarteriektomie 266
Gefäßverletzung der Extremitäten 556
Gefäßweitstellung, periphere, nach herzchirurgischer Operation 274
Gefäßwiderstand 37, 39
Gefäßzugang, temporärer, zur Hämodialyse **222**
Gelatine **185**, 276
Gelb-grün-Sehen 627
Gentamicin **250**
Gerinnung
– Einstellung, postoperative **281**
– intravasale, disseminierte **330**
Gerinnungsfaktoren, Substitution 486, 516
Gerinnungsstörung 76
– Acetylsalicylsäure-Intoxikation 626
– Blutung, intrazerebrale 514
– nach Herz-Thorax-Gefäß-Operation **281**
– nach Lebertransplantation **297**
– Paracetamol-Intoxikation 625
– postoperative **281**
Gernebcin s. Tobramycin
Geruchssensationen 535
Gesamtkörper-Inflammations-Syndrom 199
Gesamtkörperwasser 180, **424**, 428
Geschäftsfähigkeit 111
Geschmackssensationen 535
Gesichtsfeldausfall nach Hypophysenadenom-Operation 267
Gesichtsmaske 61
Gewebshypoxie 412
Gewebskolliquation 455
Gewebs-pO_2, zerebraler 503
GHB (Gamma-Hydroxy-Buttersäure) **143**, 669
Giemen 397
Giftaufnahme 608
Giftelimination **608 f**
Giftinformationszentralen **607**
Gilurytmal s. Ajmalin
Gingivahyperplasie, Phenytoin-bedingte 700
Glasgow Coma Scale 98, **501**
Glaubersalz 609
Glaukom 452 f, 646
– akutes 141
Glibenclamid, Wechselwirkung 250
Globalinsuffizienz, respiratorische 393, 399
– – Asthmaanfall 397
– – Hypothyreose 416
Globusgefühl 451
Glomerulonephritis
– akute 426
– bei persistierender Hepatitis 495
Glottiskrampf 600
Glottisschwellung 271
GlucaGen s. Glukagon
Glukagon 413, 629, **670**
Glukokortikoide 654, 684
– Dosierung bei Niereninsuffizienz 632
– Hirnödem-Behandlung 508
– Wechselwirkungen 703
Glukokortikoid-Mangel, akuter 420
Glukose-Infusionslösung 103, 431
Glukose-6-Phosphat-Dehydrogenase-Mangel 136, 254
Glukose-Insulin-Kurzinfusion 434
Glukosestoffwechsel, Azidose 445
Glukoseverwertung, gestörte 431
Glukosurie 411
Glyceroltrinitrat 340, 617, **670 f**
Glycerophosphat-Natrium-Konzentrat 439
Glycylpressin s. Terlipressin
Glykolyse, Hemmung 445
Glykopeptidantibiotika 239, **252**
Godamed s. Acetylsalicylsäure
Gordon-Reflex 6
GOT, Herzinfarkt 337
GPT, Herzinfarkt 337
Graft-versus-host-Reaktion **294**

Gramaxin s. Cefazolin
Grand-mal-Status **527 f**
Granulozytopenie nach Knochenmarktransplantation 295
Gravidität 473
Grenzzone, ischämische 517
Grey-Turner-Zeichen 480
Guedel-Tubus 62, 113
Guillain-Barré-Syndrom s. Polyradikulitis Guillain-Barré
Gummibauch 480
Gunn-Kreuzungszeichen 371
GvhR (Graft-versus-host-Reaktion) **294**
Gynäkomastie 489
Gyrasehemmer s. Chinolone

H

H2-Blocker, Dosierung, bei Niereninsuffizienz 632
Haemophilus-influenzae-Epiglottitis 246
Haemophilus influenzae-Meningitis 534
Haemosuccus pancreaticus 474
Hagen-Poiseuille-Gesetz 158
Halbelektrolytlösung 431
Halbseitensymptomatik 498
Haldol s. Haloperidol
Haldol-Intoxikation 618
Halluzinationen
- Alkoholentzungssyndrom 550
- Amphetaminderivat-Intoxikation 623
- Hypothermie 577
- Kokain-Entzugssyndrom 552
- zentrales anticholinerges Syndrom 537
Halluzinogen-Intoxikation **624**
Haloperidol 138, 454, 548, **671 f**
- Antidot 672
- Delirprophylaxe 309
- Wechselwirkung 672
Halothannarkose 642
Halswirbelfraktur 554
Halswirbelsäulenverletzung
Hämatemesis 405, 453, 455, **474**
- Methylalkohol-Intoxikation 613
Hämatochezie **478**
Hämatokrit
Hämatom
- epidurales 502
- intrakranielles 516, 555
- subdurales 486
Hämatothorax 54, 402, 559
Häm-Biosynthese, genetisch gestörte 143
Hämobilie 474
Hämoccult-Test **478**
Hämochromatose 485, 490 f
Hämodiafiltration **227 f**
Hämodialyse **222 f**, 412
- Acetylsalicylsäure-Intoxikation 627
- Barbiturat-Intoxikation 614
- Giftelimination **610**
- intermittierende **231**
- - Antibiotikatherapie 243
- bei Intoxikation 236 f
- Methylalkohol-Intoxikation **613**
- bei Nierenversagen **231**
- venovenöse, kontinuierliche **232**
Hämodialysefilter 223
Hämodilution 521
Hämofilter **226**, 226
Hämofiltration **226**, 352, 487
- bei akutem Nierenversagen 231
- Antibiotikatherapie 243
- arteriovenöse 496
- - kontinuierliche 232 f
- kontinuierliche, Giftelimination **610**
- bei Niereninsuffizienz 231
- venovenöse, kontinuierliche **232**, 280
Hämofiltrations-Gerät 226
Hämoglobin
- Abbau 489
- desoxygeniertes **43**
- fetales 44 ff
- oxygeniertes **43**
- Sauerstoffaffinität **43**, 48
Hämoglobinopathie 395
Hämokonzentration, Furosemid-bedingte 668
Hämolyse 489
- Gerinnung, intravasale, disseminierte 330
- Laborbefunde 491
Hämolytische Soforteaktionen 196
Hämolytisch-urämisches Syndrom 467
Hämoperfusion **234 f**, 415
- Barbiturat-Intoxikation 614
- Gefäßzugang 235
- Giftelimination **610**
Hämoperikard 42
Hämoperitoneum 230
Hämoptoe **405**
Hämoptyse 375, **405**
Hämorrhagische Diathese 217
- - Gerinnung, intravasale, disseminierte 330
- - Multiorganversagen 323
Hämorrhoidenblutung 478
Hämostasestörung, antibiotikabedingte **240**
Hämoxymetrie **45**
Hannover Intensiv Score **102**
H1-Antihistaminika 287
H1-Antihistaminika-Intoxikation **622**
H2-Antagonist 84
Harn, Alkalisieren 329
Harnableitung 204
Harnblase, Sonographie 92
Harnblasenersatz 284
Harnblasenhals-Urethrastumpf-Anastomose **284**
Harnblasenkatheter **71 f**
- - Infektion 602
Harnblasenpunktion 72
Harnblasenresektion, transurethrale 285
Harnretention, zentrales anticholinerges Syndrom 537
Harnstoffclearance 232
Harnstoff-N 231
Harnverhalt 71
- akuter 472
- nach Nierentransplantation 301
Harnwegsinfektion 238, **602 f**
- Antibiotikatherapie 250, 254
H2-Atemtest 464
Haut, Bronzefärbung 489
Hautbefund, Koma 497
Hautemphysem 57, 401
- Ösophagusperforation 457

Hautfalten
- Dekontamination 295
- stehende 425
Hautturgor 425
HBDH, Herzinfarkt 337
HbO_2 **43**
HD s. Hämodialyse
HDF s. Hämodiafiltration
HDV-RNA 596
Heat and Moisture Exchanger **157**
Heimlich-Handgriff **391**
Helicobacter-pylori-Eradikation 252, 477
HELLP-Syndrom 489, **582 ff**
Hemianopsie
- homonyme 517
- Meningitis, bakterielle 532
Hemiblock 15 f
Hemiparese 517
Heparin
- Antagonisierung 218
- fraktioniertes 217
- hochmolekulares 225
- niedermolekulares 217, 225, **673**
- unfraktioniertes 217, **672**
Heparinallergie 217
Heparin-induzierter Plättchen-Aktivierungstest 217
Heparin-induzierte thrombozytoperie
Heparinisierung
- ACT-Kontrolle 225
- Arterienverschluß, akuter 388
- Hämodialyse **225**
- Herzinfarkt 340
- Hirninfarkt **520**
- Lungenembolie 379
- prophylaktische 217
- Sinusvenenthrombose 526
- therapeutische 217
- - Dosierung **218**
- Venenthrombose, akute 373
Heparintherapie **217 f**
Hepatitis 489
- Leberversagen, akutes 484
- lupoide, Laborbefunde 491
Hepatitisserologie **595 f**
- nach Lebertransplantation 297
Hepatomegalie 81
- Virushepatitis, akute 594
Hepatorenales Syndrom 485, 494, **495 f**
Hepatotoxizität
- Amphotericin B 256
- Antibiotika **240**, 242
- Flucytosin 257
- Lincosamine 251
- Paracetamol 624
Herbizid-Intoxikation 637
Herdenzephalitis, bakterielle **536**
Herdpneumonie, lobuläre 392
Herniation, transtentorielle 515, 519
Hernie 459
- inkarzerierte **461**, 471
Herniotomie 461
Herpes
- genitalis 259
- zoster 257, 259
Herpes-simplex-Enzephalitis **535 f**
Herpes-simplex-Infektion 257
Herpes-simplex-Viren, Aciclovir-resistente 258
Herzbett 351
Herzbeuteltamponade s. Perikardtamponade
Herzdilatation 350
Herzdruckmassage 113, **114 f**
Herzgeräusche 4
Herzindex **37**
- Herzinsuffizienz, akute 350
Herzinfarkt s. Myokardinfarkt
Herzinsuffizienz 426 f
- akute **349 ff**
- dekompensierte 677
- nach Herztransplantation 288
- Hypophosphatämie 439
- Hypothyreose 416
- infarktbedingte **343**
- Killip-Klassifikation 343
- Lidocain-Dosierung 680
Herzklappenerkrankung, Antikoagulation, orale 220
Herzkontusion **559**
Herz-Kreislauf-Stillstand 113
Herz-Lungen-Maschine 580
Herzoperation s. Operation, herzchirurgische
Herzrasen 353, 361 ff
Herzrhythmusstörung **353 f**, 378
- Acetylsalicylsäure-Intoxikation 626
- Alkalose-bedingte 447
- Antidepressiva-Intoxikation 620
- Barbiturat-Intoxikation 614
- β-Blocker-Intoxikation 629
- bradykarde (s. auch Bradykardie) **355 f**
- Digitalis-Intoxikation 628
- Digoxin-bedingte 655
- nach Herztransplantation 288
- Hitzschlag 574
- Hyperkaliämie 433
- Hyperkalzämie-bedingte 436
- Hypernatriämie 430
- Hyperthermie, maligne 568
- Hypokaliämie-bedingte **432**
- Hypomagnesiämie-bedingte 441
- Hypothermie 578
- intraoperative 273
- Kalzium-Antagonisten-Intoxikation 629 f
- Kokain-Intoxikation 617
- Lungenembolie 376
- maligne, Phenothiazin-bedingte 619
- neuroleptisches Syndrom, malignes 572
- Nierenversagen, akutes 326
- Opiat-Intoxikation 616
- Phäochromozytom 418
- Polyradikulitis Guillain-Barré 542
- supraventrikuläre, Herzinfarkt **342**
- tachykarde (s. auch Tachykardie) **359 ff**
Herzschattenverbreiterung
- nach links **82**
- nach rechts 83
Herzschrittmacher
Herzschrittmacher (s. auch Schrittmacher) 120, 356
- wandernder 14
Herzsilhouette 80
- Bocksbeutelform 386
- schmale 397
- Schuhform 83
Herzspende, Ausschlußkriterien 305
Herzstillstand 113
Herztaille, verstrichene 82
Herz-Thorax-Gefäß-Operation **268 ff**
Herztod, plötzlicher 352
Herztöne 2, 4
Herztransplantation **286 ff**
Herzunterstützungssystem, maschinelles 277

Herzverletzung, penetrierende 385
Herzversagen, Fruchtwasserembolie 586
Herzwandaneurysma **344**
Herzwandruptur 42
Herzzeitvolumen **37 ff**, 41, 48, 425
- Abnahme 159, 349, 395
- Bestimmung 33, **38**
- Schock 313
HES (Hydroxyethylstärke) **186**, 276, 297
HEV-RNA 596
HF s. Hämofiltration
High output-failure 349
Hilusverbreiterung 81
Hinterhaupt-Einklemmung **505**
Hinterwandinfarkt, EKG-Befund 16
HIPA 217
Hirnabszeß 532 f
- Therapie 255
Hirnarterie, basale, Aneurysma 509
Hirnarterien, Versorgungsgebiete 518
Hirndruck, erhöhter s. Druck, intrakranieller, erhöhter
Hirndruckkrise 121, 408
Hirndruckmessung 121
Hirnhautentzündung s. Meningitis
Hirninfarkt **517**, **519 ff**
Hirnischämie 517
- Eklampsie 582
- Rezidivprophylaxe 521
Hirnmetabolismus, Azidose 445
Hirnnerven, Manipulation, neurochirurgische **265**
Hirnnervenausfall
- Hirninfarkt 517
- Meningitis, bakterielle 532
Hirnnervenprüfung 5
Hirnnervenstatus, Schädel-Hirn-Trauma 501
Hirnnervenstörung 450
- Myelinolyse, pontine, zentrale 429
Hirnödem 505
Hirnschaden
- sekundärer, posttraumatischer, Verhinderung 504
- traumatisch bedingter 501
Hirnschwellung **121**, 428, 430
- nach supratentoriellem Eingriff 266
Hirnstamm, Herniation 266
Hirnstammblutung **514**
Hirnstammenzephalitis **524**
Hirnstamminfarkt **517**
Hirnstammkompression 515, 523
- Herpes-simplex-Enzephalitis 535
- postoperative 266
Hirnstammläsion 528
Hirnstammpotentiale, akustisch evozierte 304
Hirnstammreflexe 6
- Ausfall **303**
Hirnstammsymptome, Basilaristhrombose **522**
Hirnteileinklemmung **505**
- bei Lumbalpunktion 510
- Notfallmaßnahmen **508**
- Subarachnoidalblutung 509
- subfalciale **505**
- transtentorielle **505**, 509
Hirntod 107, **303 f**
Hirntoddiagnostik 76, **303 f**
Hirnventrikeldrainage s. Liquordrainage
Hirnventrikelsystem, Blutungseinbruch 514 f
Hirudin **674**
HIS (Hannover Intensiv Score) **102**
His-Ablation 132
Hitzschlag **574**
HIV (Human Immunodeficiency Virus) **590**
HIV-assoziierte Erkrankungen 591
HIV-Diarrhö 467
HIV-Exposition, berufliche, Postexpositionsprophylaxe 593
HIV-Infektion **590 ff**
HIV-p24-Antigen 258
HME (Heat and Moisture Exchanger) **157**
Hochdruckkrise s. Krise, hypertensive
Hochfrequenz-Jet-Beatmung, Inhalationstrauma 407
Hörverlust 532
Homans-Zeichen 372
Horovitz-Quotient 558
Horrortrips 623
Hounsfield-Einheit 87
Human Immunodeficiency Virus s. HIV
Humanalbumin **184**
Humanplasma 486
Huminsulin Normal s. Normalinsulin
Hunt-Hess-Schweregradeinteilung, Subarachnoidalblutung 510 f
Husten
- Asthma bronchiale 397
- schmerzhafter 400
- Sedierungstiefe 134
Hustenmechanik, Störung 392
Hustenreiz bei Pleurapunktion 53
Hydrocodon 405
Hydrocortison 283, 415 f, **420**, 437, **675 f**
Hydrothorax 54
Hydroxyethylstärke **186**, 276, 297
Hydrozephalus 505, 509
- nach intrazerebraler Blutung 514
- Liquordrainage 507
Hypalbuminämie, Aszites 492
Hyperaldosteronismus 430
- Kaliumverlust 432
- primärer 370, 426
Hypercholesterinämie, Chinolon-bedingte 250
Hyperemesis gravidarum 452
Hyperfibrinolyse, reaktive 330
Hyperglykämie 121, 412, 438
- Kalzium-Antagonisten-Intoxikation 630
- Koma, ketoazidotisches 411
Hyperhidrosis, neuroleptisches Syndrom, malignes 572
Hyperhydratation 425, **426**
- hypotone, nach transurethraler Resektion **285**
Hyperhypoglykämie-Syndrom 413
Hyperinflation, alveoläre 158
Hyperkaliämie **231**, 231, 326, 356, **433**, 677
- Arterienverschluß, akuter 387
- Azidose-bedingte 445
- Digitalis-Intoxikation 628

Halbfette Seitenzahlen = Haupttextstelle.

- Nebennierenrinden-Insuffizienz 420
- Notfallmaßnahmen **434**
- Succinylcholin-bedingte 150
- Tourniquet-Syndrom 388
Hyperkalzämie **436 f**
- Erbrechen 452
- Tumor-assoziierte 437
Hyperkapnie 44 f, 446 ff
- chronische 156
- permissive **161**
- - Lungenversagen, akutes 311
- Pneumothorax 400
Hyperkeratosis palmaris et plantaris 450
Hyperkinetisch-dyskinetisches Syndrom **618 f**
Hyperkoagulabilität 372
Hypermagnesiämie 326, **442**
Hypermetabolismus 568
Hypermetabolismus-Syndrom, generalisiertes 568
Hypernatriämie 425, **430 f**
Hyperparathyreoidismus 370
- Hyperkalzämie 436
- Hypermagnesiämie 442
- Hypophosphatämie 438
Hyperphosphatämie 326, 435, **439**, 678
Hyperreaktivität der Atemwege 397
Hyperreflexie
- Amphetaminderivat-Intoxikation 623
- Hypokalzämie-bedingte 435
Hypersalivation 140
Hypersekretion, tracheobronchiale 140
Hypersplenismus nach Lebertransplantation 298
Hypertension, portale 474
- - Aszites 492
- - Medikamentendosierung 633
Hyperthermie 121
- Amphetamin-bedingte 623
- H_1-Antihistaminika-Intoxikation 622
- Hitzschlag 574
- Kokain-Intoxikation 618
- maligne 150, **568 f**, **570**
- neuroleptisches Syndrom, malignes 572
- Organspende 305
- Status epilepticus 528
- zentrales anticholinerges Syndrom 537
Hyperthyreose 364 f, 370, **414 f**, 665
- Erbrechen 452
- Wirkung jodhaltiger Kontrastmittel 84
Hypertone-hyperonkotische Lösung 187
Hypertonie
- arterielle 231, 426
- - Blutung, intrazerebrale 514
- - exzessive, postoperative 266
- - fixierte 217
- - induzierte **508**
- - Kokain-Intoxikation 617
- - Notfall s. Notfall, hypertensiver
- - paroxysmale 418
- - Phäochromozytom 418
- - postoperative 265, **277**
- - Präeklampsie 582
- - respiratorische Insuffizienz 155
- - Therapie **277**
- muskuläre, Opiat-Intoxikation 616
- pulmonale 51, 269, 375, 395
- - Lungentransplantatempfänger 291
- - primäre 38
- - sekundäre 38
Hypertriglyzeridämie, Chinolon-bedingte 230
Hypertrophie-Q 15
Hyperurikämie 231, 326
Hyperventilation **155**, 507 f
- azidosebedingte 445
- exreme 121
- kompensatorische 448
- Perfusion, zerebrale 507
- psychogene 448
- Schädel-Hirn-Trauma 503
Hyperventilationstetanie 448
Hyperviskositätssyndrom 500
Hypervolämie 326 f, 425
- Nierenversagen, akutes 326
Hypnomidate s. Etomidat
Hypnotikum 142 f
- Narkose 146
Hypoglykämie 378, **410 f**, 611, 645, 710
- Alkoholiker 612
- β-Blocker-Intoxikation 629
- Glukagon-Dosierung 670
- Insulin-bedingte 676
- Koma 499
Hypoglykämie-Neigung 416
Hypokaliämie 356, **432**, 458
Hypokalzämie 326, **435 f**, 678
- sekundäre 442
Hypokapnie 44 f
Hypomagnesiämie **441 f**, 447
Hyponatriämie 231, 425, **427 ff**
Hypoparathyreoidismus 435
Hypophosphatämie 332, **438 f**, 442, 447
Hypophysenadenom **267**
Hypophysen-Nekrose, ischämische, postpartale 422
Hypophysenvorderlappen-Insuffizienz **422**, 423
Hypoproteinämie 292, 447
- Hypokalzämie 435
Hypoprothrombinämie, Cephalosporin-bedingte 247
Hyporeflexie
- Äthylalkohol-Intoxikation 611
- Barbiturat-Intoxikation 614 f
- Hyperkaliämie-bedingte 433
Hypermagnesiämie-bedingte 442
Hypothermie 44 f, 122, 303, **577 ff**, 611
Hypothyreose 416 f
Hypotonie
- arterielle
- - Koma, diabetisches, hyperosmolares 412
- - Esmolol-bedingte 663
- - nach herzchirurgischer Operation **274**
- - Hypermagnesiämie-bedingte 442
- - Hypokalzämie-bedingte 435
- - Kalzium-Antagonisten-Intoxikation 630
- - Nebennierenrinden-Insuffizienz 420
- - Perikardtamponade 385
- - Promethazin-induzierte 704
- Sepsis 317
- - Therapie **274**
- gastrale 85
- orthostatische, Clonidin-bedingte 650
Hypoventilation 120, **155**, 163, 446 f
Hypovolämie 41, 327, 425

Hypovolämie, hepatorenales Syndrom 495
- nach herzchirurgischer Operation 274
- Nierenversagen, akutes 325
- postoperative 263
Hypoxämie 48, 120, 155, 310, 395
Hypoxie
- Beinahe-Ertrinken 408
- chronische 48
- bei Hyperventilation 376
- Inhalationstrauma 406
HZV s. Herzzeitvolumen

I

IA (Inspiratory Assist) s. Spontanatmung, druckunterstützte
IABP (intraaortale Ballonpumpe) **276 f**, 352
Ibuprofen 344
ICD s. Defibrillator, implantierter
ICP s. Druck, intrakranieller
IFA (Inspiratory Flow Assistance) s. Spontanatmung, druckunterstützte
IHS (Inspiratory Help System) s. Spontanatmung, druckunterstützte
Ikterus 484, **489 ff**
- ERCP 86
IL-2-Rezeptor-Antagonist 288
Ileum-Conduit **284**
Ileum-Neoblase 284
Ileus
- akutes Abdomen 468
- mechanischer **459**, **461**
- Sonographie 93
- paralytischer **462 f**
- postoperativer 280
Imidazolrezeptoren 144
Imipenem/Cilastatin 249
Immodium s. Loperamid
Immunabwehr, eingeschränkte, Infektionsprophyalxe 606
Immundysfunktion 606
Immunität, zellvermittelte, HIV-Infektion 591
Immun-Neutropenie 240
Immunstörung
- Nierenversagen, akutes 326
- Pilzinfektion 605
- Pneumonie, Antibiose 396
Immunsuppression 546, **287 f**
- Nierentransplantation 300
- Sepsis 321
Immunsuppressiva 237
Impfung in der Schwangerschaft 634
Implantat, metallhaltiges 88
IMV (Intermittent Mandatory Ventilation) **165 f**
Inaktivitätsatrophie **331**
Incessant tachycardias 363
Indiana-Pouch 284
Indometacin 533
Infarktgefäß, Rekanalisation **341 f**
Infektion **238**, 318
- chronische, Herz-Thorax-Gefäß-Operation 282
- Defibrillator, implantierter 129, **130**
- intraabdominelle, Antibiotikatherapie 248
- Katheter-assoziierte **603**
- Lebertransplantation **298**
- nosokomiale 237, 246
- opportunistische 591 f
- perioperative, Lungentransplantation **293**
- pulmonale 406
Infektionsprophylaxe
- Knochenmarktransplantation **295**
- Lungentransplantation **293**
- perioperative **282**
Infektionszeichen **282**, 603
Infiltrat, pulmonales 395
Infusionsbedarf 431, **566**
Infusionslösung, laktatfreie 297
Infusionstherapie **180**
- postoperative **263**
Inhalationsanästhetika, halogenierte 568
Inhalationstrauma **406 f**, 565
Injektion, intraarterielle, versehentliche **21**
Injektionsschmerz 664
Injury Severity Score 98
Inkontinenz 466
In-line-Stabilisierung, manuelle 540, 554
Inotrope Substanzen 314
INR (International normalized ratio) **219**, 221
Inselzell-Hyperplasie, diffuse 413
Inspirationsaufnahme 54
Inspirationsflow 154, 161, 171
- Respiratortherapie **159**
Inspirationsmanöver 171
Insulin **676**
Insulinmangel 410
Insulinresistenz 326, 445
Insulinsekretion, autonome 413
Insulinwirkung 677
Intensivtherapie 107
Interkostalneuralgie 378
Intermittent Mandatory Ventilation (intermittierende, mandatorische Beatmung) **165 f**
Intermittent Positive Pressure Breathing **171 f**
Intermittent Positive Pressure Ventilation 162
International normalized ratio **219**, 221
Intestinoskopie 95
Intubation, Halswirbelsäulen-Verletzung 540
Intoxikation 608
Intrazellulärvolumen 424
Intrinsic asthma 397
Intrinsic PEEP **160**
Intubation **58**
- einseitige 60, 62
- endotracheale **113**, 148, 150, 508
- fiberoptische **63**, 146
- Halswirbelsäulenverletzung 554
- ohne Muskelrelaxanz **147**
- nasotracheale **60 f**
- orotracheale **58 ff**
- Verbrennungstrauma **565**
Intubationbedingungen, schwierige 63
Intubationsschwierigkeit 271
Invagination 459
Inverse-Ratio-Ventilation **160**
IPD s. Peritonealdialyse, intermittierende
Ipecacuanha-Sirup **608**
IPPB (Intermittend Positive Pressure Breathing) **171 f**

Halbfette Seitenzahlen = Haupttextstelle.

IPPV (Intermittent Positive Pressure Ventilation) 162
Ipratropiumbromid 398
IPS (Inspiratory Pressure Support) s. Spontanatmung, druckunterstützte
IRV (Inverse-Ratio-Ventilation) **160**
IRV-BIPAP 170
Ischämie
- myokardiale s. Myokardischämie
- zerebrale s. Hirnischämie
Ischämiesyndrom 387
- inkomplettes 389
Iscover s. Clopidogrel
ISDN (Isosorbitdinitrat) 346
ISMN (Isosorbit-5-Mononitrat) 346
Isocillin s. Penicillin V
Isolation, Knochenmarktransplantation **295**
Isoptin s. Verapamil
Isosorbitdinitrat 346
Isosorbit-5-Mononitrat 346
Isoxazylpenicilline **247**
Itraconazol 293

J

Jejunalsonde 67
Jejunostomie **68**
Jervell-Lange-Nielsen-Syndrom 367
Jodexposition 414
J-Punkt **17**
Juckreiz 486, 491
Jugularvenen, Kompression 78

K

Kabikinase s. Streptokinase
Kalibersprung, Lungengefäße 377
Kalinor-Brause 432
Kaliumaufnahme **432**
Kaliumausscheidung **432 f**
Kaliumchlorid 446, **677**
Kaliumhaushalt, Störung **432 ff**
Kaliumhomöostase-Magnesiumhomöostase-Zusammenhang 441
Kaliumkonzentration im Serum **432 f**
Kaliumphosphat 439
Kaliumsubstitution **432**
- periphervenöse 433
Kaliumulkusperforation 473
Kaliumverlust 432
Kaliumverschiebung
- extra-intra-zelluläre 432, 447, 577, 677
- intra-extra-zelluläre 433, 445
Kalorimetrie 201
Kaltschweißigkeit 349
Kalzitonin **435**, 437
Kalzitriol **435**
Kalzium 275, 435
Kalziumacetat 440
Kalziumantagonisten **347**
- Nebenwirkung 347
Kalziumantagonisten-Intoxikation **629 f**
Kalziumaufnahme, verminderte **435**
Kalziumausscheidung, renale **435 f**
Kalzium-Brausetabletten 436
Kalziumfreisetzung 435
Kalziumglukonat 434, 436, 443, **630**, 677, **678**
Kalziumhaushalt, Störung **435 ff**
Kalzium-Homöostase **435**
Kalzium-Kanäle, Antikörper 547
Kalziumkonzentration im Serum **435 f**
Kalziumphosphat-Ausfällungen im Gewebe 439
Kalziumresorption, intestinale 435
Kalziumsubstitution **436**
Kammerflattern 353, **368**
- Herzinfarkt 342
- Kardioversion **123**
Kammerflimmern **112 f**, **368**
Kammertachykardie
- Kardioversion **123**
- pulslose 113, 115, **119**
- Therapie **279**
Kandidiasis, generalisierte, Therapie 257
Kanülierung, arterielle **19 ff**
Kapillarfüllungszeit **313**
Kapillarlecksyndrom 290
Kapillarpermeabilität 562, 577
Kapnometrie **46 f**
Kaposi-Sarkom 591
Kardiakarzinom 453
Kardiomyopathie
- Phäochromozytom 418
- septische 318
Kardioversion 116, **123 f**, 278, 365
Karotis-Auskultation 357
Karotisdruckversuch **358**
Karotissinus 356 ff
Karotisstromgebiet, Hirninfarkt **517**
Karpopedalspasmen 435
Karzinom, kolorektales 479
Katabolie 326
Katatonie 552
Katecholamine **314**, 318, 328, 343, 351, 379, 555
- Ausscheidung im Urin **418**
- Organspende 305
Katecholaminfreisetzung, Ketamin-bedingte 679
Katecholaminspiegel, erhöhter 438
Katecholamin-Überschuß 119
Katheter
- linksatrialer **269 f**
- 3-lumiger s. Trilumenkatheter
- zentralvenöser **25 f**
Katheter-Ablation **125**, 132, 362 ff
Katheter-Embolisation, angiographische 477
Katheterfragmentation 380
Katheterinfektion 238
Katheterperitonitis 604
Katheterwechsel 19, 237, 604
Kationenaustauscher 433
Kauschwäche 545
Kavaschirm **374**, 380
Kayser-Fleischer-Kornealring 489
Keime, enteropathogene 466
Keimgewinnung, bronchoskopische 393
Keimherd, Sanierung, chirurgische 237
Kenn-Muskel **540**
Kent-Bündel 362
Kerley-B-Linien 350
Kernig-Zeichen 1, 532
Kernspintomographie s. Magnetresonanztomographie
Kern-Wiedererwärmung, aktive 581
Ketamin 678 ff
Ketamin-Benzodiazepin-Kombination **135**, 140

Ketaminwirkung, unerwünschte 140, **140**, 315, **678 f**
Ketanest s. Ketamin
Ketoazidose **410 f**, 433, 442
– Erbrechen 452
Ketonkörperausscheidung 411
Ketonkörper-Ratio **296**
Ketonurie 410 f
Kiefermuskulatur, Spasmen 435
Killip-Klassifikation, Herzinsuffizienz 343
Kinderreanimation, Adrenalin-Dosierung **638**
Kinetose 454
Klacid s. Clarithromycin
Kleinhirnblutung **514**
Kleinhirnbrückenwinkel, Operation 266
Kleinhirninfarkt **519**, 523
Kleinhirnsymptome, Basilaristhrombose **522**
Klimofol s. Propofol
Klistir 458
Klopfschall
– abdomineller 4
– hypersonorer 397
Knocheninfarkt 83
Knochenmarkaplasie, Chloramphenicol-bedingte 255
Knochenmarkdepression
– Azathioprin-bedingte 288
– Zidovudin-bedingte 258
Knochenmarktransplantat-Abstoßung **295**
Knochenmarktransplantation **294 f**
Knochenmetabolismus, gesteigerter 436
Knochenmetastase, osteoplastische 83
Knochenstruktur, Transparenz **83**
Knollenblätterpilzvergiftung 484, 487
Koagulationsnekrose 567
Koagulopathie 484
KOF s. Körperoberfläche
Koffein, Wechselwirkung 250
Kohle **609**
Kohlendioxid-Bikarbonat-System 444
Kohlendioxidelimination, extrakorporale **176**
Kohlendioxidpartialdruck, arterieller **44**, **444**
Kohlenhydrate 202
Kohlenhydrat-Verwertungsstörung 413
Kohlenmonoxidvergiftung 48, 406, **639**
Kokainabusus 370
Kokain-Entzugssyndrom **552**
Kokainintoxikation **617**
Kokainschock **618**
Kolik, abdominelle 489
Kolikschmerz **468**
Kolitis
– Antibiotika-assozierte s. Kolitis, pseudomembranöse
– ischämische 471
– pseudomembranöse 240, **241**, **251**
Kollaps, Furosemid-bedingter 668
Kollateralkreislauf, ulnarer 20
Kolliquationsnekrose 455, 567
Kolloidale Lösung 184
Kolonisation 237
Kolonkarzinom 459
Kolon-Kontrasteinlauf **85**
Koloskopie **96**, 464
– Blutungsquellenlokalisierung 478
Koma 108, **497**, 499, **505**
– diabetisches 410 f
– Differentialdiagnose **499**
– endokrines 303
– hepatisches 500
– hypoglykämisches **413**
– hypophysäres **422**, 500
– hypothyreotes **416 f**, 500
Koma-Feststellung 303
Komastadien **505**
Kombinationstherapie, antibakterielle **239**
Kommunikation **109**
Kompartmentsyndrom 329, 387, 389, 567
– Polytrauma **556**
Komplementsystem, Inhibition 291
Komplikation, früh-postoperative **261**
Kompressionstherapie 373
Kompressionstrauma 560
Koniotomie **63**
Kontinuitätsdelir 550
Kontraktilität, kardiale **274**
Kontrastmittel s. auch Röntgenkonstrastmittel
– paramagnetisches 84
Kontrastmittelallergie 88
Kontrastmittel-Echokardiographie **89**
Kontrastmittel-Reaktion **84**
Kontrastmitteluntersuchung, Verdauungstrakt **85**
Konvektion 222, 226 f
Konversionssyndrom 395
Koordinationsprüfung 8
Kopfschmerzen 453
– Dopamin-bedingte 660
– Drucksteigerung, intrakranielle 505
– Furosemid-bedingte 668
– Glyceroltrinitrat-bedingte 671
– Meningitis, bakterielle 532
– Nifedipin-bedingte 692
– Nitroprussid-Natrium-bedingte 694
– Notfall, hypertensiver 370
– Phäochromozytom 418
– Pneumonie 392
– Sinusvenenthrombose 525
– Subarachnoidalblutung 509
– Tramadol-bedingte 716
Kopfverletzung 502
Koprostase 458
Kornealreflex 6, 303
Koronararterienverschluß 334
Koronararteriitis 334
Koronare Herzkrankheit 364 f, 665
Koronarembolie 334
Koronargefäß
– Dissektion, traumabedingte 334
– Rekanalisation **341 f**
Koronargefäßspasmus 334
Koronarischämie 378
Koronarstenose 345
Korotkow-Blutdruckmeßmethode **22**
Körperhaltung 1, 469
Körperkerntemperatur, verminderte 577
Körperoberfläche 39
Körpertemperatur 576 f
Korsakow-Syndrom 486
Kortikosteroid
– Immunsuppression **288**
– Nebenwirkungen 288

Kostaufbau 214
Koterbrechen 453, 459
Kotstau 459
Kraftgradskala 8
Krampfanfall 378
- Acetylsalicylsäure-Intoxikation 626
- Alkalose-bedingte 447
- Amphetamin-bedingte 623
- Antidepressiva-Intoxikation 620
- β-Blocker-Intoxikation 629
- Eklampsie 582
- Hitzschlag 574
- Hyperphosphatämie-bedingte 440
- Kalzium-Antagonisten-Intoxikation 629
- Meningitis, bakterielle 532
- Methylalkohol-Intoxikation 613
- Myelinolyse, pontine, zentrale 429
- nach neurochirurgischer Operation 266
- Neuroleptika-Intoxikation 618
- neuroleptisches Syndrom, malignes 572
- Opiat-Intoxikation 616
- Sinusvenenthrombose 525
- Subarachnoidalblutung 509
- nach supratentoriellem Eingriff 266
- Tetanus 600
- Therapie 516
- zerebrale, Notfall, hypertensiver 370
Kraniotomie 266
- dekompressive **508**
Kraniozervikaler Übergang, Röntgenaufnahme 539
Kreatinin-Clearance
- Antibiotikatherapie **242**
Kreatinkinase, Herzinfarkt 337
Kreislaufsituation, hyperdyname 484, 495
Kreislaufstabilisierung
- Nierenversagen, akutes 328
- Polytrauma **554**
Kreislaufstillstand **112**
Kremasterreflex 6
Kreuzprobe 193
Krise
- cholinerge **545**, 692
- hämolytische 473
- hypertensive 378, 718
- - HELLP-Syndrom 584
- myasthene **545**
- thyreotoxische **414 f**
Kristalloide Lösung **182**
Kryptokokken-Infektion 256
Kumarinderivate 218, 373, 634
Kumarin-Therapie, Operation, dringliche, Vorbereitung 260
Kunstherz 234
Kussmaul-Atmung 2, 410
Kyphoskoliose 394 f, 404

L

Labordiagnostik, präoperative 260, 268
Lacklippen 489
Lactitol 458, 486
Lagerungsbehandlung **172**
Lagophthalmus 5, 266
β-Laktam-Antibiotika 239, **246 ff**
β-Laktamase-Hemmer 239, 246
Laktatazidose **410 ff**, 452
Laktulose 458, 486
Lambert-Eaton-Syndrom **547**
Lamblien-Infektion 465
Langzeit-EKG **346**
Langzeitsedierung 140, 679
Lansoprazol, Dosierung bei Niereninsuffizienz 632
LAP (left arterial pressure) 38
Laparoskopie **97**, 470
Laparotomie nach Abdominaltrauma **561**
L-Arginin-Hydrochloridlösung 448
Laryngoskop 58, 146 f
Larynxmaske **63**
Larynxödem 455
Larynxprozeß, stenosierender 394 f
LAS (Lymphadenopathie-Syndrom) **590**
Lasertherapie, endobronchiale 94
Lasix s. Furosemid
Lateralsklerose, amyotrophe 394 f, 450
Laudanosin, Kumulation 149
Laugenverletzung **455**, **635**
Lavage, bronchoalveoläre 63, 94 f, 393
Laxanzien in der Schwangerschaft 634
LCW (left cardiac work) 39
LDH, Herzinfarkt 337
Lebensmittel-Intoxikation, mikrobiell bedingte 465
Leberabszeß 471
Leberausfallkoma 303
Lebererkrankung, chronische 449, 597
- Child-Pugh-Score **488**
Leberfunktionsstörung 86
- antibiotikabedingte 240
- Schock 312
Leberhämangiom 471
Leberinsuffizienz 427
- akute 242
- Lidocain-Dosierung 680
Leberkoma
- akutes, Prognose 487
- antimikrobielle Therapie 242
Leberparenchymerkrankung
- Laborbefunde 491
- Medikamentendosierung 633
Leberpunktion 485
- perkutane, sonographisch kontrollierter 86
Leberruptur 471, 561
Leberschädigung
- Alkohol-bedingte 597
- Chemikalien-bedingte 597
- chronische, Prognose 487
- Medikamente mit Überdosierungsrisiko 633
- Medikamentendosierung **633**
- medikamentös bedingte 597
- Paracetamol-bedingte 137
Lebersonographie **485**
Leberspende, Ausschlußkriterien **305**
Lebertransplantation **296 ff**, 487, 496
Lebertransplantatversagen, sekundäres 299
Lebertumor, Ikterus 489
Leberversagen **484 ff**
Leberzell-Karzinom 485
Leberzerfall 484
Leberzirrhose 426
- hepatorenales Syndrom 495
- Ikterus 489
- kardial bedingte 489
Left arterial pressure 38
Left cardiac work 39
Legionellose 250, 252

Leichenschau **302**
Leistenhernie 461
Leitungsbahnen, kardiale, akzessorische **362**
Leitungszeit, sinuatriale 355
Lepirudin 673, **674**
Leptomeningitis 531
Leptospirose 495
Leukämie, akute, Gerinnung, intravasale, disseminierte 330
Leukozyten im Dialysat **229**
Leukozytenanstieg 237
Leukozytenstimulation 295
Leukozytopenie 295
Leukozytose mit Linksverschiebung 536
LeVeen-Shunt 494
Levofloxacin **251**
Levomepromazin
- Kontraindikation 548, 548
LGL-Syndrom 14
LID (Leukozytenm im Dialysat) **229**
Lidocain 278, 367, 680
- Reanimation, kardiopulmonale **117**, 278, 342, **679**
Lidocain-Infusion 117
Lidschluß, unvollständiger 266
Lincosamine 239, **251**
Linker-Vorhof-Rhythmus 14
Linksherzhypertrophie 15 f
Linksherzinsuffizienz 394 f
- infarktbedingte 343
- Pulmonaliskatheter **351**
- Therapie 343
Linksherzkatheter 337
Linksschenkelblock
- inkompletter **16**
- kompletter **16**, 16 f
Linton-Sonde **69 f**, 476
Liquemin s. Heparin, unfraktioniertes
Liquidepur s. Anthrachinon
Liquor-Beurteilung 79
Liquordrainage, externe 511, 516
Liquorfistel 267
Liquorpunktion **76**
Liquorresorption, gestörte 509
Liquorrhoe 2
Liquorzirkulationsstörung 509
- Basilaristhrombose 523
Lisinopril 340
Listeria monocytogenes, Meningitis 534
Lithium 414, **619**
- Eliminationsmöglichkeit 236 f
Lithiumintoxikation 442, **620**
Livores **302**
Lobärpneumonie 392 f
Locked-in-Syndrom 542
- Myelinolyse, pontine, zentrale 429
Lokalanästhetika, Applikation, peridurale 151
Lone atrial fibrillation 364
Loperamid 466
Lorazepam, Maximaldosis 548, **530 f**
Low-dose-Heparinisierung 217, **672**
Lowenberg-Zeichen 372
Low-output-failure 349
LSD s. Lysergsäurediethylamid
L-Thyroxin 416
Lücke, osmotische **424**
Luftembolie, systemische **560**
Luftnot 378
Luftvolumen, intrathorakales 159
Lumbalpunktion **76 f**
Luminal s. Phenobarbital
Lungenabszeß 404
Lungenbiopsie, transbronchiale 94, 393
Lungenblutung 394, **405**
Lungencompliance, verminderte 310
Lungendehnung 171
Lungenembolie **375 ff**
Lungenemphysem 394 f
Lungenfibrose 406
Lungenfunktionsprüfung 268
Lungengerüsterkrankung 394 f
Lungeninfarkt 394
Lungenkontusion **559**
Lungenkreislauf, Druckveränderung 38
Lungenlappen 82
Lungenleckage 164
Lungenödem 349 ff
Lungenperfusion 159
Lungenperfusionsszintigraphie **377**
Lungenperipherie 80
Lungenrundherd **81**
Lungensegmente 82
Lungenspende, Ausschlußkriterien **305**
Lungentransplantation 51, **290 f**
Lungenüberblähung 397
- dynamische 113
Lungenunterstützung, extrakorporale **176 ff**
Lungenversagen, akutes 51, 158, 170, **310 f**
- Beatmungsdruck **161**
- Verbrennungskrankheit 564
Lungenverschattung, flächige **80**
Lupus erythematodes 394 f, 495, 583
LVEDP (linksventrikulärer enddiatolischer Druck) 38
Lymphadenopathie-Syndrom **590**
Lymphknoten, Sonographie 91
Lysergsäurediethylamid-Intoxikation **624**
Lysetherapie, Blutung, intrazerebrale 514

M

Magenausgangsstenose 453
Magen-Darm-Passage **85**, 464
Magen-Darm-Ulzera 137
Magenfundusvarizen 481
Magenruptur 455, 472
Magensaftverlust 447
Magensonde 67, **270**
Magenspülung 487, 538, **608 f**
Magill-Tubus 58, 60
Magnesium **441**
Magnesiumelimination 443
Magnesiumhaushalt, Störung **441 f**
Magnesium-Substitution 309, 442
Magnesiumsulfat 119, 368, 442, 585, **680**
Magnetresonanztomographie **88**, 105
Mahaim-Bündel 362
Mainz-I-Pouch 284
Major stroke 517
Major-Test 193
Makroglossie 450
Makrolide 243, **251**

Halbfette Seitenzahlen = Haupttextstelle.

Maligne Hyperthermie s. Hyperthermie, maligne
Malignes neuroleptisches Syndrom **572 f**, 652
Mallory-Weiss-Syndrom 474
Malnutrition 326
Mandatory Minute Ventilation **166**
Mandokef s. Cefamandol
Manie 548
Mannitol 121, 507, **681 f**
Manöver, vagales 361, 363 f
MAP s. Mitteldruck, arterieller
Marcumar s. Phenprocoumon
Markrolide 252
Maschinenatmung 611
Maskenbeatmung **61**
Masken-CPAP **172**
Massenblutung 555
Massivtransfusion **194**
Mastdarminkontinenz 539
Maximaltherapie **107**
Maxipime s. Cefepim
MDMA (3,4 Methylendioimethamphetamin) s. Amphetaminderivat
MDP (Magen Darm Passage) **85**, 464
Meckel-Divertikel, 471, 478
Mediainfarkt **517**
Medianus-SEP 304
Mediastinaldrainage **270**
Mediastinalemphysem 401
Mediastinitis 455, 457
Mediastinum 80
- Verschiebung 400
Mediatoren
- Lungenversagen, akutes 310
- vasoaktive 372
Mediatorkaskade 322
Medikamenten-Entzugssyndrom **552**
Medikamentenintoxikation 43, 611 ff
Mefoxitin s. Cefoxitin
Megacillin s. Penicillin V
Megakolon, toxisches 462, 473
Mehretagenthrombose 373
Meigs-Syndrom 492
Meläna **474**, 478
Membranen, hyaline 310
Membranoxigenierung, extrakorporale s. ECMO
MEN IIa 418
Mendelson-Syndrom **390 f**
Meningismus 1, 532
- Koma 498
- Subarachnoidalblutung 509
Meningitis 531 ff
Meningokokkensepsis 420
Meropenem **249**
Mesalazin 467
Mesenterialinfarkt 460, 471
Mesenterikographie 460
Mestinon s. Pyridostigmin
Metamizol **136**, **682**
Meteorismus 466
Metformin, Kontraindikation 631
Methämoglobin **43**, 45, 51
Methämoglobin-Vergiftung 46
Methanol s. Methylalkohol
Met-Hb (Methämoglobin) **43**, 45
Methohexital 135, **142**, **683**
Methohexital-Intoxikation s. Barbiturat-Intoxikation
Methotrexat 254
Methylalkohol
- Ausscheidung 612
- Elimination 236 f
Intoxikation 499, **612 f**
Methylergometrin 587
3,4 Methylendioimethamphetamin s. Amphetaminderivat
Methylprednisolon **287**, **684**
Methylxanthin s. Theophyllin
Metoclopramid 454, 462, **684 f**
Metoprolol 340, 347, **685 f**
Metronidazol 251, **253**, 467
Meyer-Zeichen 372
Mezlocillin **246**, 491
Mezlocillin-Sulbactam-Kombination **246**
MH s. Hyperthermie, maligne
Midazolam 141, 687
Migränemittel in der Schwangerschaft 634
Mikroaspirationen 237
Mikrodialyse 503
Mikrohämaturie, Phenprocoumon-bedingte 699
Mikro-Reentry-Mechanismus 364
Miller-Fisher-Syndrom **542**
Milrinon **275**, **688**
Milz, Sonographie 92
Milzinfarkt 378, 470
Milzruptur 470, 561
Milzvenenthrombose 481
Minderperfusion, zerebrale 74
Mindest-Ventilation, mandatorische **166**
Mineralkortikoidexzeß **447**
Mineralkortikoid-Mangel, akuter 420
Miniprostin s. Prostaglandin F2 a
Minirin s. Desmopressin
Minor stroke 517
Minor-Test 193
Miosis 452
- Barbiturat-Intoxikation 614
- Koma 497
Mischintoxikation 691
Miserere 453, 459
Mitralklappenfehler 364 f
Mitralsegelebene, M-Mode-Echokardiographie 90
Mitralstenose 671
Mittelbauchschmerzen **471**
Mitteldruck, arterieller 22, 73
Mittelhirninfarkt, bilateraler 522 f
Mittelhirnsyndrom **505**
M-Mode-Echokardiographie **88**
MMV (Mandatory Minute Ventilation) **166**
MNS (Malignes neuroleptisches Syndrom) **572 f**, 652
MODS (Multiple Organ Dysfunction Syndrome) **323**
MOF (Multiple Organ Failure) s. Multiorganversagen
Molsidomin **347**
Monitoring 9
- erweitertes 9
- gastrointestinales **67 ff**
- Grundüberwachung **9**
- hämodynamisches, Herztransplantation **286**
- neurologisches **73 ff**
- neuromuskuläres 148
- unter NO-Applikation **51**
- respiratorisches **43 f**, 45
- Transport, innerklinischer 103
Monobactame **248**
Mono-Embolex s. Heparin, niedermolekulares
Monosaccharide 202
Morbus
- Addison 420, 433, 436, 452
- Crohn
- - Blutung 478
- - Ileus 459
- Ebstein 362
- Hirschsprung 458
- Menière 452

Morbus Meulengracht 489
- Whipple 467
- Wilson 485
Morphin 127, **139**, **688 f**
- Applikation, peridurale 152
Mortality Probability Score **102**
Motilium s. Domperidon
MPM II (Mortality Probability Score) **102**
MRT s. Magnetresonanztomographie
Mucophenolat-Mofetil 288
Mucosolvan s. Ambroxol
Mukoviszidose, Antibiotikatherapie 248
Multi Organ Failure Score s. Multiorganversagen
Multiorganversagen **102**, 232, 317, **323 f**, 329, 477
Multiple Organ Failure s. Multiorganversagen
Multitest Mérieux 591
Mundspülungen 295
Mundtrockenheit
- Clonidin-bedingte 650
- H_1-Antihistaminika-Intoxikation 622
Mund-zu-Mund-Beatmung **113**
Mund-zu-Nase-Beatmung **113**
Muskelbiopsie 332
Muskeldystrophie 546
Muskeleigenreflexe 6
Muskelenzyme 329
Muskelfaszikulationen 150
Muskelödem 388
Muskelrelaxanzien 146, 303
Muskelschmerzen 329
Muskelspasmen 435
Muskeltonus, gesteigerter 505
Muskeltrauma 329
Muskelzelluntergang 329
Muskelzittern, postoperatives 651
MVAD (implantiertes maschinelles monoventrikuläres Herzunterstützungssystem) **277**
Myalgie 392
Myasthenia gravis **545 f**
Myasthenisches Syndrom 332
Mydriatika, zentrales anticholinerges Syndrom 537
Myelinolyse, pontine, zentrale 417, **429**
Myelographie **87**
Myelopathie, AIDS 590
Mykobakteriose, atypische 252
Mykoplasmen-Infektion 250
Myoglobin, Herzinfarkt 337
Myoglobinämie 387
Myoglobinurie 329, 387
- Tourniquet-Syndrom 388
Myokard-Aneurysma, EKG-Befund 17
Myokardinfarkt **334 f**, 378, 470
Myokarditis 378, 665
Myokardnekrose 334
Myopathie **331 f**
Muskelrelaxans-assoziierte 148
- subklinische 568
Myositis, okuläre 546
Myxödem 370, **416 f**, 500

N

Na^+-K^+-ATPase, Hemmung 627
N-Acetylcystein 487, **625**
Nachblutung **261**
- nach herzchirurgischer Operation 274
- Herztransplantation 286
- intraabdominale **263**
- nach supratentoriellem Eingriff 266
Nachlastsenkung 694
- bei Angina pectoris 346
- Herztransplantatinsuffizienz 286
Nachpotentiale, depolarisierende 353
Nachtschweiß 590
Nackenkopfschmerz 509
Nackensteifigkeit 532
NaCl-Lösung **429**
NADH-Mangel 43
Nahrungsmittel-Intoxikation 453
Nalador s. Prostaglandin E_2
Naloxon **138**, **616**, 640, **689**, 702
Narbenhernie 461
Narcanti s. Naloxon
Narkose **146 f**
Narkoseaufrechterhaltung 140 ff
Narkoseeinleitung 138 ff
- bei Status epilepticus 530 f
Nasen-CPAP **172**
Nasenflügelatmen 392
Natriumausscheidung, fraktionelle 327
- renale, verminderte 430
Natriumbikarbonat 329, 434
- Reanimation, kardiopulmonale **117**
- bedarf 445
Natriumdefizit, Berechnung 428
Natriumglycerophosphat 439
Natriumhaushalt, **424 ff**
Natrium-Nitroprussid s. Nitroprussid-Natrium
Natriumphosphat 439
Natriumrestriktion 487, 494
Natriumsubstitution **428**
Natriumsulfat 609
Natriumthiosulfat **690**, 694
Natriumverlust, renaler 427
Nausea s. Übelkeit
N-Butylscopolamin s. Butylscopolamin
Near-infrared spectroscopy 503
Nebennierenrinden-Insuffizienz 417, **420**, 427
Negativismus 552
Neisseria, meningitidis, Meningitis 534
Nekrosektomie 482
Nekrosestraßen 481
Nelaton-Katheter 71
Neomycin, Darmsterilisation 486, 242
Neoplasie, Aszites 492
Neostigmin 148, 462, **691**, 702
Nephritis, tubulointerstitielle, akute 495
Nephritisches Syndrom 426
Nephrolithiasis 471
Nephropathie, hyperkalzämische 437
Nephrotisches Syndrom 426
Nephrotoxizität
- Aminoglykoside **249**
- Amphotericin B 256
- Antibiotika **240**, 242
- Glykopeptid-Antibiotika 252

Halbfette Seitenzahlen = Haupttextstelle.

Nepresol s. Dihydralazin
Nerven, periphere, Entzündung 542
Nervenaustrittspunkte 2
Nervenläsion, periphere 332
Nervenwurzel, Entzündung 542
Nervus trigeminus 303
Nesidioblastose 413
Netilmicin **250**
Neugeborenen-Ikterus 489
Neuner-Regel **563**
Neurochirurgie s. Operation, neurochirurgische
Neurofibromatose 418
Neuroglykopenie 413
Neuroleptika 551, 572
– Delirprophylaxe **309**
– Dosierung bei Niereninsuffizienz 632
– zentrales anticholinerges Syndrom 537
– Intoxikation **618f**
Neuroleptikavergiftung, Leitsymptome 499
Neuroleptisches Syndrom, malignes **572f**
Neurologischer Status 268
Neuromuskuläre Störung **331**
Neuroprotektion **504**
Neurotoxizität
– Antibiotika **241**
– Chloramphenicol 255
Neurotransmitter, inhibitorischer 143
Neutralharz 234
Neutropenie
– Amphotericin-B 256
– antibiotikabedingte **240**
– Ganciclovir 259
– Ticlopidin 347
Neutrophilie **466**
Neutrozytopenie 606
Nichtopioidanalgetika **136f**
Niederdruck-Blockungsballon 58
Nierenersatztherapie **231ff**
Niereninfektionsherd, Sepsis 320
Niereninsuffizienz 88, 328, 427, 446
– Antibiotika-Dosisreduktion **242**
– chronische
– – Hämodiafiltration 231
– – Hämodialyse, intermittierende 231
– – Hämofiltration 231
– Herz-Thorax-Gefäß-Operation **268**
– Magnesium-Substitution 442
– Medikamentendosierung **631f**
– terminale 300, 449
– Wirkung jodhaltiger Kontrastmittel 84
Nierenspende, Ausschlußkriterien **305**
Nierentransplantation **300f**
Nierentumorexzision **283**
Nierenversagen, akutes **325f**, 387
Nifedipin **347**, 371, **692**
Nifedipin-Intoxikation s. Kalziumantagonisten-Intoxikation
Nimbex s. Cis-Atracurium
Nimodipin 371, 504, 512, **693**
Nimotop S s. Nimodipin
NIPD (nächtliche intermittierende Peritonealdialyse) **228**
Nipruss s. Nitroprussid-Natrium
Nitrate **346**
Nitroglyzerin **278**, 323, 340, **346**, 670
Nitroimidazole 239, **253**
Nitrolingual s. Glyceroltrinitrat
Nitroprussid-natrium **278**, 351, 371, **693f**
N-Methyl-D-Aspartat-Antagonist 140
NO-Applikation **51**
NO_2-Bildung, intrapulmonale **51**
NO_2-Messung, exspiratorische 51
Nocuron s. Vecuronium
Non-Hodgkin-Lymphom, AIDS 591
Non-Q-wave-Infarkt 334
Non-Responder 98
Noradrenalin 695
Normalinsulin **676**
Normoventilation 155
Norvasc s. Amlodipin
Notfall, hypertensiver **370**
Notfallintubation 58, 150
– Narkose **146f**
NO-Toxizität 51
Nottracheotomie 391
Novalgin s. Metamizol
Novodigal s. Digoxin
Null-Linie 117, 120
Null-Linien-EEG 304
Nullpunktsimulator 73
Nystagmus, Barbiturat-Intoxikation 614

O

Oberbauchschmerzen 470
Oberflächenkühlung, physikalische 576
Oberschenkelvenenthrombose 373
Obstipation 458
Octreotid 482
Ödemausschwemmung 427
Ödembildung, generalisierte, Verbrennung 562
Ödeme
– periphere 425f
– Präeklampsie 582
– Venenthrombose, akute 1, 372
Ödemrückresorption nach Verbrennung **564**
Odynophagie 451, 457
Ofloxacin 242, **251**
OK-T3 287, 289, 292, 299, 301
Oktreotid 467
Oligoarthritis 467
Oligurie 326f, 425
– nach Herz-Thorax-Gefäß-Operation 280
– Opiat-Intoxikation 616
– Sepsis 317
Omeprazol 476, **696**
Ondansetron 454
Operation
– abdominalchirurgische **263f**
– herzchirurgische **272ff**
– neurochirurgische **265ff**
– urologische **283f**
Ophthalmoplegie 542
Opiatabusus 615
Opiate 137ff
– Antidot 690
– Applikation, peridurale 151
Opiatentzug 143
Opiat-Entzugssyndrom **552**
Opiat-Intoxikation **615f**
Opiatrezeptoren 615
Opioid **137ff**
– Dosierung, bei Niereninsuffizienz 631

Opioid-Barbiturat-Kombination **135**
Opioid-Benzodiazepin-Kombination **135**
Opioid-Propofol-Kombination **135**
Opisthotonus 600
Oppenheim-Reflex 6
Oralpenicilline **247**
Orciprenalin **275**, **696f**
Organdurchblutung 312
Organspende **305**
Organversagen 312
Orientierter Patient 108
Ornipressin 476, 496
Orthopnoe 397
Orthostasesyndrom 378
Osmolalität **424**
Osmolarität **424**
Osmose 222
Osmotherapie 121, **507**, 513
Osmotische Lücke **424**, 611 f
Ösophagitis 474
Ösophago-Gastro-Duodenoskopie **95**
Ösophagus
- Breischluck **85**, 450
- Fremdkörper 450, **457**
- Intubation 60
- Kompressionssonde **69f**
- Manometrie 450, 455
- Perforation 455, 457, 470
- Spasmus 450f
- Stenose, entzündliche 450
- Varizen 474
- Verätzung **455f**
- Verletzung **457**
Osteomyelitis 251
- Röntgenbefund 83
Osteopathie, Phenytoin-bedingte 700
Otoliquorrhoe **504**
Ototoxizität
- Aminoglykoside **249**
- Antibiotika **241**
- Glykopeptid-Antibiotika 252
OUP (oberer, Umschlagpunkt) **16**
Outcome 98
Overdrive-Stimulation **125**, 367
Overpacing 271
Oxford-Tubus 58
Oxidationswasser 424f
Oxigenator 179
Oxigenierungsindex, Lungenversagen, akutes 310
Oxy-Hb **43**
Oxymeter 45
Oxytocin 587, **697**

P

P
- biatriale 14
- cardiale 14
- dextroatriale 14, 376
- pulmonale 14
- sinistroatriale 14
Pachymeningitis 531
$paCO_2$ s. Kohlendioxidpartialdruck, arterieller
$paCO_2/petCO_2$-Differenz 44, 49
Paget-von-Schroetter-Syndrom 372
Palmarerythem 4, 489
Pancreas divisum 483
Pancuronium **149**
Panikattacke 548
Pankreas, Sonographie 92
Pankreasenzyme, erhöhte 480
Pankreaskontusion 561
Pankreasspende, Ausschlußkriterien **305**
Pankreatitis 378, 470
- akute **480ff**
Pantoprazol 476, 632
Pantozol s. Pantoprazol
PAP (pulmonal arterial pressure) s. Pulmonalarteriendruck
Papillarmuskelriß **343**
Papillenödem 76, 371
Papillotomie 86
Paracetamol **137**, 625
- Intoxikation **624f**
Parästhesien
- distale 542
- Hyperkaliämie-bedingte 433
- Hypokalzämie-bedingte 435
Paralyse, persistierende 148
Paraneoplasie 547
Paraparese 429
Parasitenbefall 654
Parasympatholytikum 149
Parathormon **435**
Paratyphus 465
Paraxin s. Chloramphenicol
Parazentese **493f**
Pardée-Q 15
Paresegrade 8
Parkinson-Krise 412, 732
Parkland-Schema nach Baxter 566
Paromomycin, Darmsterilisation 486
Partialinsuffizienz, respiratorische 397
Paspertin s. Metoclopramid
Patellarsehnenreflex 6
Patientengruppen, standardisierte 98
Patienteninformation **108**
Patiententestament 122
Patientenverfügung **108**
Patientenwille **108**
PAV (Proportional Assist Ventilation) 168
Payr-Zeichen 372
PBC s. Zirrhose, primär biliäre
PC-CMV (Pressure Controlled Continuous Mandatory Ventilation) s. Beatmung, druckkontrollierte
PCR, Pneumonieerreger-Nachweis 393
PCWP (pulmonary capillary wedge pressure) s. Verschlußdruck, pulmonal-kapillärer
PDE-Hemmer (Phosphodiesterase-Hemmer) **352**
PEA (pulslose elektrische Aktivität) **120**
Peak expiratory flow rate, Asthma bronchiale 397
PEEP-Beatmung **159f**, 272
PEEP/CPAP, Weaning 173
PEEP-Optimierung 50
PEEP-Weaning 159f
PEF (s. Peak expiratory flow rate) 397
PEG (perkutane, endoskopische Gastroenterostomie) **67**
Pen-Bristol s. Ampicillin
Pendel-Peristaltik 459
Penglobe s. Bacampicillin
Penicillin G **247**, 600
Penicillin-Allergie 241, 248, 252, 255

Penicillin-Cephalosporin-Kreuzallergie 247
Penicillinderivat 239
Penicilline 487, **246f**
- Dosierung bei hochgradiger Niereninsuffizienz 243
- Endokarditistherapie 282
- Neurotoxizität 241
Penicillin V **247**
Pentacarinat s. Pentamidin
Pentamidin 258, 592
Pentoxifyllin 287, 533
Penumbra 517
Pepdul s. Famotidin
Perfan s. Enoximon
Perforationsperitonitis 604
Perforationsschmerz **468**
Perfusionsdruck
- verminderter 326
- zerebraler **73**, 121, 507
Perfusionsszintigraphie, zerebrale, Hirntoddiagnostik 304
Pericarditis
- constrictiva, Aszites 492
- epistenocardica **344**
- exsudativa 378
Periduralkatheter **151f**
Perikarddrainage 386
- Herzoperation **270**
Perikarderguß 42
- chronischer 386
- EKG-Befund 17
Perikarditis 378
- akute 386
- EKG-Befund 17
- urämische 326
Perikardpunktion **42**, 560
Perikardreiben 385
Perikardtamponade 41f, **385f**
- traumatische **559**
Peritonealdialysat, trübes **229f**
Peritonealdialyse **228ff**
Peritonealkarzinose 492
Peritonismus 453
Peritonitis **604**
- bakterielle 296, 493
- diffuse 468
- bei Peritonealdialyse **229f**
- spontane 493
Peritrast-Kolon-Kontrasteinlauf 460
Perkussion 2
Permeabilität, glomeruläre 326
Permeabilitätsödem, pulmonales 310
Persönlichkeitsstörung 548
Perspiratio insensibilis 328, 424f
$petCO_2$ s. Kohlendioxidpartialdruck, endexspiratorischer
Petechien 532
Petit-mal-Status 527
Pfortader, Sonographie 91
Phäochromozytom 370, **418f**, 665
- Inoperabilität 419
- Krise, hypertensive, Therapie 371
- Malignität 419
Pharyngealreflex 303
Pharynxsensibilität 5
Phenhydan s. Phenytoin
Phenobarbital 491, **698**
- Intoxikation s. Barbiturat-Intoxikation
Phenothiazine 618
Phenothiazin-Intoxikation **618f**
Phenoxybenzamin 419
Phenprocoumon 218, **699**
Phentolamin 371
Phenytoin 700
Phlebographie 373
Phlegmasia coerulea dolens 372
pH-Metrie 450
Phosphat 438
Phosphatase, alkalische 247, 252
Phosphodiesterase-III-Inhibitoren 289, 315, 352
Phosphorverbrennung 567
Photophobie 532
pH-Wert 44, 444
Physiology Stability Index **102**
Physostigmin 538, 701
Pilzerkrankung 238, 605
- Meningitis 532
- systemische 256
- Lebertransplantation 298
Pilzintoxikation 632
Piperacillin **247**
Piperacillin-Tazobactam-Kombination **247**, 404
Pipril s. Piperacillin
Pirenzepin **701**
Piritramid **138**, 280, **702**
Pitressin s. Vasopressin
Plaque, arteriosklerotische 334, 345
Plasmapherese 414, 486, 543, 547
Plasmavolumen 424
Plasminogenaktivator, rekombinanter s. rt-PA
Plateaudruck, inspiratorischer **158**
Platigren s. Ticlopidin
Plavix s. Clopidogrel
Plazentaretention 587
Pleuraempyem 52, 392, 402, **404**
Pleuraerguß 52, **402ff**
Pleurapunktatanalyse 53, 402
Pleurapunktion **52f**
Pleuraschwarte 394f, 404
Pleuritis 378, 392, 402, 471
Pleurodese 401, 403
Plexusblockade 21
PLV (Pressure Limited Ventilation) **162**
Pneumatosis cystoides coli 459
Pneumocystis-carinii-Pneumonie
- Prophylaxe **592**
- Therapie 254
Pneumonie 238, 378, **392ff**, 404
Pneumonitis 394
Pneumoperitoneum 459
Pneumothorax **400f**
pO_2 s. Sauerstoffpartialdruck
Poliomyelitis 394f
Poly Trauma Score 98
Polydipsie 423
Polymyositis 394f
Polyneuropathie **331f**, 332
Polypen, Blutung 478
Polyradikulitis, Guillain-Barré 332, 394f, 467, **542f**
Polysaccharide 203
Polytoxikomanie 552, 615
Polytrauma **553ff**
Polyurie
- Diabetes, insipidus 423
- Hyperkalzämie-bedingte 436
- Hypophosphatämie 438
- Ketoazidose **410**
POR s. Ornipressin
Porphyrie 141, 473
- akute, intermittierende 255
- hepatische 136, 254
- Ileus 462
Positive-End-Expiratory-Pressure s. PEEP
POSSUM **102**

Postaggressions-Stoffwechsel 199
Postdilution 226
Postgastrektomie-Syndrom 464
Posttachykardie-Syndrom 18
Postthrombotisches Syndrom 374
Posttransfusionelle Purpura 197
Potentiale
- akustisch evozierte **76**
- evozierte **75**, 524
- somatosensorisch evozierte **76**
PPS (Proportional Pressure Support) **168**
PPSB 191, 219, 282
- nach Lebertransplantation 297
- präoperative 260
PQ-Strecke **14**
PQ-Zeit **14**
Prädilution 226
Präeklampsie **582 ff**
Präexzitationssyndrom **362 f**
Präinfarktangina s. Angina, pectoris, instabile
Präinfarktsyndrom 140, **345 ff**
Präkoma 497
Prämedikation 141
Präsynkope, ICD-Fehlfunktion 129
Prednisolon 94, 315, 420, **703**
Pressure Limited Ventilation **162**
Primär biliäre Zirrhose s. Zirrhose, primär biliäre
Prinzmetal-Angina 345
Probenecid 257, 259
Prokinetika 458
Proktoskopie **97**, 478
Promazin 548
Promethazin 405, **703**
Promethazin-Intoxikations. Phenothiazin-Intoxikation
Promit-Prophylaxe 186
Propafenon 124, 365, **704**
Propicillin **247**
Propofol 135, **142**, 530 f, **705**
Proportional Assist Ventilation **168**
Proportional Pressure Support **168**
Propranolol 130, 347
Propulsin s. Cisaprid
Propylthiouracil 414
Prostaglandin E2 588
Prostaglandin F2 a 588
Prostaglandine 588
- Infusionsbehandlung 388
Prostata, Sonographie 93
Prostataresektion, transurethrale 285
Prostatektomie, radikale **283**
Prostigmin 546
Protamin 342
Protaminchlorid 218
Protaminsulfat 218
Protected specimen brush 393
Proteine 204
Proteinurie 582
Protonenpumpenhemmer 632
Pruritus 489
PSB (protected specimen brush) 393
PSC s. Cholangitis, primär sklerosierende
Pseudodiarrhö 466
Pseudodysphagie 451
Pseudohämoptoe 405
Pseudomonas aeruginosa
- Infektion 246 ff, **250**
- Meningitis 534
Pseudo-Obstruktion 458
Pseudoperitonitis 410
- diabetica 473
Pseudotumor cerebri 526
Pseudozysten 481
PSG perkutane, sonographische Gastroenterostomie 67
Psoasrandkontur, unscharfe 83, 481
Psoriasis 710
PSV (Pressure Support Ventilation) s. Spontanatmung, druckunterstützte
Psychische Veränderung, Hypokalzämie-bedingte 436
Psychopharmaka, Dosierung, bei Niereninsuffizienz 632
Psychose
- Chinolon-bedingte 250
- paranoid-halluzinatorische, 552
- Therapie 548
Psychotrope Substanzen, Intoxikation **623**
Psyquil s. Triflupromazin
PTC perkutane transhepatische Cholangiographie **86**, **490**
PTCA (perkutane transluminale koronare Angioplastie) **342**, 347
Ptose 545, 547
PTT-Wert, Heparindosierung **218 f**
Pufferbasen **45**
Puffersubstanz, Hämofiltration 226
Puffersysteme 444
Pufferung, Reanimation, kardiopulmonale **117**, 120
Pulmonal arterial pressure s. Pulmonalarteriendruck
Pulmonalarterien, zentrale, prominente 377
Pulmonalarteriendruck **36 f**
- diastolischer 37
- Lungentransplantation, bilaterale 290
- Messung 32 f
- mittlerer 41, 377
Pulmonalarterienkatheter **33**, **35**
- Befund interpretation 40
- Linksherzinsuffizienz **351**
- Spontan-Wedge-Position 103
Pulmonalarterienverschluß, embolischer 375
Pulmonalisangiographie, Lungenembolie 377
Pulmonalstenose 375
Pulmonary capillary wedge pressure s. Verschlußdruck, pulmonal-kapillärer
Pulsed-wave-Doppler 88
Pulslose elektrische Aktivität **120**
Pulslosigkeit **112**, 302
Pulsoxymetrie **46**
- klinische Anwendung 48
Pulspalpation 1
Pulsus paradoxus 385, 397
Pumpversagen, myokardiales 312
Pupillen 265
- Koma 497
- weite lichtstarre 505, 577, 302 f
Purpura
- posttransfusionelle 197

Halbfette Seitenzahlen = Haupttextstelle.

- thrombotisch-thrombozytopenische 583
PW-Doppler, Echokardiographie 88
P-Welle **14**
Pyramidenbahnzeichen 6, 505, 517
- bilaterale 523
- Opiat-Intoxikation 616
Pyrazole, Überempfindlichkeit 136
Pyridostigmin **706 f**
Pyrimethamin 601

Q

Q-Fieber, Therapie 254
QRS-Komplex **15 ff**
QT-Syndrom 18, 367
QT-Zeit 12, **18**
Quantalan s. Colestyramin
Queckenstedt-Versuch **78**
Querschnittssyndrom **539**
Quick-Wert **219**, 221
Quinalaprilat 278
Q-Zacke **15**

R

Radiatio, Erbrechen 454
Radikalfänger 533
Radiusperiostreflex 6
Ramsay-Score **134**
Ranitidin 315, 476, 486, **707**
RAP (right atrial pressure) 33, **36**, 41
Rapamycin 288
Rapid-Sequence-Intubation, Narkose 146
Rapifen s. Alfentanil
Rapilysin s. Reteplase
Rasselgeräusche 2, 393
Raumforderung
- abdominelle 394 f
- intrakranielle 505
- intraspinale 539
Rauschzustand 548
RCW (right cardiac work) 39
Reanimation 112 ff
- kardiopulmonale **112 ff**
- zerebrale **121**
Rebound-Hypertension 145
Rechtsherzbelastung
- akute, EKG-Befund 350
- Echokardiographie 377
- Lungenembolie 375
Rechtsherzbiopsie, transvenöse 288
Rechtsherzdekompensation, akute 375
Rechtsherzhypertrophie 15
Rechtsherzinfarkt 340
Rechtsherzinsuffizienz
- Aszites 492
- Herzkontusion 559
- infarktbedingte 343
Rechtsherzkatheter 337
Rechts-Links-Shunt, pulmonaler 349
Rechtsschenkelblock 15 f, 350
Red man syndrome 252
Reentry-Mechanismus **353**, 360, 362, 365, 367
Reentry-Tachykardie
- orthodrome 17
- Overdrive-Stimulation 125
Reflex, okulo-zephaler 303
Reflexprüfung, Schädel-Hirn-Trauma 502
Reflexstatus 6
Refludan s. Hirudin
Refluxösophagitis 470
Refobacin s. Gentamicin
Regionalanästhesie **151**
Regurgitation 450
Reizgase 641
Rekruitment, alveoläres 170
Rektoskopie **97**
Rektozele 458
Rektum-Prolaps, innerer 458
Rektumverletzung, intraoperative 284
Relaxantien, depolarisierende 568
Relaxanzienüberhang 262, 265
Relaxometrie 262
Renin-Angiotensin-Aldosteron-System 427
ReoPro s. Abciximab
Resektion, transurethrale s. TUR
Residualkapzität, funktionelle, Erhöhung 170
Resonium 433
Respirator 158
- Einstellung 272
Respiratorentwöhnung 271
Respiratorische Insuffizienz 58, 404, 394 f
Respiratortherapie (s. auch Beatmung, maschinelle) **154 f**
Responder 98
Retentionsazidose 446
Retentionswerte nach Herz-Thorax-Gefäß-Operation 280
Reteplase 708
Retinoide 634
Retrovir s. Zidovudin
Retroviren-Infektion, Therapie 258
Revised Trauma Score 98
Reye-Syndrom 137, 484, 486
Rhabdomyolyse **329**, 439
rheotromb s. Urokinase
Rhinoliquorrhoe **504**
Rhythmus, AV-junktionaler 14
Rifa s. Rifampicin
Rifampicin 254, **255**
Right atrial pressure 33, **36**, **41**
Right cardiac work 39
Rigler-Zeichen 459
Rigor 572
Rimactan s. Rifampicin
Ringer-Laktat 183
Ringer-Lösung 183
Ringschatten, pulmonaler **81**
Risus sardonicus 600
Rivotril s. Clonazepam
Rocephin s. Ceftriaxon
Rock s. Kokain
Rocuronium **146**, **149**
Röntgenkontrastmittel 84 ff
Röntgen-Schädel, posttraumatischer **502**
Röntgen-Thorax
- akutes Abdomen 469
- Angina pectoris **346**
- Aortendissektion 383
- Aortenruptur 560
- Aspirationssyndrom 390
- Asthma bronchiale 397
- bei Beatmung 272
- Herzinfarkt 336
- Herzinsuffizienz, akute 350
- nach Herz-Thorax-Gefäß-Operation 280
- Lungenembolie **377**
- nach Lungentransplantation 292
- Lungenversagen, akutes 310
- Nierenversagen, akutes 327
- Pneumonie 393
- Pneumothorax 400
- postoperativer 260
- präoperativer, Herz-Thorax-Gefäß-Operation 268
- Thoraxdrainage-Anlage 54

Röntgen-Thorax nach Tumornephrektomie 283
- Zwerchfellruptur 560
Romano-Ward-Syndrom 367
Rotor-Syndrom 489
Roxithromycin **252**
RS-Umschlag 17
rt-PA **341**, 373, 640
- Thrombolyse, lokale 389
Rubeosis faciei 480
Rückenschmerzen 542
Rückwärtsversagen, kardiales 349
Ruhe-EKG, Angina pectoris **345**
Ruhr 465
Rulid s. Roxithromycin
Rumination 453
Ryanodin-Rezeptor-Gen 568
Rytmonorm s. Propafenon
R-Zacke **15**

S

SAB s. Subarachnoidalblutung
SA-Block **355**, 686
- Digitalis-Intoxikation 627
- Kalzium-Antagonisten-Intoxikation 629
Salbulair s. Salbutamol
Salbutamol **708**
- Dosieraerosol 398
Salicylate 412
Salicylatvergiftung, Leitsymptome 499
Salizylat
- Eliminationsmöglichkeit 236 f
- Überempfindlichkeit 137
Salizylatintoxikation 446
Salmonellen 465
Salmonellen-Dauerausscheider 467
Sanierung 250
Salmonellen-Infektion 465, 467
- Antibiotikatherapie 246, 255
Salven, ventrikuläre **279**
Salzwasser, Beinahe-Ertrinken 408
Sandostatin s. Octreotid
SaO_2 43
SAP (arterieller systolischer Druck) 22
SAPS (Simplified Acute Physiology Score) 98
SAPS II **102**
Sauerstoff 43
Sauerstoffaffinität des Hämoglobins **43**, 48
Sauerstoffangebot 312, 322
Sauerstoffausschöpfung, zerebrale, globale 74
Sauerstoffbedarf 312
Sauerstoffbindungskurve 44 f
Sauerstoffdiffusionsstörung, pulmonale 47
Sauerstoffextraktionsrate, Schock 313
Sauerstoffgabe bei Asthmaanfall 398
Sauerstoffgehalt **43**, 48
Sauerstoffhalbsättigung **43**
Sauerstoffinsufflation, pulmonale, passive 176
Sauerstoffpartialdruck arterieller **43**
- Beatmungsindikation 156
- kapillärer 48
- klinische Anwendung 47
- Lungenembolie 376
- Lungentransplantation 290
- Weaning 173
Sauerstoffpartialdruckdifferenz, alveolo-arterielle 47 ff
Sauerstoff-Reservoirbeutel 113
Sauerstoffsättigung **43**
- Bulbus venae jugularis 74
- gemischt-venöse 33, **39**
- partielle, arterielle 46
Sauerstofftransport, Sepsis **322**
Sauerstofftransportkapazität **43**
Sauerstoffzufuhr
- Maskenbeatmung 62
- Reanimation, kardiopulmonale **113**
Säure-Basen-Haushalt **444 f**
Säurebildung, endogene 446
Säureblockade **476**
Säurenverletzung 455, 567, **635**
Säurezufuhr 446
Schädelfraktur 83
Schädel-Hirn-Trauma 156, 411, **499**, **502 f**
Schenkelblock 15 f
Schimmelpilzinfektion, bronchopulmonale 293
Schizophrenie 548
Schlafapnoesyndrom 416, 649
Schlaganfall, perioperativer 266
Schlagvolumen **39**
Schluckstörung s. Dysphagie
Schmerzanamnese, akutes Abdomen 468
Schmerzen
- abdominale **468**
- Hohlorgan, intestinales 136
- opiatrefraktäre 140
- postoperative 263
- retrosternale, Dysphagie 450
- somatische **468**
- thorakale s. Thoraxschmerz
- viszerale **468**
Schmerzfreiheit 136
Schmerzlinderung, adäquate 136
Schmerzlokalisation, abdominelle 469
Schmerztherapie
- Periduralkatheter 151
- postoperative 139
- Subarachnoidalblutung 511
Schmerzursache 136
Schnappatmung 2, 122, **155**
Schock 58, 303, **312 ff**, 452
- anaphylaktischer **312**
- endokriner 312
- hypovolämischer **312**, 474, 478
- neurogener **312**
- septischer 532
- spinaler 540
- traumatisch-hämorrhagischer **312**
Schockindex **313**, 474
Schocklagerung 313
Schockmediatoren **312**
Schonatmung, schmerzbedingte 136
Schrittmacher s. auch Herzschrittmacher
Schrittmacher-Codierung **280**
Schrittmachereinstellung **271**, **280**
Schrittmachersonden **270 f**
Schrittmachertherapie 279 f
- atriale 278

Halbfette Seitenzahlen = Haupttextstelle.

– Overdrive-Stimulation 278
– passagere **126 f**, 343
– Stimulation, sequentielle 279
– transkutane 126, **127**, 128
– transösophageale 126, **127**, 128
– transvenöse 126, **127**, 127
Schüttelfrost 392
Schulter-Arm-Erkrankung 339
Schultergürtelvenen-Thrombose, akute 372
Schwäche 410,420
Schwangerschaft 136
– Pharmakotherapie **634**
Schwangerschaftscholestase 489
– intrahepatische 583
Schwangerschaftsfettleber, akute 583
Schweißsekretionsstörung 542
Schwerbrandverletzte, Zentren **563**
Schweregradklassifikation s. Scoring
Scopolamin 138, 454
Score, therapiebezogener 102
Scoring **98**, **101**
SDD S. Darmdekontamination, selektive 396
Securopen s. Azlocillin
Sedierung (s. auch Analgosedierung) **141 ff**
Sedierungstiefe 133, **134**
Sehnenfadenabriß **343**
Seitenstrom-Kapnometer 46
Sekretabsaugung bronchoskopische 94, 390, 399
Sekretionsreserve, hypophysäre, verminderte 422
Sekretions-Stimulatoren 458
Sekretolyse 171
– Asthmaanfall 399
Sekretverhalt, Prophylaxe 272
Selbstgefährdung 110
Seldinger-Technik **19**, 21
Sellick-Manöver **146**, 147
Sellink-Enteroklysma **85**
Semilunarklappenschlußton 2
Sengstaken-Sonde **69**, 476
Senkungsabszeß 481
Sensibilität
– Gesichtsbereich 5
– Verletzung, spinale 539
Sensibilitätsprüfung 6
Sensibilitätsstörung, dissoziierte 539
Sentinel loop-Zeichen 481
SEP (Somatosensorisch evozierte Potentiale) **76**
Sepsis 232, **317 f**, 378
Sepsis Score **102**
Sepsis Severity Score **102**
Sepsis-Enzephalopathie 262
Serositis 492
Serotoninsyndrom 623
Serum-Kalium, APACHE II 99
Serum-Kreatinin
– Diuretika-Dosierung 632
Serum-Laktat-Konzentration 296
Serum-Kreatinin-Anstieg **231**
– Multiorganversagen 323
Serum-Natrium, APACHE II 99
Seufzer-Atmung 163
Sheehan-Syndrom 422
Shiba-Nadel 86
Shigellen-Infektion 465
SHT s. Schädel-Hirn-Trauma
Shunt
– intrapulmonaler 49, 375
– peritoneo venöser 494
– portosystemischer 494
– splenorenaler 494
– transjugulärer intrahepatischer portosystemischer s. TIPS
Shunt-Infektion 319
Shunt-Meningitis 253
SIADH (Syndrom der inadäquaten ADH-Freisetzung) **427**
Sick-Sinus-Syndrom 378, 686
Sigmadivertikulitis 472
Sigmaperforation, instrumentelle 473
Sigma-Rektum-Blase **284**
Sigmoidoskopie, Blutungsquellenlokalisierung 478
Silent lung 397
Silibinin 487
7 S-Immunglobuline 543
Simplified Acute Physiology Score 98, **102**
Simplotan s. Tinidazol
Simpson-Test **545**
S-IMV **166**
– Weaning **173**
Single Breath Test 46
Sinus phrenicocostalis 80
Sinusarrest **355**
Sinusbradykardie
– Digitalis-Intoxikation 627
– symptomatische 126
– Therapie 356, **355**
Sinus-cavernosus-Thrombose **525**
Sinusitis 238, **602**
Sinusknotenerholungszeit 355
Sinusknoten-Reentry-Tachykardie 360
Sinusknotenstörung, EKG-Befund 355
Sinusknoten-Syndrom **355**
Sinusrhythmus, langsamer, Schrittmachereinstellung 279
Sinustachykardie **360**
Sinus-transversus-Thrombose **525**
Sinusvenenthrombose 511, **525 f**
Sippel-Syndrom 418
SIRS (Systemic inflammatory response syndrome) 232
– Definition 317
Situs inversus cordis 14
Skelett, Röntgenuntersuchung **83**
Skelettsystem 80
Sklerenikterus 1
Sklerosierungsmittel 477
Slow-pathway-Ablation 362
Small Volume Resuscitation 187
Sobelin s. Clindamycin
Sodbrennen 450
Sokolow-Lyon-Index 15
Solu-Decortin s. Prednisolon
Somatisierung 395
Somatosensorisch evozierte, Potentiale **76**
Somatostatin 476
Somnolenz 497
– Barbiturat-Intoxikation 615
– Hypermagnesiämie-bedingte 442
– Sepsis 317
Somsanit s. Gamma-Hydroxy-Buttersäure
Sondenernährung **68**
Sondenführung **67**
Sondenlage 67
Sondenpflege **68**
Sonographie **91**
Sopor 497
Sostril s. Ranitidin
Sotalex s. Sotalol
Sotalol 124, 278, 365, **709 f**

Sotalol, Wechselwirkung 710
Spät-Dumping 413
Spätperikarditis, autoimmunologisch bedingte 344
Spätthrombozytopenie, heparininduzierte 217
Spannungspneumothorax 56, 400, 559
Spastik 517
Speed s. Amphetaminderivat
Speedsyndrom 623
Speicherkrankheit, Ikterus 489
Sphincter Oddi, Tonuserhöhung, opioidbedingte 137
Spider-Naevi 489
Spiegelbildung, intraabdominale 462
Spinalanästhesie, totale 152
Spinalis-anterior-Syndrom **539**
Spinalnadel 77
Spiral-CT, thorakale 377
Spirometrie, incentive **171**, 261
Spironolacton 487, 494
Spitzenfluß, exspiratorischer 397
Spitzenumkehrtachykardie s. Torsade-de-pointes-Tachykardie
Spizef s. Cefotiam
Splanchnikusgebiet, Perfusionsminderung, therapeutische 476
Splenomegalie 81, 489
Spontanatmung 154 ff, 165 f
Spontankreislauf, intermittierendes Einsetzen 122
Spontanpneumothorax 400 f
Spülkatheter 71
Spurenelemente 207
Sputum
- blutig tingiertes 405
- eitriges 393
SS (Sepsis Score) **102**
SSS (Sepsis Severity Score) **102**
Stammganglienblutungen **514**
Stammzellen **294**
Standardbikarbonatkonzentration **45**
Standard-Intensivscore, dreiteiliger (APACHE II) **98**, 101
Stanford-Einteilung, Aortendissektion **382**
Staphylex s. Flucloxacillin
Staphylococcus aureus 312, 603
- Meningitis 534
- Infektion 251
- Stämme, Methicillin-empfindliche 247
Staphylokokken
- Methicillin-resistente 534, 395
- multiresistente 252
Staphylokokkeninfektion
- Antibiotikatherapie 251, 253
- Diarrhö, akute 465
Staphylokokken-Penicilline **247**
Status
- asthmaticus 397
- epilepticus 141, 148, **527 ff**
Stauungsleber 349, 471
Stauungspapille 76
Stauungszeichen, schmetterlingsförmige, perihiläre 350
Steatorrhoe 466
Stent, intrakoronarer 347
Stent-Implantation
- endobronchiale 94
- Infarktgefäß 342
Sterbebegleitung 109
Sterbehilfe **109**
Sterbewahrscheinlichkeit, Score 102
Stickoxid-Beatmung 286
- Lungentransplantatversagen **291**
Stillzeit, Pharmakotherapie **634**
Stimmfremitus, abgeschwächter 400
Stoffwechselentgleisung 548
Strahlentherapie, endobronchiale 94
Streckkrämpfe 528
Strecksynergismen 505, 510 f
Streptase s. Streptokinase
Streptococcus
- pneumoniae, Meningitis 534
- pyogenes 312
Streptokinase **341**, **373**, 379, **710**
Streptokokken, βb-hämolysierende 603
Streßechokardiographie **346**
Streßgalle, Multiorganversagen 323
Streßreaktion, schmerzbedingte 136
Streßulkus
- Multiorganversagen 323
- Nierenversagen, akutes 326
Streßulkusblutung 323
Streßulkusprophylaxe 237, 280, 328
Stridor, exspiratorischer 397
Stromverletzung **567**
ST-Segment-Analyse, automatische 273
ST-Strecke **17**
- deszendierende 346
- Hebung **17**, 346, 386
- Senkung 15, **17**
Stuhl, Farbveränderung 489
Stuhlfettausscheidung 466
Stuhlverhalt 459
Stunned myocardium 277
Subarachnoidalblutung **509 ff**, 525
Subileus 468
Subokzipitalpunktion **76**, **78 f**
Subtraktionsalkalose **447**
Subtraktionsangiographie, digitale **87**
Subtraktionsazidose 446
Succinylcholin **147**, **150**
Suchtverhalten 307
Sucralfat 439
Sudeck-Syndrom 83
Süßwasser, Beinahe-Ertrinken 408
Sufenta s. Sufentanil
Sufentanil **139**, **711**
- Applikation, peridurale 152
- Narkose 146
Sufentanil-Infusion 280
Suizidalität **549**
5-Sulfat s. Magnesiumsulfat
Sulfhämoglobin **43**
Sulfonylharnstoffe, Dosierung bei Niereninsuffizienz 631
Sultanol s. Salbutamol
Superinfektion 240
Suprarenin s. Adrenalin
Surfactant, Verminderung 158
Surfactantauswaschung 393
Surfactantsubstitution 291
Suxamethoniumchlorid **150**
SVO_2 (gemischt-venöse Sauerstoffsättigung) 33, **39**

Halbfette Seitenzahlen = Haupttextstelle.

SVR (systemic vascular resistance) **37**, 39
SVT (Sinusvenenthrombose) 511, 525 f
Swan-Ganz-Katheter s. Pulmonalarterienkatheter
Swinging heart 17, 386
Sympathikoadrenerge, Reaktion 312
Sympathikolyse 463
Sympathikusreiz 367
Sympathikusstimulation, Kokain-bedingte 617
Sympatholyse, Periduralkatheter 151
Synchronized Intermittent Mandatory Ventilation **166**, **173**
Synchron-Kardioversion 123
Syndrom
- der inadäquaten ADH-Freisetzung **427**
- der zuführenden Schlinge 453
Synkope 353, 356
- Differentialdiagnose 378
- ICD-Fehlfunktion 120
- Präexzitationssyndrom 362
Syntocinon s. Oxytocin
Systemic inflammatory response syndrome 232, 317
Systemic vascular resistance **37**, 39
S-Zacke **15**
Szintigraphie, Blutungquellenlokalisierung **478**

T

Tabes dorsalis 473
Tacef s. Cefmenoxim
Tachyarrhythmia absoluta 364
Tachyarrhythmie
- Pancuronium-bedingte 149
- supraventrikuläre, Defibrillator, implantierter 130
Tachykardie (s. auch Herzrhythmusstörung, tachykarde) **353**, 378
- supraventrikuläre **124 f**
- unaufhörliche 125
- ventrikuläre **367**
- Katheter-Ablation **125**
Tachykardie-EKG 361 ff
Tachypnoe **155**
Tacrolimus 288, 299, 301
Tagamet 84
Tagamet s. Cimetidin
Takus s. Ceruletid
Talk-and-die-Patienten 502
Talking down 548
Tambocor s. Flecainid
Tansitorisch ischämische Attacke 517
Targocid s. Teicoplanin
Tarivid s. Ofloxacin
Tavanic s. Levofloxacin
Tavegil s. Clemastinhydrogenfumarat
Tazobac s. Piperacillin-Tazobactam-Kombination
TEA (Carotis-Thrombendarteriektomie) **266**
TEE (transösophageale Echokardiographie) **89**, 123, 366, 377, 383
Teerstuhl s. Meläna
Teicoplanin **253**
Telemetrie **12 f**
Temperaturerhöhung, isolierte 237
Temperaturregulationsstörung, zentrale 574
Temperatursonde, elektronische 578
Temporallappenödem 535
Temporallappensymptomatik, Herpes-simplex-Enzephalitis 535
Tenormin s. Atenolol
Tensilon-Test **545**, 547
Teratogene Substanzen 634
Terbutalin 712, **712**
Terfenadin 252, 251
Terlipressin 476
Tetanie
- Alkalose-bedingte 447 f
- Hyperphosphatämie-bedingte 440
- Hypomagnesiämie-bedingte 441
Tetanus 148, **600**
- generalisierter 528
- uteri 697
Tetanus-Antitoxin 600
Tetanusimmunglobulin **600**
Tetanusimpfung **600**
Tetracycline **254**
Tetrahydrocannabiol-Intoxikation **624**
Tetraparese 331
- Hirnstamminfarkt 517
- Meningitis, bakterielle 532
- Myelinolyse, pontine, zentrale 429
Thalamusblutung 515
Thalamusinfarkt, bilateraler 522 f
Thallium-201-Myokardszintigraphie **346**
THAM **717 f**
THC (Tetrahydrocannabiol) **624**
Theodrenalin/Cafedrin **713**
Theophyllin(s. auch Methylxanthin) 94, 316, **398**, **713 ff**
- Eliminationsmöglichkeit 236 f
- Intoxikation 630
Therapeutic Intervention Scoring System s. TISS
Therapieabbruch **107**
Therapieerhalt **107**
Therapiereduktion **107**
Therapiestufe, Festlegung **107**
Thermodilution **39**
Thermodysregulation
- Alkoholentzugssyndrom 550
- Polyradikulitis, Guillain-Barré 542
Thiamazol 415
Thiamin-Mangel 412
Thiaminsubstitution 309
Thiaziddiuretika 632
Thiocyanatvergiftung 694
Thiopental 135, **142**, 508, **715**
Thiopental-Intoxikation s. Barbiturat-Intoxikation
Thorakotomie 559
Thoraxbioimpedanz 39
Thorax-Coputertomographie 54
Thoraxdrainage **54 ff**, 559
Thorax-Kompression **114 f**
Thoraxrigidität 435
Thorax-Saug-/Spül-Drainage 404
Thoraxschmerz 338 ff
Thoraxschrumpfung 404
Thoraxtrauma 554, 385
Thoraxübersicht **80**
Thoraxuntersuchung **2**
Thrombektomie, chirurgische 374
Thrombenbildung, mikrovaskuläre, pulmonale 310
Thromboembolie bei Heparintherapie 217

Thromboembolierisiko, erhöhtes 219, **220**
Thrombolyse 120, **373**, 379
- Basilaristhrombose 524
- Herzinfarkt **341**
- Hirninfarkt **521**
- Komplikation 341
- Kontraindikation **341**, 521
- lokale **389**
Thromboplastin 219
Thrombose, arterielle **387**
Thrombotisches Material, Katheterfragmentation 380
Thromboxan-Freisetzung, Inhalationstrauma 406
Thrombozytenaggregationshemmer 137, **220**, **347**
- Rezidivprophylaxe nach Hirnischämie 521
Thrombozytenkonzentrat 261
- Indikation 276
- nach Knochenmarktransplantation 295
- nach Lebertransplantation 298
Thrombozytenzahl, Multiorganversagen 323
Thrombozytopenie
- antibiotikabedingte **240**
- Flucytosin-bedingte 257
- Ganciclovir-bedingte 259
- heparininduzierte **217**, 225, 673
- nach Knochenmarktransplantation 295
- nach Lebertransplantation 297 f
Thrombus, linksatrialer 124
Thymektomie 546
Thyreoidektomie 415
Thyreoiditis, chronische 416
Thyreostatika 415
Thyroxin-Mangel 416
TIA (transitorisch ischämische Attacke) 517
Ticlopidin **220**, 347, **716**
Ticlyd s. Ticlopidin
Tidalvolumen 154, 158, 161, **162**
Tiemann-Katheter 71
Tiklyd s. Ticlopidin
Time motion s. M-Mode
Tinidazol **253**
TIPS 477
Tirilazad 513
TISS **102**
Thrombozytenkonzentrate s. TK 190
Tobramycin **250**
Tod des Patienten 302
Toddsche Parese 528
Todesbescheinigung **302**
Todesfeststellung 302
Todesursache, unklare 302
Todeszeichen **302**
Tötung auf Verlangen 109
Top-of-the-basilar-Syndrom 522
Torasemid 487
Torsade-de-Pointes-Tachykardie
- Antidepressiva-Intoxikation 621
- H_1-Antihistaminika-Intoxikation 622, 124, 126, **367**
Torulopsis-Infektion, Therapie 257
Totenflecke **302**
Totenstarre **302**
Totraumventilation 47, 158 f, **395**
Tourniquet-Syndrom 388
Toxin
- Diarrhö, akute 464
- Eliminationsmöglichkeit 235
- Verteilungsvolumen 234
Toxic shock syndrome **312**, 315
Toxinelimination 234
Toxoplasmose **601**
Toxoplasmose-Prophylaxe 592
Trachealkanüle 64
Trachealreflex 303
Trachealsekret, absaugen 272
Trachealstenose 394 f
Tracheostoma 64
Tracheotomie **64**, 148, 311, 407
- nach Lungentransplantation **290**
Tracrium s. Atracurium
Tramadol **139**, **716 f**
Tramal s. Tramadol
Tranexamsäure **282**
Transfusionsbesteck 194
Transfusionstherapie **188**
- Erythrozytentransfusion 193
- Fresh-Frozen-Plasma 195
- Thrombozyten **195**
Transjugulärer intrahepatischer portosystemischer Shunt s. TIPS
Transmembrandruck 222
Transplantationszentren, nationale **306**
Transport, innerklinischer **103 f**
Transsudat **403**
- peritoneales **492**
- Pleuraerguß 402
Transurethrale Resektion **285**
Trapanal s. Thiopental
Trasylol s. Aprotinin
Trauma 150, 318
- Analgesie 315
Trauma Score 98
Trauma Score Injury Severity Score 98
Tremor
- Fenoterol-bedingter 664
- Hypomagnesiämie-bedingter 441
- Lithium-Intoxikation 620
- Terbutalin-bedingter 712
Trendelenburg-Lagerung 361, 363
Trendelenburg-Operation 380
Triflupromazin 454
Trigeminus-Schmerzreiz-Reaktion 303
Triggered activity 353
Trikuspidalinsuffizienz 375, 492
Trilumenkatheter **269**
Trimethoprim-Sulfamethoxazol-Kombination s. Cotrimoxazol
Triple-H-Therapie 513
Trismus 435, 600
TRIS-Puffer **507**, **717 f**
Trizepssehnenreflex 6
Trometamol **717 f**
Trommelschlegelfinger 4
Trophik 8
Troponin-I-Test 268
Troponin-T, Herzinfarkt 337
Troponin-T-Test **268**
Trovafloxacin **251**
Trovan s. Trovafloxacin
TSH-Sekretion, Ausfall 422
TSS (Toxic shock syndrome) **312**, 315
T-Suppressorzellen 591

Tubarruptur 472
Tube-feeding-Syndrom 68
Tuberkulostatika in der Schwangerschaft 634
Tubulusnekrose, akute 495
Tubusfehllage 50
Tubusgröße 58 f
Tumor
- abdomineller, palpabler 382
- endobronchialer, zentraler 394 f
- Ikterus 489
- maligner, Hyperkalzämie 436
Tumornephrektomie **283**
- mit intravenöser neoplastischer Extension 283
Tumorperforation 473
Tumorthrombus 283
TUR-Syndrom **285**
T-Welle **17 f**
Tylosis 450
Typhus 465

U

Übelkeit **452 ff**
- opioidbedingte 138
Überforderungsreaktion 548
Übergabebrief **262**
Übergabegespräch **260**
Überpigmentierung 420
Übertragbare Krankheit, Leichenschau 302
Überwässerung 84, 224, 292
UF s. Ultrafiltration
Ugurol s. Tranexamsäure
Ukidan s. Urokinase
Ulcus
- Dieulafoy 474
- duodeni 470
- ventriculi 470
Ulkus
- Hinterwand des Bulbus duodeni 477
- Unterspritzung 476
Ulkus-Krankheit 453, 474
Ulkusperforation 472
Ulkustherapeutika 632
Ultrafiltrat 226
Ultrafiltration **222**, **224**, 226
Ultraschall-Kontrastmittel 89
Umbilikalhernie 461
Umintubation 148
- nasotracheale **61**
Umschlagpunkt, oberer **16**
Unacid s. Ampicillin-Sulbactam-Kombination
Uncus-Herniation, transtentorielle 535
Undulationen, abdominelle 492
Unfallort, Scoringsysteme **98**
Unterbauchschmerz **469**
- Differentialdiagnose **471 f**
Unterbringung **110**
Untersuchung
- elektrophysiologische, intrakardiale 361, 363
- körperliche **1 f**
- neurologische **4**
- rektale 469
Urin
- Farbveränderung 253, 489
- Osmolalität 327
- spezifisches Gewicht 327
Urämie **231**, 303, 326, 473
- Ileus 462
Urapidil **278**, 371, **718 f**
Urbason solubile forte s. Methylprednisolon
Ureterkatheter 284
Ureterstein 472
Urinausscheidung, Volumenstatus 425
Uringewicht, spezifisches, hepatorenales Syndrom 495
Urin-Katecholamine **418**
Urinleck nach Nierentransplantation 301
Urobilinogen 489 f
Urographie **86**
Urokinase **341**, **373**, 379, **719**
- Thrombolyse, lokale 389
Urosepsis 285
Ursodesoxycholsäure 491
Ursofalk s. Ursodesoxycholsäure
Uterus, Sonographie 93
Uterusatonie 587
Uterusperforation, instrumentelle 473
Utrafiltrationsrate 224
U-Welle **18**

V

Vagales Manöver 361, 363 f
Vagolyse, Pancuronium-bedingte 149
Vagotonie 18
Valium s. Diazepam
Valproat 530 f, 252, 266
Vancomycin 240, 252
Vancomycin-Allergie 241
Varizella-Zoster-Virus-Infektion, Therapie 258 f
Vaskulitis 395
Vasopressin 720, 267, **719 f**
Vasopressoren **314**
Vasospasmus **512**
Vasospasmusdiagnostik 76
Vasovagale Reaktion 378
VC-CMV (Volume Controlled Continuous Mandatory Ventilation) s. Beatmung, volumenkontrollierte
Vecuronium **150**
Vena
- basilica, Punktion 25, **27**
- cephalica, Punktion 25, **27**
- femoralis, Punktion 26, **30**
- jugularis
- - externa, Punktion 25, **28**
- - interna Punktion 25, **28**
- subclavia, Punktion 26, **29 ff**
Vena-cava-Filter **374**, 380
Vena-cava-inferior-Thrombose, akute 372
Vena-portae-Thrombose 299
Venendruck, zentraler 27, **31 ff**
Venenfüllung 425
Venenkatheter
- Sepsis 319
- zentraler 25 ff, **269**
Venenthrombose
- akute **372 ff**
- Antikoagulanzientherapie, orale 221
Ventrikel, Vergrößerung 82 f
Ventrikelaneurysma **344**
Ventrikelkatheter 503
- Druckaufnehmer **74**
Ventrikelruptur **343**
Ventrikelseptumruptur **344**
Verapamil 130, 278, **347**, 362, 365, **720 f**
Verapamil/Chinidin 365
Verapamil-Intoxikation s. Kalzium-Antagonisten-Intoxikation
Verbrauchskoagulopathie
- Hyperthermie, maligne 568
- nach Prostataresektion **285**
- Therapie **330**
Verbrennung **562 ff**
Vergentan s. Alizaprid
Verkalkungen 83
Verlaufsbeobachtung, Score 102

Verlegung des Patienten **262**, **264**
Vernichtungsgefühl 334
Vernichtungsschmerz 468
Verschlußdruck, pulmonal-kapillärer **37**, 41
Verschüttungsunfall 329
Verwirrtheit
- akute **548**
- Notfall, hypertensiver 370
- postoperative **262**
Verzögerte hämolytische Reaktion 196
Vigilanzstörung s. Bewußtseinsstörungen
Virchow-Trias 372
Virostatika **257 ff**
Virushepatitis, akute **594 ff**
Virusinfektion
- Diarrhö, akute 465
- generalisierte, Enzephalitis 535
Visusverlust 525
Vitalfunktionen 260
Vitalkapazität, Beatmungsindikation 156
Vitamin-B-Substitution 309
Vitamine 209
Vitamin K 219
Vitamin-K-Antagonisierung 218
Volataren s. Diclofenac
Vollelektrolytlösung 426
Volume Controlled Continuous Mandatory Ventilation s. Beatmung, volumenkontrollierte
Volumen, exspiratorisches, forciertes 397
Volumenbedarf **554**
Volumendefizit 180
Volumenersatz s. Volumensubstitution
Volumenersatzmittel 181
- Kolloidale 184
- kristalloide 182
Volumenmangel
- Nierenversagen, akutes 326
- Pulmonalarterienkatheter 40
- Zeichen, hämodynamische 430
Volumenmangelschock 318
Volumenstatus 425
Volumensubstitution 121, 426
- nach herzchirurgischer Operation **276**
- nach Lebertransplantation **297**
- Nierentransplantation 300
- Nierenversagen, akutes 328
- Organspende 305
- bei Schock 314
- Verbrennungskrankheit **565**
Volutrauma, beatmungsbedingtes **158**
Volvulus 459
Vomex A s. Dimenhydrinat
Vorbereitung, präoperative **260**
Vorhof Überlastung 14
Vorhalteversuche 545
Vorhofdruck
- linker 38
- rechter 33, **36**, 41
Vorhofflattern **124**, **365 f**
- Schrittmachereinstellung 279
Vorhofflimmern 123, **364 f**
- Schrittmachereinstellung 279
Vorhofmyxom 378
Vorhofrhythmus, basaler 14
Vorhofstimulation 271
Vorhoftachykardie **363 f**
- Digitalis-Intoxikation 627
Vorlastsenkung 694
- Angina pectoris 346
- Herztransplantatinsuffizienz 286
Vorwärtsversagen, kardiales 349

W

Warren-Shunt 494
Wasserverteilung im Körper **424**
Wasserzufuhr
- exzessive 427
- mangelnde 430
Wasting syndrome 591
Waterhouse-Friderichsen-Syndrom 420, 532
Weaning 61, **173 f**
Weaning-Versagen **174**, 439
Wedge-Druck s. Verschlußdruck, pulmonal-kapillärer
Weichteilinfektion **603**
Wendl-Tubus 62, 113
Wernicke-Enzephalopathie 486
Westermark-Zeichen 377
WFNS-Komastadien **505**
WHO-Lösung **466**
Widerstand, systemvaskulärer, Schock 313
Wiedererwärmung **580 f**
Wincoram s. Amrinon
Wirbelfraktur
- instabile 539
- Röntgenbefund 83
Wirbelsäulenuntersuchung 4
Wirbelsäulenverletzung s. Verletzung, spinale
Witnessed collapse 120
Wolff-Parkinson-White-Syndrom 14, 17 f, 362
WPW-Syndrom s. Wolff-Parkinson-White-Syndrom
Würgreflex 5
Wundbehandlung, Verbrennung **567**
Wunddrainage, urologische **283**, 283
Wundinfektion 238, **603**
- Sepsis 319

X

^{133}Xe-Ventilations-Perfusions-Szintigraphie 406
Xerostomie 450
Xipamid 487, 494
XTC s. Amphetaminderivat
Xylocain s. Lidocain

Z

Zantic s. Ranitidin
Zentraler Venenkatheter 25 ff
Zentrales anticholinerges Syndrom s. Anticholinerges Syndrom, zentrales
Zentralisation 261
Zentren für Schwerbrandverletzte **563**
Zerebral vasodilatierende Substanzen 121
Zervixkarzinom, invasives 591
Zidovudin **258**
Zinacef s. Cefuroxim

Zirkulationsstillstand, zerebraler **304**
Zirrhose, primär biliäre 485
Zithromax s. Azithromycin
ZNS-Funktion, Multiorganversagen 323
ZNS-Stimulation, Amphetamin-bedingte 623
Zofran s. Ondansetron
Zovirax s. Aciclovir
Zuclopenthixol s. Levomepromazin
Zugang, arterieller **270**
Zungenmotilität 5
ZVD s. Venendruck, zentraler
ZVK zentraler Venenkatheter **269**, 25 ff
Zwangseinweisung **110**
Zwangsmaßnahmen, ärztliche 110
Zwerchfellhochstand 80, **81**, 377
Zwerchfellruptur **560**
Zwerchfelltiefstand 397
Zyanidintoxikation 638
Zyankalivergiftung, Leitsymptome 499
Zyanose 155
- Differentialdiagnose 48
Zystektomie, radikale **284**
Zystotomie-Set 72
Zytomegalievirus, **599**
Zytomegalievirus-Infektion **599**
- Lebertransplantation 298
- Therapie 258 f

Bildnachweis

Aus Burgener, T. und Kormano, M.: Differentialdiagnose in der Computertomographie, Thieme, Stuttgart, 1997: Abb. **67a**.

Aus Grabensee, B.: Checkliste Nephrologie, Thieme, Stuttgart, 1998: Abb. **54**.

Aus Hahn, J. M.: Checkliste Innere Medizin, Thieme, Stuttgart, 1998: Abb. **2**, Abb. **3**, Abb. **4**, Abb. **5**, Abb. **6**, Abb. **8**, Abb. **9**, Abb. **10**, Abb. **15**, Abb. **17**, Abb. **20**, Abb. **25**, Abb. **27**, Abb. **28**, Abb. **30**, Abb. **31**, Abb. **33**, Abb. **34**, Abb. **35**, Abb. **36**, Abb. **37**, Abb. **38**, Abb. **39**, Abb. **40**, Abb. **42**, Abb. **56**, Abb. **63**, Abb. **66a, b**.

Aus Kopp, H.: Checkliste Doppler-, Duplexsonographie, Thieme, Stuttgart, 1999: Abb. **77**.

Aus Lasch, Lenz, Segger: Lehrbuch der Internistischen Intensivmedizin, 3. Aufl., Schattauer, Stuttgart, 1997: Abb. **65**.

Aus Lorenz, J.: Checkliste Pneumologie, Thieme, Stuttgart, 1998: Abb. **1**.

Aus Mumenthaler, M.: Neurologie, 10. Aufl., Thieme, Stuttgart, 1997: Abb. **73**, Abb. **74**, Abb. **76**.

Aus Schmidt, G.: Checkliste Sonographie, Thieme, Stuttgart, 1999: Abb. **67b**.

Aus Ziegenfuß, T.: Checkliste Rettungsmedizin, Thieme, Stuttgart, 1997: Abb. **26**, Abb. **79**.

Notizen

Medikamentendosierung über Injektionspumpen

Medikament	Dosierung	Konzentration		Förderrate in ml/h bei 70 kg KG
		mg/50 ml	mg/ml	
Adrenalin	0,025 – 0,3 µg/kg/min[1]	5	0,1	1 – 13
Clonidin	0,01 – 0,3 µg/kg/min	0,75	0,015	3 – 9
Dobutamin	2 – 10 µg/kg/min[1]	250	5	2 – 8
Dopamin	2 – 20 µg/kg/min[1]	200 250	4 5	2 – 21 2 – 17
Fentanyl	0,1 – 0,4 mg/h	2,5	0,05	2 – 8
Heparin	1000 – 2000 IE/h (weiter nach PTT)	25 000 IE	500 IE	2 – 4
Lidocain	2 – 4 mg/min	1000	20	6 – 12
Methohexital	1 – 4 mg/kg/h	500	10	7 – 28
Midazolam	0,05 – 0,2 mg/kg/h	45/45 ml	1	4 – 14
Nifedipin	0,63 – 1,25 mg/h	5	0,1	6 – 13
Nitroglycerin	0,75 – 8 mg/h[1]	50	1	1 – 8
Noradrenalin	0,04 – 0,4 µg/kg/min[1]	5	0,1	2 – 17
Propofol	1 – 4 mg/kg/h	500	10	7 – 28
Theophyllin	0,2 – 0,8 mg/kg/h	200	4	4 – 14
Sufentanil	0,75 – 0,1 µg/kg/h	0,5	0,01	5 – 7
Verapamil	0,05 – 0,1 mg/kg/h (5 – 10 mg/h)	50	1	4 – 7

[1] große interindividuelle Schwankungen, deshalb Dosierung nach Wirkung (Hämodynamik)